D1751306

de Gruyter Lehrbuch mit Repetitorium
Allgemeinmedizin

Mit Beiträgen von

G. Bastert, F. U. Beil, H. E. Bock,
H.-G. Boenninghaus, R. G. Bretzel, C. Buddeberg,
D. Caspari, S. D. Costa, H. Cotta, A. H. W. Dalicho,
P. Drings, B. Fischer, G. Flatten, W. Friedl, D. Fritze,
U. Gärtner, E. Geiss, W. D. Germer, K. Gmelin,
P. Gross, R. Häring, Ch. Hasslacher, G. Heimann,
J. Horn, R. Huppertz, H. Isele, A. Kruse, W. Kruse,
H. G. Lasch, I. Löhe, C. Marzi, H.-J. Mattern,
K. Mayer, H. Mehmel, M. R. Meye, H. Mörl,
P. Müller, G. Oehler, P. Oster, V. Paeslack, K. Poeck,
R. Raedsch, M. Reim, U. Rendenbach, G. Schettler,
R. Schmitz-Scherzer, H.-H. Schrömbgens, H. K. Seitz,
A. Sharma, B. Simon, N. Sönnichsen, H.-H. Studt,
H. A. Stickl, W. T. Ulmer, K. Wanke, G. Weimann,
U. Wetterauer, K. Windgassen

Allgemeinmedizin

Herausgegeben von
W. Kruse und G. Schettler

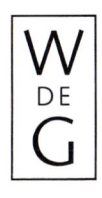

Walter de Gruyter
Berlin · New York 1995

Herausgeber

Prof. Dr. med. W. Kruse
Rheinisch-Westfälische Technische Hochschule Aachen
Medizinische Fakultät
Lehrgebiet Allgemeinmedizin
Pauwelsstr. 30
52074 Aachen

Prof. Dr. Dr. h. c. mult. G. Schettler
Med. Univ.-Klinik
Institut für Herzinfarktforschung
Bergheimer Str. 58
69115 Heidelberg

Dieses Buch enthält 109 Abbildungen und 47 Tabellen

Abbildung auf dem Umschlag:
Kleinrelief von Toni Schneider-Manzell (1973): „Kranke besuchen".
Entnommen aus: *Medicus curat, deus sanat.*
© 1980 Dr. Karl Thomae GmbH, Biberach an der Riss.

Die Deutsche Bibliothek – CIP-Einheitsaufnahme

Allgemeinmedizin / hrsg. von W. Kruse und G. Schettler. [Mit Beitr. von
G. Bastert ...]. – Berlin ; New York : de Gruyter, 1995
  (De-Gruyter-Lehrbuch mit Repetitorium)
  ISBN 3-11-012219-7
NE: Kruse, Waltraut [Hrsg.]

© Copyright 1994 by Verlag Walter de Gruyter & Co., D-10785 Berlin.
Dieses Werk einschließlich aller seiner Teile ist urheberrechtlich geschützt. Jede Verwertung außerhalb der engen Grenzen des Urheberrechtes ist ohne Zustimmung des Verlages unzulässig und strafbar. Das gilt insbesondere für Vervielfältigungen, Übersetzungen, Mikroverfilmungen und die Einspeicherung und Verarbeitung in elektronischen Systemen.
Der Verlag hat für die Wiedergabe aller in diesem Buch enthaltenen Informationen (Programme, Verfahren, Mengen, Dosierungen, Applikationen etc.) mit Autoren bzw. Herausgebern große Mühe darauf verwandt, diese Angaben genau entsprechend dem Wissensstand bei Fertigstellung des Werkes abzudrucken. Trotz sorgfältiger Manuskriptherstellung und Korrektur des Satzes können Fehler nicht ganz ausgeschlossen werden. Autoren bzw. Herausgeber und Verlag übernehmen infolgedessen keine Verantwortung und keine daraus folgende oder sonstige Haftung, die auf irgendeine Art aus der Benutzung der in dem Werk enthaltenen Informationen oder Teilen davon entsteht.
Die Wiedergabe von Gebrauchsnamen, Handelsnamen, Warenbezeichnungen und dergleichen in diesem Buch berechtigt nicht zu der Annahme, daß solche Namen ohne weiteres von jedermann benutzt werden dürfen. Vielmehr handelt es sich häufig um gesetzlich geschützte, eingetragene Warenzeichen, auch wenn sie nicht eigens als solche gekennzeichnet sind.
Printed in Germany
Didaktisches Konzept: Dr. U. Herzfeld, Gaiberg
Typografie: D. Plake, Berlin
Zeichnungen: H. Holtermann, Berlin
Umschlagentwurf: Rudolf Hübler, Berlin
Satz und Druck: Appl, Wemding
Bindung: Lüderitz & Bauer GmbH, Berlin

Einführung
W. Kruse, G. Schettler

Noch ein medizinisches Lehrbuch? Es gibt doch bereits eine große Zahl hervorragender Sammelwerke für die verschiedenen Disziplinen der Medizin. Durch Neuerscheinungen und Neuauflagen wird das medizinische Wissen gerade im deutschen Sprachraum dem praktischen Arzt und dem Kliniker in ausgezeichneter Weise dargeboten. Auch auf dem Gebiet der Allgemeinmedizin gibt es bereits eine Reihe von Publikationen. Wenn wir es nun gewagt haben, ein neues Werk über Allgemeinmedizin herauszubringen, so wird dieses Anliegen durch die Gliederung des Stoffes und seine Behandlung verdeutlicht. Wenn die jungen Ärztinnen und Ärzte ihre klinische Ausbildung abgeschlossen und sich für die Praxis entschieden haben, so stehen sie vor einer Fülle neuer Probleme. Es ist nicht damit getan, zielstrebig zu diagnostizieren und erfolgreich zu therapieren, sondern es ist Sache des Allgemeinmediziners, ganz persönliche Entscheidungen für seine Patienten zu treffen. Dies gilt für die Kernbereiche der ärztlichen Tätigkeit und für Diagnosestellung und Therapie. Von der umfassenden Vorsorge bis zur weiterführenden Rehabilitation wird das Spektrum des Allgemeinmediziners erheblich erweitert. Auf diesem Felde hat der „Neuling" keine Erfahrung, denn das Medizinstudium ist heutzutage nicht in der Lage, dem niedergelassenen Arzt das notwendige Rüstzeug zu vermitteln. Das können die Hochschulkliniken nicht und das wollen sie auch nicht. Waren früher die Polikliniken eine bewährte Stätte für die Ausbildung des niedergelassenen und speziell des Allgemeinarztes, so haben sich die Schwerpunkte heute völlig verschoben. Eine Medizinische Poliklinik, wie sie z.B. noch von Krehl, Otfried Müller oder Oehme betrieben wurde, gibt es bei uns schon lange nicht mehr. Den jungen Kolleginnen und Kollegen müssen daher Hilfen für die speziellen Anforderungen in der täglichen Praxis gegeben werden. Wir müssen Wege aufzeigen, wie man sich rasch zurechtfindet. Bei der Abfassung der Kapitel wurde Wert darauf gelegt, nur das für die Praxis Relevante darzustellen.

Fragt man nach den besonderen Merkmalen der Allgemeinmedizin gegenüber den anderen medizinischen Disziplinen, so sind hervorzuheben:

- Die Vielzahl von Erkrankungen und Symptomen, denen der Allgemeinarzt in der täglichen Praxis begegnet. Ihre Diagnostik und Behandlung bildet zwar den Aufgabenbereich **verschiedener** medizinischer Disziplinen, doch muß auch der Allgemeinmediziner über hohe Kompetenz in der Diagnostik und Behandlung verfügen, da sich der Patient in vielen Fällen **zunächst** an ihn wendet. Erkennt er die Erkrankungen und die Symptome nicht oder bewertet er die möglichen Wege in Diagnostik und Therapie falsch, so besteht die Gefahr, daß sich diese Erkrankungen und Symptome verschlimmern. Das erste Merkmal der allgemeinmedizinischen Tätigkeit sind also **umfangreiche Kenntnisse** über Erkrankungen und Symptome sowie über die bestehenden Behandlungsmöglichkeiten.
- Die geringe Spezialisierung und die breite medizinische „Allgemeinbildung". Es wäre falsch, wenn sich Allgemeinärzte in den verschiedensten medizinischen Disziplinen spezialisieren wollten. Abgesehen davon, daß ein solches Ziel die Kompetenz eines einzelnen Menschen weit überschreiten würde, ginge man damit an einem Spezifikum der Allgemeinmedizin – der Offenheit für die Vielfalt der Erkrankungen und Symptome sowie korrekte Beurteilung der einzuschlagenden Wege in Diagnostik und Therapie – vorbei.

Entscheidend für die besondere Qualität der allgemeinmedizinischen Tätigkeit ist gerade diese Offenheit für die Vielfalt der Erkrankungen und Symptome.

- Stärkere Beachtung der **Gesamtsituation** des Patienten. Die für die meisten medizinischen Disziplinen wichtige Forderung, die engen Verknüpfungen zwischen körperlicher, seelischer und sozialer Situation des Patienten zu verstehen und in Diagnostik und Therapie zu beachten, trifft **in besonderem Maße** für die Allgemeinmedizin zu. Wenn von Offenheit für die Vielfalt von Erkrankungen und Symptomen gesprochen wird, so heißt dies auch Offenheit für deren vielfältige Ursachen und Einflüsse. Hier sind vom Allgemeinarzt Kenntnisse auf dem Gebiet der medizinischen Psychologie und Soziologie sowie der Sozialmedizin Voraussetzung.
- Die **hausärztliche Betreuung** der Patienten. Der überwiegende Teil der Hausbesuche wird von Allgemeinärzten geleistet. Mit den Hausbesuchen weitet sich das Spektrum an Anforderungen in Diagnostik und Therapie. Speziell durch den Hausbesuch erfährt der Allgemeinarzt viel über die psychische und soziale Situation des Patienten, über seine Wohnbedingungen, materiellen Möglichkeiten und über seine Lebensformen. Dadurch kann er seine diagnostischen Möglichkeiten deutlich erweitern. Andererseits ergeben sich dadurch neue **Anforderungen an die Behandlung:** Der Allgemeinarzt muß offen sein für die psychologischen und sozialen Fragen des Patienten, für die Kooperation mit nichtärztlichen Diensten (zum Beispiel ambulanten, mobilen und sozialen Diensten) und für die Kooperation mit kommunalen Behörden (z.B. Sozial- oder Wohnungsamt). Speziell der Hausbesuch erweitert den Bereich verantwortlicher Tätigkeit des Allgemeinarztes.
- Allgemeinmedizin ist auch **Familienmedizin**. In der Regel befinden sich viele Familienmitglieder in der Behandlung desselben Hausarztes, und dies meist über einen recht langen Zeitraum. Dadurch kann der Hausarzt eher als Ärzte anderer medizinischer Disziplinen angeben, ob bestimmte Erkrankungen schon in früheren Generationen bestanden haben, inwieweit akute Erkrankungen durch gesundheitliche Belastungen in früheren Lebensjahren beeinflußt sind, in welchem Umfang die psychische und soziale Situation des Patienten zur Entstehung von Erkrankungen beigetragen hat.
- Besondere Bedeutung mißt die Allgemeinmedizin der Prävention von Krankheiten sowie der Rehabilitation Erkrankter bei. Speziell bei jenen Patienten, die sich bereits seit langer Zeit in der Behandlung eines Hausarztes befinden, können Ansätze zur **Gesundheitsberatung** sowie zur **Vermeidung von Krankheiten** mit besonderem Erfolg verwirklicht werden. Darüber hinaus liegt die Verantwortung für die Rehabilitation langfristig (vor allem nach der Rückkehr des Patienten in sein häusliches Umfeld) in den Händen des Hausarztes. In diesem Zusammenhang ist zu berücksichtigen, daß vor allem hilfs- oder pflegebedürftige Menschen auf Rehabilitation angewiesen sind. Deren Behandlung und Betreuung stellt eine weitere Besonderheit der allgemeinmedizinischen Tätigkeit dar.
- Integration verschiedener Therapieansätze durch den Hausarzt: Auch wenn der Hausarzt den Patienten zu einem Spezialisten überweist, so heißt dies nicht, daß er die Verantwortung für die Behandlung abgegeben hat. In der Regel kehrt der Patient zu ihm zurück, und der Hausarzt steht nun vor der Aufgabe, die weiteren Befunde und Behandlungsvorschläge zu **integrieren.**

Manche Kritik von Vertretern einzelner Spezialfächer könnte dadurch hervorgerufen werden, daß wir bewußt auf die komplette Darstellung der Fachgebiete verzichtet haben. Das praxisbezogene Lehrbuch soll zu vertieftem Studium motivieren, kann aber keinesfalls die weiterführende Literatur ersetzen. Unseren Mitarbeitern danken wir für ihr großes Engagement, für ihre verständnisvollen Beiträge und ihre Bereitschaft, diese dem Grundkonzept unseres Lehrbuches anzupassen.

Wir danken dem Verlagsleiter Herrn Privatdozent Dr. med. R. Radke für seine wertvollen wissenschaftlichen Anregungen und der Verlagslektorin Frau I. Grünberg für ihren unermüdlichen und kenntnisreichen Einsatz.

Wir danken den Kolleginnen Frau Dr. med. U. Petzold, Frau Dr. med. C. Marzi und Frau Dr. med. N. Kuth für die kritische Durchsicht der Manuskripte und die zahlreichen konstruktiven Anregungen bei der endgültigen Erstellung der Kapitel. Frau Dr. U. Petzold sei herzlich für die intensive Mitarbeit bei der Endredaktion gedankt. Besonders erwähnen möchten wir die ausgezeichnete Sekretariatsarbeit von Frau K. Dirrichs, I. Hugot und P. Ruohomäki.

Wenn es uns gelungen ist, unseren jungen Kolleginnen und Kollegen Hilfe für die tägliche Arbeit zu geben, ist ein wichtiger Zweck des Buches erfüllt.

Anschriftenverzeichnis der Autoren

Bastert, G., Prof. Dr.
Universitäts-Frauenklinik
Voßstraße 9, D-69115 Heidelberg

Beil, F. U., Prof. Dr.
Universitäts-Krankenhaus Eppendorf
Martinistraße 52, D-20246 Hamburg

Bock, H. E., Prof. Dr. Dr. h. c.
Spemannstraße 18, D-72076 Tübingen

Boenninghaus, H. G., Prof. Dr.
HNO-Klinik
Im Neuenheimer Feld 400, D-69120 Heidelberg

Bretzel, R., Prof. Dr.
Med. Zentrum für Innere Medizin
Med. Klinik III und Poliklinik
Rodthohl 6, D-35392 Gießen

Buddeberg, C., Prof. Dr.
Universitätsspital Zürich
Psychiatrische Poliklinik
Culmannstraße 8, CH-8091 Zürich

Caspari, D., Dr.
Nervenklinik der Universität
Kraepelinstraße 16, D-66424 Homburg/Saar

Costa, S. D., Priv.-Doz. Dr.
Universitäts-Frauenklinik
Voßstraße 9, D-69115 Heidelberg

Cotta, H., Prof. Dr.
Orthopädische Universitäts-Klinik
Schlierbacher Landstraße 200a, D-69118 Heidelberg

Dalicho, A. H. W., Dr.
Forschungsstelle Allgemeinmedizin
Universität Ulm
Am Hochsträß 8, D-89081 Ulm

Drings, P., Prof. Dr.
Thoraxklinik der LVA Baden
Amalienstraße 5, D-69126 Heidelberg

Fischer, B., Prof. Dr.
Fachklinik Klausenbach
D-77787 Nordrach-Klausenbach

Flatten, G., Prof. Dr.
Zentralinstitut für kassenärztliche Versorgung
in der BRD
Herbert-Lewin-Straße 5, D-50931 Köln

Friedl, W., Priv.-Doz. Dr.
Chirurgische Universitäts-Klinik
Abteilung Unfallchirurgie
Im Neuenheimer Feld 111, D-69120 Heidelberg

Fritze, D., Prof. Dr.
Medizinische Klinik
Städtische Krankenanstalten
Grafenstraße 9, D-64283 Darmstadt

Gärtner, U., Priv.-Doz. Dr.
Paracelsus-Klinik am See
Am Osterbergsee 7, D-37581 Bad Gandersheim

Geiss, E., Dr.
IKK-Bundesverband
Postfach 100152, D-51401 Bergisch Gladbach

Germer, W., Prof. Dr.
Bitterstraße 7b, D-14195 Berlin

Gmelin, K., Priv.-Doz. Dr.
Luitpold-Kliniken
Bismarckstraße 24–28, D-97688 Bad Kissingen

Groß, P., Prof. Dr.
Universitäts-Klinikum Carl Gustav Carus
Innere Medizin III
Fetscherstraße 74, D-01307 Dresden

Häring, R., Prof. Dr. Dr. h. c.
Im Dol 66, D-14195 Berlin

Hasslacher, Ch., Prof. Dr.
St. Josefs-Krankenhaus, Innere Medizin
Landhausstraße 25, D-69115 Heidelberg

Heimann, G., Prof. Dr.
RWTH Aachen, Kinderklinik
Pauwelsstraße 30, D-52074 Aachen

Horn, J., Prof. Dr.
Chirurgische Abteilung
Sanatoriumsplatz 2, D-81545 München

Anschriftenverzeichnis der Autoren

Huppertz, R., Prof. Dr.
Orthopädische Universitäts-Klinik
Schlierbacher Landstraße 200a, D-69118 Heidelberg

Isele, H., Prof. Dr.
Handschuhsheimer Landstraße 65,
D-69121 Heidelberg

Kruse, A., Prof. Dr.
Ernst-Moritz-Arndt-Universität
Fleischmannstraße 8, D-17489 Greifswald

Kruse, W., Prof. Dr.
RWTH Aachen,
Lehrgebiet Allgemeinmedizin
Pauwelsstraße 30, D-52074 Aachen

Lasch, H. G., Prof. Dr.
Zentrum für Innere Medizin
Klinikstraße 36, D-35392 Gießen

Löhe, I., Dr.
Am Schaafsweg 13, D-52076 Aachen

Marzi, C., Dr.
Mittelstraße 65, D-50189 Elsdorf

Mattern, H.-J., Prof. Dr.
Dantestraße 10c, D-69115 Heidelberg

Mayer, K., Dr.
Geselbrachtstraße 3, D-49832 Freren

Mehmel, H., Prof. Dr.
II. Medizinische Klinik
Moltkestraße 14, D-76133 Karlsruhe

Meye, M. R.
Zentralinstitut für die kassenärztliche
Versorgung in der BRD
Herbert-Lewin-Straße 5, D-50931 Köln

Mörl, H., Prof. Dr.
Diakonissenkrankenhaus
Speyerer Straße 91–93, D-68163 Mannheim

Müller, P., Prof. Dr.
Krankenhaus Salem
Zeppelinstraße 11–13, D-69121 Heidelberg

Oehler, G., Prof. Dr.
Rehaklinik Föhrenkamp der BfA
Postfach 1380, D-23873 Mölln

Oster, P., Prof. Dr.
Krankenhaus Bethanien
Rohrbacher Straße, D-69115 Heidelberg

Paeslack, V., Prof. Dr.
Orthopädische Universitäts-Klinik
Schlierbacher Landstraße 200a,
D-69118 Heidelberg

Poeck, K., Prof. Dr.
Medizinische Fakultät
der RWTH Aachen
Abteilung Neurologie
Pauwelsstraße 30, D-52074 Aachen

Raedsch, R., Prof. Dr.
St. Josefs-Hospital
Solmsstraße 15, D-65189 Wiesbaden

Reim, M., Prof. Dr.
Medizinische Fakultät der RWTH
Abteilung Augenheilkunde
Pauwelsstraße 30, D-52074 Aachen

Rendenbach, U., Dr.
Marktstraße 7, D-37115 Duderstadt

Schettler, G., Prof. Dr. Dr. h. c. mult.
Medizinische Universitäts-Klinik
Institut für Herzinfarktforschung
Bergheimer Straße 58, D-69115 Heidelberg

Schmitz-Scherzer, R., Prof. Dr.
Universitätsbereich IV, Sozialwesen
Arnold-Bode-Straße 10, D-34127 Kassel

Schrömbgens, H.-H., Prof. Dr. †
Hohlerweg 6,
D-77836 Rheinmünster/Schwarzach

Seitz, H. K., Prof. Dr.
Medizinische Klinik,
Krankenhaus Salem
Zeppelinstraße 11–13, D-69121 Heidelberg

Sharma, A., Dr.
Universitäts-Klinikum Benjamin Franklin
Hindenburgdamm 30, D-12203 Berlin

Simon, B., Prof. Dr.
Kreiskrankenhaus, Innere Abteilung
D-68723 Schwetzingen

Sönnichsen, N., Prof. Dr.
Klinik für Dermatologie und Allergie
Jan-Berghaus-Straße 49, D-26757 Borkum

Studt, H.-H., Prof. Dr.
Universitäts-Klinikum Benjamin Franklin
Abteilung für Psychosomatik
Hindenburgdamm 30, D-12203 Berlin

Ulmer, W. T., Prof. Dr.
Medizinische Universitäts-Klinik
Krankenanstalten Bergmannsheil
Hunscheidstraße 1, D-44789 Bochum

Wanke, K., Prof. Dr.
Lehrstuhl für Psychiatrie
Universität des Saarlandes
D-66424 Homburg/Saar

Weimann, G., Prof. Dr.
Im Hohen Felde 16, D-37671 Höxter

Wetterauer, U., Prof. Dr.
Chirurgische Universitäts-Klinik
Abteilung Urologie
Hugstetter Straße 55, D-79106 Freiburg i.Br.

Windgassen, K., Priv.-Doz. Dr.
Klinik und Poliklinik für Psychiatrie
Albert-Schweitzer-Straße 11, D-48149 Münster

Inhalt

Geleitwort 1
H. E. Bock

I. Allgemeinmedizin

1. Entwicklung und Grundlagen
W. Kruse

1.1	Historische Entwicklung	5
1.2	Aufgaben und Besonderheiten des Fachgebietes Allgemeinmedizin	6
1.3	Funktion des Allgemeinarztes	7
1.4	Allgemeinmedizinische Grundbegriffe . . .	7

2. Ärztliches Gespräch
H. Mattern

2.1	Diagnostische und therapeutische Bedeutung	9
2.2	Erstgespräch	10
2.3	Zuhören können	10
2.4	Krisensituationen	11

3. Familienmedizin
K. Mayer

3.1	Grundlagen	12
3.2	Familiär gehäuft auftretende Erkrankungen	14
3.2.1	Neoplasien	14
3.2.2	Genetisch mitbedingte familiäre Stoffwechselstörungen	14
3.2.3	Infektiöse Erkrankungen, die eine familiäre Durchuntersuchung erforderlich machen	14
3.3	Psychosoziale Störungen	14
3.3.1	Pathogene Elternhaltung bei der Erziehung	14
3.3.2	Belastungen für die Familie	15
3.4	Allgemeines zur Therapie	17
3.4.1	Familienmedizin – Familientherapie . . .	17
3.4.2	Familiärer Umgang mit Gesundheit und Krankheit	18
3.5	Jugendalter	18

4. Hausbesuch
W. Kruse

4.1	Leistungshäufigkeit der Hausbesuche . .	20
4.2	Hausbesuchsformen	20
4.3	Rechtsfragen	22
4.4	Arzttasche	24

5. Prävention von Krankheiten
G. Flatten, M. R. Meye

5.1	Definition, Gliederung und Stellenwert .	27
5.2	Prävention als Aufgabe des Hausarztes . .	28
5.3	Präventionsprogramme	28
5.4	Prävention in der Jugend und im Alter . .	30

6. Rehabilitation
V. Paeslack

6.1	Rehabilitation der Person, als Prinzip . .	33
6.2	Arbeitsgebiet „Rehabilitation"	34
6.2.1	Indikation für Rehabilitationsmaßnahmen	34
6.2.2	Maßnahmen der Rehabilitation	36
6.2.3	Einleitung von Rehabilitationsmaßnahmen	36
6.2.4	Gliederung der Rehabilitationsmaßnahmen	36
6.2.5	Gesetzliche Leistungsträger für die Rehabilitation Behinderter	38
6.3	Katalog der wichtigsten Behinderungsarten	39

7. Schutzimpfungen und passive Immunprophylaxe
H. Stickl (†), W. Kruse

7.1	Immunisierung, Impfarten, -reaktionen .	41
7.2	Standardimpfungen	42
7.3	Sonderimpfungen (Indikationsimpfungen)	47
7.4	Reiseimpfungen	48
7.5	Passive Immunisierung	49
7.6	Zukunft von Schutzimpfungen	52

8. Compliance in Diagnostik und Therapie
B. Fischer

8.1	Compliance versus Noncompliance	53
8.2	Compliance-Meßmethoden	54

8.3	Compliance-Bereiche	54		12.	**Gerontologie** *A. Kruse*	
8.3.1	Arztbereich	54				
8.3.2	Patientenbereich	56				
8.3.3	Tabletten- und Verordnungsbereich	57		12.1	Demographische Entwicklungen	91
8.3.4	Vertrauensbildende Maßnahmen	57		12.2	Körperliche und psychische Leistungsfähigkeit	91
8.3.5	Erkrankungsbereich	58		12.3	Krankheit und Hilfsbedürftigkeit	92
8.3.6	Packungsbeilagenbereich	59		12.4	Psychische Erkrankungen im Alter	93
8.3.7	Weitere Compliance-beeinflussende Faktoren	59		12.5	Prävention und Rehabilitation	93
				12.6	Pflegende Angehörige	94

9. Arzneimitteltherapie
A. H. W. Dalicho

13. Geriatrie
P. Oster

9.1	Therapiemöglichkeiten und Therapieentscheidung	60
9.2	Das Rezept	61
9.3	Selbstmedikation	62
9.4	Besonderheiten der Arzneitherapie	63
9.4.1	Schwangerschaft	63
9.4.2	Stillzeit	63
9.4.3	Kindheit	64
9.4.4	Alter	64
9.4.5	Betäubungsmittelverordnungen	65

13.1	Allgemeine Geriatrie	95
13.2	Spezielle Geriatrie	96
13.2.1	Leitsymptom Bewegungsstörungen	96
13.2.2	Leitsymptom akuter und chronischer Verwirrtheitszustand	97
13.2.3	Leitsymptom Inkontinenz	97
13.2.4	Leitsymptom Synkopen, Stürze, Schwindel	98
13.3	Medikamentöse Therapie im Alter	98
13.4	Ernährung im Alter	99
13.5	Spezielle Gesichtspunkte im Altenpflegeheim	99
13.6	Häufig übersehene Diagnosen	100

10. Physikalische Therapie
G. Weimann

14. Onkologische Fragen
H. Isele

10.1	Definition und Anwendungsformen	68
10.2	Wirkungsweisen	68
10.3	Aufgaben	69
10.4	Krankengymnastik, Bewegungstherapie	70
10.5	Massagen	73
10.6	Thermo- und Hydrotherapie	74
10.7	Elektrotherapie	77
10.8	Lichttherapie	79
10.9	Balneo- und Klimatherapie	80
10.10	Verordnungshinweise	81

14.1	Onkologische Vorsorgeuntersuchungen	103
14.2	Onkologische Nachsorge	103
14.3	Spezielle onkologische Mitsorge	108
14.3.1	Strahlentherapie	108
14.3.2	Zytostatische Therapie	108
14.3.3	Laborkontrollen	109
14.4	Onkologische Notfälle	110
14.5	Dokumentation	110

11. Naturheilverfahren
C. Marzi

15. Sterbebegleitung
R. Schmitz-Scherzer

11.1	Naturheilverfahren	82
11.1.1	Lebensordnungstherapie	83
11.1.2	Phytotherapie	83
11.1.3	Ernährungstherapie	84
11.1.4	Ab- und ausleitende Verfahren/ umstimmende Verfahren	85
11.1.5	Mikrobiologische Therapie	87
11.2	Homöopathie	87
11.3	Neuraltherapie n. Huneke	88
11.4	Akupunktur	89

15.1	Situation des Sterbens heute	112
15.2	Erkenntnisse der Thanatologie im Überblick	113
15.3	Sterbebegleitung	114

16. Sozialversicherungsrecht und Rechtsvorschriften für den Arzt
I. Löhe

16.1	Sozialgesetzbuch	116
16.1.1	Grundsätze des SGB V	116

16.1.2	Kassenarztrecht (Sicherstellungsauftrag)	118		19.2.2	Angina pectoris (KHK)	150
16.1.3	Schwerpflegebedürftigkeit	121		19.2.3	Funktionelle Herzbeschwerden	152
16.2	Sozialleistungsträger	121		19.2.4	Cor pulmonale	152
16.3	Berufsrecht	123		19.2.5	Aneurysma dissecans	153
				19.2.6	Akute Perikarditis	154
				19.3	Leitsymptom Schwindel und Synkopen	154
				19.3.1	Herzrhythmusstörungen	154
				19.3.2	Orthostatische Fehlregulationen	158

17. Arbeitsunfähigkeit
H.H. Schrömbgens (†)

17.1	Definition und Feststellung der Arbeitsunfähigkeit (AU)	127
17.2	Bescheinigung der Arbeitsunfähigkeit	127
17.3	Lohnfortzahlungsgesetz	128
17.4	Formulare und Bestimmungen zur Bescheinigung der Arbeitsunfähigkeit	128
17.5	Volkswirtschaftliche Bedeutung der Arbeitsunfähigkeit	129
17.6	Krankengeldzahlung	129
17.7	Medizinischer Dienst	130
17.8	Geschichtlicher Rückblick	130

20. Lungenerkrankungen
W.T. Ulmer

20.1	Leitsymptom akuter Husten	160
20.1.1	Akute Bronchitis	160
20.2	Leitsymptom akuter Husten mit Fieber und Auswurf: Pneumonie	161
20.3	Leitsymptom Obstruktion	163
20.3.1	Obstruktive Bronchitis	163
20.3.2	Asthma bronchiale und Status asthmaticus	164
20.3.3	Lungenemphysem	165
20.3.4	Silikose	165
20.3.5	Bronchiektasie	166
20.4	Leitsymptom chronisch rezidivierender Husten mit Hämoptoe	167
20.4.1	Bronchialkarzinom	167
20.5	Leitsymptom subfebrile Temperaturen, geringer Husten, geringe Luftnot: Tb	168
20.6	Leitsymptom Luftnot	168
20.6.1	Lungenembolie	168
20.6.2	Alveolitis, Lungenfibrose	169
20.6.3	Sarkoidose	169
20.6.4	Asbestose	170
20.7	Leitsymptom Thoraxschmerz mit Luftnot	171
20.7.1	Pleuritis	171
20.7.2	Pneumothorax	171

18. EDV in der Allgemeinarztpraxis
E. Geiss

18.1	Datenbank oder Karteikarte	133
18.2	Rechner, Programme und Datenbasis	133
18.3	Auswahl und Ausstattung der EDV	134
18.4	Schweigepflicht und Datenschutz	134
18.5	Informationsverbund und Rolle der Selbstverwaltung	135
18.6	Transparenz und Patientenregie	135
18.7	Zugriff auf Expertensysteme	136

II. Allgemeinmedizinisch relevante Erkrankungen und Leitsymptome

19. Herzkrankheiten
H. Mehmel

19.1	Leitsymptom Dyspnoe (Herzinsuffizienz)	139
19.1.1	Hypertensive Herzkrankheit	139
19.1.2	Koronare Herzkrankheit	140
19.1.3	Dilatative Kardiomyopathie	141
19.1.4	Hypertrophische Kardiomyopathie	141
19.1.5	Herzklappenfehler	142
19.1.6	Vorhofseptumdefekt	145
19.1.7	Ventrikelseptumdefekt	146
19.1.8	Pericarditis constrictiva	146
19.1.9	Perikardtamponade	146
19.1.10	Endokarditis	147
19.1.11	Endokarditis-Prophylaxe	148
19.2	Leitsymptom Thoraxschmerz	148
19.2.1	Myokardinfarkt	148

21. Gefäßkrankheiten
H. Mörl

21.1	Leitsymptom akuter Extremitätenschmerz	173
21.1.1	Akuter arterieller Verschluß	173
21.1.2	Thrombendangiitis obliterans (Winiwarter-Buerger-Krankheit)	174
21.1.3	Arteriitiden bei Kollagenosen	174
21.2	Leitsymptom chronischer Beinschmerz	175
21.2.1	Chronische, periphere, arterielle Verschlußkrankheit	175
21.3	Leitsymptom postprandialer Bauchschmerz	177
21.3.1	Viszerale Durchblutungsstörungen	177
21.4	Leitsymptom Schläfenkopfschmerz	177
21.4.1	Arteriitis temporalis/Polymyalgia rheumatica	177
21.5	Leitsymptom wandernder Schmerz	178
21.5.1	Periarteriitis nodosa	178

21.6	Leitsymptom Schmerzen der Akren mit bläulicher Hautverfärbung	178	24.2.2	Leitsymptome Heißhunger und Schweißausbruch – Hypoglykämie	203
21.6.1	Morbus Raynaud	178	24.3	Purinstoffwechselstörungen: Leitsymptom akute oder chronische Gelenkschmerzen .	204
21.7	Leitsymptom lokaler Schmerz einer Extremität	179		C. Hasslacher	
21.7.1	Thrombophlebitis superficialis	179	24.3.1	Hyperurikämie und Gicht	204
21.7.2	Lymphangitis acuta	179			
21.8	Leitsymptom gestaute Extremität	179	**25.**	**Endokrinologische Erkrankungen**	
21.8.1	Phlebothrombose	179		*R.G. Bretzel*	
21.8.2	Lymphödem	180			
21.9	Varikosis	180	25.1	Erkrankungen des Hypothalamus-Hypophysen Systems	207
22.	**Erkrankungen des Blutstillungssystems**		25.1.1	Hypophysenvorderlappen (HVL)-Insuffizienz	207
	G. Oehler, H. G. Lasch		25.1.2	Hypophysenhinterlappen (HHL)-Insuffizienz (Diabetes insipidus centralis)	208
22.1	Leitsymptom Teleangiektasien	182	25.1.3	Morbus Cushing (zentraler Cushing) . . .	208
22.2	Leitsymptom Petechien	182	25.1.4	Hypophysentumoren	209
22.3	Leitsymptom spontane, flächenhafte Blutungen	183	25.2	Erkrankungen der Schilddrüse	209
22.3.1	Hämophilie A und B	183	25.2.1	Hypothyreose	209
22.3.2	Von Willebrand-Jürgens-Syndrom	183	25.2.2	Hyperthyreose	210
22.3.3	Koagulopathie bei Lebererkrankungen . .	183	25.2.3	Struma	211
22.3.4	Vitamin K-Mangel	183	25.2.4	Schilddrüsentumoren	212
22.3.5	Verbrauchskoagulopathie	184	25.3	Leitsymptom Knochenschmerzen (Calcium- und Knochenstoffwechselstörungen)	213
23.	**Hämatologische Erkrankungen**		25.3.1	Osteomalazie und Rachitis	213
	P. Drings		25.3.2	Osteoporose	213
			25.4	Leitsymptom Hyper-/Hypotonie (Erkrankungen der Nebennieren)	214
23.1	Leitsymptome Blässe, allgemeine Leistungsminderung: Anämie.	185	25.4.1	Nebennierenrindeninsuffizienz (primäre chronische NNR-Insuffizienz, Morbus Addison)	214
23.2	Erkrankungen des leukozytären Systems .	187	25.4.2	Cushing-Syndrom	215
23.2.1	Aplastische Anämie	187	25.4.3	Hyperaldosteronismus	215
23.2.2	Akute Leukämien	188	25.4.4	Phäochromozytom	216
23.2.3	Chronische myeloische Leukämie	189	25.4.5	Nebennierentumoren	217
23.2.4	Chronische lymphatische Leukämie (CLL)	189			
23.3	Leitsymptom schmerzlose Lymphknotenvergrößerung	190	**26.**	**Hypertonie, Hypotonie; Krankheiten der Niere; renale Elektrolytstörungen**	
23.3.1	Morbus Hodgkin (Lymphogranulomatose)	190		*P. Gross, A. Sharma*	
23.3.2	Non-Hodgkin-Lymphome	191			
23.3.3	Plasmozytom (multiples Myelom)	192	26.1	Leitsymptome Kopfschmerzen, Schwindel, Belastungsdyspnoe: Arterielle Hypertonie	218
24.	**Stoffwechselerkrankungen**		26.2	Leitsymptom Müdigkeit, Kollapsneigung: Hypotonie	222
24.1	Fettstoffwechselstörungen	193	26.3	Leitsymptom Hämaturie	223
	F. U. Beil, G. Schettler		26.3.1	Nephritisches Syndrom	223
24.1.1	Hyper-, Dys- und Hypolipoproteinämien .	193	26.4	Leitsymptom Ödem	224
24.1.2	Leitsymptome Xanthome, Arcus lipoides, Adipositas	194	26.4.1	Nephrotisches Syndrom	224
24.1.3	Prognose	197	26.5	Leitsymptom Harnretention	225
24.2	Kohlenhydratstoffwechselerkrankungen .	198	26.5.1	Akutes Nierenversagen	225
	C. Hasslacher		26.5.2	Chronische Niereninsuffizienz	227
24.2.1	Leitsymptome Polyurie und Polydipsie – Diabetes mellitus.	198	26.6	Leitsymptome Muskelschwäche, Herzrhythmusstörungen	228

Inhalt

26.6.1	Hypokaliämie	228
26.6.2	Hyperkaliämie	229
26.7	Leitsymptome Inappetenz, Erbrechen, Konzentrationsschwäche, Lethargie, Durst	229
26.7.1	Hyponatriämie	229
26.7.2	Hypernatriämie	231

27. Magen-Darm-Erkrankungen
P. Müller, J. Horn, B. Simon, H. K. Seitz, U. Gärtner, K. Gmelin, R. Raedsch

27.1	Leitsymptom lokalisierter Bauchschmerz	232
27.1.1	Schmerzen im Oberbauch: Ulkuskrankheit	232
27.1.2	Schmerzen im rechten Oberbauch: Cholezystolithiasis	233
27.1.3	Gürtelförmiger Schmerz im Oberbauch	233
27.1.3.1	Akute Pankreatitis	233
27.1.3.2	Chronische Pankreatitis	234
27.1.4	Schmerzen im Mittel- und Unterbauch: Strahlenkolitis	235
27.1.5	Schmerzen im Unterbauch	235
27.1.6	Bauchschmerzen wechselnder Lokalisation	235
27.1.6.1	Irritables Kolon	235
27.1.6.2	Vaskuläre und weitere Ursachen	235
27.2	Leitsymptom uncharakteristische Oberbauchbeschwerden: Gastritis Typ A–C, Fettleber	236
27.3	Leitsymptom Diarrhoe	237
27.3.1	Infektiöse Dünndarmerkrankungen	237
27.3.2	Infektiöse Dickdarmerkrankungen	239
27.3.2.1	Shigellosen	239
27.3.2.2	Infektion mit Escherichia coli	240
27.3.2.3	Clostridien	240
27.3.2.4	Amöbenruhr	240
27.3.2.5	Schistosomiasis (Bilharziose)	241
27.3.3	Vermehrte Keimbesiedlung des Darmes	241
27.3.4	Entzündliche Darmerkrankungen: Morbus Crohn, Colitis ulcerosa	243
27.3.5	Sprue	243
27.3.6	Laktose-/Saccharoseintoleranz	243
27.4	Leitsymptom Blut im Stuhl	244
27.4.1	Ulcus simplex coli et recti	244
27.4.2	Sexuell übertragene anorektale Infektionen	244
27.5	Leitsymptom chronische Obstipation	244
27.6	Leitsymptom Ikterus: Cholangitis, Leberkrankheiten	245
27.7	Leitsymptom Leistungsabfall	249
27.7.1	Chronische Hepatitis	249
27.7.2	Leberzirrhose	250
27.7.3	Hepatische Enzephalopathie	251
27.8	Leitsymptom gastrointestinale Blutung: Ösophagusvarizen	251
27.9	Leitsymptom Aszites	251

28. Immunologische und allergische Erkrankungen
D. Fritze

28.1	Leitsymptom Infektanfälligkeit	253
28.2	Leitsymptom Juckreiz, Schwellung, Rötung – allergische Erkrankungen	254
28.3	Autoimmunerkrankungen	261
28.4	Amyloidose	262
28.5	Tumorimmunologie	263

29. Infektionskrankheiten
W. D. Germer

29.1	Infektionen von Mund, Rachen, Luftwegen	264
29.1.1	Leitsymptome Frösteln, Schnupfen, Halsschmerzen, Konjunktivitis, allgemeine Abgeschlagenheit	264
29.2	Infektionen des Verdauungstraktes	267
29.2.1	Leitsymptome Dysphagie, substernaler oder Oberbauchschmerz, Gewichtsverlust	267
29.2.2	Leitsymptome häufige Stühle (blutig/schleimig), Hyperperistaltik, abdominelle Krämpfe	267
29.3	Leitsymptome Rhythmusfieber, Kopf-, Gliederschmerzen	269
29.3.1	Malaria	269
29.4	Zentralnervöse Infektionen	270
29.4.1	Leitsymptome Kopfschmerzen, Fieber, Nackensteifigkeit: Meningitis, FSME	270
29.4.2	Leitsymptome Lymphdrüsenschwellung, Myalgien, Kopfschmerzen: Borreliose, Toxoplasmose, AIDS	271
29.5	Wurmbefall, Leitsymptome Bauchschmerzen, Übelkeit, Gewichtsverlust	274

30. Kinderkrankheiten
G. Heimann

30.1	Leitsymptom Fieber	277
30.2	Erkrankungen des Respirationstraktes	278
30.2.1	Leitsymptom Husten	278
30.2.2	Leitsymptom Stridor	280
30.2.3	Leitsymptom Apnoe	281
30.3	Erkrankungen des Hals-, Nasen-, Ohrenbereichs	282
30.3.1	Leitsymptom Ohrenschmerzen	282
30.3.2	Leitsymptom Hals-, Lymphknotenschwellung	282
30.3.3	Leitsymptom Rhinorrhoe, Epistaxis	283
30.3.4	Leitsymptom Pharyngitis (Halsschmerzen)	284
30.4	Gastrointestinale Erkrankungen	284
30.4.1	Leitsymptom Bauchschmerzen	284
30.4.2	Leitsymptom Obstipation	285

30.4.3	Leitsymptom Diarrhoe	287
30.4.4	Leitsymptom Erbrechen	288
30.5	Neurologische Störungen	288
30.5.1	Leitsymptom Kopfschmerzen	288
30.5.2	Leitsymptom Krämpfe	289
30.5.3	Leitsymptom Lähmungen	291
30.6	Leitsymptom Wachstumsstörungen	292

31. Chirurgie
R. Häring

31.1	Leitsymptom Wunde	295
31.2	Leitsymptom Fieber, lokale Entzündungszeichen	295
31.2.1	Abszeß	295
31.2.2	Empyem	295
31.2.3	Erysipel	295
31.2.4	Follikulitis, Furunkel, Karbunkel	296
31.2.5	Lymphangitis	296
31.2.6	Phlegmone	296
31.2.7	Periphere Gangrän	297
31.2.8	Infektionen der Hand	297
31.2.9	Gasbrand	298
31.2.10	Tetanus	298
31.2.11	Tollwut	298
31.3	Leitsymptom Verbrennung	299
31.4	Leitsymptom tastbare Schwellung (Tumor) unterschiedlicher Lokalisation	301
31.5	Leitsymptom Schwellung der Brust	302
31.6	Leitsymptom Dyspnoe	303
31.6.1	Einfache und schwere Thoraxprellung/Thoraxquetschung	303
31.6.2	Rippenfraktur, Sternumfraktur	304
31.6.3	Lungenkontusion	304
31.7	Leitsymptom restrosternaler Schmerz	305
31.8	Leitsymptom Dysphagie, Ösophaguskarzinom, -divertikel	307
31.9	Leitsymptom uncharakteristische Oberbauchbeschwerden	308
31.9.1	Magenkarzinom	308
31.9.2	Duodenaldivertikel	309
31.10	Leitsymptom Ikterus	310
31.11	Leitsymptom lokalisierter Bauchschmerz	311
31.11.1	Gürtelförmige Schmerzen im Oberbauch	311
31.11.2	Schmerzen im Oberbauch: Hernie	312
31.11.3	Schmerzen im rechten Oberbauch: Gallenwegserkrankungen	313
31.11.4	Schmerzen im Mittelbauch	316
31.11.4.1	Vaskuläre Darmerkrankung (Angina abdominalis)	316
31.11.4.2	Meckel-Divertikel	316
31.11.4.3	Nabelhernie	316
31.11.5	Schmerzen im linken Unterbauch: Divertikel	317
31.11.6	Schmerzen im rechten Unterbauch: Appendizitis	318
31.12	Leitsymptom diffuse Bauchschmerzen (akutes Abdomen)	319
31.12.1	Ileus	319
31.12.2	Mesenterialarterien- oder Venenverschluß	320
31.12.3	Magen- und Duodenalperforation	321
31.12.4	Dünn- und Dickdarmperforation	321
31.12.5	Nekrotisierende Enterokolitis (NEC)	321
31.13	Leitsymptom gastrointestinale Blutungen	322
31.14	Leitsymptom Blut im Stuhl: Tumoren, Endometriose, Hämorrhoiden	323
31.15	Leitsymptom perianale Schmerzen	326
31.16	Leitsymptom Leistenschmerz	329
31.17	Notfälle, die Soforttherapie verlangen	330
31.17.1	Herz-Kreislauf-Atem-Stillstand	330
31.17.2	Respiratorische Insuffizienz	333
31.17.3	Blutung mit hypovolämischem Schock	333

32. Unfallchirurgie
W. Friedl

32.1	Leitsymptom schwere Verletzung mit vitaler Bedrohung / Polytrauma	334
32.2	Leitsymptom Fraktur	336
32.3	Leitsymptom Gelenkverletzung	340
32.4	Leitsymptom Sehnenverletzung	341
32.5	Leitsymptom periphere Nervenverletzung	342
32.6	Leitsymptom Gefäßverletzung	342

33. Orthopädische Erkrankungen
H. Cotta, R. Huppertz

33.1	Allgemeine Orthopädie	343
33.1.1	Orthopädische Diagnostik	343
33.1.2	Konservative Therapie	343
33.1.3	Operative Therapie	343
33.2	Allgemeine orthopädische Erkrankungen	344
33.2.1	Leitsymptom lokaler Schmerz, Schwellung	344
33.2.2	Leitsymptom entzündliche Erkrankungen mit Lokal- und Allgemeinsymptomatik	345
33.2.3	Leitsymptom entzündlich-rheumatische Gelenkerkrankungen	346
33.2.4	Leitsymptom Gelenkverschleiß	348
33.3	Spezielle Orthopädie	349
33.3.1	Leitsymptom Wirbelsäulenschmerzen	349
33.3.2	Leitsymptom zervikale Schmerzen	350
33.3.3	Leitsymptom thorakale Schmerzen	351
33.3.4	Leitsymptom lumbale Schmerzen	351
33.3.5	Leitsymptom Formfehler der Wirbelsäule	353
33.3.6	Leitsymptom Schmerzen in Schulter und Arm	354
33.3.7	Leitsymptom Schmerzen im Ellenbogen	355
33.3.8	Leitsymptom Schmerzen im Handgelenk	356
33.3.9	Leitsymptom Schmerzen in der ganzen Hand	357

33.3.10	Leitsymptom Schmerzen in den Fingern	357		36.3	Leitsymptom vaginale Blutung in der Spätschwangerschaft	406
33.3.11	Leitsymptom Deformierungen und Fehlbildungen der Hände	358		36.4	Leitsymptom Erbrechen in der Schwangerschaft	406
33.3.12	Leitsymptom Schmerzen und Fehlbildungen der Hüftgelenke	358		36.5	Leitsymptom abdominale Schmerzen in der Schwangerschaft	406
33.3.13	Leitsymptom Schmerzen im Knie	360		36.6	Leitsymptom Hypertonie in der Schwangerschaft	407
33.3.14	Leitsymptom Schmerzen im Unterschenkel	363		36.7	Leitsymptom vorzeitige Wehen, Frühgeburt	408
33.3.15	Leitsymptom Schmerzen in Knöchel und Ferse	363		36.8	Leitsymptom vorzeitiger Blasensprung	408
33.3.16	Leitsymptom Schmerzen im Fuß (ohne Zehen)	363		36.9	Leitsymptom zu niedriger/zu hoher Fundusstand	408
33.3.17	Leitsymptom Schmerzen im Zehenbereich	363		36.10	Normale Geburt	409
				36.11	Pathologie der Geburt	409
33.3.18	Leitsymptom Deformierungen und Fehlbildungen im Bereich von Knie, Unterschenkel und Fuß	364		36.12	Wochenbett	411
				36.13	Pränatale und perinatale Infektionen, Impfungen	412

34. Urologie
U. Wetterauer

37. Augenerkrankungen
M. Reim

34.1	Leitsymptom Störungen des Harntransports	369
34.2	Leitsymptom Hämaturie	369
34.3	Leitsymptom Schmerzen	371
34.4	Leitsymptom Miktionsstörungen	374
34.5	Leitsymptom urethraler Ausfluß	375
34.6	Leitsymptome aus dem Sexualbereich	375
34.7	Urologische Diagnostik	376
34.8	Tumoren der Urogenitalorgane	380
34.9	Harnwegsinfektionen	384
34.10	Urolithiasis und moderne Steintherapie	386

37.1	Untersuchungsmethoden	413
37.2	Leitsymptom Fehlstellung der Lider	416
37.3	Leitsymptom Schwellung der Lider	418
37.4	Leitsymptom Dislokation des Bulbus oculi	420
37.5	Leitsymptom Rötung der Augen	421
37.6	Leitsymptom Tränen – Tränenträufeln	426
37.7	Leitsymptom Lichtscheu, Photophobie	427
37.8	Leitsymptom Trübung der brechenden Medien	427
37.9	Leitsymptom langsame Visusminderung	428
37.10	Leitsymptom plötzliche Visusminderung	430
37.11	Leitsymptom plötzliche Erblindung	430
37.12	Leitsymptom Motilitätsstörungen	431
37.13	Krankheiten ohne auffallende subjektive Symptomatik	432
37.13.1	Chronisches Glaukom	432
37.13.2	Stauungspapille	433
37.13.3	Tumoren der Netz- und Aderhaut	433
37.13.4	Gefäßveränderungen bei arterieller Hypertonie	433
37.13.5	Retinopathia diabetica	434

35. Gynäkologische Erkrankungen
G. Bastert, S. D. Costa

35.1	Anamnese und Untersuchung	388
35.2	Leitsymptom Amenorrhoe	388
35.3	Leitsymptom Sterilität	389
35.4	Leitsymptom abnorme vaginale Blutung	390
35.5	Leitsymptom Unterbauchschmerzen	392
35.6	Leitsymptom Fluor	392
35.7	Leitsymptom Harninkontinenz (HIK)	393
35.8	Leitsymptom klimakterische Beschwerden	393
35.9	Gynäkologische Onkologie	394
35.10	Empfängnisverhütung	401

38. Hals-, Nasen-, Ohren-Erkrankungen
H.-G. Boenninghaus

38.1	Anamnese, Status praesens	435
38.2	Ohr	438
38.2.1	Leitsymptom Ohrschmerz mit Schwerhörigkeit	438
38.2.2	Leitsymptom Ohrschmerz ohne Schwerhörigkeit	440
38.2.3	Leitsymptom Schwerhörigkeit mit Ohrschmerz	441

36. Geburtshilfe, geburtshilfliche Erkrankungen
G. Bastert, S. D. Costa

36.1	Anamnese, Untersuchung	403
36.2	Leitsymptom vaginale Blutung in der Frühschwangerschaft	405

38.2.4	Leitsymptom Mittelohrschwerhörigkeit ohne Ohrschmerz	442	40.3	Leitsymptom akuter Kopfschmerzanfall . 481
38.2.5	Leitsymptom Innenohrschwerhörigkeit ohne Ohrschmerz	443	40.4	Leitsymptom akuter Visusverlust 483
38.2.6	Leitsymptom Schwindel mit Schwerhörigkeit	444	40.5	Leitsymptom akute Gesichtslähmung (periphere Fazialisparese). 485
38.2.7	Leitsymptom Labyrinthschwindel ohne Schwerhörigkeit	444	40.6	Leitsymptom Parästhesien 486
38.2.8	Leitsymptom Ohrgeräusche (Tinnitus) . .	445	40.7	Leitsymptom subakut einsetzende Querschnittslähmung 487
38.2.9	Leitsymptom otogene Fazialislähmung . .	445	40.8	Leitsymptom erster epileptischer Anfall beim Erwachsenen. 488
38.2.10	Leitsymptom Blutung aus dem Ohr	445	40.9	Leitsymptom Demenz 488
38.3	Nase, Nebenhöhlen	445	40.10	Leitsymptom Tagesschläfrigkeit (Schlafapnoesyndrom) 489
38.3.1	Leitsymptom Schnupfen (Nasensekretion, Rhinorrhoe)	446	40.11	Leitsymptom rasch vorübergehende Sprachstörung 490
38.3.2	Leitsymptom Behinderung der Nasenatmung (ohne Rhinitis)	447	40.12	Leitsymptom Schwindel 490
38.3.3	Leitsymptom Nasenbluten (Epistaxis) . .	447	40.13	Leitsymptom Tremor der Hände 491
38.3.4	Leitsymptom Schmerzen	448	40.14	Leitsymptom Doppeltsehen 492
38.4	Mund, Rachen, Ösophagus	449		
38.4.1	Leitsymptom Beschwerden in der Mundhöhle	449	**41.**	**Psychiatrische Erkrankungen** K. Windgassen
38.4.2	Leitsymptom Halsschmerzen	451	41.1	Der depressive Patient 494
38.4.3	Leitsymptom Schluckstörung (Dysphagie)	453	41.2	Der suizidale Patient 498
38.5	Kehlkopf, Luftröhre	453	41.3	Der schizophrene Patient 500
38.5.1	Leitsymptom Heiserkeit	453	41.4	Konversionssymptome 502
38.5.2	Leitsymptom Atemnot (Dyspnoe)	456	41.5	Angstneurose, Phobie und Herzphobie . . 504
38.6	Gesicht und Hals	457	41.6	Leitsymptom Bewußtseinsstörung 506
38.6.1	Leitsymptom Speicheldrüsenschwellungen	457	41.7	Leitsymptom Demenz im Alter 507
38.6.2	Leitsymptom zervikale Lymphknotenvergrößerungen (Halslymphome)	458	**42.**	**Suchterkrankungen** K. Wanke, D. Caspari
39.	**Hauterkrankungen** N. Sönnichsen		42.1	Suchtbegriff, Abhängigkeit, Toleranz, Mißbrauch 510
39.1	Leitsymptom Rötung, Schuppung (erythemato-squamöse Erkrankungen) . .	460	42.2	Leitsymptom Alkoholismus 511
39.2	Leitsymptom Knötchen, Schuppen (papulo-squamöse Erkrankungen): Ekzem	464	42.3	Leitsymptom Medikamentenabhängigkeit 518
39.3	Leitsymptom Quaddel: Urtikaria und Quincke-Ödem	466	42.4	Leitsymptom Drogenabhängigkeit 521
39.4	Leitsymptom Knötchen, Bläschen (Papula, Vesikula)	467	42.5	Nichtstoffgebundene Süchte 525
39.5	Leitsymptom Eiterbläschen (pustulöse Erkrankungen)	472	**43.**	**Psychosomatische Erkrankungen** H. H. Studt
39.6	Leitsymptom Tumor	476	43.1	Allgemeine psychosomatische Medizin . . 526
39.7	Epizootien (Hautveränderungen durch tierische Parasiten).	478	43.2	Spezielle psychosomatische Medizin . . . 528
			43.2.1	Leitsymptom Herz-Kreislauf-Störungen . 528
			43.2.2	Leitsymptom Atemstörungen 530
40.	**Neurologische Erkrankungen** K. Poeck		43.2.3	Leitsymptom Magen-Darm-Störungen . . 531
			43.2.4	Leitsymptom Eßstörungen 535
			43.2.5	Allgemeines psychosomatisches Syndrom 537
40.1	Körperliche und apparative Untersuchung.	480	43.2.6	Leitsymptom Muskel-Gelenk-Störungen . 537
			43.2.7	Leitsymptom urologische Störungen . . . 538
40.2	Leitsymptom akute Halbseitenlähmung .	481	43.2.8	Leitsymptom Schmerz (Schmerzsyndrome) 539

44.	**Sexualstörungen**		45.7.2	Leitsymptom schreiender Säugling – ängstliche Eltern	557
	C. Buddeberg		45.7.3	Leitsymptom Fieber	558
44.1	Definition	541	45.7.4	Leitsymptom Schmerzen	559
44.2	Häufigkeit und Symptomatik	541	45.8	Spezielle Krankheitsbilder	560
44.3	Ätiologie	542	45.8.1	Hyperventilationstetanie	560
44.4	Sexualanamnese	544	45.8.2	Sonnenbrand	561
44.5	Therapie	545	45.8.3	Insektenstiche	561
			45.8.4	Vergiftungen	562
			45.8.4.1	Sonderfall: Der tobende Alkoholiker	562
45.	**Hausärztliche Notfälle**		45.8.5	Der psychisch Kranke als hausärztlicher Notfall	562
	U. Rendenbach		45.8.5.1	Angststörung (Panikstörung)	563
45.1	Notfälle aus der Sicht des niedergelassenen Arztes	548	45.8.5.2	Zwangseinweisung psychisch Kranker	563
45.2	Der ärztliche Notfalldienst	549	45.8.6	Der Sterbende	563
45.3	Der Rettungsdienst	551	45.8.7	Der verstorbene Patient	564
45.4	Stationäre Einweisung	552			
45.5	Diagnostik und Soforttherapie	552	**Literatur**		565
45.6	Der Arzt im Einsatz	553			
45.7	Häufige hausärztliche Notfälle	555	**Sachregister**		573
45.7.1	Leitsymptom Luftnot	555			

Geleitwort
H. E. Bock

Der **Arzt für Allgemeinmedizin** steht Hippokrates wohl am nächsten. Er hat die urtümlichste – und damit die schönste – aller ärztlichen Aufgaben: zu helfen, zu heilen, zu lindern, zu trösten, vorzusorgen. Vertrauensvoll, annahmebereit und hoffnungsvoll kommen zu ihm gesundheitlichen Rat Suchende oder ärztlicher Hilfe Bedürftige. Als Erstbefragter steht er in vorderster Front. Er soll entscheiden und richtig handeln, dabei einfühlsam und überzeugend sein, um das in ihn gesetzte Vertrauen zu rechtfertigen. Gespür und Intuition, Wirklichkeitssinn, Erfahrung und beständige Handlungsbereitschaft sind gefragt. Das setzt nicht nur Einsicht und Verständnis, sondern breites fachliches Wissen, Urteilsfähigkeit und technisches Können voraus. Er muß alle Heil- und Hilfsmittel kennen und die Indikation ihres Einsatzes beherrschen. Nach **Diagnostik** ist **Indikationslehre** – nicht wie früher Prognostik – die vornehmste Aufgabe des modernen praktizierenden Arztes. Je stimmiger die Diagnostik, um so treffsicherer die **indizierte Therapie**. Diagnostik ist wahrheitsgemäßer zu leisten als Prognostik, der noch immer der Ruch der Prophetie anhaftet – trotz Statistik, die zwar die Richtung der Wahrheit für alle, nicht aber die Wahrheit für den Einzelnen angibt.

Der Allgemeinarzt hat als **Generalist** eine einmalige, zentrale Stellung. Er ist Integrator und Koordinator im Schnittpunkt aller bisheriger Krankheitserfahrungen, der generellen wie der individuellen. Befunde und Krankheitsberichte von Fachärzten oder Kliniken sollte er kennen, sammeln und ordnen. Er ist nicht immer der erste und einzig behandelnde Arzt, der dem Kranken und seiner Krankheit begegnet, doch oft der letzte, der ihn langfristig zu betreuen hat, sei es als Genesenden, Defektgeheilten oder als Chronischkranken. Der Allgemeinarzt ist ein besonderer Kenner, „Facharzt" für Chronizität und für Multimorbidität, die sich mit dem Alter anhäufen und von ihm umsichtiges Handeln auch in akuten Notfallsituationen verlangen. Im Idealfall ist der Allgemeinarzt **Familienarzt**, der nicht nur eine Testperson, sondern mehrere Familienmitglieder aus zwei oder drei Generationen schon behandelt hat. Das ist ein ebenso schöner wie verantwortungsvoller Teil von Ganzheitsmedizin-Praxis.

Unersetzlich ist das **ärztliche Gespräch.** Leider wird seine Bedeutung weit unterschätzt, obwohl es nicht nur informiert, sondern auch Vertrauen und Compliance fördert, sogar eine therapeutische Quintessenz sein könnte. Als *anamnestisches, diagnostisches, therapeutisches* und zuletzt als ein – sowohl epikritisches wie auch *prospektives* – Abschlußgespräch hat es **Heilmittelcharakter**. Es ist vielleicht verständlich, daß bei der Fülle immer neuer, gewichtiger naturwissenschaftlicher Kenngrößen im Krankheitsgeschehen ihre technisch-apparative Gewinnung – und manchmal automatische Dokumentationsmöglichkeit – in den Vordergrund tritt, während das Personale und Gemüthafte des Krankseins, was nicht in Zentimeter, Gramm und Sekunde angebbar oder tabellarisch oder kurvenbildlich darstellbar ist, zurückgedrängt erscheint. Entschuldbar ist es nicht. Ein großer Teil unserer Krankheiten und Befindlichkeitsstörungen ist rational oder naturwissenschaftlich nur unvollständig begreifbar und einer rationalen, sei es kausalen oder sei es symptomatischen, Wirkstofftherapie gar nicht zugänglich. Auf Plausibilität in der Arznei-, Mittel- und Wort-Wahl gründen wir die Behandlung vieler, bisher ungeklärter Situationen, mit oder ohne naturwissenschaftlich beweisbaren Krankheitswert. Ein Arzt darf seine naturwissenschaftliche Grunderkenntnis nie verleugnen, aber er darf auch nicht vergessen, daß Naturwissenschaft für den Arzt zwar eine unbedingt notwendige, aber für sein Arzttum allein nicht hinreichende Bedingung ist.

Der Allgemeinarzt braucht ein **Weitwinkelobjektiv.** Zu seiner Ganzheitsschau gehört nicht nur die unlösbare Verflechtung von Körperlichem, Seelischem, Geistigem und Sozialem, sondern auch die Wahrnehmung von Befindlichkeiten. Mut soll er machen und Hoffnung erhalten, trösten und lindern. Selbst wenn es nur auf kleinen Sektoren möglich ist, soll er Fortschrittserlebnisse vermitteln, ermuntern, Hilfestellung und Erziehung zur Selbsthilfe geben. Vorsorge- und heilpädagogische Aufgaben gibt es in jedem Lebensalter. Der Mühsal, Bangigkeit, den pessimistischen Versagensgefühlen der Alternden muß sich der Allgemeinarzt besonders annehmen. Einfühlungsvermögen und menschliche Güte sind unabdingbar.

Rudolf Virchow bekannte sich im Vorwort zu seinem sechsbändigen „*Handbuch der speziellen Pathologie und Therapie*" (1854–1876) „freudig zu zwei Fehlern": 1. Auch die alten Ärzte für wackere Beobachter zu halten und 2. an die Therapie zu glauben.

Heute spricht uns jeder dieser Sätze in besonderer Weise an. Beide bedürfen eines Kommentars. Die **Beobachtungsgabe** wird als Anlage bei unseren jungen Ärzten genauso gut wie früher sein, aber sie wird nicht genügend entwickelt und geübt – aus Mangel an Gelegenheit und aus Mangel an Zeit. Blick- und Betätigungsfelder sind heute spezialistisch eingeengt, und technische Perfektion verlangt bis zur schonenden Anwendung am kranken Menschen Übung und Zeit. Das unbezweifelbare **diagnostische Gewicht** der mittelbar durch Technik, Labor und Apparat, oft sogar automatisch – spezialistisch gewonnenen Erkenntnisse muß uns entschädigen für den Verlust an Beobachtungsgelände und an unmittelbarer Anschaulichkeit. Neurologie und Röntgenologie sind immer noch eine gute Schule der Beobachtung am Menschen. Es gibt auch neue Gebiete, auf denen neuartige Beobachtungskunst geübt werden kann: Echokardiographie, Sonographie, Tomographie u.a., soweit sie nicht schon fachlich separiert sind und ihre Ergebnisse, fertig ausgedruckt und beurteilt, dem Allgemeinarzt nur mittelbar zugänglich sind. Die Sorge um den **Schwund ärztlicher Beobachtungskunst** – und damit Erfahrungssammlung – bleibt bestehen. Ein Arzt, der auf den Maßstab 1 : 1 verzichtet und sich immer nur auf indirekt gewonnene Kenngrößen einstellt – womöglich in einem sehr kleinen spezialistischen Gesichtskreis – verliert nicht nur an Beobachtungskunst und Deutungskunst, sondern auch an Gesprächskunst und damit an ganzheitlicher Erfaßbarkeit seiner Patienten.

Wenn Virchow ein Therapiegläubiger war, so erscheint uns das im Hinblick auf die Dürftigkeit seines Arzneischatzes visionär. Vielleicht waren es die physikalischen Therapieerfolge oder die Erfolgserlebnisse (wohldosierter) Entwässerung, (maßvollen) Abführens, (vernünftigen) Aderlasses, – ganz sicher aber haben die menschliche Zuwendung, die tröstende, lindernde, ermunternde vertrauen- und hoffnungsschenkende Betreuung und Pflege seinen Glauben an die Therapie begründen können, kurzum: die **Persönlichkeit** des Helfers und seine unmittelbare **Menschlichkeit.** Sie wären auch heute verfügbar, wenn sie unnachgiebig geweckt, erzogen, vorgelebt, gefördert und gefordert würden. Wir heutigen Ärzte haben doppelten Grund, an die Therapie zu glauben, wenn wir unser Arzttum allseitig pflegen.

Ein **Lehrbuch** wie das vorgelegte, das von den Leitsymptomen ausgeht und sich vom praktischen Umgang mit dem Kranken herleitet, deshalb auch bewußt auf manche Seltenheit – und des großen Ganzen wegen auf manche Einzelheit – verzichtet, kann in vorzüglicher Weise dem jungen Arzt für Allgemeinmedizin dienen.

I. Allgemeinmedizin

1. Entwicklung und Grundlagen der Allgemeinmedizin
W. Kruse

1.1 Historische Entwicklung

Der Bezeichnung *praktischer Arzt* begegnet man erstmals 1727. Akademisch gebildete Ärzte, die nicht nur eine konservative Heilkunst, sondern auch die sogenannte *Wundarzenei* praktizierten, durften sich so benennen. Um das Jahr 1800 wurde der Begriff *Hausarzt* für das bürgerliche Patientengut geprägt, während die Adligen über einen Leibarzt verfügten. Die Honorierung erfolgte in Geld oder Naturalien. Es bestand aber auch die Möglichkeit, praktische Ärzte zur kostenlosen Behandlung armer Familien zu verpflichten. Daneben gab es Polikliniken, die von sich aus Hausbesuche durchführten. 1852 erfolgte in Preußen eine Ordnung zur einheitlichen Ausbildung und Approbation zum *Arzt – Wundarzt – Geburtshelfer*. In der zweiten Hälfte des 19. Jahrhunderts erfolgte eine zunehmend naturwissenschaftliche Orientierung der Medizin mit der Konsequenz, statt des bisher geltenden Philosophikums die naturwissenschaftliche Prüfung des Physikums einzuführen. Damit orientierte sich die Ausbildung nicht mehr am Beruf des praktischen Arztes, sondern widmete sich zunehmend mehr der Spezialisierung einzelner Fächer. Die Einführung der Krankenversicherung 1883 und der Alters- und Lebensversicherung 1889 veränderte die Situation der Bürger, aber auch der praktizierenden Ärzte entscheidend. Die Medizin splitterte sich in immer weitere Fachgebiete auf, sah aber in der 1924 erlassenen Facharztordnung eine Weiterbildung zum Hausarzt nicht mehr vor. Mit zunehmender Verwissenschaftlichung der Medizin wuchs das Bedürfnis nach einem weitergebildeten Arzt der Primärmedizin, der *„die Akut- und Langzeitbehandlung bei körperlichen und seelischen Gesundheitsstörungen und die ärztliche Betreuung von Gesunden unter Berücksichtigung der Gesamtpersönlichkeit, der Familie und der sozialen Umwelt des Kranken"* übernehmen konnte (**Hodenhagener Beschlüsse 1979**).
Unter dieser Voraussetzung entstanden zunächst in den USA 1947, Großbritannien 1952, Kanada 1954, später in den Niederlanden und Deutschland Institute und Lehrstühle für Allgemeinmedizin, die ein spezifisches Wissen und Können für die hausärztliche Medizin während des Studiums vermittelten.

Büchner und Jaspers u.a. waren es, die auf die Gefahren einer einseitig naturwissenschaftlich spezialisierten Verschulung des Studiums bei der Ausbildung zum Arzt hingewiesen haben. Sie forderten, für die Begegnung mit dem Kranken den Blick für das Universale zu wecken. Entsprechende Konsequenzen zeichneten sich in der Bundesrepublik Deutschland mit dem ersten Lehrauftrag in Freiburg an Prof. Dr. Siegfried Häussler (1966/67), der Errichtung des ersten Lehrstuhls für Allgemeinmedizin an Prof. Haehn in Hannover (1976), mit der Aufnahme der Allgemeinmedizin als scheinpflichtige Lehrveranstaltung und schriftliches Prüfungsfach (1978) und als mündliches Prüfungsfach im Zweiten und Dritten Staatsexamen (1988) ab.

Für den Studierenden bestand jetzt die Möglichkeit, die außerklinische Tätigkeit des Hausarztes mit seinem andersartigen Patientengut zu erfahren und in das Erlernen klinischer Methodik einzubeziehen.

Allgemeinmedizin ist nicht als reduzierte klinische Medizin zu verstehen. Dies beschrieb Ende der 40er Jahre schon Hodgkin, indem er feststellte, daß Krankheiten, die er in der Klinik häufig gesehen hatte, in der Praxis selten vorkamen,

---

Entwicklung und Grundlagen der Allgemeinmedizin

Historische Entwicklung

seit 1727 gibt es die Bezeichnung „praktischer Arzt"

seit 1800 den Begriff „Hausarzt"

1852 Erlaß einer Ordnung zur einheitlichen Ausbildung und Approbation zum Arzt
Physikum löste in der 2. Hälfte des 19. Jahrhunderts das Philosophikum ab

Sozialgesetzgebung
Ende des 19. Jahrhunderts veränderte sich die Situation der Bürger und der Ärzte
1924 Facharztordnung: die Weiterbildung zum Hausarzt entfällt

1979 Hodenhagener Beschlüsse
Lehrstühle für Allgemeinmedizin:
1947 USA
1952 Großbritannien
1954 Kanada

1966 Prof. Häussler
erster Lehrbeauftragter in Freiburg
1976 Prof. Haehn
erster Lehrstuhlinhaber in Hannover
1978 Allgemeinmedizin wird scheinpflichtig und schriftl. Prüfungsfach
seit 1988 mündl. Prüfungsfach im Zweiten und Dritten Staatsexamen

Allgemeinmedizin ist **keine** reduzierte klinische Medizin

1. Entwicklung und Grundlagen der Allgemeinmedizin

während er andererseits in der Praxis mit Krankheitsbildern konfrontiert wurde, die ihm in der Klinik nie begegnet waren.

Allgemeinmedizin ist heute ein Fachgebiet, charakterisiert durch den Grundversorgungsauftrag situativer, medizinisch kurativer, wie ökonomischer Aufgaben in der Primärmedizin. Das heißt nicht nur, erkrankte Organe zu beurteilen, sondern Krankheit als verändertes bio-psycho-soziales Gleichgewicht zu erkennen.

Krankheit ist verändertes bio-psychosoziales Gleichgewicht

Die heutige Aus- und Weiterbildung orientiert sich noch zu stark am Kontakt mit hospitalisiertem und zu wenig am unselektierten Krankengut des Hausarztes. Dabei müssen klinische Probleme in voller Breite erfaßt, aber auch entsprechend der primärärztlichen Versorgung reflektiert und dem Studenten vermittelt werden.

1.2 Aufgaben und Besonderheiten des Fachgebietes Allgemeinmedizin

Aufgaben und Besonderheiten des Fachgebietes Allgemeinmedizin

- Arzt-Patient-Beziehung
- Familienmedizin
- Geriatrie

Die Arzt-Patient-Beziehung sowie die daraus resultierende Subjektivität ärztlicher Entscheidungsfindung ist neben der medizinischen Dimension wesentlicher Bestandteil der allgemeinmedizinischen Arbeit.

Die Familienmedizin ist ein Teil der Allgemeinmedizin.

Die Geriatrie als Zweig der Allgemeinmedizin umfaßt die allgemeinärztliche Behandlung und gesundheitliche Betreuung von alternden und älteren Menschen. Wesentliche Voraussetzung hierbei ist die Kenntnis altersbedingter Funktionsstörungen und Krankheiten, deren Prävention und Therapie unter Einbezug des familiären und psychosozialen Umfeldes.

1.3 Funktionen des Allgemeinarztes

Funktionen des Allgemeinarztes

- primärärztliche Funktion (einschl. Sieb- und Notfallfunktion)

1. Primärärztliche Funktion. Hierunter ist die ärztliche Basisversorgung in der ersten Linie, einschließlich des Aussiebens gefährlicher Krankheitszustände und der Notfallversorgung zu verstehen. Der Hausarzt sollte beurteilen, ob Überweisungen zu Fachärzten oder stationärer Behandlung notwendig sind, ob Rehabilitationseinrichtungen oder soziale Hilfsdienste beansprucht werden können.

- haus- und familienärztliche Funktion

2. Haus- und familienärztliche Funktion bedeutet die langzeitige ärztliche Behandlung und Betreuung von Patienten, unabhängig von Alter und Geschlecht, im häuslichen Milieu und im Bereich der Familie (Familienmedizin) bei Identität der Lebensbereiche von Patient und Arzt; Hausbesuchstätigkeit umfaßt die Gesundheitsbetreuung und die medizinische Versorgung des Patienten und seiner Familie. Hier sind es die erlebte Anamnese und die Kenntnisse des sozialen Umfeldes, die über körperliche Erkrankungen hinaus biographische und soziale Probleme des Patienten aufzeigen und einen entsprechenden Behandlungsbedarf signalisieren.

- soziale Integrationsfunktion

3. Soziale Integrationsfunktion. Integration von Hilfen aller Art bei der Behandlung des Patienten sowie Vertretung des gesundheitlichen Interesses des zu Behandelnden. Hierunter sind die sozialmedizinischen Aufgaben des Hausarztes zu verstehen, wie: Arbeitsunfähigkeit, Hilfen nach dem Bundessozialhilfe- und Schwerbehindertengesetz, Vermittlung und Zusammenarbeit mit sozialen Diensten, wie z. B. Sozialstationen, Selbsthilfegruppen, Erziehungsberatungs- und sozialpsychologischen Zentren.

- Gesundheitsbildungsfunktion

4. Gesundheitsbildungsfunktion. Umfassende Gesundheitsberatung und Gesundheitserziehung des Patienten einschließlich von Maßnahmen der Prophylaxe und Rehabilitation. Präventivmaßnahmen und Gesundheitsberatung gehören zur Domäne der hausärztlichen Tätigkeit. Impfprophylaxen und Vorsorgeprogramme, aber auch individuelle Gesundheitsrisiken sowie Ernährungsberatung und Berufsrisiken sind ebenso in diesem Aufgabengebiet bedacht, wie Reiseprophylaxe und gesundheitliche Risiken, wie sie unter Umständen bei Patienten der zweiten Lebenshälfte zu beachten sind.

5. Koordinationsfunktion. Abstimmung aller Behandlungsmaßnahmen aufeinander und die Beurteilung der Zumutbarkeit für den Patienten. Aufgabe des Allgemeinarztes ist es, die Zusammenarbeit mit Spezialisten aber auch mit Versorgungseinrichtungen bei multimorbiden und chronisch kranken Patienten zu koordinieren. Hierzu zählt z. B. die Beratung der Familie, die Koordination sozialer und behindertengerechter Maßnahmen (Wohnung, Arbeitsplatz u. a.).

- Koordinationsfunktion

1.4 Allgemeinmedizinische Grundbegriffe

Allgemeinmedizinische Grundbegriffe

1. Erkennung abwendbar gefährlicher Krankheitszustände und -verläufe: allgemeinmedizinisches Vorgehen zum Auffinden eines dringend behandlungsbedürftigen Zustandes aus einer Gruppe primär gleichartig und ungefährlich erscheinender Befindungsstörungen.

- Erkennung abwendbar gefährlicher Krankheitszustände und -verläufe

2. Abwartendes Offenlassen der Diagnose: zeitweiliger Verzicht auf eine weitergehende Diagnostik, um durch Verlaufsbeobachtung eine Klärung herbeizuführen.

- abwartendes Offenlassen der Diagnose

3. Multimorbidität: gleichzeitiges Vorliegen mehrerer Krankheiten bei einem Patienten.

- Multimorbidität

4. Fälleverteilungsgesetz: Regel über die Verteilung von Krankheitshäufigkeit in der Allgemeinpraxis, die von R. N. Braun entwickelt wurde.

- Fälleverteilungsgesetz

5. Erlebte Anamnese: die Sammlung von Patientendaten und Patienteninformationen durch Langzeitbeobachtung und Langzeitbetreuung (biographische Anamnese).

- erlebte Anamnese

6. Langzeitbeobachtung: Erweiterung des anamnestischen Wissens über den Patienten durch Beobachtung auch ohne direkten Kontakt.

- Langzeitbeobachtung

7. Deutung von Krankheitszeichen. Diagnosearten:

- Deutung von Krankheitszeichen
  - Situationsdiagnose

- Die Situations- oder Blickdiagnose ist die szenische Information, die durch den Gesamteindruck mit oder ohne Untersuchung zu einer ärztlichen Behandlung führt; sie erlaubt nur symptomatische Therapie, die weitergehende Diagnostik unterliegt der Zeitdimension.
- Die Symptomdiagnose ist die Deutung von Krankheitszeichen und erlaubt eine symptomatische Therapie unter Berücksichtigung des abwartenden Offenlassens des Krankheitsverlaufs.

  - Symptomdiagnose

- Bestandsdiagnose oder Artdiagnose ist die endgültige Krankheitsbezeichnung nach Abschluß aller diagnostischen Maßnahmen.

  - Bestandsdiagnose

- Verdachtsdiagnose; sie berücksichtigt verschiedene Krankheitsbilder, wobei eine Zuordnung der Zeitdimension unterliegt.

  - Verdachtsdiagnose

- Differentialdiagnose vergleicht Krankheitsbilder mit gleichwertigen Symptomen und hervorstechenden Leitsymptomen.

  - Differentialdiagnose

- Fehldiagnose – falsche Fährte beinhaltet die falsche Krankheitsbeschreibung und Krankheitsbezeichnung.

  - Fehldiagnose

8. Allgemeinärztliche Therapie:

- allgemeinärztliche Therapie

- Therapie ohne Erreichen der Diagnoseebene = therapeutische Maßnahmen der Befindensstörung, die einer weiteren Abklärung aktuell nicht bedürfen. Probleme durch Zwang zur Soforttherapie.
- Therapieformen nach Diagnosefindung: ärztliches Gespräch, Psychotherapie, Diätberatung, Verhaltensberatung.

  - Therapieformen nach Diagnosefindung

- Arzneimittelwahl und Arzneimittelapplikationsformen: Physiotherapie, operative Therapie, soziale Aufgaben der hausärztlichen Versorgung, Hilfe

  - Arzneimittelwahl und Arzneimittelapplikationsformen

- Therapiesicherung durch Langzeitbeobachtung und Langzeitbetreuung
• Therapieverzicht
• Behandlungsleitweg

bei ökologischen und ökonomischen Problemen (Wohnung, wirtschaftliche Hilfen), Familientherapie
• Therapiesicherung durch Langzeitbeobachtung und Langzeitbetreuung, evtl. auch Änderung (Anpassung) nach Therapieerprobung.
9. Therapieverzicht: Unterlassung oder Abbau therapeutischer Maßnahmen im Interesse des Patienten.
10. Behandlungsleitweg: Richtweg allgemeinärztlichen Handelns in diagnostischer, therapeutischer und organisatorischer Hinsicht.

2. Ärztliches Gespräch
H. Mattern

Die naturwissenschaftliche Medizin dient in erster Linie der Entwicklung, Überprüfung und Verbesserung diagnostischer und therapeutischer Methoden. Der **persönliche Dialog** zwischen Patient und Arzt ist daneben in den Hintergrund getreten. Erst in jüngster Zeit wird das **Gespräch**, besonders das in der Praxis des niedergelassenen Arztes, wissenschaftlich untersucht, um es lehr- und lernbar zu machen. Hartmann beschreibt es „als einen Austausch von Wahrnehmungen und Erklärungen, Mitteilung von Gefühlen, Übertragung und Gegenübertragung und die Gegenseitigkeit von Hilfen, Wechselspiel von Vertrauen und Verantwortung."

2.1 Diagnostische und therapeutische Bedeutung

Dem ärztlichen Gespräch wird eine große diagnostische und therapeutische Wirksamkeit zugeschrieben. Es läßt Subjektives wie Objektives wahrnehmen und erkennt ebenso Befindlichkeit und Befund. Dabei müssen indirekt gegebene Botschaften aufgenommen und entschlüsselt werden (z. B. eine in der Depression verborgene Aggressivität). Die Entschlüsselung durch den Arzt setzt Takt und Behutsamkeit voraus. Notwendig ist dabei die Fähigkeit, das gesprochene Wort und die nichtsprachlichen Signale (z. B. Körpersprache) wahrzunehmen und auch zu verstehen. Dieses Vorgehen verlangt medizinisches Wissen, psychologisches Können und ein einfühlsames Verstehen.

Die Erfolge einer nur naturwissenschaftlich orientierten Krankheitslehre hatten ein überwiegend **körperbezogenes** Gespräch zur Folge. Ein Reden **über** die Krankheit. Doch grundlegende Veränderungen der Krankheit und des Krankseins zwangen den wissenschaftlich forschenden, praktisch tätigen Arzt, über den Zusammenhang von Leib und Seele nachzudenken. Die zunehmend als *psychogen* definierten Krankheitsbilder in der Praxis machten das Gespräch zu einem essentiellen Bestandteil der ärztlichen Tätigkeit, da sich häufig hinter dem somatischen Angebot soziale, familiäre und berufliche Probleme verbargen. Aber in wie geringem Maße Kranke ein Bewußtsein ihrer inneren Konflikte entwickeln, macht eine Untersuchung der Psychosomatischen Klinik in Heidelberg deutlich: Von 100 der Klinik zugewiesenen Kranken waren sich nur 2–5 ihrer Probleme bewußt.

Gründe genug, das Sprechzimmer als Ort des Zuhörens und des sorgsamen Umgangs mit dem Wort ernst zu nehmen. Denn noch immer überwiegt der Befragungseifer und nicht das aufmerksame Zuhören.

Der Trend der technischen Perfektionierung, auch in den ärztlichen Praxen, versucht mit Fragebögen und Computern das ärztliche Gespräch zu ersetzen. Auf diese Weise wird es kaum möglich sein, das Gespräch zwischen Patient und Arzt in seiner Differenziertheit, den so wichtigen Zwischentönen, auch in seiner Alltäglichkeit darzustellen. Es ist Aufgabe des Arztes, die **Atmosphäre** für das Gespräch zu schaffen, zu versuchen, eine gemeinsame Wirklichkeit aufzubauen und sich vor sogenannten *„Killerfragen"* zu hüten, die das Gespräch

---

Ärztliches Gespräch

persönlicher Dialog zwischen Patient und Arzt

Gespräch ist lehr- und lernbar

Wechselspiel von Vertrauen und Verantwortung

Diagnostische und therapeutische Bedeutung

verbale und nonverbale Signale wahrnehmen und verstehen

Voraussetzung: medizinisches Wissen und psychologisches Können

Gespräch ist meist körperbezogen, bloßes Reden **über** die Krankheit
Krankheit und Kranksein haben eine neue Dimension erreicht → zunehmend psychogen definierte Krankheitsbilder
Gespräch essentieller Bestandteil jeder ärztlichen Tätigkeit!

meist geringes Bewußtsein des Kranken über seine eigenen Konflikte

Arzt sollte auf die Probleme seines Patienten eingehen

Computer und Fragebögen

Atmosphäre und gemeinsame Wirklichkeit schaffen

Killerfragen vermeiden

vorzeitig unterbrechen können. Erst die spürbare **Empathie** des Arztes gibt dem Gespräch die Qualität. Die Sprache des Patienten, oft die Alltagssprache, kann aus Stimmlage und Betonung einzelner Wörter, aus abgebrochenen Sätzen diagnostische Hinweise geben. Sprechen ist zugleich Mitteilung von Worten in Bedeutungszusammenhängen und Ausdruck.

2.2 Erstgespräch

Erstgespräch

hat hohe Bedeutung auch in diagnostischer Hinsicht

So ist das Erstgespräch des Arztes mit dem Patienten von besonderer Bedeutung. Es ist die Szene der ersten Begegnung, die den Verlauf des Gespräches bestimmen kann, die ersten Worte des Kranken. Es können dabei schon wesentliche Aussagen gemacht werden, die das Problem andeuten. Worte, die das soziale, familiäre und berufliche Umfeld des Patienten erfassen. Gehen wir doch immer davon aus, daß der Kranke, der zum Arzt kommt, Hilfe sucht, daß er leidet. Das bedeutet für den Arzt, sich auf den Patienten einzulassen, ihm zuzuhören ohne Vorurteile, um die hinter dem Symptom wirkenden Kräfte aufmerksam aufzuspüren, gleichzeitig muß er sich davor hüten, sich zu schnell auf eine bestimmte Psychodynamik festzulegen. *Die emotionale Wärme des Arztes* gibt ihm die Möglichkeit, die nach Freud so wichtige *Spiegelfunktion* einzunehmen, die es dem Kranken ermöglicht, sein Krankheitsgeschehen reflektierend zu begreifen.

*der Kranke sucht **Hilfe** beim Arzt*

spürbare Anteilnahme, Zuhören ohne Vorurteile
Arzt darf sich nicht zu schnell auf eine bestimmte Psychodynamik festlegen
„Spiegelfunktion" ermöglichen

Woher nimmt der Arzt, der Allgemein- und Hausarzt aber die Zeit für ein Gespräch aus seinem vollen, oft übervollen Arbeitstag?

Gespräch ermöglicht den zeitunabhängigen „Flash"

Dazu sagt Clyne: „Wir haben verstanden, daß in der guten Allgemeinpraxis etwas vorgeht, was von der Zeit völlig unabhängig ist, nämlich ein plötzliches Sich-Verstehen auf der gleichen Wellenlänge. Dieser Flash ermöglicht es, auch in kürzester Zeit zu Erkenntnissen zu kommen, die es dem Patienten wiederum ermöglicht, seinen Problemen offener gegenüberzustehen und früher nach einer Lösung zu suchen.

Das Gespräch kann zu einem dynamischen Prozeß über Jahre werden

Das Buch *„Fünf Minuten pro Patient"* (E. Balint und J. Norell) reflektiert die Wirklichkeit des ärztlichen Alltags. Es macht deutlich, daß das Gespräch zu einem dynamischen Prozeß auf einer gewachsenen Vertrauensbasis über Jahre und Jahrzehnte führen kann.

Interaktion Patient – Arzt nicht wissenschaftlich nachweisbar

Aus wissenschaftlicher Perspektive erscheinen die Forschungsergebnisse der **Interaktion Patient – Arzt** im Gespräch durch deren Mangel an verifizierten Daten als unwissenschaftlich. Man übersieht dabei aber, daß für diese Untersuchungssituation die *„Heisenbergsche Unschärferelation"* genauso zutrifft wie für alle Naturwissenschaften.

2.3 Zuhören können

Zuhören können

zunehmende Vereinsamung des Menschen zwingt den Kranken zur Somatisierung

Eine zunehmende Vereinsamung des Menschen in unserer Gesellschaft zwingt den kranken Menschen, sein Kranksein in sein Leibsein (Somatisierung) zu projizieren. Diese Beobachtung macht das ärztliche Gespräch zu einem essentiellen Auftrag jedes Arztes. Dabei sollte er versuchen, in der Interaktion zum Auf- und Ausbau einer gemeinsamen Wirklichkeit zu kommen.

Gespräch = Interaktion

⇒

> Voraussetzung für das beste Gespräch wird immer das Zuhörenkönnen sein. Oft ergibt es sich spontan und ungeplant. Aber immer ist es eine **Interaktion von Mitteilung und Deutung**. Und der Versuch der Deutung gibt dem Patienten das Gefühl: Hier ist ein Arzt, der mich zu verstehen sucht.

Balint meinte: „Ein bedeutender Teil der therapeutischen Aufgabe des Arztes ist es, eine Art von Umwelt bereitzuhalten, die unaufdringlich aber vorhanden und dem Subjekt günstig gestimmt ist."

Die Sprache des Kranken im ärztlichen Alltag bringt oft Hinweise auf seelische Belastungen und Konflikte, wie *„es ist mir auf den Magen geschlagen"* oder *„mir stieg die Galle hoch"* u. ä. Dies kann auf eine Somatisierung von Problemen hindeuten, die dem Patienten oft gar nicht bewußt sind.

Alltagssprache des Patienten gibt oft Hinweise auf die Probleme

2.4 Krisensituationen

Krisensituationen

Der hohe Anteil **psychosomatischer Erkrankungen** erfordert eine große Sensibilität des Arztes für Krisensituationen des Kranken (life-events), aber auch für die Grenzsituationen des Lebens (z.B. unheilbare Krankheit). Sie verleihen dem Wort wie der averbalen Kommunikation einen hohen therapeutischen Stellenwert. So kann der Krebskranke im Gespräch mit seinem Hausarzt die Wahrheit, aber auch die Hoffnung suchen. Der Arzt muß wissen, die vollkommene Wahrheit gibt es nicht, nur Aspekte der Wahrheit sind zu erfassen. Und Wahrheit ist eine Mitteilung, die gelebt werden muß. „Man sollte dem anderen die Wahrheit wie einen Mantel hinhalten, daß er hineinschlüpfen kann, nicht wie ein nasses Tuch um den Kopf schlagen" (M. Frisch).

hohe Sensibilität des Arztes ist erforderlich, ebenso für die Grenzsituationen des Lebens

Der ärztliche Alltag vermittelt dem Arzt auch die Zunahme von Hoffnungslosigkeit und Angst, von Depression und Sucht. Oft ist es schwer, bei den somatischen Angeboten wie Kreuzschmerz, Kopfschmerz und Schlafstörung zur Sinndeutung zu finden. Die Depressivität in ihren vielen Erscheinungsformen bis hin zu den immer ernst zu nehmenden suizidalen Gedanken erfordert Basiswissen und Erfahrung, möglichst aus Balint-Gruppen, zur Gesprächsführung mit therapeutischem Kontakt. Der Suizidale muß auf seine Suizidgedanken angesprochen werden, denn häufig suchen diese Patienten ihren Hausarzt auf, bevor sie Suizid begehen. Auch der Sterbende sucht oft das Gespräch mit seinem Arzt. Nicht dem Arzt, der mit allen zur Verfügung stehenden Mitteln den Tod zu bekämpfen versucht und sich als professioneller Helfer in emotional weniger belastende Bereiche flüchtet, sondern **dem Menschen**, der bereit ist, Gefühle der Angst, der Verzweiflung, des Zornes und der Trauer auszuhalten. Die Sorge für den Patienten zeigt sich in einem aufmerksamen Hinhören und Eingehen auf die oft nur indirekt geäußerten Bedürfnisse. So kann der Arzt trotz des Wissens um die eigene therapeutische Ohnmacht seinen Patienten auch durch diese letzte Phase begleiten.

Hoffnungslosigkeit, Angst, Depression und Sucht sind ärztlicher Alltag, oft hinter einem somatischen Angebot

Teilnahme an Balintgruppen bringt Basiswissen zur Gesprächsführung Suizidgedanken müssen angesprochen werden

sein letztes Gespräch sucht der Kranke oft bei seinem Arzt

3. Familienmedizin
K. Mayer

> Die Familienmedizin ist ein Teil der Allgemeinmedizin. Sie umfaßt die hausärztliche und gesundheitliche Betreuung von Familien oder familienähnlichen Gruppen in **somatischer**, **psychischer** und **sozialer** Hinsicht. Wesentliche Voraussetzung ist die Kenntnis der Beziehung der Familienmitglieder untereinander und zu ihrer Umwelt (Deutsche Gesellschaft für Allgemeinmedizin 1981).

3.1 Grundlagen

Die Familie als System bedeutet für jedes Mitglied Risiko und Chance zugleich. Sie kann von den Hausärzten nicht nur als kuratives und rehabilitatives Element, sondern auch als präventives genützt werden.

3.1.1 Funktionen der Familie

Soziologisch gesehen hat die Familie eine Reihe unterschiedlicher Aufgaben: Reproduktion, gemeinsame Lebensführung in Haushalt und Freizeit, Spannungsausgleich und gegenseitige Hilfe, Bildung, primäre und sekundäre (Schule, Erwerbsleben) Sozialisation, soziale Plazierung.

Während unter dem Begriff der **Sozialisation** die Phasen der Persönlichkeitsentwicklung verstanden werden, geht es bei der **sozialen Plazierung** um einen Platz in der Gesellschaft (z.B. Weiterführung des elterlichen Betriebes).

3.1.2 Stufen des Lebenszyklus und ihre möglichen Krisen

Das neue Paar kennt sich oft schon lange. Im Gegensatz zu früher wird häufig erst geheiratet, wenn ein Kind erwartet wird oder finanzielle Belange diesen Entschluß beeinflussen.

Die Geburt des ersten Kindes ist der größte Einschnitt im Lebenszyklus der Familie, da Einflüsse auf Finanzen und Beruf (meistens der Ehefrau) nicht ausbleiben. Kindergartenprobleme treten auf, wobei bekannt ist, wie wichtig psychologisch gesehen, die ersten drei bis vier Jahre für die Persönlichkeitsentwicklung des Kleinkindes sind. In dieser Phase kommen häufig auch noch berufliche Veränderungen des Partners hinzu, die mit Umzug und Milieuwechsel verbunden sind.

Die Familie im Schulalter der Kinder unternimmt vieles gemeinsam (z.B. Ferien), während in der **heranwachsenden Familie** die Kinder zunehmend selbständiger werden. In diesen beiden Phasen können Störungen auftreten, z.B. Schulschwierigkeiten oder Pubertätsprobleme (s. *Kap. 3.5*).

3.1 Grundlagen

Die sich weiterentwickelnde und in **Bewegung setzende Familie** ist gekennzeichnet durch Freundschaften, Berufsausbildung beziehungsweise Studium. Es kommt zu einer langsamen Abnabelung vom Elternhaus und zum Beginn eines neuen Lebenszyklus.

Die zurückbleibenden Eltern müssen sich neu orientieren: Die Mutter wird wieder berufstätig oder aber es kommt zu sozialer Isolation (mögliche Folge ist z. B. Alkoholismus).

Die alternde Familie zeigt statistisch häufiger Witwen als Witwer, da die Lebenserwartung der Frauen länger ist.

Die Hinterbliebenen: Der Lebensabschnitt, in dem die Eltern auf sich alleine gestellt sind, kann sehr lange sein und wird durch die damit verbundenen körperlichen und geistigen Alterungsprozesse geprägt.

Stufe 5: die sich in Bewegung setzende Familie

Stufe 6: die Familie des „leeren Nestes"

Stufe 7: die alternde Familie

Stufe 8: die Hinterbliebenen

3.1.3 Systemisches Denken in der Familienmedizin

Die Familie stellt ein für sich typisches und einmaliges System dar, in dem jedes Familienmitglied den Platz hat, den es sich selbst und den die Familie ihm zuweist. Die Familie ist immer mehr als die Summe ihrer Mitglieder, sie entwickelt vielmehr eine **Eigenidentität als Familiensystem.**

Die Dynamik einer Familie kann von außen betrachtet als auffällig, pathologisch oder dysfunktional gelten. Die einzelnen Familienmitglieder, denen diese Außensicht nicht möglich ist, da sie nicht gleichzeitig Beobachter und Teil eines Systems sein können, versuchen in der ihnen möglichen Form ihr inneres Gleichgewicht aufrechtzuerhalten und damit das der Familie. Im allgemeinen kann man davon ausgehen, daß jedes Familienmitglied zur Aufrechterhaltung von Funktionsfähigkeit und Struktur auf seine Weise versucht, alles „richtig" zu machen.

Familien machen unterschiedliche Erfahrungen z. B. im Umgang mit Krisen oder chronischen Krankheiten. Wird die Familienstruktur dadurch labilisiert, kann dies zur Weiterentwicklung führen und Raum für neue Handlungsmöglichkeiten schaffen. Krisen können aber auch die Struktur der Familie derart gefährden, daß Krankheiten bzw. dysfunktionales Verhalten auftreten, was die Funktion einer versuchten Problemlösung für die Familie hat.

Was aus Sicht der Familie sinnvoll und nützlich zu sein scheint, ist für den Außenstehenden oft schwer zu verstehen. Aufgabe des Haus- und Familienarztes muß sein, die Familie zur **Nutzung ihrer Ressourcen und Fähigkeiten** zu ermuntern, die sie sich im Laufe ihrer Entwicklung geschaffen hat. Krisen sind Phasen des Übergangs, also Chance und Risiko zugleich. Um mit einer Familie andere mögliche Verhaltensweisen zu erarbeiten, muß das, was die Familie tut und ihrem Selbsterhalt dient, akzeptiert und respektiert werden.

Systemisches Denken in der Familienmedizin

Familie = System mit eigener Identität

jedes Familienmitglied sorgt für die Aufrechterhaltung von Funktionsfähigkeit und Struktur der Familie

Aufgabe des Hausarztes ist es, die Familie zur Nutzung ihrer Fähigkeiten zu ermuntern

3.1.4 Familienmedizinische Anamnese

Dabei müssen eine Reihe von Faktoren berücksichtigt werden. Die wichtigsten sind:
- die Beziehung der einzelnen Personen untereinander
- die jeweilige Stufe des Lebenszyklus sowie
- die berufliche und soziale Situation.

Auch die Hierarchie innerhalb der Familie muß berücksichtigt werden, nicht nur was Tradition oder Umgang mit Krankheit angeht, sondern auch hinsichtlich der Einflußnahme des Arztes auf das jeweilige Mitglied. Das Vorgehen ist individuell verschieden. Ein verläßliches Schema dafür gibt es nicht.

Familienmedizinische Anamnese

wichtige Faktoren:

- Beziehungsgefüge
- Stufe des Lebenszyklus
- berufliche und soziale Situation
- Hierarchie innerhalb der Familie

3.2 Familiär gehäuft auftretende Erkrankungen

3.2.1 Neoplasien

Manche Neoplasien treten in Familien gehäuft auf. Besonders bekannt ist die *familiäre Polyposis coli*, wobei mit zunehmendem Alter eine 100 %ige Wahrscheinlichkeit der malignen Entartung besteht. Ähnliches gilt auch für *Basalnävussyndrom, malignes Melanom, Mammakarzinom, Adeno-* und *Schilddrüsenkarzinom*. Daraus ergibt sich die Verpflichtung, bei solchen Tumoren auch die anderen Familienmitglieder zu untersuchen. Bei der Entstehung spielen genetische Faktoren mit eine Rolle. So weisen auch erstgradige Verwandte eines Lungenkarzinompatienten bei erheblichem Nikotinkonsum eine mehr als zehnfache Erkrankungswahrscheinlichkeit für eine pulmonale Neoplasie auf.

3.2.2 Genetisch mitbedingte familiäre Stoffwechselstörungen

Für die Todesursache Nr. 1, die Herz-Kreislaufstörung, spielt die Arteriosklerose mit ihren Risikofaktoren eine wichtige Rolle. Neben den Lebens- und Ernährungsgewohnheiten ist für das individuelle Risiko die familiäre Disposition bedeutsam. Zu den häufigsten zählen: Diabetes mellitus Typ I und Fettstoffwechselstörungen. Auch die Hyperurikämie tritt familiär gehäuft auf. Die Familienanamnese ist hierbei obligat (s. auch Kap. **24. Stoffwechselerkrankungen**).

3.2.3 Infektiöse Erkrankungen, die eine familiäre Durchuntersuchung erforderlich machen

Bei bestimmten Infektionskrankheiten ist die Ansteckungsgefahr so groß, daß die ganze Familie mit untersucht und betreut werden sollte. Ein weiterer Grund für eine familiäre Durchuntersuchung ist die Suche nach einer Infektionsquelle oder die Schwere der Erkrankung. Zu diesen Erkrankungen gehören: *Infektiöse Darmerkrankungen, Tuberkulose, Hepatitis A und B*. Auch hier besteht die Möglichkeit der Prävention.

3.3 Psychosoziale Störungen

3.3.1 Pathogene Elternhaltung bei der Erziehung

Die ärztliche Sprechstunde ist auch Anlaufstelle für Eltern mit psychisch gestörten oder behinderten Kindern. Der Arzt wird im Beratungsvorgang zu einem wichtigen Faktor innerhalb der Familiendynamik. Einfühlungsvermögen und tiefenpsychologische Grundkenntnisse erleichtern ihm dies. Für familiendynamische und soziologische Aspekte chronischen Krank- oder Andersseins benötigt jeder Berater von Kindern und Eltern ein Basiswissen. Dazu gehören Kenntnisse über häufig wiederkehrende, oft von Generation zu Generation tradierte pathogene Verhaltensmuster. Diese führen zu mannigfachen Problemen und Störungen des täglichen und lebenslangen Miteinander.
Überforderung gehört zur häufigsten Fehlhaltung und kann u. a. Ursache kindlicher Kopfschmerzen sein. **Zu hohe Erwartungen** sind verantwortlich für viele

---

Familiär gehäuft auftretende Erkrankungen

Neoplasien

familiär gehäuft sind:
- Polyposis coli
- Basalnävussyndrom
- malignes Melanom
- Mammakarzinom
- Adenokarzinom
- Schilddrüsenkarzinom

Merke: Bei diesen Malignomen sind alle Familienangehörigen gezielt zu untersuchen

Genetisch mitbedingte Stoffwechselstörungen

- Hyperlipidämie
- Diabetes mellitus Typ I
- Hyperurikämie

Familienanamnese obligat

Infektiöse Erkrankungen, die familiäre Durchuntersuchung erforderlich machen

- Salmonellose (bei Kleinkindern)
- Shigellen
- Typhus
- Paratyphus
- Tuberkulose
- Hepatitis A
- Hepatitis B u. a.

Psychosoziale Störungen

Pathogene Elternhaltung bei der Erziehung

Arzt ist wichtiger Faktor innerhalb der Familiendynamik

Kenntnisse über tradierte pathogene Verhaltensmuster sind notwendig

häufige Fehlhaltung der Eltern:
- Überforderung
- zu hohe Erwartung

3.3 Psychosoziale Störungen

Verhaltensauffälligkeiten oder neurotische Symptome bei Kindern. Eine andere, nicht seltene Fehlhaltung ist **Overprotection**, wobei Kindern die Möglichkeit, Erfahrungen zu machen und mit Risiken fertig zu werden, versperrt wird. Die Eltern erdrücken ihr Kind in unangemessener Weise und in falschen Situationen mit Liebeszuwendung. Schuldgefühle oder sogar Ablehnung des Kindes sind tiefenpsychologisch oft wesentliche Faktoren für dieses Verhalten. **Unterforderung** kommt hauptsächlich bei körperlich oder psychisch behinderten Kindern vor. Das kindgerechte, also individuelle Mittelmaß zwischen Über- und Unterforderung zu finden, ist eine Kunst und verlangt viel Einfühlungsvermögen. Weitere Fehlhaltungen sind **Perfektionismus, reduzierte Liebeszuwendungen** bis hin zu inadäquaten **Vorwürfen** und gegenseitigen **Kränkungen**.

- Overprotection

- Unterforderung

- Perfektionismus

3.3.2 Belastungen für die Familie

Es gibt eine Reihe von Ereignissen (life events), die sich auf die Familie auswirken können. Dazu gehören u. a. Verlust von Familienmitgliedern, chronische Krankheiten, Behinderungen, Beziehungsstörungen und soziale Härten. Abgesehen von rein somatischer oder psychischer Krankheit können **Leitprobleme** genannt werden:

Belastungen für die Familie

life events:
- Verlust
- chron. Krankheit
- Behinderung
- soziale Härten

3.3.2.1 Häufige Probleme in der Familie

Die Tatsache, daß beim Übergang von einer Sozialisierungsstufe zur anderen häufig bei mehreren Familienangehörigen gleichzeitig psychosoziale Änderungen eintreten, läßt erkennen, daß das System Familie **instabil** werden kann. Mit den meisten Erkrankungen wird die Familie selbst fertig. Nur bei einer Minderheit von 10–20 % wird um ärztliche Hilfe gebeten. Wenn anstehende Probleme allerdings über einen längeren Zeitraum nicht gelöst werden können, kann dies zu physischen oder somatischen Störungen führen. So kommen einzelne Familienmitglieder mit körperlichen Beschwerden, z. B. Kopfschmerzen, in die Sprechstunde. In derartigen Fällen kann oft auf eine ausgedehnte organische Diagnostik verzichtet werden, wenn bei Kenntnis der gesamten Familie die Sorgen und Nöte geschickt und direkt angesprochen werden. Es geht um die Dechiffrierung von Präsentiersymptomen. Werden hierbei auch andere Familienangehörige einbezogen, so kann der Familienarzt in solchen Situationen eine somatische Fixierung verhindern (Prävention).

Familie mit allgemeinen Problemen

psychosoziale Änderungen können zu Instabilität führen

ungelöste Probleme können zu somatischen Störungen führen

Kenntnis der Familiensituation macht oft aufwendige organische Diagnostik überflüssig
Präsentiersymptome müssen entschlüsselt werden

3.3.2.2 Die belastete Familie

Behinderte Familienmitglieder, *schwerstpflegebedürftige* Personen, *krebskranke* Patienten, *psychisch Kranke* sind eine Belastung für die Familie; ebenso der Verlust eines Familienmitglieds oder des Arbeitsplatzes.
Die Betreuung solcher Familien gehört zu den wichtigen Aufgaben des Hausarztes. Bei den hier häufiger erforderlichen Gesprächen mit mehreren Familienangehörigen – sei es bei der Absprache der Pflege, der physikalischen Therapie oder anderem – gilt es, eine Sensibilität für Probleme innerhalb der Familie zu entwickeln und den Mut zu haben, diese anzusprechen. Signale der Hilflosigkeit und des Defizits wahrzunehmen, ist ebenso wichtig, wie sich mit aller Offenheit, Zeit und Diskussionsbereitschaft den Problemen zu stellen. Dabei gilt es, krisenhafte Belastungen als Aufgabe und nicht nur als Krankheit zu interpretieren. Bei aller Suche nach positiven Kräften sollte aber auch an das Vorhandensein eines möglicherweise latenten Patienten gedacht werden. Dies gilt vor allem dann, wenn der belastende Faktor schon sehr lange be-

Die belastete Familie

Belastungen sind:
- Behinderte
- Pflegebedürftige
- Krebskranke
- psychisch Kranke

Betreuung belasteter Familien ist eine wichtige Aufgabe des Hausarztes

dazu gehört:

- Einbeziehung der Angehörigen

- Hinzuziehen sozialer Dienste u. Nachbarn

- an den „verborgenen Patienten" denken

steht, z. B. Zustand nach schwerem apoplektischen Insult, dessen Pflege hauptsächlich auf einer Person lastet, die ihre persönliche Überforderung und ihre Bedürfnisse nur schlecht artikulieren kann. Lob und Ermutigung allein reichen hier nicht aus, um einen Zusammenbruch zu verhindern, sondern konkrete Hilfen wie *unterstützende Familienmitglieder, Haushaltshilfe, Krankenschwester, Krankengymnast, Sozialarbeiter, Nachbarn* sind erforderlich. Es gibt viele beratende Dienste, die einbezogen werden können, doch einer muß sich für die Gesamtbetreuung voll verantwortlich zeigen und auch die Koordination übernehmen. Hier ist die Präsenz des Familienarztes für den Patienten besonders wichtig. Er kann sich am besten ein Bild über die Belastbarkeit der Familie machen.

Die Familie mit Partnerproblemen

Trennung/Scheidung

3.3.2.3 Die Familie mit Partnerproblemen

Durch die sich wandelnden gesellschaftlichen Strukturen (Berufstätigkeit der Frau, Wunsch zur Selbstverwirklichung) kommt es häufig zu Rollenkonflikten zwischen den Partnern, Doppelbelastungen der Frauen als Mutter und Berufstätige und Verunsicherung der Männer, die sich in ihrer angestammten Rolle bedrängt fühlen. Immer häufiger kommt es zur *Trennung* der Partner und *Scheidung*. Der Hausarzt wird oft in diese Problematik einbezogen, die nach Abschluß der Kindererziehung besonders aktuell ist. Individuelle Lösungen sind gefragt, wobei eine Bereitschaft zumindest zur vorübergehenden Fortsetzung der Beziehung gegeben sein muß. Eine gute Kommunikation untereinander auf mindestens einer Ebene (z. B. geistig, seelisch, sexuell), ist eine notwendige Voraussetzung. Wenn allerdings einer der Ehepartner über längere Zeit eine zufriedenstellendere Beziehung anderweitig erlebt, sind die Erfolgsaussichten gering. Dabei spielt der sexuelle Aspekt eine wichtige Rolle.

Die unvollständige Familie

Hilfen sind:
- Gespräche
- Vermittlung neuer Tätigkeiten
- Anschaffung eines Haustieres u. a.

3.3.2.4 Die unvollständige Familie

Beispiele sind Tod eines Partners, Scheidung, Verselbständigung der Kinder, Zerrüttung. Voraussetzung ist das Gefühl der Einsamkeit und der Isolation. Der individuellen Situation entsprechend sollte der Familienarzt hier gemeinsam mit dem Patienten eine neue Aufgabe finden: z. B. caritative Tätigkeiten, Anschluß an Seniorenkreise, Anschaffung eines Haustieres oder ähnliches. Auch eine Bibliotherapie kann unterstützend wirken, jedoch erscheint auf lange Sicht gesehen eine bindende Verpflichtung geeigneter, um aus der Resignation oder depressiven Haltung herauszukommen.

Die hilflose Familie

Unterstützung hilfsbedürftiger Familien durch:
- Betreuer
- Sozialarbeiter
- Soziale Dienste

3.3.2.5 Die hilflose Familie

Hier handelt es sich um Familien, die aufgrund körperlicher und/oder geistiger Behinderung mehrerer Familienangehörigen nicht alleine mit den Anforderungen des Lebens fertig werden. Dabei sollte der Hausarzt Hilfsdienste einschalten, z. B. Sozialarbeiter, Betreuer, Ergotherapeuten u. a., da er die vielfältigen Aufgaben nicht alleine bewältigen kann. Die Initiierung und Koordination der Hilfen ist wichtig – weniger die Beratung als die Anleitung und die praktische Führung bis zur entschiedenen Betreuung. Es soll pragmatisch vorgegangen werden: Organisation von Essen auf Rädern, Haushaltshilfe usw. Der Hausarzt sollte auch unaufgefordert in regelmäßigen Abständen diese Familien aufsuchen.

3.3.2.6 Die Ausländerfamilie

Hier können sich leicht Sprachprobleme ergeben. Nach Möglichkeit sollten die Eigenheiten der fremdländischen Mentalität berücksichtigt werden. Vielfach werden bei diesen Patienten somatische Untersuchungen häufiger durchgeführt (z.B. Blutuntersuchungen), weil eine genauere Anamneseerhebung und differenziertes Gespräch nicht möglich sind. Die Erkennung und Behandlung abwendbar gefährlicher Krankheitsverläufe stehen dabei oft im Vordergrund des hausärztlichen Handelns.

Die Ausländerfamilie

schwierige Anamnese aufgrund von Sprachproblemen und anderer Mentalität

3.3.2.7 Die psychosomatische Familie

Zu den psychosomatischen Krankheiten werden *Magen-* und *Darmulzera*, *Asthma bronchiale*, *Morbus Crohn*, u.a. gerechnet. Dabei gilt es, besondere psychosoziale Belastungen, die zur organischen Erkrankung führen, zu erfragen. Der gemeinsame Lebensraum von Patient und Hausarzt erleichtert das ärztliche Gespräch (erlebte Anamnese). Die Diagnostik sollte simultan erfolgen, d.h. psychische und physische Faktoren berücksichtigen. Das hat den Vorteil, daß sich der Patient nicht abgeschoben fühlt. Die Tatsache, daß der Hausarzt nicht nur die Familienangehörigen kennt, sondern auch ein Vertrauensverhältnis zu ihnen hat, ist ebenso wichtig wie Kenntnis über den sozialen Status des einzelnen. 50% seiner Patienten kennt der Hausarzt länger als 10 Jahre.

In Zusammenhang mit der psychosomatischen Familie wird der Begriff **Index-** oder **designierter Patient** verwendet; das ist der Patient, der auf die Störung in der Familie mit seiner Krankheit hinweist. Dieses Familienmitglied macht deutlich, daß es in der Familie (meist verdeckte) Konflikte gibt und daß die Struktur dieser Familie sich nur dadurch aufrechterhalten läßt, daß ein Familienmitglied erkrankt.

Symptomwandel/Syndromshift kann Wechsel des Symptoms von einem auf das andere Familienmitglied bedeuten oder auch den Wechsel einer Krankheit zur anderen bei demselben Patienten.

Die psychosomatische Familie

psychosoziale Belastungen erfragen

simultandiagnostisch vorgehen (psychische u. physische Faktoren berücksichtigen)

Index- oder designierter Patient → meist Reaktion auf latente innerfamiliäre Konflikte

Symptomwandel
Syndromshift

3.4 Allgemeines zur Therapie

3.4.1 Familienmedizin – Familientherapie

Erfahrungsgemäß geht der Patient mit psychosozialen Problemen zunächst zur Familie, dann bei dort ausbleibender Hilfestellung zu Freunden und Bekannten. Erst danach sucht er seinen Hausarzt auf. Dabei steht die Arzt-Patient-Beziehung im Mittelpunkt ärztlichen Handelns. Statt einem „Nacheinander" von somatischer und psychischer Diagnostik wird heute eine **integrierende Gesamtdiagnostik** angestrebt. Bei der Bewältigung dieser Probleme ist der **Hausbesuch** häufig eine unabdingbare Notwendigkeit (s. Kap. **4. Hausbesuch**).

Die Familientherapie als psychotherapeutische Methode ist unabdingbar, wenn Krankheiten wie z.B. *Anorexia nervosa, Bulimie, Neurodermitis* u.a. vorliegen. Hier ist der Spezialist gefragt.

Allgemeines zur Therapie

Familienmedizin – Familientherapie

Arzt-Patient-Beziehung ist Mittelpunkt ärztlichen Handelns

integrierte Gesamtdiagnostik wird angestrebt
ohne Durchführung von **Hausbesuchen** ist Familienmedizin nicht möglich

3.4.2 Familiärer Umgang mit Gesundheit und Krankheit

Familiärer Umgang mit Gesundheit und Krankheit

Für den Familienarzt ist die Beobachtung über das Verhalten der Familie besonders beim Bemühen um die Gesunderhaltung oder Krankheitsbewältigung wichtig. Besonders zu berücksichtigen ist:

Kriterien ärztlicher Beobachtung ⇒

- Umgang der einzelnen Personen untereinander
- Kontakt der Familie nach außen
- Übernahme von Verantwortung bei Fürsorge und Pflege
- Koorperationsbereitschaft
- Einstellung gegenüber professionalisierter Medizin
- Einstellung gegenüber alternativen Heilmethoden
- Umgang mit den Ratschlägen des Arztes (Compliance)
- Umgangsmöglichkeit mit Institutionen (z. B. Sozialamt)
- Ressourcen im sozialen Umfeld (z. B. bei der Hauspflege)

Merke: für die Strategie des ärztlichen Handelns ist das Wissen um die familiären Möglichkeiten und den Umgang mit Krankheit notwendig

Zur Erfüllung der familienmedizinischen Aufgaben sind folgende Kenntnisse und folgendes Verhalten erforderlich: Krankheiten sind immer im **sozialen Kontext** zu sehen. Familien erzeugen Krankheiten, um ihren Selbsterhalt zu gewährleisten, sie halten an Krankheiten fest, um sich selbst zu stabilisieren oder sie bewältigen Krankheiten. Der Haus- und Familienarzt ist immer mit der Dynamik der **gesamten Familie** konfrontiert. Er muß Neutralität gegenüber **jedem** Familienmitglied und dessen individueller Problemsicht wahren und ständige unparteiliche Gesprächsbereitschaft (= wohlwollende Neutralität) zeigen. Systemisch arbeitende Familienärzte haben immer einen Rückverhalt in einer Balintgruppe, einem Ärztezirkel (Qualitätszirkel) oder einem Supervisor. Familien sind zu komplex, als daß ein „Experte" allein dieser mehrdimensionalen Sichtweise gerecht werden könnte.

Rückverhalt des Arztes in
- Balintgruppen
- Qualitätszirkel

3.5 Jugendalter

W. Kruse

Jugendalter

Die Beratung Jugendlicher verlangt die Auseinandersetzung mit der Psychologie des Jugendalters sowie ein umfassendes Verständnis für die Probleme junger Patienten. Pubertät und Adoleszenz sind nicht losgelöst von der Biographie des Menschen zu verstehen. Psychosomatische und psychogene Erkrankungen können als Ausdruck fehlender Reifungsschritte angesehen werden.
Es kommt häufig zu Identitätskrisen mit dem Gefühl des Nichtverstandenwerdens und Alleinseins, Phasen erhöhter Labilität mit Infragestellung elterlicher Autorität, Distanzierung von ihnen und Zuwendung zu anderen Leitbildern, die frühere Beziehungspersonen ersetzen sollen. Identitätskrisen müssen zeitig erkannt werden. Sie äußern sich in Stimmungsschwankungen, Angst und Entmutigung und dem Hang zur Einsamkeit. Das Jugendalter ist nicht nur für den heranwachsenden Jugendlichen, sondern auch für die Eltern-Generation unter Umständen belastend. Der Haus- und Familienarzt soll zwischen Jugendlichen und Eltern vermitteln und Verständnis für die Probleme beider zeigen. Hierzu ist es notwendig, auf die Situation des Patienten einzugehen:

Pubertät und Adoleszenz sind Teil der Biographie des Menschen

es kommt zu
- Identitätskrisen
- Phasen erhöhter Labilität
- Distanzierung von den Eltern
- Suche nach neuen Leitbildern
gekennzeichnet durch:
  - Stimmungsschwankung
  - Angst
  - Entmutigung

Hausarzt soll offen sein für die Probleme der Jugendlichen und ihrer Eltern

wichtige Fragen bei der Beratung: ⇒

- Welche Symptome, welche Erkrankungen liegen vor?
- Welche diagnostischen Möglichkeiten sind einzusetzen?
- Welche Anliegen stehen im Vordergrund?
- Wie empfindet der Patient seine Familie, Freundschaften, Schule und Beruf?

3.5 Jugendalter

- Wie empfindet der junge Mensch seine Situation?
- Wie fühlt er sich in der Familie, wie außerhalb dieser?
- Hat er Freunde, fühlt er sich in einer Jugendgruppe integriert?
- Ist er in der Lage, selbst Verantwortung zu übernehmen, oder ist er abhängig von seinen Eltern?
- Wie bewertet der Jugendliche sein Leben als Ganzes?
- Welche Zukunftsperspektiven eröffnen sich ihm?
- Macht er sich Sorgen um seinen beruflichen Werdegang?

Psychogene Krankheiten im Jugendalter sind häufig auf Reifungskrisen zurückzuführen, dazu zählen **Konzentrationsstörungen** mit Leistungsabfall, **Schulängste** und Versagungsängste, **Angstzustände**, **Depression** mit Antriebsschwäche und suizidalen Phantasien, **Alkohol-** und **Drogenproblematik**, **Eßstörungen** im Sinne einer Anorexie oder Bulimie, **Verhaltensauffälligkeiten** (Aggressionen, Hemmungen, antisoziales Verhalten).

Die Intervention bei psychischen Störungen im Jugendalter setzt voraus, daß ungerichtete Fragen gestellt werden, die zunächst einmal eine positive Richtung des Gespräches ermöglichen.

Der Arzt sollte Allparteilichkeit wahren, d.h. der jungen wie der älteren Generation entsprechende Hilfe anbieten.

Das Ausdruckserleben des Jugendlichen sollte gefördert werden durch Erschließung von Lebensbereichen, z.B. Gemeinschaftserleben, berufliche Identität, intime Beziehungen (herstellen und aufbauen). Einer drohenden „Vereinseitigung" sollte vorgebeugt werden.

Erfahrungen der frühen Kindheit beeinflussen den Entwicklungsverlauf im Jugendalter nachhaltig. Hat der Jugendliche gelernt, der Welt zu vertrauen, dann kann er auch das Angebot annehmen, seine Identität auszubilden. Mißtrauen gegenüber der Familie setzt sich später in Mißtrauen gegenüber der Gesellschaft fort.

---

psychogene Störungen im Jugendalter sind häufig Reifungskrisen

Intervention erfordert
- ungerichtete Fragen
- positive Gesprächsführung
- Unparteilichkeit des Arztes
- Förderung des Ausdruckserlebens Jugendlicher

4. Hausbesuch
W. Kruse

Der Hausbesuch ist eine **spezifische Betreuungsform des Allgemeinarztes** und spielt eine wichtige Rolle in der modernen Familienmedizin. Noch bis Ende des 18. Jahrhunderts blieb die Hausbesuchstätigkeit Schwerpunkt im Praxisalltag des Hausarztes. Erst im Laufe des 19. Jahrhunderts veränderte sich die Situation durch die Ausweitung des Krankenhauswesens, so daß zunehmend mehr akut erkrankte Patienten dort Hilfe suchten, zumal die Bismarck'sche Sozialgesetzgebung (1883) die Versorgungssituation grundlegend änderte. Dennoch war es mit zunehmender Spezialisierung der medizinischen Fächer zu einer deutlichen Imageabwertung des Hausbesuches gekommen. Das *zunehmende Ärzteangebot*, die *Ausweitung des Aufgabengebietes* des Allgemeinarztes heute haben die Bedeutung des Hausbesuches verändert. Immer mehr *ältere, chronisch kranke* und *pflegebedürftige* Patienten (durch ambulantes Operieren, Bettenabbau in Kliniken, Vermeidung stationärer Langzeitpflegekosten) bedürfen der kontinuierlichen Betreuung. Die Begründung und Bedeutung des Hausbesuches beinhaltet nicht nur medizinische Fakten, sondern Milieukenntnis und soziales Umfeld des Patienten und seiner Familie. Bei jedem Kranken, der aufgrund einer bleibenden Hilfsbedürftigkeit und/oder mangelnder Transportmöglichkeiten auf den Hausbesuch angewiesen ist, wird dieser zur **zentralen Form der medizinischen Betreuung.**

4.1 Leistungshäufigkeit der Hausbesuche

In der Bundesrepublik werden 28,5 Mill. (82%) der Hausbesuche von Allgemeinärzten durchgeführt. Demgegenüber stehen 4,9 Mill. (14%) von Internisten und 1,3 Mill. (4%) aller anderen Arztgruppen gemeinsam (z.B. 141000 Neurologen und Psychiater, 260000 Kinderärzte). Selbst bei den Nachtbesuchen (22.00–6.00 Uhr) stehen die Allgemeinärzte mit 65% (574000) gegenüber Notärzten mit 5% (41000), Internisten mit 16% (138000), Kinderärzten mit 3,3% (29400) und Neurologen und Psychiatern mit 1,06% (9300) deutlich an der Spitze (Abb. 4–1, 2).
Beeinflußt werden diese Zahlen durch signifikante Unterschiede zwischen ländlichen und städtischen Regionen, der Infrastruktur des Praxisgebietes und saisonale Einflüsse (Grippeerkrankungen, Witterungsverhältnisse).

4.2 Hausbesuchsformen

Der **Erstbesuch**, bezogen auf den Beginn der Erkrankung, wird in aller Regel auf Anforderung des Patienten oder seiner Angehörigen ausgeführt.

> Die Diagnostik beginnt nicht erst beim Betreten der Wohnung. Angaben durch Bestellung des Besuches geben schon eine „*Voranamnese*".

Hausbesuch

Hausbesuch = spez. Betreuungsform des Allgemeinarztes

Bedeutung des Hausbesuchs in der Vergangenheit und heute

geprägt von der
- Zahl der Ärzte
- Ausweitung des Aufgabengebietes Allgemeinmedizin
- Zunahme von älteren, chronisch kranken, pflegebedürftigen Patienten
- Kostenexplosion und Bettenabbau in Kliniken

Hausbesuch = zentrale Form medizinischer Betreuung bei hilfsbedürftigen Patienten

Leistungshäufigkeit der Hausbesuche

82% der Hausbesuche erfolgt durch Allgemeinärzte

Hausbesuchsformen
- Erstbesuch

Hinweis
→

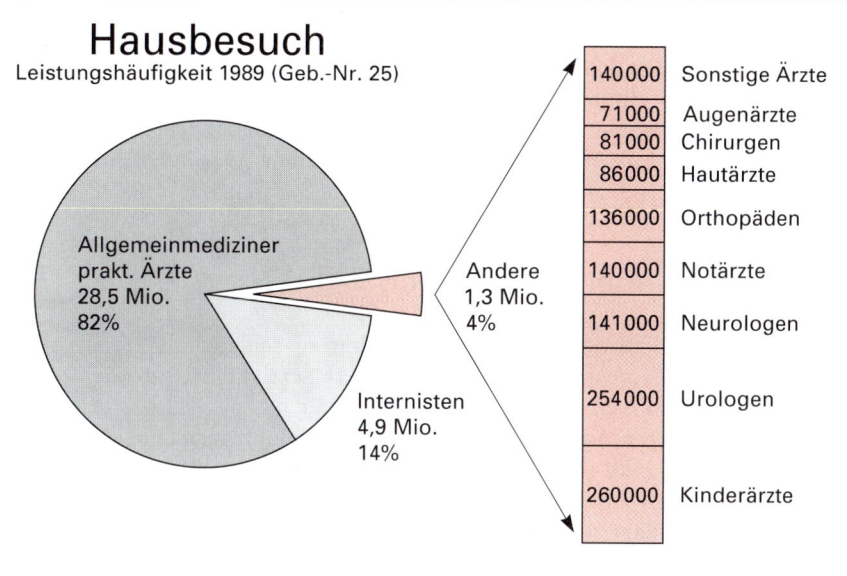

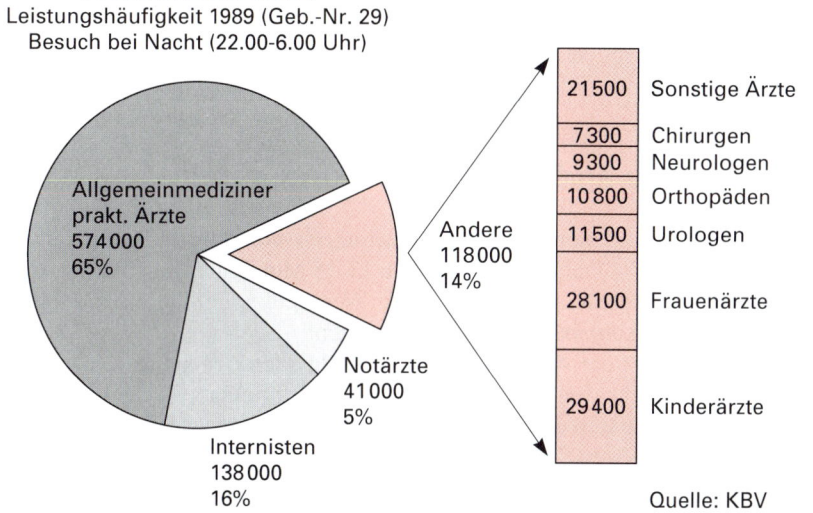

4.2 Hausbesuchsformen

Hausbesuch
Leistungshäufigkeit 1989 (Geb.-Nr. 25)

- Allgemeinmediziner prakt. Ärzte: 28,5 Mio. 82%
- Internisten: 4,9 Mio. 14%
- Andere: 1,3 Mio. 4%

Andere:
- 140 000 Sonstige Ärzte
- 71 000 Augenärzte
- 81 000 Chirurgen
- 86 000 Hautärzte
- 136 000 Orthopäden
- 140 000 Notärzte
- 141 000 Neurologen
- 254 000 Urologen
- 260 000 Kinderärzte

Quelle: KBV

Hausbesuch
Leistungshäufigkeit 1989 (Geb.-Nr. 29)
Besuch bei Nacht (22.00-6.00 Uhr)

- Allgemeinmediziner prakt. Ärzte: 574 000 65%
- Internisten: 138 000 16%
- Notärzte: 41 000 5%
- Andere: 118 000 14%

Andere:
- 21 500 Sonstige Ärzte
- 7 300 Chirurgen
- 9 300 Neurologen
- 10 800 Orthopäden
- 11 500 Urologen
- 28 100 Frauenärzte
- 29 400 Kinderärzte

Quelle: KBV

Abb. 4–1, 2: Häufigkeit der Hausbesuche und Beteiligung der einzelnen Facharztgruppen an der Hausbesuchstätigkeit. Die größte Anzahl der Hausbesuche wird von Allgemeinärzten und Praktischen Ärzten durchgeführt

Den **Nachfolgebesuch** bestimmt meist der Hausarzt zur Verlaufskontrolle akuter Krankheitsbilder. Der Arzt (bzw. sein Assistent oder Vertreter) muß rund um die Uhr erreichbar sein, um Veränderungen des Krankheitsbildes beurteilen bzw. intervenieren zu können.

Langzeit- oder Betreuungsbesuch: Hier handelt es sich um routinemäßig durchgeführte Hausbesuche mit Verlaufsbeobachtung, die in der Regel dem chronisch kranken, meist alten und pflegebedürftigen Patienten (auch in Alten- und Pflegeheimen) gilt.

> „Hausarzt sein, heißt auch Hausbesuchsarzt zu sein" (Tönies).

Gerade bei jenen Patienten, die an länger andauernden oder chronischen Erkrankungen leiden und bei denen regelmäßige Hausbesuche notwendig sind, wird der Hausarzt zu einem bedeutenden Teil des sozialen Netzwerkes. Für den Patienten wie für seine Angehörigen wird er in wachsendem Maße zur **Be-**

- Nachfolgebesuch

- Langzeit oder Betreuungsbesuch

Hinweis

⇐

Hausarzt ist die **Bezugsperson** für den Patienten und seine Angehörigen

zugsperson. Das Erkennen körperlicher, seelischer und sozialer Risikofaktoren wird am ehesten sichtbar, wenn der Hausarzt den Lebensraum des Patienten aufsucht. Das gilt nicht nur für die medizinische, sondern ebenso für die pflegerische Betreuung (häusliche Krankenpflege, Zusammenarbeit mit Gemeindeschwestern und Sozialstationen, Unterstützung pflegender Angehöriger).

4.2.1 Dringender Hausbesuch

Der Zustand des Patienten läßt keinen Aufschub zu, so daß der Hausbesuch
- **sofort**, mit Unterbrechung der Sprechstunde (Uhrzeitangabe erforderlich)
- bei **Nacht** (22.00–6.00 Uhr)
- oder an **Samstagen, Sonn-** und **Feiertagen** durchgeführt werden muß.

Der Hausbesuch zählt mit zu den zuwendungsintensivsten Leistungen. Entsprechend der Ausführung und Belastung wird die Honorierung in der Gebührenordnung festgelegt.

Notfälle und **dringende Besuchsanforderungen** sollte der Arzt selbst entgegennehmen, um durch ein Gespräch mit den Angehörigen über die Notwendigkeit des Hausbesuches selbst zu entscheiden. Organisierte Not- und Rettungsdienste regeln und erleichtern die Hausbesuchstätigkeit des Allgemeinarztes in sprechstundenfreien Zeiten, verleiten allerdings auch dazu, bei jedem als „Notfall" erscheinenden Krankheitsbild entsprechende Rettungsdienste zu mobilisieren.

4.2.2 Zeitaufwand und Abrechnungsmodi

Dieser wird (entsprechend den Untersuchungen von Hamm/Pillau/Keller/Tönies/Weißbach u. a.) mit durchschnittlich 13–15 Minuten angegeben. Längere Zeiten beanspruchen in Landpraxen die Wegezeiten, in Stadtpraxen Parkplatzsuche und verkehrsbedingte Behinderungen.

Bei Besuchen erhält der Arzt entweder **Wegegeld** oder **Wegepauschale**.

Wegepauschale steht dem Arzt zu, wenn die Entfernung zwischen der Besuchsstelle des Patienten und der Praxisstelle des Arztes nicht mehr als 2 Kilometer beträgt oder wenn der Besuch innerhalb eines geschlossenen Stadtgebietes oder einer Ortschaft erfolgt, ohne Rücksicht, ob die Entfernung mehr als zwei Kilometer beträgt.

Ob bei der **Wegegeldberechnung** die tatsächlich vom Arzt gefahrenen Kilometer oder Standard-Kilometer von Ortsmitte zu Ortsmitte zugrunde zu legen sind, richtet sich nach den örtlichen Regelungen.

Verweilgebühr setzt einen Zeitverlust und damit eine Behinderung des Arbeitsablaufes oder eine Untätigkeit des Arztes voraus.

Zuschlag bei erschwerten Bedingungen, z.B. an Bord von Schiffen oder Fahr- und Flugzeugen oder außerhalb geschlossener Gebäude (Straßen, Baustellen, Sportplätze u. a.).

4.3 Rechtsfragen

4.3.1 Verpflichtung zum Hausbesuch

Der **Sicherstellungsauftrag** der Kassenärztlichen Vereinigung regelt die Hausbesuchstätigkeit und gibt dem Patienten die Möglichkeit, in bedrohlicher Situation jederzeit einen Arzt in seinem Haus bei einem Hausbesuch zu Rate

4.3 Rechtsfragen

ziehen zu können. Danach ist jeder Kassenarzt **verpflichtet**, am ärztlichen Bereitschaftsdienst teilzunehmen.

In größeren Städten wird dieser durch **„Not- oder Rettungsdienste"** ergänzt, die von speziellen hierzu eingerichteten Zentralen organisiert werden. In kleineren Gemeinden bestehen meist Vertreterringe aus eigener Organisation, die für ständige Präsenz in sprechstundenfreien Zeiten verantwortlich sind. In den meisten Fällen wird der Hausbesuch über das Telefon angefordert. Durch ungenügend informierte Mittelspersonen ist eine objektive Beurteilung der Besuchsnotwendigkeit nicht gegeben, so daß als Regel gilt: In unklaren Fällen sollte sich der Arzt **für** den Hausbesuch entscheiden!

> Ein Arzt, der die Behandlung eines Patienten übernommen hat, ist **verpflichtet**, die erforderlichen Hausbesuche durchzuführen.

Es gehört zu den Aufgaben des Hausarztes, sich von dem Befinden des Patienten ein eigenes Bild zu machen und die Angaben Dritter nicht ungeprüft zu übernehmen, sondern wichtige Befunde selbst zu erheben.

Die Einholung von Orientierungshinweisen sind wichtig, wenn es sich um Neubaugebiete oder schlecht beschilderte Straßenangaben handelt.

Fallbeispiel: Ein Student war seit Jahren wegen verschiedener Beschwerden bei einem Hausarzt in Behandlung. Als er wiederum erkrankte, rief seine Frau vormittags in der Praxis des Hausarztes an und bat um einen Hausbesuch. Sie berichtete, ihr Mann fühle sich schlecht und elend, habe hohes Fieber, Schweißausbrüche, Durchfälle und Erbrechen. Der Arzt erwiderte, er könne wegen Beanspruchung in der Praxis nicht vor 14.00 Uhr kommen, erbot sich jedoch, ein Rezept auszustellen, das von der Ehefrau abgeholt werden könne. Er vermutete eine Virusinfektion und verordnete Antibiotika, Paspertin und ein Antipyretikum, Medikamente, die er dann auch der Ehefrau gleich mitgab. Mittags rief der Patient verabredungsgemäß den Arzt an und teilte ihm mit, es gehe ihm auch nach Einnahme der Medikamente unverändert schlecht. Daraufhin erwiderte der Hausarzt, so schnell könnten die Medikamente nicht wirken, er solle sich am nächsten Tag wieder melden. Dazu kam es jedoch nicht mehr. Als die Ehefrau am gleichen Tag von der Arbeit heimkehrte, fand sie den Patienten tot auf. Die Obduktion ergab als Todesursache eine ausgedehnte Pneumonie und einen schweren toxischen Leber-Herzmuskel-Nierenschaden. Die Witwe des Patienten klagte gegen den Arzt wegen der Verletzung seiner ärztlichen Pflicht.

Ergänzung: Nach Ansicht der Rechtsprechung hatte der Arzt spätestens damit, daß er Medikamente mitgab, die ärztliche Verantwortung für diesen Fall übernommen. Er hatte versäumt, sich persönlich um den Zustand – der unverändert schlecht war – zu bemühen. Statt dessen hatte er lediglich versucht, den Patienten bzw. die Ehefrau zu beruhigen, die verordneten Medikamente hätten in der Kürze der Zeit nicht wirken können. Zwar hatte er erklärt, daß er einen Hausbesuch wegen seiner Verpflichtung gegenüber den in der Sprechstunde wartenden Patienten zum gegenwärtigen Zeitraum nicht durchführen könne, er hatte aber mit dieser Aussage den Eindruck erweckt, sein Besuch sei nicht dringend erforderlich. Im vorliegenden Fall war der Arzt verpflichtet, spätestens nach Beendigung seiner Sprechstunde bei dem Patienten einen Krankenbesuch zu machen und je nach Befund geeignete Therapiemaßnahmen einzuleiten.

4.3.2 Bundesmantelvertrag

Die rechtliche Situation des Hausbesuches ist im §7 Bundesmantelvertrag festgelegt:

Abs. 4: Besuche außerhalb des üblichen Praxisbereiches kann der Vertragsarzt ablehnen, es sei denn, daß es sich um einen dringenden Fall handelt und ein Arzt, in dessen Praxisbereich die Wohnung des Kranken liegt, nicht zu erreichen ist.

Abs. 5: Die Besuchsbehandlung ist primär Aufgabe des behandelnden Hausarztes. Ein Arzt mit einer Fachgebietsbezeichnung, der nicht die Funktion des Hausarztes übernommen hat, ist unbeschadet seiner Verpflichtung zur Hilfe-

---

Not- oder Rettungsdienst
in kleinen Gemeinden selbstorganisierte Vertreterringe

in unklaren Fällen → Hausbesuch!

Hinweis
⇐

Fallbeispiel

Ergänzung
Urteil der Rechtsprechung

Bundesmantelvertrag

§7 BMV regelt Hausbesuch

Absatz 4

Absatz 5

leistung in Unglücks- und Notfällen zur Behandlung verpflichtet, wenn ein anderer Arzt in seinem Praxisbereich ihn zur konsiliarischen Beratung hinzuzieht, wenn bei seinen bei ihm in Behandlung stehenden Patienten wegen einer in sein Fachgebiet fallenden Erkrankung ein Besuch notwendig ist.

Abs. 6: Anspruch auf Besuchsbehandlung haben Kranke nur dann, wenn ihnen das Aufsuchen des Arztes in dessen Praxis nicht möglich oder nicht zumutbar ist.

Abs. 7: Die Krankenkassen sind gehalten, durch Bestimmungen der Krankenordnung, durch Aufklärung der Berechtigten und dgl. darauf hinzuwirken, daß Besuche für Kranke nur bestellt werden, wenn das Aufsuchen des Arztes in seinen Praxisräumen nicht möglich oder nicht zumutbar ist, daß die Besuche, die noch am selben Tag ausgeführt werden sollen, rechtzeitig (in aller Regel vormittags) bestellt werden.

Es gibt Fälle, in denen dem Arzt nicht zuzumuten ist, Hilfe zu leisten, und die ihn berechtigen, auf andere Ärzte (vor allem Notdienst- und Bereitschaftsärzte) zu verweisen. Alle Hilfeleistungspflicht findet ihre Grenze in der Zumutbarkeit.

4.4 Arzttasche

Entsprechend den verschiedenen und vielfältigen Anforderungen, die bei Hausbesuchen an den Hausarzt gestellt werden, sollte sich sowohl das diagnostische als auch therapeutische Instrumentarium zusammensetzen, das der Arzt in seiner Arzttasche mit sich führt. Die Palette der diagnostischen Hilfsmittel und Medikamente richtet sich dabei sowohl nach den Gegebenheiten der Praxis (Stadt-, Landarztpraxis) als auch nach der Qualifikation des Praktizierenden. Es ist z.B. wenig sinnvoll, Intubationsbesteck mit sich zu führen, wenn die Durchführung einer Intubation nicht beherrscht wird.

Die folgenden Aufstellungen können somit nur ein Vorschlag sein und als **Richtlinie** dienen für die eigene, individuelle Arzttasche.

4.4.1 Verschiedene Ausführungen von Arzttaschen

Die Erfahrung aus der eigenen Praxis hat gezeigt, daß die Trennung in eine **Visitentasche** für die täglichen Routinehausbesuche und eine **Ergänzungstasche** bzw. einen Notfallkoffer praktisch sinnvoll ist.

4.4.1.1 Visitentasche

Die Visitentasche enthält *diagnostische* und *therapeutische Hilfsmittel, Formulare* und *Medikamente*.

Zu den **unentbehrlichen Hilfsmitteln** gehören:

- Blutdruckmeßgerät
- Stethoskop
- Otoskop
- Taschenlampe
- Reflexhammer
- Stauriemen
- Thermometer
- Spatel
- Blutzucker- und Urinteststreifen
- Spritzen (2,5 und 10 ml) und Kanülen
- Tupfer, Alkoholtupfer
- Uringefäße aus Plastik
- Einmalhandschuhe
- Ampullenfeile, Pflaster, Lanzetten
- evtl. Serum-, Blutbild-, Gerinnungs- und BSG-Röhrchen

Zusätzlich kann der Arztkoffer noch eine kleine **Auswahl an Verbandsmaterial** enthalten, z.B. sterile Kompressen, Mullbinden, Steristrips und Desinfizientien. Schere und Pinzette ergänzen die Ausstattung zur kleinen chirurgischen Erstversorgung.

4.4 Arzttasche

Tab. 4-1: Medikamente

Generika/Substanzgruppe	Handelsname	Indikation
1. Dosieraerosole/Tropfen/Sprays/Kapseln		
– β2-Sympathomimetikum	z. B. Berodual D. A.	Asthma bronchiale
– Glyceroltrinitrat	z. B. Nitro-Spray	Angina pectoris Hypertone Krise
– Nifedipin (Kaps./Tropf.)	z. B. Adalat	Hypertone Krise
– Etilefrin (Tropf.)	z. B. Effortil	Hypotonie
2. Ampullen		
– Tramodolhydrochlorid	z. B. Tramal	Schmerzen
– N-Butylscopolamin	z. B. Buscopan	Koliken
– Diazepam	z. B. Valium	Sedation
– Phenylbutazon	z. B. Butazolidin	Gichtanfall
– Diclofenac	z. B. Voltaren	Lumboischialgie
– Metoclopramid	z. B. Paspertin	Übelkeit
– Dimenhydrinat	z. B. Vomex A	Schwindel
– Dimetindenmaleat	z. B. Fenistil	Allerg. Reaktion
– Theophyllin	z. B. Euphyllin	Status asthmaticus
– Furosemid	z. B. Lasix	Lungenödem
– Prednisolon	z. B. Solu-Decortin H	Status asthmaticus Allerg. Reaktion
– Urapidil	z. B. Ebrantil	Hypertone Krise
– Glucose 40% 10 ml	z. B. Dextro-med	Hyperglykämie
– Haloperidol	z. B. Haldol	Erregungszustände
– Acetylsalicylsäure	z. B. Aspisol	Migräneanfall
– Theophyllin mit Adrenalin-derivat	z. B. Akrinor	Orthostase
– Clonazepam	z. B. Rivotril	zerebraler Krampfanfall
3. Suppositorien/Klistiere		
– Paracetamol (Supp.)	z. B. Ben-u-ron	Fieber Schmerzen
– Prednison (Supp.)	z. B. Rectodelt	Bei Kindern: Pseudo-krupp, Asthma
– Diazepam (Klistier)	z. B. Diazepam Desitin rectal tube	Fieberkrampf

Die Bestückung des Visitenkoffers mit **Medikamenten** basiert ebenfalls auf eigener praktischer Erfahrung und geht über die Ansprüche des reinen Routinebesuches hinaus. Mit der in Tab. 4–1 aufgeführten Medikamentenauswahl ist man nicht nur für die tägliche Routine ausgerüstet, sondern kann auch „kleine" Notfälle adäquat behandeln.

Formulare: Sämtliche Formulare der täglichen Praxis gehören ebenfalls in die Arzttasche. Es ist ausgesprochen ärgerlich, sie im richtigen Moment nicht zur Hand zu haben. Zur Erleichterung empfiehlt es sich, diese vorzustempeln. Vorsicht vor Mißbrauch! Wichtige Formulare sind:
Rezeptformulare (privat und Kasse), Krankenhauseinweisungen, Transportscheine, Überweisungsscheine, AU-Bescheinigungen, evtl. Todesbescheinigungen.

4.4.1.2 Notfallkoffer

Für den Fall, daß man zu einem Notfall gerufen wird, hat es sich bewährt, einen Notfallkoffer im PKW mitzuführen (Abb. 4–3). Es werden komplett ausgestattete Koffer auf dem Markt angeboten. Die Mindestausstattung sollte folgende Bestückung enthalten:

- Medikamente

- Formulare

Notfallkoffer

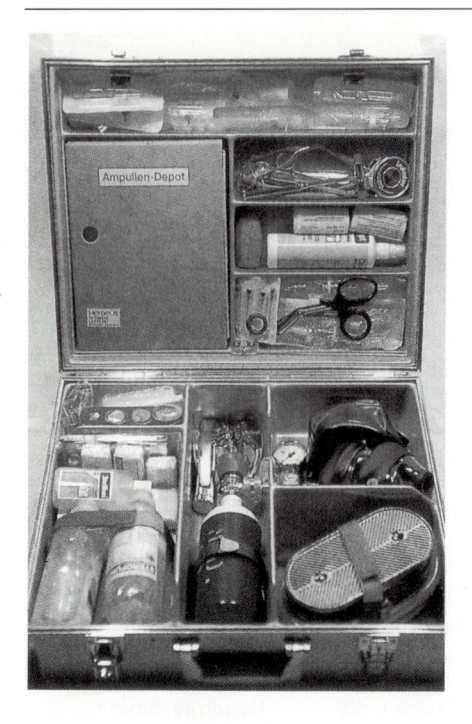

Abb. 4–3: Notfallarztkoffer für Erwachsene (Innenansicht)

Mindestausstattung des Notfallkoffers ⇒

> Ambu-Beutel, Maske, Guedel-Tubus, venöse Zugänge. Infusionsbesteck, Notfallmedikamente. Ferner Infusionen wie Ringer-Lösung, Glukoselösung (5 % und 40 %) und HAES-Infusionen, die zwar selten erforderlich, aber doch möglichst in greifbarer Nähe aufzubewahren sind.

Wartung der Arzttasche

Materialien und Medikamente regelmäßig kontrollieren!

Inhalt des Arztkoffers auflisten

nur gezielte Beschränkung auf das Wesentliche ist sinnvoll

4.4.2 Wartung der Arzttasche

Sämtliche Materialien und Medikamente sollten regelmäßig auf **Verfalldaten und schadhafte Verpackungen hin kontrolliert** und ggf. aussortiert werden. Insbesondere Medikamente, die ständig im Kofferraum aufbewahrt werden, sind unter Umständen großen Temperaturschwankungen ausgesetzt. Frost und Hitze können sowohl die Verpackung als auch die Inhaltsstoffe der Infusionen bzw. Medikamente in Mitleidenschaft ziehen. Für diese Fälle hat sich z.B. eine entsprechende Isoliervorrichtung bewährt. Eine gut überschaubare Liste über den Inhalt des Arztkoffers erleichtert das Komplettieren nach den Hausbesuchen.

Zur Zeit existiert keine verbindliche DIN-Vorschrift über die Ausstattung einer Arzttasche für den Hausarzt, wie es sie bereits für den Rettungs- und Notarztwagen gibt. Somit kann hier jeder individuell vorgehen. Es sollte aber immer gelten: Nur gezielte Beschränkung auf das Wesentliche macht Sinn.

5. Prävention von Krankheiten
G. Flatten, M. R. Meye

5.1 Definition, Gliederung und Stellenwert

> Prävention ist Aktion mit Methoden der Präventivmedizin, worunter man medizinische, sozialmedizinische, psychosomatische, psychosoziale und therapeutische Maßnahmen zum **Erhalt** der Gesundheit, zur **Verhütung** von Krankheiten und Unfällen, zur **Früherkennung** von Krankheiten und zur **Vermeidung** des Fortschreitens von Krankheitsprozessen versteht.

Prävention ist keine neue, sondern vielmehr eine täglich bewährte Strategie ärztlichen Handelns. Sie wird untergliedert in **primäre**, **sekundäre** und **tertiäre Prävention**.

Primäre Prävention umfaßt *Gesundheitsaufklärung, -erziehung* und *-beratung*. Ihr Ziel ist, Gesundheit zu fördern und Krankheit zu verhüten.

Sekundäre Prävention bedeutet *Krankheitsfrüherkennung* zu einem Zeitpunkt, wenn subjektiv noch keine Beschwerden (Symptome) wahrgenommen werden. Sie kann nur auf bestimmte Krankheiten in der präklinischen Phase abzielen.

Tertiäre Prävention beinhaltet alle Bemühungen, die *gesundheitliche Verschlechterung* bereits Erkrankter zu *verhindern*, die verbliebene Leistungsfähigkeit zu erhalten sowie die Lebensqualität zu verbessern.

Das Bemühen um Prävention wird durch die im Gesundheits-Reform-Gesetz in den §§ 20, 25 und 26 SGB V eröffneten Möglichkeiten einen hoffentlich höheren Stellenwert als bisher erhalten. Demnach können Ärzte neben den seit über 2 Jahrzehnten bestehenden Vorsorge- und Früherkennungsuntersuchungen mehr zur Förderung der Gesundheit beitragen, intensiver über die Verhütung von Krankheiten aufklären und darüber beraten, wie Gefährdungen vermieden werden. Zwar ist das Ziel die Reduktion von Krankheiten im jüngeren Lebensalter, damit ist jedoch die Prävention von Krankheiten im höheren Lebensalter keineswegs überflüssig. Mittelfristig ist nicht zu erwarten, daß durch Prävention die Zahl der chronisch Kranken gesenkt werden kann. Auf längere Sicht jedoch werden sich diesbezüglich positive Auswirkungen zeigen (s. auch Kap. **12. Gerontologie** und **6. Rehabilitation**).

> **Prävention** ist kein Gegensatz zur **Kuration**, sondern vielmehr eine Vervollständigung des klassischen kurativen Konzeptes. Eine absolute Gesundheit gibt es nicht; jeder Mensch trägt in sich kranke oder potentiell krankmachende Komponenten, seien sie genetisch fixiert, durch Umwelteinflüsse bedingt oder in einem gesundheitsschädlichen Verhalten des einzelnen Menschen begründet.

5.2 Prävention als Aufgabe des Hausarztes

Ärztliches Bemühen muß dort ansetzen, wo Krankheiten entstehen, so auch bei familiär geprägten Lebensgewohnheiten, im persönlichen Lebensstil, in der sozialen Umwelt und im ökologischen Lebensraum. Dies sind wichtige sozialmedizinische Funktionen, die vornehmlich der Familienarzt, d. h. der Hausarzt übernehmen kann.

Prävention ist besonders geeignet als **Gruppentherapie**, da hierbei meist Lernfortschritte erreicht werden, indem der Erfahrungsaustausch zwischen Familienmitgliedern, Patienten und Professionellen möglich ist und die Intensität der Auseinandersetzung mit den eigenen Lebensgewohnheiten oder auch der Krankheit erhöht wird. Der Hausarzt kann empfehlend oder als Therapeut tätig werden. Prävention als Gruppentherapie, z. B. bei Nikotin-, Alkohol-, Arzneimittel-Mißbrauch, bei Diabetikern, Rheumatikern oder Hochdruckkranken wird erst regelmäßig durchgeführt werden und erfolgreich sein, wenn diese Leistung einen festen Platz im Leistungsrecht und in der Vergütungsregelung der Gesetzlichen Krankenversicherung bekommt. Dies zeigt, daß sich das Arzt-Patienten-Verhältnis wandeln muß. Der Patient hat mehr **Eigenverantwortung** zu übernehmen. Dazu bedarf es auch seiner Anerkennung als gleichberechtigter Partner bei Entscheidungen zur Diagnostik und Therapie.

Im folgenden werden kurz die Inhalte, Möglichkeiten und Grenzen der heute schon angebotenen Präventionsprogramme beschrieben.

5.3 Präventionsprogramme

5.3.1 Mutterschaftsvorsorge

1966 wurden die Leistungen der Mutterschaftshilfe in der Reichsversicherungsordnung verankert. Demnach hat die Versicherte während der Schwangerschaft und nach der Entbindung Anspruch auf *ärztliche Betreuung* und *Hebammenhilfe*. Zur **ärztlichen Schwangerschaftsbetreuung** gehören Untersuchungen zur *Feststellung der Schwangerschaft* und *Vorsorgeuntersuchungen* einschließlich der *laborärztlichen Untersuchungen*. Der Gesetzgeber ist dabei davon ausgegangen, daß allein regelmäßige Vorsorgeuntersuchungen es möglich machen, eventuelle krankhafte Veränderungen während der Schwangerschaft rechtzeitig zu erkennen und zu beheben. Das ist für die Gesundheit von Mutter und Kind wichtig.

Für die **Mutterschafts-Vorsorgeuntersuchungen** gibt es einen genauen „Terminplan". Vorgesehen sind insgesamt *10 Untersuchungen* alle 4 Wochen in den ersten Monaten der Schwangerschaft, in den letzten beiden Monaten alle 14 Tage sowie eine Abschlußuntersuchung 6 Wochen nach der Entbindung. Seit 20 Jahren ist der **Mutterpaß** das zentrale Element für den Schwangerschaftsverlauf und das Geburtsgeschehen; er ist sowohl für die Schwangere als auch für die betreuenden Ärzte einsehbar und nutzbringend.

Leider wird die Schwangerenvorsorge immer noch nicht genügend, nicht vollständig und vor allem zu spät wahrgenommen. Nur rund 70 % der Schwangeren suchen den Arzt frühzeitig, d. h. vor der 13. Schwangerschaftswoche auf, und nur etwa 50–60 % nehmen an allen vorgesehenen Untersuchungen teil.

Es ist bekannt, daß je später die Schwangerschaftsüberwachung einsetzt, desto häufiger Gefahren für das Kind während der Geburt auftreten und desto häufiger Neugeborene Gesundheitsstörungen aufweisen, die Klinikaufenthalte notwendig machen. Bedauernswert ist, daß gerade Mütter mit erhöhten Gesundheitsrisiken die Schwangerschaftsuntersuchungen am wenigsten nutzen:

Prävention als Aufgabe des Hausarztes

Hausarzt ist
- Sozialmediziner und „Epidemiologe" seiner Patienten
- Kenner des sozialen Umfelds
- kompetenter Partner für Krankheit und Gesundheit
- Therapeut auch für Gruppen

Patient und Arzt als gleichberechtigte Partner

Präventionsprogramme

Mutterschaftsvorsorge

- Hebammenhilfe
- ärztliche Schwangerschaftsbetreuung
  - Untersuchungen zur Feststellung der Schwangerschaft
  - Vorsorgeuntersuchungen
  - laborärztliche Untersuchungen

„Terminplan" der 10 Schwangerschaftsuntersuchungen

Mutterpaß
ein Schutzbrief

ungenügende Inanspruchnahme der Vorsorgeuntersuchungen

kinderreiche Frauen, Ausländerinnen und Angehörige der unteren sozialen Schichten, die die Vorsorge nicht vollständig in Anspruch nehmen.

5.3.2 Krankheitsfrüherkennung im Säuglings- und Kleinkindalter

1971 traten für den Bereich der Gesetzlichen Krankenversicherungen die sog. *Kinder-Richtlinien des Bundesausschusses der Ärzte und Krankenkassen* in Kraft. Diese bestimmen die Art und die Zeitpunkte der Screening-Untersuchung für Säuglinge und Kleinkinder.

Die Früherkennungsmaßnahmen bei Kindern in den ersten 5 1/2 Lebensjahren umfassen 9 *Untersuchungen* (U1 – U9) gemäß den im Untersuchungsheft für Kinder gegebenen Hinweisen. Die Untersuchungen können nur in den jeweils angegebenen Zeiträumen unter Berücksichtigung gewisser Toleranzgrenzen in Anspruch genommen werden. Im gelben Untersuchungsheft sind kurze Befundschemata als Gedankenstützen vorgegeben. Die ärztlichen Maßnahmen haben sich auf alle Störungen zu richten, die die Entwicklung des Kindes gefährden (Stoffwechselerkrankungen, angeborene Leiden, Entwicklungs- und Verhaltensstörungen, Auffälligkeiten von Sinnesorganen, Skelett, Nervensystem, Sprachentwicklung, soziale Entwicklung).

Mit der Neufassung im Jahre 1987 erhielt die Dokumentation eine wesentliche Ergänzung, nämlich die fortlaufende Numerierung aller Hefte. Damit soll die Möglichkeit geschaffen werden, mit Hilfe der Datenverarbeitung alle neuen Dokumentationsbelege des einzelnen Kindes zusammenzuführen.

5.3.3 Sekundäre Prävention maligner Tumoren – Krebsfrüherkennung

Am besten wäre es, wenn man die Krebsentstehung verhüten könnte. Die zweitbeste Möglichkeit wäre die vollständige Heilung klinisch manifest gewordener Krebserkrankungen; erst die drittbeste Alternative ist die Früherkennung von Krebskrankheiten, bei der durch Vorverlegung des Diagnosezeitpunkts bessere Behandlungs- bzw. Heilungsresultate erzielt werden, weil eine Frühtherapie weniger eingreifend ist und größere Erfolgsaussichten hat.

Seit 1971 existiert für die Gesetzliche Krankenversicherung in der Bundesrepublik ein **Krebsfrüherkennungsprogramm**, das auf *Malignome* zielt, bei deren rechtzeitiger Erkennung und Behandlung Heilung oder zumindest Besserung erwartet werden kann. Z. Z. sind in diesem Programm Krebse des *Dick-* und *Mastdarms*, der *Haut* und des *Genitales* eingeschlossen; bei Frauen kommt der *Gebärmutterhals* und die *Brustdrüse* hinzu, bei Männern die *Prostata*.

Die Krebsvorsorgeuntersuchung kann jährlich in Anspruch genommen werden. Anspruchsberechtigt sind *Frauen ab Beginn des 20. Lebensjahres, Männer ab Beginn des 45. Lebensjahres*.

Diese Zielkrebse umfassen bei den Frauen nur rund die Hälfte aller Krebserkrankungen, bei Männern nur ca. ein Viertel. Selbst bei hundertprozentigem Erfolg einer Krebsfrüherkennung wäre deshalb noch kein triumphaler Erfolg über den „Krebs an sich" erreicht. Die Krebsfrüherkennung ist also nur ein Stein im Mosaik der Krebsbekämpfung. Voraussetzung für eine effektive Krebsfrüherkennung ist ein **Screening**, das die risikobehafteten Bevölkerungsgruppen möglichst breit erfaßt. Screening darf nicht mit exakter Diagnostik verwechselt werden; Sinn des Screenings ist es, aus der Bevölkerung mit einfachen, unschädlichen und zuverlässigen Methoden solche Personen herauszufiltern, die mit hoher Wahrscheinlichkeit Krankheitsträger sind.

Krankheitsfrüherkennung im Säuglings- und Kleinkindalter

9 Untersuchungsstufen im Säuglings- und Kleinkindalter (U1 – U 9):
- nur in den angegebenen Zeiträumen
- Eintragung kurzer Befundschemata
- ärztliche Maßnahmen richten sich auf alle möglichen Gesundheitsgefährdungen des Kindes

Sekundäre Prävention maligner Tumoren

Krebsfrüherkennung
bessere Behandlungs- und Heilungsresultate durch Vorverlegung des Diagnosezeitpunktes

Krebsfrüherkennungsprogramm der Gesetzlichen Krankenversicherung zielt auf maligne Tumoren:
– Dickdarm, Mastdarm
– Haut
– Genitale
– Gebärmutterhals
– Brustdrüse
– Prostata

Krebsvorsorge jährlich:
Frauen ab 20., Männer ab 45. Lebensjahr

Zielkrebse umfassen bei Frauen ca. 50 %, bei Männern ca. 25 % aller Krebserkrankungen

Krankheitsfrüherkennung ist **Screening**, nicht endgültige Diagnose: Herausfiltern potentieller Krankheitsträger

Wichtige Bestandteile der Krebsfrüherkennung sind auch die ärztliche Unterrichtung zur **Selbstuntersuchung** auf Brusttumoren bei der Frau und auf Hautveränderungen bei beiden Geschlechtern.

Seit Einführung des Hämokkult-Testes als obligater Bestandteil der Früherkennung im Jahre 1977 ist die Tendenz der Erkennung im günstigeren Dickdarm- und Mastdarmkarzinomstadium eindeutig.

Die **Akzeptanz** des Krebsfrüherkennungsprogramms ist in der Bevölkerung unverändert gering. Nur etwa 34 % der berechtigten Frauen und nur 14 % der berechtigten Männer nehmen teil. Deshalb müssen Hemmnisse, Vorurteile und Ängste abgebaut werden und den Zweifelnden und Zögernden verdeutlicht werden, daß die Früherkennung von Krebserkrankungen zu besseren Therapieresultaten führt. Wenn man die Teilnahmebereitschaft steigern will, so hilft hierbei nicht die Darstellung von Siechtum und Tod, sondern vielmehr die der Heilungschancen bei Früherkennung.

5.3.4 Gesundheitsuntersuchung auf Herz-, Kreislauf-, Nieren- und Zuckererkrankung

Ab dem 1. Oktober 1989 sind Gesundheitsuntersuchungen für Versicherte ab 35 Jahren eingeführt worden, die diese jedes zweite Jahr in Anspruch nehmen können. Dabei sollen Risikofaktoren und existente Krankheitszeichen, die auf das Vorliegen von **Herz-Kreislauf-**, **Nieren-** und **Zuckerkrankheiten** hinweisen, erfaßt werden.

Der Bundesausschuß der Ärzte und Krankenkassen hat *Richtlinien* auch zu diesen Gesundheitsuntersuchungen formuliert. Ein Berichtsvordruck für die Gesundheitsuntersuchung ist Bestandteil dieser Richtlinien. Damit soll sichergestellt werden, daß die Ergebnisse dieser neuen Untersuchungen ausgewertet werden können. Die Auswertung der Daten ist wie das Monitoring der Krankheitsfrüherkennung im Kindesalter und der Krebsfrüherkennung im Erwachsenenalter dem *Zentralinstitut für die kassenärztliche Versorgung*, Köln, übertragen worden, um Verbesserungsvorschläge machen zu können. **Inhalte** dieser neuen Untersuchungen sind *Anamnese, ärztliche Untersuchung* und *Dokumentation, Erörterung* mit dem Patienten, ferner *Laboruntersuchungen* zur Bestimmung der Glukose, des Cholesterins, des Kreatinins, der Harnsäure sowie ein Urin-Streifentest zum Nachweis von Eiweiß, Zucker, Nitur, Erythrozyten und Leukozyten. Eine fakultative Leistung ist die Fertigung eines Ruhe-EKGs. Der Wertigkeit dieser Maßnahme entsprechend sollte die Bevölkerung diese neuen Untersuchungen nutzen und die Ärzteschaft diese Leistungen insbesondere Risikopatienten anbieten.

5.4 Prävention in der Jugend und im Alter

Aktionen der Prävention sind in allen Lebensaltern dringliche humane, medizinische Strategien. Beispielhaft ist dies bei den an Lebensaltern konträren Lebensabschnitten aufzuzeigen, nämlich **Jugend** und **Alter**.

5.4.1 Prävention im Kindes- und Jugendalter

Warum soll Prävention schon im Kindes-/Jugendalter beginnen? Die Zeit vom 6. bis zum 16. Lebensjahr ist somatisch gekennzeichnet durch die endgültige Ausdifferenzierung der Körperfunktionen; geistig-seelisch läuft in ihr der Übergang vom Kleinkind über das Schulkind zum jungen Erwachsenen ab.

Entwicklungspsychologisch liegt damit eine *vulnerable Phase* vor. Weichenstellungen können mit relativ geringem Aufwand erfolgen. Auf Grund des gesicherten Zusammenhangs zwischen bestimmten gesundheitsschädlichen Faktoren und Krankheiten können diese Krankheiten bei entsprechender Beeinflussung der Ursachen verhindert werden (**Risikofaktorenmodell**).

Den wichtigsten chronischen Krankheiten geht eine lange „Krankheitskarriere" voraus. Deshalb wird wirksame Intervention so früh wie möglich ansetzen müssen: also im Kindesalter. Zu Beginn dieser Krankheitsentwicklung existiert ein gesundheitlich abträgliches Verhalten. Dieses kann schon bei sechsjährigen ausgeprägt sein; in der Regel sind die schädlichen Gewohnheiten aber noch nicht eingeschliffen. Das Kind lernt von seiner Umwelt. Dabei sind Familie, Schule sowie der regelmäßige Kontakt mit Gleichaltrigen für das Einüben künftigen Verhaltens prägend. Interventionsansätze müssen dies berücksichtigen.

Der aktuelle Gesundheitstrend impliziert ein zunehmendes Interesse an Fragen eines bewußteren Lebens und an Umweltfragen. Von daher kann eine Aufgeschlossenheit der Schüler erwartet werden. Wie kann das Lernziel „**gesundes Verhalten**" erreicht werden? Es beinhaltet zwei Komponenten: *Verstärkung/Festigung erwünschten Verhaltens* und *Löschung unerwünschten Verhaltens*. Die Lernprozesse laufen ab über Nachahmung, Festigung durch positive und Löschung durch negative Sanktionierung und über Denken. Die ärztliche Intervention in diesem Lebensabschnitt ist also mehr als sinnvoll, da sie zu diesem Zeitpunkt am ehesten gesundheitsförderliches Verhalten auslösen und ausdauernd bewirken kann.

5.4.2 Ambulante Versorgung von Gesundheitsproblemen im Alter

Von der Anzahl der Kranken ausgehend, liegt die bedeutsamste Komponente der geriatrischen Versorgung im ambulanten Bereich. Hier werden 85 % der über 65jährigen Kranken behandelt. Die **Hauptdiagnosen** der älteren Patienten in Allgemeinpraxen sind am häufigsten den Krankheiten des *Kreislaufsystems*, des *Skeletts*, des *Endokriniums* und der *Atmungsorgane* zuzuorden. Die Krankheiten der *Psyche* als Hauptdiagnose sind zwar nur mit 2 % aller Praxiskontakte vertreten, aber: von allen erfaßten psychischen Störungen Älterer werden 60 % vom Hausarzt behandelt!

Im Laufe der nächsten 50 Jahre wird vermutlich dieser Anteil im Zusammenhang mit der Alterung der Bevölkerung weiter steigen. Dadurch wird eine *Umorientierung aller Ärzte hin zu den Problemen des physiologischen Alterungsprozesses* und den dabei auftretenden Krankheiten, besonders den chronischen Krankheiten notwendig. Dies setzt nicht nur voraus, daß das große Forschungsdefizit auf dem Sektor der Geriatrie und Psychogeriatrie verringert, sondern auch, daß die manchmal zu beobachtende Resignation im Umgang mit alten Menschen überwunden wird.

5.4.3 Präventions- und Rehabilitationspotentiale im ambulanten Sektor

Prävention ist eine ärztliche Aufgabe für jedes Krankheitsspektrum, die sich – wie schon beschrieben – nicht nur auf Gesunde und Exponierte erstreckt, sondern auch auf Kranke in unterschiedlichen Stadien.

Als Beispiel sollen 2 häufige Erkrankungen dargestellt werden:

Diabetes mellitus: Im ambulanten Bereich wird Diabetes mellitus bei den 65- bis 74jährigen nach der Hypertonie als zweithäufigste Einzeldiagnose genannt, bei den 75jährigen und älteren ist er die vierthäufigste Einzeldiagnose

---

Risikofaktorenmodell:
Beeinflussung der Krankheitsursachen

Intervention so früh wie möglich

schädliche Gewohnheiten sind noch nicht eingeschliffen
Kind lernt von seiner Umwelt

Lernziel „**gesundes Verhalten**"
- Verstärkung/Festigung erwünschten Verhaltens
- Löschung unerwünschten Verhaltens

Ambulante Versorgung von Gesundheitsproblemen im Alter

Hauptdiagnosen bei älteren Patienten betreffen Störungen des/der
- Kreislaufs
- Skeletts
- Endokriniums
- Atmungsorgane
- Psyche

notwendige **Konsequenzen** der Bevölkerungsstrukturverschiebung: Umorientierung zu den Problemen des physiologischen Alterungsprozesses

Behandlungsoptimismus statt Resignation!

Präventions- und Rehabilitationspotentiale im ambulanten Sektor

Diabetes mellitus

5. Prävention von Krankheiten

(EVaS-Daten, ZI). Die Inzidenz vaskulärer Schäden ist für Diabetiker gegenüber der Normalbevölkerung erheblich gesteigert. Der Hausarzt ist aufgerufen, durch Schulungsmaßnahmen zum Gesundheitsverhalten bei Diabetikern das Krankheitsgeschehen zu einem möglichst frühen Zeitpunkt zu bessern. Dabei hilft ein strukturiertes Schulungsprogramm für Ärzte, Arzthelferinnen und Patienten, wie es seit Jahren als Gruppenberatung angewandt wird.

Psychische Krankheiten: Man kann davon ausgehen, daß rund ein Viertel der in Privatwohnungen lebenden über 65jährigen (16 % der Männer, 37 % der Frauen) psychisch oder psychosomatisch krank sind. Von den Altenheimbewohnern sind sogar 40 % betroffen. Häufigste psychische Erkrankungen im Alter sind *organische Psychosyndrome* (Demenz, Verwirrtheitszustände) und *depressive Syndrome*, wobei Auftreten und Häufigkeit, vor allem der Demenz, mit dem Alter beinahe exponentiell ansteigen. Da rund 85 bis 95 % der psychisch Kranken noch in Privathaushalten leben, spielt der Hausarzt in ihrer Versorgung eine überragende Rolle, zumal ein deutlicher Zusammenhang zwischen behandlungsbedürftigen körperlichen Leiden und psychischen Erkrankungen besteht. Gerade der Hausarzt hat die Möglichkeit und die Verpflichtung, im Sinne eines Screenings nach frühen Warnsignalen der psychoorganischen und depressiven Veränderungen gezielt zu suchen und eine Behandlung einzuleiten.

Demenzen treten schätzungsweise bei 3–5 % der über 65jährigen auf, leichte *psychoorganische Syndrome* bei 6–21 %. Demenzen sind bis 60 % vom Alzheimer-Typ, für den es noch keine sinnvollen primär- und sekundärpräventive Maßnahmen gibt. Da aber mindestens ein Drittel der Demenzfälle mit einem vaskulären Geschehen zusammenhängt, kann ein Prophylaxe-Schwerpunkt auf die Feststellung und Behandlung von kardiovaskulären Grundkrankheiten, besonders mit Hypertonie und Diabetes, gelegt werden. *Depressive Syndrome* treten schätzungsweise zu 5–15 % bei alten Menschen in Privathaushalten auf, aber zu 52 % in Alten- und Pflegeheimen.

Der niedergelassene Arzt kann im Rahmen einer berufsübergreifenden Zusammenarbeit dazu beitragen, daß beeinflußbare Abbauprozesse auch tatsächlich behandelt werden. Nur das *Zusammenspiel von medizinischer, psychologischer* und *sozialer Betreuung* ermöglicht einen optimalen Erfolg. Insbesondere der Hausarzt muß sich noch stärker bewußt machen, daß er neben der medizinischen Betreuung die physische, psychologische und soziale Kompetenz seines Alterspatienten ständig bewerten muß, um gegebenenfalls rechtzeitig die benötigten Hilfen zu vermitteln. Mit entsprechender externer Unterstützung (Sozialstationen, Altenhilfe-Einrichtungen) kann er die Effektivität seiner eigenen medizinischen Bemühungen wesentlich steigern. Der Hausarzt ist aber nur dann in der Lage, eine umfassende Vorsorge und Betreuung seiner Alterspatienten zu leisten, wenn die Gesellschaft als Ganzes bereit ist, Verantwortung für die ältere Generation zu übernehmen. Dazu gehört konkret der Entschluß, zeit- und personalintensive Handlungsalternativen zur oftmals angeprangerten medikamentösen Therapie zu finanzieren.

Schulungsmaßnahme durch Hausarzt

Gruppenberatung für Ärzte, Arzthelferinnen und Patienten

Psychische Krankheiten
bei ca. 25 % der in Privatwohnungen lebenden über 65jährigen (bei Altenheimbewohnern ca. 40 %)

85–95 % psychisch Kranker leben im Privathaushalt → Früherkennung obliegt dem Hausarzt

- Demenzen bei ca. 3–5 % der über 65jährigen
- psychoorganische Syndrome bei ca. 6–21 %

- depressive Syndrome

Kooperation des Hausarztes mit Sozialstationen, Altenhilfe-Einrichtung etc.

Die Gesellschaft als Ganzes muß bereit sein, Verantwortung für die ältere Generation zu übernehmen!

6. Rehabilitation
V. Paeslack

6.1 Rehabilitation der Person, als Prinzip

Aspekte der Rehabilitation, d. h. des Bemühens um möglichst vollständige, zumindest weitgehende *Eingliederung* oder *Wiedereingliederung langfristig kranker oder behinderter Personen* in Familie, Beruf und Gesellschaft haben für die allgemeinärztliche Praxis in den letzten Jahrzehnten rasch an Bedeutung gewonnen. Während noch zu Beginn dieses Jahrhunderts die Behandlung der akuten Krankheit und des kranken Organs oder Organsystems als wesentliche Aufgabe des in Praxis oder Klinik tätigen Arztes angesehen wurde, lagen rehabilitative Aufgaben meist in den Händen sozialer oder caritativer Organisationen und Institutionen. Heute wird immer mehr die erkrankte Person in ihrer Gesamtheit, d. h. in ihrem *biographischen Kontext und sozialen Umfeld* zum zentralen Thema ärztlicher Bemühungen. Die Aufgabenstellung des Arztes, insbesondere des Allgemeinarztes erfährt also eine tiefgreifende Erweiterung und Intensivierung.

Dabei wird die Auseinandersetzung mit der akuten Erkrankung keineswegs unwichtig – sie verbindet sich sogleich mit den Aufgabenstellungen der *sekundären Prävention* und den Bemühungen, die verbleibenden Krankheitsfolgen zu beherrschen oder zu mindern. Die Auseinandersetzung mit der aus dem Krankheitsgeschehen resultierenden **Behinderung** stellt für die betroffene Person, für ihre Familie, die Gesellschaft und für den Arzt, der sich diesen Fragen stellen muß, eine zentrale Herausforderung dar.

Der Gesamtprozeß der Bewältigung dieser komplexen Aufgaben wird heute mit dem Sammelbegriff der **Rehabilitation** definiert. Umfassende Rehabilitation bedeutet für den Arzt, sich über die *Krankheit* hinaus mit der Problematik einer *schweren Behinderung* zu befassen.

Rehabilitation ist also nach unserem heutigen Verständnis nicht ein Synonym für „Nachbehandlung" oder für „Heil- und Badekuren", auch nicht für „soziale Fürsorge" oder für „berufliche Eingliederung". Diese Denkansätze und Verfahrensweisen sind ggf. Teilspekte eines umfassenden Rehabilitationsverfahrens, beschreiben jedoch nicht das umfassende Gesamtkonzept.

> Das **„Prinzip Rehabilitation"** umfaßt die Gesamtheit der Bemühungen, einen durch Krankheit, angeborenes Leiden oder äußere Schädigung körperlich, geistig oder seelisch behinderten Menschen über die Akutbehandlung hinaus durch *umfassende Maßnahmen auf medizinischem, schulischem, beruflichem und allgemein-sozialem Gebiet* in die Lage zu versetzen, eine Lebensform und -stellung, die ihm entspricht und die seiner würdig ist, im Alltag, in der Familie, in der sozialen Gemeinschaft und im Beruf zu finden bzw. wiederzuerlangen.

Folgerichtig gibt es auch keine voneinander abgrenzbare medizinische, soziale oder berufliche Rehabilitation, sondern ausschließlich eine **Rehabilitation der Person**, wie sie in den „Gesundheits- und sozialpolitischen Vorstellungen der Deutschen Ärzteschaft (1980)" definiert wurde.

Neuorientierung der ärztlichen Arbeitsweise

Rehabilitation des ersten Tages

Standort des Arztes in der Rehabilitation

*Rehabilitation als **Kooperationsmodell**:*
Zusammenarbeit mit
- *nichtärztlichen medizinischen Fachdiensten, mit*
- *sozialen, psychologischen, pädagogischen und technischen Diensten und mit*
- *den Trägern der sozialen Gesetzgebung*

Arbeitsgebiet „Rehabilitation"

ca. 10 % der Gesamtbevölkerung sind „behindert"

Notwendigkeit von Rehabilitationsmaßnahmen bei ca. 40 % der Patienten einer ärztlichen Allgemeinpraxis

Indikation für Rehabilitationsmaßnahmen

erforderlich bei drohender oder manifester
- *körperlicher*
- *geistiger*
- *seelischer*

Behinderung:
- *Bewegungsapparat und Haltungsmotorik*
- *Seh-, Hör- und Sprechstörungen*
- *erkrankungsbedingte Minderung durch Allgemeinerkrankungen*
- *geistig seelische Behinderungen*

Der Arzt muß sich bei der Anwendung des Prinzips der umfassenden Rehabilitation einer behinderten Person mit Denk- und Handlungsmodellen auseinandersetzen, die er üblicherweise in seiner Praxis nicht anwendet. Dazu gehört die frühzeitige Indikation zur Einleitung von Rehabilitationsmaßnahmen bei chronischer Erkrankung und drohender oder bereits manifester körperlicher, seelischer oder geistiger Behinderung. Hier sollte im Sinne einer „**Rehabilitation des ersten Tages**" gehandelt werden. Gemeint ist damit die Einordnung diagnostischer und therapeutischer Verfahrensweisen unter das übergeordnete Prinzip einer alle Lebensbereiche umfassenden Eingliederung bzw. Wiedereingliederung der behinderten Person. Damit definiert sich der Standort des Arztes im Prozeß der Rehabilitation: die Vielzahl von Einzelaufgaben und die Steuerung des gesamten komplexen Rehabilitationsgeschehens kann nicht vom Arzt allein geleistet werden. Zur Bewältigung dieser Aufgabe ist die Anwendung eines **Kooperationsmodells** erforderlich, d. h. das Zusammenwirken der verschiedenen am Rehabilitationsprozeß beteiligten *nichtärztlichen medizinischen Fachdienste* - Physiotherapie, Ergotherapie, Sprachtherapie, Sporttherapie u. a. – und der im weiteren Verlauf hinzutretenden *sozialen, psychologischen, pädagogischen und technischen Dienste* mit den zuständigen Instanzen. Der Arzt nimmt bei der Ingangsetzung ebenso wie bei der erfolgreichen Durchführung und dem angestrebten Abschluß eines derartigen Verfahrens eine wichtige Rolle ein.

Die Teilnahme des Allgemeinarztes an einer derartigen rehabilitationsorientierten Teamarbeit ist häufig nur mit Mühe zu verwirklichen: Das geltende medizinische Ausbildungs- und Weiterbildungssystem vermittelt nur in begrenztem Umfang das Wissen, das der Arzt in ein derartiges Kooperationsmodell einbringen soll. Es mangelt vielfach an Kenntnissen und Erfahrungen im Umgang mit den von Fachgebiet zu Fachgebiet unterschiedlichen gesetzlichen Regelungen und administrativen Verfahrensweisen der Rehabilitation.

6.2 Arbeitsgebiet „Rehabilitation"

Offizielle Statistiken beziffern die Zahl behinderter Personen in Deutschland – wie auch im übrigen Mitteleuropa – mit etwa 10 % der Gesamtbevölkerung. Das heißt, daß etwa 7 Mio. Menschen über die unmittelbare ärztliche Behandlung hinaus regelmäßiger Betreuung im Sinne der Rehabilitation bedürfen. Die Notwendigkeit der Einleitung von Rehabilitationsmaßnahmen ergibt sich bei zumindest 40 % der Besucher einer ärztlichen Allgemeinpraxis. Diese Zahl wird bei der demographischen Entwicklung in Zukunft weiter anwachsen.

6.2.1 Indikation für Rehabilitationsmaßnahmen

Die Einleitung von Rehabilitationsmaßnahmen ist stets angesichts einer drohenden oder manifesten körperlichen, geistigen oder seelischen Behinderung erforderlich. Von einer schweren Behinderung ist insbesondere dann auszugehen, wenn eine der nachfolgend genannten Gesundheitsstörungen besteht:
1. Eine voraussichtlich nicht nur vorübergehende, erhebliche Beeinträchtigung der **Bewegungsfähigkeit** oder der **Haltungsmotorik**, die auf das Fehlen oder auf Funktionsstörungen von Gliedmaßen oder auf anderen Ursachen beruht, der **Seh-**, **Hör-** und **Sprechfähigkeit**, der **körperlichen Kräfte**, z. B. durch schwere chronische Erkrankungen der inneren Organe, des zentralen Nervensystems, des Stoffwechsels oder durch andere Ursachen, der **geistigen** oder **seelischen Kräfte**, z. B. durch Störungen des Antriebs, der Stimmungslage, des formalen Denkens, des Gedächtnisses, durch Abhängigkeit von Alkohol, Medikamenten oder Drogen.

6.2 Arbeitsgebiet „Rehabilitation"

2. Eine erhebliche **Mißbildung** oder **Entstellung**.
3. Eine erhebliche Beeinträchtigung der Gesundheit durch **chronische Schmerzzustände**.
4. Eine voraussichtlich nicht nur vorübergehende Störung der **Lernfähigkeit** oder des **Sozialverhaltens**.

Daraus geht hervor, daß **Behinderung** nicht alleine verstanden wird als *medizinische Diagnose*, also als unmittelbarer körperlicher oder psychischer Befund nach einer Erkrankung oder Verletzung. Vielmehr manifestieren sich nach einer von der WHO 1980 vorgelegten Klassifikation deren Folgen zunächst als bleibende oder langzeitige unmittelbare **körperliche**, **seelische** oder **geistige** Schäden (*impairment*), also etwa durch einen Organdefekt oder Organverlust. Hieraus folgen in jeweils unterschiedlicher Form und unterschiedlichem Ausmaß vielfältige **funktionelle Einschränkungen** (*disability*). Schließlich stellt sich die Behinderung dar als eine Vielfalt **sozialer Beeinträchtigungen** (*handicap*) mit allen daraus resultierenden familiären, sozialen, gesellschaftlichen und beruflichen Folgen (s. Abb 6–1).

- Mißbildungen oder Entstellungen
- chronische Schmerzen
- Störungen der Lernfähigkeit oder des Sozialverhaltens

Behinderung nicht nur medizinische Diagnose, sondern lt. WHO-Schema:

- impairment (körperliche, seelische, geistige Schäden)
- disability (funktionelle Einschränkungen)
- handicap (soziale Beeinträchtigung)

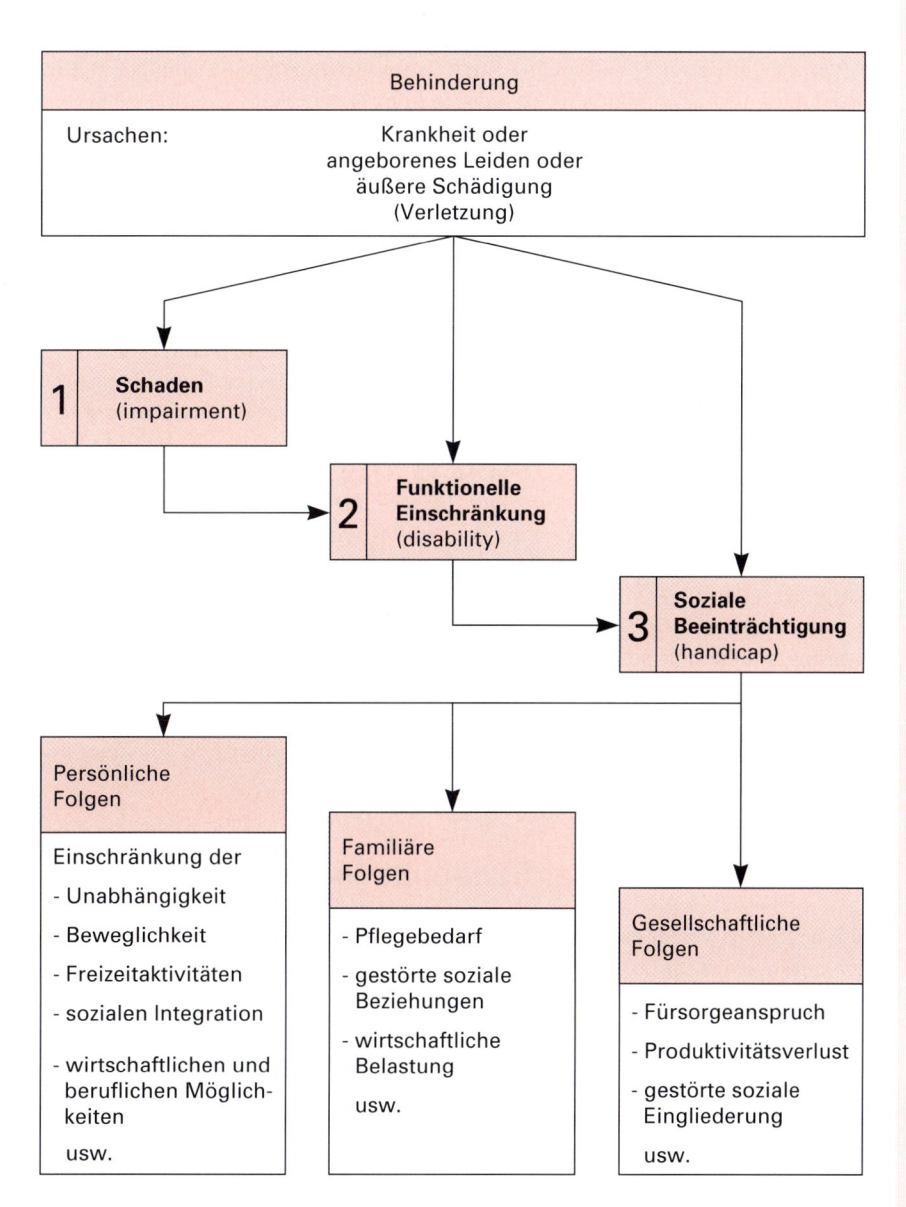

Abb. 6–1: Voraussetzungen für Rehabilitationsmaßnahmen (nach BAR, Schrifttum 1)

6.2.2 Maßnahmen der Rehabilitation

Rehabilitationsmaßnahmen kommen gezielt unter Berücksichtigung des Behinderungsbildes zur Anwendung und gliedern sich in **medizinische, schulisch-pädagogische, berufliche, soziale** und **technisch-technologische Maßnahmen** der Rehabilitation. Der Arzt sollte die Vielzahl rehabilitativer Möglichkeiten von vornherein gleichwertig neben den üblichen Behandlungsmaßnahmen einsetzen oder zumindest vorsehen.

Rehabilitation ist aus ärztlicher Sicht nicht eine Aufgabe „im nachhinein" die nach Beendigung einer in sich abschließenden „kurativen Phase" durchgeführt wird, sondern eine umfassende Maßnahme, die frühestmöglich einzuleiten und dem gesamten weiteren Vorgehen zugrundezulegen ist. Der Allgemeinarzt muß sich bei jeder Konsultation eines Patienten über die primäre Diagnostik und Therapie hinaus fragen:

- Liegt eine körperliche, psychische oder geistige Behinderung vor oder droht eine solche?
- Liegt ein Schaden (impairment) vor, der behoben oder in seiner Auswirkung gemindert werden kann?
- Verursacht dieser Schaden eine Funktionseinschränkung (disability), die in ihren Auswirkungen kompensiert werden kann?
- Welche sozialen Beeinträchtigungen (handicap) bewirken Schaden und Funktionseinschränkung, droht eine bleibende persönliche, familiäre, gesellschaftliche oder berufliche Beeinträchtigung?
- Sind weitergehende medizinische, sind schulische, berufliche, soziale oder technologische Maßnahmen zur Rehabilitation erforderlich?

6.2.3 Einleitung von Rehabilitationsmaßnahmen

Der erste Schritt bei Vorliegen einer derartigen Situation ist die *Beratung des Patienten* unter dem Gesichtspunkt einer vorausplanenden Rehabilitation, mitunter verbunden mit Bemühungen im Sinne einer *Sekundärprävention*. Frühzeitig sollte der Arzt *kompetente Dienste der Rehabilitation* einschalten, z.B. erfahrene andere Ärzte, oder Auskunfts- und Beratungsdienste der gesetzlichen Leistungsträger der Rehabilitation (Gesetzliche Krankenversicherung, Gesetzliche Rentenversicherung, Gesetzliche Unfallversicherung, Arbeitsverwaltung, Sozialhilfe, Versorgungsamt). Jeder Arzt kann Rehabilitationsmaßnahmen – soweit leistungsrechtlich zulässig – selbst verschreiben oder anregen. Dazu genügt eine Mitteilung an die Krankenkasse (§ 73 SGB V, § 2 BMV Ä). Er kann die weiteren Schritte der Rehabilitation verfolgen und durch eine rehabilitative Nachsorge die erreichten Ergebnisse festigen und sichern.

6.2.4 Gliederung der Rehabilitationsmaßnahmen

Die heute zur Verfügung stehenden, durch den Gesetzgeber geregelten Möglichkeiten einer umfassenden Rehabilitation enthalten die für den Arzt zunächst wichtigsten Leistungen der (s. Abb. 6–2)

- **medizinischen Rehabilitationsmaßnahmen**. Diese umfassen neben der Anwendung der dem Arzt vertrauten *medikamentösen* und *operativen Maßnahmen* vor allem *übende Verfahren* wie Physiotherapie (Krankengymnastik), Ergotherapie (Beschäftigungstherapie), Logopädie, Sporttherapie und Behindertensport, Maßnahmen der physikalischen Therapie und übende Verfahren der Psychotherapie.

Frühzeitig sind darüber hinaus, ggf. noch während des Krankenhausaufenthaltes vorzusehen

---

Rehabilitationsmaßnahmen

Gliederung in
- medizinische
- schulisch-pädagogische
- berufliche
- soziale und technisch-technologische

Maßnahmen

keine Trennung von „kurativer Phase" und „Rehabilitation"

Indikation zur Einleitung von Rehabilitationsmaßnahmen

Einleitung von Rehamaßnahmen

Beratung in Fragen der Rehabilitation

Sekundärprävention
frühzeitige Einschaltung der Rehabilitationsträger

Verordnung von Rehabilitationsmaßnahmen durch den Arzt nach § 73 SGB V und § 2 BMV-Ä

Maßnahmen der Rehabilitation

medizinische Rehabilitationsmaßnahmen:
– ärztliche Maßnahmen
– übende Verfahren (Krankengymnastik, Beschäftigungstherapie, Psychotherapie etc.)

6.2 Arbeitsgebiet „Rehabilitation"

Leistungen zur Rehabilitation

1. Medizinische Leistungen,

insbesondere

- ärztliche und zahnärztliche Behandlung
- Arznei- und Verbandmittel
- Heilmittel einschl. Krankengymnastik, Bewegungs-, Sprach- und Beschäftigungstherapie
- Körperersatzstücke, orthopädische und andere Hilfsmittel
- Belastungserprobung und Arbeitstherapie, auch in Krankenhäusern, Kur- und Spezialeinrichtigungen

2. Berufsfördernde Leistungen

insbesondere

- Hilfen zur Erhaltung oder Erlangung eines Arbeitsplatzes
- Berufsfindung, Arbeitserprobung und Berufsvorbereitung
- berufliche Anpassung, Ausbildung, Fortbildung und Umschulung
- sonstige Hilfen zur Förderung einer Erwerbs- oder Berufstätigkeit auf dem allgemeinen Arbeitsmarkt oder in einer Werkstatt für Behinderte

3. Leistungen zur allgemeinen sozialen Eingliederung,

insbesondere Hilfen

- zur Entwicklung der geistigen und körperlichen Fähigkeiten vor Beginn der Schulpflicht
- zur angemessenen Schulbildung einschl. der Vorbereitung hierzu
- für Behinderte, die nur praktisch bildbar sind, zur Ermöglichung einer Teilnahme am Leben in der Gemeinschaft
- zur Ausübung einer angemessenen Tätigkeit, soweit berufsfördernde Leistungen nicht möglich sind
- zur Ermöglichung und Erleichterung der Verständigung mit der Umwelt
- zur Erhaltung, Besserung und Wiederherstellung der körperlichen und geistigen Beweglichkeit sowie des seelischen Gleichgewichts
- zur Ermöglichung und Erleichterung der Besorgung des Haushalts
- zur Verbesserung der wohnungsmäßigen Unterbringung
- zur Freizeitgestaltung und zur sonstigen Teilnahme am gesellschaftlichen und kulturellen Leben

4. Ergänzende Leistungen,

insbesondere

- Übergangsgeld, Krankengeld, Verletztengeld, Versorgungskrankengeld
- sonstige Hilfen zum Lebensunterhalt
- Beiträge zur gesetzlichen Kranken-, Unfall- und Rentenversicherung sowie zur Bundesanstalt für Arbeit
- Übernahme der mit einer berufsfördernden Leistung zusammenhängenden Kosten
- Übernahme der Reisekosten
- Behindertensport in Gruppen unter ärztlicher Betreuung
- Haushaltshilfe

Abb. 6–2: Leistungen zur Rehabilitation (nach BAR, Schrifttum 1)

6. Rehabilitation

schulisch-pädagogische Rehabilitationsmaßnahmen:
Eingliederung in entsprechende Kindergärten bzw. Schulen

Maßnahmen zur beruflichen Wiedereingliederung:
- Beratung
- Belastungserprobung
- Arbeitstherapie
- Umschulung
- Umsetzung

Leistungen zur allgemeinen sozialen Eingliederung:
- Entwicklung der geistigen, körperlichen Fähigkeiten vor Schulbeginn
- Ausübung einer angemessenen Tätigkeit
- Teilnahme am Leben in der Gemeinschaft
- Verständigung mit der Umwelt

ergänzende Leistungen zur Rehabilitation:
Bereitstellung notwendiger finanzieller Mittel

Durchführung von medizinischen Maßnahmen der Rehabilitation in geeigneten klinischen Einrichtungen

Verordnung von Heil- und Hilfsmitteln auch in der allgemeinärztlichen Praxis

gesetzlichen Leistungsträgern obliegt finanzielle und organisatorische Verantwortung

Gesetzliche Träger für die Rehabilitation Behinderter

- gesetzliche Krankenversicherung

- gesetzliche Rentenversicherung

- **schulisch-pädagogische Rehabilitationsmaßnahmen**, beginnend ggf. mit Eingliederung in Klinikkindergarten und Bettschule, in Sonderkindergarten und Sonderschulen, heute vielfach selbst bei schwerer Behinderung auch in Regelkindergärten und Regelschulen.

Gleiches gilt für die ebenfalls frühestmöglich einzuleitenden oder vorzubereitenden

- **Maßnahmen der beruflichen Eingliederung**. Hierfür werden vorgesehen: *Beratungen* seitens der Fachdienste der Arbeitsverwaltung, vorbereitende Maßnahmen der *Belastungserprobung* und *Arbeitstherapie* in geeigneten Institutionen oder auch am Arbeitsplatz, desweiteren, wenn erforderlich, *Umschulung* am Arbeitsplatz, *Umsetzung* im Betrieb, berufliche Vorförderung, Erstausbildungen und Umschulungen – ebenfalls entweder in einem Betrieb oder in speziellen Berufsbildungs- und Berufsförderungswerken. Auch den Werkstätten für Behinderte kommen wesentliche rehabilitative Aufgaben zu.

Neben diesen medizinischen Leistungen und den berufsfördernden Maßnahmen dienen der umfassenden Rehabilitation die

- **Leistungen zur allgemeinen sozialen Eingliederung**. Diese Leistungen umfassen insbesondere Hilfen zur Entwicklung der geistigen und körperlichen Fähigkeiten vor Beginn der Schulpflicht, zur Ermöglichung der Teilnahme am Leben in der Gemeinschaft, zur Ausübung einer angemessenen Tätigkeit, zur Ermöglichung oder Erleichterung der Verständigung mit der Umwelt, zur Erhaltung, Besserung und Wiederherstellung der körperlichen und geistigen Beweglichkeit sowie des seelischen Gleichgewichtes, zur Ermöglichung und Erleichterung der Besorgungen des Haushaltes, zur Verbesserung der Wohnungsunterbringung und zur Freizeitgestaltung und Teilnahme am gesellschaftlichen und kulturellen Leben.

Als **ergänzende Leistungen** der Rehabilitation werden verstanden die Bereitstellung finanzieller Mittel wie Übergangsgeld, Krankengeld, Verletztengeld und Versorgungskrankengeld, Hilfen zum Lebensunterhalt, Beiträge zu den gesetzlichen Versicherungen, Übernahme von Reisekosten, Behindertensport in Gruppen u. a. mehr.

Durchgeführt werden **medizinische Rehabilitationsmaßnahmen** in der Regel in erster Linie im Krankenhaus (Allgemeinkrankenhaus, spezialisierte Rehabilitationsklinik oder -abteilung), aber auch in Kurorten und speziellen Einrichtungen zur Durchführung von Anschlußheilbehandlungen und nachgehenden pflegerischen Maßnahmen im Sinne der aktivierenden Krankenpflege. In den genannten stationären und teilstationären Einrichtungen, aber auch in der allgemeinärztlichen Praxis werden **Heilmittel** der verschiedensten Art zur Durchführung und zur Verbesserung der Rehabilitation verwandt. Hierzu gehören Sachmittel zur Behandlung und Linderung von Krankheiten, die nicht Arzneimittel sind und vor allem technische Hilfen wie Körperersatzstücke, orthopädische u. a. Hilfen, Kommunikationshilfen und Hilfen zur Fortbewegung (z. B. Rollstühle, andere Fortbewegungsmittel, Orthesen, Prothesen etc.).

Die finanzielle und organisatorische Verantwortung für die Durchführung der genannten Maßnahmen liegt bei den gesetzlichen Leistungsträgern für die Rehabilitation Behinderter.

6.2.5 Gesetzliche Leistungsträger für die Rehabilitation Behinderter

Träger der gesetzlichen Krankenversicherung sind Ortskrankenkassen, Betriebskrankenkassen, Innungskrankenkassen, Seekrankenkassen, Ersatzkassen, Bundesknappschaft und landwirtschaftliche Krankenkassen mit Zuständigkeit für medizinische Maßnahmen der Rehabilitation.

Träger der Rentenversicherung sind Landesversicherungsanstalten, Bundesbahnversicherungsanstalt, Seekasse, Bundesversicherungsanstalt für Ange-

stellte, Bundesknappschaft, landwirtschaftliche Alterskassen mit Zuständigkeit für medizinische und berufliche Rehabilitation (landwirtschaftliche Alterskassen nur für medizinische Rehabilitationsmaßnahmen).
Die Bundesanstalt für Arbeit ist vertreten durch die Landesarbeitsämter und die örtlichen Arbeitsämter (mit Zuständigkeit für berufliche Eingliederungsmaßnahmen).

- Bundesanstalt für Arbeit (Arbeitslosenversicherung)

Träger der Gesetzlichen Unfallversicherung sind die Berufsgenossenschaften, die Gemeindeunfallversicherungsverbände, die Ausführungsbehörden für Unfallversicherung und die Feuerwehrunfallversicherungskassen mit umfassender Zuständigkeit für medizinische, schulisch-pädagogische, berufliche und soziale Maßnahmen der Rehabilitation bei dem von ihr betreuten Personenkreis.

- gesetzliche Unfallversicherung („Berufsgenossenschaften")

Träger der sozialen Entschädigung bei Gesundheitsschäden sind die Landesversorgungsämter, die örtlichen Versorgungsämter, die Hauptfürsorgestellen und die Fürsorgestellen. Es besteht eine Zuständigkeit für medizinische, schulisch-pädagogische, berufliche und soziale Rehabilitation für den betreuten Personenkreis. Maßnahmen der Rehabilitation erfolgen ggf. auch durch die

- Träger der sozialen Entschädigung

Träger der Sozialhilfe, vertreten durch die überörtlichen und die örtlichen Träger der Sozialhilfe (Sozialämter), nachrangig zuständig für medizinische, schulisch-pädagogische, berufliche und soziale Maßnahmen der Rehabilitation.

- Sozialhilfe

Die unterschiedlichen Zuständigkeiten der einzelnen gesetzlichen Träger ergeben sich aus dem jeweiligen versicherten Risiko. Daraus resultieren in der praktischen Arbeit nicht selten erhebliche Abgrenzungsschwierigkeiten und Schwierigkeiten hinsichtlich der Übernahme der Rehabilitationskosten. Das vom Gesetzgeber geforderte übergreifende und lückenlose System der Rehabilitation (**Rehabilitationsangleichungsgesetz 1974**) kann deshalb nicht oder nur unter großen Schwierigkeiten und erheblichem Zeitverlust verwirklicht werden.

unterschiedliche Zuständigkeit der Gesetzlichen Träger der Rehabilitation

Rehabilitationsangleichungsgesetz 1974 (lückenloses System der Rehabilitation)

Die Versorgung im **sozialen Entschädigungsrecht** durch die Kriegsopferversorgung und Kriegsopferfürsorge ist zuständig bei Gesundheitsschäden infolge Kriegsdienst, Wehrdienst oder Zivildienst, für Gesundheitsschäden, die unter das Häftlingshilfegesetz, das Gesetz über die Unterhaltshilfe für Angehörige von Kriegsgefangenen und das Gesetz über die Entschädigung von Opfern von Gewalttaten fallen sowie für Impfschäden.

soziales Entschädigungsrecht:
- Kriegsopferversorgung und Kriegsopferfürsorge
- Häftlingshilfegesetz
- Gesetz für Opfer von Gewalttaten

6.3 Katalog der wichtigsten Behinderungsarten

Der Arzt sollte sich informieren, welches *Schadensbild* (impairment), welche *Funktionseinschränkungen* (disability) und welche *sozialen Beeinträchtigungen* (handicap) vorliegen. Als wichtige Indikationen für die Einleitung von Rehabilitationsmaßnahmen haben zu gelten:

Katalog der wichtigsten Behinderungsarten

- Behinderungen infolge von Schäden des **Stütz- und Bewegungsapparates**.
- Behinderungen infolge von Schäden des **zentralen** und des **peripheren Nervensystems**
- Behinderungen infolge von Erkrankungen des **Herzens** und der **Kreislauforgane**
- Behinderungen infolge von Erkrankungen der **Atmungsorgane**
- Behinderungen infolge von chronischen Erkrankungen der **Nieren** und des **Urogenitaltraktes**
- Behinderungen infolge von **Verdauungs-** und **Stoffwechselerkrankungen**
- Behinderungen infolge von Erkrankungen durch **bösartige Neubildungen**

Indikationen für Reha-Maßnahmen
⇐

6. Rehabilitation

- Behinderungen infolge von Erkrankungen der **Haut**
- Behinderungen infolge von Störungen des **Sehvermögens**
- Behinderungen infolge von Störungen des **Hör-**, **Stimm-**, **Sprech-** und **Sprachvermögens**
- **Lern-** und **geistige Behinderungen**
- Behinderungen infolge von **psychischen Störungen**
- Behinderungen infolge des **Alters**
- **Mehrfachbehinderungen**

gesetzliche Regelungen:
- Bundessozialhilfegesetz (BSHG)
- Reha-Angleichungsgesetz
- Sozialversicherung Behinderter (SVBG)
- Bundesversorgungsgesetz (BVG)
- Schwerbehindertengesetz (SchwbG)
- Reichsversicherungsordnung (RVO)
- Sozialgesetzbuch (SGB)

Die von den gesetzlichen Trägern der Rehabilitation zu erbringenden Leistungen sind festgelegt insbesondere im *Bundessozialhilfegesetz* (BSHG) 1991, im Gesetz über die Angleichung der Leistungen zur Rehabilitation (*Reha-Angleichungsgesetz*) 1974, im *Gesetz über die Sozialversicherung Behinderter in geschützten Einrichtungen* (SVBG) 1975, im Gesetz über die Verordnung der Opfer des Krieges (*Bundesversorgungsgesetz* BVG) 1950, im *Gesetz zur Sicherung der Eingliederung Schwerbehinderter* in Arbeit, Beruf und Gesellschaft (SchwbG) 1953, in der *Reichsversicherungsordnung* (RVO) 1911 und im *Sozialgesetzbuch* (SGB) 1975.

In diesem Zusammenhang sei auch auf den Katalog der Indikationen und Kontraindikationen für die Durchführung von **Anschlußheilbehandlungen** hingewiesen, herausgegeben vom *Verband der Deutschen Rentenversicherungsträger* Frankfurt/Main 1981. Hier werden insbesondere folgende Indikationsgruppen benannt:

Indikationen für Anschlußbehandlungen

⇒

- Krankheiten des Herzens und des Kreislaufes und Krankheiten der Gefäße
- entzündliche rheumatische Erkrankungen und degenerative rheumatische Krankheiten
- Zustände nach Operationen und Unfallfolgen an den Bewegungsorganen
- gastroenterologische Erkrankungen und Zustände nach Operationen an den Verdauungsorganen
- Stoffwechselerkrankungen
- Krankheiten und Zustände nach Operationen an den Atmungsorganen
- Krankheiten der Niere und Zustand nach Operationen an Nieren, ableitenden Harnwegen und Geschlechtsorganen
- neurologische Krankheiten

Wichtige Weiterentwicklungen zur umfassenden Rehabilitation unter Einbeziehung der Beteiligten, also der Behinderten und ihrer Angehörigen, sind die in den letzten beiden Jahrzehnten in großer Zahl entstandenen **Behindertenverbände** und **Selbsthilfegruppen**.

Behindertenverbände und Selbsthilfegruppen

Bundesarbeitsgemeinschaft für Rehabilitation (BAR)

Die „*Bundesarbeitsgemeinschaft für Rehabilitation*" in Frankfurt stellt den offiziellen Zusammenschluß der gesetzlichen Träger der Rehabilitation dar. Die BAR hat eine Reihe von wichtigen sog. Gesamtvereinbarungen erarbeitet, durch die Möglichkeiten einer umfassenden und lückenlosen Rehabilitation wesentlich verbessert werden.

7. Schutzimpfungen und passive Immunprophylaxe

H. Stickl †, W. Kruse (überarbeitet nach Stand 1993)

7.1 Immunisierung, Impfarten, -reaktionen

Schutzimpfungen sollen den Körper vor gefährlichen **Infektionskrankheiten** schützen, die neben der Individualerkrankung wegen ihrer Infektiosität stets auch ein *Problem für die Allgemeinheit* sind, daher ist an ihrer Verhütung auch der Gesetzgeber (s. Bundesseuchengesetz) interessiert.

Impfungen von großem Allgemeininteresse werden nach § 14,3 BSeuchG „öffentlich empfohlen"; das impliziert, daß im Fall einer Gesundheitsstörung nach § 51 und § 52 BSeuchG der Staat finanzielle Hilfe für Heilung, Rekonvaleszenz und Rehabilitation anbietet. Die Kosten öffentlich empfohlener Schutzimpfungen werden von den Kassen übernommen. Dazu zählen die *Standardimpfungen im Kindesalter*, wobei es je nach Verordnungen der Länder für einige Sonderimpfungen unterschiedliche Regulationen gibt. Unter Berücksichtigung altersspezifischer Verträglichkeit von Impfstoffen wurde ein *Impfplan mit öffentlich empfohlenen Schutzimpfungen für Kinder und Erwachsene erstellt* (s. Tab. 7-1). Wichtig ist, daß der Arzt die zu impfende Person oder die Eltern über Nutzen und Risiken einer Impfung umfassend aufklärt.

Bei der **aktiven Immunisierung** (= „*Schutzimpfung*") werden dem Organismus die abgetöteten Erreger als Ganzes, als für die Immunisierung essentielle Teilantigene oder als entgiftete Toxine (Toxoide) oral (Schluckimpfung), subkutan bzw. intramuskulär (Injektionsimpfungen) zugeführt. Des weiteren können attenuierte (= avirulent gemachte), vermehrungsfähige Erreger oral oder durch Injektion appliziert werden (Lebendimpfstoff). Der Körper wird durch Impfstoffe veranlaßt, eine schützende Immunität selbst aufzubauen (= aktive Immunisierung = Immunantwort).

Bei der **passiven Immunisierung** werden die von einem anderen Organismus gebildeten Antikörper zugeführt. Ist der Mensch der Spender, handelt es sich um *homologe Antiseren*, werden sie vom Tier gewonnen (z. B. Diphtherieantiserum), so sind es, wiederum selbst als Allergene wirksame (Cave Schockgefahr!) *heterologe Antiseren*.

Einige Impfstoffe können eine *lokale* oder *systemische* (z. B. Fieber) **Impfreaktion** induzieren. In seltenen Fällen kommt es zu stärkeren Nebenreaktionen bzw. zu Gesundheitsstörungen mit bleibenden Folgen (Impfschaden). Sofern es sich um eine öffentlich empfohlene Schutzimpfung handelt, sollte der behandelnde Arzt bzw. die Eltern diese Schädigung dem zuständigen Versorgungsamt melden.

Je nach epidemiologischer Situation und Gefährlichkeit der originären Infektionskrankheit, gegen die sich die Impfung richtet, unterscheidet man

1. **Standardimpfungen**: Über den von diesen Impfungen ausgehenden Schutz sollte jeder verfügen, so früh und so lückenlos wie möglich. Wiederholungs- bzw. Auffrischimpfungen sollen den Schutz möglichst lebenslang auf voller Funktionshöhe erhalten.

2. **Sonderimpfungen**: (= Indikationsimpfungen) sowie deren Sonderform: Sie sind angezeigt bei beruflicher (z. B. Hepatitis B-Impfung für Ärzte und Schwestern, u. a.) oder akzidenteller Sondersituation (z. B. Tollwut-Impfung nach Biß durch tollwutverdächtiges Tier).

7. Schutzimpfungen und passive Immunprophylaxe

Tab. 7-1: Impfkalender für Kinder und Jugendliche

Lebensalter	Impfung gegen	Personenkreis
ab 3. Lebensmonat	**Diphtherie-Pertussis-Tetanus (DPT)** 3 × im Abstand von 4 Wochen **Hämophilus influenza Typ b (HIB)** 2 Injektionen im Abstand von mindestens 6 Wochen oder mit der 1. und 3. DPT-Impfung. (Die Injektion erfolgt kontralateral zur Injektion gegen DPT)	alle Säuglinge und Kleinkinder (außer Risikokinder)
	Poliomyelitis (Polio oral) 2 × trivalente Schluckimpfung im Abstand von mindestens 6 Wochen, mit der 1. und 3. DPT-Impfung	alle Säuglinge und Kleinkinder
2. Lebensjahr (nicht vor dem 15. Lebensmonat)	**Masern, Mumps und Röteln (MMR)** **Diphtherie-Pertussis-Tetanus (DPT)** 4. Injektion (Abschluß der Grundimmunisierung) **Haemophilus influenza Typ b (HIB)** 3. Injektion, ggf. in Verbindung mit der 4. DPT-Impfung. (Die Injektion erfolgt kontralateral zur Injektion gegen DPT) **Poliomyelitis** 3. trivalente Schluckimpfung	alle Kleinkinder und Kinder
ab 6. Lebensjahr	**Masern, Mumps und Röteln** (Wiederimpfung) **Tetanus-Diphtherie (Td)** (Auffrischimpfung, gegen Diphtherie d-Impfstoff für Erwachsene verwenden, zweckmäßigerweise als Kombination Td).	alle Kinder
	Nachhol-Impfungen (bisher versäumte Impfungen außer gegen Pertussis und Haemophilus influenzae b; bei Erstimpfung gegen Diphtherie d-Impfstoff für Erwachsene verwenden, zweckmäßigerweise als Kombinationsimpfung mit Td-Impfstoff)	alle Kinder
ab 10. Lebensjahr	**Poliomyelitis** (Wiederimpfung)	alle Kinder
11.–15. Lebensjahr	**Röteln**	alle Mädchen, auch wenn im Kleinkindesalter bereits gegen Röteln geimpft
	Tetanus (Auffrischung) **Diphtherie (Td)**	alle Kinder und Jugendlichen

(Nach den Impfempfehlungen der STIKO 1991 (Ständige Impf-Kommission des Bundesgesundheitsamtes))

- **Reiseimpfungen**
  abgestimmt auf
  - Situation im Zielland
  - Expositionsrisiko
  - altersspezifische Verträglichkeit

3. **Reiseimpfungen**: Sie richten sich nach geomedizinischer Situation im Zielland, nach voraussichtlichem Expositionsrisiko (abgeschirmte oder Abenteuerreise?), sowie altersspezifischer Verträglichkeit bestimmter Impfstoffe. Impfstoffe und Seren sind in unterschiedlichem Umfange licht- und wärmeempfindlich (s. Tab. 7–2).

Standardimpfungen

7.2 Standardimpfungen

Tetanus-Impfung

7.2.1 Tetanus-Impfung

Grundimmunisierung
zwischen 9. und 12. Lebenswoche, dreimalige Injektion bis 2. Lebensjahr

Wiederimpfung im 6. Lebensjahr, dann alle 10 Jahre

Cave: Quecksilber- und Formolallergie

Totimpfstoff (Formoltoxoid). Grundimmunisierung frühestens ab 9. Lebenswoche, bevorzugt 12. Lebenswoche: Dreimalige Injektion subkutan oder i. m. innerhalb der beiden ersten Lebensjahre, kombiniert mit der Diphtherie-Impfung sowie der Pertussis-Impfung; simultan mit der Polioschluckimpfung und der Hib-Impfung (Abstände zu anderen Impfungen s. Tab. 7–3). Wiederimpfung im 6. Lebensjahr und danach alle 10 Jahre; nach schwerer Verletzung mit Blutverlust bereits nach 5 Jahren. **Cave!** Allergie gegen Quecksilber und For-

7.2 Standardimpfungen

Tab. 7-2: Transport und Lagerung

Impfstoff	Typ	Kühlkette	Lagern bei °C	Geöffnet verwendbar	Bemerkungen
BCG	lebend	nein	+2 – +8°	2 Std.	
Diphtherie „D"	Toxoid	nein	+2 – +8°	sofort	Gummistopfen-Amp. gekühlt, Verbrauch am gleichen Tag
Diphtherie für Erwachsene „d"	Toxoid	nein	+2 – +8°	sofort	Gummistopfen-Amp. gekühlt, Verbrauch am gleichen Tag
Tetanus	Toxoid	nein	+2 – +8°	sofort	Gummistopfen-Amp. gekühlt, Verbrauch am gleichen Tag
DT	Toxid	nein	+2 – +8°	sofort	je 50 IE
Td	Toxid	nein	+2 – +8°	sofort	50 IE Tet. + 5 IE Diphth.
Pertussis	tot	nein	+2 – +8°	sofort	
HIB	tot	nein	+2 – +8°	sofort	
Polio *(SABIN)*	lebend	ja	+2 – +8°	sofort	Großampullen innerhalb eines Tages verwenden
Polio *(SALK)*	tot	nein	+2 – +8°	sofort	
Masern	lebend	ja	+2 – +8°	sofort	
Mumps	lebend	ja	+2 – +8°	sofort	
Röteln	lebend	ja	+2 – +8°	sofort	
FSME	tot	nein	+2 – +8°	sofort	
Hepatitis B	tot	ja	+2 – +8°	sofort	
Tollwut	tot	nein	+2 – +8°	sofort	
Typhoral L	lebend	ja	+2 – +8°	–	nur jeweils 1 Kapsel entnehmen; Packung im Kühlschrank lassen
Influenza A + B	tot	nein	+2 – +8°	sofort	

Merke: Impfstoffe niemals einfrieren! (n. H. Stickl und H. G. Weber)

Tab. 7-3 a: Zeitabstand zwischen den einzelnen Impfungen bei Grundimmunisierung

Impfung vorausgehende und folgende Impfung	**Zeitabstand** (W = Wochen M = Monate J = Jahre)	
	Optimal	Minimal
DT		
DT 1/DT 1	4 W	2 W
DT 2/DT 3	12 W	6 W
DPT		
DPT 1/DPT 2	4 W	3 W
DPT 2/DPT 3	4 W	3 W
DPT 3/DPT 4	10 M	3 M
HiB		
HiB 1/HiB 2	8 W	
HiB 2/HiB 3	12 M	10 M
Polio oral		
Polio 1/Polio 2	6 W	4 W
Polio 2/Polio 3	6 W	4 W
T*) oder Td*)		
T (Td) 1/T (Td) 2	4 W	2 W
T (Td) 2/T (Td) 3	12 M	6 M

*) Bei ungeklärter Tetanus-Impf-Anamnese: Tetanus-Antitoxinbestimmung aus Serum.

7. Schutzimpfungen und passive Immunprophylaxe

Tab. 7-3b: Zwischen Lebendimpfungen sind folgende **Mindestabstände** angezeigt

NACH	ZU	ZEIT
Gelbfieber	Polio	2 Wochen
	Typhus	keine
	Masern	2 Wochen
	BCG	2 Wochen
Polio	Gelbfieber	4 Wochen
	Typhus	2 Wochen
	Masern	4 Wochen*
	BCG	4 Wochen
Typhus	Gelbfieber	keine
	Polio	3 Tage nach letzter Kapsel
	BCG	keine Angabe
	Masern	keine
Masern	Gelbfieber	4 Wochen
	Polio	4 Wochen*
	BCG	4 Wochen
	Typhus	keine
BCG	Gelbfieber	4 Wochen
	Polio	4 Wochen
	Typhus	keine Angabe
	Masern	4 Wochen

* Polio und Masern können bei Zeitmangel am selben Tag, sonst erst nach 4 Wochen gegeben werden.

Tab. 7-3c: Bei Anwendung von Immunglobulinen sind folgende **Mindestabstände** zu beachten

NACH	ZU	ZEIT
homologen Immunglobulinen	parenteralen Lebend-Virus-Impfstoffen wie Gelbfieber, Masern, Mumps, Röteln, Varizellen	3 Monate
parenteralen Lebend-Virus-Impfstoffen wie Masern, Mumps, Röteln, Varizellen: Gelbfieber:	homologen Immunglobulinen	2 Wochen 1 Woche

Impfungen mit abgetöteten Erregern oder Toxoiden erfordern keine Zeitabstände.

Komplikation: lokal

mol. **Häufigste Komplikation**: Lokalreaktion an der Impfstelle (passager). Es handelt sich um eine öffentlich empfohlene Schutzimpfung in allen Bundesländern.

7.2.2 Diphtherie-Impfung

Diphtherie-Impfung

Grundimmunisierung bis 24. Lebensmonat
Auffrischimpfung
Cave!
große Impfdosis nicht
- nach 8. Lebensjahr
- bei rheumatischer Karditis
- bei Quecksilber- und Formolallergie

Komplikationen: lokal

Totimpfstoff (Formoltoxoid). Grundimmunisierung bis 24. Lebensmonat; Auffrischimpfungen mit reduzierter Antigendosis „d". Gleiches Impfschema wie bei der Tetanus-Impfung. Applikationsart und Volumen des Impfstoffes s. Tab. 7–4. **Cave!** Große Impfdosis „D" nicht nach achtem Lebensjahr, nicht bei rheumatischer Karditis und nicht bei bekannter Allergie gegen Quecksilber und Formol. **Häufigste Komplikation**: Lokale passagere Schwellung am Injektionsort, sehr selten Neuritis (N. III), extrem selten immunogenetische Nephritis (Immunkomplexnephritis).

7.2 Standardimpfungen

Tab. 7-4: Applikationsart einiger wichtiger Impfstoffe (ohne Oralimpfstoffe)

Impfstoff	Injektionsart	Menge in ml	Kanüle (in Charrière)
BCG	intrakutan	0,1	21
D	i.m.	0,5	17–18
d	i.m.	0,5	17–18
T	i.m.	0,5	17–18
DT	i.m.	0,5	17–18
DPT	i.m.	0,5	17–18
HIB	i.m.	0,5	17–18
Masernimpfung	i.m. (s.c.)	0,5	17–18
Mumpsimpfung	i.m. (s.c.)	0,5	17–18
Rötelnimpfung	i.m. (s.c.)	0,5	17–18
Masern-Mumps-Impfung	i.m. (s.c.)	0,5	17–18
MMR-Impfung	i.m. (s.c.).	0,5	17–18
Tollwutimpfung	i.m.	1,0	17–18
FSME	i.m.	0,5	17–18
Choleraimpfung	i.m. (s.c.)	0,5–1,0	17–18
Hepatitis-B-Impfung	M. deltoid. (!)	1,0	17–18
humanes IgG gegen Tetanus	i.m.	bis 2,0 (u. evtl. mehr)	1–2
homologe Immunglobuline	tief i.m. (i.v. nur bei speziellen Präparationen)	2,0–10,0	1
heterologe Antiseren	tief i.m.	2,0–30,0 (verteilt auf mehrere Injektionsorte)	1
Influenza A + B	i.m.	0,5	1

(n. H. Stickl und H. G. Weber)

7.2.3 Pertussis-Impfung (P)

Vollbakterien-Totimpfstoff, kombiniert mit DT. Dosis 0,5 ml. Injektion 3x im 1. und als Auffrisch-Impfung im 2. Lebensjahr. **Cave!** Angeborene oder erworbene Zerebralschädigung und bei akuten oder chronischen Infekten. **Häufigste Nebenwirkung:** Fieber, lokale Reaktionen wie Rötung und Schwellung; in extrem seltenen Fällen Enzephalopathie.
Impfempfehlung: Die DPT-Impfung ist wieder für alle Säuglinge ohne Altersbeschränkung empfohlen; umfangreiche kontrollierte Studien (USA, Westeuropa, Japan) konnten zeigen, daß schwerwiegende Komplikationen bei DPT-geimpften Kindern nicht häufiger sind als bei nichtgeimpften.
Keuchhusten ist eine ernstzunehmende Erkrankung. Die neuen Ergebnisse und die steigende Zahl an Keuchhustenerkrankungen bewirkte die Änderung der Empfehlungen.

Pertussis-Impfung

1. Lebensjahr: 3 Injektionen
2. Lebensjahr: Auffrischimpfung
Cave:
Zerebralschädigung und akute/chronische Infekte

Impfempfehlung für alle Säuglinge!

7.2.4 Polio-Impfung

Polio-Impfung (SABIN)

Grundimmunisierung:
3 x Schluckimpfung ab 3. Lebensmonat
Auffrischung alle 10 Jahre
Cave: Immundefizienz
Polio-Impfung (SALK) nur bei immundefizienten Patienten

Trivalenter Schluckimpfstoff nach SABIN. Transport und Lagerung s. Tab. 7–2, Mindestimpfabstände zu anderen Impfungen s. Tab. 7–3. Grundimmunisierung: Dreimalige Schluckimpfung ab 3. Lebensmonat, Wiederholung alle 10 Jahre. **Cave!** Jegliche erworbene iatrogene oder angeborene Immundefizienz. **Häufigste Nebenreaktion:** Nach erstmaliger Impfung weichere Stuhlentleerungen, selten „Minor illness" mit Fieber und Kopfschmerz. **Impfung nach SALK mit Totimpfstoff** nur bei immundefizienten Patienten bzw. in Sonderfällen (s. Kap. 7–3).

7.2.5 Haemophilus influenzae (Typ b)-Impfung (Hi-b)

Hib-Impfung

Simultan mit DT-**Grundimmunisierung** vor dem 5. Lebensjahr
keine Kontraindikation bekannt
Nebenwirkung: lokal

Konjugierter Totimpfstoff, simultan mit DT-Grundimmunisierung (s. Tab. 7–1 u. 7–4), vorzugsweise im ersten und zweiten Lebensjahr (nicht mehr nach fünftem Lebensjahr). Keine Kontraindikation bekannt. **Häufigste Nebenwirkung:** Lokalreaktion an der Impfstelle; sehr selten urtikarielle und fein follikuläre Exantheme. Öffentlich empfohlene Standardimpfung für alle Säuglinge und Kleinkinder zur Verhütung von Haemophilus-Meningitis und Epiglottitis.

7.2.6 Masern-Impfung (M)

Masern-Impfung

vorzugsweise im 2. Lebensjahr kombiniert mit Mumps- und Röteln-Impfung
Cave: große Wärme-und Lichtempfindlichkeit
Kontraindikation:
- Immundefizienz
- hochgradige Hühnereiweißallergie
Nebenwirkungen

Attenuierte Impfviren (Lebendimpfstoff), bevorzugt kombiniert mit der Mumps- und Rötelnimpfung. Lebenslanger Schutz. Große Wärme- und Lichtempfindlichkeit (Kühlkette! s. Tab. 7–2). Bevorzugte Impfung im zweiten Lebensjahr, Nachholimpfungen jederzeit möglich. Angehrate über 98%. **Cave!** Jegliche angeborene oder erworbene Immundefizienz; bestehende hochgradige Hühnereiweißallergie.
Häufigste Nebenreaktionen: Bei 7% am 7.–9. Tag erhöhte Temperaturen, bei 3–5% diskretes makulo-papulöses, flüchtiges Exanthem hinter den Ohren. Extrem selten (1:1–2 Mill.) Enzephalitis mit guter Prognose.

7.2.7 Mumps-Impfung (M)

Mumps-Impfung

im 2. Lebensjahr kombiniert mit Masern- und Rötelnimpfung
Kontraindikation:
- Immundefizienz
- Hühnereiweißallergie
keine Komplikationen

Attenuierter Lebendimpfstoff, vorzugsweise kombiniert mit der Masern- und Röteln-Impfung (MMR); Impfung im zweiten Lebensjahr, Nachholimpfungen jederzeit möglich. **Cave!** Jegliche angeborene oder erworbene Immundefizienz; bestehende hochgradige Hühnereiweißallergie. **Komplikationen:** Nicht bekannt (Typ I-Diabetes wird nicht durch Impfung induziert). Öffentlich empfohlene Standardimpfung in allen Bundesländern, allein oder in Kombination mit dem Mumps- und Röteln-Impfstoff (MMR).

7.2.8 Röteln-Impfung (R)

Röteln-Impfung

- im 2. Lebensjahr
- zwischen 12 und 14 nur bei Mädchen
- Nachholimpfung bei nicht schwangeren Frauen
Kontraindikation:
- Frühschwangerschaft
- Immundefizienz
Komplikationen

Attenuierte Impfviren (HDC-Impfstoff: Frei von Fremdantigenen). Impfung im zweiten Lebensjahr bei beiden Geschlechtern, im zwölften bis vierzehnten Lebensjahr nur bei Mädchen. Nachholimpfung im gestationsfähigen Alter von Frauen nach Ausschluß einer Schwangerschaft, u. a. auch im Wochenbett. **Cave!** Impfung in der Frühschwangerschaft sowie von Patienten mit Immundefizienz jeglicher Art. **Häufigste Komplikation:** Rheumatoid (im zweiten und dritten Lebensjahrzehnt bei etwa 15%), flüchtig und mit guter Prognose. Öffentlich empfohlene Schutzimpfung in allen Bundesländern für beide Geschlechter im zweiten Lebensjahr, vorpubertär für Mädchen und für Röteln-empfängliche Frauen bis zum Ende der gestationsfähigen Zeit.

7.3 Sonderimpfungen (Indikationsimpfungen)

7.3.1 Tuberkulose-Schutzimpfung

Vermehrungsfähige, attenuierte bovine Tuberkulosebakterien (= BCG). 0.1 ml (= 1 Impfdosis) werden streng intrakutan (!) in die linke Hüfte injiziert. Die Impfung führt zur T-Zell-abhängigen Immunität (= Typ IV-Allergie) ohne Auftreten humoraler Antikörper. Sie verhindert nicht die tuberkulöse Infektion, hemmt jedoch die hämatogene Aussaat virulenter Tuberkulosebakterien und damit die Miliartuberkulose und Meningitis tuberculosa. Impfung nur bei Tuberkulin-negativen Personen, Säuglinge innerhalb der ersten sechs Lebenswochen, später nach Tuberkulinaustestung. **Cave!** Tuberkulinpositive Personen; Immundefizienz jeglicher Art, vor allem bei HIV-Infektionen. **Häufigste Komplikationen**: Impfulkus, BCG-Lymphadenitis. Öffentliche Empfehlung bei erhöhtem Infektionsrisiko. Unterschiedliche Regulierung in einzelnen Bundesländern.

7.3.2 Tollwut-Impfung

Virus-Totimpfstoff: a) HDC-Impfstoff, frei von Fremdantigen. Dosis 1.0 ml. **b)** HFE-Impfstoff mit minimalen Spuren von Hühnerfibroblasteneiweiß. Dosis 1,0 ml. Präexpositionelle, präventive Impfung am Tag 0, 7, 21. Postexpositionelle, therapeutische Impfung: Tag 0, 2, 4, 7, 21, 28 und 56. Auffrischimpfung nach Jahresfrist, dann alle drei Jahre zur Erhaltung schützender Immunität. **Cave!** HFE-Impfstoff nicht bei Hühnereiweißallergikern. **Häufigste Nebenreaktion**: Lokal. **Komplikationen:** Keine bekannt. Öffentlich empfohlene Schutzimpfung in den meisten Bundesländern bei postexpositioneller, therapeutischer Tollwutschutzbehandlung, besonders bei Hand-, Hals- und Gesichtsbissen durch tollwütige oder tollwutverdächtige Tiere. Im letzteren Fall Verabreichung von homologem Tollwutimmunserum in der Dosis von 20 E./kg Körpergewicht (simultan mit der ersten aktiven Immunisierung).

7.3.3 Frühsommer-Meningoenzephalitis-Impfung

FSME, CEE = Zentraleuropäische Enzephalitis, Zeckenenzephalitis. Virus-Totimpfstoff mit minimalen Spuren an Hühnerprotein aus der Zellkulturmatrix. Impfdosis 0,5 ml. Impfung am Tag 0, nach vier bis sechs Wochen, nach Jahresfrist (= Grundimmunisierung). Auffrischimpfung alle drei Jahre. Ab 13. Lebensmonat. Passive Immunprophylaxe **präexpositionell** mit 0,05 ml homologem Immunserum pro kg Körpergewicht i.m.; **postexpositionell** bis 72 (96) Stunden mit 0,2 ml homologem FSME-Immunserum/kg KG, i.m. **Cave!** Hühnereiweißallergie, floride allergische Manifestationen anderer Art. **Häufigste Nebenreaktionen** und Komplikationen: Lokalschwellung am Injektionsort mit Rötung; fraglich: Immunogenetische Polyneuritis. Öffentlich empfohlene Schutzimpfung bei erhöhtem Infektionsrisiko (unterschiedliche Rechtsregulation in den verschiedenen Bundesländern).

Sonderimpfungen (Indikationsimpfungen)

Tuberkulose-Schutzimpfung

Tuberkulose wird nicht verhindert aber hämatogene Aussaat von Tbk-Bakterien gebannt

Impfung nur bei:
- Tuberkulin-negativen Personen
- Säuglingen bis 6 Wochen, später nach Tuberkulintest

Cave: Immundefizienz
Komplikationen:
- Impfulkus
- BCG-Lymphadenitis

Tollwut-Impfung

HDC-Impfstoff
HFE-Impfstoff
präventive und therapeutische Impfung
Auffrischung nach Jahresfrist, dann alle 3 Jahre
Kontraindikation:
Hühnereiweißallergie
keine Komplikationen bekannt

Frühsommer-Meningoenzephalitis-Impfung

passive Immunprophylaxe
- präexpositionell
- postexpositionell

Kontraindikationen
– Hühnereiweißallergie
– allergische Manifestationen
Komplikationen: lokal

7.3.4 Hepatitis B-Impfung mit gentechnisch hergestelltem HBs-Antigen

Totimpfstoff. Dosis 0,5 ml. Drei Impfinjektionen innerhalb von sechs Monaten. Kontrolle der Immunantwort (zugleich Bestimmung des Zeitpunktes der Auffrischimpfung) durch Antikörperbestimmung. **Kurzdauernder Sofortschutz** mit hochtitrigem, homologem Immunserum innerhalb von 72 Stunden nach Exposition (0,2–0,4 ml pro kg KG). Keine Kontraindikationen. Komplikationen nicht bekannt (fraglich: Postvakzinale Mononeuritis). Öffentlich empfohlene Schutzimpfung für **Risikogruppen** (z. B. ärztliches Personal u. a.) sowie für Neugeborene von Hepatitis B-pos. Müttern (aktiv passive Simultanimpfung unmittelbar nach Geburt).

7.3.5 Hepatitis A-Impfung

(S. auch Kap. 7.4.3). **Totimpfstoff**. Dosis 0,5 ml. Zwei Impfinjektionen im Abstand von 4–12 Wochen sowie eine Injektion nach 6–12 Monaten. Wahrscheinlich lebenslange Immunität. **Passiver Sofortschutz** mit konventionellen Immunglobulinen (= Gammaglobuline). Keine Kontraindikationen. Keine Impfschäden bekannt.

7.3.6 Varizellen-Impfung

Lebendimpfstoff mit attenuiertem Windpockenvirus. Hochgradig licht- und wärmeempfindlich; Kühlkette! Hohe Kosten. Schutzdauer nicht bekannt. **Impfindikation** für exponierte, nicht immune Erwachsene in besonderer Situation (z. B. Schwestern auf geburtshilflichen Stationen u. a.), für nicht immune Kinder und Erwachsene mit angeborenen oder erworbenen Immundefekten. Die extrem gute Verträglichkeit dieser Lebendimpfung gestattet die aktive Immunprophylaxe auch bei schwereren Immundefekten. **Kontraindikationen** nicht bekannt; bisher keine Impfschäden. Keine öffentliche Empfehlung; freiwillige Indikationsimpfung.

7.3.7 Polio-Impfung nach SALK

Totimpfstoff nur bei **immundefizienten Patienten** bzw. in Sonderfällen. Grundimmunisierung: Dreimalige Injektion einer Impfdosis (0,5 ml) im Abstand von vier bis sechs Wochen; Auffrischimpfung alle drei bis fünf Jahre. **Cave!** Formolallergie; Unverträglichkeit von Al(OH)$_3$. Freiwillige Impfung mit besonderer Indikation (z. B. HIV-Positivität u. a.).

7.4 Reiseimpfungen

7.4.1 Gelbfieber-Impfung

Wenig attenuierter Lebendimpfstoff, hoch empfindlich gegen Licht und Wärme, Hühnereiweißbeimengung. **Indikation**: Reisen in Gelbfieberendemiegebiete des Tropengürtels in Afrika und Südamerika. **Cave!** Hühnereiweißallergien. Jegliche, auch leichte, angeborene oder erworbene passagere Immundefizienz. Keine Impfung vor Erreichen des 2. Lebensjahres. Thrombozytopenie. **Häufigste Nebenwirkungen**: Sehr selten Schockfragmente bei Hühnereiweiß-

---

Hepatitis B-Impfung

kurzdauernder Sofortschutz nach Exposition

keine Kontraindikation oder Komplikation

empfohlene Schutzimpfung für Risikogruppen

Hepatitis A-Impfung

wahrscheinlich lebenslange Immunität
passiver Sofortschutz durch Gammaglobuline

Varizellen-Impfung

teuer!
Schutzdauer unbekannt
gut verträglich
Impfindikation für
- exponierte, nicht immune Erwachsene
- nicht immune Kinder und Erwachsene mit Immundefekten

keine Kontraindikation oder Komplikation bekannt

Polio-Impfung (SALK)

nur bei **immundefizienten Patienten**
Grundimmunisierung
Auffrischimpfung
Cave: Formolallergie
freiwillige Impfung mit besonderer Indikation

Reiseimpfungen

Gelbfieber-Impfung

Indikation: Reisen in Gelbfieberendemiegebiete
Kontraindikationen:
– Hühnereiweißallergie
– Immundefizienz

Nebenwirkungen

allergie; passagere Blutdruckabsenkung bei Hypotonikern. **Schutzdauer**: 10 Jahre. Die Impfung darf nur von Gelbfieberimpfstellen durchgeführt werden.
Health regulations der WHO: Einreise und Ausreise in bestimmte Gelbfieberepidemiegebiete kann mit **Impfobligatorium** belegt werden. Zusätzliche **Impfpflicht** durch einige nationale Behörden. Freiwillige Indikationsimpfung.

7.4.2 Cholera-Impfung

Totimpfstoff, inaktivierte Vollbakterien mit hohem Gehalt an Lipopolysacchariden. Injektionsdosis 1.: 0,5 ml, 2.: nach 14 (möglich 8) Tagen nochmals 1,0 ml i.m. Induktion nur von IgM-Antikörpern; Schutzdauer daher nur vier bis sechs Monate. Der Mensch ist das einzige warmblütige Wesen, welches IgM-Antikörper über die Schleimhautoberfläche auszuscheiden vermag. **Cave!** Chronisch entzündliche Infektionen (z.B. chronische Cholelithiasis, Zystopyelitis u.a.), Alkoholgenuß und Insolation. **Häufigste Nebenwirkungen**: Lokalreaktion mit Beteiligung regionaler Lymphknoten, selten Temperaturanstieg (ca. 6–8 Stunden p.v.), Kopfschmerzen (besonders bei Migränepatienten), selten: feinfolliküläres allergisches Exanthem, Erythema nodosum an den Streckseiten der Extremitäten.
Health regulations und Indikation: Empfehlung der WHO nur für Personen, die in Endemiegebieten mit besonders hohem Infektionsrisiko arbeiten (z.B. Ärzte, Missionare). Keine Pflichtimpfung. Nach WHO-Empfehlung: Auffrischimpfung alle sechs Monate bei Daueraufenthalt in Endemiegebieten. Reine Individualimpfung ohne Wirksamkeit auf die Seuchendynamik (daher fehlendes öffentliches Interesse nach BSeuchG und den WHO-Regulationen).

7.4.3 Hepatitis A-Prophylaxe

Totimpfstoff mit Antigen-Epitopen des Hepatitis A-Virus (s. Kap. 7.3.5). **Kontraindikationen und Komplikationen** sind bisher nicht bekannt. Sofort verfügbarer Hepatitis A-Schutz für antikörpernegative Reisende mit hohem Hepatitis A-Infektionsrisiko mit konventionellen Immunglobulin G-Präparaten (Gammaglobuline als passive Immunisierung). Richtdosis für Erwachsene: 5 ml Gammaglobuline, bzw. 2 ml spezielles Hepatitis A-Immunglobulin. Richtdosis für Kinder: halbe Erwachsenendosis.

7.4.4 Weitere Reiseimpfungen

Zu den **Reiseimpfungen** können, je nach Indikation, auch die Impfungen gegen die FSME, Hepatitis B, Tollwut sowie die Polio-Schluckimpfung zählen.

7.5 Passive Immunisierung

Heterologe Antiseren haben das Tier als Spender der Immunglobuline. Ihre Injektion kann daher beim Menschen zur *Anaphylaxie* und bei wiederholter Applikation zum *anaphylaktischen Schock* führen. Sorgfältige Anamnese, evtl. Vorprobe können unumgänglich werden.
Heterologe Antiseren wurden in der letzten Dekade durch **homologe** (vom Menschen stammende) **Antiseren** weitgehend ersetzt. Es gibt sie noch als Therapie bzw. *sofortige Kurzprophylaxe* gegen Diphtherie, Botulismus, Giftschlangenintoxikation, Digitoxinüberdosierung und -vergiftung u.a.

7. Schutzimpfungen und passive Immunprophylaxe

homologe Antiseren (Mensch ist Spender)
Anwendung und Indikationspalette homologer IgG-Präparate

Homologe Antiseren enthalten von menschlichen Spendern isolierte Immunglobuline. Sie werden bei sachgerechter Anwendung und Indikationspalette homologer IgG-Präparate gut vertragen. Bei intravenös zu applizierenden Präparaten (z. B. Varizella-Immunglobulin) wurde der antikomplementäre Faktor entfernt. Alle anderen homologen Antiseren müssen, entsprechend dem Beipackzettel, intramuskulär appliziert werden. Es gibt homologe Immunglobuline gegen Diphtherie (nur in der Schweiz), FSME, Hepatitis A und B, Röteln, Tetanus und Tollwut. Spezielle homologe Immunglobulinpräparate gegen Keuchhusten und Mumps erwiesen sich hinsichtlich ihrer Wirksamkeit von zweifelhaftem Wert. Konventionelle, multifaktorielle Immunglobuline mit entsprechendem Antikörperanteil haben sich in der Prophylaxe von Masern (Degkwitz-Prophylaxe) sowie von Hepatitis A-Infektionen bewährt.

sofortige Wirksamkeit in Prophylaxe und Therapie
Halbwertzeit: 28 Tage

Die **Wirksamkeit in Prophylaxe und Therapie** mit homologen Immunseren setzt sofort ein; die Halbwertzeit liegt bei 28 Tagen. Die Dosierung beträgt präventiv 0,05 ml bis 0,2 ml pro kg KG. Die therapeutische Dosierung, meist zweifelhaften Wertes, liegt um das Fünf- bis Zehnfache höher.

aktive Immunisierung (= Impfung) ist der passiven Antiserumgabe meist überlegen

Die protektive Wirksamkeit homologer Antiseren gegen bestimmte Infektionskrankheiten ist nicht in gleichem Umfange sicher wie die aktive Immunisierung, bei der Schutzraten von über 98 % erzielt werden. Die Schutzraten bei passiver, präventiver Immunisierung liegen zwischen 70 (FSME) und über 90 % (Masern).

7.5.1 Diphtherie-Antitoxin

Diphtherie-Antitoxin

Schockgefahr!

Dosierung
– bei Diphtherieverdacht
– zur Prophylaxe gleichgleichzeitig Antibiotikaprophylaxe

Therapie
• bei den ersten toxischen Anzeichen
• bei Diphtherie Krupp
• bei Unverträglichkeitsreaktion Unterbrechung der Injektion
• bei Dyspnoe, Schockfragmenten oder Schock Adrenalin i. v.

keine **Kontraindikationen** bei vitaler Indikation

Fermoserum (an Ballaststoffen ärmeres) antitoxisches Pferdeserum. **Cave!** Schockgefahr! Pro ml mindestens 4000 N. E. Antitoxin. Zusatz von Phenol (2,6 mg/ml). **Dosierung**: Bei Verdacht und zur Prophylaxe 4000 N. E. Diphtherie-Antitoxin (begrenzter Schutz für acht bis 10 Tage). Gleichzeitige Antibiotikaprophylaxe. Diphtherieverdacht besteht bei nicht geimpften Personen, die Kontakt zu Diphtheriekranken hatten. **Therapie**: Noch vor Eintreffen des Ergebnisses mit bakteriologischer Untersuchung Verabreichung von 250 N. E./kg KG, bei den ersten toxischen Anzeichen 1000 N. E./kg KG, bei Diphtherie Krupp 10000 I. E. mit mehrfacher Wiederholung. In der Regel i. m.-Injektion, bei toxischer Diphtherie und Diphtherie Krupp i. v.-Applikation. Bei den ersten Anzeichen von Unverträglichkeitsreaktionen Unterbrechung der Injektion. Bei Dyspnoe, Schockfragmenten oder Schock Adrenalin i. v. (0,4 ml, nach kurzer Pause unter Pulskontrolle 0,6 ml). Hochdosierte i. v.-Verabreichung löslicher Kortikosteroide in hoher Dosis. Evtl. i. v.-Volumenauffüllung, Sauerstoffmaske. Keine **Kontraindikationen** bei vitaler Indikation: Bei toxischer Diphtherie: Vorausgabe von hochdosiertem Cortison i. v. und nachfolgend Diphtherieantitoxin in physiologischer Kochsalzlösung 1:4 verdünnt, langsam i. v. Diphtherie-Antitoxin vom Pferd ist wärmeempfindlich: Lagerung im Kühlschrank zwischen +2 °C und +8 °C.

7.5.2 Botulismus-Antitoxin

Botulimus-Antitoxin

bei vitaler Indikation
Dosierung
Schockgefahr!
keine Kontraindikationen

Polyvalentes heterologes Immunserum vom Pferd gegen C.botulinum Typ A, B, E. Nur zur Therapie des Botulismus. **Dosierung**: Initialdosis 500 ml i. v. Kinder und Erwachsene erhalten die gleiche Dosis. Je nach Erkrankungsgrad intralumbale Instillation von 20 ml. **Kontraindikationen**: Keine, da stets vitale Indikation! Cave! s. Diphtherie-Antiserum.

7.5 Passive Immunisierung

7.5.3 Schlangengift-Immunserum

Polyvalentes, antitoxisches heterologes Antiserum vom Pferd, jeweils für Europa, Nordafrika, Zentralafrika sowie vorderer und mittlerer Orient. Kühllagerung zwischen +2 °C und +8 °C. **Cave!** Allgemeine Regeln bei Injektion heterologer Immunseren s. Diphtherieantitoxin. **Kontraindikationen**: Keine, wenn vitale Indikation. Simultane i. v.-Verabreichung wasserlöslicher hochdosierter Kortisonpräparate (z. B. Urbason 2000, i. v.). **Spätkomplikationen**: Wie bei allen heterologen Seren (s. 7.5.1) Serumkrankheit, immungenetische Neuritis und Immunkomplexnephritis.

7.5.4 Digitoxin-Immunserum

Monovalentes, heterologes Immunserum vom Hammel, hochgereinigt und von heterologen Ballaststoffen befreit. Lagerung zwischen +2 °C und +8 °C. Gleiche Vorsichtsmaßnahmen wie bei allen heterologen Antiseren. **Indikation** bei Digitalisintoxikation. **Kontraindikationen** bei vitaler Indikation bestehen nicht. **Spätkomplikationen** sind selten (s. 7.5.3).

7.5.5 Tetanus-Immunserum

Homologes Antiserum, monovalent. Lagerung bei +2 °C bis +8 °C. 250 I. E. Antitoxin/ml Serum. **Indikation**: Prophylaxe des Tetanus bei nicht immunisierten, frisch verletzten Personen; Therapie des klinisch manifesten Wundstarrkrampfes. **Verabreichung** subkutan. **Dosierung**: Simultanprophylaxe mit 250 I. E. und 0,5 ml Tetanus-Adsorbatimpfstoff an unterschiedlichen Injektionsstellen. **Therapie**: 5000–10 000 I. E. mit Wiederholung von je 3000 I. E. nach mehreren Stunden bzw. nach Tagesfrist. **Cave!** Akzidentelle i. v.-Applikation. **Kontraindikation**: Keine. Bei manifestem Tetanus Revision des Wundgebietes sowie Antibiotikatherapie. Bei eventuellen Schockfragmenten nach Injektion Adrenalin und hochdosiert Kortikosteroide i. v. (hyperergische Reaktion bei akzidenteller i. v.-Injektion an Anti-IgA-Auto-Antikörperträger: einmal auf ca. 600 Personen).

7.5.6 Homologes Diphtherie-Antiserum

In der Bundesrepublik nicht erhältlich (im Notfall beziehbar aus der Schweiz). Applikation nach antitoxischer Validität (s. Beipackzettel). Kautelen wie bei 7.5.5. Das homologe Diphtherieantitoxin ist in Deutschland nicht zugelassen. Im Epidemiefall Sondergenehmigung durch Gesundheitsbehörden notwendig.

7.5.7 Tollwut-Immunglobulin

Homologes antivirales Antikörperpräparat. Kühllagerung. **Dosierung:** 20 I. E./kg KG. Applikation i. m., simultan mit aktiver Immunisierung innerhalb von 96 Stunden nach Tollwutexposition, insbesondere bei Bissen tollwütiger Tiere im Gesichts-, Hals- und Handbereich. **Kontraindikationen**: Keine, da vitale Indikation. Kautelen wie bei 7.5.5.

Schlangengift-Immunserum

Schockgefahr!

keine Kontraindikation bei vitaler Indikation

Spätkomplikationen wie bei allen heterologen Seren

Digitoxin-Immunserum

bei Digitalisintoxikation

keine Kontraindikation bei vitaler Indikation

Tetanus-Immunserum

homologes Antiserum
passive, prophylaktische und postexpositionelle Tetanusimmunisierung

Dosierung

Cave!
akzidentelle i. v. Applikation
keine Kontraindikation
bei manifestem Tetanus gleichzeitige Antibiotikatherapie

homologes Diphtherie-Antiserum

in Dtld. nicht erhältlich

im Epidemiefall Sondergenehmigung durch Gesundheitsbehörden notwendig

Tollwut-Immunglobulin

simultan mit aktiver Immunisierung

innerhalb von 96 Stunden nach Tollwutexposition
keine Kontraindikation

7.5.8 FSME-Immunglobulin

FSME-Immunglobulin

kurzdauernder Sofortschutz
Indikation:
- präexpositionell bei nicht immunisierten Personen mit hohem Expositionsrisiko
- postexpositionell innerhalb 72 Std. nach Zeckenstich

Homologes antivirales Immunglobulin gegen das Virus der Frühsommermeningoenzephalitis (Zeckenenzephalitis). Kühllagerung. **Indikation** präexpositionell bei nicht immunisierten Personen mit hohem Expositionsrisiko und indiziertem Sofortschutz. **Dosierung**: 0,05 ml/kg KG. Postexpositionell innerhalb 72 (96) Stunden nach Zeckenstich im Endemiegebiet bei nicht immunen Personen: 0,2 ml/kg KG i.m. Kautelen wie bei 7.5.5. Simultanprophylaxe mit aktiver Immunisierung ist möglich, wenn auch nicht empfehlenswert (mögliche Lokalreaktion durch lokale Immunkomplexbildung; Abschwächung der aktiven Immunisierung).

7.6 Zukunft von Schutzimpfungen

Zukunft von Schutzimpfungen

Entwicklung **multifaktorieller Impfstoffkombinationen** gegen eine Vielzahl von Erregern →
Schutz bei Immunschwäche

Es ist voraussehbar, daß **multifaktorielle Impfstoffkombinationen** entwickelt werden mit dem Ziel, mit einer einzigen oder nur wenigen Impfinjektionen gegen eine Vielzahl von Erregern immunisieren zu können. Eine analoge Entwicklung zeichnet sich der passiven Immunisierung mit monoklonalen Antikörpern ab, so daß immungeschwächte Personen, z.B. nach zytostatischer Chemotherapie oder mit manifester AIDS-Erkrankung, gegen opportunistische Erreger (z.B. Zytomegalie-Virus) geschützt werden können.

neue Entwicklungen haben internationale Auswirkungen und ändern eingefahrene Impfgewohnheiten

Mit der Entwicklung multifaktorieller Impfstoffe werden sich auch in Zukunft die Impfpläne ändern. Schutzimpfungen sind für die heutige Gesellschaft mit großer Wohndichte und großer Fluktuation – also mit idealen Bedingungen für die Übertragung gefährlicher Erreger – ein Segen: Es wäre uns ohne Impfungen zudem nicht möglich, in alle Erdteile ohne Risiko zu reisen! Schutzimpfungen haben nicht nur Tod und Siechtum bei uns verhindert, sondern auch die Welt offener gemacht.

8. Compliance in Diagnostik und Therapie

B. Fischer

8.1 Compliance versus Noncompliance

> Die Compliance ist das Maß der Übereinstimmung einer getroffenen Vereinbarung zwischen Patient und Arzt, um ein abgesprochenes und akzeptiertes Diagnostik- oder Therapieziel zu erreichen. Compliance ist eine **Subjekt-Subjekt-Beziehung**.

Neben der Arzt-Patienten-Beziehung haben weitere partnerschaftliche Beziehungen im ärztlichen Bereich in den letzten Jahren eine hohe Bedeutung erlangt. Diese Beziehungen betreffen nichtärztliche Mitarbeiter, Selbsthilfeorganisationen, Verwaltungen, Versicherungsträger, Apotheker, Medizinjournalisten und schließlich auch Familie und Beruf.

Die **Noncompliance** ist laut Nomenklatur der Katastrophenmediziner als lautlose Gefahr zu kennzeichnen, die unter den unten aufgeführten Bedingungen zur Katastrophe im Leben des Individuums führen kann, jedoch nicht führen muß. Nachfolgend einige wichtige *Gefahrenaspekte*, wobei der erste Punkt jedoch einen positiven Aspekt betrifft:

- Die Möglichkeit der Noncompliance ist für die Existenz eines nichtautoritären Systems grundsätzlich notwendig (partnerschaftliche Beziehung und Selbstbestimmung setzen die Möglichkeit zur Noncompliance voraus; ansonsten wäre die Compliance einem Dressurakt gleichzusetzen).
- Vereinzeltes Auftreten überhöhter Noncompliance-Werte kann bereits schädlich sein.
- Es kann zu einer bedrohlichen Reaktion durch überhöhte Noncompliance-Werte kommen (z.B. Nichteinnahme von Herztabletten – Herzinsuffizienz – Herzversagen).
- Hohe Noncompliance in bestimmten Bereichen kann nicht immer durch erhöhte Compliance in anderen Bereichen ausgeglichen werden (z.B. vermehrte Noncompliance bei Tabletten durch erhöhte Compliance bei Bewegung).

Diese „lautlose" Gefahr der Noncompliance hat im medizinischen Bereich folgende **Auswirkungen**:

- Der Patient erreicht sehr oft das gewünschte Therapieziel nicht.
- Der Arzt hat oft keine Therapiekontrolle und kein Feedback, zum Beispiel der Arzneimittelwirkung.
- Der Pharmakologe hat keine adäquate Beurteilung des Therapieerfolges.
- Die Krankenversicherungen/Rentenversicherungen investieren umsonst Geldmittel und müssen auch noch die Folgekosten der Noncompliance tragen.
- Bei wissenschaftlichen Untersuchungen steigen die erforderlichen Stichprobenumfänge unverhältnismäßig hoch an. Hier gilt der Kernsatz:

> Nicht die Noncompliance als solche, sondern das **unbekannte Ausmaß der Noncompliance** ist die *lautlose Gefahr*.

Das heißt: Arzt und Patient sollen sich über das Ausmaß ihrer Noncompliance bzw. Compliance klar sein. Erst dann ergeben sich strategische Möglichkeiten zur Verbesserung.

Compliance versus Noncompliance

Definition
←

Erweiterung der complianten Partner:
- ärztliche Mitarbeiter
- Versicherung
- Apotheker
- Selbsthilfegruppen

Noncompliance – eine „lautlose Gefahr"?

Gefahrenaspekte der Noncompliance

Partnerschaftliche Beziehung kann zur Noncompliance führen

überhöhte Noncompliance im Medikamentenbereich

nicht immer Ausgleich zwischen Compliance- und Noncompliance-Bereichen

Auswirkungen der Noncompliance:
- Therapieziel wird nicht erreicht
- keine Therapiekontrolle
- mangelnde Therapiebeurteilung
- gestörtes „Preis-Leistungs-Verhältnis" für Sozialversicherungsträger
- Konsequenzen für wissenschaftliche Untersuchungen

eigentliche Gefahr der Noncompliance:
←

8.2 Compliance-Meßmethoden

Differenzierte Untersuchungstechniken zur Bestimmung der Noncompliance zeigten in den letzten Jahren, daß die festgestellte Compliance und Noncompliance wesentlich von den Untersuchungsmethoden abhängt. Es werden **drei Methoden** unterschieden: *Selbstbeurteilung, Fremdbeurteilung* und *Leistungsbeurteilung.*

Die Selbstbeurteilung mit Hilfe der *Interviewtechnik* kann mit erheblichen Fehlermöglichkeiten behaftet sein. Einfaches Nachfragen und die Anwendung der Technik *„Vorwegnahme negativer Argumente"* erhöhen beim Arzt die Sicherheit seiner Aussage über die Noncompliance um mehr als 40 % (der Arzt überschätzt die Compliance seiner Patienten normalerweise immer). Ein Beispiel für die Technik der Vorwegnahme negativer Argumente:

Mit Fragen wie: „Oft ist es ja einem lästig, oder man hat mal keine Zeit, die Medikamente vorschriftsmäßig einzunehmen, ist es Ihnen auch so ergangen, oder ...?" äußert man sein Verständnis für non-compliantes Verhalten. Nicht jedoch mit der Frage: „Haben Sie die Tabletten regelmäßig genommen?"

Diese Interviewtechnik erlaubt im Anschluß daran auch, weitere Parameter der Noncompliance zu erfassen, wie z. B. Dosisfehler, Frequenzfehler, nicht erlaubte Pausen, Durchführung nach einem falschen Modus, Durchführung zur falschen Zeit und zusätzliche Medikation.

Fremdbeobachtung: Hier können Kontaktpersonen befragt werden. Diese fremdanamnestischen Angaben sind bei älteren Patienten sehr wertvoll.

Leistungsbeurteilung: Biochemische *Untersuchungen* der Körperflüssigkeiten auf Arzneimittel bzw. deren Metaboliten oder auf Markersubstanzen sind aufwendig und sagen nur aus, daß der Patient die Medikationen genommen hat. Oft können keine Schlüsse über die Regelmäßigkeit der Einnahme gezogen werden. Eigene Untersuchungen an über 1600 Patienten ergaben eine mittlere Compliancerate einer morgendlichen Medikamenteneinnahme (Riboflavin) zwischen 48 % und 54 %!

Therapiebeobachtungen: Beim Durchschnittspatienten kann bei genauer Durchführung einer Behandlung eine bestimmte Wirkung dieser Behandlung, wie z. B. Gewichtsreduktion, erwartet werden.

8.3 Compliance-Bereiche

Folgende Bereiche spielen bei der Compliance, die sich auf Arzneimittelverordnungen bezieht, eine Rolle:

- Arztbereich
- Patientenbereich
- Tabletten- und Verordnungsbereich
- Bereich der vertrauensbildenden Maßnahmen
- Erkrankungsbereich
- Packungsbeilagenbereich

8.3.1 Arztbereich

Das **Gespräch** ist das wichtigste compliancefördernde Instrument. Neben dem Therapieziel hat der Arzt beim Gespräch folgende Ziele vor Augen: *Aufbau persönlicher Beziehung, Abbau von Angst* und *Aufbau von Motivation,* ferner *Neutralisation* der Informationen von Presse, Rundfunk, Fernsehen und von Packungsbeilagen.

Der Arzt kann durch folgende Faktoren **compliancefördernd** wirken:
- **Freundlichkeit** und **Respekt** gegenüber dem Patienten.
- **Empathie** (Echtheit, Wärme, Einfühlung, Optimismus), anteilnehmende Rückformulierung dessen, was der Patient gesagt hat, in seinen eigenen Wor-

---

Compliance- Meßmethoden

Feststellung der Compliance/Noncompliance hängt von der Untersuchungsmethode ab

Selbstbeurteilung
Interviewtechnik
Vorwegnahme negativer Argumente

Beispiel für Vorwegnahme negativer Argumente

Erfassung weiterer Parameter der Noncompliance, z. B.
- Dosisfehler
- Frequenzfehler

Fremdbeobachtung

Leistungsbeurteilung:
- Biochemische Untersuchung

- Therapiebeobachtung

Compliance-Bereiche

Arztbereich

Gespräch als wichtigstes Instrument
Gesprächsziele

Compliancefördernde Faktoren
- Freundlichkeit und Respekt
- Empathie

8.3 Compliance-Bereiche

ten, auf das Wesentliche beschränkt, mit Verständnis für die Gefühle des Patienten. In einem feststellenden Tonfall wiederholt er das, was der Patient gerade ausgedrückt hat.
- Genaues **Beobachten** und **Zuhören**: Beim Erstgespräch sollte eine Zeitdauer von mindestens 15 Minuten für das Gespräch eingeplant werden.
- **Positive Gegenseitigkeit**: Dialogfähigkeit und kooperatives Verhältnis zwischen dem Subjekt Arzt und dem Subjekt Patient. Möglichkeit zur freundlichen Konfrontation mit dem Partner.
- **Leitbildfunktion**: Ein rauchender Arzt wird schwerlich einen Patienten zum Nichtraucher machen. Ein adipöser Arzt wird schwerlich den Patienten zum Abnehmen bewegen können.
- Von der **Wirksamkeit** der Therapie **überzeugt sein**. Wirklichkeitsbezogene Krankheitserwartung des Arztes und wirklichkeitsbezogene Complianceerwartungen des Arztes.

– beobachten und zuhören

– gegenseitiges Vertrauen

– Leitbildfunktion

– Überzeugtsein von der Therapie

8.3.1.1 Das subjektive Krankheitsmodell des Patienten als Einflußgröße für die Compliance

Subjektives Krankheitsmodell des Patienten

Der Patient hat meist kein geschlossenes, sondern nur ein punktuelles **Krankheitskonzept**. Dies ist die Summe aller Deutungen, Erklärungen, Vorhersagen, Meinungen bzgl. der Störungen des Gesundheitszustandes. Die Krankheitskonzepte der Ärzte sind meistens mit denen der Patienten nicht deckungsgleich.

Zum Beispiel können Patienten, die eine Fraktur erlitten haben, folgendes äußern: „Gerade bei der Silvesterfeier in den Ferien mußte es passieren. Ich habe das erste Mal in meinem Leben so lange gefeiert ... und schon kommt die Strafe." (= *psychodynamische Krankheitstheorie*; Fehlleistung als Ausdruck einer Ambivalenz). (Becker, H.)
„Ich habe den Krebs für die ganze Familie auf mich genommen." (Becker, H.)
„Ich habe mich zu stark mit meiner Kollegin identifiziert, dadurch habe ich es vielleicht bekommen." (= *magische Krankheitstheorien*). (Becker, H.)

psychodynamische Krankheitstheorie

magische Krankheitstheorie

Die subjektiven Krankheitstheorien können von der Art und Dauer der Erkrankungen, von der Lebensgeschichte und der Persönlichkeit, von der herrschenden Wissenschaftstheorie, von einem magischen Denken und von einem reaktiven Kausalbedürfnis abhängen.
Open-end-Fragen (wer, wie, was, wo, warum?) helfen, die krankheitsspezifischen und behandlungsspezifischen Vorstellungen des Patienten zu erfahren und mit ihm dadurch ins Gespräch zu kommen.

Krankheitsvorstellungen des Patienten durch Open-end-Fragen

8.3.1.2 Kenntnis des Problemlösungsmodells des Patienten

Problemlösungsmodell des Patienten

Auch hier sind die Open-end-Fragen notwendig, um zu erfahren: wie nimmt der Patient die jetzige Krankheitssituation wahr, wie beurteilt er sie und wie verhält er sich. Verhält er sich *konstruktiv/destruktiv*, *aggraviert* er oder *minimisiert* er, *negiert* er oder *akzeptiert* er, verhält er sich *kooperativ* oder *nicht kooperativ*.
In diesem Problemlösemodell spielt unter anderem die **Betroffenheit des Arztes** eine große Rolle. Je betroffener sich der Arzt zeigt, desto schwerer wird beim Patienten die eigene Krankheit eingeschätzt, und danach wird dann das Verhalten bestimmt. **Das Alter des Arztes** ist eine weitere wichtige Variable. Bei älteren Ärzten ist die Compliance der Patienten höher als bei jüngeren Ärzten. Dies ist unabhängig vom Alter der Patienten. Möglicherweise billigen die Patienten dem älteren Arzt einen höheren Sozialstatus zu. Die Compliance scheint um so höher zu sein, je höher der Status des Informierenden war.

- abhängig vom Patienten
  – konstruktiv/destruktiv
  – aggravierendes/minimisierendes Verhalten
  – negierendes/akzeptierendes Verhalten
  – kooperativ/nicht kooperativ
- Eigenschaften des Arztes
  – Betroffenheit

– Alter

– hoher Status des Arztes
  → steigende Compliance

8.3.1.3 Informationspsychologische Gesprächsregeln und Sozialsprache

Grundregeln des ärztlichen Gespräches sind:
- Kurze Sätze bilden. Langsam und deutlich reden. Zusammengehörendes in einem Satz bringen (Satz sollte nicht länger als 5 Sek. sein). Eine Information pro Satz.
- Pro Zeiteinheit so wenig wie möglich Information anbieten. Bekannte Ausdrücke, Modelle gebrauchen (an Vorkenntnisse anknüpfen). Fremdwortarm sprechen. Wesentliches wiederholen. Voranstellen der wichtigsten Beratungsziele.
- Nach wenigen Sätzen den Gesprächspartner ebenfalls in wenigen Sätzen zu Wort kommen lassen. Das Gesagte vom Gesprächspartner in dessen Worten wiederholen lassen; auch vereinbarte Strategieanweisung (was tue ich, wenn ...) sollten durch den Partner (Patient) wiederholt werden. Der Patient sollte zum Fragen aufgefordert werden.
- Bewußtsein und Strategien für unbewußte *rhetorische Fallen* des Patienten entwickeln.

Was würden Sie antworten, wenn ein Patient zu Ihnen sagt: „Warum gibt es eigentlich weniger alte Ärzte als alte Raucher?"
„Durchs Leben gerollt ist besser als durchs Leben geklappert."

Äußere Faktoren zur Förderung der Compliance sind: Vermeidung von Wartezeiten und organisationsbedingten Unbequemlichkeiten.

8.3.2 Patientenbereich

Beim Patienten liegen Bedingungen für eine hohe Compliance vor, wenn zumindest einer der folgenden Faktoren zutrifft:

> - Die zurückliegende Krankheitserfahrung war positiv.
> - Die zurückliegende Erfahrung mit Tabletten war positiv.
> - Die zurückliegende Erfahrung mit Ärzten war positiv.
> - Die Behandlung stimmt mit den sogenannten „health beliefs" überein, der Patient fühlt sich anfällig für die Krankheit oder ihre Komplikationen.

So haben Erkrankungen, bei denen Therapiefehler sofort mit Verschlechterung des Befindens einhergehen (z.B. Niereninsuffizienz) eine hohe Compliance. Auch bei Medikamenteneinnahme, bei der ein großes Eigeninteresse im Vordergrund steht (Einnahme von Kontrazeptiva) ist normalerweise eine hohe bis sehr hohe Compliance zu verzeichnen.

Weiterhin ist **compliancefördernd**: Der Patient glaubt, die Erkrankung könne schwere Konsequenzen für sein Leben haben. Der Patient glaubt, das medikamentöse Behandlungsprogramm sei sehr effektiv. Für die Behandlung besteht ein hoher sozialer Anspruch. Es besteht keine zu hohe Arbeitsorientierung. Zwischen Arzt und Patient bestehen keine zu großen sozialen Unterschiede. Der Arzt ist älter.

In eigenen Untersuchungen wurden folgende complianceerhöhende Faktoren nachgewiesen: Vormedikation, mehr als zwei Risikofaktoren, arbeitsunfähig im Arbeitsverhältnis, arbeitsfähig im Arbeitsverhältnis, Verbesserung des Befindens während der Medikation.

Folgende Merkmale scheinen mit einer **niedrigen Compliancerate** verbunden zu sein: Hohe *Arbeitsorientierung*. Dies gilt nicht für die Medikation mit Tranquilizern. Zu hoher *Angstpegel*. *Wohlbefinden* während der Medikation (z.B. bei Antibiotikatherapie). *Vergeßlichkeit* (dies ist der am häufigsten angegebe-

8.3 Compliance-Bereiche

ne Grund bei mangelnder Compliance). *Soziokultureller Hintergrund* (Einstellung des Ehepartners, der Familie, der Kollegen zu medikamentöser Therapie). *Negatives Gesundheitsbewußtsein. Unfähigkeit, Lebensgewohnheiten zu ändern* (mangelndes Wollen oder Können oder beides) z. B. bei chronischem Alkoholismus, Nikotinabusus, exzessiven Ernährungsgewohnheiten.

Eigene Untersuchungen zeigten auf, daß weitere Merkmale mit einer niedrigen Compliance gekoppelt sind: *Arbeitslosigkeit/Arbeitsunfähigkeit* oder *Arbeitslosigkeit/Arbeitsfähigkeit, Scheidung, keine Vormedikation, Zunahme der Beschwerden* am Anfang der Behandlung, *Nikotinabusus/Alkoholabusus*. Abschließend sei noch einmal betont, daß komplizierte Anordnungen die Compliancerate sofort absenken.

- Einstellung des sozialen Umfeldes
- negatives Gesundheitsbewußtsein
- mangelnder Wille

weitere Faktoren für niedrige Compliance

8.3.3 Tabletten- und Verordnungsbereich

Tabletten und Verordnungsbereich

In diesem Bereich scheinen folgende Maßnahmen compliancefördernd zu sein:
- Fragen. Wichtig erscheint die Katalogfrage: „Welche Einnahmeform bevorzugen Sie? Tabletten, Tropfen, Zäpfchen?" Mit Beantwortung dieser Frage kommt es dazu, daß sich der Patient zu seinen eigenen Gedanken verpflichtet.

Selbstverpflichtung

- Einfaches, klares Dosierungsschema. Schriftliche und mündliche Instruktion über Art, Dosierung und Zeitpunkt der Medikamenteneinnahme sind unbedingt notwendig.

Dosierungsschema

- Auf den Verordnungszettel ist hinter jedes Medikament die **Hauptwirkung** zu schreiben.

Hauptwirkung auf Verordnungszettel schreiben

- Der Patient muß die **Instruktionen** lesen können.

leserliche Instruktionen

- Aufklärung über den Wirkungseintritt der Tabletten und Aufklärung über die Frage: Warum muß nach Wirkungseintritt (z.B. Wohlbefinden, Entfieberung usw.) die Medikation weiter eingenommen werden?

Aufklärung über Wirkungseintritt und Länge der Medikation

- Nicht mehr als **drei Handlungsanweisungen**. Die wichtigste Verordnung muß an die erste Stelle gerückt werden. Die Information, die wir dem Patienten geben, muß eingeteilt werden, er muß auf diese Einteilung hingewiesen werden. Es ist dabei zu beachten, daß die Patienten umso weniger wissen wollen je älter sie sind und je geringer die Schulbildung ist. Die Information stellt somit eine notwendige, aber nicht hinreichende Bedingung für die Compliance dar.

max. 3 Handlungsanweisungen

- Leicht zu öffnende Tablettenpackungen, kleine Tabletten, gutschmeckende Tabletten.

Tablettenakzeptanz

- Der Patient sollte **Instruktionen wiederholen**, um Mißverständnissen vorzubeugen. 70 % der Patienten wissen unmittelbar nach Verlassen des Sprechzimmers des Arztes nicht mehr genau, was der Arzt zu ihnen gesagt hat (hoher Angstpegel).

Wiederholung der Instruktion

Die Abschlußfragen: Sind Sie mit der Medikation einverstanden? Was halten Sie davon?, erlauben ein kleines **Feedback**!

Feedback

Umgang des älteren Patienten mit Arzneimitteln: *Demonstration* darüber, wie ein Medikament aus der Packung zu entnehmen ist. *Darreichungsform*, die die Feinmotorik oder das Sehvermögen nicht überfordern. *Notieren der Gebrauchsanweisung* in einfachen Worten und lesbar. *Einfaches Therapieschema*. Einnahme an *feste Tagesrhythmen* koppeln. *Üben* der Einnahme. *Überprüfen*, ob Patient *Schwierigkeiten* mit Einnahme hat.

Umgang des älteren Patienten mit Arzneimitteln

8.3.4 Vertrauensbildende Maßnahmen

Vertrauensbildende Maßnahmen

Die vertrauensbildenden Maßnahmen müssen das Krankheitsmodell des Patienten berücksichtigen (s. 8.3.1.1). Wenn dies erkannt und akzeptiert wird, so ergeben sich zwangsläufig die nachfolgend aufgeführten Ratschläge:

Dosierung
– Anpassung an Lebensgewohnheiten
– möglichst kein Therapiewechsel

„natürliche" Heilmittel

Akzeptanz der Eigen- und Vormedikation

Therapievorstellung des Arztes offenlegen

Einbeziehen des sozialen Umfeldes

Erkrankungsbereich

Compliance-fördernd bei Langzeiterkrankungen

Compliance-hemmende Faktoren

• Einschleichende Dosierung. Anpassung an Lebensgewohnheiten des Patienten (z. B. Wechselschicht). Therapiewechsel nur, wenn unbedingt notwendig.
• Viele Patienten nehmen lieber 1/2 Tablette als 1 Tablette (deshalb anfänglich keine Großpackungen). Viele Patienten nehmen gern „biologische" und „natürliche" Heilmittel.
• Viele Patienten sind dankbar, wenn man vorhandene Eigenmedikation und Vormedikation nicht abwertend, sondern motivierend in die ärztlichen Überlegungen und Therapieanweisungen miteinbezieht (sog. Kompetenzerweiterung in schulmedizinisch ferne Gebiete).
• Dem Patienten sagen, ob man diese Medikation selbst einnehmen würde, oder auch medikamentenfreie Therapie in ärztliche Überlegungen miteinbeziehen.
• Einbeziehen der Familie, der Kollegen am Arbeitsplatz, des persönlichen Umfeldes in die therapeutischen Aktivitäten (wenn notwendig).

Diese Punkte können helfen, das Vertrauen des Patienten in die Medikation zu verbessern, sie sind aber nicht die Basis des Vertrauens. Die Basis ist die Subjekt-Subjekt-Beziehung zwischen Patient und Arzt.

8.3.5 Erkrankungsbereich

Im Bereich der Langzeiterkrankung sind folgende Faktoren **compliancefördernd**:
• Gute Arzt-Patienten-Beziehung
• Schrittweise Steigerung der Medikation (vertrauensbildende Maßnahme)
• Einfaches Therapieschema
• Regelmäßige Patienten-Arzt-Kontakte
• Remotivation im 3-Wochenabstand
• Reinstruktion im 8-Wochenabstand
• Regelmäßige, ca. 4-monatige Nachuntersuchung
• Wiedereinbestellungstermine
• Übernahme von selbstverantwortlicher Mitarbeit durch den Patienten (Beispiel Blutdruckmessung)
• Aufbau von Selbsthilfegruppen
• Bei mangelndem Therapieerfolg Intensivierung der Arzt-Patienten-Kontakte (Betonung der Wichtigkeit der Maßnahme)

Compliancehemmend können folgende Faktoren sein:
• Symptomatische Erkrankungen
• Erkrankungen mit geringem sozialen Stellenwert (z. B. Grippe), vor Pauschalprognosen darf jedoch hier gewarnt werden; individuelle Gewichtung der Erkrankung durch den Patienten weicht oft von der Gewichtung der Erkrankung durch den Arzt ab
• Erkrankungen (Kurzzeittherapie) ohne Leidensdruck
• Erkrankungen (Langzeittherapie) ohne Leidensdruck (z. B. Hypertonie, Epilepsie, TBC) und Erkrankungen, bei denen der Leidensdruck während der Behandlung stark zurückgeht
• Erkrankungen, bei denen durch die Therapie Nebenwirkungen auftreten (Antihypertensiva)
• Erkrankungen, die zur Einschränkung der Handlungsfähigkeit und/oder zur Einschränkung der Kritikfähigkeit führen.

8.3 Compliance-Bereiche

8.3.6 Packungsbeilagenbereich

Allein das Durchlesen eines Beipackzettels bewirkt, daß 25 % der Patienten die Medikamente nicht mehr einnehmen. Auch in rein deutschen Beipackzetteln ist zuviel Information enthalten. Dies ist verständlich, da der Beipackzettel gleichzeitig eine Haftungsgrundlage für den Hersteller, eine Informationsschrift für den Arzt und auch für den Patienten darstellt. Es hat sich folgendes Vorgehen bewährt:
- Vorwegnahme der negativen Argumentation (z. B. „Wenn ich als Patient das alles lesen würde, würden mir die Haare zu Berge stehen").
- Zweizeitige Besprechung: Mitbesprechung der für den Patienten wichtigen Nebenwirkungen, der Hauptwirkung und der Strategievorgaben bei Auftreten von Nebenwirkungen.

Das Ziel ist, negative Informationen der Packungsbeilage abzubauen, zu relativieren und zu neutralisieren. Positive Informationen sollen genutzt werden, um eine Motivation beim Patienten aufzubauen.

Die Besprechung der Packungsbeilage bedeutet einen Lernprozeß für beide Partner. So kann der Patient im Laufe des Lernprozesses evtl. eine Antwort finden auf die Frage: Wie gehe ich mit teilweise unverständlichen, teilweise mißverständlichen, teilweise angsterzeugenden Mitteilungen um? Welche Strategien entwickle ich, um meine Ängste zu beseitigen? Der Arzt kann evtl. die Fragen beantwortet bekommen: Welche Strategien entwickle ich, um die Informationen dem Patienten wirklichkeitsgerecht zu vermitteln? Wie vermittle ich dem Patienten, was er beim Auftreten von Nebenwirkungen tun soll? Zum Beispiel Tabletten weiter einnehmen, Arzt informieren oder aufsuchen (sog. Strategievorgabe).

8.3.7 Weitere Compliance-beeinflussende Faktoren

Weitere compliancemodifizierende Faktoren stellen der Apotheker und vor allen Dingen die Presse dar.

Der **Apotheker** ist ein *Cotherapeut*, kein Nebentherapeut. Er ist ein Multiplikator von Information und Motivation, besonders in der therapeutischen Zusammenarbeit bei Impfaktionen, bei Vorsorgeuntersuchungen, bei Präventionsschriften, bei der Einrichtung der Hausapotheke.

Ein ethisches Grundsatzprogramm sollte vereinbart werden, das drei Kriterien bei jeder Laieninformation beachtet:

> 1. keine falschen Informationen
> 2. kritisches Vertrauen erhalten
> 3. keine falschen Hoffnungen wecken

Insgesamt gesehen, sind heute bereits viele Ansätze und Möglichkeiten zur Complianceverbesserung vorhanden. Dies gilt vor allen Dingen dann, wenn diese Ansätze nicht naturwissenschaftlich – mechanistisch betrachtet werden, sondern wenn sie eingebettet sind in eine von humanen Aspekten und Respekt geprägten Arzt-Patienten-Beziehung (Subjekt-Subjekt-Beziehung).

Beipackzettel

empfohlenes Vorgehen
Vorwegnahme der negativen Argumentation

zweizeitige Besprechung

positive Informationen nutzen
Motivation aufbauen

Besprechung der Packungsbeilage ist
– Lernprozeß für beide Partner

– Strategievorgabe für den Arzt

Weitere Compliance-beeinflussende Faktoren

Apotheker als Cotherapeut

ethisches Grundsatzprogramm bei Laieninformation
⟵

9. Allgemeinmedizinische Arzneimitteltherapie

A. H. W. Dalicho

Für die Arzneitherapie in der Allgemeinpraxis gilt der Grundsatz: „Primum nil nocere!", d. h. Nutzen und Schaden sind – wie bei jeder anderen Therapie – sorgfältig gegeneinander abzuwägen. Zunächst muß überprüft werden, ob überhaupt eine Therapie erforderlich ist und ob nicht statt einer Pharmakotherapie eine andere Therapieart, z. B. Psychotherapie oder physikalische Therapie, indiziert ist.

9.1 Therapiemöglichkeiten und Therapieentscheidung

In der Regel wird eine **kausale** Therapie angestrebt. Falls dies nicht möglich ist (z. B. viraler Infekt) oder wenn bei dem Vorgehen des „abwartenden Offenlassens" die Diagnosefindung nicht erschwert werden soll, wird zur Linderung der Beschwerden des Patienten zunächst **symptomatisch** behandelt und der Befund engmaschig kontrolliert. Häufig ist eine Kombination von kausaler und symptomatischer Therapie sinnvoll und erforderlich (z. B. Schmerzmittel und Antibiotikatherapie bei der Otitis media).
Die Entscheidung des Arztes für eine bestimmte Therapie wird durch verschiedene Faktoren beeinflußt.

1. Erwartungshaltung des Patienten
Der Patient konsultiert den Arzt mit einer mehr oder weniger hohen Erwartungshaltung nicht nur in Bezug auf Ausführlichkeit von Gespräch und Untersuchung, sondern auch hinsichtlich der Wirkung des Medikamentes, welches der Arzt verschreibt. Im Vordergrund steht häufig die möglichst rasche Linderung der Beschwerden ohne gleichzeitig auftretende Nebenwirkungen. Man sollte sich allerdings von einem gewissen „Verschreibungsdruck" lösen und den Patienten über die Wirkungsweise eines Medikamentes sowie eine eventuell zu erwartende Latenzzeit bis zum Eintritt der Wirkung des Medikamentes aufklären. So kann das Verhalten des Allgemeinarztes die Erwartungshaltung des Patienten beeinflussen.

2. Compliance
Zur erfolgreichen Therapie mit einem Arzneimittel gehört eine zuverlässige Compliance seitens des Patienten. Förderlich hierfür sind
- rascher Wirkungseintritt
- wenig oder keine spürbaren Nebenwirkungen
- möglichst wenig Tabletten pro Tag.

Sind Nebenwirkungen (z. B. Kopfschmerzen bei Nitraten) oder unangenehme Folgeerscheinungen (z. B. häufiges Wasserlassen bei Diuretikagabe) nach Einnahme eines Medikamentes zu erwarten, so wird die Entscheidung des Arztes für oder wider ein bestimmtes Arzneimittel natürlich auch von der Persönlichkeitsstruktur und dem Alter des Patienten beeinflußt.

Allgemeinmedizinische Arzneimitteltherapie

Nutzen und Schaden abwägen!

Therapiemöglichkeiten und Therapieentscheidung

möglichst **kausale** Therapie
falls nicht durchführbar, **symptomatische** Therapie oder Kombination beider Therapiearten

Einflußgrößen für die Therapie sind

- **Erwartungshaltung des Patienten**
sie wird beeinflußt vom Verhalten des Arztes bei der Verordnung

- **Compliance des Patienten**

wird beeinflußt von
- Wirkung und Nebenwirkung des Medikamentes
- der Persönlichkeitsstruktur und dem Alter des Patienten

3. Erwartung des Arztes an das Arzneimittel

Auch der therapierende Arzt wird durch die eigene Erfahrung, die er mit einem Medikament gemacht hat, positiv oder negativ in der Entscheidungsfindung beeinflußt. Sind häufiger Nebenwirkungen aufgetreten als statistisch zu erwarten und hat dies zu einem Absetzen des Präparates geführt, so wird sich der Arzt demnächst zurückhaltend mit der Verschreibung verhalten und eher auf ein Alternativpräparat ausweichen. Auch von Seiten des Arztes ist natürlich ein rascher Wirkungseintritt wünschenswert.

- **Erwartung des Arztes an das Arzneimittel**
  wird beeinflußt von der bisher gemachten Erfahrung mit dem Medikament

4. Sicherheitsbedürfnis des Arztes

Die Erwartungshaltung des Arztes an die Wirkung des verschriebenen Medikamentes ist eng verknüpft mit einem Sicherheitsbedürfnis. Angestrebt wird einerseits die möglichst rasche Heilung oder wenigstens die Linderung der Beschwerden, aber auch die Vermeidung von Komplikationen. Auch hier gilt wieder: Da der Hausarzt das Verhalten seiner Patienten im allgemeinen doch recht gut einschätzen kann, wirken sowohl Schwere des Krankheitsbildes als auch Persönlichkeit des Patienten bei der Entscheidungsfindung für eine bestimmte Therapie zusammen. Einerseits sollte die Therapie allumfassend sein, andererseits ist der Hausarzt durch Negativliste und Festbeträge dazu angehalten, eine Therapie zu verordnen, die sich wirklich nur auf das Notwendige beschränkt.

- **Sicherheitsbedürfnis des Arztes**
  beeinflußt durch
  - Wirkung des Medikamentes
  - Persönlichkeit des Patienten
  - Schwere des Krankheitsbildes
  - ökonomische Zwänge

5. Wirtschaftliche Aspekte (Negativliste, Festbeträge)

Unter **Festbeträgen** versteht man die nach dem Gesundheitsreformgesetz vorgeschriebenen Höchstbeträge der Erstattungsfähigkeit für Arzneimittel. Die *Festbetragsgruppen* werden nach Wirkstoffen, entweder denselben oder vergleichbaren Wirkstoffen, sowie nach pharmakologisch vergleichbarer Wirkung, z.B. bei Arzneimittelkombinationen, eingeteilt. Wird vom Arzt ein Medikament rezeptiert, welches über dem Festbetrag liegt, so muß der Patient für die Differenz zum Festbetrag selbst aufkommen. Mittlerweile sind Computerprogramme für Praxen mit EDV-Ausstattung erhältlich, welche die Differenz zum Festbetrag anzeigen. Ab Januar 1994 gilt für die *Zuzahlung* bei Arzneimitteln eine neue Regelung.

- **wirtschaftliche Aspekte**
  - Festbeträge eingeteilt nach Wirkstoffen und pharmakologisch vergleichbarer Wirkung

In Abhängigkeit von der **Packungsgröße** (kleine, mittlere, große Packung) müssen vom Patienten zusätzlich zur eventuell anfallenden Differenz zum Festbetrag DM 3,– bis 7,– entrichtet werden. Ausgenommen sind Patienten bis zum 18. Lebensjahr: von ihnen sind keine Zuzahlungen zu leisten.

- Packungsgrößen

Bestimmte **Bagatellarzneimittel**, so z.B. *Grippemittel* (Schnupfenmittel, Kopfwehmittel, Hustensäfte), *Mund- und Rachentherapeutika, Abführmittel*, Arzneimittel gegen *Reisekrankheiten, unwirtschaftliche Arzneimittel* sind in der sog. **Negativliste** aufgeführt und von der Verordnung zu Lasten der gesetzlichen Krankenkassen ausgeschlossen. Gerade in „Grippezeiten" waren diese Medikamente in der Verordnungshäufigkeit führend. Seit Einführung der Negativliste werden jetzt häufiger – bei viralen Infekten zum Beispiel – nur Empfehlungen ausgesprochen, und der Patient verläßt ohne Rezept in der Hand das Sprechzimmer wieder. Dies erforderte ein Umdenken bei den Ärzten, aber insbesondere auch eine Änderung in der Anspruchshaltung der Patienten („Ich zahle doch genug Krankenkassenbeiträge, mir steht die Zahlung des Medikamentes durch die Krankenkasse zu.").

- Bagatellarzneimittel, aufgeführt in der

- Negativliste

Umdenken der Ärzte und der Patienten erforderlich!

9.2 Das Rezept

Es wird unterschieden zwischen **apothekenpflichtigen** und **verschreibungspflichtigen** Arzneimitteln. Hierunter fallen unter anderem Betäubungsmittel, deren Verordnung speziell durch das Betäubungsmittelgesetz geregelt wird.

Das Rezept

Arzneimittel sind
- apothekenpflichtig und ggf. auch
- verschreibungspflichtig

9. Allgemeinmedizinische Arzneimitteltherapie

Rezept enthält
- Name
- Arzneiform
- Menge
- Stückzahl des Medikamentes

Meist werden heutzutage Fertigarzneien verschrieben, wobei Name, Arzneiform (z. B. Tabletten, Suppositorien), Menge pro abgeteilter Form (z. B. 2 mg) sowie Stückzahl (z. B. N_1 oder 1 OP oder OP Nr. VI) angegeben werden müssen.

Die Menge, die vom Arzt verschrieben wird, richtet sich unter anderem nach der zu erwartenden Dauer der Therapie. Kleine Packungsgrößen dienen dazu, die Verträglichkeit bei der Erstverschreibung eines Medikamentes zu testen. Gegebenenfalls muß wegen Unverträglichkeit auf ein Alternativpräparat umgestiegen werden, und die 100-Stück-Packung würde im Abfall landen.

Packungsgrößen von Medikamenten ⇒

> **Packungsgrößen:**
> N_1 = kleinste Packung zum Test der Verträglichkeit und zur Behandlung von Krankheiten mit kurzer Dauer, 10–30 Einzeldosen
> N_2 = mittlere Packungsgröße für Krankheiten mit mittlerer Verlaufsdauer, meist 50 Einzeldosen, bei Hypnotika nur 20
> N_3 = größte Packung zur Therapie, meist 100 Einzeldosen

Aufklärungspflicht des Arztes bei Verordnung von Medikamenten

Bei jeder Verordnung ist der Arzt verpflichtet, den Patienten über mögliche Neben- oder Wechselwirkungen aufzuklären. Der Beipackzettel allein verursacht möglicherweise große Verunsicherung, und der Patient nimmt schließlich das Medikament nicht ein.
Einige mögliche lateinische Abkürzungen auf Rezepten:

lateinische Abkürzungen auf Rezepten

S. = Signa

- S. (= *Signa*) – heißt „bezeichne" und gibt die Dosierung eines Medikamentes an, die der Apotheker auf die Verpackung überträgt.

c. = cito

- c. (= *cito*) – heißt „schnell, eilig" und bedeutet eine bevorzugte Abgabe an den Patienten.

sine confectione

- *sine confectione*. Dieser Ausdruck wird hinzugefügt, soll der Patient aus der Verpackung oder dem Beipackzettel nicht die Indikation des Medikamentes (z. B. Chemotherapeutikum bei Tumorpatienten) erfahren. Auf diesen Zusatz hin wird das Medikament in einer neutralen Verpackung abgegeben. Eine Gebrauchsanweisung ist immer erforderlich.

p.c. = pro communitate

- p.c. (= *pro communitate*) – heißt „für Praxisbedarf" und kann auf Kassenrezept-Formularen auch an entsprechender Stelle angekreuzt werden.

Gültigkeit Kassen-Rezept
1–3 Monate
BtM-Rezept 7 Tage

Die *Gültigkeitsdauer* eines RVO- oder Ersatzkassen-Rezeptes beträgt 1–3 Monate. Abweichende Anordnungen von Seiten des Arztes müssen ausdrücklich vermerkt werden. BtM-Rezepte sind sieben Tage gültig. Privat-Rezepte im allgemeinen sechs Monate.

9.3 Selbstmedikation

Selbstmedikation

immer nach selbstbeschafften Medikamenten fragen

sorgfältige Anamneseerhebung!

Es sollte immer gezielt nach einer möglichen Selbstmedikation gefragt werden, weil nicht selten Patienten sich mit Medikamenten bereits selbst behandelt haben, die sich im Arzneimittelschränkchen noch vom letzten Arztbesuch eines Familienangehörigen finden ließen. Besonders gefährlich gestaltet sich dieses Vorgehen, wenn Erwachsenenzäpfchen – einfach in der Hälfte geteilt – Kindern appliziert werden. Hier wird vergessen, daß sich die Wirkstoffe bei der Lagerung ungleich verteilen und so unter Umständen zu hohe Dosen verabreicht werden können. Auch in der Stoffgruppe der Antibiotika kann häufig eine Selbstmedikation aus noch vorhandenen „Resten" beobachtet werden, obwohl die Indikation für eine solche Therapie immer nur vom Arzt gestellt werden sollte. Für den Entscheidungsprozeß des Arztes ist das Wissen um eine eventuell vorausgegangene Selbstbehandlung wichtig, weil hierdurch ein Krankheitsbild verschleiert werden kann. Eine ausführliche Anamnese erscheint hier unumgänglich.

9.4 Besonderheiten der Arzneitherapie

Da sich das Patientengut in der Allgemeinpraxis aus allen Altersstufen zusammensetzt, sind besondere Anforderungen an den Kenntnisstand des Arztes gestellt hinsichtlich Pharmakotherapie in der Schwangerschaft und Stillzeit, in der Kindheit und im Alter, weil manche Medikamente entweder kontraindiziert sind oder wegen der Gefahr der Kumulation vorsichtig dosiert werden müssen.

9.4.1 Schwangerschaft

> Als **Grundsatz** der Arzneitherapie in der Schwangerschaft sollte eine größtmögliche Zurückhaltung in der Verordnung jeglicher Medikamente gelten.

Obwohl für nur relativ wenige Wirkstoffe in Abhängigkeit vom Gestationsalter Schädigungsmöglichkeiten wie Aborte, Mißbildungen, Funktionsstörungen und Adaptationsstörungen bewiesen sind, sollte auch für Arzneimittel, die als unbedenklich gelten, eine strenge Indikationsstellung gefordert werden. Schwere Erkrankungen der Mutter, wie z.B. Diabetes mellitus, schwere Infektionskrankheiten, Schilddrüsenerkrankungen oder Epilepsie, müssen unter Abwägung des Risikos für das Kind behandelt werden.
Vermieden werden sollten folgende Medikamente:
- Acetylsalicylsäure (Blutungsgefahr)
- ACE-Hemmer (z.B. Captopril, Enalapril), (div. Mißbildungen)
- Amantadin (evtl. teratogen)
- Aminoglykoside (Schädigung der VIII. Hirnnerven)
- Androgene (Virilisierung)
- Antimalariamittel (außer Proguanil)
- Antimykotika systemisch (lokal ungefährlich)
- Benzodiazepine (Diazepam, z.B. „floppy infant syndrome")
- Chloramphenicol (Grey-Syndrom)
- Cumarinderivate (Fruchttod, Skelett- und ZNS-Anomalien)
- Diuretika (u.a. Störung der Plazentadurchblutung, Wachstumsretardierung)
- Gyrasehemmer (Schädigung der Knorpelzellen der Epiphysenfugen)
- Lithiumsalze (kardiovaskuläre Anomalien)
- Nifedipin (embryotoxische Wirkungen)
- NSAR (pulmonale Hypertonie, Störung der Thrombozytenfunktion)
- Opiate (Atemdepression)
- Sulfonamide (Kernikterus, hämolytische Anämie)
- Sulfonylharnstoffe (Fruchttod, viele andere diverse Mißbildungen)
- Tetrazykline (Störung der Zahnentwicklung, Knochenwachstumsstörungen)
- Vitamin A und Vitamin D in hoher Dosierung (multiple Mißbildungen)
- Zytostatika (Fehlbildungen).

9.4.2 Stillzeit

In der Stillzeit gilt – ähnlich wie in der Schwangerschaft – der Leitsatz, Medikamente nur unter **strengster Indikationsstellung** zu verabreichen. Die meisten Arzneimittel treten, wenn auch meist nur in geringer Konzentration, in die Muttermilch über und können so beim Säugling unerwünschte Nebenwirkungen verursachen. Da Neugeborene noch nicht über die volle Funktionsfähigkeit ihrer Eliminationsvorgänge verfügen (Leber, Niere), kann es zur Akkumulation des Wirkstoffes kommen. In den meisten Fällen handelt es sich um eine sofortige Nebenwirkung (z. B. Acetylsalicylsäure mit Ausbildung eines allergischen Exanthems); Spätfolgen sind äußerst selten zu befürchten (z. B. Tetrazyklin wird in Zahnanlagen eingelagert).

Vorsicht ist geboten bei folgenden Medikamenten (Auswahl einiger weniger, häufig eingesetzter Medikamente):

- Acetylsalicylsäure (allerg. Exanthem, Blutungsneigung)
- Aminoglykoside (Innenohrschädigung)
- Beta-Rezeptorenblocker (Cave: Bradykardie, Atemdepression)
- Benzodiazepine (Sedierung)
- Cotrimoxazol (Ikterus)
- Ergotamin (Diarrhoe, Erbrechen, außerdem Laktationshemmung), kontraindiziert!
- Gyrasehemmer (Schädigung der Knorpelzellen), kontraindiziert!
- L-Thyroxin (Tachykardie, Hyperthyreose)
- Metoclopramid, kontraindiziert! (Wirkung der Dopaminantagonisten auf das kindliche Nervensystem ungeklärt)
- Nitrofurantoin, kontraindiziert!
- NSAR (z. B. Störung der Thrombozytenfunktion)
- Tetrazykline (Einlagerung in die Zahnanlagen, Wachstumshemmung), kontraindiziert!
- Theophyllin (Erbrechen, Tachykardie, Arrhythmie)
- Thyreostatika (Hypothyreose).

Bei jedem Einsatz eines Medikamentes in der Stillzeit sollte zwischen Nutzen und Risiko abgewogen werden. Ist die Gabe eines Medikamentes dringend notwendig und sind Nebenwirkungen auf das Neugeborene zu befürchten, so sollte das Abstillen in Erwägung gezogen werden.

9.4.3 Kindheit

Der Einsatz von Arzneimitteln in der Kindheit beschränkt sich in der Allgemeinpraxis meist auf einige wenige Substanzgruppen. An erster Stelle stehen hier wohl, aus eigener Erfahrung berichtet, *Antibiotika, Antipyretika, Analgetika* und *Sekretolytika*. Darreichungsformen beschränken sich meist auf Tropfen, Säfte sowie Zäpfchen, wobei der oralen Zufuhr von Medikamenten wegen der zuverlässigen Resorption der Vorzug zu geben ist. Wichtig für eine erfolgreiche Therapie und weitgehende Vermeidung von Nebenwirkungen ist die möglichst **korrekte Einhaltung** der empfohlenen Dosierungen sowie die **regelmäßige Einnahme**. Hier ist natürlich die umfassende Aufklärung der Eltern von entscheidender Bedeutung. Hinsichtlich der Dosierungen sei auf pädiatrische Dosistabellen verwiesen (Harnack: „Mittlere Gebrauchsdosen kinderärztlich verwendeter Medikamente").

Vorsicht ist geboten mit folgenden Medikamenten (teilweise bestehen Kontraindikationen):

> Tetrazykline, Gyrasehemmer, Glukokortikoide, Metoclopramid, Aminoglykosid-Antibiotika, Acetylsalicylsäure

9.4.4 Alter

Wie im Kapitel **12. Gerontologie** beschrieben, sollen an dieser Stelle die wichtigsten Grundsätze der Therapie des alternden und des alten Patienten kurz zusammengefaßt werden. Die häufig bestehende **Multimorbidität** hat eine umfassende Arzneimitteltherapie zur Folge und sollte die Aufmerksamkeit des Arztes auf Wechselwirkungen lenken. Bei renal eliminierbaren Substanzen sollte

---

Vorsicht bei der Verschreibung dieser Medikamente

bei zu großen Risiken evtl. Abstillen

Kindheit

eingesetzt werden meist nur wenige Substanzgruppen, z. B.
- Antibiotika
- Antipyretika
- Analgetika
- Sekretolytika

zu beachten sind
- exakte Dosierung
- regelmäßige Einnahme
- Aufklärung der Eltern

Vorsicht bei diesen Medikamenten
⇒

Alter

Multimorbidität erfordert umfassende Therapie, dabei müssen Wechselwirkungen beachtet werden

9.4 Besonderheiten der Arzneitherapie

an eine möglicherweise bestehende *Niereninsuffizienz* gedacht und dementsprechend vorsichtig dosiert werden (z. B. Digoxin, Kalium, Aminoglykoside). Zur Kontrolle sind *Wirkspiegelbestimmungen* unumgänglich (z. B. Digitoxin, Digoxin). Nicht nur Überdosierungen von Medikamenten, sondern auch Unterdosierungen wegen mangelnder Compliance sind ein Problem in der gerontologischen Arzneitherapie. Häufig nehmen alte Patienten täglich zahlreiche Tabletten ein, so daß Einnahmen vergessen werden oder die Patienten die Präparate verwechseln. Um dem vorzubeugen, sollte dem Patienten eine **schriftliche Dosierungsanweisung** ausgehändigt werden. Eine weitere Maßnahme ist das Verschreiben von Kombinationspräparaten, um die Anzahl der täglich einzunehmenden Tabletten zu reduzieren und die Compliance zu verbessern.

9.4.5 Betäubungsmittelverordnungen

Betäubungsmittel dürfen nur verordnet werden, wenn ihre Anwendung begründet ist und der beabsichtigte Zweck auf andere Weise nicht erreicht werden kann. Der Umgang mit Betäubungsmitteln wird durch das Betäubungsmittelgesetz (**BtMG**) geregelt, ihre Verordnung durch die Betäubungsmittelverschreibungsverordnung (**BtMVV**) in der letzten Neufassung vom 23. Dezember 1992. Alle Substanzen, die das BtMG betrifft, können bei unsachgemäßem Gebrauch zu Abhängigkeiten führen (s. Tab. 9–1).
Die BtMVV teilt die verschreibungsfähigen Betäubungsmittel in zwei Gruppen ein:
1. Buprenorphin (Temgesic®), Fentanyl, Hydrocodon (Dicodid®), Hydromorphon (Dilaudid®), Levomethadon, Morphin, Pentazocin (Fortral®), Pethidin (Dolantin®), Piritramid (Dipidolor®).
2. Fenetyllin, Metaqualon, Methylphenidat, Normethadon, Opium eingestelltes, Opiumextrakt, Opiumtinktur, Papaver somniferum, Phenmetrazin, Secobarbital, Tilidin.

> Für die Medikamente der Gruppe 1 gilt: Für einen Patienten darf der Arzt an einem Tage verschreiben: eines oder, im Rahmen eines besonderen Therapiekonzeptes, zwei der Betäubungsmittel unter Einhaltung der nachstehend festgesetzten Höchstmengen für den Bedarf von bis zu **30 Tagen**, jedoch je **Anwendungstag** nicht mehr als **ein Zehntel** dieser Mengen!

Bis 1992 galt, daß maximal für einen Bedarf von bis zu 7 Tagen rezeptiert werden durfte und dann auch nur das 2-fache der maximalen Höchstmenge.

> Für die Medikamente der 2. Gruppe gilt: Es darf nur **eines** dieser Betäubungsmittel unter Einhaltung der festgesetzten Höchstmengen verschrieben werden.

Als **Ausnahmebestimmung** gilt in begründeten Einzelfällen bei der Betreuung von Dauerpatienten, daß mehr als ein Betäubungsmittel verschrieben werden darf, daß die festgesetzten Höchstmengen überschritten werden dürfen und daß für einen längeren Zeitraum als für 30 Tage ein Betäubungsmittel verschrieben werden darf.
Diese Rezepte, die o. g. Fälle betreffen, müssen mit einem eingekreisten Ⓐ gekennzeichnet und dem Regierungspräsidenten innerhalb von 3 Tagen angezeigt werden.
Für den Praxisbedarf sowie für den Stationsbedarf gelten gesonderte Bestimmungen.
Bei Ausstellung eines **BtM-Rezeptes** muß beachtet werden, daß nur dies dafür vorgesehene dreiteilige amtliche Formblatt, zu beziehen über das BGA in Ber-

---

bei Ausscheidung über die Nieren Nierenfunktion beachten
Kontrolle des Plasmaspiegels, z. B. bei Digitalispräparaten
Gefahr der Überdosierung, aber auch der Unterdosierung

schriftliche Dosierungsanweisung

Betäubungsmittelverordnungen

geregelt durch das BtMG und die BtMVV

verschreibungsfähige Betäubungsmittel
1. Gruppe

2. Gruppe

für Gruppe 1 gilt lt. BtMVV
←

für Gruppe 2 gilt
←

Ausnahmebestimmung in begründeten Einzelfällen

BtM-Rezept für Praxisbedarf

Ausstellung auf
– amtlichem Formblatt (3-teilig)

Tab. 9-1: Schmerztherapie

Allg. Maßnahmen: Schonung, Ruhigstellung, physik. u. lokale Maßn.

Schmerzcharakter →	spastisch	nicht spastisch				
		akut (oder chronisch rezidivierend)			chronisch	
	feuchte Wärme (heißer Wickel)	*trockene* Wärme (Wärmflasche, Heizkissen, Rotlicht) oder Kälte (kalter Wickel, Eisbeutel), auch in der Form von kühlenden Gelen (z. B. Reparil® N Gel), alkohol. Lösungen (→ Verdunstungskälte, z. B. Pin-Alcol®) oder durchblutungsfördernde bzw. hautreizende Salben (z. B. Thermo-Rheumon® Creme)				
		Angina pectoris-Anfall	Arthritis urica-Anfall	Migräne, vaskulärer Kopfschmerz	Neuralgie, Neuritis, Neuropathie	postoperativ und posttraumatisch	degenerative und rheumatische Gelenkerkrankungen	Tumoren
Schmerzintensität ↓	Schmerztherapie muß immer ausreichend, aber nicht überschießend sein!	immer Basisbehandlung der KHK mit Nifedipin, Nitraten und/oder β-Blockern						
1 leicht	Tee, z. B. Fruct. Anisi, Fruct. Carvi ct., Flor. Cham., Rad. Valer., Fol. Menth. pip. ää ad 100,0 M.D.S. 1 Eßl. auf 1 Tasse, schluckweise heiß trinken		keine Schmerzbehandlung ohne gleichzeitige Diät plus Urikostatikum und/oder Urikosurikum!	Phytodolor® N, Petadolex® Coffein 0,1–0,2 mit Dihydroergotamin 2,5 mg oder Paracetamol 0,5 mit MCP, z. B. Migränerton®	Vit. B-Kompl. bzw. Keltikan® oder Thioctacid®	Paracetamol 0,5 od. Acid. acetylosalicylic. 0,5, z. B. Aspirin®	Phytodolor® N Acid. acetylosalicylic. 0,5, z. B. Aspirin®	Phytodolor® N Paracetamol 0,5–1,0 mehrmals tägl.
2 mäßig	Chelidonin, z. B. Extract. Chelidonii 0,1 in Kaps. 3 × tgl. 2, Panchelidon®, Cholarist®			dto. plus Paracetamol 0,5				
3–4 mittel	Butylskopolamin, z. B. Buscopan®, od. Trospium chlorat., z. B. Spasmex®, od. Papaverin. hydrochloric. 0,1 als Pille, Kaps. od. Supp. mehrmals tägl.		im Anfall zusätzlich Nitroglycerin i.m. Spray od. Zerbeißkapsel, z. B. Nitrolingual®; bei Nichtansprechen Verd. a. Myokardinfarkt	Phenylbutazon i.m. und/oder Colchicin 0,5 mg p.o. stündlich bis zum Nachlassen der Schmerzen, aber nicht mehr als 8 ×/die!		Ibuprofen 3–4 × 0,4 oder Gelonida® NA oder	Diclofenac 3 × tgl. 25–50 mg, z. B. Voltaren®	Diclofenac oder Metamizol, dto. plus Tranquilizer, z. B. Valium®
5–6 stark	*Spastische Myopathien d. Skelettmuskulatur:* Buscopan plus® od. Extract. Belladonnae 0,03 als Pillen (2–3 × tgl. 1) od. Supp. Muskel-Trancopal® od. Musaril®. *nächtl. Wadenkrämpfe:* Limptar® N oder Chinin. sulfuric. 0,25 + Theophyllin.-Aethylendiamin. 0,2 in Kaps. (abends 1)				Katadolon® bei *Polyneuropathie* immer auch Ther. d. Grundleidens	Ajan®, Trarnal® od. Valoron® N	Ibuprofen 3–4 × tgl. 0,4, z. B. Dolgit® 400	Katadolon®, Valoron® N, Temgesic®
7–8 sehr stark; schwer	neurotropes plus muskulotropes Spasmolytikum, z. B. Extr. Belladonn. + Papaverin. hydrochloric. als Pil. Belladonn. c. Pap. DRF oder Supp. spasmol. II DRF			1 ml Gynergen® s. c. od. i.m., Basisther. m. Propranolol 4 × tgl. 20–40 mg od. Pizotifen o. a. einleiten	*Zoster* rechtzeitig mit Zostrum® od. Zovirax® behandeln! *Trigeminusneuralgie* mit Carbamazepin, z. B. Tegretal® oder A Konitin 0,1 mg 2–3 × tgl., evtl. zusammen mit Aneurin 10 mg als Pillen od. Kaps.; ausnw. L-Polamidon®	Valoron® N oder Fortral®	evtl. kurzfristig Indometacin; reicht das nicht aus, bei Rheumatismus Frage der Basistherapie klären!	Temgesic® oder Morphin, z. B. MST® 10–30 mg bis 3 × tgl.
9–10 unerträglich stark; schwerst	Extr. Belladonn. hydrochloric. + Sedativum, z. B. Diazepam und/oder Analgetikum, z. B. L-Polamidon C®		Morphin. s. c. oder Dolantin® i. v.		Fortral®, nur ausnahmsweise L-Polamidon®	Dolantin®		Rp. Morphin. hydrochloric. 0,01–0,02, Haloperidol. liq. 0,25 Aq. dest. ad 5,0 M.D. ad vitr. S. Bei starken Schmerzen 1 Portion bis 5 × tgl.

9.4 Besonderheiten der Arzneitherapie

lin, verwendet werden darf. „Teil I und II des ausgefertigten Betäubungsmittelrezeptes sind zur Vorlage in einer Apotheke bestimmt, Teil III verbleibt beim Arzt" und muß nach Ausstellung **drei Jahre** aufbewahrt werden. Nur im Vertretungsfall sind die numerierten Rezeptvordrucke übertragbar und dann entsprechend zu kennzeichnen. BtM-Rezeptformulare müssen unter Verschluß aufbewahrt werden. Das ausgestellte Rezept ist nur sieben Tage gültig. Die eigentliche Verordnung, die Gebrauchsanweisung, die Unterschrift und ggf. der Zusatz „in Vertretung" sind handschriftlich und eigenhändig vorzunehmen, die Unterschrift muß ungekürzt sein. Stückzahlen müssen in Worten wiederholt werden.

An Stelle der Gebrauchsanweisung kann der handschriftliche Vermerk „gem(äß) schriftl(icher) Anw(eisung)" treten, wenn dem Patienten eine schriftliche Gebrauchsanweisung übergeben wurde.

- Teil I und II zur Vorlage in der Apotheke
- Teil III muß der Arzt 3 Jahre aufbewahren

BtM-Rezepte sind
- verschlossen aufzubewahren
- nicht übertragbar (außer Vertretungsfall)
- 7 Tage gültig
- eigenhändig zu unterschreiben
- die Stückzahl muß in Worten wiederholt werden

10. Physikalische Therapie
G. Weimann

10.1 Definition und Anwendungsformen

> Unter physikalischer Therapie versteht man eine Gruppe von Behandlungsverfahren, die auf **in der Natur vorkommenden** oder **apparativ erzeugten physikalischen Wirkungen** beruhen. Sie ist ein wesentlicher Teil des Gebietes „*Physikalische und rehabilitative Medizin*".

Zur Physikalischen Therapie gehören:
- **Mechanotherapie** als Bewegungsbehandlungen wie Krankengymnastik und therapeutischer Sport sowie Extensionen und Massagen, ferner Ultraschallbehandlungen.
- **Thermo-/Hydrotherapie** mit Wärme- und Kältewirkungen durch Medien wie Wasser, Luft u.a. bzw. mittels Elektrotherapie mit hochfrequenten Strömen, Infrarotbestrahlung.
- **Elektrotherapie** mit Galvanisationen, nieder-, mittel- und hochfrequenten Strömen.
- **Lichttherapie** mit natürlichen und künstlichen Lichtquellen.
- **Balneotherapie** mit ortsgebundenen Heilmitteln wie Quellen (Bade- und Trinkkuren), Peloiden, Heilstollen u.a..
- **Klimatherapie**.
- **Aerosol- und Inhalationstherapie**.

Der Arzt für Allgemeinmedizin kann geeignete Verfahren der *physikalischen Therapie* in seiner Praxis einsetzen und einige auch in der Wohnung des Patienten (z.B. Hydro- und Thermoanwendungen, Lagerungen, Inhalationen, Bewegungsübungen). Durch eine zweijährige Weiterbildung kann er die Zusatzbezeichnung (Bereichsbezeichnung) „*Physikalische Therapie*" erwerben. Am häufigsten werden physikalische Behandlungen verordnet und von Fachkräften wie Krankengymnasten bzw. Physiotherapeuten oder Masseuren und medizinischen Bademeistern ausgeführt, oft in Form einer Kur.

10.2 Wirkungsweisen

Physikalische Therapie ist in erster Linie eine **Reiz-Reaktionstherapie und Regulationsbehandlung**, bei der durch physikalische Anwendungen körpereigene Heilungstendenzen und Ordnungskräfte genutzt und gefördert werden. Auf diese Weise werden *Funktionen optimiert* und *gestörte Funktionsabläufe normalisiert*.

Im Unterschied hierzu wirken operative Verfahren, Pharmakotherapie und Prothetik durch Ausschaltung von Noxen, Funktionslenkung oder Substitution. Physikalische Therapiemaßnahmen können auch auf diesem Wege wirksam werden, z.B. durch *Ausschaltung von Noxen* durch Klimabehandlung mit allergenarmer Höhen-oder Meeresluft, *Funktionslenkung* wie Senkung oder Erhöhung des Muskeltonus, der Durchblutung u.a., *Substitution* durch Kompensierung von Behinderungen mit und ohne Hilfsmittel bzw. Prothesen.

Die durch eine Reiz-Reaktionstherapie und Regulationsbehandlung erreichten Funktionsbesserungen und Normalisierungen erfolgen auf dem Wege einer **Adaptation**. Wiederholte Reize (= *Adaptogene* oder *Stressoren*) können komplexe **unspezifische**, aber auch gezielte **spezifische** Organantworten (*Adaptate, Adaptationsmuster*) bewirken. Adaptogene wie Kälte, Wärme, Bewegung bewirken in der Regel komplexe unspezifische Adaptationsmuster, an denen mehrere Organsysteme beteiligt sind. Mit bestimmten Reizen wie isometrischen Muskelkontraktionen oder Ausdauertraining werden spezifische Adaptate mit umschriebenen Organantworten wie Zunahme der Muskelkraft oder Verbesserung der Herz-Kreislaufökonomie erzielt.

Adaptative Prozesse erfordern wiederholte Reize über längere zeitliche Perioden (bis zu 6 Wochen, u. U. länger), in der Regel mit Reizsteigerungen. Die Funktionsänderungen verlaufen hierbei nicht gleichmäßig linear, sondern unterliegen reaktiven Rhythmen mit etwa 7tägigen Perioden. Leistungssteigerungen erfolgen zunächst durch Funktionsänderungen, die als *Übungseffekte* bezeichnet werden. Unter *Trainingseffekten* versteht man Leistungssteigerungen durch zusätzliche trophische Organveränderungen (z. B. Muskelhypertrophie). Ihre Ausbildung dauert länger als die von Übungseffekten.

Diese Zusammenhänge haben für die Therapie praktische Bedeutung: Adaptative Prozesse erfordern eine genügend lange Behandlungsdauer, während der seriell Reize gesetzt werden im Intervall mit Erholungsphasen für Organreaktionen.

Neben der **Wahl geeigneter Reize** müssen bei ihrer Dosierung die **Reizstärke**, die mit zunehmender Adaptation oft zu steigern ist, die **Häufigkeit** der verordneten Reize und die **Gesamtdauer** der Behandlung berücksichtigt werden. Um die gewünschten Reaktionen (Organantworten) zu ermöglichen, sind ausreichend lange Entlastungsphasen, z. B. als Nachruhe nach physikalischen Anwendungen, einzuplanen. Die gesamte Behandlungsdauer hängt zudem von der individuellen Reaktionslage ab. Bei einer ergotropen Reaktionslage ist mit einer 4wöchigen, bei einer trophotropen mit einer 6wöchigen Adaptationsdauer zu rechnen, da bei Trophotropen die Reizantworten verzögert ingang kommen. Schließlich kann die reaktive Periodik in den ersten 14 Tagen zu vorübergehenden Leistungsabfällen am Ende der ersten und zweiten Woche führen, zu den sog. „Kurkrisen". Setzen die verordneten Reize aus, z. B. nach Beendigung einer mehrwöchigen Kur, so kommt es verschieden schnell wieder zu einer Deadaptation.

10.3 Aufgaben

Kurative Medizin: Behandlungsschwerpunkte sind chronische Erkrankungen vor allem der Bewegungsorgane (z. B. Unfallfolgen, Gelenkerkrankungen, Lähmungen u. a.) und Schmerzsyndrome, aber auch Herz-Gefäß-, Lungen- und Bronchialerkrankungen sowie Stoffwechselleiden. Das Therapieziel ist der jeweils bestmögliche bzw. ausreichende Funktionszustand des betroffenen Organs und damit eine Minderung von Beschwerden und eine bestmögliche Belastbarkeit und Leistungsfähigkeit des chronisch Kranken.

Prävention: Eine Optimierung der Organfunktionen und Regulationssysteme ist aus mehreren Gründen wichtig:
- Zahlreiche Risikofaktoren werden vermieden oder beseitigt (z. B. Arteriosklerose).
- Bei akuten Erkrankungen und Belastungen können bedrohliche Organstörungen besser kompensiert werden.
- Bei steigender Lebenserwartung und zunehmendem Alter werden Mobilität und Selbständigkeit erhalten – eine Aufgabe der Geriatrie.

Reiz-Reaktionstherapie bewirkt **Adaptationen**

- unspezifisch
  - Kälte
  - Wärme
  - Bewegung
- spezifisch
  - isometrische Muskelkontraktionen
  - Ausdauertraining

adaptative Leistungssteigerungen durch
- Übungseffekte = Funktionssteigerung
- Trainingseffekte = trophische Organveränderungen

wichtige Voraussetzungen:
- geeignete serielle Reize (Dosierung)
- individuelle Reaktionslage
- Behandlungsdauer
- Entlastungsphasen
- reaktive Rhythmik

Aufgaben

kurative Medizin
Optimierung von Funktionen bei chronischen Erkrankungen

Prävention

- von Risikofaktoren
- zur Belastbarkeitssteigerung bei akuten Erkrankungen
- bei zunehmendem Alter

Rehabilitation: Bei der beruflichen und sozialen Wiedereingliederung von Körper- und Bewegungsbehinderten mit noch rückbildungsfähigen oder auch irreversiblen Beeinträchtigungen hat physikalische Therapie eine zentrale Bedeutung. Besonders Krankengymnastik und Ergotherapie sind Schwerpunkte der „medizinischen Rehabilitation". Oft besteht bei bleibenden Behinderungen eine Fehlbeanspruchung von Gelenken und Muskelgruppen und dadurch die Gefahr von Folgeschäden in Form von Schmerzsyndromen, Arthrosen u.a.. Durch intermittierend eingesetzte physikalische Therapiemaßnahmen können derartige Verschlimmerungen verhindert oder gemindert werden (= tertiäre Prävention).

10.4 Krankengymnastik, Bewegungstherapie

10.4.1 Definition und Behandlungsformen

Die krankengymnastische Behandlung von Gesundheitsstörungen erfordert besondere Kenntnisse, die während der Ausbildung als Krankengymnast erworben werden.

> **Bewegungstherapie** umfaßt als Oberbegriff weitere Behandlungsformen, die Bewegung therapeutisch nutzen und von unterschiedlich ausgebildeten Therapeuten ausgeführt werden können.

Unterschieden werden:
- **Krankengymnastik** (KG): *passive KG:* Lagerungen, Extensionen, Bewegungen durch den Behandler; *aktive KG*: vom Kranken ausgeführte statische bzw. isometrische oder dynamische bzw. isotonische oder auxotonische Muskelanspannungen; auf neurophysiologischer Grundlage: Bewegungen, die sich in besonderem Maße auf sensomotorische Abläufe (= PNF) oder frühkindliche und phylogenetische Reflexvorgänge (Bobath, Vojta) aufbauen.
- **Allgemeingymnastik** ist nicht auf bestimmte krankhafte Störungen ausgerichtet.
- **Trainingsbehandlung**: dosierte Belastungen, z.B. im Terrain oder als Ergometrie.
- **Sport** mit therapeutischer oder präventiver Zielsetzung.
- **Ergotherapie**: Einüben von praktischen Tätigkeiten und Fertigkeiten sowie Kompensationen durch Hilfsmittel.

Hilfs- und Übungsmittel für die KG sind verschiedene Geräte und besonders das Wasser, bei dem Auftrieb, Widerstand und Temperatur genutzt werden.

10.4.1.1 Wirkungen

Die Therapie setzt an der *Muskulatur* und *Innervation* an, beansprucht dabei aber die Bewegungsorgane wie Gelenke, Sehnen, Bänder, Skelett, Durchblutung, Stoffwechsel und damit die Herz-Kreislauf- und Atmungsorgane sowie als aktive Leistung auch die Psyche und Hirnfunktion. Geübt werden Eigenschaften wie Kraft, Beweglichkeit (Flexibilität), Koordination und Ausdauer.

In der KG wird zwischen **statischen** und **dynamischen** Übungen unterschieden: **Statische Übungen** sind isometrische Muskelkontraktionen, d.h. Anspannung ohne sichtbare Muskelverkürzung (z.B. Haltearbeit). Sie werden gegen Widerstand durchgeführt und sind ein *Krafttraining*: Ein Kraftzuwachs geht mit einer Zunahme der Muskeltrophik (des Muskelquerschnittes) einher.

10.4 Krankengymnastik, Bewegungstherapie

Dynamische Übungen erfolgen durch isotonische Muskelkontraktionen, bei denen eine Muskelverkürzung mit Bewegung einhergeht. Häufige Mischformen der beiden Kontraktionsweisen nennt man auxotonisch. Sie erlauben Kraftübungen mit Bewegungen zu verbinden. Dynamisch geübt werden:
Beweglichkeit (Flexibilität) in den Gelenken. Bei ausgeprägter Muskelschwäche sind Übungen unter Verringerung der Schwerkraft angezeigt: vom Behandler geführte Bewegungen, Übungen im Wasser oder im Schlingentisch. Bei Kontrakturen werden neben Lagerungen und Dehnungen oft „manuelle Techniken", die durch Zug ein besseres Gelenkspiel ermöglichen, eingesetzt.
Koordination, d.h. das Zusammenspiel agonistischer und antagonistischer Muskeln wird verbessert.
Ausdauer: Durch längerdauernde, gleichmäßige Beanspruchung großer Muskelgruppen werden über den aeroben Energieverbrauch vor allem die Herz-Kreislauf- und Atemfunktion ökonomisiert. Die Herzarbeit wird geringer, Pulsfrequenz und Sauerstoffverbrauch nehmen ab, das Herzschlagvolumen, Kapillarisierung und die Leistungsreserven nehmen zu. Hierzu sind wöchentlich mindestens drei Übungseinheiten von 30 min am Ergometer oder in Form von Fahrradfahren, Laufen, Wandern mit merklichem altersabhängigen Anstieg der Herzfrequenz erforderlich.
Neurophysiologische Verfahren: Am vielseitigsten werden *Komplexbewegungen* nach Kabat bzw. die *PNF-Technik (=propriozeptive neuromuskuläre Förderung)* eingesetzt. Die sensomotorischen Bewegungsabläufe werden durch Stimuli wie Haut-, Muskelreize und Kommandos gefördert.
Mit der **entwicklungsneurologischen Behandlung** nach Bobath werden vor allem spastische Bewegungsstörungen behandelt. Es wird versucht, die pathologischen Bewegungsmuster zu hemmen und physiologische Bewegungen zu bahnen.
Die **entwicklungskinesiologische Behandlung** nach Vojta nutzt phylogenetisch geprägte Reflexmuster zur Schulung frühkindlicher Fortbewegungs- und Haltungsstörungen.

10.4.1.2 Anwendungsweisen

KG ist als Einzelbehandlung am wirksamsten. Die Therapiedauer beträgt in der Regel 20–30 min, auf neurophysiologischer Grundlage mindestens 40 min. Sind Übungsbehandlungen über längere Zeit oder dauernd erforderlich, so sollten sie soweit möglich als Selbstübungen erfolgen, jedoch ärztlich überwacht werden. Bei leichteren Behinderungen und beim Ausdauertraining kann in Gruppen gearbeitet werden. Vielfach bestehen regional Selbsthilfegruppen und Sportgemeinschaften z.B. für Wirbelsäulenschäden (Rückenschule), Rheumakranke, Koronarsportgruppen u.a..

10.4.2 Indikationen

Die wichtigsten Indikationen sind:
Bewegungs- und Haltungsstörungen infolge von degenerativen und entzündlichen Erkrankungen der Gelenke und der Wirbelsäule, Unfallfolgen, Schmerzsyndromen und postoperativ z.B. nach endoprothetischem Gelenkersatz sowie von Erkrankungen des Nervensystems mit spastischen und schlaffen Lähmungen (z.B. Zerebralparesen, Querschnittsyndrome, Polyneuropathien u.a.), extrapyramidalen- und Koordinationsstörungen (z.B. M. Parkinson, Multiple Sklerose) und bei hereditären neuromuskulären Leiden. Bei Schmerzsyndromen steht am Anfang der Therapie eine Entlastung und Schmerzminderung. Bei geschwächter Muskulatur muß stets ihre Kräftigung den Belastungen vorausgehen.

- dynamische = isotonische oder auxotonische Übungen für
  - Beweglichkeit
  - Koordination
  - Ausdauer

- neurophysiologische Verfahren: Komplexbewegungen bzw. PNF

- Entwicklungsneurologische Behandlung nach Bobath

- Entwicklungskinesiologische Behandlung nach Vojta

Anwendungsweisen

- Einzelbehandlung
- Gruppenbehandlung
- Selbstübungen
  Selbsthilfegruppen bei
  - Wirbelsäulenschäden
  - Rheuma
  - koronare Erkrankungen
  - u.a.

Indikationen

- **Bewegungs- und Haltungsstörungen:**
  - Gelenkerkrankungen
  - Wirbelsäulenerkrankungen
  - Unfallfolgen
  - Schmerzsyndrome
  - neurologische Erkrankungen wie Lähmungen u.a.

- Herz- und Gefäßleiden
  - koronare Herzkrankheit u. a.

Herz- und Gefäßleiden: Vor allem bei der *koronaren Herzkrankheit* sowie Myokardinfarkt- oder Operationsfolgen führt Ausdauertraining zu einer Ökonomisierung der Herz-, aber auch Muskelarbeit und zu einer Anhebung der Leistungsgrenze. Die kardiale Belastungsgrenze muß mittels Ergometrie getestet werden; trainiert wird unterhalb derselben. Für Alltagsbelastungen und leichte gymnastische Übungen wird eine fahrradergometrische Belastbarkeit von 75 Watt, für sportliche Betätigungen von 125 Watt benötigt.

- arterielle Verschlußkrankheit

Bei der *arteriellen Verschlußkrankheit* (AVK) im Stadium II (Claudicatio intermittens) wird durch Intervalltraining oder Lagerungsübungen nach Ratschow mit Beanspruchung derjenigen Muskelgruppen, die distal der Stenose bzw. des Verschlusses liegen, die dortige Sauerstoff-Utilisation verbessert und die Gehstrecke bis zur Schmerzgrenze verlängert.

- Hypertonie

Durch Ausdauertraining kann bei *hypertonen Reaktionen* der Blutdruck gesenkt werden.

- venöse Insuffizienz

Bei einer *venösen Insuffizienz* wird der venöse Rückstrom durch Betätigen der Muskelpumpe gefördert. Neben ihrer Behandlung ist die Thromboseprophylaxe eine wichtige Indikation für eine entsprechende Gefäßgymnastik. Außerdem beschleunigen Hochlagerung und Kompressionen (Wasserbehandlung, Kompressionsstrümpfe) den venösen Rückstrom.

- Lungen-Bronchialerkrankungen
  - obstruktive u.
  - restriktive Ventilationsstörungen
  - Pneumonien
  - Atelektasen
  - Pleuritiden

Lungen-Bronchialerkrankungen: Geeignete Atemtechniken können bei *obstruktiven Störungen* die Atemwegwiderstände senken und den Sekrettransport erleichtern, bei *Pneumonien* und zur Pneumonieprophylaxe, bei *Atelektasen* und *Pleuritiden* sowie *restriktiven Ventilationsstörungen* die Ventilation verbessern. Ausdauertraining vermag die respiratorische Leistungsgrenze zu erweitern.

- Hyperlipidämie
- Diabetes Typ II
- funktionelle Syndrome

Hyperlipidämie, Adipositas und Typ II-Diabetes.

Funktionelle bzw. psychovegetative Syndrome, besonders mit Bewegungs-, Aktivitäts- und Leistungseinbußen, u. U. gleichzeitig mit Psychotherapie (Gesprächstherapie).

- Geriatrie
- Frauenheilkunde

Geriatrie und **Frauenheilkunde**: Schwangerenvorbereitung und -nachbehandlung u. a.

Kontraindikationen

10.4.3 Kontraindikationen

Die wichtigsten sind:

Die wichtigsten sind:

⇨

> **Akute Begleiterkrankungen** wie fieberhafte Zustände, **akute entzündliche Erkrankungen** des zu beübenden Organs, **anatomische Bewegungsbehinderungen** (Traumen, Ossifikationen u. a.) und **Bewegungsschmerz, Herz- oder Ateminsuffizienz** in Ruhe.

Bewegungsbad: verstärkte kardiale Gefährdung

Im Bewegungsbad kann durch den hydrostatischen Druck und ein dadurch vermehrtes Blutangebot an das rechte Herz eine **Herz-** oder **schwere Ateminsuffizienz** verschlimmert werden.

bei Herzkranken strengere Kontraindikationen! Kardiologische Voruntersuchung und Belastbarkeitsprüfung erforderlich!

Für ein Ausdauertraining bei **Herzkranken** gelten strengere Kontraindikationen, sie erfordern eine vorherige kardiologische Untersuchung und Belastbarkeitsprüfung. Bei der AVK verbietet sich eine Übungsbehandlung in den Stadien III und IV. Fast immer sind geeignete Lagerungen, prophylaktisches passives Durchbewegen und Atemübungen möglich.

10.5 Massagen

10.5.1 Definition und Anwendungsformen

Massagewirkungen entstehen durch Druck und Zug auf die Haut, das Unterhautzellgewebe oder die Muskulatur. Massagen werden auf Verordnungen von Masseuren manuell oder auch apparativ ausgeführt und sind eine wirksame Therapiemaßnahme. **Massagearten** sind:
- **Klassische Massage** mit verschiedenen manuellen Techniken wie Streichen, Kneten, Walken, Reiben, Klopfen, Vibrationen. Letztere kann auch apparativ ausgeführt werden.
- **Reflexzonenmassage** und **Bindegewebsmassage**.
- **Lymphdrainage**.
- **Sonderformen** sind: (*manuelle*) Kolonmassage, Periostmassage, Segmentmassage, (*apparative*) Unterwasserdruckstrahlmassage, Bürstenmassage, Druckluftmassage u. a.

10.5.1.1 Wirkungen

Unterschieden werden **lokale**, **Fern-** und **Allgemeinwirkungen**.
Lokale Wirkungen entstehen *mechanisch* am Ort der Einflußnahme, teilweise aber auch *humoral* durch freigesetzte Wirkstoffe vom Histamin- oder Acetylcholin-Typ. Die wichtigsten sind eine Normalisierung des Muskeltonus, der gesenkt und erhöht werden kann, Schmerzlinderung, lokale Durchblutungssteigerung und Anregung des Stoffwechsels, Umverteilung von Flüssigkeit wie venöse oder lymphatische Entstauung und Ödemminderung, Abtransport von Stoffwechselprodukten, Lockerung des Unterhautzellgewebes, Lösen von Narben, Dehnen von Sehnen, Bändern u. a.
Fernwirkungen werden durch verschiedene Techniken der Reflexzonen- und Bindegewebsmassage erzielt. Sie entstehen *reflektorisch-segmental* infolge nervaler Beziehungen zwischen Dermatomen und Myotomen zu inneren Organen (z. B. Head-Zonen), können aber auch *humoral* ausgelöst werden. Verbreitet ist die Bindegewebsmassage nach Dicke bzw. Teirich-Leube, bei der durch bestimmte Strichführungen und Druck im subkutanen Bindegewebe Konsistenzveränderungen ertastet und gelöst werden.
Allgemeinreaktionen sind *vegetative Umstimmungen*, Beruhigung (durch Vibrationen, Streichungen, milde Knetungen), Anregung (durch Reibung, Klopfung, kräftige Knetung) u. a., ferner *psychische Reaktionen*, die durch den unmittelbaren Körperkontakt mit dem Therapeuten entstehen können.

10.5.1.2 Anwendungsweisen

Die Anwendungsweise und Dosierung, die subtil variiert werden können, richten sich nach der jeweiligen Erkrankung, dem Tastbefund und der Verträglichkeit. In der Regel werden **Teilmassagen** mit umschriebener Zielsetzung verordnet. Sie dauern 20–30 min, **Lymphdrainagen** hingegen 1 h, eventuell 2 x täglich.
Manuelle Massagen erlauben stets eine individuellere und subtilere Dosierung als apparative. Letztere dienen einer Entlastung des körperlich sehr stark beanspruchten Masseurs. So werden große Muskelgruppen oft durch Unterwasserdruckstrahlmassagen behandelt und die anstrengenden Vibrationen mit Vibrationsgeräten ausgeführt. Die gleichfalls den Therapeuten belastende und zeitaufwendige Ganzkörpermassage, die zumeist zur allgemeinen Roborierung ausgeführt wird, ist nur ausnahmsweise ärztlich indiziert.

Massagen

Definition und Anwendungsformen

Massageformen:
- klassische Massage
- Reflexzonen-/Bindegewebsmassage
- Lymphdrainage
- manuelle/apparative Sonderformen

Wirkungen

lokal
- mechanisch
- humoral

- **Fernwirkungen**
  - reflektorisch-segmental = Reflexzonen- bzw. Bindegewebsmassage
  - humoral

- **Allgemeinreaktionen**
  - vegetative Umstimmungen
  - psychische Reaktionen

Anwendungsweisen

Teilmassagen 20–30 min
Lymphdrainagen 1 Std.

Manuelle Massagen erlauben individuellere Dosierung als apparative! Apparative dienen der Entlastung des Behandlers

10.5.2 Indikationen

Klassische Massage:
- Muskuläre, oft schmerzhafte *Verspannungen* (Muskelhartspann, Myogelosen) bei Fehlbelastungen der Bewegungsorgane und rheumatischen Erkrankungen.
- Kontrakturen und ihre Prophylaxe, oft im Anschluß an Wärmeanwendungen.
- *Muskelatrophien* zur Anregung von Durchblutung und Stoffwechsel sowie Anhebung des Muskeltonus. (Gekräftigt wird die Muskulatur nur durch isometrische KG!)
- Bei *spastischen Paresen* kann durch Vibrationen oder Streichungen der Muskeltonus gesenkt werden.
- Außerdem Dehnen und Lösen von *Adhäsionen; venöse Stauungen* und *Ödeme*; funktionelle arterielle Durchblutungsstörungen; Bettlägerigkeit zur Förderung der Hautdurchblutung (Dekubitusprophylaxe).

Reflexzonen- oder Bindegewebsmassage: Überwiegend funktionelle arterielle Durchblutungsstörungen, Migräne, chronische Obstipation und Colon irritabile (bei beiden auch Kolonmassage) Gallenwegsdyskinesien, asthmatische Bronchial-Lungenerkrankungen und andere überwiegend funktionelle Störungen.

Lymphdrainage: Verschiedene Formen des *Lymphödems*. Der lymphatische und venöse Abfluß kann außerdem durch Kompressionen wie apparativ über Manschetten intermittierend erzeugten Überdruck gefördert werden.

Bürstenmassagen: Sie sind kapillardilatierend und bessern die Hautdurchblutung. Indikation ist bei funktionellen Durchblutungsstörungen und in der Rekonvaleszenz gegeben.

Absolute Kontraindikationen sind entzündliche und fieberhafte Erkrankungen, entzündliche Hautveränderungen, Phlebothrombosen, Umgebung von Frakturen und frischen Narben, AVK im Stadium III und IV, Herzinsuffizienz mit Dekompensation.

Relative Kontraindikationen, die besondere Vorsicht und geeignete Techniken erfordern, sind hämorrhagische Diathesen, paraartikuläre Ossifikationen, hochgradige Osteoporose, Sensibilitätsstörungen, Varikosis und postthrombotisches Syndrom.

10.6 Thermo- und Hydrotherapie

10.6.1 Definition und Anwendungsformen

Als Thermotherapie werden Wärme- und Kälteeinwirkungen, die auf vielfältige Weise erzeugt werden können, zusammengefaßt. Das am häufigsten verwendete Medium ist **Wasser**, dessen mechanische Eigenschaften in der Krankengymnastik und Bewegungstherapie genutzt werden. Für *Wärmebehandlungen* eignen sich auch Luft, Wasserdampf, Peloide, Infrarotstrahlung, Ultraschall und hochfrequente elektrische Ströme; für *Kältewirkungen* Luft, Kälteträger und Eis. Hydro- und thermotherapeutische Maßnahmen sind verbreitet und können mit einfachen Mitteln auch daheim eingesetzt werden.

Bäder werden nach *Medien* (Wasserbad – auch mit Zusätzen, Bäder von breiiger Konsistenz, Gas- und Dampfbäder) sowie ihrer *hydrostatischen Wirkung* (Vollbad, Dreiviertelbad, Teilbad als Arm-, Sitz- oder Fußbad) unterteilt.

Lokale Wärme- oder **Kälteanwendungen** erfolgen als zirkuläre Umhüllung (= *Wickel, Umschlag*), Einhüllung des gesamten Körpers (= *Packung*), Bedeckung nur an einer Seite (= *Auflage, Aufschlag, Kompresse*), heiße Rolle und Guß.

Indikationen

klassische Massage:
- muskuläre, schmerzhafte Verspannungen
- Kontrakturen und Prophylaxe
- Muskelinaktivität z. B. bei Bettruhe, Muskelschwäche
- spastische Paresen
- Ödeme und venöse Stauungen

Bindegewebs- bzw. Reflexzonenmassage:
überwiegend funktionelle Störungen innerer Organe

Lymphdrainage:
- Lymphödem

Bürstenmassage:
- funktionelle Durchblutungsstörungen

absolute Kontraindikationen

relative Kontraindikationen

Thermo- und Hydrotherapie

Definition und Anwendungsformen

Medien
Wasser vereinigt mechanische Eigenschaften (hydrostatischer Druck, Auftrieb, Widerstand) mit thermischen (Kälte, Wärme).
weitere Medien: Luft, Wasserdampf, Peloide, Eis

Bäder-Einteilung
- nach hydrostatischer Wirkung
- nach Medien

lokale Wärme-/Kälteanwendungen

10.6 Thermo- und Hydrotherapie

Wassertemperaturen zwischen 34 und 36 °C werden als indifferent empfunden, unter 25° als kalt, unter 15° als sehr kalt, über 38° als sehr warm und über 40° als heiß. Da die Patienten im Bewegungsbad Wärme entwickeln, sind die Wassertemperaturen in ihm kühl, unter dem Indifferenzbereich zwischen 25 und 29 °C, in speziellen Therapiebecken für Rheumakranke und Spastiker allerdings höher bis zu 33 °C.

empfundene Wassertemperaturen:
Indifferenzbereich 34–36 °C

10.6.1.1 Wirkungen

Wärmewirkungen: Wärme ist ein Reiz, aber auch Bewegungsenergie. Um Wärmewirkungen zu erzielen, wird Wärme zugeführt, durch hochfrequente elektrische Ströme und Ultraschall im Körper erzeugt (Tiefenwirkung!) oder die Wärmeabgabe durch warme Medien gedrosselt. Eine generalisierte Tiefenwirkung entsteht bei *Hyperthermie*, d.h. bei einem Anstieg der Körperkerntemperatur. Umschriebene Wärmereize können reflektorisch wirken (konsensuelle Reaktion). Wichtige therapeutisch genutzte Wärmewirkungen sind: Anstieg der Gewebetemperatur und Steigerung von Stoffwechselprozessen, Durchblutungszunahme und Vasodilatation, Senkung des Muskeltonus, Spasmolyse, Schmerzminderung und Wohlgefühl.

Ultraschalltherapie: Durch Ultraschallwellen von 800–1000 kHz entstehen im beschallten Gewebe hochfrequente Mikrovibrationen. Besonders im Bereich von Grenzschichten zwischen Gewebearten mit unterschiedlichen Schallgeschwindigkeiten wie Muskeln/Sehnen/Bänder/Knochen wird Energie in Wärme umgesetzt und therapeutisch genutzt.

Kältewirkungen: Durch *kurze Kaltreize* entstehen eine Analgesie und eine reaktive Hyperämie.
Länger dauernde Anwendungen bewirken einen Abfall der Gewebetemperatur und Herabsetzung des Stoffwechsels, Vasokonstriktion und Durchblutungsminderung, Hemmung von Entzündungen, Ödemen und Blutungen, Analgesie, Muskeldetonisierung, anregendes Gefühl, längerfristig eine Kälteadaptation.

Kneipptherapie ist eine Allgemeinbehandlung, bei der mit Hydro- und Thermotherapie, Bewegungstherapie, Diätetik und Phytotherapie eine gesunde Lebensführung angestrebt wird.

Wirkungen

Wärmewirkungen:
Wärme wirkt als Reiz (reflektorisch) und/oder Bewegungsenergie (Stoffwechsel)
Tiefenwirkungen
– generalisiert durch Hyperthermie (Anstieg der Körperkerntemperatur)
– lokal durch hochfrequente elektrische Ströme, Ultraschall

Ultraschallwirkung:
hochfrequente Mikrovibrationen werden durch Absorption in Wärme umgesetzt

Kältewirkungen:
kurze Kaltreize:
– Analgesie
– reaktive Hyperämie
längere Anwendungen (20–30 min):
– Herabsetzung des Stoffwechsels
– Durchblutungsminderung
– Entzündungs-, Ödemhemmung
– Analgesie u. a.
Kneipptherapie

10.6.1.2 Anwendungsweisen

Lokale Anwendungen wie Teilbäder, Wickel, Kompressen u.a. erlauben abhängig von ihrer Temperatur sowohl Wärme- als auch Kältebehandlungen, die zumeist 20–30 min dauern.

Für **Wärmebehandlungen** werden am häufigsten breiige Träger, Peloide (Moor und Schlamm, Fango und Heilerde) mitunter auch Wasserdampf (Dampfduschen) benutzt. Die Tiefenwirkung ist hierbei gering, da die aufgenommene Wärme mit dem Bluttransport verteilt und an Körperregionen in einer kühlen Umgebung wieder abgegeben wird. Lokale Tiefenwirkungen ermöglichen die Elektrotherapie mit hochfrequenten Strömen und Ultraschall.

Kälteanwendungen (*Kryotherapie*) erfolgen am einfachsten mittels Eisauflagen oder auf etwa –12 °C gekühlten Kryogelbeuteln. Kurzfristige Kältereize werden mit kalten Güssen, Duschen, Eisauflagen und Teilbädern gesetzt oder mit Kaltluft von –180 °C (etwa 1–1 1/2 min lang). Kälteanwendungen sollen stets in warmer Umgebungstemperatur am erwärmten Patienten durchgeführt werden!

Vollbäder: Eine *Hyperthermie* wird am einfachsten in Form eines Überwärmungsbades mit Wassertemperaturen zwischen 39 und 43 °C erreicht, kann aber auch als Dampf- und Heißluftbad (= Sauna) durchgeführt werden. Für

Anwendungsweisen

lokale Wärmezufuhr
mit Wasser, Peloiden (Moor und Schlamm),

Wasserdampf
– hat geringe Tiefenwirkung

Kälteanwendungen (Kryotherapie) mit Eisauflagen oder Kryogelbeuteln von –12 °C 20–30 min
Kurze Kaltreize: Güsse, Kaltluft –180 °C
Kälteanwendungen nur am erwärmten Patienten bei warmer Umgebungstemperatur!

Vollbäder: 20–30 min
Wassertemperaturen:
– für Hyperthermie 39–43 °C

zahlreiche therapeutische Wirkungen reichen vielfach wenig belastende Anstiege der Körperkerntemperatur von 1–2 °C aus. Die Badedauer beträgt 20–30 min. Das gilt auch für *medizinische Bäder mit Zusätzen*, die bei warmen Wassertemperaturen von 36–38 °C verabfolgt werden. CO_2-Bäder mit ihrer gefäßdilatierenden Wirkung werden weniger kühl empfunden und bei niedrigeren Wassertemperaturen von 32–34° durchgeführt.

Nach thermischen Anwendungen, vor allem nach Vollbädern soll eine Nachruhe von 30–60 min eingehalten werden.

10.6.2 Indikationen

Hauptindikationen der Wärmetherapie:
- degenerative und wenig aktive chronisch-entzündliche Gelenk- und Wirbelsäulenerkrankungen, Weichteilrheumatismus,
- muskulärer Hypertonus (oft als Vorbereitung für Massage oder KG) und muskuläre spastische Zustände wie Koliken, auch spastische Paresen,
- Schmerzzustände verschiedener Genese,
- chronisch-entzündliche Erkrankungen wie Zystitis, Pyelonephritis, Cholezystopathie, Sinusitis, Adnexitis u. a.,
- funktionelle arterielle Durchblutungsstörungen,
- vegetative Störungen, Schlaflosigkeit, Unruhezustände.

Hauptindikationen der Kältetherapie (Kryotherapie):
- *Kurze Anwendungen* werden im Rahmen der KG zur vorbereitenden Analgesie, Stimulierung der Muskulatur, aber auch Spastikminderung eingesetzt, außerdem bei venöser Insuffizienz, hypotonen Kreislaufreaktionen sowie zur Belebung und Anregung z. B. in der Rekonvaleszenz. Wechselbäder dienen einem Gefäßtraining.
- *Längere Anwendungen* bei posttraumatischen Schwellungen, Ödemen, Blutungen, Arthritiden verschiedener Genese, Bursitiden u. a., Schmerzzuständen – auch bei nicht entzündlichen Gelenkerkrankungen, besonders im Schultergelenk, fieberhaften Zuständen, zur Abhärtung, Kälteadaptation.

Hauptindikationen für medizinische Bäder:
- Rheumatische und chronisch-entzündliche Erkrankungen (Moorbäder, Moorextrakte, Solebäder, Salicylhuminzusätze u. a.),
- vegetative Störungen und Erschöpfungszustände (Fichtennadeln, Heublumen, Rosmarin),
- Hauterkrankungen (Kamillenblüten, Eichenrinde, Schwefel, Bolus alba u. a.),
- CO_2-Bäder bei Herzinsuffizienz, koronarer Herzkrankheit (KHK), Hypertonie, funktionellen arteriellen Durchblutungsstörungen und Stadium I und II der AVK.

10.6.3 Kontraindikationen

Bei Wärmebehandlungen: akute entzündliche Erkrankungen, Herzdekompensation, AVK Stadium III und IV, ausgeprägte venöse Insuffizienz; bei **Ultraschallbehandlungen** auch maligne Tumoren, bei **Hochfrequenztherapie** s. Kap. 10.7.3.

Vollbäder und **Hyperthermie** sind besonders belastend und kontraindiziert bei Alten und Schwachen, Schwangeren, Herzinsuffizienz, Angina pectoris bei KHK (Hyperthermie), Krampfneigung.

Lokale Maßnahmen wie Kompressen, Wickel, Teilbäder können individuell vorsichtig und wenig belastend dosiert werden.

Marginalien

- medizinische Bäder mit Zusätzen 36–38 °C
- CO_2-Bäder 32–34 °C

Nach thermischen Anwendungen Nachruhe einhalten!

Indikationen

Wärmetherapie bei
- chronisch-entzündlichen Erkrankungen
- muskulärem Hypertonus, Spasmen
- Schmerzzuständen
- Durchblutungsstörungen
- vegetativen Störungen

Kältetherapie bei
- venöser Insuffizienz
- hypotonen Kreislaufreaktionen
- Schwellungen, Ödemen, Blutungen
- Arthritiden
- Schmerzzuständen
- Fieber

medizinische Bäder mit Zusätzen bei
- Rheuma
- Erschöpfungszuständen
- Hauterkrankungen

CO_2-Bäder bei
- Herzinsuffizienz
- Hypertonie
- Durchblutungsstörungen

Kontraindikationen

Wärmebehandlungen

Vollbäder, Hyperthermie
lokale, vorsichtig dosierte Maßnahmen sind **wenig belastend**

10.7 Elektrotherapie

Bei Kältebehandlungen: Kälteüberempfindlichkeit, Kältehämoglobinurie, arterielle Durchblutungsstörungen, schwere Herzerkrankungen.
Bei CO_2-Bädern: AVK Stadium III und IV.

10.7 Elektrotherapie

10.7.1 Definition und Anwendungsformen

Die in der physikalischen Therapie verwendeten **elektrischen Ströme** werden nach folgenden Frequenzbereichen eingeteilt:

- Gleichstrombehandlung oder Galvanisation – Durchströmung mit konstanter Stromstärke
- niederfrequenter Strom (NF) – Frequenz (f) < 1000 Hz
- mittelfrequenter Strom (MF) – f 1 kHz – 100 kHz
- hochfrequenter Strom (HF) – f < 1 MHz
    - Kurzwelle – 11 m; f 27 MHz
    - Dezimeterwelle – 69 cm; f 434 MHz
    - Mikrowelle – 12 cm; f 2450 MHz

10.7.1.1 Wirkungen

Mit zunehmenden Frequenzen ändern sich auch die biologischen Wirkungen des elektrischen Stromes.

Bei **Galvanisationen**, der **NF**- und **MF**-Therapie stehen die Wirkungen auf Zellmembranen und ihr Membranpotential im Vordergrund. Sie werden durch Ionenwanderung ausgelöst und gehen mit Veränderungen der Erregbarkeit einher: eine erhöhte Membranspannung (= Hyperpolarisation) mit ihrer Abnahme, eine erniedrigte (= Depolarisation) mit ihrer Zunahme. Stärkere Depolarisationen, wie sie bei der Reizstrombehandlung genutzt werden, führen zu Erregbarkeitssteigerungen der Nerven- bzw. Muskelfasern und damit zu Muskelkontraktionen.

In Abhängigkeit von der Lage und Polung der angelegten Elektroden (Minuspol = Kathode, Pluspol = Anode) können verschiedene therapeutische Wirkungen erzielt werden.

Galvanisationen ermöglichen analgesierende Effekte (unter der Anode) und bestimmte Polungen eine Dämpfung oder Aktivierung der motorischen Erregbarkeit sowie der Sensibilität. Schließlich erlauben sie als **Iontophorese** ein perkutanes Einbringen ionisierter Medikamente unter die Haut.

Mit **niederfrequenten** Reiz- bzw. Impulsströmen werden einzelne Nerven und/oder Muskeln stimuliert und so eine Elektrogymnastik mit gezielten Muskelkontraktionen ermöglicht. Bestimmte NF-Stromformen wirken analgesierend, besonders die diadynamischen Ströme nach Bernard oder die transkutane elektrische Nervenstimulation (= TENS).

Mittelfrequente Ströme werden gleichfalls zum Auslösen gezielter Muskelkontraktionen genutzt und werden vergleichsweise zu niederfrequenten Impulsen oft besser toleriert.

Hochfrequente Ströme wirken anders. Da die zugeführte Energie an der Haut und in tieferen Gewebeschichten absorbiert wird, entsteht dort Wärme. Kurz-, Dezimeter- und Mikrowellen unterscheiden sich in ihren Tiefenwirkungen.

10.7.1.2 Anwendungsweisen

Die in der Regel netzbetriebenen Therapiegeräte unterliegen der **Medizingeräteverordnung** (MedGV) und sind der Gefahrenklasse I zugeordnet.
Neben der Art der verwendeten Stromformen bestimmen die Anordnung und Polung der Elektroden die Wirkung und ihre Lokalisation, z. B. ob Körperteile längs oder quer durchströmt werden. Oft werden Plattenelektroden aus Metall verwendet. Da bei ihrem unmittelbaren Kontakt mit der Haut bei Galvanisationen und niederfrequenten Impulsen infolge von Elektrolyse **Verätzungsgefahr** besteht, müssen angefeuchtete Schwämme oder Stoff zwischen Haut und Elektroden eingebracht werden! Einfacher zu handhaben sind Saugelektroden.
Bei **hydroelektrischen** Bädern werden Körperteile mittels sie umfließendem Wasser an die Elektroden angekoppelt (Vollbad = Stangerbad, Teilbad = Mehrzellenbad).
In der **Hochfrequenztherapie** werden häufig Strahler, bei Kurzwellenbehandlungen auch Plattenelektroden verwendet. Bei Anwendungen im Gesichtsbereich (Mikrowellentherapie) besteht die Gefahr einer Kataraktbildung, die durch Anlegen von Schutzbrillen behoben wird.
Die **Behandlungszeiten** sind oft kurz, mitunter nur 5–10 min, bei Hochfrequenzbehandlungen zumeist 10–15 min, bei hydroelektrischen Bädern 20–30 min, bei TENS u. U. bis zu mehreren Stunden.
Galvanisationen, NF- und MF-Verfahren können von Krankengymnasten bzw. Physiotherapeuten und Masseuren in ihren Praxen angewendet werden. Hingegen sind HF-, Ultraschall- und Iontophoresebehandlungen, die **nicht** zu den Heilmitteln gehören, eine **ärztliche** Aufgabe.

10.7.2 Indikationen

Da **HF-Therapie** eine Wärmebehandlung ist, sind ihre Indikationen die gleichen wie bei der Wärmetherapie (s. Kap. 10.6.2). Zu beachten ist, daß Dezimeter- und Kurzwellen wegen ihrer vergleichsweise zu Mikrowellen größeren Eindringtiefe an tiefer gelegenen Gelenken (z. B. Hüftgelenk), Mikrowellen bei oberflächlich gelegenen Wirkorten (z. B. Ellenbogengelenk, Nebenhöhlenerkrankung) eingesetzt werden.
Durch **Galvanisationen oder NF-Ströme** erzielbare Wirkungen wie Analgesie, Muskeltonusveränderungen und Durchblutungssteigerungen haben gleichfalls der Thermotherapie entsprechende Indikationen: Schmerzzustände verschiedener Genese (besonders mit diadynamischen Strömen und TENS), Zustände mit erhöhtem oder herabgesetztem Muskeltonus, periphere arterielle Durchblutungsstörungen (außer Stadium III und IV der AVK).
Reiz- bzw. Impulsströme, die zur Stimulierung und Kontraktion von Muskeln eingesetzt werden, sind indiziert bei Ruhigstellung oder schlaffen peripheren Paresen nicht denervierter Muskeln, um Inaktivitätsatrophien zu verhindern bzw. zu verzögern, bei z. B. traumatisch denervierten Muskeln, sofern eine Reinnervation (z. B. operativ) erwartet werden kann, und unter bestimmten Voraussetzungen bei zentralen Lähmungen und Funktionsstörungen glattmuskulärer Organe wie neurogenen Blasenstörungen.

10.7.3 Kontraindikationen

Im Körper befindliches Metall wie Implantate, Herzschrittmacher, Granatsplitter u.a:. Bei HF-Therapie können durch Überhitzung Verbrennungsschäden entstehen, bei Galvanisationen sind Verätzungen möglich. Bei Herzschrittmachern kann die Elektronik gestört werden. Diese Patienten sind von

---

Anwendungsweisen

Geräte unterliegen der MedGV

Verwendung verschiedener Elektroden und Polungen

Bei Plattenelektroden aus Metall besteht an der Haut durch Elektrolyse Verätzungsgefahr!

hydroelektrische Bäder bei Galvanisationen

bei Anwendung von Hochfrequenztherapie im Gesichtsbereich Schutzbrillen anlegen lassen!

Behandlungszeiten

Hochfrequenz-, Ultraschall- und Iontophoresebehandlungen sind **keine** Heilmittel, sondern **ärztliche Aufgabe**!

Indikationen

hochfrequente Ströme:
wie Wärmebehandlung
- größere Tiefenwirkung bei Dezimeter- und Kurzwellen
- geringere bei Mikrowellen

Galvanisationen oder **niederfrequente Ströme:**
- Schmerzzustände
- erhöhter oder herabgesetzter Muskeltonus
- Durchblutungsstörungen

Reiz- bzw. Impulsströme:
- bei Ruhigstellung
- bei schlaffen peripheren Paresen

Kontraindikationen

- im Körper befindliches Metall (Implantate, Schrittmacher u. a.)

einer HF-Therapie ganz fernzuhalten, bei Galvanisationen, NF- und MF-Anwendungen müssen sich Gehäuse, Kabel und Elektroden außerhalb des Behandlungsfeldes befinden. Ebenso stellen Sensibilitätsstörungen der Haut (Verätzungs- oder Verbrennungsgefahr), Hauterkrankungen, offene Wunden eine Kontraindikation dar.

- Sensibilitätsstörungen

10.8 Lichttherapie

Lichttherapie

10.8.1 Definition und Anwendungsformen

Definition und Anwendungsformen

In der Lichttherapie haben folgende elektromagnetische Wellen größere praktische Bedeutung:

Definition

⇐

- Infrarot (IR) – Wärmestrahlung 780–5000 nm
- Ultraviolett (UV) – Bestrahlung mit UVA 400–315 nm und UVB 315–280 nm.

10.8.1.1 Wirkungen

Wirkungen

IR: Durch Absorption wird in den oberen Hautschichten Wärme erzeugt.
UV-Licht wirkt vor allem auf die Haut, UVB intensiver als UVA. Die Melaninbildung und Pigmentierung entstehen durch UVB. Überdosierung und/oder vermehrte Lichtempfindlichkeit können zu chronischen Schäden wie Hautatrophie, Keratosen, Basaliomen und Spinaliomen führen. Durch UV wird Vitamin D aus seinen Vorstufen synthetisiert. Auf das Vegetativum wirkt UV anregend.

IR → Wärmeerzeugung
UV → Hautwirkungen wie Pigmentierung u. a.

10.8.1.2 Anwendungsweisen

Anwendungsweisen

IR oder UV-Einwirkungen erfolgen durch **Sonnenexposition** (Heliotherapie) oder durch **künstliche Strahler**. Die Sonnenwirkung variiert sehr stark und hängt von der Jahres- und Tageszeit, geographischen Lage, Höhe und Reflexwirkungen (Wasser, Schnee) ab. Stets sind die Augen vor Exposition zu schützen. Bei UV-Lampen können durch Filter Bereiche selektiert werden, um eine fast ausschließliche UVA-Bestrahlung zu ermöglichen.
Die Behandlungszeiten variieren abhängig von der Hautempfindlichkeit, die anhand der **Erythemschwelle** getestet wird, und der Strahlungsintensität (Hautabstand zum Strahler). Sie liegen anfangs zumeist unter 60 sec (UVB) und werden vorsichtig gesteigert. Schonendere UVA-Behandlungen dauern mehrere Minuten.

- Sonnenexposition (Heliotherapie)
- künstliche Strahler

Dosierung abhängig von individueller Hautempfindlichkeit

Erythemschwelle testen!

10.8.2 Indikationen

Indikationen

IR: Oberflächliche entzündliche Erkrankungen wie Furunkel, Abszesse, Sinusitis u. a.
UV: Dermatosen (teilweise mit medikamentöser Photosensibilisierung wie Psoralen + UVA = PUVA), Infektanfälligkeit, Rekonvaleszenz, vegetative Umstimmung, Rachitisprophylaxe.

IR bei oberflächlichen Entzündungen

UV bei
– Dermatosen
– Roborierung
– Rachitisprophylaxe

10.8.3 Kontraindikationen

IR: Akute entzündliche Prozesse mit Verschlimmerungsgefahr, Sensibilitäts- und Wahrnehmungsstörungen (s. auch Kap. 10.6.3).
UV: Akute Infektionen und Entzündungen, Photosensibilität, Porphyrinstoffwechselstörungen, chronische Hepatitis, Lupus erythematodes.

10.9 Balneo- und Klimatherapie

10.9.1 Definition und Anwendungsformen

> Balneotherapie ist die Behandlung mit natürlichen, zumeist ortsgebundenen Heilwässern, aber auch mit Gasbädern. Sie erfolgt in Kur- oder Badeorten in Form von mehrwöchigen Kuren, oft in Verbindung mit einer Klimabehandlung.

Zur Balneotherapie zählen:
- Vollbäder – Süßwasser-, Mineral-, CO_2-, Moor- und Schlammbäder, auch Zusätze;
- Teilbäder – Arm-, Sitz-, Fußbäder, Güsse;
- Trockenbäder – CO_2, Radon, H_2S;
- Trinkkuren und Inhalationen von Mineralwässern.

Die Bezeichnung „*Heilquelle*" ist an definierte Eigenschaften gebunden, wie an den Gehalt von mehr als 1g/kg gelöster fester Mineralstoffe oder CO_2, an bestimmte Mindestmengen von Spurenstoffen wie Eisen, Jod, Schwefel, Radon oder an eine Temperatur von über 20°C.

10.9.1.1 Wirkungen

In der **Balneotherapie** sind sie oft komplexer als die bei der Thermo- und Hydrotherapie besprochenen (s. Kap. 10.6.1.1), da weitere physikalische, aber auch chemische Wirkungen hinzukommen.

Auch bei der **Klimatherapie** treffen oft mehrere Wirkungskomplexe zusammen. Man unterscheidet einen meteorotropen (= Wetterlage), luftchemischen, thermischen und photoaktinischen (s. auch „Lichttherapie", 10.8.1) Wirkungskomplex. Klima kann eine *Schon-* oder auch *Reizwirkung* auf verschiedene Organsysteme haben (Schon- oder Reizklima). Während beispielsweise das Mittelgebirgsklima eine Schonwirkung ausübt, verbinden Höhen- und Seeklima gleichzeitig Schon- und Reizeffekte.

Bei **Trinkkuren** beeinflussen Heilwässer die Motilität und sekretorische Funktionen von Magen, Gallenwegen und Darm, außerdem die Diurese und die Kristallisation lithogener Stoffe im Harn.

10.9.1.2 Anwendungsweisen

Da sowohl in der Balneo- als auch Klimatherapie Adaptationen und die Ausbildung oft unspezifischer, aber auch spezifischer Adaptate ein führendes Behandlungsziel sind, ist eine genügend lange Behandlungszeit (4–6 Wochen) mit seriellen Anwendungen erforderlich (s. Kap. 10.2). Sie erfolgt in der Regel als **Kur** in Kur- oder Badeorten, oft in Verbindung mit Bewegungstherapie, Diät und einer Gesundheitserziehung. Behandlungen mit Badezusätzen, thermische Maßnahmen oder Trinkkuren sind aber auch am Wohnort durchführbar.

10.10 Verordnungshinweise

Stets müssen die Reaktionen der Patienten auf die Anwendungen sorgfältig beobachtet werden. An ihnen orientieren sich die Dosierung der Reize unter Beachtung einer möglichen Kurkrise, das Ausmaß erforderlicher Erholungs- und Ruhephasen sowie die gesamte Kurdauer.

> Erforderlich sind serielle Anwendungen über Wochen mit Erholungsphasen

10.9.2 Indikationen

Die **Indikationen** sind breit und richten sich nach der Art der ortsgebundenen Heilmittel sowie dem darüber hinausgehenden Therapieangebot. Kur- oder Badeortbehandlungen eignen sich besonders zur Prävention und Rehabilitation (s. Kap. 10.3), bei denen eine Optimierung oder Normalisierung von Organfunktionen angestrebt wird.

Trinkkuren mit verschiedenen Mineralwässern werden durchgeführt bei *gastrointestinalen Erkrankungen* wie chronische Gastritis, Magensekretionsstörungen, Cholezystopathie, chronische Obstipation und Colon irritabile sowie zur Prophylaxe und Therapie von *Harnsteinleiden* und bei einer kompensierten chronischen *Niereninsuffizienz*.

Klimabehandlungen sind vor allem bei *Dermatosen* und *chronischen Atemwegerkrankungen* (z.B. Asthma bronchiale in allergenarmer Höhen- oder Meeresluft) sowie zur Abhärtung (Kältetoleranz, Infektresistenz) indiziert.

Inhalationen von Mineralwässern erfolgen bei entzündlichen und obstruktiven *Bronchial-Lungen-Erkrankungen* zur Sekretolyse.

> **Indikationen**
>
> Normalisierung und Optimierung verschiedener Organfunktionen, besonders Prävention und Rehabilitation
>
> **Trinkkuren**
> - gastrointestinale Störungen
> - Harnsteinleiden, chronische Niereninsuffizienz
>
> **Klimabehandlungen**
> - Dermatosen
> - chronische Atemwegerkrankungen
> - Abhärtung
>
> **Inhalationen**
> entzündliche und obstruktive Bronchial-Lungenerkrankungen

10.9.3 Kontraindikationen

Sie bestehen dann, wenn eine Reiz-Reaktions-Therapie mit den hierbei notwendigen Organantworten nicht möglich ist. Hierzu zählen: *Akute entzündliche Erkrankungen, fieberhafte Zustände*, eine fortgeschrittene *Organinsuffizienz* wie Herzdekompensation, fortschreitende konsumierende Prozesse u.a. Unter diesen Voraussetzungen ist ein Patient nicht kurfähig.

> **Kontraindikationen**
>
> wenn Organantworten auf Reize nicht erfolgen können
> - akute entzündliche Erkrankungen
> - fortgeschrittene Organinsuffizienzen

10.10 Verordnungshinweise

Werden physikalische Therapiemaßnahmen verordnet, so sind wie bei der Rezeptur von Medikamenten **Art**, **Dosis** und **Dauer** der Anwendungen anzugeben, außerdem das **Therapieziel** und die **Diagnose** mit dem Funktionszustand des zu behandelnden Organs. Die Auswahl und Dosierung der Anwendungen richten sich vor allem nach dem jeweiligen Funktionszustand (z.B. Kontraktur, Lähmung, Schmerz, Schwellung u.a.) und weniger nach der Grunddiagnose.

Nicht selten sind **Kombinationsbehandlungen** wirksamer als Einzelmaßnahmen. So ist es oft sinnvoll, Wärmeanwendungen mit anschließender Massage zu verbinden oder krankengymnastische Übungen nach einer Vorbehandlung mit Kälte oder Wärme zu verordnen.

Bei ambulanter Therapie sollten **Behandlungsblöcke** mit 6–12 Einzelbehandlungen mit wöchentlich etwa 3 Behandlungen über mehrere Wochen verordnet werden. Tägliche Anwendungen können bei akuten Schmerzsyndromen, Unfallfolgen, frischen Lähmungen u.a. indiziert sein.

6 Behandlungen sind in der Regel ein Minimum, um Therapieeffekte zu erzielen. Danach, spätestens nach 12 Anwendungen, ist der Patient erneut zu untersuchen, um die Verträglichkeit der Maßnahmen zu überprüfen und gegebenenfalls die Therapie abzuändern.

> **Verordnungshinweise**
>
> Rezepte sollen enthalten:
> - Art
> - Dosis
> - Dauer der Anwendungen
> - Therapieziel
> - Diagnose (Funktionszustand)
>
> Kombinationsbehandlungen wirksam
>
> Therapieblöcke mit 6–12 Anwendungen, mehrmals wöchentlich
>
> nach 6 Behandlungen Nachuntersuchung zur Therapiekontrolle

11. Naturheilverfahren
C. Marzi

Mit kontinuierlicher Zunahme funktioneller, psychosomatischer und chronischer Leiden in der hausärztlichen Praxis stellt sich eine Renaissance der „natürlichen Medizin" ein, die zwar per definitionem schon immer zur Gesamtmedizin gehörte, jedoch durch die Erfolge der hochtechnisierten Medizin der vergangenen Jahrzehnte lange Zeit ein Schattendasein führte.

Die für die Hausarztmedizin relevanten Methoden der Naturheilkunde sollen in diesem Kapitel orientierend dargestellt werden. Zur weiterführenden Information wird auf die Spezialliteratur verwiesen. Die Ärztekammern informieren über Inhalte der Zusatzausbildungen für Naturheilverfahren, Physikalische Therapie, Homöopathie usw. Neben der Teilnahme an Fortbildungsveranstaltungen und -kursen wird die Hospitation bei in der jeweiligen Technik erfahrenen und anerkannten Ärzten vorausgesetzt.

11.1 Naturheilverfahren

> **Naturheilverfahren** sind ein Teil der Gesamtmedizin. Im Rahmen der Gesamtmedizin sind Naturheilverfahren **Methoden**, die sich an die körpereigenen Heil- und Ordnungskräfte wenden, um sie zu aktivieren, die sich in der Natur vorkommender Mittel oder Erscheinungen bedienen, um den Menschen diagnostisch und therapeutisch in seiner Ganzheit zu erfassen (*Zentralverband der Ärzte für Naturheilverfahren*).

Natürliche Reize durch Luft, Licht, Wasser, Erde, Bewegung, Wärme, Kälte und Nahrung werden eingesetzt, um die körpereigenen Heil- und Ordnungskräfte zu mobilisieren und zu harmonisieren. Nach dem sog. **Reiz-Reaktionsprinzip** wird der menschliche Organismus in seiner Ganzheit zu positiven Reaktionen veranlaßt.

Die ursprünglichen **5 Kneipp-Therapieprinzipien** sind *Hydrotherapie, Bewegungstherapie, Ernährungstherapie, Ordnungstherapie* und *Phytotherapie*.

Diagnostik: Am Anfang jeder naturgemäßen Therapie steht die übliche, konventionelle Befragung und Untersuchung mit körperlicher und apparativer Diagnostik. Hier gibt es keinen prinzipiellen Unterschied zu anderen Gebieten der Medizin.

Indikation: Funktionelle und chronische Erkrankungen, häufig auch als adjuvante Therapieform.

Kontraindikation: fehlendes Gesundheitsbewußtsein und mangelhafte Kooperation des Patienten, operationsbedürftige- und substitutionsbedürftige Zustände, akute Notfallsituationen.

11.1 Naturheilverfahren

11.1.1 Lebensordnungstherapie

Die Lebensordnungstherapie ist die klassische, medizinisch-pädagogische Aufgabe des Hausarztes, die von O. Bircher-Benner vor ca. 50 Jahren eingeführt wurde (9 Ordnungsgesetze). Der Hausarzt hat die Möglichkeit und Chance, durch Langzeitkontakte zu seinen Patienten auf die allgemeine Lebensführung des noch Gesunden wie Kranken aufklärend-präventiv und korrigierend einzuwirken.

Es handelt sich um eine sinnvolle adjuvante Strategie bei prinzipiell allen Leiden. „*Ordnungstherapie muß die Basis aller Therapie sein, gleich welche Verfahren sonst noch eingesetzt werden* (Schimmel 1990)".

Indikation: Prävention, Kuration und Rehabilitation von überforderungs- und umweltbedingten Erkrankungen und Störungen sowie von Beschwerden, die oft durch eine ungesunde Lebensweise ganz allgemein verursacht werden, z.B. Übergewicht, Untergewicht, Verdauungsstörungen (Obstipation, Diarrhoe, Meteorismus usw.), Sodbrennen, Bauchschmerzen, Rückenschmerzen, Schlafstörungen, Konzentrationsstörungen, Ängste, Kreislaufstörungen, Herzbeschwerden, Schwindelzustände, Schwitzen, Migräne u.a.

Kontraindikation: Keine. Lebensordnungstherapie kann und sollte jede andere Therapie begleiten und verstärken, ist jedoch von der aktiven Mitarbeit des Patienten abhängig.

Therapieansätze: Tragfähige Arzt-Patient-Beziehung mit regelmäßigen, aufklärenden Gesprächen. Dabei Erkennen und kontinuierliches Ausschalten von gesundheitsschädigenden Lebensumständen wie Lärm, Hitze, Kälte, Abgase, Überforderung, Unterforderung, Hunger, Durst, Hektik, Nikotin, Alkohol, Überernährung, einseitige Ernährung u.a.; Chronohygiene (z.B. Respektierung des Tag-Nacht-Rhythmus, Einhaltung von notwendigen Ruhepausen); Selbstentspannungstechniken wie Autogenes Training, Yoga, Biofeedback o.ä.; Umstellung der Ernährungsweise (Frischkost, Rohkost) durch Ernährungstherapie (s.u.); Bewegungstherapie (Individuelles Ausdauertraining, Terrainkuren, Vereinssportarten, Tanzen, Atemtherapie u.a.); Hydrotherapie, Massagetherapien (siehe Kapitel Physikalische Therapie); Musiktherapie (aktiv und passiv); Kreativtherapien (Malen, Modellieren usw.); Urlaubsberatung.

11.1.2 Phytotherapie

> Die Phytotherapie basiert auf Arzneimitteln aus Pflanzen, Pflanzenbestandteilen und Pflanzenteilen in bearbeiteter oder nichtbearbeiteter Form. **Phytopharmakon**: isolierter, standardisierter Wirkstoff einer Pflanze. **Phytotherapeutikum**: Stoffgemisch aus der Gesamtpflanze mit Haupt-, Neben- und Begleitwirkstoffen. Es sind echte Arzneimittel mit Wirkungen und Nebenwirkungen. Unterschieden wird zwischen **schwachwirksamen** (-mite: z.B. Kamille, Fenchel, Melisse, Crataegus) und **starkwirksamen** (-forte: z.B. Digitalis, Atropin, Morphin) Präparaten.

Typische Zubereitungsformen sind: Extrakte, Tinkturen, Salben, Pasten, Pulver, Mazerate (Kaltwasserauszug aus schweraufschließbaren Drogen), Dekokte (Abkochungen von Hölzern, Rinden, Wurzeln), Infuse (Aufgüsse von Blüten, Blättern, Samen, Früchten), sowie auch Tabletten, Dragees, Aerosole, Suppositorien und andere.

Phytotherapeutika gehören, neben den homöopathischen und den anthroposophischen Arzneimitteln, seit 1976 zu den Arzneimitteln der „*besonderen Therapierichtungen*". Die E-Kommission des Bundesgesundheitsamtes überprüft die Wirksamkeit phytotherapeutischer Arzneimittel anhand wissenschaftlichen Erkenntnismaterials. Arzneien mit Positiv-Monographien sind erstattungsfähig.

Alle phytotherapeutischen Arzneimittel stehen in der 9. Auflage des deutschen Arzneimittelbuches (DAB 9) unter dem deutschen Namen.

Indikation: Funktionelle und chronische Befindlichkeitsstörungen und Erkrankungen, z. B. der Bronchien, des Verdauungstraktes, des Herz-Kreislaufsystems, der Leber, des Urogenitalsystems, des Nervensystems.

Kontraindikation: Dekompensierte Organerkrankungen, Akut- und Notfallsituationen, substitutionsbedürftige Erkrankungen (z. B. Diabetes mellitus), operationsbedürftige Erkrankungen.

Therapie: Therapierichtlinien und -strategien sollten der Speziallliteratur entnommen werden.

11.1.3 Ernährungstherapie

Vor jeder Diät steht eine individuelle **Ernährungsberatung** mit Vermittlung von **Grundregeln des Essens**: z. B. bekommt dem Menschen ernährungsphysiologisch eine Mischkost mit überwiegendem pflanzlichen Anteil am besten; wichtig ist die Einhaltung von Ruhepausen vor dem Essen, langsames Essen, gutes Kauen, ausreichendes Trinken zwischen den Mahlzeiten, 5–7 kleine Mahlzeiten pro Tag sind günstiger als 3 große Hauptmahlzeiten, regelmäßige Entlastungstage einmal in der Woche (z. B. Fastentag, Obsttag, Molketag, Reistag, Sauerkrauttag), Wahl der Nahrungsmittel nach dem Angebot der Jahreszeit, soviel wie möglich Frischkost, Ballaststoffe, so wenig wie möglich Salz, Fleischprodukte und sog. „Zivilisationskost" (industriell hergestellt). Jede Ernährungstherapie ist ohne ein gesundheitliches Gesamtkonzept effektlos.

Indikation: *1. Vollwert-Ordnungsnahrung als Grunddiät*: Präventiv und kurativ bei allen potentiell ernährungsbedingten Funktionsstörungen und Erkrankungen wie z. B. Übergewicht, Karies, Gicht durch Hyperurikämie, Fettstoffwechselstörungen mit koronarer Herzkrankheit, peripherer arterieller Verschlußkrankheit oder Zerebralsklerose, Hypertonie, Diabetes mellitus I und II, Magen-Darm-Erkrankungen, Gallen- und Nierensteinleiden, allgemeine Abwehrschwäche, Infektanfälligkeit u. a.

2 a. Spezielle Sonderdiäten mit Daueranwendung, z. B. glutenfreie Diät bei Zöliakie oder Erwachsenen-Sprue, protein-, elektrolyt- und flüssigkeitsbilanzierte Diät bei chronischen Nierenkrankheiten.

2 b. Spezielle Sonderdiäten zur temporären Anwendung, z. B. totales Fasten, streng vegetabile Rohkost, modifiziertes kohlenhydratergänztes Obstfasten.

Kontraindikation: Vor jeder Ernährungstherapie steht konsequente Diagnostik. Einseitige Diäten sind abzulehnen, da Stoffwechseldefizite zu befürchten sind.

Therapiebeispiele (Grunddiäten, für jedermann geeignet):

1. Vollwertkost: Verwendung von frischen, möglichst naturbelassenen Lebensmitteln passend zur jeweiligen Jahreszeit (z. B. Vollgetreidekörner, Vollreis, Vollkornmehle, Frischobst, Frischgemüse, Rohmilch, Rohmilchprodukte, Bienenhonig, kaltgepreßte, naturbelassene Pflanzenöle). Schonendes Zubereiten und Zerkleinern durch Schneiden, Raspeln, Mahlen sowie kurzes Dämpfen, Dünsten, Schmoren im eigenen Saft **kurz** vor den Mahlzeiten. Keine Konservierungsmittel, keine Zusatzstoffe. Speisen nicht wieder aufwärmen. Äußerst sparsam salzen. Mit frischen Kräutern, Essig, Ölen würzen. Regelmäßige fleischfreie Tage und Entlastungstage in der Woche einschalten.

2. Ovolaktovegetabile Kost: Eier, Milch- und Milchprodukte, Gemüse, Obst, Getreideprodukte, als Getränke Tees, Mineralwässer, Frucht- und Gemüsesäfte. Zur Dauerdiät geeignet.

3. Entlastungstage: In den Ferien, am Wochenende oder, falls möglich, an festen Werktagen z. B. Reistag, Molketag, Obsttag, Kartoffeltag, Sauerkrauttag,

---

Indikation
funktionelle und chronische Störungen

Kontraindikation

Therapie

Ernährungstherapie

Ernährungsberatung:
Vermittlung der Grundregeln des Essens

jede Ernährungstherapie ist ohne ein gesundheitliches Gesamtkonzept wertlos!

Indikation
- Vollwert-Ordnungsnahrung als Grunddiät

- spezielle Sonderdiäten
  – zur Daueranwendung

  – zur temporären Anwendung

Kontraindikation

Therapiebeispiele
- Vollwertkost

- ovolaktovegetabile Kost

- Entlastungstage

11.1 Naturheilverfahren

Fastentag usw. Dabei viel trinken (3 l), geregelte körperliche Bewegung. Ruhepausen.

4. Cholesterinreduzierende Ernährungsform: Fett-Anteil in der täglichen Nahrung nicht mehr als 30% (Anteil an ungesättigten und gesättigten Fetten ist dann ernährungsphysiologisch unerheblich), Anhebung des täglichen Verzehrs von Ballaststoffen und Pflanzenproteinen. So läßt sich das Plasmacholesterin um ca. 50 mg% reduzieren.

Komplikationen: Vorsicht vor sog. Außenseiterdiäten (Hollywoodstardiät, Last chance Diät, Max-Planck-Diät, Punktediät uvm.). Diese sind generell nicht als Dauerdiät geeignet, führen zu gesundheitlichen Störungen durch einseitige defizitäre Zusammensetzung und sind, wenn überhaupt, nur von vorübergehendem Erfolg.

11.1.4 Ab- und ausleitende Verfahren/ umstimmende Verfahren

Prinzipien dieser Heilmethode gehen auf die Überlegungen des Gynäkologen Bernhard Aschner (1883–1960) zurück. So sollen, durch die allgemeine Förderung von Ausscheidungsvorgängen über den **Blutkreislauf** (Aderlaß), die **Haut** (Schröpfen, Blutegel, Schwitzen, Hautreizung durch Hautrötungsmittel, pustelerzeugende Mittel, blasenerzeugende Mittel), über den **Magen-Darm-Trakt** (Brechverfahren, abführende Maßnahmen), über die **Nieren** (diuresefördernde Maßnahmen), über den weiblichen **Genitaltrakt** (emmenagoge Verfahren) der Körper von krankmachenden Stoffen befreit und eine innere Ordnung wiederhergestellt werden. Über Entzündungsreaktionen (z. B. nach Eigenblutbehandlung) wird eine Umstimmungsreaktion und Harmonisierung entgleister Funktionen erwartet.

Indikation: Zusatztherapie bei chronischen und funktionellen Erkrankungen zur Anregung körpereigener, gestörter Regulationskräfte. Beispiele: allgemeine Infektanfälligkeit, Störungen der Abwehrkräfte auch bei malignen Erkrankungen, Durchblutungsstörungen, Stoffwechselstörungen, chronische Erkrankungen des gesamten Skelettsystems, funktionelle Störungen wie Kopfschmerzen, Tinitus, Menstruationsstörungen uvm.

Kontraindikationen: Alle akuten und schweren Erkrankungen, bei denen körpereigene Regulationskräfte erschöpft oder überfordert sind.

Zu bekannten **Therapiebeispiele**n s. weiterführende Information durch Spezialliteratur und Fortbildungsveranstaltungen.

11.1.4.1 Aderlaß

Punktion einer Kubitalvene und langsames Abtropfenlassen von 100 bis ca. 500 ml **Venenblut** unter sterilen Kautelen und unter Kontrolle der Kreislaufverhältnisse. Blutmenge und Aderlaßintervalle sind individuell zu bemessen. Ausgleich des verlorenen intravasalen Volumens durch adäquate Trinkmengen oder auch durch intravenöse Infusion von isovolämischen Elektrolytlösungen (isovolämische Hämodilution).

11.1.4.2 Blutegeltherapie

2–20 Blutegel (Hirudo medicinalis) aus der Apotheke ziehen jeweils etwa 5–10 ml Blut, Hirudin im Speichel der Blutegel sorgt für weitere, erwünschte Nachblutung von ca. 50 ml. Hat sich der Blutegel vollgesogen, fällt er von alleine ab. Keine Blutegeltherapie bei Gerinnungsstörungen und Anämie, nicht

---

- cholesterinreduzierende Ernährungsform

Komplikationen

Ab- und ausleitende Verfahren/ umstimmende Verfahren

allgemeine Förderung von Ausscheidungsvorgängen über
- Blutkreislauf
- Haut
- Magen-Darm-Trakt
- Nieren
- Genitaltrakt

Indikation
Zusatztherapie bei chronischen und funktionellen Erkrankungen

Kontraindikation
akute, schwere Krankheiten

Therapiebeispiele

Aderlaß

Abtropfenlassen von 100–500 ml Venenblut

Blutegeltherapie

bei
- chronisch venöser Insuffizienz
- rheumatischer Arthritis

über Varizenknoten ansetzen. Klassische Indikation ist die *chronisch venöse Insuffizienz* und die *rheumatische Arthritis*.

11.1.4.3 Schröpfen (auch Segmenttherapie)

Blutig-unblutig. Sechs bis zehn Schröpfköpfe werden mit Unterdruck meist am flachen, vorher durch Wärme hyperämisierten Rücken angebracht, wo sie besonders gut haften. Bis zu 250 ml Blutverlust möglich; empfohlen z.B. bei *Durchblutungsstörungen* von Haut und Unterhaut, *Myogelosen, Myalgien, WS-Syndromen, Asthma bronchiale, Amenorrhoe*.

Schröpfen

bei
- Durchblutungsstörungen
- Myogelosen
- Myalgien
- WS-Syndromen

u. a.

11.1.4.4 Verfahren nach Baunscheidt (Baunscheidtieren).

Mit einem Baunscheidtgerät (Vielzahl kleiner Nadeln) werden multiple 1–2 mm tiefe Verletzungen gesetzt und die Reizwirkung durch Aufbringung von Hautreizöl (z.B. Wacholderöl, kein Baunscheidt-Öl verwenden, wegen evtl. kanzerogener Wirkung) noch verstärkt bis zur Exsudation. Cave: Narbenbildung! **Indikationsbeispiele**: *chronischer Rheumatismus, Neuralgien*.

Baunscheidtieren

bei
- chronischem Rheumatismus
- Neuralgien

11.1.4.5 Hautreizung durch z.B. Cantharidenpflaster

Entzündungsreaktion bis zur handtellergroßen Blasenbildung; andere Anwendungsformen sind Senfmehlpackungen und Senfteilbäder (starke Hyperämie). **Indikationsbeispiele**: *Arthrose* großer Gelenke, *Wirbelsäulenbeschwerden, Schulter-Arm-Syndrom, Nasennebenhöhlenentzündungen* (Senfmehlpackung). **Kontraindikation**: Nierenerkrankungen, Blasenentzündungen, Hautallergien, AVK II-IV. Grades.

Cantharidenpflaster

bei
- Arthrose
- WS-Beschwerden
- Schulter-Arm-Syndrom
- Nasennebenhöhlenentzündung

11.1.4.6 Diuretische Maßnahmen

Z.B. durch Anleitung zu reichlichem Trinken von Tees, Gabe von diuretisch wirkenden Phytopharmaka wie Petersilie, Liebstöckel, Goldrute, Verordnung von salzarmen, kaliumreichen Diäten (Kartoffeldiät, Molkekur, Reiskur), z.B. bei *Nierensteinleiden, Gicht, Rheuma*.

Diuretische Maßnahmen

bei
- Nierensteinleiden
- Gicht
- Rheuma

11.1.4.7 Laxierende Maßnahmen (Purgieren)

Durch Einläufe (Hebe-Senk-Einlauf mit warmem Wasser), salinische Laxantien wie Natrium- und Magnesiumsulfat (Glaubersalz, Bittersalz [40g auf 3/4 Liter warmes Wasser in 15 Minuten zügig trinken]), pflanzliche Laxantien (Sennes). Nicht als Dauertherapie geeignet. **Indikation**: *Akute* und *chronische Infektionen*.

Laxierende Maßnahmen (Purgieren)

bei akuten und chronischen Infektionen

11.1.4.8 Diaphorese

Alle Verfahren, die die Ausscheidung über die Haut fördern z.B. die Schweißabsonderung durch Bewegung oder warme Formen der Hydrotherapie (z.B. ansteigende Überwärmungsbäder, Wickel, Packungen) und schweißtreibende Tees wie z.B. Linde, Birke, schwarzer Holunder. **Indikationsbeispiele**: *Erkältungskrankheiten, akute fieberhafte Erkrankungen* wie Angina tonsillaris, Tra-

Diaphorese

bei
- Erkältungskrankheiten
- akuten fieberhaften Erkrankungen

cheitis, Bronchitis, Rheumatismus, Arthritis, Neuralgien. **Kontraindikation**: Wärmeintoleranz.

11.1.4.9 Emmenagoge Verfahren

Alle o.g. Verfahren, die eine Wiederherstellung der regelmäßigen, normalstarken *Menstruation* bewirken (z.B. Sitzbäder, Moorbäder, Senffußbäder, Schröpfen, Blutegel, Aderlaß, Cantharidenpflaster, Phytotherapeutika wie z.B. Sennes oder Aloe).

11.1.4.10 Eigenblutbehandlung

Entnahme von 2–20 ml frischem Venenblut, Reinjektion intravenös oder intramuskulär, ggf. vor Reinjektion Mischung des Blutes mit Echinacin, Ameisensäure oder Lokalanästhetika unter sterilen Kautelen. Empfohlen bei: *Allergien*, *verzögerter Rekonvaleszenz*, *chronischen Erkrankungen* i.B. der Atemwege, der Haut, des Bewegungsapparates, bei Viruserkrankungen, adjuvant in der Krebsnachsorge. **Komplikationen**: Spritzenabszesse nach Eigenblutinjektion, unkontrollierbare Fieberreaktion, orthostatische Störungen.
Komplikationen der ab- und ausleitenden Verfahren: Orthostatische Störungen nach Aderlaß, Elektrolytverluste bei den diuretischen, laxierenden und Schwitzverfahren, Infektionen nach Blutegeltherapie und Schröpfen, allergische Reaktionen.

11.1.5 Mikrobiologische Therapie

Die mikrobiologische Therapie versteht sich als Immuntherapie mit mikrobiellen Präparaten. Dabei soll durch Symbioselenkung eine Wiederherstellung der normalen bakteriellen Ausstattung des gesunden Organismus zur Verbesserung der körpereigenen Abwehrlage erreicht werden. Ergibt die Stuhluntersuchung eine Dysbakterie, werden oral lebende Darmbakterien, die der physiologischen Darmflora angehören (Enterokokken, E. coli, Bifidumbakterien, Acidophilus jura) und Hefen gegeben. Ziel ist die Wiederherstellung der Eubakterie im Dickdarm bei Fehlbesiedlung z.B. durch Ernährungsfehler.
Indikationsbeispiele: bei Antibiotikatherapie, akuter Diarrhoe, akuten und rezidivierenden Infekten im Kindes- und Erwachsenenalter, Akne, Allergien, Asthma bronchiale, chronische Infektionskrankheiten, Magen-, Darm-, Leber- und Gallenerkrankungen, adjuvant bei der Therapie maligner Erkrankungen, Erkrankungen des rheumatischen Formenkreises usw.
Keine **Kontraindikation** bekannt.
Therapie: Zunächst orale oder parenterale Gabe von Stoffwechselprodukten der Darmbakterien (Autolysate), dann Gabe von apathogenen Lebendkeimen, zuletzt orale Gabe von potentiell pathogenen Coli-bakterien (Vorphase mit Pro-Symbioflor, Phase I mit Symbioflor I, Phase II Symbioflor I **und** Symbioflor II).
Komplikationen: keine bekannt.

11.2 Homöopathie

Samuel Hahnemann (1755–1843) definierte 1796 das Ähnlichkeitsprinzip im „Organon der Heilkunst":

Definition von Hahnemann
⇒

- Ähnlichkeitsprinzip
- Arzneimittelprüfung am Gesunden
- Potenzierung

„Wähle, um sanft, schnell, gewiß und dauerhaft zu heilen, in jedem Krankheitsfall eine Arznei, welche ein ähnliches Leiden erregen kann als sie heilen soll. Similia similibus curentur".

Drei Prinzipien der Homöopathie sind zu unterscheiden:
1. **das Ähnlichkeitsprinzip** (Simile-Findung, 1796),
2. **die Arzneimittelprüfung am Gesunden** (AMP),
3. **die Potenzierung aus einer Urtinktur durch systematische Verarbeitung**.

Die Verdünnungsgrade werden im Dezimalsystem (D1 entspricht 1:10, D2 entspricht 1:100 usw.), im Zentesimalsystem (C1 entspricht 1:100) und LM-System (LM entspricht 1:50000) angegeben. Die Ergebnisse der Arzneimittelprüfung am Gesunden werden zusammengetragen in den Arzneimittelbildern (AMB). Aus den AMB entwickelt sich die Arzneimittellehre (AML). Die Repertorien sind Stichwortverzeichnisse über alle homöopathischen Arzneimittel. Die Herstellungsanweisungen stehen im *Homöopathischen Arzneibuch* 1978 (HAB 1 [1978]).

Homöopathie gehört seit 1978 zu den „Besonderen Therapierichtungen"; dies bedeutet die arzneimittelrechtliche Anerkennung und die Wirksamkeitskontrolle der Arzneimittel durch die D-Kommission des Bundesgesundheitsamtes. Herstellung aus Mineralien, Pflanzen, Tieren; die Verarbeitung erfolgt mit Äthanol, Wasser oder Laktose. Die Homöopathie versucht, mit möglichst kleinen Reizen nach dem **Reiz-Regulationsprinzip** dauerhafte Wirkungen zu erzielen. Je höher die Verdünnung, umso länger vermutet man die Wirkung. Das für alle nichthomöopathische Medikamente geforderte Wirkstoffprinzip mit festgelegten Dosis-Wirkungsgesetzen ist bei den hier benutzten hohen Verdünnungsgraden nicht mehr als Erklärungsmodell annehmbar. Die Wirksamkeit der homöopathischen Arzneimittel ist heute in vivo und in vitro erst in Teilaspekten nachvollziehbar, die Wirkung ist jedoch belegbar größer als bei der Plazebotherapie. Sie hat sich besonders in der Langzeittherapie von chronischen Krankheiten bewährt und eignet sich gut zur Kombination mit anderen, konventionellen Therapieformen.

Reiz-Regulationsprinzip
mit möglichst kleinen Reizen sollen dauerhafte Wirkungen erzielt werden

Wirkung ist belegbar größer als bei der Plazebotherapie

Indikation
akute und chronische Erkrankungen

Empfohlene Indikationen: Breites Spektrum von akuten und chronischen Erkrankungen aus allen Bereichen der Medizin. Weiterführende Information durch Spezialliteratur und Fortbildungsveranstaltungen. Voraussetzung: Körper muß zu aktiver Gegenregulation fähig sein.

Kontraindikation

Kontraindikationen: akute, lebensbedrohliche, substitutionsbedürftige, operationsbedürftige Zustände.

Therapie
abhängig von Simile-Findung

Therapie: Die Therapieentscheidung hängt vom Ergebnis einer sehr ausführlichen, individuellen, homöopathische Anamnese ab (Simile-Findung). Homöopathische Therapieempfehlungen sind der Spezialliteratur zu entnehmen.

11.3 Neuraltherapie n. Huneke

Neuraltherapie n. Huneke

Grundgedanke:
Herd-Störfeld-Geschehen, das sich durch gezielte Procaininjektion in das Störfeld sofort, reproduzierbar und anhaltend unterbrechen läßt

F. Huneke (u. a.) entwickelte die Neuraltherapie ab 1928 nach einer Zufallsbeobachtung (Sistieren eines Migräneanfalls nach intra- und paravenöser Procaininjektion bei seiner Schwester). Neuraltherapie sieht sich als ganzheitliche Methode und postuliert die Existenz von sog. Störfeldern (**Herd-Störfeld-Geschehen**), die nach gezielter Injektion von Procain oder anderen Lokalanästhetika oder auch Aqua reproduzierbar und anhaltend verschwinden. Es kommt dabei kein pharmakologischer Effekt zum Tragen, sondern ein regulierender Einfluß auf Organe und ganze Organsysteme als Fernwirkung. Die Neuraltherapie zählt sich daher auch zu den **Regulationsverfahren**. Grundüberlegung ist, daß jede Organerkrankung im umgebenden vegetativen System Informationen zurücklasse, die sofort oder nach unbestimmter Zeit **ande-**

Neuraltherapie = Regulationsverfahren

re Beschwerdebilder auslösen können. Der Zusammenhang zwischen **Krankheitsherd** (z. B. eine schmerzende Schulter) und **Störfeld** (z. B. eine länger zurückliegende Verletzung oder Operation o. a. an ganz anderer Stelle) sei mit den üblichen Untersuchungsverfahren nicht zu klären, sondern nur durch das sog. **Sekundenphänomen n. Huneke** (Injektion in das vermutete Störfeld führt zur sofortigen und anhaltenden Beschwerdelinderung des akuten Herdes). Die Injektion erfolgt lokal in schmerzende Hautareale, segmental i. B. der Head-Zonen und in ein Störfeld. Voraussetzungen sind ausführliche Anamneseerhebung, gute anatomische Kenntnisse, subtile körperliche Untersuchung zur Identifizierung der meist druckschmerzhaften Störfelder und Beherrschung der Injektionstechniken (intrakutan, subkutan, intramuskulär, intravasal, intraartikulär).
Indikation: Alle Störungen, die dem Teufelskreis „Schmerz-Verspannung-Schmerzverstärkung" unterliegen, z. B. akute und chronische Rückenschmerzen, Erkrankungen des rheumatischen Formenkreises, Neuralgien, aber auch Nierenkoliken, Gallensteinkoliken uvm. Lokalbehandlung bei akuten Erkrankungen (z. B. Ischialgie), Störfeldexploration bei chronisch-rezidivierenden, therapieresistenten Beschwerden (z. B. Polyarthralgien, WS-Syndrom, Nasennebenhöhlenentzündungen, Hepatopathien, auch postoperative Funktionsstörungen wie Postcholezystektomiesyndrom u. a.).
Kontraindikation: Allergie gegen das Injektionsmittel, Gerinnungsstörungen, Mängel in der Injektionstechnik, ungenügende anatomische Kenntnisse, Hautinfektionen im Bereich der Punktionsstelle.
Therapie: Diverse Quaddelschemata haben sich für die Praxis bewährt (siehe Spezialliteratur).
Komplikationen: Allergischer Schock, Blutungen, Gefäß-Nervenverletzungen, Abszesse.

Sekundenphänomen
Beschwerdelinderung durch Injektion in das Störfeld

Indikation
bei „Schmerz-Verspannung-Schmerzverstärkung"

Kontraindikation

Therapie

Komplikationen

11.4 Akupunktur

Traditionelle chinesische Methode der angewandten **Schmerztherapie**. Es handelt sich um eine Reiztherapie an der Körperoberfläche (Haut, Subcutis, Knochen, Sehnen, Gelenke), die auf das Körperinnere wirkt. Durch Nadelung spezieller Akupunkturpunkte auf den 14 Meridianen des Körpers erreicht man:
1. eine Sofortreaktion, vermutlich durch die Freisetzung von Neurotransmittern (Enkephalin, Dynorphin), die die Hinterhornneurone hemmen und so die Weiterleitung der Schmerzimpulse verhindern,
2. eine Langzeitwirkung, evtl. durch die Freisetzung von zwischenhirnstimulierenden Hormonen wie Endorphinen und Serotonin, die euphorisierend und beruhigend wirken.
Die Nadelung eines Akupunkturpunktes ist nahezu schmerzlos, der Patient empfindet das sog. De-Qi-Gefühl (elektrischer Schlag, Ameisenlaufen, Krippeln, Parästhesien) entlang des zugehörigen Meridians. Die seit vielen Jahrhunderten empfohlenen Punktkombinationen liegen im Bereich des direkten Organschmerzes (**lokale Punkte**), des fortgeleiteten Schmerzes (**Meridianpunkte**) und des übertragenen Schmerzes (**Quellpunkte, Kreuzungspunkte**). Akupunktur eignet sich gut zur Kombination mit anderen naturgerechten und konventionellen Therapieformen. Über den Verlauf der Meridiane, die Lokalisation der A.-Punkte und die Bedeutung eines jeden A.-Punktes gibt ausführliche Spezialliteratur Auskunft.
Indikation: Vielzahl akuter und chronischer Erkrankungen, besonders schmerzbegleitete Zustände z. B. Arthrosen, Arthritiden, Myogelosen, Myalgien, Nasennebenhöhlenentzündungen, Zahnschmerzen, Gastritis, Ulcus duodeni, Obstipation, Durchfall, Enteritis, Kopfschmerzen, Enuresis, Hypertonie, Allergie, Geburtsschmerz, Asthma bronchiale.

Akupunktur
traditionelle chinesische Methode der angewandten Schmerztherapie

Sofortreaktion und **Langzeitwirkung**

Punktkombinationen:
- lokale Punkte
- Meridianpunkte
- Quellpunkte/Kreuzungspunkte

Indikation
schmerzbegleitete Zustände wie
- Arthrosen
- Arthritiden
- Myogelosen u. a.

Kontraindikation

Therapie
streng individuell

Komplikationen

Kontraindikation: Maligne Erkrankungen, schwere neurologische Erkrankungen, akute Infektionskrankheiten, die antibiotisch behandelt werden müssen, operationsbedürftige Erkrankungen, Gerinnungsstörungen. Akupunktur gehört in die Hand eines mit der Methode vertrauten Arztes.

Therapie: Die Therapie erfolgt streng individuell durch erfahrene Ärzte. Meist 5 bis 25 Behandlungstermine mit Intervallen von 3 Tagen bis zu 2 Wochen.

Komplikationen: Orthostatische Fehlregulation während der Nadelung, Hämatome.

12. Allgemeine Gerontologie
A. Kruse

12.1 Demographische Entwicklungen

In der Bundesrepublik Deutschland mit einer Gesamtbevölkerung von 79,1 Millionen Einwohnern sind heute 16,1 Millionen Menschen 60 Jahre und älter. Der Rückblick auf die vergangenen drei Jahrzehnte veranschaulicht die kontinuierliche Zunahme älterer, vor allem hochbetagter Menschen in der Bundesrepublik Deutschland. Im Jahre 1960 waren 16,3 % der Gesamtbevölkerung 60 Jahre und älter, 1,4 % 80 Jahre und älter. Heute sind bereits 20,9 % der Bevölkerung 60 Jahre und älter, 3,8 % 80 Jahre und älter. Dieser Anstieg wird sich in Zukunft fortsetzen und sogar noch steiler verlaufen. Erwartet werden folgende Entwicklungen: Bis zum Jahre 2030 verringert sich die Gesamtbevölkerung erheblich (um 16,8 %). Mit diesem Rückgang geht eine Zunahme der absoluten Anzahl 60jähriger und älterer Menschen einher.
Schon diese demographischen Entwicklungen weisen darauf hin, daß sich in Zukunft noch viel mehr ältere Patienten in hausärztlicher Versorgung befinden werden als heute.

12.2 Körperliche und psychische Leistungsfähigkeit

Zwischen älteren Menschen bestehen große Unterschiede in der körperlichen und intellektuellen Leistungsfähigkeit sowie im Erleben und Verhalten. Auf der einen Seite gibt es 80-, 90- oder sogar 100jährige, die rüstig sind, ein selbständiges Leben führen und interessiert an den Ereignissen in ihrer Umwelt teilnehmen. Auf der anderen Seite findet man 70- oder 80jährige, die an zahlreichen Erkrankungen leiden und nicht mehr selbständig leben können.

> Ältere Menschen bilden also **keine homogene Gruppe**, so daß auch nicht von **den** Älteren gesprochen werden kann.

Ebenso ist es nicht gerechtfertigt, mit dem Alter grundsätzlich einen Verlust der körperlichen und psychischen Leistungsfähigkeit zu verbinden. Denn der **Großteil** der älteren Menschen ist in der Lage, ein selbständiges, aufgabenbezogenes und erfülltes Leben zu führen. Ihr intellektuelles Leistungsvermögen (Intelligenz, Lernen, Gedächtnis) bleibt weitgehend erhalten, wenn die kognitiven Funktionen regelmäßig eingesetzt und trainiert werden. Viele ältere Menschen führen nach dem Ausscheiden aus dem Beruf ein aktives Leben.
Diese Aussagen sind für den Hausarzt von Bedeutung, da sie die Annahme widerlegen, bei älteren Menschen sei grundsätzlich von geringer Aktivität und hoher Hilfsbedürftigkeit auszugehen. Das höhere Lebensalter ist in gleichem Maße wie frühere Lebensabschnitte eine Phase, die **Möglichkeiten der persönlichen Entwicklung** bietet. Die Aufklärung älterer Menschen über diese Entwicklungsmöglichkeiten sowie die Anregung, die freie Zeit im Alter sinnvoll

---

Allgemeine Gerontologie

Demographische Entwicklungen

Zunahme älterer und hochbetagter Menschen in der BRD

1960 waren
- 16,3 % 60 J. und älter,
- 1,4 % 80 J. und älter
1993 sind
- 20,9 % 60 J. und älter
- 3,8 % 80 J. und älter
Abnahme der Gesamtbevölkerung bis 2030 von 16,8 %

Körperliche und psychische Leistungsfähigkeit

variiert zwischen älteren Menschen erheblich

⇐

ein Großteil der älteren Menschen kann ein selbständiges Leben führen

zum Erhalt von Intelligenz, Lernen und Gedächtnis müssen **kognitive Funktionen** trainiert werden

auch das höhere Lebensalter bietet Möglichkeiten der persönlichen Entwicklung zu nutzen (durch Verwirklichung von Interessen und Übernahme ehrenamtlicher Tätigkeiten), gehören zur hausärztlichen Behandlung. Gerade beim Ausscheiden aus dem Beruf sind diese Informationen und Anregungen sehr wichtig, denn die Berufsaufgabe ist mit einem **Verlust von Rollen** verbunden. Manchen fällt die Suche nach neuen Rollen und Aufgaben sehr schwer; nicht selten reagieren sie auf diese Probleme mit vegetativen Beschwerden, psychosomatischen Krankheiten oder Depressionen.

12.3 Krankheit und Hilfsbedürftigkeit

Im Alter nehmen die gesundheitlichen Belastungen zu. Vor allem in der Gruppe der 80jährigen und älteren Menschen ist ein **deutlicher Anstieg** körperlicher und psychischer Erkrankungen zu beobachten. Allerdings ist das hohe Alter nicht mit Hilfs- oder sogar Pflegebedürftigkeit gleichzusetzen. Unter den 80jährigen und älteren sind 20–25 % hilfs- oder pflegebedürftig, wobei **Pflegebedürftigkeit** (= Angewiesensein auf umfassende Pflege und Versorgung) deutlich seltener vorkommt als **Hilfsbedürftigkeit** (= Angewiesensein auf Hilfe bei der Ausübung einzelner oder mehrerer Tätigkeiten im Alltag, wie zum Beispiel bei der Körperpflege oder bei Arbeiten im Haushalt).

> Ältere Patienten leiden häufig an **mehreren Erkrankungen**. Diese Multimorbidität stellt besondere Anforderungen an die medikamentöse Therapie.

Einzelne Medikamente können sich aufgrund des gleichzeitigen Einsatzes in ihren Wirkungen gegenseitig aufheben oder soweit potenzieren, daß sie schädigende Einflüsse ausüben. Darüber hinaus sind mit dem Altern physiologische Prozesse sowie Stoffwechselprozesse verbunden, die zur Unverträglichkeit einzelner Medikamente führen können. Aus diesem Grunde sind die Medikamente gut aufeinander abzustimmen. Generell sollte die Aussage: *So viele Medikamente wie unbedingt nötig, so wenig Medikamente wie möglich* beherzigt werden, da ältere Menschen nicht selten zu viele Medikamente einnehmen, die langfristig schädigend wirken können.

In zunehmendem Maße weisen Erkrankungen im Alter **chronische** Krankheitsverläufe auf. Hier sind zum Beispiel der Altersdiabetes, rheumatische Erkrankungen, Herz-Kreislauf-Erkrankungen, Morbus Parkinson oder dementielle Erkrankungen zu nennen. Bei der Behandlung **chronisch erkrankter** Patienten verschieben sich die Akzente ärztlicher Tätigkeit: Es geht nun darum, Beschwerden zu lindern, eine Verschlechterung der Erkrankung zu vermeiden oder möglichst lange hinauszuschieben sowie den Patienten bei der psychischen Verarbeitung bleibender gesundheitlicher Beschwerden und Schmerzen zu unterstützen. In diesem Zusammenhang ist auch zu beachten, daß viele chronisch erkrankte, ältere Patienten an **Schmerzen** leiden. Diese können durch zusätzliche **psychische Belastungen** noch verstärkt werden. Einzelne Erkrankungen (zum Beispiel Morbus Parkinson oder Schlaganfall) bedrohen den älteren Patienten besonders in seiner Selbständigkeit. Gerade hier ist die Forderung nach **Aktivierung** zu erheben, die das Ziel verfolgt, Hilfs- und Pflegebedürftigkeit zu vermeiden. Der Patient soll nicht länger im Bett bleiben als unbedingt nötig ist, er soll möglichst viele Tätigkeiten selbständig ausführen, darüber hinaus ist er auf Anregungen aus seiner Umwelt angewiesen, die ihn zu höherer körperlicher und intellektueller Aktivität motivieren. Entscheidend ist die **Vermeidung von Immobilität**.

Marginalien:

der Hausarzt muß aufklären, beraten und zu Aktivitäten anregen

Berufsaufgabe bedeutet Rollenverlust, häufig resultieren
– vegetative Beschwerden
– psychosomatische Krankheiten
– Depressionen

Krankheit und Hilfsbedürftigkeit

Zunahme der gesundheitlichen Belastungen im Alter

20–25 % der 80jährigen und älteren sind hilfs- oder pflegebedürftig

Multimorbidität

⇒

sorgfältige Medikation erforderlich

So viel Medikamente wie unbedingt nötig, so wenig Medikamente wie möglich!

Erkrankungen im Alter werden zunehmend **chronisch**

Ziel ärztlicher Behandlung muß sein
- Beschwerden zu lindern
- Verschlechterung zu vermeiden
- psychische Belastungen zu lindern
- körperliche und geistige Funktionen zu aktivieren

- Hilfs- u. Pflegebedürftigkeit und Immobilität zu vermeiden

12.4 Psychische Erkrankungen im Alter

Im Alter treten **Grenzsituationen** auf, die mit hohen psychischen Belastungen verbunden sind. Hier sind der Verlust des Ehepartners sowie anderer nahestehender Menschen, das Auftreten einer schweren, lebensbedrohlichen Erkrankung, sowie die Bewußtwerdung der eigenen Endlichkeit zu nennen. Des weiteren werden viele ältere Menschen mit der Aufgabe konfrontiert, ihren Ehepartner zu pflegen. Bei der Auseinandersetzung mit diesen Grenzsituationen ist mit Trauerreaktionen (meistens in Form von Niedergeschlagenheit, vorübergehendem Rückzug) zu rechnen. Diese Reaktionen sind als natürliche Antworten des Menschen auf erlebte Grenzen zu verstehen und nicht als pathologische Symptome.

Davon abzugrenzen sind **psychische Erkrankungen**. Im Alter besonders häufig auftretende Erkrankungen sind die verschiedenen Formen der *Demenz, Verwirrtheitszustände, Depression* sowie *Angstzustände*. Unter den zahlreichen Formen der **Demenz** sind vor allem die *Alzheimer-Demenz* und die *Multi-Infarkt-Demenz* zu nennen (s. Kap. **41.7 Psychiatrische Erkrankungen**). Das Auftreten einer Multi-Infarkt-Demenz läßt sich durch **Prävention** – nämlich Vermeidung der Risikofaktoren, z.B. Diabetes mellitus, Bluthochdruck, niedriger HDL- oder stark erhöhter LDL-Cholesterinwert im Serum, Übergewicht, starker Nikotin- und Alkoholabusus – erheblich beeinflussen (s.Kap. **24.1 Fettstoffwechselerkrankungen**). Allerdings sind die therapeutischen Interventionsmöglichkeiten sehr begrenzt.

Es ist besonders auf **Pseudodemenzen** hinzuweisen, die von ihren Symptomen einer Demenz ähneln, die jedoch keine wirkliche Demenz darstellen. Vor allem bei schweren, chronischen Depressionen können Defizite im Denkvermögen, im Antrieb sowie in der Selbständigkeit auftreten, die zunächst an eine Demenz denken lassen. Erst eine genauere Untersuchung weist auf **Depressionen** als Ursache dieser Symptome hin.

Die **Verwirrtheitszustände**, die sich nur über Stunden oder wenige Tage erstrecken, sind vor allem durch verringerte Sauerstoffversorgung des Gehirns (die ihrerseits auf Herz-Kreislauf-Erkrankungen sowie zerebrale Gefäßprozesse zurückgeht) verursacht. Des weiteren können sie durch sehr hohe psychische Belastungen ausgelöst werden.

Bei der Behandlung von Depressionen und Angstzuständen empfiehlt sich häufig eine Kombination medikamentöser und psychotherapeutischer Behandlung (s. Kap. **41. Psychiatrische Erkrankungen**)

12.5 Prävention und Rehabilitation

Es wird noch zu wenig berücksichtigt, daß durch Prävention und Rehabilitation sehr viel zur Vermeidung von Erkrankungen sowie zur *Linderung von Krankheitsfolgen* getan werden kann.

Prävention: Herz-Kreislauf-Erkrankungen stellen in der Bundesrepublik Deutschland die häufigste Todesursache dar. Darüber hinaus bilden sie die Ursache cerebrovaskulärer Erkrankungen, durch die die Lebensqualität des älteren Menschen bleibend eingeschränkt sein kann (zum Beispiel nach Schlaganfall oder bei einer Multi-Infarkt-Demenz). Viele dieser Erkrankungen könnten durch einen *gesundheitsbewußten Lebensstil* sowie durch die *Vermeidung von Risikofaktoren* verhindert werden. Weiterhin ist die *frühzeitige Diagnostik und Behandlung* als ein bedeutender Beitrag zur Prävention zu verstehen, da durch diese dem Fortschreiten der Erkrankung in vielen Fällen entgegengewirkt werden kann. Gleiches gilt selbstverständlich für Tumorerkrankungen (s. Kap. **5. Prävention**). Unter Prävention ist zudem die Entwicklung eines körper-

---

Psychische Erkrankungen im Alter

Grenzsituationen sind mit hoher psychischer Belastung verbunden

die Auseinandersetzung damit führt zu natürlichen Reaktionen wie Niedergeschlagenheit und Rückzug

psychische Erkrankungen im Alter

- vor allem Alzheimer Demenz
- Multi-Infarkt-Demenz (durch Prävention zu beeinflussen)

chronische Depressionen können Demenz vortäuschen

Verwirrtheitszustände bedingt durch mangelhafte Sauerstoffversorgung des Gehirns oder psychische Belastungen

kombinierte medikamentöse und psychotherapeutische Behandlung

Prävention und Rehabilitation

zur Vermeidung von Erkrankungen und Linderung von Krankheitsfolgen

Prävention erfordert
- gesundheitsbewußtes Verhalten
- Vermeidung von Risikofaktoren
- frühzeitige Diagnostik und Therapie
- Entwicklung eines aktiven Lebensstiles

Rehabilitation zur Aufrechterhaltung oder Wiedererlangung der Selbständigkeit im Alter

lich, psychisch, intellektuellen und sozial *aktiven Lebensstils* zu verstehen, der erheblich zur Aufrechterhaltung der Leistungsfähigkeit, Zufriedenheit und Lebensqualität im Alter beiträgt. Im Grunde genommen trägt der Mensch durch sein Verhalten in früheren Lebensabschnitten erheblich dazu bei, wie sich sein Alter gestalten wird.

Rehabilitation: Durch Rehabilitation kann in vielen Fällen eine drohende Pflegebedürftigkeit vermieden oder eine bestehende Pflegebedürftigkeit gelindert werden. Dies zeigen unter anderem die zahlreichen Arbeiten zur Rehabilitation von Schlaganfallpatienten. Der Hausarzt sollte aus diesem Grunde die Rehabilitationsangebote für ältere Patienten (die in Zukunft ausgebaut werden müssen) aufgreifen und mit dazu beitragen, daß ältere Patienten auch wirklich die Möglichkeit der Rehabilitation erhalten. Stationäre Einrichtungen wie auch Tageskliniken (letztere sind allerdings in der Bundesrepublik Deutschland bislang nur selten eingerichtet worden) leisten bereits heute einen wichtigen Beitrag für die *Aufrechterhaltung oder Wiedererlangung der Selbständigkeit* im Alter (s. Kap. **6. Rehabilitation).**

12.6 Pflegende Angehörige

Pflegende Angehörige

4% der 65jährigen u. älteren Menschen leben in Heimen

ca. 90% werden von Angehörigen betreut

Die Annahme, der Großteil älterer Menschen sei in stationären Einrichtungen untergebracht (eines der häufigsten Stereotype des Alters), trifft nicht zu. Von den 65jährigen und älteren Menschen leben nur 4% in einem Altenheim, Altenwohnheim oder Altenwohnstift. Der größte Teil (etwa 90%) der Unterstützung und Pflege älterer Menschen wird von Angehörigen übernommen, deren körperliche und psychische Belastung in vielen Fällen sehr hoch ist. Häufig stehen die pflegenden Angehörigen selbst schon im höheren Lebensalter, wodurch die mit der Pflege verbundenen Anforderungen weiter steigen.

pflegende Angehörige sind oft psychisch und physisch mit der Pflege überfordert

Eine über Jahre andauernde Pflege ist für Angehörige mit der Gefahr wachsender Isolation verbunden. Darüber hinaus ist damit zu rechnen, daß unter den belastenden Eindrücken der Pflege psychische Symptome auftreten. Aufgrund der körperlichen Anstrengungen können sich bei den Angehörigen selbst gesundheitliche Belastungen einstellen.

der Hausarzt muß diese Angehörigen unterstützen

Eine wichtige hausärztliche Aufgabe ist in der psychologischen Unterstützung pflegender Angehöriger zu sehen. Des weiteren sollte deren Gesundheitszustand regelmäßig überprüft werden, um Erkrankungen frühzeitig zu erkennen und zu behandeln.

13. Geriatrie
P. Oster

13.1 Allgemeine Geriatrie

Bei der Diagnostik und Therapie im Alter sind zwei Punkte besonders zu beachten:
- Die im Alter zunehmende Variabilität: sie gilt sowohl für **Gruppen alter Menschen** - die Gruppe 75jähriger Menschen ist sehr viel heterogener als die Gruppe 40jähriger Menschen – als auch für **individuelle Alte** - alle Meßparameter schwanken viel mehr von Tag zu Tag (Beispiel Blutdruck).
- Die **verminderte Adaptionsfähigkeit** auf Reize von außen bei gleichzeitig verminderter Reserve: Der alternde Organismus benötigt länger, um sich beispielsweise auf Kälte einzustellen, eine opulente Mahlzeit zu verdauen o. ä. Dabei haben viele Patienten eine Schwachstelle, an der sich unspezifisch akute Krankheitseinflüsse manifestieren: der eine läßt in seinen geistigen Funktionen nach, der andere läuft schlechter, beim Dritten tritt eine Inkontinenz auf etc.

> **Zeichen einer Krankheit im Alter**: Patient stoppt Essen oder Trinken, es treten Gewichtsverlust, Stürze, Harninkontinenz, Schwindel, akute Verwirrtheit, Antriebsarmut oder Demenz auf.

Mit zunehmendem Alter des Patienten ist die *eindimensionale Betrachtung von Krankheiten immer weniger möglich;* neben den körperlichen Erscheinungen müssen der psychische Zustand und die sozialen Gegebenheiten berücksichtigt werden. Die Erkenntnisse der klinischen Geriatrie, ein im Ausland längst etabliertes und in Deutschland gerade anerkanntes Fach, führen jedoch weiter zu einem **Denken in Funktionen.** Über die klassisch medizinische Diagnostik und Therapie hinaus, die in der Regel auf definierte Krankheiten bezogen ist, bemüht sich die Geriatrie, auch die **Auswirkungen** dieser Krankheiten zu erfassen und entsprechend zu behandeln.

Beispiel 1: Bei über 70jährigen Patienten mit Diabetes mellitus tritt die filigrane Einstellung des Blutzuckerspiegels immer mehr in den Hintergrund gegenüber Problemen mit dem Augenlicht und der Fußpflege; viel wichtiger ist es für den Allgemeinmediziner, auf korrekte Fußpflege und regelmäßige Augenkontrollen zu achten, als auf eine strenge Blutzuckereinstellung.

Beispiel 2: Zwei Patienten mit derselben Lähmung können ganz unterschiedlich davon betroffen sein, z. B. psychisch oder hinsichtlich Kompensationsmöglichkeiten; oft noch entscheidender als die genaue Beschreibung der Lähmung ist letztlich aber die Auswirkung dieser Lähmung für dieses Individuum (ein Dichter erlebt Schwierigkeiten beim Gehen anders als ein Gärtner, ein Alleinstehender anders als das Mitglied einer Großfamilie).

Umgekehrt ist beim alten Menschen das Zeichen von Krankheit oft ein **uncharakteristischer Symptomenkomplex**, wie Veränderung der geistigen Funktionen oder schlechteres Gehen. Bei genauer Diagnostik lassen sich dann gelegentlich wieder klassische Krankheitsbilder herausfinden, manchmal ist eine pragmatische Vorgehensweise angezeigt.

Hilfen zur Beurteilung der **Selbständigkeit** sind die Aktivitäten des täglichen Lebens (ADL)

Eine gute Hilfe zur **Beurteilung der Selbständigkeit** eines alten Patienten sind die Aktivitäten des täglichen Lebens (activities of daily living, ADL). Die Hauptfunktionen sind Baden, Anziehen, Benutzung der Toilette, Laufen und Essen; eine feinere Abstufung erlauben die instrumentellen ADL (Kochen, Einkaufen, Telefonieren, Hausarbeit, Medikamente einnehmen, Bankgeschäfte erledigen, zu Plätzen außerhalb der Gehdistanz kommen).

13.2 Spezielle Geriatrie

Spezielle Geriatrie

Hausarztkontakt mindestens einmal jährlich zur Überprüfung des Befindens, des Hörens und Sehens

Mit zunehmendem Lebensalter gilt es, auf die häufigen Symptomenkomplexe in der Geriatrie zu achten und danach zu fragen. Ab dem 75. Lebensjahr, wenn die Grenze zwischen alt und sehr alt naht, werden diese Gesichtspunkte immer wichtiger. Der Hausarzt oder eine medizinische Person sollte mit jedem seiner Patienten einmal jährlich Kontakt haben; eine Möglichkeit dazu besteht im Führen sogenannter Geburtstagslisten, d. h. jeweils am Geburtstag des Patienten zu überprüfen, ob man über sein Befinden im letzten Jahr orientiert ist. Dazu gehört auch eine, zumindest orientierende, *Überprüfung von Hören und Sehen*. Für eine umfassende Untersuchung unter funktionellen Gesichtspunkten hat sich die Bezeichnung **„geriatrisches assessment"** eingebürgert.

geriatrisches assessment: umfassende Untersuchung unter funktionellen Gesichtspunkten

Wichtige **Symptomenkomplexe** in der Geriatrie sind:

wichtige Symptome in der Geriatrie: ⇨

1. Bewegungsstörungen (z. B. Parkinson, Apoplex, Arthrose)
2. Psychische Erkrankungen (Demenz, Verwirrtheit, Depression)
3. Inkontinenz (Stuhl/Harn)
4. Stürze/Synkopen
5. Nebenwirkungen von Medikamenten
6. Unterernährung

13.2.1 Leitsymptom Bewegungsstörungen

Leitsymptom Bewegungsstörung

oft mit weitreichenden Auswirkungen verbunden

Eine Bewegungsstörung behindert nicht nur die Mobilität, sondern hat auch im Alter häufig *weitreichende Auswirkungen*; so kann sich bei verminderter Beweglichkeit die Einstellung eines Diabetes mellitus verschlechtern, die sozialen Kontakte werden geringer mit der Folge geistiger Beeinträchtigung, das Einkaufen wird reduziert mit der Folge mangelhafter Ernährung. Einen guten Eindruck kann sich der Allgemeinmediziner verschaffen, indem er das **Gangbild** seines Patienten anschaut und in seiner Praxis eine definierte Strecke vorgibt: er stoppt die Zeit vom Aufstehen aus einem Stuhl, Zurücklegen der Strecke und Wiederhinsetzen, unter Benutzung der dem Patienten zur Verfügung stehenden Hilfsmittel.

Überprüfung des Gangbildes

Die **häufigsten Ursachen** für Bewegungsstörungen sind Arthrosen, M. Parkinson, Zustände nach Frakturen oder einem Schlaganfall. Dabei ist davon auszugehen, daß Übungen bis ins hohe Lebensalter möglich sind; beispielsweise ist die Rehabilitationsfähigkeit eines Schlaganfallpatienten nicht vom Lebensalter abhängig, sondern vom Gesamtzustand (körperlich: Anzahl der Begleitdiagnosen; geistig: Möglichkeit, die Anweisungen zu verstehen). Aus diesem Grund wird auch die geriatrische Rehabilitationsbehandlung (Behandlung vor Pflege!) mehr und mehr in den Vordergrund rücken, sowohl im ambulanten wie im stationären Bereich.

Ursachen
- Arthrosen
- Morbus Parkinson
- Zustände nach Frakturen
- Zustände nach Apoplex

Therapie
geriatrische Rehabilitation

13.2 Spezielle Geriatrie

13.2.2 Leitsymptom akuter und chronischer Verwirrtheitszustand

Der akute Verwirrtheitszustand ist ein bedrückendes Erlebnis, oft für den Patienten selbst, immer für seine Umgebung. In allen seinen Abstufungen können intrakranielle und extrakranielle körperliche Erkrankungen die Ursache sein: Es muß also eine gründliche Untersuchung stattfinden.

> 1. *Intrakranielle Erkrankungen*: Durchblutung, Infektion, Tumor, Trauma, postiktal.
> 2. *Extrakranielle Erkrankungen*: fast alle bekannten Krankheiten, besonders Infektionen, Herz-Kreislauf, endokrinologische Erkrankungen, Störungen der Sinnesorgane
> 3. *Nebenwirkungen von Medikamenten* (s. Kap. **7. Arzneimitteltherapie**).

Beim **chronischen Verwirrtheitszustand** (*Demenz*) gelten sinngemäß dieselben Hinweise; dabei ist der Beginn oft schleichend und die medizinische Abklärung um so mehr indiziert, je kürzer der Verlauf ist. Besonders hervorgehoben sei die Pseudodemenz (= Depression) und die Bedeutung der Medikamentenanamnese, um die möglicherweise am Verwirrtheitszustand beteiligten Medikamente zu erkennen. Liegt eine gesicherte Demenz vor, so ist trotzdem Resignation nicht angezeigt. Zwar kann man sich von den vielen „Antidemenzmitteln" nicht sehr viel versprechen (allenfalls in der Frühphase), aber ein strukturierter Tagesablauf, ein Training zur Realitätsorientierung, abwechslungsreiche Kost, ggf. Kontinenztraining sind gute Hilfen zur Führung des Demenzkranken (s. Kap. **41. Psychiatrische Erkrankungen.**)
Selbsthilfegruppen für betroffene Angehörige sind wichtig; überhaupt ist die Angehörigenbetreuung ein Schlüssel zur Behandlung des Demenzkranken, denn nichts ist schlimmer als der Zusammenbruch des Helfers. Zahlreiche psychiatrische Erkrankungen weisen Besonderheiten beim alten Menschen auf; daher ist die Fachrichtung der Gerontopsychiatrie entstanden, und der Allgemeinmediziner sollte nicht zögern, diese Fachleute zur Behandlung mit heranzuziehen.

13.2.3 Leitsymptom Inkontinenz

Stuhl- und Harninkontinenz gehören zu den häufigsten unerkannten Symptomen im Alter; der Hausarzt muß einfühlsam danach fragen, da die Patienten oft aus Scham nicht spontan darüber reden.
Bei der **Harninkontinenz** ist neben der *Streßinkontinenz*, die auch bei jüngeren Frauen, vor allem nach Geburten auftritt, besonders zwischen der *Dranginkontinenz* und der *Überlaufinkontinenz* zu unterscheiden. Daneben gibt es noch eine *„funktionelle" Inkontinenz*, wenn der Patient die Toilette nicht rechtzeitig erreicht oder geistig nicht in der Lage ist, für geordneten Harnabgang zu sorgen. Eine **Differentialdiagnose** muß erfolgen!
Therapie: Je nach Ursache gibt es eine Vielzahl von Möglichkeiten. Selbst bei Versagen gezielter Maßnahmen ist heutzutage eine adäquate pflegerische Versorgung mit hochsaugfähigen Slips oder Kondomurinalen möglich, die dem Patienten eine Teilnahme an normalen Aktivitäten erlauben. Daneben gibt es die Möglichkeit eines *gezielten Toilettentrainings* mit anfänglich zweistündlichem Führen zur Toilette.
Dasselbe gilt für die **Stuhlinkontinenz**, wobei hier durch eine rektale Untersuchung unbedingt eine Ansammlung von hartem Kot im Rektum ausgeschlossen werden muß (paradoxe Diarrhoe).

Leitsymptom akuter und chronischer Verwirrtheitszustand

eingehende Diagnostik ist erforderlich

Ursachen des akuten Verwirrtheitszustandes
⇐

chronischer Verwirrtheitszustand
= Demenz
Pseudodemenz
= Depression ausschließen
Medikamenteneinnahme erfragen

Therapie
- strukturierter Tagesablauf
- Training
- Selbsthilfegruppen für Angehörige

Leitsymptom Inkontinenz

häufigstes unerkanntes Symptom im Alter

Harninkontinenz
Unterscheidung zwischen
- Streßinkontinenz
- Dranginkontinenz
- Überlaufinkontinenz
- funktioneller Inkontinenz
differentialdiagnostische Abklärung erforderlich!

Therapie
- pflegerische Maßnahmen
- Hilfsmittel
- Toilettentraining

Stuhlinkontinenz

13.2.4 Leitsymptome Synkopen, Stürze, Schwindel

Leitsymptome Synkopen, Stürze, Schwindel

Charakteristikum des Alters

Symptome abklären

häufige Ursachen
- orthostatische Dysregulation
- Nebenwirkungen von Medikamenten

Unerklärliche Stürze sind ein Charakteristikum des sehr hohen Alters; wesentliches Kriterium ist die Zusatzinformation, ob die Patienten wieder selbständig auf die Beine kamen.
Synkopen (Bewußtlosigkeit über 3 sec. mit spontanem Aufwachen) müssen abgeklärt werden, ebenso die häufigen Stürze (bis zu 70 % einer geriatrischen Krankenhauspopulation) oder Schwindelerscheinungen. Häufigste **Ursache** ist eine *orthostatische Dysregulation* mit Blutdruckabfall im Stehen um mehr als 20 (leicht), 30 (mittel) oder gar mehr als 40 mmHg (schwere orthostatische Dysregulation); dafür wiederum die häufigste Ursache sind *Nebenwirkungen von Medikamenten* (blutdrucksenkende Mittel, Psychopharmaka, Diuretika etc.).

13.3 Medikamentöse Therapie im Alter

Medikamentöse Therapie im Alter

Nebenwirkungen von Pharmaka nehmen mit zunehmendem Alter zu

Hinweis
⇨

5–10 % Klinikeinweisungen wegen Arzneimittelwirkungen

vor Neuverordnung bisherige Medikation überprüfen!

bei Hausbesuch Inspektion der Medikamente

Compliance des Patienten hängt ab von seiner Information über die Wirkung des Medikaments

bei Demenz Zuverlässigkeit der Medikamenteneinnahme überprüfen

Einschränkung der Nierenfunktion und prozentual des Fettgewebes im Alter sind bei der Medikation zu beachten

Alte Menschen verbrauchen weit über die Hälfte aller verordneten Arzneimittel; Alterspharmakologie ist aber eher ein Anhängsel der „normalen" Pharmakologie, so daß mit zunehmendem Alter immer mehr schwere Nebenwirkungen von Pharmaka zu beobachten sind.

> Von den 20 am häufigsten verordneten Arzneimitteln sind bei der Hälfte besondere oder besonders häufige **Nebenwirkungen im Alter** zu beobachten.

Dies führt zu einer Häufigkeit von 5–10 % Krankenhauseinweisungen bei Patienten mit unerwünschten Arzneimittelwirkungen (UAW).
Fast alle Ärzte denken, der alte Mensch will eine Arzneimittelverordnung für seine Krankheit/Beschwerden, aber nur 30 bis 50 % der alten Menschen wollen tatsächlich ein Medikament. Über 80 % der Arzneimittelverordnungen sind Wiederholungsverschreibungen, viele davon sind nicht mehr notwendig. Deshalb sollte der Arzt bei jeder neuen Verordnung überprüfen, ob die Einnahme dieser Tabletten noch sinnvoll ist.
Dazu gehört auch bei jedem Hausbesuch eine **Inspektion des Arzneivorrates** beim Patienten; es ist oft erstaunlich, was dabei vorgefunden wird. Ungeheure Mengen an ähnlichen oder gefährlichen Mitteln sammeln sich im Laufe der Zeit an. Dabei horten viele alte Menschen, im Gedenken an Notzeiten, die wohlfeilen Packungen, gerade in Zeiten sich verschärfender Gesundheitsreformdiskussionen; oft verschreiben verschiedene Ärzte gleichzeitig, und schließlich werden viele der verordneten Medikamente nicht eingenommen. Dabei gilt: je besser der Patient über die Wirkung seines Medikamentes informiert ist, je weniger häufig er es nehmen muß, je weniger Gesamtverordnungen er hat, um so besser ist das Einnahmeverhalten (s. Kap. **8. Compliance in Diagnostik und Therapie)**.
Zu den häufigsten Funktionsstörungen des alten Menschen in der Praxis gehört die Demenz, besonders die leichteren Formen. Gerade vor der Verordnung von Medikamenten, die einer regelmäßigen Einnahme bedürfen, muß sich der Arzt von der geistigen Kapazität seines Patienten überzeugen, die Anordnungen auch zuverlässig durchführen zu können (einfache Verfahren s. Anhänge 1 + 2). Falls Zweifel bestehen, muß eine weitere Person herangezogen werden, die für die Einnahme verantwortlich ist.
Die wichtigsten Veränderungen im Alter sind eine *Einschränkung der Nierenfunktion* (mit individueller Variabilität) sowie eine *prozentuale Zunahme des Fettgewebes*; folglich sind alle renal eliminierten Medikamente (z. B. Digoxin,

Glibenclamid etc.) und alle im Fettgewebe gespeicherten Mittel (z. B. viele Psychopharmaka) vorsichtig zu handhaben. Antirheumatika führen häufig zu **UAW**, gefürchtet ist die stille Magenperforation. Der Arzt sollte seine Verordnungen auf wenige bekannte Mittel beschränken und bei allen Zustandsveränderungen seiner alten Patienten an mögliche Arzneimittelnebenwirkungen denken (s. Kap. **7. Arzneimitteltherapie**).

Häufige Arzneimittelnebenwirkungen im Alter sind Verwirrtheit, Inkontinenz, Verstopfung, Stürze, Depression, Parkinsonismus.

13.4 Ernährung im Alter

Die optimale Altersdiät, möglichst mit lebensverlängernder Wirkung, ist eine Wunschvorstellung; eine *abwechslungsreiche Kost mit vielen frischen Anteilen* inclusive *Milchprodukte* genügt; ersatzweise können *Multivitaminpräparate* eine Ergänzung darstellen, wobei derzeit besonders die Rolle der antioxydativen Vitamine A, C und E untersucht wird. Das eigentliche Problem ist im hohen Lebensalter die **Unterernährung**, mit hinreichender Sicherheit vom Arzt durch eine Inspektion zu beurteilen.

Risikofaktoren für Mangelernährung im Alter sind:

- Fehler bei der Essenszubereitung (langes Weichkochen der Speisen; zuviele Konserven; Verwendung von alten, verdorbenen Produkten).
- Schwierigkeiten bei der Nahrungsaufnahme (schlechte Prothesen, Schluckstörung; Dyspnoe).
- Nachlassendes Interesse an der Ernährung (Demenz, Depression).
- Körperliche Gebrechen, die das Kochen (Arthrose der Hände, Sehprobleme) oder Einkaufen erschweren.
- Finanzielle Probleme.

Erfahrungsgemäß sind ans Haus gebundene Personen besonders gefährdet. Bei **unterernährten Patienten** finden sich überdurchschnittlich häufig *schwere Eiweiß-* und Vitaminmangelzustände, die beim Auftreten einer zusätzlichen oder akuten Krankheit besonders akzentuiert werden. Ausschaltung der Risikofaktoren, Organisation von Essen auf Rädern, Hilfe beim Einkaufen oder Essen, zusätzliches Kalorienangebot parenteral oder in Form von Nahrungssupplementen sind Möglichkeiten, den Ernährungszustand zu verbessern und auch die Heilung von Krankheiten zu fördern. Auf ausreichende Flüssigkeitszufuhr muß, gerade bei akuten Krankheiten, wegen des nachlassenden Durstempfindens im Alter besonders geachtet werden.

13.5 Spezielle Gesichtspunkte im Altenpflegeheim

Die medizinische Versorgung von Patienten im Altenpflegeheim ist schwierig; *das Pflegeheim ist kein Krankenhaus, sondern das Heim des Patienten*. Leider ist bei uns eine Einweisung ins Pflegeheim meist irreversibel, obwohl nach holländischen Erfahrungen bis zu einem Drittel der Patienten nach einer gewissen Aufenthaltsdauer wieder nach Hause entlassen werden können.

Einweisung ins Altenpflegeheim: Meist führt eine Kombination mehrerer Faktoren zur geplanten Einweisung ins Pflegeheim. Gerade weil es bei uns eine für den Patienten so schwerwiegende Entscheidung ist, sollte vorher eine medizinische Untersuchung nach geriatrischen Prinzipien stattfinden (Rehabilitati-

- medizinische Untersuchung nach geriatrischen Gesichtspunkten
- Gespräch mit Angehörigen
- sach- und zeitgerechte Planung

Betreuung im Altenpflegeheim:
- regelmäßige ärztliche Untersuchung
- Abklärung funktioneller Verschlechterung
- Medikamentenkontrolle

Häufig übersehene Diagnosen

Bei der Betreuung alter Menschen ist zu achten auf
- soziales Umfeld
- Vernachlässigung

- Fragen aufschreiben lassen

häufig **übersehene Diagnosen** bei sehr alten Menschen
⇨

on vor Pflege!), evtl. ein Kolloquium mit allen an der Versorgung des Patienten beteiligten Personen (Angehörige, Sozialstation, Gemeindeschwester, Pfarrer etc.). Je besser und länger die Einweisung geplant ist, um so eher gewöhnen sich die alten Menschen an die neue Umgebung.

Betreuung im Altenpflegeheim: Regelmäßige Besuche mit einer regelmäßigen Überprüfung des Gesundheitszustandes sind im Pflegeheim notwendig; *funktionelle Verschlechterungen müssen abgeklärt werden* (Ursache? Rehabilitationsmöglichkeit?). Besondere Beachtung verdient die Verordnung von Medikamenten. Leider müssen in unserer Gesellschaft noch viele alte Menschen in einem Pflegeheim untergebracht werden, weil eine entsprechende Infrastruktur im ambulanten Bereich fehlt (z. B. betreutes Wohnen, Hilfsdienste etc.); Verbesserungen werden derzeit in vielen Städten und Gemeinden angestrebt.

13.6 Häufig übersehene Diagnosen

Die Betreuung alter Menschen in der Praxis erfordert die Beachtung körperlicher und seelischer Faktoren im jeweiligen Umfeld des Patienten, da **paramedizinische Einflüsse** oft für den Verlauf von Krankheiten entscheidend sind. Vernachlässigung alter Menschen (mangelnde Pflege, schlechte Versorgung mit Nahrung oder Medikamenten) oder auch Mißbrauch (beispielsweise in Alkoholikerfamilien oder Pflegende, die früher selbst mißbraucht oder abgelehnt wurden), müssen aufgedeckt werden. Dies ist teilweise schwierig, da alte Menschen oft zu stolz oder zu zurückhaltend sind, um Fragen zu stellen oder Hilfen zu erbitten; andererseits werden Fragen auch vergessen (aufschreiben lassen!).

Häufig übersehene Diagnosen bei sehr alten Menschen sind:

> Demenz, Depression, Inkontinenz, Unterernährung, Anämie, Stürze, Hören, Sehen, Fußprobleme, schlechte Zähne, Medikamentennebenwirkungen (vorzugsweise bei rezeptfreien Medikamenten).

Aufgabe des Hausarztes ist es, den alten Menschen auch über den medizinischen Bereich hinaus zu beraten, sich mit seinen speziellen Bedürfnissen auseinanderzusetzen und die psychosoziale Situation mit einzubeziehen.

13.6 Häufig übersehene Diagnosen

Anhang 1

Name: _____ Datum: _____ Uhrzeit: _____

Aktivitäten des täglichen Lebens (ADL) – Barthel-Index

Essen	10	Unabhängig, benutzt Geschirr und Besteck
	5	Braucht Hilfe, z. B. beim Schneiden
	0	Total hilfsbedürftig
Baden	5	Badet oder duscht ohne Hilfe
	0	Badet oder duscht mit Hilfe
Waschen	5	Wäscht Gesicht, kämmt sich, putzt Zähne, rasiert bzw. schminkt sich
	0	Braucht Hilfe
Ankleiden	10	Unabhängig, incl. Schuhe anziehen
	5	Hilfsbedürftig – kleidet sich teilweise selbst an
	0	Total hilfsbedürftig
Stuhlkontrolle	10	Kontinent
	5	Teilweise inkontinent (z. B. nachts)
	0	Inkontinent
Urinkontrolle	10	Kontinent
	5	Teilweise inkontinent (z. B. nachts)
	0	Inkontinent
Toilette	10	Unabhängig bei Benutzung der Toilette/Nachtstuhl
	5	Braucht Hilfe für z. B. Gleichgewicht, Kleidung aus- und anziehen, Toilettenpapier
	0	Kann nicht auf Toilette/Nachtstuhl
Bett/Stuhl-Transfer	15	Unabhängig (gilt auch für Rollstuhlfahrer)
	10	Minimale Assistenz oder Supervision
	5	Kann sitzen, braucht für den Transfer jedoch Hilfe
	0	Bettlägrig
Bewegung	15	Unabhängiges Gehen (auch mit Gehhilfe) für mind. 50 m
	10	Mind. 50 m Gehen, jedoch mit Unterstützung
	5	Für Rollstuhlfahrer: Unabhängig für mind. 50 m
	0	Kann sich nicht (mind. 50 m) fortbewegen
Treppensteigen	10	Unabhängig (auch mit Gehhilfe)
	5	Braucht Hilfe oder Supervision
	0	Kann nicht treppensteigen

Gesamtpunktzahl: _____

Anhang 2

Name: _____ Datum: _____ Uhrzeit: _____

Mini Mental Status – Folstein et al.

(0/1)   1. Was ist heute für ein Wochentag?
(0/1)   2. Was ist heute für ein Monat?
(0/1)   3. Welche Jahreszeit haben wir jetzt?
(0/1)   4. Welches Jahr haben wir?

(0/1)   5. Wo sind wir jetzt?   welche Stadt?
(0/1)   6.   welches Krankenhaus?
(0/1)   7.   welche Etage?

(0/1)   8. Wie heißt der Stationsarzt?

(0/1)   9. Wie heißt das?   Baum
(0/1) 10. (Vorher selbst benennen)   Tisch
(0/1) 11.   Schrank

Ziehen Sie von 100 jeweils 7 ab oder buchstabieren Sie Tisch rückwärts:

(0/1) 12.   93   H
(0/1) 13.   86   C
(0/1) 14.   79   S
(0/1) 15.   72   I
(0/1) 16.   65   T

(0/1) 17. Schreiben Sie irgendeinen Satz

Was waren die Dinge, die Sie vorher benannt haben?

(0/1) 18.   Baum
(0/1) 19.   Tisch
(0/1) 20.   Schrank

(0/1) 21. Wie heißt das?   Uhr
(0/1) 22. (nicht selbst benennen)   Nase
(0/1) 23.   Kugelschreiber

(0/1) 24. Sprechen Sie nach: „keine und wenn oder aber"

(0/1) 25. Lesen Sie und machen Sie es („Augen zu!")
(0/1) 26. Berühren Sie mit Ihrem rechten Finger das linke Ohr
(0/1) 27. Kopieren Sie die Zeichnung (Zwei Fünfecke)

Machen Sie bitte folgendes:
(0/1) 28. Nehmen Sie das Blatt mit Ihrer Zeichnung in die rechte Hand, legen Sie es wieder zurück
(0/1) 29. Falten Sie es in der Mitte und
(0/1) 30. Lassen Sie es auf den Boden fallen

Gesamtpunktzahl: _____

14. Onkologische Fragen
H. Isele

14.1 Onkologische Vorsorgeuntersuchungen

Gesetzliche Vorsorgeuntersuchungen zur Früherkennung bösartiger Tumoren gibt es in der BRD seit 1971 (s. auch Kap. **5.3.3 Sekundäre Prävention maligner Tumoren**).

Anamnese: Bei der Anamneseerhebung ist besonders auf *Risikofamilien* oder *-patienten* zu achten, das sind solche, bei denen zu irgendeinem Zeitpunkt eine *„histologisch gesicherte fakultative Krebserkrankung"* nachgewiesen wurde. Anamnese, Blutdruckwerte und die erhobenen Befunde werden dokumentiert.

Untersuchungen bei der Frau: Geachtet wird dabei auf Veränderungen der *Haut und der Mammae*, auf sichtbare und tastbare Befunde: Veränderungen der Konsistenz, Knotenbildungen, Mamilleneinzug, Größenunterschiede, entzündliche Prozesse und Absonderungen. Verdächtige Befunde erfordern eine Mammographie. Die Untersuchung des *Abdomens* fahndet nach tastbaren Resistenzen, Organvergrößerungen und Stellen örtlicher Schmerzangabe. Zu beachten sind tastbare Lymphdrüsen und die Nierenlager.

Der Inspektion der *äußeren Genitale* folgen die Einstellung der Portio mittels Spekula und die Abnahme des *Portioabstrichs*. Befunde wie Leuko- oder Erythroplakie bedürfen kurzfristiger Kontrolle. Die *bimanuelle Untersuchung* achtet auf Veränderungen, Druckschmerz oder Verhärtungen im Bereich der Ovarien, Parametrien, Tuben und des Uterus. Bei Frauen über 45 Jahren erfolgt zusätzlich die digitale Austastung des Rektums und der Haemoculttest (s. auch im Kap. **35. Gynäkologische Onkologie**).

Untersuchungen beim Mann: Vorsorgeuntersuchungen bei Männern laufen ab dem 45. Lebensjahr. Die Inspektion der *Haut* und die manuelle Untersuchung des *Abdomens* einschließlich der Nierenlager dient der Feststellung von Organvergrößerung, Resistenz, Druckdolenz. Hoden und Penis werden auf morphologische Veränderungen abgetastet. Die Inspektion der Analgegend geht der *rektalen Untersuchung* voraus, die Veränderungen in der Ampulle aufspüren soll. Die *Prostata* wird auf Größe, Konsistenz, solitäre oder ausgedehnte Induration und die Verschieblichkeit der Schleimhaut über der Drüse überprüft.

14.2 Onkologische Nachsorge

14.2.1 Psychosoziale Betreuung

Gesprächsführung: Nach Entlassung aus der Klinik sind der Wissensstand des Patienten über seine Krebserkrankung zu eruieren und seine Fragen zu beantworten. Dabei ist *behutsames* Vorgehen indiziert. Nicht alle Patienten wollen und nicht alle Patienten müssen die Wahrheit wissen. Juristisch ist der Arzt ab-

14. Onkologische Fragen

gesichert, da eine Aufklärung nur zu einem geplanten Eingriff notwendig, bei Palliativmaßnahmen aber nicht zwingend erforderlich ist.

> Der Krebskranke stellt Vergleiche mit ihm bekannten, auch an Krebs erkrankten Personen an, deren Organ, Befall und Verläufe jedoch deutlich unterschiedlich sind. Hier ist in Gesprächen eine wahrhafte **Aufklärung** zu leisten.

Bei Unwissenheit muß der Patient schrittweise an eine Annäherungsdiagnose herangeführt werden. Dabei ist durch Hoffnunggeben, Mutmachen und durch vergleichende Beschreibung günstig und ähnlich verlaufener Erkrankungen die Psyche des Kranken am ehesten zu stabilisieren. Einbezogen werden sollte die vorgesehene weitere Behandlung. Prognosen sollten nicht gestellt werden!

14.2.2 Soziale Hilfen

14.2.2.1 Stationäre Nachbehandlung

Nach operativer Erstbehandlung oder Chemotherapie bei systemischen Erkrankungen kann ein **Heilverfahren** beantragt und gewährt werden. Kostenträger sind gleichermaßen die Rentenversicherungsanstalten und Krankenkassen. Versicherte, die keiner *gesetzlichen Renten- oder Krankenversicherung* angehören, können Anträge über die *caritativen Verbände* stellen, also VdK, Caritas, Innere Mission, AWO, DRK, Paritätischer Wohlfahrtsverband, Müttergenesungswerk. Diese sog. Festigungskuren dienen der Rehabilitation. In der Regel werden drei derartige Maßnahmen in jährlichem Abstand gewährt, wobei das erste Heilverfahren als sog. Anschlußheilbehandlung unmittelbar nach Entlassung aus stationärer Akutbehandlung durchgeführt werden kann.

14.2.2.2 Hauspflege

Ausbehandelte Patienten sollten der häuslichen Pflege zugeführt werden. Bettlägerigkeit erfordert **Hilfspersonal**. Mangelt es an Familienangehörigen, erhält man Hilfe durch *örtliche Sozialstationen, Hausfrauenverbände, private Pflegeinstitutionen*. Für Versicherte der Gesetzlichen Krankenversicherung stellt der Hausarzt ein Formular mit genauen Anweisungen über Art und Umfang der Hilfeleistungen aus. Ein Teil der Kosten wird von den Krankenkassen übernommen.
Die Einrichtung des Pflegeraumes mit Krankenbett, Anti-Dekubitusmatratze, Nachtstuhl, Bettgeschirr kann häufig leihweise durch die pflegerischen Institutionen beschafft werden. Bei **finanzieller Bedürftigkeit** gewähren die Kreis- oder städtischen Sozialämter gewisse Zuschüsse für Hauspflege, Wäscheverbrauch, Haushaltsführung, Brennstoff, Diäthilfen und andere besondere Aufwendungen.

14.2.2.3 Schwerbehinderung

Über das Versorgungsamt kann Antrag auf einen **Schwerbehindertenausweis** gestellt werden. Das Schwerbehindertengesetz (SchwbG) soll die berufliche Rehabilitation erleichtern. Ab 50 % GdE (*Grad der Erwerbsminderung*) – das trifft allgemein für Krebskranke zu – gibt es verschiedene Vergünstigungen beruflicher und finanzieller Art. Dies sind: Bevorzugung bei der Beschaffung eines Arbeitsplatzes, Kündigungsschutz, Steuervergünstigung, mehr Ur-

---

Aufklärung
⇒

Psyche des Kranken stabilisieren:
– Hoffnung geben
– Mut machen
– weitere Therapie besprechen
– keine Prognosen stellen

Soziale Hilfen

Stationäre Nachbehandlung

Heilverfahren über die
• Rentenversicherungsträger
• Krankenversicherungsträger
• caritativen Verbände

3 „Festigungskuren" in jährlichem Abstand
Anschlußheilbehandlung sofort nach stationärer Akutbehandlung

Hauspflege

wenn Familienangehörige nicht helfen können:
• örtliche Sozialstationen
• private Pflegeinstitutionen
Krankenkasse trägt einen Teil der Kosten

bei **Bedürftigkeit** Zuschüsse durch Sozialämter

Schwerbehinderung

Schwerbehindertenausweis
bei 50 % GdE und mehr besteht:
• Kündigungsschutz
• Steuervergünstigung

14.2 Onkologische Nachsorge

laub, bei Wohngeldbezug dessen Erhöhung, bei anerkannter Gehbehinderung (G) Ermäßigung der KFZ-Steuer und der Gebühren im öffentlichen Nahverkehr.

14.2.2.4 Rente

Eine **vorzeitige Berentung** krebskranker Patienten sollte selbst bei absehbar ungünstigem Verlauf auch aus psychologischen Gründen **nicht** sogleich angestrebt werden. Bei bestehendem Arbeitsverhältnis ist die finanzielle Absicherung durch Krankengeldbezug gewährleistet (78 Wochen innerhalb von 3 Jahren), besonders wenn wieder mit einer Arbeitsaufnahme gerechnet werden kann. Bei Arbeitslosigkeit sollte eine Rentenantragstellung erwogen werden. Bei günstiger Prognose kann ggf. **auch Rente auf Zeit** beantragt werden. Dies ist ab der 27. Krankheitswoche möglich, die Genehmigung erfolgt in der Regel für 2 Jahre.

14.2.2.5 Selbsthilfegruppen

Kranke, insbesondere Krebskranke haben sich je nach Organbefall zu sog. Selbsthilfegruppen zusammengeschlossen, die jedem neu Erkrankten ihr Wissen und ihre Erfahrungen vermitteln, um ihm über die erste Zeit der Erkrankungsphase hinwegzuhelfen. Diese Gruppen sind zu einer Zeit entstanden, als das Wissen der Hausärzte mit der raschen Entwicklung diagnostischer Fortschritte, neuer Zielsetzungen in der Therapie und der Einführung der onkologischen Nachsorge nicht mehr schritthalten konnte. Auch das umfangreiche Angebot *orthopädischer und prothetischer Heil- und Hilfsmittel*, z.B. spezieller Anus praeter-Versorgung, wurde durch die intensive Mitarbeit der Betroffenen gefördert. Die Teilnahme an Zusammenkünften solcher Vereinigungen ist immer dann zu empfehlen, wenn sich der Hausarzt aus zeitlichen Gründen oder informatorischem Defizit der Betreuung alleine nicht gewachsen fühlt. Allerdings besteht in solchen Gruppen auch die Gefahr, daß aus Mangel an detailliertem Wissen um die eigene Erkrankung Therapievergleiche angestellt und ohne ärztlichen Rat Medikationen geändert, unterbrochen oder gar aufgegeben werden. Mit außerklinischen alternativen Behandlungsmethoden und Präparaten muß gerechnet werden.

Adressen: Selbsthilfegruppen z. B.
Deutsche ILCO e. V., Keplerstr. 50, 85356 Freising
Frauenhilfe nach Krebs e. V., B 6, 10/11, 68159 Mannheim
Dtsch. Arbeitsgemeinschaft der Selbsthilfegruppen, Friedrichstr. 28, 35392 Gießen

14.2.3 Nachsorgeuntersuchungen

Diese haben den Zweck, bisherige *Behandlungserfolge zu sichern, Rezidive und Metastasen frühzeitig* zu entdecken. Für alle Malignome gilt das gleiche **Zeitschema:** In den ersten beiden postoperativen Jahren wird in 3-monatigem Abstand, im 3. bis 5. Jahr alle 6 Monate eine Nachuntersuchung durchgeführt. Bei Auftreten von Metastasen oder Rezidiven beginnt diese Zeitrechnung von neuem.
Was bei den jeweiligen Tumorerkrankungen zu tun oder an apparativen Untersuchungen zu veranlassen ist, kann den **Nachsorgepässen** entnommen werden, in welche vorbereitete, auf die jeweiligen Organtumoren bzw. systemische Erkrankungen zugeschnittene Vordrucke eingelegt werden können. Sie werden über die zuständige KV bezogen.

- mehr Urlaub
- für Gehbehinderte Ermäßigung der KFZ-Steuer u. a.

Rente

Rente nicht sofort beantragen

falls Therapie es erfordert: Rente auf Zeit

Selbsthilfegruppen

Informationsaustausch über orthopädische und prothetische Heil- und Hilfsmittel

allerdings Gefahr unzutreffender Therapievergleiche

Adressen von Selbsthilfegruppen

Nachsorgeuntersuchungen

zur
- Sicherung bisheriger Behandlungserfolge
- Erkennung von Rezidiven und Metastasen

Zeitschema:
1. u. 2. Jahr vierteljährlich, 3. bis 5. Jahr halbjährlich
Richtlinien in den Nachsorgepässen

Bezug über die regionale KV

Tumornachsorge
- Gewichtskontrolle
- Inspektion, Palpation
- BKS, kleines Blutbild
- Laborparameter

Vor- und Nachsorge nicht nach Paß, sondern nach Maß!

oberstes Gebot: Erhaltung der Lebensqualität

Ernährungsfragen

Gewichtsverlust durch Eßunlust und psychische Belastung muß vermieden werden!

Appetitmangel beheben mit:
- Astronautenkost
- Prednison
- Anabolika (wenn es der Tumor erlaubt)
- Roborantien
- Aperitifs

Infusionen – falls häusliches Pflegepersonal vorhanden

Zusammensetzung
⇒

evtl. Eisentherapie und Erythrozytenkonzentrate

Ernährung nach Gastrektomie
- 6–7 kleine Mahlzeiten mit hochwertigem Eiweiß
- Substitution von B12, Eisen, Calzium, Fett, Eiweiß

Schmerzbehandlung

Schmerzursachen

oberstes Gebot = schmerzfreier Zustand

Zur Untersuchung im Rahmen der **Tumornachsorge** gehört die Gewichtskontrolle, die Inspektion und Palpation des Narbengebietes, ebenso der regionalen Lymphabflußwege und Lymphdrüsengebiete. Hinzu kommt eine BKS und ein kleines Blutbild. An Laborparametern werden Gamma-GT, Alk. Phosphatase und LDH generell untersucht, Kreatinin bei Erkrankungen im nephrologischen Bereich. (Tumormarker s. Kap. 14.3.3.2).

Alle Ergebnisse werden im Nachsorgepaß vermerkt. Gleichzeitig wird der nächste Untersuchungstermin festgelegt. Bei der **Terminierung** der jeweils fälligen Untersuchung sollte man psychologisch vorgehen. Der Hausarzt sollte sich immer nach dem Gesamtbefinden und dem gegenwärtigen Stand der Tumorerkrankung richten. An oberster Stelle steht die Erhaltung der Lebensqualität: psychisch und physisch! Die Angst der Krebskranken kann mit zusätzlichen Untersuchungen nur potenziert werden.

14.2.4 Ernährungsfragen

Krebskranke haben meist keinen Appetit und fast immer eine Aversion gegen Eiweiß. Eßunlust und psychische Belastung sorgen im Verbund mit jeglicher Diagnostik und Therapie für **Gewichtsverlust**. Dem gilt es entgegenzusteuern. Indiziert sind häufige, kleinere, hochkalorische Mahlzeiten, soweit verträglich. Hilfreich kann vorübergehend die sog. „Astronautenkost" sein, doch ist sie trotz verschiedener Geschmacksrichtungen auf Dauer zu einseitig. Zur Appetitsteigerung eignen sich u.a. Aperitifs. Medikamentös sind, soweit keine hormonabhängige Tumorerkrankung vorliegt, Megagrisevit^R oder reine Anabolika angebracht. Anderenfalls kann man auf Hildicon^R oder Vitasprint^R ausweichen. Auch 0,5 mg Prednison pro kg Körpergewicht jeden 2. Tag ist hilfreich.

Muß infudiert werden, was mit Hilfe von geschultem häuslichen Pflegepersonal möglich ist, so ist folgende **Zusammensetzung der Infusionsflüssigkeit** pro Tag ausreichend:

> 5 % Aminosäure 500 ml, 10 % Kohlehydrat 500 ml, 20 % Fett 250 ml

Die Infusionsdauer sollte acht Stunden betragen.
Eisentherapie nützt nur bei Eisenmangel **und** gleichzeitig erhöhter Eisenbindungskapazität. Bei Tumoranämie empfiehlt sich die Gabe von *Erythrozytenkonzentraten*.

Durch die zunehmende Anzahl von Patienten mit Zustand nach **totaler Gastrektomie** bei Magenkarzinom muß der Hausarzt deren besondere Ernährungssituation berücksichtigen. Grundsätzlich sollten 6–7 kleinere Mahlzeiten täglich mit einer Gesamtkalorienzahl von einem Drittel über der Norm gegeben werden. Diese sollten mit hochwertigem Eiweiß, einer Fettmenge, die 30 % der Kalorien ausmacht, gut resorbierbaren Triglyzeriden und makropolymeren Kohlenhydraten angereichert werden. Gleichzeitig sind die gastrektomiebedingten Mangelzustände zu substituieren durch Gabe von Calcium, Eisen und Vitamin B12.

14.2.5 Schmerzbehandlung

14.2.5.1 Schmerzursachen

Schmerzen bei Krebspatienten werden in initialen Stadien eher selten, d.h. etwa bei 33 % angegeben. Mit der Tumorprogredienz steigt auch die Zahl der Schmerzpatienten bis auf 60 %. Es ist somit oberstes Gebot, einen **schmerz-**

14.2 Onkologische Nachsorge

freien Zustand herbeizuführen, was mit den heute vorhandenen Präparaten auch zu erreichen ist.

Vor Beginn einer Schmerztherapie muß die Ursache eruiert werden, denn die kausale Behandlung hat Vorrang. **Schmerzursachen** können bedingt sein durch: *Infektion*, z.B. Pneumonie, Pleuritis, Pyelitis. *Infiltration* bei Tumorwachstum über Organgrenzen hinaus, z.B. in Pleura, Periost. Durch *Kompression*, z.B. eines Nerven, durch Obstruktion des Darmes mit Ileus. Es gibt *iatrogene* Möglichkeiten, z.B. bei und nach Chemotherapie die Gingivitis, Stomatitis oder Phlebitis. Auch *psychische* Faktoren können das Niveau der Schmerzschwelle ändern. Letztlich gibt es auch unklare Schmerzzustände.

mögliche **Schmerzursachen** abklären:
- Infektion
- Infiltration
- Kompression
- Obstruktion
- iatrogen
- psychogen
- unklare Ätiologie

14.2.5.2 Kausale Schmerztherapie

Der Hausarzt ist hier meist auf **klinische Hilfe** angewiesen. Die *Chirurgie* hilft operativ, eine Darmobstruktion zu beseitigen, legt Anastomosen, Fisteln oder Stomata an, führt palliative Tumorreduktionen durch, sorgt bei pathologischer Fraktur für eine Stabilisierung durch Osteosynthese. Die *Radiologie* bestrahlt Osteolysen, die *Chemotherapie* verkleinert Tumoren, um evtl. Operabilität zu erreichen. Eine *hormonelle Therapie* kann gleichfalls zur Tumorreduktion führen. Letztlich hilft die *Neurochirurgie* mit peripherer Nervenblockade, mit Procain- oder Alkoholinjektionen, mit Chordotomien, stereotaktischen Operationen oder Einlegen eines Epiduralkatheters.

Kausale Schmerztherapie

mit klinischer Hilfe
- chirurgisch
- neuro-chirurgisch
- strahlentherapeutisch
- chemotherapeutisch
- hormonell

14.2.5.3 Spezielle Schmerztherapie

Alle dem Hausarzt **geläufigen Schmerzmittel** können zur Tumorschmerzbehandlung eingesetzt werden. Die orale Gabe ist vorzuziehen. Tropfen sind besser als Tabletten. *Peripher* wirksam sind: Acetylsalicylsäure, Paracetamol und Metamizol. *Zentral angreifende*, nicht unter die BTM-Verordnung fallende Präparate sind: Tramadol, Tilidin N, Codein und Dextrapropoxyphen. Wegen der unterschiedlichen Angriffspunkte können sie nebeneinander alternierend eingesetzt werden. Unter die BTM-Verordnung fallen die gleichfalls zentral wirksamen Medikamente: Buprenorphin, Pethidin, Pentazosin, Morphin u.a. *Betäubungsmittel* sind auf besonderen Formularen in dreifacher Ausfertigung handschriftlich durch den Arzt persönlich auszufüllen, die Stückzahl arabisch und ausgeschrieben zu beziffern, sowie mit der Dosierungsangabe zu versehen. Diese Formulare sind nur durch das BGA-Berlin zu beziehen. Durch eine Gesetzesnovelle kann jetzt die Monatsdosis auf einmal rezeptiert werden. Ein überhöhter Bedarf ist gleichzeitig mit dem Vermerk „Menge ärztlich begründet" anzugeben.

Bewährt hat sich bei leichteren Schmerzen die alternierende Applikation von *peripher und zentral wirkenden Pharmaka*. Von wesentlicher Bedeutung ist die **rechtzeitige Anwendung**, hier z.B. in Abständen von ca. 3 Stunden, um mit der Medikation ständig im therapeutischen Bereich zu bleiben. Ist die schmerzlindernde Wirkung nicht mehr ausreichend, empfiehlt sich die Gabe von Morphin in Form von MST retard^R, die in Tablettenform mit 10, 30, 60 und 100 mg erhältlich sind.

Eine Kombination mit sog. *Antiphlogistica – Antirheumatica – Analgetica* in Form von Ibuprofen, Diclofenac, Indometacin oder Butazolidin ist je nach Verträglichkeit möglich.

Spezielle Schmerztherapie

alle Schmerzmittel sind geeignet
Schmerzmittelwirkung:
- peripher
- zentral (BTM-frei)
- zentral (BTM-pflichtig)
- antiphlogistisch

- Betäubungsmittel
  – nur auf besonderen Formularen zu verordnen
  – Rezeptformulare nur über das Bundesgesundheitsamt beziehbar

wichtig:
rechtzeitige Schmerzmittelapplikation, auch im schmerzfreien Intervall!

14.2.5.4 Zusatztherapie

Schmerzambulanzen favorisieren sog. **Stufenschemata** mit dem Zusatz von *Psychopharmaka, Neuroleptica* und *Antidepressiva*. Diese Version leuchtet ein, da Krebskranke häufig unter Depressionen leiden, die dadurch mittherapiert werden. Ein weiterer Vorteil liegt in der Potenzierung der Schmerzmittelwirkung, so daß deren Dosierung wieder gemindert werden kann. Bei der Auswahl richte man sich zweckmäßigerweise nach dem sog. *„Kielholz-Schema"*. Alle Psychopharmaka haben bis zur vollen Wirksamkeit eine Anlaufzeit von 10–14 Tagen. Es ist nicht sinnvoll, dem Patienten bei einem Pflegeortswechsel diese Medikamente plötzlich zu entziehen; hier empfiehlt sich bei der Verlegung eine telefonische Absprache mit dem weiterbehandelnden Arzt und die Überlassung eines schriftlich fixierten Einnahmeplans.

14.2.5.5 Unerwünschte Nebenwirkungen der Schmerztherapie

Salicylsäure und *Paracetamol* können in hoher Dosierung zu gastrointestinalen Beschwerden, zur Ulkusbildung und Blutung führen. *Metamizol* kann in Ausnahmefällen zur allergischen Agranulozytose, bei i.v. Applikation zum Schock führen. Es sollte, wenn überhaupt, dann langsam injiziert werden: 5 ml über 5–6 Minuten! Alle *Antiphlogistica = Analgetica* können Nebenwirkungen im Bereich des Gastrointestinaltraktes (wie ASS) verursachen. *Zentral wirksame Präparate* führen besonders bei Bettlägerigen zur Obstipation, besonders in Kombination mit Psychopharmaka. Schon initial sollten daher Weizenkleie, Leinsamen, andere Pflanzensamen, Mucilaginosa gegeben werden.

14.3 Spezielle onkologische Mitsorge

14.3.1 Strahlentherapie

> Ambulant strahlentherapierte Tumorkranke bedürfen hausärztlicher Mitsorge. Dazu gehören Hinweise auf die **Behandlung der Haut**, Waschverbot, Puder und erst nach Abschluß der Strahlentherapie die Anwendung milder Fettsalben.

Bei Bestrahlungen im **Thoraxbereich** verordnet man Atemgymnastik bis zur Dauer von 1 bis 2 Jahren, um einer Lungenfibrose entgegenzuwirken. Mukolytika und Inhalationen sind indiziert. Ist der **Achsel-Arm-Bereich** einbezogen, sollten Armhochlagerungen zur Ödemprophylaxe vorgenommen werden. Gegen potentiellen Narbenzug wirkt krankengymnastische Behandlung. Erinnert werden muß generell an die Zufuhr eiweiß-und vitaminreicher Kost. Strahlenserien im **oro-pharyngealen Bereich** hinterlassen Schleimhautläsionen. Man verordnet Spülungen mit Kamille und bei fehlender Salivation künstlichen Speichel wie *Glandosane*.

14.3.2 Zytostatische Therapie

Es ist nicht die Aufgabe des Hausarztes, zytostatische Schemata festzulegen, dafür zuständig sind Hämato- Onkologen. Jedoch gibt es genügend Schemata, die einen stationären Aufenthalt nur für Stunden oder Tage erforderlich ma-

---

Zusatztherapie

Stufenschema:
1. Analgeticum (A)
2. A + Neurolepticum (N)
3. A + N + Antidepressivum
4. N + Morphin

bei Ortswechsel Medikamente und Einnahmeschema mitgeben

Unerwünschte Nebenwirkungen der Schmerztherapie
- gastrointestinale Beschwerden
- allergische Reaktionen
- Obstipation

Spezielle onkologische Mitsorge

Strahlentherapie

Hautpflege
⇒

Lunge:
- Atemgymnastik
- Mukolyse
- Inhalationen

Arm:
- Hochlagern
- Krankengymnastik

oro-pharyngealer Bereich:
- Kamillenspülungen
- evtl. künstlicher Speichel

Zytostatische Therapie

14.3 Spezielle onkologische Mitsorge

chen. Liegt das **Applikationsschema** der Zytostatika fest, dann kann hausärztliche Mithilfe eine *ambulante Weiterbehandlung* und eine frühere Rückkehr des Patienten ins häusliche Milieu ermöglichen. Die Präparate einschließlich deren Nebenwirkungen müssen jedoch bekannt sein. Zusätzlich sind im Wochenabstand *Hämoglobin, Leuko- und Thrombozyten* zu kontrollieren. Der Gipfel der Granulozytendepression wird zwischen dem 10. und 14. Tag nach Therapiebeginn erreicht; der Wiederanstieg limitiert den darauffolgenden Zyklus.

Rascher Tumorzerfall läßt die Harnsäure ansteigen. Hier ist Allopurinol indiziert.

14.3.2.1 Nebenwirkungen der Zytostatika

Auf Einzelheiten wird im Rahmen dieses Kapitels verzichtet, nur einige unerwünschte Nebenwirkungen werden angeführt. Fast alle Zytostatika führen zu Knochenmarksdepression mit Abfall der Leuko- und Thrombozyten. Übelkeit und Erbrechen sind häufig. Speziell kardiotoxisch wirken *Adriamycin*, neurotoxisch die *Vinca-Alkaloide*, nephrotoxisch *Cisplatin* und urotoxisch Endoxan^R, Ixoten^R, Holoxan^R. Als Spätschäden sind Hautschädigungen, Haarverlust, Panzytopenie, Leber-, Nieren- und Nervenschädigungen sowie Lungenfibrose bekannt.

Frühtoxische Stigmata sind Venenschmerz, Anaphylaxie, Schüttelfrost, Übelkeit, Mukositis.

14.3.2.2 Erste Hilfe bei paravenöser Injektion eines Zytostatikums

Paravenöse Injektion eines Zytostatikums erfordert umgehend die Um- und Unterspritzung von 1 ml Hyaluronidase (Kinetin) in 5 ml 0,9 %iger NaCl-Lösung oder Heparin 5000 IE. in 20 ml 0,9 %iger Kochsalzlösung mit ganz dünner Nadel. Die zusätzliche Therapie besteht in Armhochlagerung und Eispackung.

14.3.3 Laborkontrollen

Allgemeine Laborkontrollen: Im Rahmen der onkologischen Nachsorge (s. 14.2.3) fallen Laboruntersuchungen an. Diese können relativ sparsam eingesetzt werden. BKS und ein kleines Blutbild genügen für die Beobachtung *solider Tumoren*. Große Blutbilder sind bei *systemischen Erkrankungen* notwendig. Mit der Gamma-GT und der alk. Phosphatase kontrolliert man intrahepatisches Geschehen und *Knochenmetastasierung*. Der Kreatinin-Spiegel gibt Auskunft über die *Nierenfunktion*, die LDH über die *allgemeine Tumoraktivität*, insbesondere bei Blastenschub.

Spezielle Laboruntersuchung: Zum Screening werden sog. *Tumormarker* herangezogen. Derzeit relevant für die Praxis sind: Beim Hodenkarzinom das beta-HCG und alpha-Fetoprotein, beim Leberzellkarzinom gleichfalls das alpha-Fetoprotein, beim Ovarialkarzinom Ca 12–5, beim Mammakarzinom das Ca 15–3 und das Karzinoembryonale Antigen (CEA). CEA wird für das gesamte Gastrointestinum zusammen mit dem Ca 19–9 eingesetzt. Für das C-Zellkarzinom der Schilddrüse gilt das Calcitonin, nach Thyreoidektomie das Thyreoglobulin als Tumormarker. Bei Prostatakarzinom ist das prostataspezifische Antigen (PSA), beim kleinzelligen Bronchialkarzinom die neuronspezifische Enolase (NSE) der Tumormarker.

---

bei Festliegen der zytostatischen Schemata ambulante Weiterbehandlung durch Hausarzt

wöchentliche hausärztliche Kontrollen von:
- Hb
- Leukozyten
- Thrombozyten

Nebenwirkungen der Zytostatika

am häufigsten:
- Übelkeit
- Erbrechen
- Alopezie
- Leukozyten- und Thrombozytendepression

frühtoxische Stigmata

Erste Hilfe bei paravenöser Injektion eines Zytostatikums

bereithalten:
Kinetin oder Heparin
NaCl-Lösung 0,9 %ig

Laborkontrollen

allgemeine Laborkontrollen

wichtige Laborparameter:
- Gamma-GT
- alk. Phosphatase
- Kreatinin
- LDH

spezielle Laboruntersuchungen
relevante Tumormarker:
- alpha – FP
- beta – HCG
- Ca 12–5
- Ca 15–3
- Ca 19–9
- CEA
- PSA
- NSE

Onkologische Notfälle

stationäre Einweisung

Erstversorgung durch Hausarzt bei
- intrakranieller Drucksteigerung
- Querschnittslähmung
- pathologischen Frakturen
- oberer Einflußstauung
- Hyperkalzämie

Prodromi:
- Adynamie
- Unruhe
- Müdigkeit
- Depressivität
- Desorientiertheit

Dokumentation

Tumorklassifikation:

T = Tumor
N = Nodulus
M = Metastase

14.4 Onkologische Notfälle

Onkologische Notfälle müssen stationär eingewiesen werden. Bis zum Transport muß der Hausarzt die erste Versorgung übernehmen.

Intrakranielle Drucksteigerung: Auslöser sind Hirntumoren oder Metastasen. Die ersten Maßnahmen bestehen in: Hochlagerung des Kopfes, Dexamethason 4 mg i. v. und Furosemid 40–80 mg i. v..

Querschnittslähmung: entsteht durch metastatische Wirbeldestruktionen oder Tumoren im Rückenmarksbereich. Vorsichtige, aber zweckmäßige Lagerung sind neben einer Schmerzlinderung die einzig mögliche hausärztliche Hilfe.

Pathologische Frakturen: Schmerzbeseitigung durch Schienung ist meist ausreichend. Später erfolgt die Osteosynthese zur Stabilisierung der Fraktur. Osteolysen müssen rechtzeitig einer Strahlentherapie zugeführt werden. Eine medikamentöse Unterstützung kann durch Clodronsäure (Ostac®) erfolgen.

Obere Einflußstauung: Ursachen sind Mediastinaltumoren oder ausgedehnte Bronchialkarzinome. Die Therapie gehört in die Hände des Radiologen. Initial kann hausärztlich 4 mg Dexamethason i. v. gegeben werden.

Hyperkalzämie: Bei etwa 10 % der hormonbehandelten Patientinnen mit Mammakarzinom kann eine Hyperkalzämie auftreten. Sie hat Prodromalien in Form von Adynamie, Unruhe, Depressivität, Desorientiertheit und Müdigkeit. Im weiteren Verlauf treten Erbrechen, Obstipation, Durst, Polyurie und zunehmende Somnolenz auf. Die initiale Therapie besteht in: Absetzen des Hormonpräparates, Furosemid 40 mg i. v., 40 mval Kalium in 1000 ml NaCl 0,9 %ig, zusätzlich Glukose und Prednison bis zu 100 mg peroral. Noch besser bewährt hat sich die i. v.-Gabe von 1,0 ml Calcitonin in 500 ml NaCl 0,9 %ig über drei Stunden.

14.5 Dokumentation

Seit 1943 existiert ein **Schema zur Klassifizierung** der Tumoren. Es wird von der „UICC" ständig weiterentwickelt. Diese Einteilung gibt Auskunft über die Größe und Ausdehnung eines Tumors, sie ist aber auch Bezugspunkt für Therapie, Planung und prognostische Aussagen. Außerdem erleichtert sie die Dokumentation. Für Tumor steht „T", für Lymphknoten „N" (Nodulus) und für Metastasen „M".

Zusätzliche Buchstaben und Ziffern differieren je nach dem betroffenen Organ gering, dennoch kann gelten:

Tis = Carcinoma in situ
T o = keine Evidenz für Tumor
T 1 = oberflächlicher Tumorbefall
T 2 = Tumor ist in die nächste Gewebsschicht vorgedrungen
T 3 = Tumor hat die Organgrenze überschritten
T 4 = Tumor ist in die Umgebung eingedrungen.

N o = keine befallenen Lymphdrüsen gefunden
N 1 = regionaler Lymphdrüsenbefall
N 2 = juxtaregionärer Lymphdrüsenbefall

M o = keine Metastasierung festgestellt
M 1 = Fernmetastasen vorhanden
M x = Metastasierung möglich, aber nicht nachweisbar. (Mikrometastasierung?)

14.5 Dokumentation

Für die **Kurzdokumentation** M 1 gibt es Spezifica:

Lunge:	PUL	Leber	HEP
Knochenmark:	MAR	Haut	SKI
Knochen:	OSS	Hirn	BRA
Pleura:	PLE	Augen:	EYE
		Lymphknoten:	LYM
		Andere:	OTH

In **klinischen Berichten** werden gelegentlich Buchstaben mit nachstehender Bedeutung vorangesetzt:
c = clinical (vor Therapie)
s = surgical (bioptisch chirurg. Material)
p = pathological = histopathologische Beurteilung.

Die Pathologen können nachstehende **histologische Einteilung** treffen:
G 1 = hoher Differenzierungsgrad
G 2 = mittlerer Differenzierungsgrad
G 3 = geringer Differenzierungsgrad
G 4 = undifferenziert
G x = unmögliche Bestimmung des Diff.-Grades
s. auch Gynäkologische Onkologie (Bastert/Costa Kap. X.1.8)

15. Sterbebegleitung
R. Schmitz-Scherzer

Sterbebegleitung

Sind Kliniken und Krankenhäuser in der Lage, eine angemessene, mitmenschliche Sterbebegleitung sicherzustellen?

In den letzten Jahren ist eine Diskussion entstanden, die um die Sterbebegleitung in Kliniken, Pflegeheimen und vergleichbaren Einrichtungen kreist. Oft wird darin der Vorwurf erhoben, daß insbesondere Krankenhäuser und Kliniken heute nicht mehr in der Lage sind, eine angemessene, mitmenschliche Sterbebegleitung sicherzustellen. Ihre Organisationsformen, die primär auf Diagnose und Therapie abstellen, müßten gerade bei Sterbenden versagen, da bei diesen Patienten diagnostisch und therapeutisch die Möglichkeiten erschöpft seien und für die dann notwendige zeitintensive Pflege nicht genügend Personal und insbesondere nicht entsprechend geschultes Personal zur Verfügung stehe.

In dem vorliegenden Beitrag soll aufgezeigt werden, auf welchen Elementen eine angemessene und mitmenschliche Sterbebegleitung beruht. Dabei wird der Terminus **Sterbebegleitung** gewählt und nicht *Sterbebeistand*, *Sterbehilfe* oder *Euthanasie*.

Definition ⇒

> In der **Sterbebegleitung** liegt die einzig mögliche Form der Hilfe und des Beistandes. Sterbebegleitung ist ein Prozeß, den der sterbende Mensch möglichst bestimmen soll und nicht der Begleiter. Der Terminus **Sterbebegleitung** beinhaltet Hilfe und Beistand für Sterbende.

Thanatologie = multidisziplinär angelegte Wissenschaft vom Sterben und vom Tod

Die **Thanatologie** hat als multidisziplinäre Wissenschaft vom Sterben zahlreiche Resultate, die für eine Sterbebegleitung wesentlich sind, erbracht. In der Thanatologie finden sich Medizin, Psychiatrie, Soziologie und Psychologie neben anderen Wissenschaften zusammen.

15.1 Situation des Sterbens heute

Situation des Sterbens heute

70 % aller Menschen sterben in Institutionen:
Sterbebegleitung wurde zu einer Aufgabe des Personals, während sie früher Aufgabe der Angehörigen war
Angehörige sind heute nicht mehr so oft mit dem Sterben konfrontiert wie früher, deshalb brauchen sie auch Unterstützung und Hilfe, wenn sie sich in der Rolle der Begleiter ihrer Sterbenden finden

Heute sterben schätzungsweise 70 % aller Menschen in Kliniken, Pflegeheimen und anderen entsprechenden Einrichtungen. Diese **Institutionalisierung des Sterbens** hat es mit sich gebracht, daß Sterbebegleitung in zunehmendem Maße eine Aufgabe des Personals dieser Einrichtungen wurde und Angehörige sich selbst immer seltener in der Rolle der Begleiter Sterbender finden. Überhaupt ist es – verglichen mit früheren Zeiten – heute immer seltener, daß die Menschen im direkten Erleben mit Tod und Sterben konfrontiert werden. Früher gehörte das Erlebnis des Sterbens zu den allgemeinen Lebenserfahrungen eines Jeden. Die heutige Entwicklung hat sicherlich dazu beigetragen, daß viele Angehörige hilflos in ihrer Rolle als Begleiter Sterbender werden. Nicht selten benötigen diese daher Stützung, Hilfe und Anleitung durch den Hausarzt und durch anderes Fachpersonal.

veränderte „Form" des Sterbens

Doch nicht nur der **Ort** des Sterbens hat sich geändert. Auch die **Form** des Sterbens selbst ist heute eine andere als noch vor 150 Jahren. Zu jener Zeit stellten vor allem Infektionskrankheiten die Hauptursache des Sterbens dar. In allen Altersgruppen, vor allem aber im Kindes- und Jugendalter, waren viele Sterbefälle zu verzeichnen. Heute sind es Erkrankungen des Herz- und Kreislaufsystems, Unfälle sowie bösartige Neubildungen, die als Hauptursache zum Tode führen. Heute finden sich die meisten Todesfälle in der Altersgruppe ab 70 Jahre.

15.2 Erkenntnisse der Thanatologie im Überblick

Sterben ist ein sehr **individueller Prozeß**. Er wird, wenn überhaupt, nur marginal von sozialen Merkmalen wie Religionszugehörigkeit, Bildungsstand, Familienstand, Geschlecht u. a. beeinflußt. Auch das kalendarische Alter spielt eine eher untergeordnete Rolle. Es ist eine irrige Annahme, daß ältere und alte Menschen generell ihr Sterben eher annehmen als Jüngere.

Die Prozeßhaftigkeit des Sterbens ist gerade wegen des individuellen Charakters nicht prototypisch beschreibbar als feste Abfolge von Phasen. Sterben geschieht in vielen sehr *unterschiedlichen Bildern und Formen*. Die intra- und interindividuellen Verschiedenheiten des Sterbens sind sehr groß. Gleich große Unterschiedlichkeit findet sich in Bezug auf die *Einstellungen zum Tod*, die Bedeutungen, die dem Tod von einzelnen Menschen zugewiesen werden und die *Bewältigungsformen* in den Auseinandersetzungen mit Tod und Sterben, mit der Endlichkeit der menschlichen Existenz. Es scheinen vor allem negativ erlebte Lebensumstände, mangelnde soziale Integration, instabile Lebensumstände, Hoffnungslosigkeit und eine sehr gering ausgeprägte Zukunftsperspektive zu sein, die Gedanken an den eigenen Tod und das eigene Sterben erst hervorbringen. Dies sind aber auch die Lebensumstände, die eine Suizidneigung begünstigen. Angst vor Sterben und Tod nimmt mit zunehmendem Alter nicht zu. Frauen scheinen mehr Angst vor dem Tod zu haben als Männer, Kranke mehr als Gesunde.

Bei Sterbenden lassen sich häufig Symptome beobachten, die unter dem Begriff des **präfinalen Syndroms** zusammengefaßt werden: die Reduktion kognitiver Fähigkeiten, das Auftreten von Abwehrmechanismen, z. T. extreme Stimmungsschwankungen, Schwankungen zwischen Hoffnung und Hoffnungslosigkeit sowie Bereitschaft zur Kommunikation und deren völlige Ablehnung können als einzelne Symptome in starken individuellen Ausprägungen beobachtet werden. Zusätzlich findet sich oft eine starke Konzentration auf subjektiv bedeutsame Thematiken, z. B. ein Fest, ein Geburtstag, einen Verwandten nochmals sehen u. ä. Ebensowenig wie der Beginn des Sterbeprozesses bestimmt werden kann, ist dessen Ende – der Eintritt des Todes – sicher prognostizierbar.

Den Erkenntnissen der Thanatologie zufolge werden die Verhaltens- und Erlebnismuster, die in ihrer Gesamtheit und zeitlichen Abfolge den **Sterbeprozeß** bilden, vor allem durch in der Biographie entwickelte persönliche Eigenschaften und solche des sozialen Umfeldes bestimmt. Insbesondere sind dies folgende Aspekte:

> - der frühere Lebensstil und das Ausmaß, in dem das eigene Leben in der Rückschau **angenommen** werden kann (trotz Einschränkungen),
> - das Ausmaß, in dem der Sterbende einen **Sinn** in seinem Leben und seiner jetzigen Situation erkennt,
> - die soziale **Integration** und die im sozialen Feld erfahrene **Akzeptanz** (Kruse 1988).

Vor diesem Hintergrund etablieren sich die bei Sterbenden beobachteten **Erlebnis-** und **Verhaltensweisen**. Hoffnung, Ambivalenz und Resignation, evasive Reaktionen, konzentrierte Reflektion und sich Fügen in Angst, Trauer und Aggression finden sich neben einer ausgeprägten Gesprächsbereitschaft

---

Erkenntnisse der Thanatologie im Überblick

Sterben ist ein höchst individueller Prozeß,
Alter spielt eine untergeordnete Rolle

keine feste Abfolge von Phasen im Sterbeprozeß

ebenso unterschiedlich sind die
– Einstellungen zum Tod
– Bedeutung des Todes
– Bewältigungsformen
negativ erlebte Lebensumstände begünstigen Gedanken an Sterben und Tod

präfinales Syndrom:
- Stimmungsschwankungen
- Reduktion kognitiver Fähigkeiten
- Konzentration auf subjektiv wesentliche Themen

Eintritt des Todes ist nicht exakt prognostizierbar

individuelle Bestimmung des Sterbeprozesses

⇐

Verhalten und Erleben Sterbender kann sehr vielfältig sein

oder aber der radikalen Ablehnung jeder Art von Kommunikation. Manche der zuvor angedeuteten Erlebnis- und Reaktionsformen werden häufig als Depressionen diagnostiziert und damit sehr vorschnell pathologisiert.

Über das Auftreten von **Depressionen** bei Sterbenden ist bislang wenig bekannt. Im Verlauf des Sterbens können sich depressive Bilder zeigen. Dennoch gehören die zuvor erwähnten Erlebnis- und Verhaltensweisen zum normalen Sterbevorgang. Die Diagnose einer Depression sollte daher mit größter Zurückhaltung bei Sterbenden gestellt werden.

> *Vorsicht bei der vorschnellen Diagnose einer Depression bei Sterbenden!*

Das *Konzept vom „Sozialen Tod"* beschreibt die soziale, insbesondere die kommunikative Situation zwischen Sterbenden und ihren Kontaktpersonen. Insgesamt kann man diesem Konzept zufolge 4 Kommunikationsstrukturen unterscheiden:

> **sozialer Tod:**
> Einschränkung der Teilhabe am sozialen Leben
>
> **Kommunikationsmuster** mit Sterbenden ⇒

1. Der Sterbende weiß nichts über seinen bevorstehenden Tod, wohl aber die anderen.
2. Der Sterbende vermutet, was andere über seinen lebensbedrohlichen Zustand wissen und will dies verifizieren oder falsifizieren.
3. Der Sterbende und die anderen wissen um den bevorstehenden Tod, es wird aber nicht darüber gesprochen.
4. Alle Beteiligten wissen um den bevorstehenden Tod und sprechen darüber.

Gerade die ersten drei der aufgezählten vier Kommunikationsmuster begünstigen die soziale Isolierung und die Vereinsamung sterbender Menschen. Sie können dazu führen, daß der „soziale Tod" lange vor dem biologischen Tod eintritt.

15.3 Sterbebegleitung

> **Sterbebegleitung**
>
> nicht nur Wissen, sondern die Persönlichkeit des Begleiters ist gefordert

Sterbebegleitung fordert die **Persönlichkeit** des Begleiters und nicht nur die von ihm erlernten sozialen und kommunikativen Strategien. Zudem zeigt sich immer wieder, daß Angst und Unsicherheit für viele Sterbebegleiter nur schwer überwindbare Hindernisse sind. Sie zeigen sich oft darin, daß der Begleiter nicht weiß, wie in einer konkreten Situation reagiert werden kann, in der Angst, in einem letzten Kontakt das Falsche zu sagen, oder in der Angst vor dem eigenen Sterben. So wenig man von einem Menschen, der als Angehöriger oder Arzt Sterbende begleitet, erwarten kann, daß er keine Angst vor der Begegnung mit Sterbenden oder vor seinem eigenen Tod hat, so sehr zeigt aber die Erfahrung, daß es wichtig ist, diese eigene Angst zu akzeptieren und zu lernen, mit ihr zu leben. Dies geschieht zur Vermeidung kühl-distanzierten Verhaltens Sterbenden gegenüber, eine Verhaltensweise, die nur allzu oft als Schutz vor eigener Betroffenheit entwickelt wird.

> *Sterbebegleiter muß seine eigene Angst akzeptieren lernen*

Besondere Schwierigkeiten ergeben sich für viele Sterbebegleiter aus folgenden Aspekten:

> *erschwerende Aspekte*

- dem *Alter der Sterbenden* (die Begleitung jüngerer Sterbender wird als schwerer erlebt),
- der **eigenen Unsicherheit** und der Frustration durch die eigene Unsicherheit,
- Schwierigkeiten bei **plötzlichem Tod**,
- **Schuldgefühle** bei nicht offener Kommunikation,
- **Angst** vor doppeldeutigen Fragen der Patienten,
- der stets **notwendigen Kontrolle** bei Patienten, die nichts von ihrem Zustand wissen,
- der starken **Identifikation** mit dem Patienten und seiner Lage,
- dem **Mangel an Erfolgserlebnissen**,
- den **Gesprächen** mit Sterbenden über Sterben.

15.3 Sterbebegleitung

Sterbende begleiten heißt auch immer wieder individuell auf persönliche Eigenschaften und Nöte der Sterbenden einzugehen, ihre Bedürfnisse spezifisch zu berücksichtigen. Eine **Hilfestellung** kann dabei eine Aufstellung von Bedürfnissen Sterbender bieten:

> - Freisein von Schmerzen, sich wohlfühlen im körperlichen Sinn, Freisein von unangenehmen körperlichen Empfindungen;
> - Gefühl, nicht allein gelassen, informiert zu werden, soweit dies (vom Sterbenden!) erwünscht ist;
> - Gefühl, akzeptiert und respektiert zu werden;
> - Bedürfnis nach „sinnvoller" Bewertung des eigenen Lebens.

Bedürfnisse Sterbender in ihrer jeweils individuellen und situativen Ausprägung kennen und berücksichtigen

Bedürfnisse Sterbender

←

Diese Aufzählung zeigt, wie sehr Sterbende an der Welt teilhaben möchten, freilich jeweils in sehr individueller qualitativer und quantitativer Weise. Der Begleiter hat die Aufgabe, Sprache, Zeichen, Mimik und Gestik zu deuten. Dem Begleiter obliegt vor allem aber auch das **Zuhören**. Beim Zuhören kann er erfahren, was einen Sterbenden bewegt und was ein Sterbender wissen möchte. Die von dem Sterbenden gestellten Fragen müssen angenommen und beantwortet werden. Dabei ist oft nicht die Diagnose oder die Prognose gefragt, sondern mehr nach der *Bedrohung, der Gefahr* und dem *Grad der Hoffnung*, die (noch) besteht. Oft werden diese und ähnliche Fragen immer wieder gestellt und manchmal entsteht der Eindruck, daß die gegebenen Antworten vergessen, verdrängt oder verleugnet werden. Dabei ist zu berücksichtigen, daß diese Abwehrmechanismen auch eine Schutzfunktion haben. Keinesfalls sind sie unreife Reaktionsweisen.

zentrale Aufgabe des Begleiters ist Zuhören und ständige Kontaktbereitschaft

Es ist wichtig, mit sterbenden Menschen im Gespräch, und wenn dies nicht möglich ist, dann zumindest in **Kontakt** zu bleiben. Sterbende suchen sich häufig einen Kontaktpartner. Dieser stammt nicht unbedingt aus dem engeren Kreis der Familie oder Freunde, sondern ggf. aus dem Kreis des Pflegepersonals oder der Ärzteschaft. Ist der betreuende Hausarzt nicht selbst diese Vertrauensperson, so muß er gerade diesen Sterbebegleiter seines Patienten tatkräftig stützen.

Aufklärung des Patienten ist die Sache des Arztes. Die meisten chronisch und lebensbedrohlich erkrankten Menschen wollen aufgeklärt werden und berichten auch, wie positiv sie diese Aufklärung im Nachhinein erlebt haben. Allerdings ist damit nicht die schlichte Mitteilung der Diagnose gemeint. Die Aufklärung ist immer ein **Prozeß**. Sie sollte dann beginnen und stattfinden, wenn der Patient es wünscht und bereit dazu ist. Aufklärung setzt eine vertrauensvolle Beziehung voraus, die sich ebenfalls nur in einem Prozeß entwickeln kann und in der Regel nicht sofort vorhanden ist. Zudem ist es wichtig, die Aufklärung nicht hart und sachlich vorzunehmen, sondern einfühlsam und in der Dosierung, die der Patient wünscht und bestimmen sollte. Der Arzt sollte nicht mehr Informationen geben, als der Patient wünscht. Es sollten aber in einem Prozeß, wie dem geschilderten, nicht die Abwehrmechanismen des Patienten durchbrochen werden. Ein Patient sollte nicht gegen seinen Willen mit der Wahrheit konfrontiert werden. Auftretende Gefühle wie Zorn, Trauer, Wut, Aggression, Verzweiflung können immer auftreten und sollten auch von der Ärzteschaft und dem Pflegepersonal, von Angehörigen und anderen Kontaktpartnern zugelassen und ausgehalten werden.

Arzt muß Aufklärungsprozeß behutsam und nie gegen den Willen seines Patienten leiten

16. Sozialversicherungsrecht und Rechtsvorschriften für den Arzt

I. Löhe

16.1 Sozialgesetzbuch

Das Sozialgesetzbuch kodifiziert einheitlich die öffentlich-rechtlichen Leistungen. Seine Aufgabe ist, die Verwirklichung *sozialer Gerechtigkeit, sozialer Sicherheit* und Sicherung eines *menschenwürdigen Daseins*. Von den geplanten 10 Büchern sind 6 in Kraft. Die für den Allgemeinarzt wichtigsten Vorschriften finden sich im SGB I (Grundsätze sozialer Rechte) und im SGB V (gesetzliche Krankenversicherung).

16.1.1 Grundsätze des SGB V

Das *Fünfte Buch Sozialgesetzbuch* wurde durch das Gesundheitsreformgesetz (GRG) vom 20. Dezember 1988 beschlossen. Es führte zu einer Umstrukturierung im Krankenversicherungsrecht. Danach ist der Versicherte für seine Gesundheit durch gesundheitsbewußte Lebensführung mit verantwortlich, Krankenkassen erbringen nur die Leistungen, die nicht der Eigenverantwortung des Versicherten zuzurechnen sind. Die solidarisch finanzierten Leistungen unterliegen dem Wirtschaftlichkeitsgebot. Der Begriff der *Subsidiarität* wird neu eingeführt: Von Härtefällen abgesehen, muß der Versicherte manche Leistungen selbst bezahlen (Bagatell-Arzneimittel, bestimmte Hilfsmittel) oder einen Eigenanteil zuzahlen (Heilmittel, Krankenfahrt, Arzneimittel über der Festbetragsgrenze). Das Krankenversicherungsrecht nach dem SGB V basiert auf den Prinzipien der **Solidarität**, der **Subsidiarität** und der **Eigenverantwortung**.

16.1.1.1 Leistungsarten der Krankenkassen

> Die gesetzlichen Krankenkassen sind leistungspflichtig bei **Krankheit**, sie dienen der **Gesundheitsförderung**, tragen die Kosten für **Vorsorgeleistungen** und, in bestimmtem Umfang, für die **Pflege von Schwerpflegebedürftigen**.

Die **Maßnahmen der Gesundheitsförderung** sind: Aufklärungspflicht der Krankenkassen über Krankheitsverhütung und Vermeidung von Gefährdungen z. B. durch Anti-Raucherkurse, Ernährungsberatung oder körperliches Training. Die Krankenkassen sollen mit den Kassenärztlichen Vereinigungen, erfahrenen Ärzten, Gesundheitsämtern und der Bundeszentrale für gesundheitliche Aufklärung eng zusammenarbeiten.

Die Krankheitsverhütung umfaßt verschiedene Vorsorgeleistungen, die Gesundheitsschwächen, die in absehbarer Zeit zur Krankheit oder Pflegebedürftigkeit führen würden, beseitigen sollen. Ist ärztliche Behandlung und die Versorgung mit Arznei- oder Heilmitteln nicht ausreichend, kann der Arzt die Behandlung in einer Kureinrichtung verordnen. Mütter können Einrichtungen

16.1 Sozialgesetzbuch

des Müttergenesungswerkes in Anspruch nehmen. Die Verhütung arbeitsbedingter Gesundheitsgefahren hat durch Zusammenarbeit mit den Trägern der gesetzlichen Unfallversicherung zu erfolgen.

Die Krankheitsfrüherkennung hat besondere Bedeutung. Sie ist weitgehend Aufgabe des Allgemeinarztes. Versicherte haben nach Vollendung des 35. Lebensjahres Anspruch auf eine ärztliche Untersuchung zur Früherkennung von Herz-, Kreislauf-, Nierenerkrankungen und Diabetes. Die Untersuchungen schließen die Anamnese und eine eingehende körperliche Untersuchung ein; dadurch können auch andere als die Zielkrankheiten festgestellt und rechtzeitig behandelt werden. *Die Krebsvorsorge* dient der Früherkennung des Genital- und Mammakarzinoms, ferner der Malignome des Dickdarms der Haut und der Prostata. Anspruchsberechtigt sind Frauen ab dem 20., Männer ab dem 45. Lebensjahr.

Die Früherkennungsuntersuchungen für Kinder werden von der Geburt bis zum Beginn des 6. Lebensjahres in festgelegten Zeitabständen durchgeführt, um Krankheiten frühzeitig zu erkennen, die das Kind in seiner körperlichen oder geistigen Entwicklung gefährden. Auch diese Untersuchungen werden von Gebiets- und Allgemeinärzten mit Weiterbildung in den entsprechenden Gebieten durchgeführt. Die Leistungen der Krankenkassen bei *Schwangerschaft und Mutterschaft* blieben Bestandteil des Zweiten Buches der Reichsversicherungsordnung (RVO). Sie umfassen u. a. die ärztliche Betreuung während Schwangerschaft und Geburt und dienen der Erkennung und Behandlung von Risiken bei Mutter und Kind. (Siehe dazu auch Kap. 4 **Prävention**.)

Bei Krankheit tragen die Krankenkassen die Kosten der ärztlichen Behandlung und der ärztlich veranlaßten Leistungen wie die Versorgung mit Arznei-, Verband-, Hilfs- und Heilmittel, ferner Krankenhausbehandlung und häusliche Krankenpflege, medizinische und ergänzende Maßnahmen zur Rehabilitation (s. dazu Kap. 5 **Rehabilitation**), Belastungserprobung und Arbeitstherapie.

Bei Schwerpflegebedürftigkeit haben Versicherte Anspruch auf häusliche Pflegehilfe sofern der Arzt die Schwerpflegebedürftigkeit feststellt.

Beratungen zur Empfängnisregelung, Verordnungen von Kontrazeptiva, Sterilisation und der indizierte Schwangerschaftsabbruch sind keine Krankenbehandlung, jedoch ärztliche Behandlung. Die Krankenkassen sind gemäß §§ 24a und 24b SGB V leistungspflichtig.

16.1.1.2 Wirtschaftlichkeit und Leistungsbegrenzungen

Wirtschaftlich heißt gemäß § 12 SGB V: *ausreichend – zweckmäßig – notwendig*. Die Notwendigkeit ist gegeben, um eine Krankheit zu erkennen, zu heilen, Verschlimmerung zu verhüten oder Beschwerden zu lindern. Das Wirtschaftlichkeitsgebot gilt für **alle** Bereiche der ärztlichen Tätigkeit.

Zur **wirtschaftlichen Arzneiverordnung** sind die Arzneimittel-Richtlinien, die Preisvergleichslisten und die Transparenzlisten heranzuziehen. Die Wirtschaftlichkeit wird von Krankenkassen und kassenärztlichen Vereinigungen geprüft. Bei unwirtschaftlicher Tätigkeit des Arztes entscheidet der Prüfungsausschuß über die zu treffende Maßnahme (gezielte Beratung des Arztes, Honorarkürzung, Regreß).

Verschiedene Arzneimittel, sog. **Bagatell-Arzneimittel** (s. 1.1), können erwachsenen Versicherten auf Kassenkosten nicht verordnet werden. Das sind: Arzneimittel zur Anwendung bei Erkältungskrankheiten, Mund- und Rachentherapeutika (ausgenommen bei Pilzinfektion), Abführmittel, Arzneimittel gegen Reisekrankheit. Der Ausschluß der Verordnung gilt nur für die genannten Anwendungsgebiete. Gleiches gilt für Heil- und Hilfsmittel von geringem therapeutischen Nutzen oder geringem Abgabepreis. **Festbeträge** für Arznei- und Hilfsmittel dienen der Kostendämpfung. Sie gelten für Arz-

---

Krankheitsfrüherkennung
- Gesundheitsuntersuchung alle 2 Jahre
- Krebsvorsorge jährlich

- Kinderuntersuchungen

- Mutterschaftsvorsorge geregelt in der RVO

Krankenbehandlung
- ärztl. Behandlung
- Versorgung
- häusliche Pflege

Schwerpflegebedürftigkeit

sonstige Hilfen

Wirtschaftlichkeit und Leistungsbegrenzungen

Gebot der Wirtschaftlichkeit
für alle Bereiche ärztlicher Tätigkeit

Arzneiverordnung
Wirtschaftlichkeitsprüfung

Maßnahmen der Prüfgremien

Leistungsbegrenzungen
ausgeschlossene Arzneimittel („Bagatell-Arzneimittel")

Festbeträge für Arzneimittel → Kostendämpfung

neimittel mit denselben Wirkstoffen, pharmakologisch-therapeutisch vergleichbaren Wirkstoffen, pharmakologisch-therapeutisch vergleichbarer Wirkung.

16.1.2 Kassenarztrecht (Sicherstellungsauftrag)

Ärzte und Krankenkassen stellen gemeinsam die **vertragsärztliche Versorgung** sicher. Verträge zwischen kassenärztlicher Vereinigung und Verbänden der Krankenkassen regeln eine ausreichende, zweckmäßige und wirtschaftliche Versorgung der Versicherten und eine angemessene Vergütung der ärztlichen Leistungen. Die **Kassenärztlichen Vereinigungen** überwachen die Erfüllung der Pflichten der Vertragsärzte gegenüber den Krankenkassen und nehmen die Rechte der Vertragsärzte wahr. Die Gesamtvertretung der Vertragsärzte ist die **Kassenärztliche Bundesvereinigung (KBV)**, sie wird aus den Kassenärztlichen Vereinigungen der Länder gebildet und ist Vertragspartner für die Spitzenverbände der Krankenkassen.

16.1.2.1 Bundesmantelvertrag

Der Bundesmantelvertrag (BMV), geschlossen zwischen der Kassenärztlichen Bundesvereinigung (KBV) und den Spitzenverbänden der Pflichtkassen, regelt alle **Bereiche vertragsärztlicher Tätigkeit**:
- Inhalt und Umfang vertragsärztlicher Tätigkeit
- hausärztliche und fachärztliche Versorgung
- Teilnahme an der vertragsärztlichen Versorgung
- belegärztliche Tätigkeit und Notfallbehandlung
- Überweisung an andere Ärzte oder Einrichtungen
- Abrechnungsverfahren und Rechnungsprüfung und andere Regelungen.

Als *persönliche Pflichten des Kassenarztes* sind aufgeführt: die Pflicht der persönlichen Leistungserbringung, das Wirtschaftlichkeitsgebot, Gründe für die Ablehnung der kassenärztlichen Behandlung, Pflicht der Dokumentation und Aufbewahrungsfristen.

Schließlich verweist der BMV auf die Verbindlichkeit der Richtlinien des Bundesausschusses der Ärzte und Krankenkassen. **Anlagen** zum BMV regeln die Vordrucke (Vordruckvereinbarung) in der vertragsärztlichen Versorgung, die Anwendung von Psychotherapie, die Abrechnung von „Fremdfällen" (Fälle aus fremden KV-Bereichen) und die Bewertung der ärztlichen Leistungen (Bewertungsmaßstab).

16.1.2.2 Bewertungsmaßstab und Gebührenordnungen

§ 87 SGB V legt fest, daß die KBV mit den Spitzenverbänden der Krankenkassen einen **einheitlichen Bewertungsmaßstab** für ärztliche Leistungen als Bestandteil des Bundesmantelvertrages zu vereinbaren hat. Dieser Bewertungsmaßstab (EBM) bestimmt den Inhalt der abrechnungsfähigen Leistungen und ihr wertmäßiges, in Punkten ausgedrücktes Verhältnis zueinander. Die Punktwerte sind nicht einheitlich und variieren für den **Bewertungsmaßstab Ärzte** (BMÄ) zwischen den einzelnen KV-Bereichen. Für die Ersatzkassen gilt die **Ersatzkassen-Gebührenordnung** (E-GO) auf der Grundlage des BMÄ und ein einheitlicher Punktwert, soweit nicht für bestimmte Leistungen die Vergütung in DM-Beträgen angegeben ist.

Vertragliche Bestimmungen (d.h. **nicht** durch den Bewertungsausschuß beschlossene Bestimmungen) regeln, welche Leistungen aus Kostengründen nicht nebeneinander berechnet werden dürfen. Die Verträge zwischen KBV

16.1 Sozialgesetzbuch

und Pflichtkassen einerseits und zwischen KBV und Ersatzkassen andererseits sind weitgehend identisch.

Auch die **Gebührenordnung für Ärzte** (GOÄ) ist eine „Punktgebührenordnung". Gesetzliche Grundlage ist die Bundesärzteordnung. Sie wird im Bundesgesetzblatt bekanntgegeben. Die GOÄ reglementiert das Liquidationsrecht der Ärzte. Der zulässige Gebührenrahmen liegt zwischen dem 1-fachen und dem 3,5-fachen Gebührensatz. Liquidationen, die den Schwellenwert des 2,3-fachen überschreiten, müssen begründet werden. Auch gegenüber privatversicherten Patienten ist der Arzt zur wirtschaftlichen Leistungserbringung verpflichtet.

Außer bei Privatliquidationen ist die GOÄ Berechnungsgrundlage für verschiedene Kostenträger außerhalb der gesetzlichen Krankenkassen (Berufsgenossenschaften, Bahn- und Postbeamte, Bundesgrenzschutz, ggf. Bundeswehr, Jugendarbeitsschutzuntersuchung, Polizei etc).

16.1.2.3 Bundesausschuß der Ärzte und Krankenkassen

Im Bundesausschuß der Ärzte und Krankenkassen sind die KBV, die Spitzenverbände der Krankenkassen, die Bundesknappschaft und die Verbände der Ersatzkassen vertreten. Die Geschäftsführung des Bundesausschusses untersteht der Aufsicht des **Bundesministers für Gesundheit**.

> Der Bundesausschuß beschließt die zur Sicherung der ärztlichen Versorgung erforderlichen **Richtlinien** für eine *ausreichende, zweckmäßige und wirtschaftliche Versorgung der Versicherten*. Die Richtlinien sind Bestandteil des Bundesmantelvertrages.

16.1.2.4 Richtlinien in der vertragsärztlichen Versorgung

Die Richtlinien des Bundesausschusses dienen der Sicherung der ärztlichen Versorgung und sind für die Vertragsärzte **bindend**. Die Richtlinien der Bundesärztekammer (BÄK), der KBV und der einzelnen Kassenärztlichen Vereinigungen haben zum Teil Empfehlungscharakter, sie regeln die Voraussetzungen für eine gesicherte Qualifikation des Arztes, der bestimmte Leistungen erbringt und für die Qualität der apparativen Ausstattung der Praxis.

Rechtsgrundlage der Richtlinien des Bundesausschusses ist der § 92 SGB V. Er sieht eine Vielzahl an Richtlinien vor, stellt aber keinen abschließenden Katalog dar. (Richtlinien zur *Krankheitsfrüherkennung* s. Kap. 4. **Prävention**).

Andere Richtlinien des Bundesausschusses dienen der zweckmäßigen und wirtschaftlichen Versorgung der Versicherten. Wichtig sind die **Arzneimittel-Richtlinien**. Sie enthalten allgemeine Grundsätze über Verordnung, Auswahl der Arzneimittel und über solche Mittel, die nicht verordnet werden dürfen (z.B. Genußmittel, Pflege- und Hautreinigungsmittel etc.). Der Arzt ist verpflichtet, sich über die Preise der verordneten Mittel zu informieren. Arzneimittelrichtlinien haben Normcharakter.

Die **Psychotherapie-Richtlinien** regeln die Psychotherapie zu Lasten der Krankenkassen bei Vorliegen seelischer Krankheit und beziehen die psychosomatische Grundversorgung als ergänzende Maßnahme der Psychotherapie ein. Berufsförderung, Erziehungsberatung, Sexualberatung oder Heilpädagogik sind keine Krankenbehandlung. In den Richtlinien sind Behandlungsformen, Anwendungsformen und Anwendungsbereiche aufgelistet. Behandlungsumfang und Behandlungsfrequenz sind nach therapeutischen Erfahrungen in den unterschiedlichen Gebieten der Therapie festgelegt. Analytische und tiefenpsychologisch fundierte Psychotherapie sowie Verhaltenstherapie wird als

Kassenleistung nur auf Antrag gewährt. Durchführung der Psychotherapie setzt Qualifikation nach den Richtlinien voraus, die auch die Durchführung der Psychotherapie durch Diplom-Psychologen und die Zusammenarbeit zwischen ärztlichen und nicht-ärztlichen Therapeuten regeln.

- Heilmittel und Hilfsmittel

Wichtige Richtlinien betreffen die Verordnung von **Heil-und Hilfsmitteln**. Sie informieren über die Art der Heilmittel (physikalische Therapie, Sprachtherapie, Beschäftigungstherapie) und der verordnungsfähigen Hilfsmittel (z.B. Seh- und Hörhilfen), die allgemeinen Verordnungsgrundsätze und von der Verordnungsfähigkeit ausgeschlossene Heil- oder Hilfsmittel (Sauna, Körperganzmassagen, Gebrauchsgegenstände des täglichen Lebens etc.).

- „Sonstige Hilfen"

Die Richtlinien **„Sonstige Hilfen"** sichern den Anspruch der Versicherten auf ärztliche Maßnahmen zur Empfängnisregelung, Sterilisation und Schwangerschaftsabbruch (§§ 24a, 24b SGB V) und weisen auf besondere Maßnahmen hin (humangenetische Beratung über Schwangerschaftsrisiken).

- KBV-Richtlinien
  - für alle Vertragsärzte
  - regeln fachliche Voraussetzung
  - apparative Ausstattung

Die **Richtlinien der KBV** zu einzelnen Bereichen (Radiologie und Nuklearmedizin, Zytologie, Sonographie, Kernspintomographie, Laborleistungen, Langzeit-EKG) beziehen sich auf die fachlichen Voraussetzungen zur Leistungserbringung und ggf. auf die apparative Ausstattung. Die zuständige KV prüft die Voraussetzungen, sie kann die Genehmigung erteilen oder versagen.

- Richtlinien der Ärztekammern maßgeblich für alle Ärzte

Richtlinien der BÄK oder der Länderkammern gelten nicht nur für Vertragsärzte, sondern für alle Ärzte und ärztlich geleitete Einrichtungen. Sie dienen der Qualitätssicherung und dem Standesrecht.

16.1.2.5 Medizinischer Dienst der Krankenkassen

Medizinischer Dienst der Krankenkassen

unterstützt die **Krankenkassen**

Der Medizinische Dienst der Krankenkassen unterstützt die **Krankenkassen** in der Erfüllung ihrer Aufgaben. In bestimmten Fällen müssen die Krankenkassen vor der Leistungsgewährung oder der Entscheidung über die Fortsetzung der Leistung eine *gutachterliche Stellungnahme* des Medizinischen Dienstes einholen. Der Medizinische Dienst kann gemeinsam mit dem behandelnden Arzt den *Gesamtplan zur Rehabilitation* aufstellen, bei Arbeitsunfähigkeit Maßnahmen der Leistungsträger für die *Wiederherstellung der Arbeitsfähigkeit* veranlassen und begründete Zweifel an der Arbeitsunfähigkeit beseitigen. Er prüft die Leistungsvoraussetzung für *Kurmaßnahmen, Schwerpflegebedürftigkeit, häusliche Krankenpflege* und *Behandlungen im Ausland*. Ferner berät der Medizinische Dienst die Krankenkassen in weiteren Fällen z.B. der gesundheitlichen Versorgung und Beratung der Versicherten, Fragen der Qualitätssicherung und anderen. Der Medizinische Dienst der Krankenkassen nach dem SGB V hat den bisherigen vertrauensärztlichen Dienst abgelöst.

ggf. gutachterliche Stellungnahme bei

- Rehabilitationsplänen
- Wiederherstellung der Arbeitsfähigkeit
- Kurmaßnahmen
- Schwerpflegebedürftigkeit
- häusliche Krankenpflege
- Auslandsbehandlung

16.1.2.6 Prüfwesen

Prüfwesen

Prüfungsausschüsse:
gemeinsames Gremium von Vertragsärzten und Krankenkassen
Aufgabe: Überprüfung der Wirtschaftlichkeit bei
- niedergelassenen Vertragsärzten
- Krankenhausambulanzen
- zugelassenen Belegärzten

Die **Prüfungsausschüsse** sind von Vertragsärzten und Krankenkassen gemeinsam besetzte Gremien. Ihre Aufgabe besteht in der *Überprüfung der Wirtschaftlichkeit* (s. 1.1.2) der vertragsärztlichen und vom Vertragsarzt veranlaßten Leistungen. Die Prüfungs- und Beschwerdeausschüsse werden bei den kassenärztlichen Vereinigungen aus Vertretern der Ärzteschaft und der Krankenkassen gebildet. Der Prüfungsausschuß entscheidet auf Antrag der KV oder der Krankenkasse, ob das Gebot der Wirtschaftlichkeit verletzt wurde und welche Maßnahmen ggf. zu treffen sind. An erster Stelle steht hier eine gezielte Beratung des Arztes oder der Einrichtungen, die von Ärzten geführt werden. Dabei sollen die Gründe der Unwirtschaftlichkeit aufgeklärt und eine künftig wirtschaftliche Tätigkeit angeregt werden. Der Wirtschaftlichkeitsüberprüfung unterliegen niedergelassene Vertragsärzte hinsichtlich ihrer

16.2 Sozialleistungsträger

Gesamttätigkeit, Krankenhausambulanzen, soweit sie an der Versorgung der Versicherten teilnehmen und zugelassene Belegärzte.

Gegen die Entscheidungen der Prüfungsausschüsse können die Beteiligten vor dem **Beschwerdeausschuß** Einspruch einlegen. Dadurch wird die Entscheidung des Prüfungsausschusses zunächst ausgesetzt (aufschiebende Wirkung). Die Grundsätze der Überwachung der Wirtschaftlichkeit gelten entsprechend in der vertragsärztlichen Versorgung (Ersatzkassen-Versicherte).

Beschwerdemöglichkeit durch:
- betroffenen Arzt
- Kassenärztliche Vereinigung
- Krankenkasse

16.1.3 Schwerpflegebedürftigkeit

Das SGB V regelt die Leistungen der gesetzlichen Krankenversicherung bei Schwerpflegebedürftigkeit. Sie umfassen Leistungen zur Ergänzung der Pflege und Versorgung von schwerpflegebedürftigen Versicherten (**Pflegehilfe**), **erweiterte Pflege** während eines Erholungsurlaubs der Pflegeperson oder auf Antrag **Geldleistungen**, wenn der Schwerpflegebedürftige die Pflegehilfe in geeigneter Weise und ausreichendem Umfang selbst sicherstellen kann. Der Hausarzt hat die Schwerpflegebedürftigkeit seiner Patienten bei Antragstellung zu überprüfen.

Schwerpflegebedürftigkeit

Leistungsumfang
- Ergänzung der Pflege durch Pflegehilfe
- erweiterte Pflege bei Verhinderung der Pflegeperson
- ggf. Geldleistungen

> Als *schwerpflegebedürftig* gilt laut Richtlinien der Krankenkassen, wer auf Dauer ohne fremde Hilfe in nahezu allen Bereichen des täglichen Lebens hilflos ist.

Definition Schwerpflegebedürftigkeit
←

Dies betrifft den Bereich der **Mobilität** und **Motorik** (Aufstehen, Gehen, Stehen, Treppensteigen etc.), den Bereich der **Ernährung** (Zubereitung und Aufnahme), den Bereich der **Hygiene** (Körperpflege, Reinigung der Wohnung), den **Kommunikationsbereich** (Sprechen, Sehen, Hören) und den der Orientierung (örtlich, zeitlich, Psyche, Antrieb). Einzelne Funktionsausfälle führen noch nicht zur Hilflosigkeit bei sonst erhaltenen Funktionen. Schwerpflegebedürftigkeit setzt einen **Dauerzustand** voraus.

Die Pflegehilfe wird auf Antrag gewährt, sie entfällt, wenn Anspruch auf *häusliche Krankenpflege* besteht. Sie ist auf 25 Pflegeeinsätze je Kalendermonat begrenzt, wobei ein Pflegeeinsatz bis zu 1 Stunde umfaßt. Bei Urlaub oder Verhinderung der Pflegeperson kann die Krankenkasse *Ersatzpflege* stellen (1 x jährlich höchstens 4 Wochen). Die Pflegeperson muß den Pflegebedürftigen vorher 12 Monate gepflegt haben. Die Aufwendungen sind auf 1800 DM im Kalenderjahr begrenzt.

Gewährung nur auf Antrag
max. 25 Pflegeeinsätze im Monat
- Ersatz-Pflege
- höchstens 4 Wochen
- höchstens 1800 DM

Anspruchsberechtigt für Leistungen ist nur der **versicherte** Bedürftige. Die versicherungsrechtlichen Voraussetzungen werden von der Krankenkasse geprüft, die medizinischen stellt der behandelnde Arzt, auch der Krankenhausarzt oder Ärzte des Medizinischen Dienstes fest. Pflegehilfe soll dazu beitragen, Gebrechliche in ihrer gewohnten Umgebung zu betreuen.

anspruchsberechtigt sind nur Versicherte
ärztliche Feststellung durch:
- Hausarzt
- Krankenhausarzt
- Medizinischen Dienst

16.2 Sozialleistungsträger

Sozialleistungsträger

16.2.1 Organisation der Krankenkassen

Organisation der Krankenkassen

Die Krankenkassen sind rechtsfähige Körperschaften des öffentlichen Rechts mit Selbstverwaltung. Sie gliedern sich in folgende Kassenarten:

Körperschaften öffentlichen Rechts

Kassenarten
⇒

Privatkassen: privatrechtliche Verträge

AOK: Primärkassen

Betriebskrankenkassen

Innungskrankenkassen

Seekrankenkasse

Landwirtschaftliche Krankenkasse

Bundesknappschaft

Ersatzkassen

Sonstige Sozialleistungsträger

- Sozialämter
- Versorgungsämter
- Berufsgenossenschaften
- Polizei
- Bundesgrenzschutz
- Bundeswehr
- Bundespost
- Bundesbahn

Sozialgesetze

- Arbeitsförderungsgesetz (AFG)

> Allgemeine Ortskrankenkassen (**AOK**), Betriebskrankenkassen (**BKK**), Innungskrankenkassen (**IKK**), **Seekasse** Landwirtschaftliche Krankenkassen (**LKK**), **Bundesknappschaft** für die knappschaftliche Krankenversicherung, **Ersatzkassen**.

Private Krankenversicherungen sind keine Körperschaften öffentlichen Rechts und keine Sozialleistungsträger.

- Die **Allgemeinen Ortskrankenkassen** sind als Primärkassen verpflichtet, Versicherungspflichtige aufzunehmen, soweit nicht eine andere Zuständigkeit gegeben ist.
- Betriebe mit mindestens 1000 Versicherungspflichtigen können nach Genehmigung durch die Aufsichtsbehörde eine **Betriebskrankenkasse** errichten.
- **Innungskrankenkassen** werden durch Handwerksinnungen für die Handwerksbetriebe ihrer Mitglieder errichtet.
- Die **Seekrankenkasse** wird von der Seekasse errichtet. Die Versicherten erhalten ihre Leistungen im Auftrag und auf Rechnung dieser Krankenkasse von der Ortskrankenkasse des Beschäftigungs- oder Wohnortes, soweit keine andere Krankenkasse mit der Leistungsgewährung beauftragt ist.
- Die **landwirtschaftlichen Krankenkassen** versichern Unternehmer der Land- und Forstwirtschaft, des Obst-, Gemüse- und Gartenbaus, der Teichwirtschaft und der Fischzucht. Versicherungspflichtig sind auch die mitarbeitenden Familienangehörigen.
- Für Beschäftigte im Bergbau ist die **knappschaftliche Krankenversicherung** zuständig.
- Die **Ersatzkassen** sind Krankenkassen für versicherungspflichtige Angestellte und Arbeiter bestimmter Berufsgruppen; diese können sich statt in einer Pflichtkasse in einer Ersatzkasse versichern, wenn sie zu dem dafür berechtigten Personenkreis gehören. Es gibt die Angestellten- und die Arbeiter-Ersatzkassen. Ihre Verbände sind eingetragene Vereine, sie schließen mit den Ärzten Verträge. Vertragspartner ist die Kassenärztliche Bundesvereinigung. Der Arzt-/Ersatzkassen-Vertrag regelt die ärztliche Versorgung der Ersatzkassen-Versicherten und das Antrags- und Widerspruchsverfahren vor Beteiligungs- und Berufungskommissionen. Die vertragsärztlichen Leistungen werden über die zuständige kassenärztliche Vereinigung abgerechnet.

16.2.2 Sonstige Sozialleistungsträger

Neben Pflicht- und Ersatzkassen gibt es weitere Kostenträger, deren Abrechnungsverfahren mit den behandelnden Ärzten bei Krankenbehandlung besonders geregelt ist. Sie übernehmen zum Teil neben den Kosten der Krankenbehandlung auch weitere Sozialleistungen. Dazu gehören die *Sozialämter*, die *Versorgungsämter*, die *Berufsgenossenschaften*, die *Polizei*, der *Bundesgrenzschutz*, die *Bundeswehr*, das *Bundesentschädigungsamt*, die *Bundespost* und die *Bundesbahn*.

16.2.3 Sozialgesetze

Außer den Regelungen des Sozialgesetzbuches bestehen weitere Sozialgesetze, die für die ärztliche Betreuung relevante Vorschriften enthalten.
Nach dem **Arbeitsförderungsgesetz (AFG)** gewährt die Bundesanstalt für Arbeit berufsfördernde Leistungen zur Rehabilitation, um die Erwerbsfähigkeit der körperlich, geistig oder seelisch Behinderten zu erhalten, zu bessern oder wiederherzustellen. Leistungsgewährung erfolgt nur dann, wenn kein anderer Rehabilitationsträger zuständig ist.

16.3 Berufsrecht

Das **Bundesversorgungsgesetz (BVG)** regelt Ansprüche bei Unfällen oder Gesundheitsschäden, die durch eine militärische oder militärähnliche Verrichtung entstanden sind. Die Soldaten der Bundeswehr werden vom truppenärztlichen Dienst betreut, nur im Konsiliar- oder Mitbehandlungsfall durch zivile Ärzte auf Überweisung.

Das Gesetz über die **Krankenversicherung der Landwirte (KVLG)** und das zweite Buch der **Reichsversicherungsordnung (RVO)** regeln die Ansprüche der Versicherten bei Schwangerschaft, Mutterschaft, bei ärztlichen Beratungen über Empfängnisregelung, Sterilisation und Schwangerschaftsabbruch. Das KVLG legt Ansprüche auf Krankengeld, Gewährung einer Haushaltshilfe und Leistungen bei Schwerpflegebedürftigkeit ihrer Mitglieder fest.

Das dritte Buch der RVO enthält Bestimmungen über die **Unfallversicherung**. Versicherter Personenkreis: Erwerbstätige, Kinder während des Kindergartenbesuchs, Schüler während des Schulbesuchs. Der Träger der Unfallversicherung ist leistungspflichtig bei Berufs- und Wegeunfällen, ferner bei Berufskrankheiten, wenn berufsgenossenschaftliche Heilbehandlung geboten ist oder – wenn diese nicht geboten ist – der Verletzte keinen Anspruch auf Krankenpflege gegen eine gesetzliche Krankenversicherung hat.

Ein Abkommen zwischen der KBV und dem Hauptverband der gewerblichen Berufsgenossenschaften, der Bundesarbeitsgemeinschaft der Unfallversicherungsträger der öffentlichen Hand, dem Bundesverband der landwirtschaftlichen Berufsgenossenschaften regelt Zuständigkeit, Meldepflicht und die berufsgenossenschaftliche Heilbehandlung oder kassenärztliche Weiterbehandlung.

16.3 Berufsrecht

16.3.1 Zulassungsverordnung (ZV) für Vertragsärzte

Jeder Arzt kann sich in freier Praxis niederlassen, ohne Zulassung zur Kassenpraxis. Der niedergelassene Allgemeinarzt muß die Voraussetzungen der Weiterbildungsordnung erfüllen. Die Zulassung zur vertragsärztlichen Tätigkeit regelt die Zulassungsverordnung für Vertragsärzte (**Ärzte-ZV**). Die Zulassung muß bei dem zuständigen **Zulassungsausschuß** beantragt werden. Der Arzt muß dazu in ein *Arztregister* eingetragen sein und dem Antrag einen Auszug aus dem Arztregister, Bescheinigungen über die bisherige Tätigkeit, über die Teilnahme an einem Einführungslehrgang für die vertragsärztliche Tätigkeit sowie Lebenslauf, Führungszeugnis und die Erklärung, nicht rauschgiftsüchtig zu sein, beifügen.

Der Zulassungsausschuß kann weitere Ärzte zur Teilnahme an der vertragsärztlichen Versorgung ermächtigen, falls Unterversorgung besteht. **Ermächtigungen** werden auch für bestimmte ärztliche Leistungen erteilt. Der vom Bundesausschuß der Ärzte und Krankenkassen beschlossene **Bedarfsplan** begrenzt die Niederlassungsfreiheit als Vertragsarzt. Er ist auch Grundlage für die Beratung von niederlassungswilligen Ärzten. Besteht für bestimmte Bereiche eine Unterversorgung, hat die Kassenärztliche Vereinigung die entsprechenden Vertragsarztsitze auszuschreiben. Zulassungsbeschränkungen bestehen auch bei regionaler Überversorgung mit Ärzten.

Die Ärzte-ZV enthält außerdem Regelungen für die *Vertretung* durch andere Ärzte, die Beschäftigung eines *Assistenten*, die *gemeinsame Ausübung* der vertragsärztlichen Tätigkeit, die *gemeinsame Nutzung* von Praxisräumen und Praxiseinrichtung, das *Zulassungs-* und *Beschwerdeverfahren* und die anstehenden *Gebühren*.

16. Sozialversicherungsrecht und Rechtsvorschriften für den Arzt

Kammergesetze

Definition
⇒

16.3.2 Kammergesetze

> **Ärztekammern** sind öffentlich-rechtliche Körperschaften der Länder. **Kammergesetze** regeln ihre Aufgaben, Befugnisse und Zusammensetzung für alle Kammern eines Landes.

Bundesärztekammer = Arbeitsgemeinschaft der Länderkammern

Die **Bundesärztekammer** ist keine Körperschaft des öffentlichen Rechts, sondern eine Arbeitsgemeinschaft der einzelnen Länderkammern. Jeder Arzt ist Pflichtmitglied im Kammerbereich seines Wohnsitzes oder Arbeitsplatzes (Ausnahme: beamtete Ärzte in einigen Bundesländern) und muß einen Kammerbeitrag entrichten.

Aufgaben der Ärztekammern

Aufgaben der Kammern sind: Unterstützung des öffentlichen Gesundheitsdienstes, gutachterliche Tätigkeit oder die Bestellung von Sachverständigen auf Verlangen der Aufsichtsbehörde, Sicherstellung des ärztlichen Notfalldienstes, Qualitätssicherung der ärztlichen Leistung, Sicherstellung der Fortbildungsangebote für Ärzte. Sie überwachen die Erfüllung der Berufspflichten der Kammerangehörigen, nehmen die beruflichen Belange ihrer Mitglieder wahr und haben die Aufgabe, Streitigkeiten zwischen Kammerangehörigen zu schlichten. Sie sorgen für ordnungsgemäße Berufsausübung gemäß der Berufsordnung, prüfen die Voraussetzungen der Weiterbildungsstätten und die Berechtigung der in Weiterbildung tätigen Ärzte. Sie führen die nach der Weiterbildungsordnung vorgeschriebenen Prüfungen und Kolloquien durch. Sie nehmen die Aufgaben der Berufsgerichtsbarkeit wahr, die für Verletzungen beruflicher Pflichten zuständig ist.

Berufsordnung der deutschen Ärzte

einheitliches Standesrecht

Standespflichten

Musterberufsordnung

16.3.3 Berufsordnung der deutschen Ärzte

Die Berufsordnung der deutschen Ärzte geht auf die Ärztetagsbeschlüsse zurück. Diese sind zwar ohne unmittelbare Rechtsverbindlichkeit für die Landesärztekammern, aber doch mehr als eine bloße Empfehlung. Die Musterberufsordnung des Deutschen Ärztetages soll das **Standesrecht** vereinheitlichen als Ausdruck der *Standesauffassung des ärztlichen Berufsstandes*. Die Präambel enthält das **Gelöbnis** der Ärzte, das dem ärztlichen Berufsethos entspricht. Die einzelnen Vorschriften regeln die Berufsausübung (Leben erhalten, Gesundheit schützen, Leiden lindern, Gewissenhaftigkeit ausüben, Vertrauen wahren) und weitere ethische Forderungen. Die **Musterberufsordnung** untersagt dem Arzt Experimente mit und an menschlichen Embryonen. Zur Würde des ärztlichen Berufes zählt auch der Verzicht auf Werbung für seine ärztliche Tätigkeit.

Berufspflichten
⇒

> Zu den ausdrücklich genannten **ärztlichen Pflichten** werden die *Aufklärungspflicht*, die *Schweigepflicht*, die *Verpflichtung zur kollegialen Zusammenarbeit* und zur *Fortbildung* und *Weiterbildung* aufgeführt. Der Arzt ist grundsätzlich verpflichtet, das *ungeborene Leben zu erhalten*. Kein Arzt kann zum Abbruch einer Schwangerschaft verpflichtet werden.

weitere Vorschriften

Weitere Regelungen betreffen die Berufsausübung im Ganzen (Qualitätssicherung, Haftpflichtversicherung, Aufzeichnungspflicht, Gutachtertätigkeit und Verträge mit Mitarbeitern), die Honorarforderung, das kollegiale Verhalten und das Verhältnis Arzt und Öffentlichkeit, Arzt und Nichtarzt, Arzt und Industrie. Werbung für die eigene Tätigkeit, Werbung für Arznei-, Heil- und Hilfsmittel und für medizinische Geräte gegen Honorare oder Werbegaben sind untersagt.

16.3 Berufsrecht

16.3.4 Bundesärzteordnung

Die Bundesärzteordnung regelt durch **Gesetz** den ärztlichen Beruf, die Voraussetzungen zur Berufsausübung, die Bedingungen zur Erteilung der Approbation und die Gründe zu deren Entzug oder Ruhen. Sie ist einheitliches Bundesrecht und berücksichtigt die Befähigungsnachweise und Diplome von Ärzten aus den Mitgliedstaaten der Europäischen Union.

In § 1 der Bundesärzteordnung wird die Bindung des Arztberufs an die *öffentliche Gesundheitspflege* ausgedrückt. Durch § 2a ist die Berufsbezeichnung „*Arzt*" oder „*Ärztin*" geschützt; sie darf nur von Personen geführt werden, die approbierte Ärzte sind oder zur vorübergehenden Ausübung des ärztlichen Berufes befugt sind.

Die **Approbation** wird auf Antrag erteilt. Die Voraussetzungen nach der Approbationsordnung müssen erfüllt sein. Die Bundesärzteordnung regelt zunächst die Approbationsvoraussetzungen für deutsche Staatsbürger, ferner legt sie die Bedingungen fest für Angehörige der Mitgliedsstaaten der Europäischen Gemeinschaft und für staatenlose Ausländer. Die Approbationsordnung wird vom Bundesgesundheitsminister erlassen. Die Bedingungen für Rücknahme, Widerruf und Ruhen der Approbation sind in der Bundesärzteordnung festgelegt.

Eine Besonderheit ist die **Erlaubnis** zur Ausübung des ärztlichen Berufs ohne Approbation im Geltungsbereich des deutschen Arztrechtes. Die Erlaubnis wird regelmäßig befristet und widerruflich erteilt und auf bestimmte Tätigkeiten und Beschäftigungsstellen beschränkt. Ausländer können als Arzt in der Bundesrepublik tätig werden, wenn sie eine abgeschlossene ärztliche Ausbildung nachweisen können und wenn weitere Gründe für die Berufsausübung vorgebracht werden. Ein Rechtsanspruch auf die Erteilung besteht nicht, mit Ausnahme der Tätigkeit als Arzt im Praktikum. Erlaubnisinhaber haben die Rechte und Pflichten eines Arztes, dürfen die Berufsbezeichnung Arzt oder Ärztin führen und unterliegen der Berufsgerichtsbarkeit.

Die **Berufsordnung** der deutschen Ärzte regelt ärztliches Standesrecht, die **Bundesärzteordnung** ist gesetzliche Rahmenbestimmung für die Ausübung des ärztlichen Berufs in der Bundesrepublik Deutschland

16.3.5 Rechtsvorschriften für Ärzte

Der Arzt – insbesondere der in freier Praxis niedergelassene – hat zahlreiche Rechtsvorschriften zu beachten. Solche Vorschriften beruhen auf Gesetz oder Vertrag. **Gesetzliche Vorschriften** sind die des *Strafgesetzbuches (StGB)* wie Schweigepflicht, Körperverletzung ohne Einwilligung, des *Bürgerlichen Gesetzbuches (BGB)* wie unerlaubte Handlung, Haftung aus Vertragsrecht und der *Sondergesetze* (Sozialgesetzbuch, Friedhofs- und Bestattungsrecht). **Vertragliche Vorschriften** ergeben sich aus dem *Bundesmantelvertrag* und dem *Arzt-Ersatzkassen-Vertrag*. **Berufspflichten** des Arztes sind in der *Berufsordnung für deutsche Ärzte* festgelegt. Unter zahlreichen Vorschriften sind (alphabetisch) zu nennen:

Aufbewahrungsfristen: Ärztliche Aufzeichnungen sind über eine gewisse Zeit aufzubewahren. Der Bundesmantelvertrag schreibt für Vertragsärzte vor, Aufzeichnungen und Befunde 10 Jahre aufzubewahren. Längere Aufbewahrungsfristen gelten für Aufzeichnungen über Röntgen-Therapien, die nach der Strahlenschutzverordnung 30 Jahre aufzubewahren sind. Nach dem Bundesmantelvertrag sind Arbeitsunfähigkeitsbescheinigungen 12 Monate aufzubewahren. Für Berechtigungsscheine für Maßnahmen zur Krankheitsfrüherkennung, die beim Arzt verbleiben, gilt derzeit eine Aufbewahrungsfrist von zwei Jahren.

Aufklärungspflicht: Da ärztliche Eingriffe Körperverletzungen sind, bedarf es der Einwilligung des Patienten für nicht rechtswidrige Eingriffe. Diese Einwilligung setzt eine umfassende Aufklärung des Patienten voraus. Aber auch bei

---

Bundesärzteordnung

Gesetz über die Berufsausübung

Bindung des Arztes an öffentliche Gesundheitspflege

geschützte Berufsbezeichnung

Regelung der Approbation

Erlaubnis zur ärztlichen Berufsausübung ohne Approbation

Berufsordnung
Bundesärzteordnung

Rechtsvorschriften für Ärzte

gesetzliche Vorschriften:
- StGB
- BGB
- Sondergesetze

Vertragliche Vorschriften:
- Bundesmantelverträge
- Arzt-Ersatzkassen-Vertrag

Pflichten:
Berufsordnung für deutsche Ärzte

Aufbewahrungsfristen:
nach BMV-Ä:
- 10 Jahre für Aufzeichnungen und Befunde
- Sonderregelungen nach der Strahlenschutzverordnung: 30 Jahre
- Arbeitsunfähigkeitsbescheinigungen: 12 Monate
- Berechtigungsscheine: 2 Jahre nach Untersuchung

Aufklärungspflicht
(u. a. § 1a der Berufsordnung für deutsche Ärzte)

Dokumentationspflicht
nach dem BMV-Ä,
nach der Berufsordnung

Haftpflicht aus dem Behandlungsvertrag

Meldepflicht bei
- Krankheitsverdacht
- Erkrankung
- Tod
- Erregerausscheidung nach dem Bundesseuchengesetz an das zuständige Gesundheitsamt

Schweigepflicht
geschütztes Rechtsgut: nach StGB, nach der Berufsordnung

Ausnahmen von der Schweigepflicht:
- Einwilligung des Patienten
- gesetzliche Meldepflicht
- Straftaten

ggf. Strafverfolgung bei Schweigepflichtverletzung

---

medikamentöser Behandlung ist der Arzt zur Aufklärung verpflichtet. Darüber hinaus hat der Arzt seine Patienten über die Notwendigkeit aller diagnostischen und therapeutischen Maßnahmen aufzuklären. Die Aufklärungspflicht ergibt sich u. a. aus § 1a der Berufsordnung für deutsche Ärzte.

Dokumentationspflicht: Jeder Arzt ist verpflichtet, über die in Ausübung seines Berufes gemachten Feststellungen und Maßnahmen Aufzeichnungen zu machen, die nicht nur ihm selbst als Gedächtnisstütze dienen, sondern auch dem Interesse des Patienten an einer ordnungsgemäßen Dokumentation. Diese Verpflichtung ergibt sich nicht nur für alle Ärzte aus der Berufsordnung, sondern auch aus dem Bundesmantelvertrag/Ärzte für alle Vertragsärzte. Höhere Anforderungen werden an die Dokumentation von Befunden bei speziellen Untersuchungen gestellt, an Operationsberichte oder an Dokumentationen, die Bestandteil der ärztlichen Leistung sind.

Haftpflicht: Der Arzt haftet dem Patienten gegenüber aus dem Behandlungsvertrag bei fehlerhafter Behandlung. Die Berufsordnung schreibt eine Haftpflichtversicherung für Ärzte vor.

Meldepflicht: Nach dem Bundesseuchengesetz ist jeder behandelnde oder sonst hinzugezogene Arzt verpflichtet, bestimmte Infektionskrankheiten dem zuständigen Gesundheitsamt zu melden. Meldepflicht besteht je nach Erkrankung bei *Verdacht*, bei *Krankheit* oder bei *Todesfällen*. Für einige Erkrankungen besteht die Verpflichtung, auch Ausscheider von Erregern zu melden. Bei tollwutverdächtigen Tieren ist nicht nur die Verletzung durch das Tier, sondern auch die Berührung des Tieres zu melden.

Schweigepflicht: Der Arzt ist – wie andere Berufsgruppen – zum Schweigen über ihm anvertraute Geheimnisse verpflichtet. Das Verletzen der ärztlichen Schweigepflicht ist nach dem Strafgesetzbuch mit Strafe bedroht. Darüber hinaus gebietet die Berufsordnung der Ärzte Verschwiegenheit. Die Schweigepflicht wird nicht verletzt, wenn der Patient in die Bekanntgabe von Befunden einwilligt (Krankenkasse, Gerichtsverfahren, Gutachten), wenn eine vorrangige Meldepflicht besteht (Bundesseuchengesetz) oder bei Gefährdung eines höherwertigen Rechtsgutes (Kindesmißhandlung, andere Straftaten). Wird die Schweigepflicht ungerechtfertigt verletzt, so kann der Geschädigte Strafverfolgung beantragen, die Ahndung durch die Berufsgerichtbarkeit anstreben und ggf. Schadensersatzansprüche nach dem Bürgerlichen Gesetzbuch geltend machen.

Abkürzungen

AEV	Verband der Arbeiter-Ersatzkassen
Ärzte-ZV	Zulassungsverordnung für Vertragsärzte
BÄK	Bundesärztekammer
BG	Berufsgenossenschaft
BMÄ	Bewertungsmaßstab/Ärzte
BMV	Bundesmantelvertrag
BVG	Bundesversorgungsgesetz
E-GO	Ersatzkassen-Gebührenordnung
GOÄ	Gebührenordnung/Ärzte
KBV	Kassenärztliche Bundesvereinigung
KV	Kassenärztliche Vereinigung
MDK	Medizinischer Dienst der Krankenkassen
RVO	Reichsversicherungsordnung
SGB	Sozialgesetzbuch
VÄD	Vertrauensärztlicher Dienst
VdAK	Verband der Angestelltenkrankenkassen

17. Arbeitsunfähigkeit

H. H. Schrömbgens †

17.1 Definition und Feststellung der Arbeitsunfähigkeit (AU)

> Arbeitsunfähigkeit liegt vor, wenn der Erkrankte nicht oder doch nur mit Gefahr, seinen Zustand zu verschlimmern, fähig ist, seiner bisher ausgeübten Erwerbstätigkeit nachzugehen.

Eine aus der Fortsetzung der Berufstätigkeit drohende Gefahr der Verschlimmerung der Krankheit des Versicherten begründet auch Arbeitsunfähigkeit, sofern die Verschlimmerung *in absehbarer naher Zeit* zu erwarten ist. Die Feststellung der AU kann nur aufgrund einer Erkrankung und nur aufgrund einer **ärztlichen Untersuchung** erfolgen.

Bei vielen Krankheiten ist es für den Arzt leicht, die AU festzustellen und zu bescheinigen. Andere Erkrankungen erschweren eine objektive Feststellung. Der Arzt ist dabei weitgehend auf die subjektiven Angaben des Patienten über seine Beschwerden angewiesen. Hier muß er unter Berücksichtigung des Persönlichkeitsbildes des Patienten und seiner eigenen Erfahrungen mit dem Patienten gemeinsam die Entscheidung treffen, ob die AU gerechtfertigt ist. Der Arzt wird in Zweifelsfällen klugerweise eine – wenn auch nur kurz befristete – AU-Bescheinigung ausstellen. Er wäre überfordert, wenn man von ihm verlangte, betrügerische Machenschaften aufzudecken. Wie soll sich ein vertrauensvolles Verhältnis zwischen Arzt und Patient entwickeln, wenn der Versicherte das Gefühl haben muß, sein Arzt nehme gesundheitliche Beschwerden nicht ernst?

Ein Arzt, der die Klagen seines Patienten grundsätzlich in Zweifel zieht, ist einem doppelten Risiko ausgesetzt: Stellt sich nachträglich doch eine ernsthafte Erkrankung heraus, muß er mit dem berechtigten Vorwurf der *unterlassenen Hilfeleistung* rechnen. Weiterhin sind auch nachhaltige wirtschaftliche Schäden zu erwarten.

17.2 Bescheinigung der Arbeitsunfähigkeit

Die Arbeitsunfähigkeit soll für eine vor der ersten Inanspruchnahme des Arztes liegenden Zeit *grundsätzlich* nicht attestiert werden. Eine Rückdatierung des Beginns der Arbeitsunfähigkeit auf einen vor dem Behandlungsbeginn liegenden Tag ist nur *ausnahmsweise* und nur nach gewissenhafter Prüfung und *in der Regel* nur bis zu zwei Tagen zulässig. Besteht an arbeitsfreien Tagen AU (z. B. Sonntag, Feiertag), ist sie auch für diese Tage zu bescheinigen.

Es kommt vor, daß ein nach Meinung des Arztes kranker Patient eine AU strikt ablehnt, oft aus Angst, den Arbeitsplatz zu verlieren. Hier ist dringend anzuraten, dem Patienten trotzdem seine AU zu attestieren, weil in jedem Fall der Arzt bei Verschlimmerung der Krankheit oder sonstiger Konsequenzen aus der Erkrankung voll verantwortlich ist. Der Patient ist seinerseits nicht verpflichtet, der Krankschreibung Folge zu leisten. Er kann den AU-Schein verwerfen und weiter zur Arbeit gehen. Der Arzt ist aber durch die Kopie der AU-Meldung und durch seine Mitteilung an die Krankenkasse vor rechtlichen Folgen geschützt.

17.3 Lohnfortzahlungsgesetz

Lohnfortzahlungsgesetz

die ersten 6 Wochen AU voller Lohn vom Arbeitgeber
⇒
ab 43. Krankheitstag Krankengeld

> Nach § 1 des Lohnfortzahlungsgesetzes vom 27.7.1969 (mit Wirkung vom 1.1.1970) hat der Arbeitnehmer im Krankheitsfall Anspruch auf **volle Lohn- bzw. Gehaltsfortzahlung** durch den Arbeitgeber für die Dauer von **sechs Wochen**.

Bei weiterer Arbeitsunfähigkeit erfolgt ab dem 43. Krankheitstag Krankengeldzahlung durch die zuständige gesetzliche Krankenkasse (s. SGB V vom 20.12.1988 mit Wirkung vom 1.1.1989). Wird der Arbeitnehmer innerhalb von 12 Monaten infolge derselben Krankheit wiederholt arbeitsunfähig, so werden diese Zeiten zusammengezählt, sofern zwischen ihnen nicht mindestens ein Abstand von sechs Monaten liegt.

17.4 Formulare und Bestimmungen zur Bescheinigung der Arbeitsunfähigkeit

Formulare und Bestimmungen zur Bescheinigung der AU

3-teilige AU-Bescheinigung
- Blatt 1 an Arbeitgeber ohne Diagnose
- Blatt 2 an die Krankenkasse mit Diagnose
- Blatt 3 bleibt beim Arzt

bei stationärer Behandlung keine AU

korrekte Arbeitsunfähigkeitsbescheinigung

unkorrekte AU-Bescheinigungen werden mit Disziplinarmaßnahmen geahndet

stundenweise AU-Schreibung ist ebenso verboten wie AU-Bescheinigung für den Tag des Arztbesuches

stufenweise Wiedereingliederung

Dreiteilige AU-Bescheinigung: Die Bescheinigungen sind im Durchschreibeverfahren auszufüllen. Das oberste Blatt, ohne Angabe der Diagnose, ist für den **Arbeitgeber** bestimmt und vom Patienten oder einem seiner Angehörigen dort abzugeben. Das zweite Blatt wird vom Arzt an die zuständige gesetzliche **Krankenkasse** innerhalb einer Woche geschickt. Das letzte Blatt ist vom **Arzt** 365 Tage in seinen Unterlagen aufzubewahren, um evtl. Rückfragen der Krankenkassen wegen Diagnose-Unklarheiten beantworten zu können.
Für die Dauer stationärer Krankenhausbehandlung wird keine AU-Bescheinigung ausgestellt, hier muß die zuständige Krankenkasse den Arbeitgeber über die weitere AU informieren.
Korrekte Arbeitsunfähigkeitsbescheinigung: Wird AU bescheinigt, ohne den Patienten gesehen oder untersucht zu haben, oder bei Fehlen tatsächlicher Voraussetzungen der AU, kann Bestrafung wegen Betruges (§ 263 StGB) oder wegen unrichtigen ärztlichen Zeugnisses über den Gesundheitszustand eines Menschen (§ 278 StGB) erfolgen.
Weiterhin werden unkorrekte Arbeitsunfähigkeitsatteste als Verstoß gegen die vertragsärztlichen Pflichten vom Disziplinarausschuß der zuständigen Kassenärztlichen Vereinigung geahndet. Entsprechend SGB V § 81/5 reichen die Maßnahmen, je nach Schwere der Verfehlung bei derartigen Disziplinarmaßnahmen, von der Verwarnung über den Verweis bis zu Geldbußen in Höhe von 20000,– DM.
Auch kann die Anordnung des Ruhens der Zulassung oder der vertragsärztlichen Beteiligung bis zu zwei Jahren gefordert werden.
Stundenweise AU-Schreibung: Es ist **verboten**, den Patienten stundenweise arbeitsunfähig zu schreiben. Hierfür reicht eine formlose Bescheinigung, die dem Arbeitgeber zu erkennen gibt, daß der Patient sich in der Sprechstunde zu Untersuchungen aufgehalten hat. Auf keinen Fall darf für den Tag des Arztbesuches eine AU-Bescheinigung ausgefüllt werden.
Stufenweise Wiedereingliederung: „Können arbeitsunfähige Versicherte nach ärztlicher Feststellung ihre bisherige Tätigkeit teilweise verrichten, und kön-

nen sie durch eine stufenweise Wiederaufnahme ihrer Tätigkeit voraussichtlich besser wieder in das Erwerbsleben eingegliedert werden, soll der Arzt auf der Bescheinigung über die Arbeitsunfähigkeit Art und Umfang der möglichen Tätigkeiten angeben und dabei in geeigneten Fällen die Stellungnahme des Betriebsarztes oder mit Zustimmung der Krankenkasse die Stellungnahme des medizinischen Dienstes einholen" (SGB V § 74).

Ist der Patient noch nicht voll arbeitsfähig, kann eine **verkürzte Arbeitszeit** über einen bestimmten Zeitraum oder ein **Arbeitsplatzwechsel** innerhalb des Betriebes für die Wiedereingliederung sinnvoll sein. Der Arzt spricht die Art und den Umfang der zumutbaren Teilarbeit mit der Krankenkasse und ggf. dem Arbeitgeber ab. Arbeitslohn und Krankengeld werden anteilig verrechnet. Die AU muß weiter bescheinigt werden. Die Wiedereingliederungsphase sollte in der Regel einen Zeitraum von 6 Monaten nicht überschreiten.

Wegfall der Lohnfortzahlung: Anspruch auf Lohnfortzahlung entfällt bei nur *geringfügiger* (bis zu 10 Stunden/Woche) oder *kurzfristiger* Tätigkeit (bis zu 4 Wochen); bei Frauen, die *Mutterschaftsgeld* erhalten, bei Patienten, die ihre *Krankheit selbst verschuldet haben*. Mit Beginn der Krankengeldzahlung endet der Anspruch auf Lohnfortzahlung.

17.5 Volkswirtschaftliche Bedeutung der Arbeitsunfähigkeit

Die Bescheinigung der Arbeitsunfähigkeit liegt in der Hand des Arztes. Er entscheidet dadurch über einen hohen Teil des volkswirtschaftlichen Gesamtproduktes. Diese Tatsache und der in den letzten Jahren konstante Anstieg der Kosten für Arbeitsunfähigkeit – ausgelöst durch steigende Löhne, nicht durch Anstieg der Zahl der Arbeitsunfähigen – führen allzu leicht zum Vorwurf der leichtfertigen Krankschreibung durch die Ärzte. Dies trifft vor allem die Allgemeinärzte und praktischen Ärzte, weil sie die meisten Arbeitsunfähigkeitsbescheinigungen ausstellen.

17.6 Krankengeldzahlung

17.6.1 Definition und Anwendung

Arbeitsunfähige Patienten, deren 6-Wochenfrist der Lohnfortzahlung durch den Arbeitgeber beendet ist, erhalten ab dem 43. Tag ihrer Arbeitsunfähigkeit Krankengeld von ihrer zuständigen Krankenkasse. Zum Erhalt des Krankengeldes benötigt der Patient anstelle des dreiteiligen gelben Formulars einen *„Auszahlschein für Krankengeld"*.

Es hat sich bewährt, die weitere Arbeitsunfähigkeit auf der Bescheinigung bei *überschaubarer Krankheitsdauer* für jeweils 8–10 Tage zu attestieren. Lediglich bei *unübersehbarem Krankheitsverlauf* ist auch eine längere Zeitangabe der voraussichtlichen Arbeitsunfähigkeit, zur Vermeidung unnötiger Formalitäten, möglich. Das Krankengeld beträgt nur 80 % des wegen der Arbeitsunfähigkeit entgangenen Regellohns. Es erfährt insoweit eine Begrenzung nach oben, als es die jährlich neu festzusetzende Beitragsbemessungsgrenze nicht übersteigen darf. Die Beitragsbemessungsgrenze für 1994 beträgt 5700,– DM. Wenn also das Krankengeld eines arbeitsunfähigen Arbeitnehmers – 80 % des Regellohns – höher läge als die für 1994 gültige Beitragsbemessungsgrenze, erhielte dieser Patient maximal 5700,– DM pro Monat.

SGB V § 74: stufenweise Wiedereingliederung in das Erwerbsleben

verkürzte Arbeitszeit über max. 6 Monate

Wegfall der Lohnfortzahlung
- bei geringfügiger oder kurzfristiger Tätigkeit
- bei Mutterschaftsgeld
- bei Selbstverschuldung von Krankheit

Volkswirtschaftliche Bedeutung der Arbeitsunfähigkeit

Arzt entscheidet über einen hohen Anteil der Volkswirtschaft

Krankengeldzahlung

Definition und Anwendung

ab 43. Tag der AU Krankengeldzahlung durch Krankenkasse

bei überschaubarer Krankheitsdauer AU jeweils für 8–10 Tage attestieren

Krankengeld beträgt 80 % des Regellohnes, max. bis zur Beitragsbemessungsgrenze

Die *ambulante und stationäre Krankenbehandlung* wird von den gesetzlichen Krankenkassen zeitlich unbegrenzt bezahlt. Die Krankengeldzahlung ist jedoch zeitlich begrenzt.

Die **Dauer der Krankengeldzahlung** regelt das SGB V § 48:

> „(1) Versicherte erhalten Krankengeld ohne zeitliche Begrenzung; für den Fall der Arbeitsunfähigkeit wegen derselben Krankheit, jedoch für **längstens achtundsiebzig Wochen** innerhalb von je drei Jahren, gerechnet vom ersten Tag der Arbeitsunfähigkeit an. Tritt während der Zeit der Arbeitsunfähigkeit eine weitere Krankheit hinzu, wird die Leistungsdauer nicht verlängert".

Erlischt der Anspruch auf Krankengeld und ist der Versicherte weiterhin arbeitsunfähig, erhält er bei Fehlen eigener Einkünfte Leistungen durch das Sozialamt.

Die jeweilige gesetzliche Krankenkasse beobachtet den Krankheitsverlauf des Versicherten und die Zeit des Krankengeldbezugs. Sie veranlaßt frühzeitig die Stellung eines Rentenantrages auf **Erwerbsunfähigkeitsrente**. Der behandelnde Arzt wird in das Rentenantragsverfahren eingeschaltet und sollte den Patienten auch in dieser Frage sozialmedizinisch beraten können.

17.6.2 Krankengeld bei Betreuung eines kranken Kindes

Bei Erkrankung eines Kindes besteht Anspruch auf Krankengeld zur Betreuung des Kindes. Dazu SGB V § 45:

„(1) Versicherte haben Anspruch auf Krankengeld, wenn es nach ärztlichem Zeugnis erforderlich ist, daß sie zur Beaufsichtigung, Betreuung oder Pflege ihres erkrankten und versicherten Kindes der Arbeit fernbleiben, eine andere in ihrem Haushalt lebende Person das Kind nicht beaufsichtigen, betreuen oder pflegen kann und das Kind das 12. Lebensjahr noch nicht vollendet hat.
(2) Anspruch auf Krankengeld nach Absatz 1 besteht in jedem Kalenderjahr für jedes Kind für längstens zehn Arbeitstage (bei Alleinerziehenden 20 Arbeitstage)".

17.7 Medizinischer Dienst

Gemäß SGB V § 275 sind die Krankenkassen gehalten, bei AU eine gutachterliche Stellungnahme des Medizinischen Dienstes einzuholen, wenn dies zur Sicherung des Behandlungserfolges oder zur Beseitigung von begründeten Zweifeln an der AU beiträgt. Das Mitwirken des Medizinischen Dienstes kann vom Arzt, der die AU ausstellt, aber auch vom Arbeitgeber, wenn von seiner Seite aus begründete Zweifel an der AU bestehen, angeregt werden.

17.8 Geschichtlicher Rückblick

Bereits aus dem **antiken Griechenland** ist ein Dienstvertrag erhalten, in dem einem Arbeiter – nicht Sklaven – bei Krankheit sieben Tage im Jahr Lohnfortzahlung gewährt wird. Vermutlich war dies nicht die Norm. Lohnfortzahlung bei Arbeitsunfähigkeit wurde damals eher individuell geregelt. Im frühen **Christentum** gab es Hilfskassen. Rechtsanspruch auf Leistung bestand nicht.

17.8 Geschichtlicher Rückblick

Erst das frühmittelalterliche Gewohnheitsrecht kannte einen Anspruch auf Lohnfortzahlung für abhängig Beschäftigte. Im **späten Mittelalter** bildeten Zünfte, Gesellenbruderschaften und Knappschaften Unterstützungseinrichtungen. Die Handwerkszünfte vergaben bei Arbeitsunfähigkeit meist einen zinslosen Kredit, der allerdings an bestimmte Voraussetzungen gebunden war: So durfte der Begünstigte unter anderem die Krankheit nicht selbst verschuldet haben. Konnte der Kredit nicht zurückgezahlt werden, war dessen Umwandlung in ein Almosen möglich.

Im **17. und 18. Jahrhundert** bildeten die Gesellenbruderschaften Krankenkassen, die keine Kredite, sondern Krankengeld auszahlten. Mit Gewährung der Gewerbefreiheit (in **Preussen** 1810, in den meisten deutschen Staaten zwischen 1860 und 1870) wurden die Zünfte aufgelöst, die Krankenkassen wurden zu Innungskrankenkassen.

In seiner „kaiserlichen Botschaft" vom 17.11.1881 (als *„Magna Charta der Sozialversicherung"* bezeichnet), forderte Kaiser Wilhelm I. eine Änderung dieser Verhältnisse. So entstand das **Bismarcksche Versicherungsgesetz** vom 15.6.1883: Alle Arbeiter mußten einer Krankenversicherung beitreten. Bei Arbeitsunfähigkeit bestand nach drei Karenztagen das Recht auf mindestens 50% des ortsüblichen Entgelts eines Tagelöhners, alternativ freie Kur und Verpflegung in einem Krankenhaus. Im letzteren Falle erhielt der Arbeitsunfähige zur Versorgung seiner Familie ein Viertel des ortsüblichen Tagelohnes als Krankengeld. Die Krankengeldzahlung war auf 13 Wochen begrenzt. Die Zahlung konnte verweigert werden bei Krankheiten, ausgelöst durch Schlägereien, „Trunkfälligkeit" oder „geschlechtlichen Ausschweifungen". Bestimmungen über Definition und Feststellung der Arbeitsunfähigkeit fehlten. Die **Reichsversicherungsordnung** (RVO) vom 19.7.1911 erhöhte die Zahl der Versicherungspflichtigen in der Krankenversicherung.

1950–1956 erhielt ein Arbeiter bei Krankheit 50% des Grundlohnes bei drei Karenztagen. Ab 1957 erhöhte sich das Krankengeld auf 90% des Nettolohnes durch Erhöhung des Arbeitgeberzuschusses bei zwei Karenztagen. Ab 1961 stieg das Krankengeld auf 100% des Nettolohnes bei einem Karenztag.

Das **Lohnfortzahlungsgesetz** vom 27.7.1969 (mit Wirkung vom 1.1.1970) verpflichtet den Arbeitgeber zur vollen Lohnfortzahlung an seine Arbeiter für die ersten sechs Wochen ihrer Arbeitsunfähigkeit. Diese Regelung galt für Angestellte bereits seit 1930. Nach Ablauf der Lohnfortzahlung erfolgt ab der siebten Woche Krankengeldzahlung durch die zuständige Krankenkasse.

„Lohnfortzahlung" im frühen Mittelalter
soziale Einrichtungen im späten Mittelalter

ab 1600: Bildung von Krankenkassen – Krankengeldauszahlung
1810: Gewerbefreiheit, Auflösung der Zünfte, Innungskrankenkassen

1881: Kaiser Wilhelm I. „kaiserliche Botschaft"
1883: Bismarcksches Krankenversicherungsgesetz

1911: RVO

1950–1961: Steigerung des Krankengeldes von 50% auf 100% des Nettolohnes

1969: Lohnfortzahlungsgesetz
Arbeitgeber muß Arbeitern bei Arbeitsunfähigkeit sechs Wochen lang vollen Lohn zahlen

18. EDV in der Allgemeinarztpraxis
E. Geiss

Effektiv gestaltete **Information** und **Kommunikation** ist eine Grundvoraussetzung jeder fortschrittlich organisierten Allgemeinarztpraxis. Präzise Kenntnis und Dokumentation der Faktenlage konzentriert die einzuleitenden Maßnahmen auf die *optimale Methodenwahl*, sichert die Nachweispflicht unter *juristischen sowie wirtschaftlichen Aspekten* und dient der medizinischen *Qualitätssicherung*. Praxis und Klinik sind geprägt von starker Arbeitsteilung durch personell, räumlich und zeitlich verteilte Aufgaben. Daher erlangt die Informationsverarbeitung zunehmenden Stellenwert. Es gilt, Verwaltungsdaten und Expertenwissen mit den Meßwerten aus der Medizintechnik entscheidungsorientiert zu verknüpfen.

18.1 Datenbank oder Karteikarte

EDV-Systeme für Arztpraxen dienen primär der rationellen Verwaltung, der effektiven überbetrieblichen Kommunikation und der EDV-gestützten Entscheidungsfindung: An die Stelle des Karteischrankes tritt die **Patientendatei**, über die korrekte Leistungsabrechnung wacht ein von der *Kassenärztlichen Vereinigung* zugelassenes Programm und vor gefährlichen Wechselwirkungen warnt das **Arzneiinformationssystem** im Computer. Der Hartmannbund hat in seinem EDV-Ausschuß die Nutzenaspekte moderner Datenverarbeitung und damit die Gründe zusammengefaßt, welche **für** den Einsatz des Computers in Arztpraxen sprechen:

- Durch systematisierte und gut lesbare Dokumentation verbessert sich die **Information** in der Praxis.
- Aus subjektiven Erfahrungswerten wird fundiertes **statistisches Zahlenmaterial**; dies gilt für medizinische wie wirtschaftliche Aspekte.
- Der Arzt gewinnt eine klare Übersicht über das **Leistungsgeschehen** in seiner Praxis. Es entsteht ein Gewinn an Ordnung und Sicherheit im Bereich der Praxisverwaltung.
- Durch Systematisierung der Leistungserfassung wird die **Kassenabrechnung** erleichtert, für den Arzt nachprüfbar und bleibt auch nach Quartalsende verfügbar.
- Bei entsprechender statistischer Auswertung liefert der Computer dem Arzt einen Überblick über die **Wirtschaftlichkeit** seiner Behandlungs- und Verordnungsweise und gegebenenfalls eine sichere Argumentationshilfe gegen Honorarkürzungen und Regresse.
- Das Schreiben von **Privatrechnungen** wird problemlos.
- Das Krankenschein- und Rechnungs**mahnwesen** läßt sich perfektionieren.
- Durch einfache Markierung lassen sich bestimmte **Patientengruppen** kennzeichnen und damit besser beobachten und führen.
- Durch gut aufbereitete Informationen lassen sich die Folgen **betriebswirtschaftlicher Entscheidungen** berechnen.
- **Selbstkontrolle** tritt an die Stelle von Fremdkontrolle.

EDV in der Allgemeinarztpraxis

Datenverarbeitung stützt
- Information und Kommunikation
- juristische sowie wirtschaftliche Nachweise
- Entscheidungsfindung und Kontrolle

Datenbank oder Karteikarte

Anwendungsschwerpunkte
- Praxisverwaltung
- überbetrieblicher Datenaustausch
- Informationssysteme (z. B. Arzneimittel)

Vorteile des Praxiscomputers gegenüber der Karteikarte:
- bessere Information durch systematisierte Dokumentation
- statistische Übersichten
- geordnete Arbeitsabläufe

- leichte Kassenabrechnung

- Schutz vor Kürzungen und Regressen

- problemlose Privatliquidation

- bessere Patientenführung

- betriebswirtschaftliche Transparenz

- Der Computer erleichtert die wissenschaftliche Kooperation und **Auswertung von Daten** aus dem ambulanten Bereich.
- Bei Nutzung der **Textverarbeitung** lassen sich Arztbriefe, Atteste, Patienteninformation und Gutachten beschleunigt und vereinfacht abwickeln.

Randspalte:
– wissenschaftliche Datenaufbereitung
– effektive Textverarbeitung

18.2 Rechner, Programme und Datenbasis

Zu den technischen und ökonomischen Voraussetzungen zählt die Investition geeigneter **Datenverarbeitungssysteme**. Die Leistungsbreite der lieferbaren Anwendungsprogramme sowie die unterschiedlichen Servicekonzepte der Anbieterfirmen führen allerdings zu erheblichen Preisunterschieden. Die Kassenärztliche Bundesvereinigung versucht, durch zentrale Bereitstellung der notwendigen **Basisdaten** (Gebührenordnungen, Krankenkassendateien, Arzneimitteldatei) die Datenqualität für den Arzt zu sichern und gleichzeitig die Pflege- und Verteilungskosten niedrig zu halten.

Der gesamte **Dokumentationsrahmen** des niedergelassenen Arztes ist durch eine endliche Menge unterschiedlicher Begriffe festgelegt. In der Allgemeinpraxis machen *600 Medikamente* etwa 98 Prozent des Verordnungsspektrums aus, nur etwa *200 Diagnosen* und nicht mehr als *120 Gebührenordnungsnummern* decken die entsprechenden Dokumentationsspektren für die Leistungsabrechnung ab. Gute Praxisrechner sind deshalb so programmiert, daß in einem vorgegebenen – möglichst praxisspezifischen – Fundus von Stammdaten lediglich aktionsorientierte und patientenspezifische **Indizierungen** vorgenommen werden. Eine Standarddiagnose, GO-Nummer oder Medikation wird mit der Patientenkennung und dem Datum indiziert und steht damit für sämtliche Dokumentations-, Abrechnungs- sowie Statistikfunktionen bereit. Der nutzbringende EDV-Einsatz ist abhängig von der **Qualität** dieser Praxisstammdaten. Hierzu zählt auch die Datei der Überweisungsärzte und – soweit für Gutachten etc. relevant – eine Datei mit Textbausteinen.

Aus dem dargestellten Datenbestand bedienen sich alle **Anwendungsprogramme** des Praxisrechners. Dabei erkennen sie anhand der Einzelinformation oder der Informationsprofile bestimmte Entscheidungszustände und leiten daraus entsprechenden Handlungsbedarf ab, der entweder am Bildschirm angezeigt bzw. ausgedruckt wird oder systemintern zu programmierten Reaktionen führt. Zu den gebräuchlichsten, mittlerweile sehr ausgereiften und bedienerfreundlichen **EDV-Funktionen zählen:**

- Patientenverwaltung
- Leistungsdokumentation
- Diagnosen- und Befunddokumentation
- Vollständigkeitsprüfungen und Plausibilitäten
- Kassenärztliche Abrechnung
- Privatliquidation
- Leistungsstatistiken
- Arzneiverordnung
- Formularwesen
- Labordatenverarbeitung
- Medizinische Statistiken
- Textverarbeitung
- Terminplanung
- Verlaufskontrollen
- Datenfernübertragung
- Buchhaltung und Mahnwesen

Die Patientenakte bleibt vorläufig erhalten, zumindest zur Ablage der Fremdbefunde und der Dokumente aus bildgebenden Verfahren, solange diese nicht mittels Scanner und Laserplattenspeicher preisgünstig gespeichert werden können.

Randspalte:

Rechner, Programme und Datenbasis

zentrale Bereitstellung der Basisdaten
- Gebührenordnungen
- Kostenträger
- Arzneimittel

Dokumentationsrahmen ist vorgegeben durch etwa
- 600 Medikamente
- 200 Diagnosen
- 120 Gebührenordnungsnummern

in den vorgegebenen Fundus von Stammdaten werden Indizierungen vorgenommen

ausschlaggebend ist die Qualität der Praxisstammdaten

Anwendungsprogramme
durch Erkennen bestimmter Entscheidungszustände Ableitung des daraus resultierenden Handlungsbedarfs

Programmfunktionen des Praxisrechners

Karteitasche nur für Fremdbefunde, Röntgenbilder etc., sonst „elektronische Kartei".

18.3 Auswahl und Ausstattung der EDV

Mit einer Palette unterschiedlicher Kriterienkataloge, Ratgeber und Checklisten wird versucht, dem Arzt die Auswahl des idealen EDV-Systems zu erleichtern. Alle Standardisierungsversuche sind bislang daran gescheitert, daß die Organisation der Kassenpraxis stets ganz individuelle Züge trägt und auch über Programme nicht normiert werden kann. Gute EDV-Produkte sind jedoch relativ **anpassungsfähig**. Innerhalb der technisch bedingten Grenzen ist eine Umstellung der konventionellen, auf Papier und Stift beruhenden Organisation unumgänglich. Die Frage, wieviel EDV eine Praxis sinnvollerweise benötigt, läßt sich allein mit dem geplanten **Nutzenvolumen** beantworten, wobei auch die mögliche Kostendeckung berücksichtigt werden muß. Prinzipiell wird der EDV-Aufwand durch die Anzahl der Bildschirmarbeitsplätze nebst Drucker determiniert. Wenn als Einstiegskonfiguration eine Einplatzlösung gewählt wird, sollte diese später ohne Umstellungsaufwand ausgebaut werden können. Denn auch in durchschnittlich großen Praxen erweist sich der EDV-Arbeitsplatz bald als Brennpunkt der Praxisverwaltung und wird schnell zum Engpaß der Ablauforganisation. Mehrplatzsysteme sind deshalb auch in der Allgemeinmedizin die Norm, wobei zeitgleich unterschiedliche Aufgaben (z. B. Dokumentieren, Verordnen, Liquidieren) abgewickelt werden können.
Sicherheitsaspekte spielen in der medizinischen Datenverarbeitung eine entscheidende Rolle. Der Praxisrechner muß extrem ausfallgeschützt sein und bei Störungen kurzfristig repariert werden. Qualität und Service der Lieferfirma sind hier ebenso wichtig wie die internen Vorkehrungen zum vorübergehenden Notbetrieb. Auf die regelmäßige *Datensicherung* weist meist das Computerprogramm selbst hin. Unabdingbar ist die stetige *Weiterentwicklung der Programme* im Hinblick auf die gesetzlichen und vertraglichen Rahmenbedingungen. Hierzu ist mit dem Systemhaus ein Softwarepflegevertrag abzuschließen. Berechtigte *Verbesserungsvorschläge* oder Weiterentwicklungen lassen sich am nachhaltigsten über ärztliche Anwenderkreise oder die Kassenärztliche Vereinigung durchsetzen.

Neben der spezifischen Funktionalität der Programme ist deren **Dialogfähigkeit** im Alltagsbetrieb das entscheidende Qualitätsmerkmal. *Einfache Handhabung* durch Hilfspersonal ist ebenso wichtig wie *hohe Transparenz* der Datenlage und des aktuellen Bearbeitungsstands. Grundlage eines problemlosen „ease of use" sind logisch aufgebaute Anwendungsstrukturen, die sich in überschaubaren Bildschirmmasken und Druckformaten widerspiegeln. Dazu gehört ein menuegesteuertes Dialogangebot des Rechners und natürlich ein verzögerungsfreies Antwortverhalten der Maschine.

18.4 Schweigepflicht und Datenschutz

Da in der Medizin hochsensible Patientendaten bearbeitet werden, sind die einschlägigen Vorschriften zur **Schweigepflicht** und zum **Datenschutz** zu beachten. Die Kassenärztliche Bundesvereinigung hat hierzu spezielle Hinweise herausgegeben:
1. Dokumentation in EDV-Systemen ist dann zulässig, wenn zum Schutz vor technisch bedingtem Datenverlust geeignete **Sicherungsmaßnahmen** (regelmäßige Sicherungskopien auf entsprechenden Medien) durchgeführt werden.
2. Der Arzt muß während der vorgeschriebenen **Aufbewahrungsfristen** auch nach einem Wechsel des EDV-Systems oder der Programme innerhalb angemessener Zeit in der Lage sein, die EDV-mäßig dokumentierten Informationen lesbar und verfügbar zu machen.
3. Die **Wartung** einer EDV-Anlage oder jegliche Fehlerbeseitigung vor Ort darf grundsätzlich **nur mit Testdaten** erfolgen.

Auswahl und Ausstattung der EDV

Organisation jeder Kassenpraxis ist stets individuell
Auswahl und Ausstattung der EDV
gute EDV-Systeme sind anpassungsfähig!

Ausrichtung nach dem Nutzenvolumen
Ausbaufähigkeit der EDV-Arbeitsplätze offenhalten

Sicherheitsaspekte
- auf Ausfallsicherheit und Firmenservice achten
- Systemhaus muß Programmpflege garantieren
- Interessenvertretung über Anwenderkreise oder Kassenärztliche Vereinigung

Qualitätsmerkmale
- einfache Handhabung auch für Hilfspersonal
- Transparenz der Datenlage
- verzögerungsfreies Antwortverhalten

Schweigepflicht und Datenschutz

Datenschutzempfehlungen der Kassenärztlichen Bundesvereinigung

- Sicherungsmaßnahmen
- Aufbewahrungsfristen
- Wartung nur mit Testdaten

18.5 Informationsverbund und Rolle der Selbstverwaltung

4. Im Notfall – z. B. bei Systemstillstand in einer spezifischen Patientendatenkonstellation – muß der Einblick Dritter in Originaldaten auf besondere Ausnahmefälle eingeschränkt bleiben. Das **Wartungspersonal** ist zu beaufsichtigen und als berufsmäßig tätige Gehilfen schriftlich **auf Verschwiegenheit zu verpflichten.** Die Arbeitsgänge und Datenzugriffe sind zu protokollieren.
5. Die **Fernwartung** von EDV-Systemen in Arztpraxen ist unzulässig, wenn nicht auszuschließen ist, daß dabei auf patientenbezogene Daten zugegriffen werden kann.
6. **Datenträger** für befugte Dritte (z. B. KV-Abrechnungsstellen) sind persönlich abzugeben oder inhaltlich zu chiffrieren.
7. **Datenfernübertragung** per Leitung muß grundsätzlich chiffriert erfolgen.
8. **Auszumusternde Datenträger** (Platten, Bänder, Disketten) müssen in der Praxis nachweislich durch Neuformatierung gelöscht werden. Defekte Datenträger sind durch physische Zerstörung unbrauchbar zu machen.
9. Der Arzt sollte beim **Abschluß von EDV-Verträgen** und in jedem einzelnen **Wartungs- oder Reparaturfall** darauf achten, daß die o. g. Vorschriften eingehalten werden.

Arzt und Helferin sind gefordert bei der Aktualisierung der Datenbestände, wozu auch die periodische Sicherung und Archivierung des wertvollen Materials gehört.

- Wartungspersonal auf Verschwiegenheit verpflichten
- Fernwartung ist nicht zulässig
- Datenträger sichern
- nur chiffrierte Datenübertragung
- Löschen von Daten durch Neuformatierung oder Zerstörung

18.5 Informationsverbund und Rolle der Selbstverwaltung

Das *Gesetz zur Strukturreform im Gesundheitswesen* hat 1988 die Grundlagen für einen Informationsverbund der an der medizinischen Versorgung beteiligten Einrichtungen geschaffen *(Sozialgesetzbuch SGB V, § 288 ff)*. Die maschinenlesbare **Krankenversichertenkarte**, die **Quartalsabrechnung** auf Datenträgern und die Weiterleitung der **Honorarforderung** auf Magnetbändern an die Krankenkassen führen zu kostensparenden Arbeitsabläufen. Sie ermöglichen die Bildung von **Leistungsprofilen** in Stichproben und andere verfeinerte Prüfmaßnahmen, also die verstärkte Kontrolle ärztlichen Handelns von außen. In dieser Situation ist es verständlich, daß eine wachsende Zahl von Praxisinhabern zunächst die eigenen Kontroll- und Korrekturmöglichkeiten ausbauen möchte. Die Kassenärztlichen Vereinigungen stehen hier beratend zur Seite.

Die Landesstellen aller Kassenärztlichen Vereinigungen unterhalten – meist im Rahmen des Niederlassungsservice – **EDV-Beratungsstellen**, die sowohl für Fragen der Systemauswahl wie auch zur Auslegung der Anwendungsvorschriften zuständig sind. Dort können Firmenadressen, Referenzpraxen und Fachliteratur abgefragt werden.

Das Funktionsspektrum der führenden Praxisrechner umfaßt in erster Linie *Verwaltungsvereinfachungen.* Der Nutzeffekt liegt darin, daß Arzt und Helferinnen weniger Zeit für unprofitable Schreib-, Such- und Ablagearbeiten aufwenden müssen; gleichzeitig *sinkt die Fehlerrate* beträchtlich. Erfahrungen in mehr als 20000 Arztpraxen zeigen, daß sich der Praxisrechner – abhängig von der Ausgangslage – in zwei bis vier Jahren amortisiert.

Informationsverbund und Rolle der Selbstverwaltung

im Sozialgesetzbuch Richtlinien zu

- Krankenversichertenkarte
- Datenträger-Abrechnung
- Datenaustausch zu Kassen
- Leistungsprofilen und Stichproben

Beratung durch die Kassenärztlichen Vereinigungen

Vorteile liegen in

- Verwaltungsvereinfachung
- Sinken der Fehlerrate
- relativ schneller Amortisation

18.6 Transparenz und Patientenregie

Auf der Basis transparent dokumentierter Behandlungsfälle sind ohne weiteren Aufwand **vielseitige Auswertungen** des praxisinternen Datenmaterials möglich. Von demographischen Statistiken über Morbiditätsprofile bis hin zur Therapiekontrolle bieten die gängigen Praxisrechner variantenreiche Aussa-

Transparenz und Patientenregie

vielseitige Auswertungen des praxisinternen Datenmaterials, u. a. zur
- Morbidität
- Compliance

- Qualitätssicherung

Rückgriff auf „amtliche" Dateien schützt vor
- administrativen Sanktionen
- medizinischen Fehleinschätzungen

gen und beantworten auch kombinatorische Fragestellungen (z. B. alle männlichen Diabetiker über 50 Jahren mit Hypertonie). Hier bieten sich gute Möglichkeiten einer praxisübergreifenden Qualitätssicherung, wie es in einigen ärztlichen EDV-Arbeitsgemeinschaften bereits erfolgreich praktiziert wird.

Der Rückgriff auf „amtliche" Dateien im Praxisrechner *(Gebührenordnung, Kostenträger, Arzneimittel)* schützt einerseits vor administrativen Sanktionen und andererseits vor medizinischen Fehleinschätzungen, die beispielsweise bei kontraindizierter Pharmakotherapie im Extremfall zu Kunstfehlerprozessen führen können. Aber nicht nur die eigene Entscheidung wird durch automatische Abprüfungen im Behandlungskontext besser abgesichert, sondern auch die Beratung des Patienten, wenn der Arzt über die Konsequenzen aktuell und umfassend informiert ist.

18.7 Zugriff auf Expertensysteme

Zugriff auf Expertensysteme

Dialog zwischen Arzt und Bildschirm

Forderungen zur Bedieneroberfläche

Schnelligkeit und Problemorientierung

Sofern dem Praxiscomputer nicht lediglich die Rolle des Verwaltungsgehilfen zukommen soll, wird der *direkte Dialog zwischen Arzt und Bildschirm* nicht vermeidbar sein. Um hier nicht den Patientenkontakt zu stören, muß die Befehls- und Dateneingabe durch den Mediziner auf ganz wenige, blind beherrschbare Handgriffe begrenzt sein.

So hat das Zentralinstitut für die kassenärztliche Versorgung mit dem Modellprojekt AMIS (Arzneimittelinformationssystem) nachgewiesen, daß gängige Praxisrechner mit nur drei Tastendrücken ein Kassen- oder Privatrezept auswerfen können – und dabei gleichzeitig die Patientendokumentation sowie die Verordnungsstatistik nach Präparat und Preis bestücken. Aus anderen Pilotstudien – so z. B. dem Rheumadokumentationssystem des Biometrischen Zentrums Aachen – ist bekannt, daß Mediziner auch ganz ohne Tastatur komplexe Dokumentationsaufgaben schnell und redundanzfrei erledigen können. Problemorientiertes Maskendesign und ein Lichtgriffel als Indikator genügen in vielen Fällen, da es sich bei den zu dokumentierenden Tatbeständen eines Fachgebiets überwiegend um eng begrenzte und vorab bekannte Spektren handelt.

Informationsquellen
- originäre Praxisdatenbestände
- kommerzielle Datenlieferanten
- extern anwählbare Dokumentations- und Informationssysteme

Die Verwendung von Praxisrechnern erschöpft sich nicht in der Nutzung interner Datenbestände. Mit der CD-ROM-Platte (Compact Disk – Read Only Memory) stehen große kommerziell verlegte Datenspeicher für Texte und Bilder zur Verfügung, der die Einrichtung eigener Literaturdatenbanken zu äußerst günstigen Konditionen ermöglicht. Komplette Lehrbücher und Nachschlagewerke wie die „Rote Liste" stehen in dieser interessanten Speichertechnik im Verlagsabonnement zur Verfügung und werden künftig integraler Bestandteil der Praxisdatenverarbeitung sein. Auch kann der Praxisrechner wie ein Endgerät im **betriebsübergreifenden Informationsverbund** betrieben werden. Datenübermittlung von Laborbefunden, Leistungsabrechnung auf Datenträgern, BTX- und Mailboxanschaltungen über das öffentliche Netz sind mit verfügbaren Schnittstellen möglich. Die weltweit betriebene Entwicklung fachspezifischer Expertensysteme führt mittelfristig dazu, im Problemfall über die elektronischen Medien ein kasuistisches Kolloquium abhalten zu können und so den eigenen Entscheidungshorizont ad hoc durch einen immensen Erfahrungshintergrund abzusichern.

II. Allgemeinmedizinisch relevante Erkrankungen und Leitsymptome

19. Herzkrankheiten
H. Mehmel

19.1 Leitsymptom Dyspnoe (Herzinsuffizienz)

Der klinische Schweregrad der Herzinsuffizienz wird nach der NYHA-Klassifikation (New York Heart Association) eingeteilt:

I. Bei nachgewiesener organischer Herzerkrankung besteht *keine Einschränkung der Leistungsfähigkeit* des Patienten.

II. Bei nachgewiesener organischer Herzkrankheit kommt es unter größeren körperlichen Belastungen zu *Atemnot* und anderen *Zeichen der Herzinsuffizienz*.

III. Auf dem Boden einer organischen Herzkrankheit kommt es schon bei *alltäglichen Belastungen* zu *Atemnot* und anderen *Symptomen der Herzinsuffizienz*.

IV. Luftnot und andere *Zeichen der Herzinsuffizienz* schon bei *minimaler Anstrengung* oder in körperlicher Ruhe.

19.1.1 Hypertensive Herzkrankheit

Ca. 20 % aller Erwachsenen leiden an arterieller Hypertonie.

> Zunächst entwickelt sich eine *diastolische Herzinsuffizienz* durch Hypertrophie und verminderte Dehnbarkeit des linken Ventrikels mit **Lungenstauung** und **Anstrengungsdyspnoe**. Später entsteht über eine systolische Funktionsstörung des linken Ventrikels auch eine *systolische Herzinsuffizienz* mit **Angina pectoris**, peripherer Durchblutungsstörung und Kopfschmerzen.

Bei kritischem Blutdruckanstieg kann es akut zu Kopfschmerzen, neurologischen Ausfällen, Benommenheit bis zur Bewußtlosigkeit kommen. Pathologisch-anatomisch besteht eine generalisierte Hirnschwellung.

Klinik: *Symptome* sind abnehmende körperliche Belastbarkeit, zunehmende Belastungsdyspnoe, Zeichen arterieller Durchblutungsstörungen des Gehirns, der Extremitäten, der Nieren. Angina pectoris. Späte Symptome sind ein bandförmiges Systolikum über der Herzspitze (relative Mitralinsuffizienz), feuchte, feinblasige, nicht-klingende Rasselgeräusche über den Lungenbasen, hebender, über die Medioklavikularlinie verlagerter Herzspitzenstoß als Zeichen der Herzvergrößerung. III. Herzton apikal in Linksseitenlage.

Diagnostik: 24-Stunden-Blutdruckmessung zeigt pathologische Werte. Im EKG oft Erregungsrückbildungsstörungen wie gesenkte ST-Strecke, negative T-Wellen in den linkspräkordialen Ableitungen V4-V6. Hypertrophiezeichen nach Sokolow (S in V1 oder V2 + R in V5 oder V6 größer als 3,5 mV). Röntgenthorax zeigt erst im Spätstadium Herzvergrößerung und Lungenstauung. Das Echokardiogramm zeigt die Hypertrophie der linksventrikulären Wand und die Einschränkung der systolischen Wandbeweglichkeit.

Differentialdiagnose: Apoplex, Meningoenzephalitis, Stoffwechselkoma.

Herzkrankheiten

Leitsymptom Dyspnoe

NYHA-KLassifikation:

I. normale Leistung

II. Beschwerden bei schwerer Arbeit

III. Beschwerden bei alltäglicher Belastung

IV. Beschwerden in Ruhe

Hypertensive Herzkrankheit

bei ca. 20% aller Erwachsenen

Leitsymptome
←

bei kritischem Bludruckanstieg evtl. Bewußtlosigkeit

Klinik
- Belastungsdyspnoe
- Durchblutungsstörungen
- Angina pectoris
- relative Mitralinsuffizienz
- pathologische Werte bei 24-Std.-Blutdruckmessung

- Erregungsrückbildungsstörungen im EKG

- später Herzvergrößerung und Lungenstauung

Therapie
- Calciumantagonisten
- Beta-Rezeptorenblocker
- Diuretika

- ACE-Hemmer oder evtl. Digitalispräparate
- Diazoxid

Therapie: Senkung der Nachlast durch: 1. *Calciumantagonisten*, z.B. Nifedipin oder Diltiazem. Gabe von Verapamil wegen der negativ inotropen Wirkung nur mit großer Vorsicht. 2. *Beta-Rezeptorenblocker*, wenn die systolische Funktion des Myokards noch nicht gestört ist. 3. *Diuretika*. 4. *Angiotensin-konvertierendes Enzym* hemmende Substanzen (ACE-Hemmer: Z.B. Captopril, Enalapril). *Digitalispräparate* erst bei Herzdilatation mit Kontraktionsinsuffizienz. Bei der hypertensiven Krise muß der Blutdruck rasch, aber nicht überschießend in den Bereich der zerebro-vaskulären Autoregulation gesenkt werden (ca. 160:100 mm Hg). Versuch mit Nifedipin 10–20 ml sublingual.

In hartnäckigen Fällen ist ein intravenöser Bolus von Diazoxid oder gesteuerte Infusion von Nitroprussid i.v. notwendig.

Komplikationen

Komplikationen: Hämorrhagischer Insult, Aneurysma dissecans der Aorta, Organschäden (Auge, Nieren, Extremitäten).

Rehabilitation

Rehabilitation: Regelmäßige Blutdruckkontrollen, regelmäßiger Ausschluß bzw. Therapie von Sekundärkomplikationen der Hypertonie. Dosiertes Training.

gute **Prognose** bei guter Blutdruckeinstellung

Prognose: Bei guter Blutdruckeinstellung, ohne Organschäden: gut.

Koronare Herzkrankheit

19.1.2 Koronare Herzkrankheit

Leitsymptome
- Herzinsuffizienz
- Thoraxschmerzen links

Leitsymptome sind Herzinsuffizienz und linksbetonte Thoraxschmerzen mit Ausstrahlung in den linken Arm.

Definition
⇒

> Zweithäufigste Ursache der Linksherzinsuffizienz ist der Zustand nach Herzinfarkt bei koronarer Herzerkrankung, besonders nach großem Vorderwandinfarkt mit Aneurysmabildung oder ausgedehnter Vorderwandakinesie.

Klinik
- Zeichen zunehmender Herzinsuffizienz
- im EKG R-Verlust als Hinweis auf Infarktgeschehen
- nach Hinterwandinfarkt pathologische Q-Zacke
- Lungenstauung
- im Echokardiogramm regionale Wandbewegungsstörungen
- herabgesetzte Ventrikelfunktion

Klinik: *Symptomatisch* sind neben pektanginösen Beschwerden auch Zeichen zunehmender Herzinsuffizienz mit Luftnot, Beinödemen, Nykturie, Hepatomegalie.

Diagnostik: Im EKG weist ein R-Verlust in den präkordialen Ableitungen auf ein durchgemachtes Infarktgeschehen an der Vorderwand hin. Das Ausmaß des R-Verlustes korreliert mit dem Ausmaß des Myokardschadens (z.B. bei großen Infarkten R-Verlust in V1-V5). Nach Hinterwandinfarkt pathologische Q-Zacke in den Ableitungen II, III, aVL (Pardee-Q, 0,04 sec. Breite und 25 % der R-Zacke in der Höhe). Bei älteren Hinterwandinfarkten können die pathologischen Q-Zacken weniger stark ausgeprägt sein. Der Röntgenthorax zeigt Lungenstauung, nicht obligate Vergrößerung der Herzsilhouette. Das Echokardiogramm zeigt regionale Wandbewegungsstörungen, herabgesetzte Ventrikelfunktion.

Differentialdiagnose: Funktionelle Herzbeschwerden, vertebragene Beschwerden, Perimyokarditis, Aortenaneurysma.

Therapie
- Nachlastreduktion durch ACE-Hemmer, Kalziumantagonisten
- Vorlastreduktion durch Diuretika, Nitrate

Therapie: Nachlastreduktion durch ACE-Hemmer, Kalziumantagonisten. Vorlastreduktion durch Diuretika, Nitrate, um den pathologisch erhöhten Füllungsdruck im linken Ventrikel abzusenken. Positiv inotrope Substanzen, speziell Digitalis-Präparate, stehen eher im Hintergrund bei funktionsfähigem Restmyokard nach Myokardinfarkt. Digitalistherapie ist indiziert bei diffuser ischämischer Schädigung (sog. ischämische Kardiomyopathie).

Komplikationen: Reinfarkt, Herzinsuffizienz, Rhythmusstörungen, plötzlicher Tod.

Rehabilitation: Anschlußheilbehandlung, Koronargruppen.

19.1 Leitsymptom Dyspnoe (Herzinsuffizienz)

Prognose: Abhängig von der linksventrikulären Funktion und vom Gefäßbefall (Ein-, Zwei- oder Dreigefäßerkrankung).

19.1.3 Dilatative Kardiomyopathie

Leitsymptome sind Belastungsdyspnoe und schnell abnehmende Leistungsfähigkeit.

> Die *primäre* dilatative Kardiomyopathie ist ätiologisch ungeklärt; die *sekundäre* dilatative Kardiomyopathie wird am häufigsten durch Alkoholabusus verursacht (alkoholische DCM). Der Krankheitsbeginn setzt meist relativ plötzlich über wenige Wochen im 3.–5. Lebensjahrzehnt ein.

Klinik: *Symptome* sind rasch abnehmende Leistungsfähigkeit, Belastungsdyspnoe, andere Zeichen der Herzinsuffizienz, nach lateral und kaudal verlagerter Herzspitzenstoß als Zeichen der Linksherzvergrößerung. III. Herzton in Linksseitenlage. Entwicklung einer relativen Mitralinsuffizienz mit holosystolischem, bandförmigem Geräusch. Feuchte, feinblasige, nicht klingende Rasselgeräusche über den Lungenbasen bei Lungenstauung. Als Zeichen der Rechtsherzinsuffizienz kommt es zu Knöchel- und Unterschenkelödemen, Hepatomegalie, Halsvenenstauung.

Diagnostik: Das EKG zeigt häufig Linksschenkelblock und Sinustachykardie oder Vorhofflimmern. Das Thoraxröntgenbild zeigt globale Herzvergrößerung, Zeichen der Lungenstauung, evtl. kleine Pleuraergüsse. Weitere Abklärung fachärztlich.

Differentialdiagnose: Alle anderen Grundkrankheiten, die zur Herzinsuffizienz führen können (z. B. arterielle Hypertonie, koronare Herzkrankheit, Herzklappenfehler).

Therapie: Klassische Richtlinien der Herzinsuffizienztherapie sind:

> 1. *Körperliche Schonung* zur Vermeidung einer weiteren Überdehnung des Herzens.
> 2. *Digitalis-Präparate* und andere positiv inotrope Substanzen.
> 3. *Diuretika* zur Minderung der Wasserretention. Bei Rechtsherzinsuffizienz und sekundärem Hyperaldosteronismus Gabe von Aldosteronantagonisten.
> 4. *ACE-Hemmer* wie Captopril und Enalapril senken die Nachlast durch Vasodilatation, bessern die Leistungsfähigkeit und die Prognose.
> 5. *Herztransplantation* mit zunehmend besseren Ergebnissen unter Immunsuppression mit Cyclosporin A.

Komplikationen: Linksherzinsuffizienz mit kardiogenem Schock, Lungenödem, Rhythmusstörungen, plötzlicher Herztod, arterielle Embolie.

Rehabilitation: Nur sehr beschränkt möglich.

Prognose: ernst; 1-Jahres-Mortalität bei NYHA II 15–20 %, bei NYHA IV ca. 40 %.

19.1.4 Hypertrophische Kardiomyopathie

Leitsymptome sind Belastungsdyspnoe, Angina pectoris, Herzrhythmusstörungen. Das Vorkommen überwiegend familiär gehäuft, seltener auch sporadisch. Wegen der Gefahr eines plötzlichen Herztodes sind konsequente Familienuntersuchungen notwendig. Krankheitsbeginn ist meist im 2. bis 3. Lebensjahrzehnt. Männer sind häufiger betroffen als Frauen.

Klinik: *Symptome* sind Belastungsdyspnoe, Angina pectoris und Rhythmusstörungen. Bei linksventrikulärer Obstruktion der Ausflußbahn resultieren belastungsabhängige Synkopen. Bei der HOCM ist meist ein spät-systolisches Austreibungsgeräusch am Erb-Punkt auskultierbar, das typischerweise in Lautstärke und Charakter variieren kann.

Diagnostik: Das EKG zeigt typische, große, symmetrisch negative T-Wellen der linkspräkordialen Ableitungen. Q-Zacken in Ableitung I, aVL, V5 und V6. Das Thoraxröntgenbild ist unspezifisch. Das Echokardiogramm ist die diagnostische Methode der Wahl; es zeigt das verdickte Septum, die typische Vorwärtsbewegung des vorderen Segels der Mitralklappe während der Systole. Die Dopplerechokardiographie zeigt einen intraventrikulären Druckgradienten.

Differentialdiagnose: Zustand nach intramuralem Vorderwandinfarkt, Zustand nach Perimyokarditis mit Außenschichtschaden.

Therapie: Positiv inotrope Substanzen sind kontraindiziert! Durch negativ inotrope Substanzen wie z.B. Propranolol (bis 480 mg/die) oder Verapamil (480–720 mg/die) soll erreicht werden, daß der subaortale Muskelwulst hämodynamisch nicht so wirksam ist. Bei konservativer Therapieresistenz und/oder hohem intraventrikulärem systolischen Druckgradienten (mehr als 80 mm Hg) Indikation zur Myotomie (Längsschnitte in das Septum) oder Indikation zur Myektomie (Verkleinerung des septalen Muskelwulstes).

Komplikationen: Plötzlicher Herztod bei körperlicher Belastung.

Prognose: Variabel, im Mittel nur mäßig eingeschränkt.

19.1.5 Herzklappenfehler

19.1.5.1 Aortenstenose

Leitsymptome sind Dyspnoe, Angina pectoris und Anstrengungssynkopen.

> Wichtigste Form ist die *valvuläre Aortenstenose*. Bei jungen Patienten handelt es sich meistens um eine angeborene Anomalie, z.B. bikuspide Aortenklappen oder Verklebungen der Kommissuren, bei älteren Patienten häufig um rheumatische Endokarditis, im höheren Alter Folge degenerativer Veränderungen der Klappe.

Klinik: *Symptome* sind Dyspnoe, Angina pectoris durch relative Koronarinsuffizienz, Anstrengungssynkopen durch fehlende Steigerung des Herzzeitvolumens bei Belastung. Rauhes, spindelförmiges Systolikum mit punctum maximum über dem 2. ICR rechts parasternal mit Ausstrahlung in die Karotiden. Evtl. tastbares Schwirren im Jugulum. Pulsus parvus et tardus. Herzspitzenstoß hebend, nicht nach außen verlagert. Eine zusätzliche arterielle Hypertonie schließt eine Aortenstenose nicht aus.

Diagnostik: Im EKG zeigen sich Zeichen der Linkshypertrophie und Linksherzschädigung (deszendierende ST-Strecken links präkordial). Im Röntgenbild des Thorax zeigt sich ein vergrößerter linker Ventrikel und die dilatierte Aorta ascendens (coeur en sabot), evtl. Klappenkalk sichtbar. Echokardiographisch zeigt sich die verdickte Aortenklappe und die linksventrikuläre Wandhypertrophie. Im Dopplerecho zeigt sich der erhöhte Druckgradient über der Klappe. Die Herzkatheteruntersuchung sichert und quantifiziert die Diagnose.

Differentialdiagnose: HOCM, in fortgeschrittenem Stadium, mit wieder leiserem Geräusch ist DD zur DCM schwierig (Klappenkalk).

19.1 Leitsymptom Dyspnoe (Herzinsuffizienz)

Therapie: Bei kritischer Aortenstenose mit Luftnot wird ein prothetischer Aortenklappenersatz erforderlich. Die Ballondilatation der Aortenstenose hat sich wegen der hohen Rezidivquote nicht durchsetzen können. Bei der konservativen Therapie ist die Gabe von Nitraten und Diuretika nur unter größter Vorsicht anzuwenden.

Komplikationen: Synkopen, Lungenödem, bakterielle Endokarditis.

Rehabilitation: Erst nach der Klappenoperation sinnvoll.

Prognose: Perioperative Mortalität bei unkomplizierter Situation ca. 3–5 %. Hypertrophie und Dilatation des linken Ventrikels bilden sich nach der Operation gut zurück, links ventrikuläre Funktion erholt sich. Präoperative Linksherzinsuffizienz ist das Symptom mit der schlechtesten prognostischen Bedeutung (mittlere Überlebenszeit 2 Jahre ohne Operation).

19.1.5.2 Aorteninsuffizienz

Leitsymptome sind Atemnot in Ruhe und bei Belastung, nächtliche Atemnotattacken und Palpitationen.

> Zugrunde liegt die *Schließunfähigkeit der Aortenklappe*. Häufige Ursache ist das rheumatische Fieber sowie die bakterielle Endokarditis, Aortitis, Lues, Aortenaneurysma (z. B. Marfan-Syndrom), Morbus Bechterew u. a. m. Die bakterielle Endokarditis führt zur akuten Aorteninsuffizienz mit massiven Symptomen. Ansonsten langsame Vergrößerung des linken Ventrikels ohne wegweisende Befunde.

Klinik: *Symptom* ist Atemnot bei Anstrengung, aber auch nachts. Häufig Angina pectoris. Unangenehme Palpitationen, durch große Blutdruckamplitude und hohes Schlagvolumen des linken Ventrikels. Sofortdiastolisches Decrescendo-Geräusch mit punctum maximum über dem Erb-Punkt. Herzspitzenstoß oft nach außen und unten verlagert.

Diagnostik: Im EKG Zeichen der Volumenbelastung mit eher breitem QRS-Komplex, prominenten Q-Zacken in I, aVL und V3-V6, Zeichen der Erregungsrückbildungsstörung. Im Röntgenbild des Thorax zeigen sich Vergrößerung des linken Ventrikels und Aortendilatation. Im Echokardiogramm Ventrikelvergrößerung, typisches diastolisches Flattern des vorderen Mitralsegels durch den Rückstrom. Im Dopplerechokardiogramm direkter Nachweis des Reflux. In der Herzkatheteruntersuchung Sicherung und Quantifizierung der Diagnose.

Therapie: Regeln der konservativen Therapie der Herzinsuffizienz. Der Zeitpunkt für prothetischen Aortenklappenersatz sollte nicht zu spät gewählt werden, da sonst irreversible Einschränkungen der linksventrikulären Funktion auch nach der Operation bestehen bleiben können und das Operationsrisiko nicht mehr vertretbar ist.

Komplikationen: Bakterielle Endokarditis (an Endokarditis-Prophylaxe denken!), Herzinsuffizienz.

Rehabilitation: Wenn nötig, dann erst nach dem Klappenersatz.

Prognose: perioperative Mortalität ca. 5 %.

Therapie
prothetischer Aortenklappenersatz mit Mortalität ca. 5 %

schlechteste **Prognose** bei präoperativer Linksherzinsuffizienz

Aorteninsuffizienz

Leitsymptom: Atemnot

Definition und **Ursachen**
⇐

Klinik
- spontane Gefäßtöne
- diastolisches Decrescendo-Geräusch
- Homo pulsans

- Zeichen der Volumenbelastung und Erregungsrückbildungsstörung im EKG
- Vergrößerung des linken Ventrikels und Aortendilatation im Röntgenthorax

Therapie
- prothetischen Aortenklappenersatz nicht zu spät durchführen
- konservative Therapie der Herzinsuffizienz

19. Herzkrankheiten

19.1.5.3 Mitralstenose

Leitsymptome: Belastungsdyspnoe bis zur Ruhedyspnoe, Palpitationen.

> Wichtigste Ursache ist das akute rheumatische Fieber. Die Inzidenz ist unter konsequenter Penizillintherapie bei Streptokokkeninfekten in den Industrieländern deutlich rückläufig.

Klinik: *Symptome* sind Belastungsdyspnoe, Ruhedyspnoe, Zeichen der Rechtsherzinsuffizienz wie Ödeme, Hepatomegalie, Aszites, unangenehme Palpitationen durch absolute Arrhythmie bei Vorhofflimmern. Typischer Auskultationsbefund mit betontem I. Herzton, frühdiastolischer Mitralöffnungston, anschließendes diastolisches Rumpeln. Präsystolisches Crescendo-Geräusch nur bei erhaltenem Sinusrhythmus. Herzspitzenstoß unauffällig.

Diagnostik: Im EKG Zeichen der Rechtsbelastung (negatives T in V1 bis V4). Steil- bis Rechtstyp. P mitrale in Ableitung II bei erhaltenem Sinusrhythmus. Ansonsten Vorhofflimmern mit absoluter Arrhythmie. Im Echokardiogramm verdickte und vermindert bewegliche Mitralsegel. Vergrößerung des linken Vorhofs. Im Dopplerechokardiogramm Erfassung des Druckgradienten über der Mitralklappe. Im Röntgenbild des Thorax Vergrößerung des linken Vorhofs, eventuell Lungenstauung, Vergrößerung des rechten Ventrikels. In der Herzkatheteruntersuchung Quantifizierung des diastolischen Druckgradienten und der Klappenöffnungsfläche.

Differentialdiagnose: Tumor im linken Vorhof (selten).

Therapie: *Konservative* Therapie bis zum klinischen Schweregrad der Herzinsuffizienz NYHA II bei einer Mitralklappenöffnungsfläche von >1,5 cm^2. Körperliche Schonung, konsequente Endokarditisprophylaxe bei allen mutmaßlich septischen Eingriffen und Infektionen, bei Vorhofflimmern eventuelle medikamentöse oder elektrische Konversion. Bei konstantem Vorhofflimmern Antikoagulation mit Marcumar. Digitalis ist nur indiziert bei Tachyarrhythmia absoluta zur Absenkung der ventrikulären Schlagfrequenz. Indikation zur *Operation* bei deutlicheren Symptomen (NYHA II bis III) und einer Klappenöffnungsfläche unter 1,0–1,2 cm^2. An einzelnen kardiologischen Zentren Möglichkeit der Ballondilatation der Mitralklappe (Valvuloplastie) mit akzeptabler Rezidivrate von unter 10 % in 6 Monaten.

Komplikationen: Embolie, Lungenödem.

Rehabilitation: Erst nach invasiver Behandlung sinnvoll.

Prognose: Perioperative Mortalität der Mitralkommissurotomie bei unkomplizierten Fällen ca. 3–5 %.

19.1.5.4 Mitralinsuffizienz

Leitsymptome: Alarmzeichen Dyspnoe, absolute Arrhythmie.

> Die Ursachen sind vielfältig: Nach *akutem rheumatischem Fieber*, häufig kombiniert mit einer *Mitralstenose*. Relative Mitralinsuffizienz bei Dilatation des linken Ventrikels aus anderer Ursache. Mitralklappenprolaps und Papillarmuskeldysfunktion, z. B. nach *Myokardinfarkt*. Es besteht eine Volumenbelastung des linken Ventrikels, die zunächst relativ gut toleriert wird. Daraus resultiert eine Drucksteigerung in den Lungenvenen und im kleinen Kreislauf. Die Auswurfminderung des linken Ventrikels in späteren Stadien ist prognostisch ungünstig.

Klinik: Alarmierendes *Symptom* ist die relativ spät auftretende Luftnot. Häufig besteht Vorhofflimmern mit absoluter Arrhythmie auf dem Boden der Vor-

---

Mitralstenose

Leitsymptome: Belastungs- und Ruhedyspnoe

Ursache
⇒

Klinik
- Dyspnoe
- Rechtsherzinsuffizienz
- Palpitationen

- im EKG Zeichen der Rechtsbelastung
- Vorhofflimmern mit absoluter Arrhythmie
- verdickte und vermindert bewegliche Mitralsegel im Echokardiogramm

Therapie
- konservativ bis NYHA II

- operativ ab NYHA II bis III

Mitralinsuffizienz

Alarmzeichen Dyspnoe

Definition und **Ursachen**
⇒

Klinik
- Luftnot (relativ spät)
- Vorhofflimmern mit absoluter Arrhythmie

19.1 Leitsymptom Dyspnoe (Herzinsuffizienz)

hofvergrößerung. Selten allgemeine Leistungsminderung und Erschöpfung bei geringer Belastung durch Vorwärtspumpversagen. Auskultatorisch holosystolisches, hochfrequentes, bandförmiges Systolikum mit punctum maximum über der Herzspitze und Ausstrahlung in die linke Axilla. Erster Ton abgeschwächt, manchmal III. Herzton. Herzspitzenstoß verbreitert und nach außen und nach unten verlagert. Relativ selten und spät treten Zeichen der pulmonalen Stauung auf mit feuchten Rasselgeräuschen und Zeichen der pulmonalen Hypertonie mit enger fixierter Spaltung des II. Herztons und Betonung des Pulmonalis-Segments, selten auch Zeichen der Rechtsherzinsuffizienz.

Diagnostik: Im EKG exzentrische Hypertrophie des linken Ventrikels. Im Echokardiogramm Vergrößerung des linken Ventrikels und des linken Vorhofs. Im Thoraxröntgenbild Vergrößerung der linksseitigen Herzhöhlen, eventuell zusätzlich Zeichen der Lungenstauung und der pulmonalen Hypertonie. In der Herzkatheteruntersuchung Quantifizierung des Vitiums über den Kontrastmittelreflux aus dem linken Ventrikel in den linken Vorhof und Bestimmung der begleitenden hämodynamischen Veränderungen.

Therapie: Bei Schweregrad NYHA I und II konservative Therapie mittels Nachlastreduktion, z.B. Senkung einer arteriellen Hypertonie mittels ACE-Hemmer. Ab Schweregrad III ist prothetischer Mitralklappenersatz oder operative Rekonstruktion der Mitralklappe angezeigt. Postoperativ ist Dauerantikoagulation notwendig. An Endokarditis-Prophylaxe denken.

Komplikationen: Operationsmortalität ca. 3–5 %.

Rehabilitation: Erst nach prothetischem Klappenersatz sinnvoll.

Prognose: Eingeschränkt, wenn der linke Ventrikel geschädigt ist.

19.1.6 Vorhofseptumdefekt

Leitsymptome: Spätbeginn der Symptome im jungen Erwachsenenalter mit Rhythmusstörungen, Luftnot, Zeichen der Rechtsherzinsuffizienz.

Klinik: Die *Symptome* treten meist erst im jungen Erwachsenenalter auf, dann mit supraventrikulären Rhythmusstörungen, selten Eisenmenger-Reaktion mit Dyspnoe und Rechtsinsuffizienz. Auskultatorisch atemunabhängige weite Spaltung des zweiten Herztons wegen des konstant größeren Schlagvolumens des rechten Ventrikels im Vergleich zum linken Ventrikel.

Diagnostik: Im EKG meist partieller oder kompletter Rechtsschenkelblock. Beim Primum-Typ meist überdrehter Linkstyp. Im Echokardiogramm Vergrößerung des linken Vorhofs und der rechtsseitigen Herzhöhlen. Im Dopplerechokardiogramm direkter Nachweis des Defekts. Im Thoraxröntgenbild vermehrte Gefäßzeichnung der Lunge und Vergrößerung der vom Shunt betroffenen Herzhöhlen. In der Herzkatheteruntersuchung Quantifizierung des Shunt-Volumens.

Differentialdiagnose: Mitralstenose.

Therapie: Indikation zum operativen Verschluß eines Vorhofseptumdefektes besteht bei einer Shunt-Beimischung von mehr als 40 % des Lungenstromvolumens. Eine manifeste Eisenmenger-Reaktion ist Kontraindikation für die Operation, wenn der Lungenwiderstand auf 50 % des peripheren Widerstandes angestiegen ist. Endokarditis-Prophylaxe beachten!

Rehabilitation: Evtl. nach operativer Therapie.

Prognose: Schlecht bei Eisenmenger-Reaktion. Auch postoperativ bleibt Neigung zu Herzrhythmusstörungen.

19.1.7 Ventrikelseptumdefekt

Leitsymptome: Eventuell lebenslang asymptomatischer Verlauf. Luftnot bei reaktiver Erhöhung des Lungenwiderstandes.

> Der **VSD** liegt entweder im muskulären oder im membranösen Teil des Ventrikelseptums. Defekte im muskulären Teil können sich im Laufe des Wachstums spontan verschließen.

Klinik: *Symptome*: Ein kleiner VSD kann lebenslang asymptomatisch sein, verstärkte Atemnot besteht bei reaktiver Erhöhung des Lungenwiderstands. Auskultatorisch rauhes holosystolisches Geräusch mit punctum maximum am Erb'schen Punkt.

Diagnostik: EKG unspezifisch. Konventionelles Echokardiogramm ebenfalls unspezifisch. Im Farbdopplerecho Nachweis des Defektes mit großer Sicherheit. Im Thoraxröntgenbild Gefäßfülle der Lunge bei bedeutsamem Links-Rechts-Shunt. In der Herzkatheteruntersuchung ist die Lokalisation des Defektes und die Quantifizierung des Shunt-Volumens und der Kreislaufwiderstände möglich.

Therapie: Indikation zur Operation bei einem Links-Rechts-Shunt-Volumen von mehr als 30 % des Lungenzeitvolumens. Bei konservativer Therapie konsequente Endokarditis-Prophylaxe notwendig.

Komplikationen: Bakterielle Endokarditis, Eisenmenger-Reaktion.

Prognose: Ohne pulmonale Hypertonie gut. Cave Endokarditis.

19.1.8 Pericarditis constrictiva

Leitsymptome: Luftnot, Tachykardie, Halsvenenstauung, Pulsus paradoxus.

Befunde: *Symptome* sind Tachykardie durch kleines Schlagvolumen, Halsvenenstauung. Pulsus paradoxus durch Absinken des systolischen arteriellen Drucks während der Inspiration um mehr als 10–15 mm Hg. Zeichen der Rechtsherzinsuffizienz mit Halsvenenstauung, Ödemen.

Diagnostik: Evtl. Transaminasen- und Gamma-GT-Erhöhung bei Leberstauung. Das EKG ist uncharakteristisch. Im Echokardiogramm verdicktes Perikard. Im Röntgenbild des Thorax Perikardverkalkung, Lungenstauung. In der Herzkatheteruntersuchung zeigt sich das Ausmaß der Füllungsbehinderung beider Ventrikel mit einem Angleich der Füllungsdrucke im linken und rechten Ventrikel.

Differentialdiagnose: Endokarditis restrictiva (selten in Europa).

Therapie: Positiv inotrope Substanzen sind kontraindiziert! Indiziert sind vorlastsenkende Medikamente wie Diuretika und Nitrate. Ultima ratio ist die Dekortikation des Herzens.

Prognose: Wird von der Rechtsinsuffizienz bestimmt.

19.1.9 Perikardtamponade

Leitsymptom: Vital gefährdeter Zustand mit Kreislaufdepression.

> Es handelt sich um einen *akuten Erguß in der Perikardhöhle* mit kritischer Füllungs- und Auswurfminderung in beiden Ventrikeln. Ursachen sind z. B. akute Perikarditis, Trauma, Urämie, Tumorkrankheiten, nach Infarkt oder Herzoperation (Postmyokardinfarkt- oder Postkardiotomie-Syndrom, Dressler-Syndrom). Innerhalb von Minuten (post-

---

Ventrikelseptumdefekt

evtl. lebenslang asymptomatischer Verlauf!

Definition
⇒

Klinik
- Atemnot bei pulmonaler Widerstandserhöhung
- holosystolisches Geräusch

- Nachweis im Farbdopplerecho
- Gefäßfülle der Lunge bei bedeutsamem Links-Rechts-Shunt im Röntgenthorax

Therapie
operativer Verschluß bei mehr als 30 % Links-Rechts-Shunt

Cave Endokarditis

Pericarditis constrictiva

Leitsymptome
- Luftnot
- Tachykardie

Klinik
- verdicktes Perikard im RG

- Ausmaß der Füllungsbehinderung in der Herzkatheteruntersuchung sichtbar

Therapie
- Vorlastsenkung
- operativ: Dekortikation

Perikardtamponade

Leitsymptom
Kreislaufdepression

Definition und **Ursachen**
⇒

traumatisch) oder innerhalb von Stunden bis Tagen (maligner Perikarderguß, Urämie) kommt es zu einer *kritischen Verminderung des Herzzeitvolumens* und des *arteriellen Druckes* sowie zu einer *ausgeprägten Lungenstauung*.

Klinik: *Symptome*: Patienten sind häufig vital bedroht, Hypotonie, Atemnot, Tachykardie. Die Herztöne sind sehr leise.

Diagnostik: BSG-Erhöhung beim Dressler-Syndrom. Harnstoff- und Kreatininerhöhung bei Urämie. Gamma-GT-Erhöhung bei Leberstauung. Im EKG Niederspannung (Nieder-Voltage), im Echokardiogramm großer Perikarderguß. Bei akutem Entstehen können auch schon 100 ml fatale Folgen haben.

Differentialdiagnose: Akute Herzinsuffizienz anderer Genese, Aortendissektion.

Therapie: Intensivmedizinische Überwachung ist angezeigt, Perikardpunktion.

Komplikationen: Akuter Kreislaufstillstand.

Prognose: Akute Gefahr. Nach Stabilisierung gut.

19.1.10 Endokarditis

Leitsymptom ist die Entwicklung von Herzklappenfehlern mit Herzinsuffizienz durch Klappeninsuffizienz (meist Aorten- und/oder Mitralinsuffizienz).

Die Endokarditis kann rheumatisch oder bakteriell bedingt sein. Folgeerscheinungen sind die Mitralklappenfehler und manche Aortenklappenfehler.

Die **bakterielle Endokarditis** wird verursacht durch eine Bakteriämie, die zu einer Absiedlung von Bakterien auf veränderten Klappen bei angeborenen Herzfehlern (Ausnahme Vorhofseptumdefekt vom Sekundumtyp) führt. Eintrittspforte der Bakterien in die Blutbahn sind besonders häufig Zahnextraktionen, aber auch urologische, gynäkologische oder allgemeinchirurgische Eingriffe. Je nach Akuität des Krankheitsverlaufes unterscheidet man 1. die *subakute bakterielle Endokarditis* (= Endokarditis lenta), die überwiegend (in 70 %) durch Streptokokkus viridans hervorgerufen wird und 2. die *akute bakterielle Endokarditis*, deren Verlauf kürzer und schwerer ist, und die in der Regel durch Staphylokokken verursacht wird.

Klinik: *Symptome*: In etwa 90 % der Fälle Fieber. In knapp 90 % besteht ein Herzklappenfehler, wobei meist die Aorten- und/oder die Mitralklappen betroffen sind, die durch die bakterielle Geschwürsbildung insuffizient werden. Arterielle Embolien, Anämie, Zyanose und Milztumor sind die nächsthäufigen Symptome. In einem Drittel der Fälle kommt es früh zu einer kardialen Dekompensation durch Mitbeteiligung des Myokards.
Hinweise für eine bakterielle Endokarditis (nach Anschütz) sind:

• Fieber	92 %	• Arthralgie	29 %
• Appetitlosigkeit	68 %	• Hautembolien	20 %
• Schweißausbruch	62 %	• Arterielle Embolien	15 %
• Schüttelfrost	49 %	• Nasenbluten	8 %
• Gewichtsverlust	49 %	• Hämaturie	4 %
• Herzbeschwerden	31 %		

Differentialdiagnose: Postkardiotomiesyndrom, alle anderen Ursachen eines fieberhaften Infektes.

Therapie: Prinzipiell stationäre Einweisung schon bei Verdacht. Vor Beginn antibiotischer Behandlung ist Erregernachweis durch Blutkulturen notwendig. Die antibiotische Therapie erfolgt ausschließlich intravenös, die Wahl des Antibiotikums wird durch das Antibiogramm bestimmt. Dauer der intravenösen Therapie 4–6 Wochen.

Komplikationen: Akute Klappeninsuffizienz, akute Herzinsuffizienz, Embolien durch Vegetationen.

Prognose: Bei Endokarditis lenta (meist durch Streptokokken) steht die medikamentöse Therapie im Vordergrund. Bei akuter bakterieller Endokarditis durch Staphylokokken ist die Prognose sehr ernst und erfordert oftmals einen notfallmäßigen akuten Klappenersatz. Auf eine Ausheilung des bakteriellen Infektes kann in diesen Fällen meist nicht gewartet werden.

19.1.11 Endokarditis-Prophylaxe

Rheumatische Endokarditis-Prophylaxe: bei nachgewiesenem rheumatischen Fieber wird eine Prophylaxe bis zum 45. Lebensjahr und/oder bis zum 5. Jahr nach dem letzten rheumatischen Rezidiv vorgeschlagen. Durchführung: entweder orale Gabe von 400 000 IE Penicillin täglich oder intramuskuläre Injektion eines Depot-Penicillins, z. B. 1,2 Mio. Benzathin-Penicillin einmal pro Monat.

Bakterielle Endokarditis-Prophylaxe: bei Eingriffen, die mit einer Bakteriämie einhergehen können (Zahnbehandlung, Operationen an infizierten Herden u. a.) wird eine bakterielle Endokarditis-Prophylaxe empfohlen. Die Antibiotika-Gabe richtet sich nach dem erwarteten Keimspektrum. In der Regel genügt es, etwa eine Stunde vor dem Eingriff eine oral- oder intravenöse Gabe eines Breitspektrum-Penicillins zu geben. Bei Patienten mit besonders erhöhtem Endokarditisrisiko (Klappenprothesenträger, Patienten mit bakterieller Endokarditis in der Anamnese) soll die Antibiotika-Gabe eine Stunde vor dem Eingriff, 8 und 16 Stunden nach dem Eingriff durchgeführt werden.

19.2 Leitsymptom Thoraxschmerz

19.2.1 Myokardinfarkt

Leitsymptome: Vernichtender Brustschmerz, Atemnot, Todesangst.

> In Deutschland werden ca. 20 % aller Todesfälle durch einen akuten Myokardinfarkt verursacht. Akute Todesursache ist meist *Kammerflimmern*, das schon vor der Krankenhausaufnahme auftritt. Spätkomplikation ist *eine nicht beherrschbare Herzinsuffizienz*.

In über 90 % der Fälle liegt ein *thrombotischer Verschluß einer Koronararterie* vor. Selten können Spasmen oder Embolien eine Koronararterie so lange verschließen, daß es zur Myokardnekrose kommt. Die endgültige Infarktgröße ist nach ca. 4–5 Stunden erreicht. Ca. 20 % der akuten Myokardinfarkte verlaufen klinisch stumm.

Klinik: *Symptome* sind vernichtender Brustschmerz, Atemnot, Todesangst, vegetative Begleitsymptome wie Schwitzen, Übelkeit, Erbrechen, Tachykardie, Hypotonie, häufig Schocksymptomatik. Zeichen der linksventrikulären

19.2 Leitsymptom Thoraxschmerz

Insuffizienz durch III. Herzton, feuchte, feinblasige Rasselgeräusche über den Lungen. *Diagnostik*: Kreatinkinase (CK)-Anstieg nach 4–8 Stunden, CK-Maximum nach 1–2 Tagen und CK-Normalisierung nach 3–4 Tagen. Die CK-MB (herzmuskelspezifisches Isoenzym der CK) macht bei akutem Myokardinfarkt mehr als 8 % der Gesamt-CK-Aktivität aus. Laktatdehydrogenase (LDH)-Anstieg nach 8–10 Stunden, LDH-Maximum nach 3–5 Tagen und LDH-Normalisierung nach 10–14 Tagen. Glutamat-Oxalazetat-Transferase (GOT)-Anstieg und Normalisierung liegt zeitlich zwischen CK und LDH. Im EKG charakteristische ST-Streckenhebung innerhalb weniger Minuten. Beim Vorderwandinfarkt ST-Hebungen in Brustwandableitungen V1-V4. Beim Hinterwandinfarkt ST-Hebungen in den Ableitungen II, III und aVF. Nach einigen Stunden bis Tagen bilden sich die ST-Hebungen zurück, die T-Welle wird negativ. Q-Zacke als Nekrosezeichen in den genannten Ableitungen. Pathognomonische Zeichen für den Hinterwandinfarkt ist das Pardee-Q (0,04 sec., Amplitude von mindestens 25 % der zugehörigen R-Zacke in den Ableitungen II, III und aVF) (Abb. 19–1).

Therapie: Soforttherapie ist notwendig. Anlegen eines venösen Zugangs, Gabe von 1–2 Nitroglyzerinkapseln oder 2–4 Nitroglyzerinsprayhüben sublingual, wenn der systolische Blutdruck über 100 mm Hg liegt. Analgesie mit 10–20 mg Morphium i. v. Sedierung mit 10 mg Diazepam oral. Bei Bradykardie 0,5 bis 2 mg Atropin i. v. Bei ventrikulärer Extrasystolie 100 mg Xylocain i. v. Bei akuter Linksherzinsuffizienz mit Lungenödem Patient aufsitzen lassen, 40 mg Furosemid i. v., 0,5 bis 1,6 mg Nitroglyzerin sublingual, 10 mg Morphium i. v., Sauerstoffgabe über Nasensonde. Digitalis nur bei Tachyarrhythmia absoluta und Vorhofflimmern (z. B. 0,4–0,6 mg Digoxin langsam i. v.).

Wichtig: Keine intramuskulären Injektionen bei Verdacht auf AMI, wegen Störung der Diagnostik (Fermente) und der Therapie (Fibrinolyse).

Komplikationen: Herzinsuffizienz, Rhythmusstörungen, Angina pectoris, plötzlicher Herztod.

Rehabilitation: Förderung der Wiedereingliederung in Beruf und Gesellschaft durch Anschlußheilbehandlungen. Risikofaktoren müssen abgebaut werden, Richtlinien für gesundheitsbewußtes Leben vermittelt werden. Arbeitsfähigkeit meist nach 3 Monaten.

Prognose: Bestimmt durch das Ausmaß der Koronarstenosen und durch linksventrikuläre Funktion.

- 20 % der AMI sind klinisch stumm
- charakteristische ST-Streckenhebung innerhalb weniger Minuten im EKG

Therapie
Soforttherapie:
- Nitroglyzerin
- Analgesie
- Sedierung
- Antiarrhythmika

keine intramuskulären Injektionen bei Verdacht auf AMI

Rehabilitation durch Abbau von Risikofaktoren

STADIUM	EKG
1	⋀
2	⋁
3	⋁
4	⋀

Abb. 19–1:
Zeitlicher Verlauf des Herzinfarkt-EKGs. Man unterscheidet direkte von indirekten Infarktzeichen.
Zeitliche Stadieneinteilung:
EKG-Stadium 0:
Erstickungs-T, T positiv, hoch, breit
EKG-Stadium I: Q klein, R klein, deutliche monophasische ST-Streckenhebung, T positiv
EKG-Stadium II: Q groß, R klein, ST-Hebung rückläufig, T spitz-negativ
EKG-Stadium III: Q groß, R höher als im Stadium II, ST-Hebung verschwunden, T spitz-negativ
EKG-Stadium IV: Q noch groß, R wieder normal groß, keine ST-Hebung, keine ST-Senkung, T wieder positiv

19.2.2 Angina pectoris (KHK)

Angina pectoris

Leitsymptom: Brustenge

Leitsymptome: Brustenge, retrosternale Schmerzen mit Ausstrahlung in den linken Arm, vegetative Symptomatik (Abb. 19–2).

Definition
⇒

Angina pectoris (= *Brustenge*) ist ein **Symptom**, keine Diagnose. Meist liegen eine oder mehrere Koronararterienstenosen vor, auf dem Boden arteriosklerotischer Veränderungen der Koronararterien. Risikofaktoren sind Hypertonie, Hypercholesterinämie, Zigarettenrauchen. Koronararterienstenosen erreichen hämodynamische Bedeutung, wenn der Durchmesser um mehr als 50 % vermindert wird, entsprechend einer Querschnittsverminderung um 75 %. Sonderform ist die instabile Angina pectoris.

3 Formen:
- Crescendo-Angina
- De-novo-Angina
- Status anginosus

Unterschieden werden **drei Formen**:
1. *Crescendo-angina* (deutliche Beschwerdezunahme innerhalb der letzten 6 Wochen)
2. *De-novo-angina* (Neu-Auftreten bedeutsamer Beschwerden innerhalb der letzten 6 Wochen)
3. *Status anginosus* (anhaltender Angina-pectoris-Schmerz über 20 Min. ohne Zeichen eines Myokardinfarktes)

Klinik
- Angina pectoris besonders unter Belastung
- „Nitropositiv"
- Ausstrahlung in linken Arm, Hals, Rücken, Oberbauch
- Herzstiche

Diagnostik
- Ruhe-EKG

Klinik: *Symptomatisch* ist Brustengegefühl besonders unter körperlicher Belastung, bei Kälte, bei psychischem Streß. Ausstrahlung in den linken Arm, aber auch in den Hals, in den Rücken, in den Oberbauch. Scharf umschriebene Herzstiche, die über Stunden anhalten, sind eher nicht durch eine koronare Insuffizienz verursacht. Körperlicher Befund ist unspezifisch.

Diagnostik: Im Ruhe-EKG meist keine Ischämie nachweisbar. Evtl. Zeichen alter Herzinfarkte (Q-Zacken in den präkordialen Brustwandableitungen V1-V4 bei Zustand nach Vorderwandinfarkt und in Ableitung II, III, aVF bei Zu-

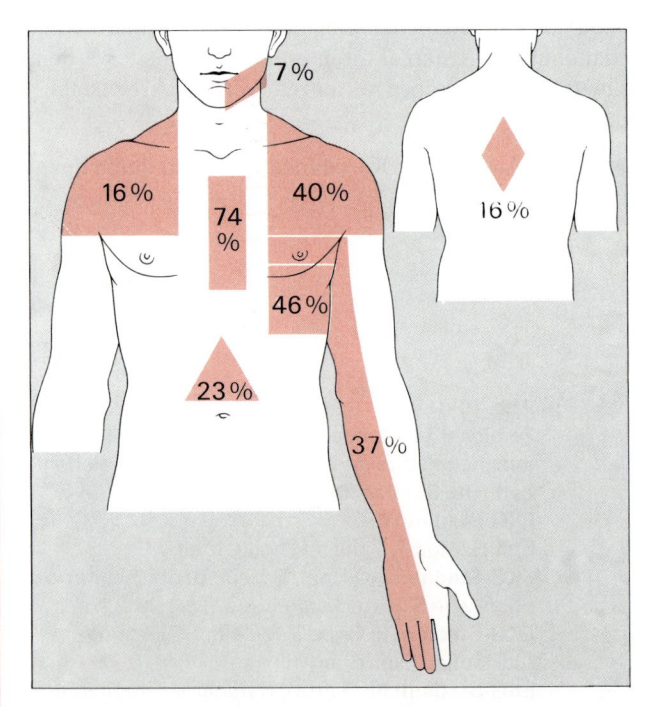

Abb. 19-2: Schmerzlokalisation bei Patienten mit Angina pectoris. Lokalisation des pektanginösen Schmerzes: retrosternal, mittleres und linkes Präkordium, linke Schulter, Ober- und Unterarm, Ellenbogen, Fingerspitzen, selten Schulterblätter, Hals, linker Unterkiefer; bei Hinterwandischämie: oft Epigastrium

19.2 Leitsymptom Thoraxschmerz

stand nach Hinterwandinfarkt). Wichtigste Methode zum Nachweis einer koronaren Herzkrankheit mit belastungsinduzierter reversibler Myokardischämie ist das Belastungs-EKG. Pathognomonisch ist die horizontale oder deszendierende ST-Streckensenkung, in den Brustwandableitungen mindestens 0,2 mV, in den Extremitätenableitungen mindestens 0,1 mV. Ein Belastungs-EKG ist kontraindiziert bei: pathologischem EKG schon in Ruhe, Verdacht auf frischen Myokardinfarkt, Angina pectoris schon in Ruhe, pathologische Brady- oder Tachykardie, manifester Herzinsuffizienz, arterieller Hypertonie mit Werten in Ruhe von über 200/100 mm Hg, höhergradiger Aortenstenose. Abbruchkriterien beim Belastungs-EKG sind: Blutdruckabfall, starke Angina pectoris, ST-Streckensenkung über 0,3 mV, schwere Arrhythmie (gehäufte ventrikuläre Extrasystolen oder AV-Überleitungsstörungen), Zeichen der verminderten Perfusion wie z. B. Verwirrtheit oder starke Hautblässe, Blutdruckanstieg über 280/215 mm Hg, muskuläre Erschöpfung. Ursachen für ein falsch positives Belastungs-EKG sind: Medikamenteneinnahme, (besonders Digitalis), arterielle Hypertonie, Hypokaliämie, WPW-Syndrom. Während der Ergometrie wird die Leistung in 2-Minuten-Abständen um jeweils 25 W erhöht bis zur Zielherzfrequenz (Faustregel 200 minus Lebensalter). Ein Defibrillator muß unbedingt verfügbar sein.

In der Myokardszintigraphie mit Thallium zeigen sich Perfusionsdefekte in Ruhe und/oder unter Belastung. In der Herzbinnenraumszintigraphie mit Technetium läßt sich die linksventrikuläre Funktion darstellen sowie die hämodynamische Bedeutung einer bekannten Koronararterienstenose. Indikation für Isotopenmethoden bei nicht eindeutigem Belastungs-EKG-Befund oder nicht durchführbarem Belastungs-EKG.

In der selektiven Koronarangiographie zeigen sich Koronarstenosen und -verschlüsse, ggf. kann invasiv interveniert werden im Sinne einer Ballondilatation. Eine Koronarangiographie ist meist kontraindiziert bei schweren begleitenden Allgemeinerkrankungen (z. B. maligne Erkrankungen, bei deutlichem Übergewicht über 20 %), bei fortgeschrittenem Alter (über 80 Jahre). Komplikationen der Koronarangiographie: Arterielle Embolie (1 ‰), akuter Myokardinfarkt (2 ‰), lokale Komplikation an der Eintrittsstelle des Katheters (Hämatom, arteriovenöse Fistel, Aneurysma (7 ‰), Mortalität in Abhängigkeit vom Schweregrad der koronaren Herzkrankheit 0,3–1,0 ‰.

Therapie: Regelung der Lebensweise. Modifikation der Risikofaktoren (Hypercholesterinämie, Zigarettenrauchen, arterielle Hypertonie, Diabetes mellitus, Adipositas, Hyperurikämie). Medikamentöse Therapie mit *Nitraten*, die den myokardial bedingten Koronarwiderstand senken durch Reduzierung des venösen Rückflusses zum Herzen und des Füllungsdrucks im linken Ventrikel. Außerdem werden exzentrische Koronararterienstenosen erweitert, der Kollateralfluß erhöht. Wegen der Toleranzbildung werden niedrige Dosen oder Retardpräparate mit Einmalgabe empfohlen (z. B. 3 x 20 mg Isosorbidmononitrat oder 2 x 20 mg Isosorbiddinitrat oder Isosorbiddinitrat retard 1 mal 120 mg). *Beta-Rezeptorenblocker*, die die Herzfrequenz absenken auf ca. 50–55/min. und den Blutdruck senken, dabei den myokardialen Sauerstoffverbrauch reduzieren. Empfohlen auch in der Sekundärprävention nach Herzinfarkt. Präparate ohne intrinsische sympathomimetische Eigenaktivität und mit Spezifität für β1-Rezeptoren sollten bevorzugt werden. *Calciumantagonisten*, die durch eine Nachlastsenkung und Auflösung von Koronarspasmen antiischämisch wirken. Kalziumantagonisten vom Verapamil-Typ sind zusätzlich stärker negativ inotrop und können in Kombination mit Beta-Blockern Komplikationen wie Hypotonie und Bradykardie hervorrufen. Calciumantagonisten vom Nifedipin-Typ können gut mit Beta-Blockern kombiniert werden.

Die perkutane transluminale Koronarangioplastie (PTCA) ist indiziert bei Patienten mit einer Ein- oder Zwei-Gefäßerkrankung und möglichst proximaler konzentrischer Stenose. In 3–5 % der PTCA-Fälle kann ein akuter Verschluß durch die Ballondilatation auftreten, die einen sofortigen Eingriff notwendig werden läßt. Rezidivrate inner-

---

- Belastungs-EKG

kontraindiziert bei:
- pathologischem EKG in Ruhe
- frischem Myokardinfarkt
- Angina pectoris in Ruhe
- pathologischer Brady- und Tachykardie

- Myokardszintigraphie
- Herzbinnenraumszintigraphie

- Isotopenmethoden bei nicht durchführbarem Belastungs-EKG
- selektive Koronarangiographie (kontraindiziert bei schweren Allgemeinerkrankungen)

Therapie
- Regelung der Lebensweise und der Risikofaktoren
- medikamentöse Therapie mit
  - Nitraten
  - Beta-Rezeptorenblocker
  - Kalziumantagonisten
- Revaskularisation

halb der ersten 6 Monate liegt bei ca. 25 %, danach treten sehr viel weniger Re-Stenosen auf.

Komplikationen: Akuter Myokardinfarkt, Rhythmusstörungen.

Rehabilitation: Dosiertes Trainingsprogramm.

Prognose: Mit steigender Zahl der signifikanten Stenosen verschlechtert sich die Prognose. Schlechte Prognose auch bei einer Hauptstammstenose der linken Koronararterie und bei eingeschränkter linksventrikulärer Funktion. Hier bringt die aorto-koronare Bypass-Operation nachweisbar Verbesserungen der Prognose.

> schlechte **Prognose** bei steigender Zahl der Stenosen und bei Hauptstammstenose

19.2.3 Funktionelle Herzbeschwerden

Leitsymptome: Scharf umschriebene Herzstiche, über Stunden anhaltend.

> Es handelt sich um *kardiale Begleiterscheinungen psycho-vegetativer Erkrankungen*. 8–15 % der Patienten einer kardiologischen Poliklinik klagen über funktionelle Herzbeschwerden wie Herzneurosen, hyperkinetisches Herzsyndrom, paroxysmale Tachykardie ohne organische Grunderkrankung.

Klinik: *Symptome* sind belastungsunabhängige, meist scharf umschriebene Herzstiche, die oft über Stunden anhalten. Herzklopfen, Palpitationen. *Diagnostik*: Belastungs-EKG.

Differentialdiagnose: Koronare Herzkrankheit, vertebragene Beschwerden.

Therapie: Zur psychosomatischen und psychiatrischen Therapie s. Kap. **41. Psychiatrische Erkrankungen** und Kap. **43. Psychosomatische Erkrankungen**. Beim hyperkinetischen Herzsyndrom und paroxysmaler Tachykardie im Rahmen funktioneller Herzbeschwerden ist ein Therapieversuch mit Beta-Rezeptoren-Blockern lohnend.

Rehabilitation: Psychosomatische Beratung.

Prognose: Gut

> **Funktionelle Herzbeschwerden**
>
> **Leitsymptom**: Herzstiche
>
> **Definition** ⇒
>
> **Klinik**
> Herzstiche, Herzklopfen, Palpitationen
>
> **Diagnose** durch Belastungs-EKG
>
> **Therapieversuch** evtl. mit Beta-Rezeptorenblocker

19.2.4 Cor pulmonale

Leitsymptome: Atemnot, retrosternale Schmerzen, Anstrengungssynkopen.

> Es handelt sich um *Druckbelastung des rechten Ventrikels* durch eine primär pulmonale Erkrankung der Atemwege (obstruktive Ventilationsstörung), der Lungengefäße (Lungenembolie, primäre pulmonale Hypertonie), des Lungenparenchyms (Infiltrationen oder narbige Veränderungen). Chronische rechtsventrikuläre Druckbelastung kann bis zur *Rechtsherzinsuffizienz* führen. Es resultieren pektanginöse Beschwerden durch arterielle Untersättigung mit Sauerstoff und rechtsventrikuläre Hypertrophie mit Einschränkung der Koronarreserve.

Klinik: *Symptome* sind Atemnot, Angina pectoris, Anstrengungssynkopen. Fixiert und eng gespaltener II. Herzton als Zeichen der pulmonalen Hypertonie, Zeichen der Rechtsherzinsuffizienz mit Knöchelödemen, Hepatomegalie, Halsvenenstauung, evtl. Aszites. *Diagnostik*: Polyglobulie mit Hämatokrit über 48 % auf dem Boden chronisch hypoxischer Zustände. Im EKG Zeichen der rechtsventrikulären Hypertrophie (besonders hohes R in V1), Steil- und

> **Cor pulmonale**
>
> **Leitsymptome**: Atemnot, retrosternale Schmerzen
>
> **Definition** ⇒
>
> **Klinik**
> - Atemnot, Angina pectoris, Zeichen der Rechtsherzinsuffizienz
> - Polyglobulie
> - Zeichen rechtsventrikulärer Hypertrophie im EKG

19.2 Leitsymptom Thoraxschmerz

Rechtstyp bei älteren Patienten, P pulmonale (spitzes und hohes P in Ableitung II).

Im Echokardiogramm Vergrößerung des rechten Ventrikels. Im Doppler-Echo erhöhter systolischer Druck im rechten Ventrikel. Im Röntgenbild des Thorax erweiterte zentrale Lungenarterienabschnitte bei enggestellten Lungenarterien in der Peripherie (Kalibersprung), Dilatation des rechten Ventrikels im Seitenbild.

Differentialdiagnose: Rechtsherzinsuffizienz anderer Genese.

Therapie: Vorsichtige Digitalisbehandlung zur Stützung des rechten Ventrikels (cave Digitalis-Überempfindlichkeit mit schwerwiegenden Rhythmusstörungen), diuretische Therapie mit Thiaziden, Furosemid oder Aldosteronantagonisten. Verbesserung der rheologischen Situation bei Polyglobulie mittels Aderlässen. Besserung der hypoxisch bedingten Vasokonstriktion durch Sauerstoffgaben. Ungesichert ist der Erfolg von Vasodilatantien wie z. B. Kalziumantagonisten oder Prostaglandin-Derivaten. (Kausale Therapie der pulmonalen Erkrankung s. Kap. **20. Lungenerkrankungen**.)

Komplikationen: Rechtsherzversagen, Cirrhose cardiaque.

Prognose: Abhängig von der Grundkrankheit.

19.2.5 Aneurysma dissecans

Leitsymptome: Seltener, meist thorakaler Schmerz, Schocksymptomatik.
Das Aneurysma dissecans liegt zwischen durch Blut auseinandergedrängten Schichten der Aortenwand. Pathogenetisch handelt es sich um eine *Schwäche der Media*, meist kombiniert mit *arteriosklerotischen Veränderungen der Aortenwand*. Erkrankungsbeginn meist ab dem 50. Lebensjahr. In der Anamnese oft eine chronische arterielle Hypertonie. Unmittelbare Ursachen können plötzliche Anstrengungen, z. B. das Heben schwerer Lasten sein. Die dissezierenden Aortenaneurysmen werden nach DeBakey eingeteilt:

Typ I: Dissektion beginnt in der Aorta ascendens, reicht bis in die Aorta descendens (50 %); **Typ II:** Dissektion betrifft nur die Aorta ascendens bis zum Aortenbogen (30 %); **Typ III:** Nur Aorta descendens befallen (20 %).

Klinik: *Symptom* ist ein vernichtender, meist thorakaler Schmerz, Schocksymptomatik ohne Anhalt für Myokardinfarkt.

Diagnostik: EKG uncharakteristisch. Im Thoraxröntgenbild akute Verbreiterung des Mediastinums. Im Echokardiogramm Darstellung der Dissektion, besonders gute Darstellung über die transoesophagiale Echokardiographie. Im Angiogramm Darstellung der Dissektion als flottierende Membran in ihrer ganzen Länge, Identifizierung der Eintrittsstelle von wahrem zu falschem Lumen und ggf. auch Austrittsstelle vom falschen in das wahre Lumen zurück.

Differentialdiagnose: Akuter Myokardinfarkt, Lungenembolie.

Therapie: Sofortige Klinikeinweisung schon bei Verdacht. Bei den Typen I und II ist Blutdrucksenkung mit Beta-Blockern und möglichst rasche Aortographie und Operation angezeigt. Typ III zunächst konservativ mit Blutdrucksenkung. Die Indikation zur Operation ist erst gegeben, wenn das Aneurysma größer wird und Organausfälle (Anurie, Ileus, Ischämie einer Extremität) auftreten.

Komplikationen: Akute Ruptur, Perikardtamponade, akute Aorteninsuffizienz, akuter Tod.

Prognose: Letalität eines Aneurysma dissecans vom Typ I und II nach DeBakey in den ersten 24 Stunden 20 %, innerhalb der ersten 3 Tage 50 %, im ersten Monat 80 %.

- Vergrößerung des rechten Ventrikels im Echokardiogramm
- erhöhter systolischer Druck im rechten Ventrikel

Therapie
- Digitalis (Vorsicht!)
- Diuretika
- Sauerstoffgaben

Aneurysma dissecans

Leitsymptom: starker thorakaler Schmerz

Pathogenese
- Schwäche der Media
- arteriosklerotische Veränderungen der Aortenwand

Einteilung nach DeBakey in Typ I, II und III

Klinik
- vernichtender Schmerz mit Schocksymptomatik
- akute Verbreiterung des Mediastinums im Röntgenthorax

Therapie: sofortige Klinikeinweisung und Operation

19.2.6 Akute Perikarditis

Leitsymptome sind retrosternale Schmerzen, Atemnot, Fieber, Schweißneigung.

> Häufigste Ursache ist eine **Virusinfektion**, der Virusnachweis gelingt nicht immer. Seltener sind bakterielle Infektionen (Staphylokokken, Streptokokken, Pneumokokken), Kollagenkrankheiten, Auto-Immunprozesse (rheumatisches Fieber), Postkardiotomie-Syndrom, frischer Myokardinfarkt. Es kommt zur *Entwicklung einer Herzbeuteltamponade* mit Füllungsbehinderung beider Ventrikel.

Klinik: *Symptome* sind retrosternale Schmerzen, Atemnot, Fieber, Schweißneigung, systolisch/diastolische ohrnahe Reibegeräusche, die inspiratorisch verstärkt sind. Nimmt der Erguß zu, nehmen die Schmerzen und das auskultierbare Reiben ab; die Zeichen der Einflußbehinderung wie Halsvenenstau, Pulsus paradoxus, Atemnot, Tachykardie nehmen zu.

Diagnostik: BSG-Erhöhung, Leukozytose. Im EKG ST-Streckenhebungen in mehreren Ableitungen, ausgehend von einer hochgezogenen S-Zacke (nicht vom abfallenden Teil der R-Zacke wie beim akuten Myokardinfarkt). Im Röntgenbild des Thorax zeigt sich eine Bocksbeutelform der Herzsilhouette. Im Echokardiogramm ist Nachweis des Perikardergusses sichtbar.

Differentialdiagnose: Akuter Myokardinfarkt, Lungenembolie, Aortenaneurysma.

Therapie: Bei der benignen akuten Perikarditis Antiphlogistika (Indometacin, Diclofenac). Bei bakterieller Perikarditis Antibiotikatherapie, evtl. Perikarddrainage und/oder Perikardfensterung zur Vermeidung einer späteren Concretio pericardii.

Komplikationen: Perikardtamponade, chronische Perikardkonstriktion.

Prognose: Meist gut.

19.3 Leitsymptom Schwindel und Synkopen

19.3.1 Herzrhythmusstörungen

Der normale Herzrhythmus ist ein Sinusrhythmus mit Grenzen zwischen 60 und 100/min. Schwankungen der Herzfrequenz treten auch bei Gesunden auf. Die Einteilung der Rhythmusstörungen richtet sich nach der Frequenz: bei beschleunigter Herztätigkeit spricht man von **tachykarden**, bei verlangsamter Herztätigkeit von **bradykarden Rhythmusstörungen**. Ihr Nachweis erfolgt mit dem EKG (Abb. 19–3).

19.3.1.1 Tachykarde Rhythmusstörungen

19.3.1.1.1 Sinustachykardie

Leitsymptom: Herzfrequenz in Ruhe über 100/min.

> Tachykarde Rhythmusstörungen sind meist Zeichen einer Fehlregulation (*hyperkinetisches Herzsyndrom*) oder einer zugrundeliegenden Herzkrankheit (*Herzinsuffizienz*). Andere Ursachen sind Schilddrüsenüberfunktion oder Fieberzustände.

19.3 Leitsymptom Schwindel und Synkopen

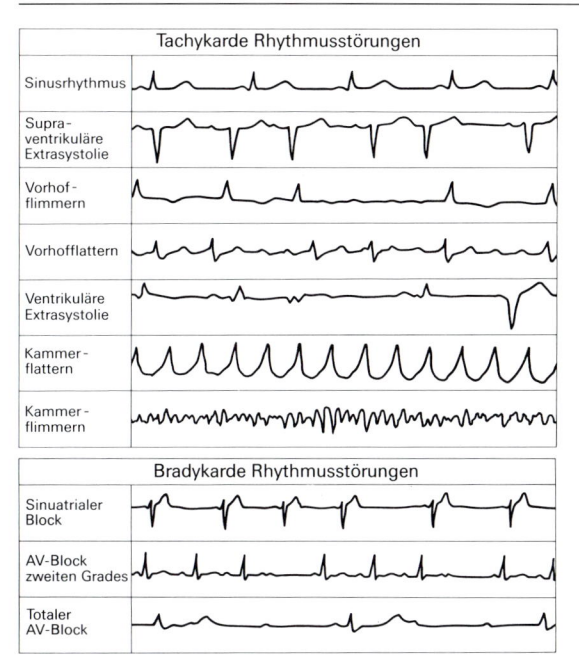

Abb. 19–3: Systematische Darstellung einzelner Herzrhythmusstörungen

Klinik: *Symptome*: Die Herzfrequenz liegt in Ruhe über 100/min., selten sind Schwindelerscheinungen, Angstzustände. *Diagnostik*: EKG, Langzeit-EKG.

Differentialdiagnose: Hyperkinetisches Herzsyndrom, Herzinsuffizienz, Hyperthyreose, Fieber.

Therapie: Je nach Grundkrankheit.

Rehabilitation: Keine.

Prognose: Gut.

19.3.1.1.2 AV-junktionale Tachykardie

Leitsymptom: Anfallsweise Tachykardien, die über Stunden anhalten können.

Ursachen sind *vegetative Fehlregulationen* oder *organische Herzkrankheiten* (30 %, z.B. Myokarditis, koronare Herzkrankheit, Hypertonie, WPW-Syndrom).

Klinik: *Symptome*: Anfallsweise auftretende Herzfrequenzen von 130–250/min., die über Stunden anhalten können. Typisch ist der plötzliche Beginn und das plötzliche Ende dieser Attacken. *Diagnostik*: EKG, evtl. Langzeit-EKG.

Differentialdiagnose: Alle tachykarden Rhythmusstörungen, z.B. Tachyarrhythmie bei Vorhofflimmern, Vorhofflattern mit 1:1-Überleitung.

Therapie: In der Akutsituation ist der Versuch angezeigt, durch Vagusreizung die Tachykardie zu beenden (Karotissinusdruck, Trinken kalten Eiswassers, Preßversuch nach Valsalva). Medikamentöse Therapie des Anfalls und als Anfallsprophylaxe: Digitalis, Verapamil, Betarezeptorenblocker, Chinidin, Disopyramid.

Prognose: Gut.

Diagnostik durch
- EKG
- Langzeit-EKG

AV-junktionale Tachykardie

Leitsymptom
anfallsweise Tachykardie
Ätiologie
- vegetative Fehlregulation
- organische Herzkrankheiten

Klinik
Herzfrequenzen von 130–250/min mit plötzlichem Beginn und plötzlichem Ende

Therapie
- in akuter Situation Vagusreizung
- medikamentös

19.3.1.1.3 Vorhofflattern

Leitsymptome: Tachykardien, Schwindel, Synkopen.
Ursachen sind organische Herzerkrankungen wie koronare Herzkrankheit, Mitralfehler, Myokarditis.

Klinik: *Symptome* sind anfallsartige bedrohliche Tachykardien, Schwindel, Synkopen. *Diagnostik*: Im EKG sägezahnartige P-Wellen mit Frequenzen von 220–350/min, mit unregelmäßiger Überleitung, aber auch regelmäßiger rascher Überleitung 2:1 oder sogar 1:1.

Differentialdiagnose: AV-junktionale Tachykardie, Tachyarrhythmie bei Vorhofflimmern.

Therapie: Verlangsamung der Überleitung auf die Kammern durch Digitalis, Verapamil, Beta-Blocker. Dann Konversion in Sinusrhythmus durch Chinidin oder Elektrokonversion.

Prognose: Gut.

19.3.1.1.4 Tachyarrhythmia absoluta

Leitsymptom: Unregelmäßiger schneller Puls.

> Es handelt sich um *Vorhofflimmern* mit rascher Überleitung auf die Kammern. Kammerfrequenz kann 180/min. erreichen. Die wichtigsten Ursachen sind KHK, arterielle Hypertonie, Mitralklappenfehler, Hyperthyreose.

Klinik: *Symptome*: Absolut arrhythmisch schneller Puls bis 180/min. *Diagnostik*: EKG.

Differentialdiagnose: Vorhofflattern, AV-junktionale Tachykardie.

Therapie: Verlangsamung der Kammerfrequenz durch Digitalis und Verapamil. Bei vergrößertem linken Vorhof und besonders bei Mitralfehlern sollte vor einem Konversionsversuch mit Chinidin oder Elektrokonversion eine Antikoagulation für drei Wochen durchgeführt werden wegen der Gefahr arterieller Embolien nach Rhythmisierung.

Prognose: Gut.

19.3.1.1.5 Ventrikuläre Tachykardie

Leitsymptome: Kritischer Blutdruckabfall, Bradykardie.
Ursachen sind koronare Herzkrankheit, Zustand nach Myokardinfarkt, schwere Herzinsuffizienz, Hypokaliämie, Chinidin- und Digitalistherapie. Es handelt sich um *lebensbedrohliche Rhythmusstörung mit kritischem Blutdruckabfall*.

Klinik: *Symptome* sind kritischer Blutdruckabfall, Bradykardie, Schockzustand. *Labor*: Unspezifisch. *Apparative Diagnostik*: Im EKG ist der QRS-Komplex schenkelblockartig auf über 0.12 sec. verbreitert. Frequenz liegt bei 150–200/min.

Differentialdiagnose: Supraventrikuläre Tachykardie mit aberranter Leitung.

Therapie: Defibrillation, nur ersatzweise medikamentös mit Lidocain, Novocamid, Beta-Blockern, Ajmalin.

Prognose: Abhängig von der Grundkrankheit. Ernste Prognose bei eingeschränkter linksventrikulärer Funktion.

Vorhofflattern

Leitsymptom
bedrohliche Tachykardien
Ätiologie: organische Herzkrankheiten

Klinik
sägezahnartige P-Wellen im EKG

Therapie
- Digitalis, Verapamil, Beta-Blocker
- Chinin, Elektrokonversion

Tachyarrhythmia absoluta

Leitsymptom: unregelmäßiger schneller Puls
Definition
⇒

Diagnostik durch EKG

Therapie: Digitalis, Verapamil

Ventrikuläre Tachykardie

Leitsymptom: Blutdruckabfall
Ätiologie: koronare Herzkrankheit, Myokardinfarkt, schwere Herzinsuffizienz

Klinik
- Bradykardie
- Schockzustand
- Frequenz 150–200/min

Therapie
Defibrillation

19.3 Leitsymptom Schwindel und Synkopen

19.3.1.1.6 Kammerflattern und Kammerflimmern

Ursache sind schwere entzündliche und ischämische *Veränderungen des Myokards*, besonders nach Myokardinfarkt. Bewußtlosigkeit tritt ein, da das Herz keine Förderleistung mehr aufbringen kann. Beim Kammerflimmern tritt sofortiger Kreislaufstillstand auf.

Klinik: *Symptome*: Bewußtlosigkeit und Kreislaufstillstand. *Diagnostik*: Beim Kammerflattern sind im EKG nur noch sinusförmige Ausschläge zu sehen. Beim Kammerflimmern völlig unregelmäßige Flimmerwellen.

Therapie: Sofortige Defibrillation mit 200–400 J. Bei Mißerfolg: Herzdruckmassage, Beatmung, 1 mg Adrenalin i.v. Wiederholung der Defibrillation mit 400 J.

Bei Mißerfolg nochmals 1 mg Adrenalin i.v. und 100 mg Xylocain i.v.

Komplikationen: Sekunden-Herztod.

Prognose: Ernst.

19.3.1.1.7 Wolff-Parkinson-White-Syndrom (WPW)

Leitsymptome: Tachykardien, Schwindel, Synkopen.
Durch ein akzessorisches Bündel zwischen Vorhof und Kammer werden die Kammern vorzeitig erregt (*Präexzitationssyndrom*). Tachykardie entsteht entweder durch kreisende Erregung (häufig) oder durch schnelle Überleitung eines Vorhofflimmerns auf die Kammern (selten).

Klinik: *Symptome* sind Tachykardie, Hypotonie, Schwindel, Synkopen.

Diagnostik: Im EKG Delta-Welle vor dem QRS-Komplex, abnorm kurze Überleitungszeit. Eine elektrophysiologische Untersuchung im Rahmen einer Herzkatheteruntersuchung ist angezeigt.

Differentialdiagnose: AV-junktionale Tachykardie, Kammerflattern und -flimmern.

Therapie: Konservative Therapie mit Ajmalin oder Beta-Blockern, evtl. chirurgische Durchtrennung des akzessorischen Bündels oder Katheter-Ablation.

Prognose: Gut.

19.3.1.2 Bradykarde Rhythmusstörungen

19.3.1.2.1 AV-Block

Leitsymptome: Symptomatische Bradykardien mit Schwindel, Adam-Stokes-Anfälle.
Es gibt 4 Formen der AV-Blockierung:

> **1. AV-Block I. Grades**: PQ-Überleitungszeit auf über 0,20 sec. verlängert, Herzfrequenz nicht beeinflußt.
> **2. AV-Block II. Grades vom Typ Wenckebach**: Progressive Verlängerung der PQ-Zeit, bis eine Vorhoferregung nicht mehr übergeleitet wird. Selten Symptome.
> **3. AV-Block II. Grades vom Typ Mobitz**: Eine AV-Überleitung fällt in mehr oder weniger konstantem Verhältnis zu den P-Wellen aus (z.B. 2:1, 3:1 etc. Block). PQ-Zeiten konstant.

Kammerflattern und Kammerflimmern

Ätiologie: schwere Veränderungen des Myokards

Klinik
- Kreislaufstillstand
- nur noch sinusförmige Ausschläge

Therapie: Reanimation

Wolff-Parkinson-White-Syndrom

Leitsymptome
Tachykardien, Schwindel
Ätiologie
Präexzitationssyndrom

Befunde durch
- EKG
- elektrophysiologische Untersuchung

Therapie
- konservativ medikamentös
- evtl. chirurgisch

Bradykarde Rhythmusstörungen

AV-Block

Leitsymptom: Adam-Stokes-Syndrom

4 Formen der AV-Blockierung
←

> **4. Totaler AV-Block III. Grades:** Vorhoferregung wird nicht mehr auf die Ventrikel übergeleitet. Langsames Ersatzzentrum etabliert sich in den Ventrikeln mit symptomatischer Bradykardie.

Diagnostik durch den Kardiologen.

Therapie: Bei symptomatischen Bradykardien besteht die Indikation zur Schrittmacherimplantation. In Notfällen passagere Frequenzanhebung durch Gabe von Adrenalin, Alupent, Atropin.

Prognose: Mit Schrittmachertherapie gut.

19.3.1.2.2 Sinuatrialer Block

Leitsymptome: Symptomatische Bradykardien bis zum Kreislaufversagen. Es existieren hier die gleichen Blockierungsgrade wie beim *AV-Block*, deren Differenzierung jedoch wesentlich schwieriger ist, da das Sinusknotenpotential nicht registriert werden kann. Der komplette sinuatriale Block zeigt sich als Vorhofstillstand mit einem Ersatzzentrum im AV-Knoten oder in den Kammern. Beim SA-Block II. und besonders III. Grades kann es zu symptomatischen Bradykardien kommen.

Klinik: *Symptome* sind Schwindel, Rhythmusstörungen, Synkopen. *Diagnostik*: EKG, Langzeit-EKG.

Differentialdiagnose: Sinusstillstand,

Therapie: Beim SA-Block II. und III. Grades mit symptomatischer Bradykardie Indikation zur Schrittmacherimplantation.

Prognose: Gut.

19.3.1.2.3 Kranker Sinusknoten

Leitsymptom: Brady-Tachykardie-Syndrom. Es handelt sich um den Wechsel zwischen pathologischer Sinusbradykardie und Vorhofflimmern mit rascher Überleitung.

Klinik: *Symptome* sind Schwindel und Synkopen.

Diagnostik: Im EKG Wechsel zwischen Sinusbradykardie und Vorhofflimmern mit Tachyarrhythmia absoluta.

Differentialdiagnose: Karotis-Sinus-Syndrom: Durch Reizung des Karotis-Sinus bei Kopfdrehung usw. kann es zu sinuatrialen oder atrioventrikulären Leitungsblockierungen mit längeren Pausen kommen, hier ist nur in seltenen Fällen eine Schrittmacherimplantation notwendig.

Therapie: In ausgeprägten Fällen Kombination aus Schrittmacherbehandlung für die bradykarden Phasen und medikamentöser Behandlung der tachykarden Phasen mit Digitalis, Verapamil, Beta-Blockern.

Prognose: Gut.

19.3.2 Orthostatische Fehlregulationen

Leitsymptome: Hypotonie, „Kirchensynkope". Orthostatische Reaktion beim Valsalva-Manöver (z. B. Singen in der Kirche).

Klinik: *Symptome* sind Hypotonie, Tachykardie, Synkope. *Diagnostik:* Im Schellong-Test soll bei 10- minütigem Stehen der systolische Druck gleichblei-

---

Therapie
- Schrittmacherimplantation
- evtl. Adrenalin, Alupent, Atropin

SA-Block

Leitsymptom
Bradykardien mit Kreislaufversagen gleiche Blockierungsgrade wie beim AV-Block

Klinik
Rhythmusstörungen, Synkopen
Diagnostik durch EKG

Therapie
Schrittmacherimplantation bei SA-Block II. und III. Grades

Kranker Sinusknoten

Leitsymptom: Brady-Tachykardie-Syndrom

Klinik
Wechsel zwischen Sinusbradykardie und Vorhofflimmern

Therapie Schrittmacherbehandlung und medikamentöse Therapie

Orthostatische Fehlregulationen

Leitsymptom „Kirchensynkope"
Klinik
- Hypotonie
- Tachykardie
- Synkope

ben, der diastolische Druck weniger als 10 mm Hg ansteigen, die Herzfrequenz weniger als 10 /min. zunehmen. Bei stärkerem Abfall des systolischen Drucks, Anstieg des diastolischen Drucks und der Herzfrequenz liegt eine hypotone Regulationsstörung vor.

Differentialdiagnose: Synkopen anderer Genese (z. B. Rhythmusstörungen, Aortenstenose).

Therapie: Allgemeine Kreislaufkonditionierung (z. B. durch Ausdauertraining), evtl. Venentonisierung (Dihydroergotamin).

Prognose: Gut.

Therapie: allgemeine Kreislaufkonditionierung

20. Lungenerkrankungen
W. T. Ulmer

20.1 Leitsymptom akuter Husten

20.1.1 Akute Bronchitis

> Die akute Bronchitis ist die häufigste bronchopulmonale Erkrankung. Ursachen sind gesteigerter **Reinigungsmechanismus**, z. B. bei Staubbelastungen und bei Rauchern, **virale** und **bakterielle Infekte** und **Allergien**. Dauer gewöhnlich ca. 14 Tage. Tabakrauchen ist ein entscheidender Kausalfaktor.

Klinik: *Symptome*: Alle Schweregrade, wie hohes Fieber, stark reduziertes Allgemeinbefinden, tracheales Wundgefühl, Hustenattacken mit purulentem, schwer abhustbarem Auswurf, aber auch nur Kratzen im Hals, oder leichter Husten ohne Auswurf sind möglich.
Weiterführende **Diagnostik** mit Lungenfunktionsprüfung und Röntgenaufnahme der Lunge, wenn der Husten trotz Therapie länger als zwei Wochen anhält.

Differentialdiagnose: Bronchialkarzinom, Infekt bei allgemeiner Abwehrschwäche, Stauungsbronchitis bei Linksherzinsuffizienz, Tuberkulose, Bronchopneumonien.

Therapie: *Akute Bronchitis*: Schonung des Bronchialsystems, keine körperliche Belastung, Aufenthalt in gleichmäßig temperierten Räumen, Tabakrauchverbot. Zufuhr von warmen Getränken, z. B. Hustentees. Gabe von Sekretolytika bei zähem Sekret (Acetylcystein, Carbocystein). Antitussiva, wie Codein, Codeinabkömmlinge, z. B. Dihydrocodein nur bei starkem Hustenreiz. Antibiotika bei bakterieller Infektion. Bei Allergien Antihistaminika, Dinatrium cromoglycicum, inhalative Glukokortikosteroide.
Subakute Bronchitis: Husten über mehr als 3 Wochen und/oder bei Patienten mit überempfindlichem Bronchialsystem und rezidivierenden Beschwerden innerhalb von 4–6 Wochen. Obligate Therapie mit inhalativen Glukokortikosteroiden in einer Dosierung von 3 x täglich 2 Hüben bis zu 3stündlich 1 Hub über entsprechende Spacer.

Komplikationen: Übergang in eine chronisch obstruktive Atemwegserkrankung.

Nachbehandlung: Patienteninformation, Patientenschulung über Risikofaktoren wie Rauchen, Allergisierung usw.

20.2 Leitsymptom akuter Husten mit Fieber und Auswurf

20.2.1 Bronchopneumonie

> Es handelt sich um das Übergreifen einer meist **bakteriellen** Bronchialentzündung auf das Lungenparenchym, häufig bei Exazerbation einer obstruktiven Bronchitis.

Klinik: *Symptome:* purulenter Husten, Fieber, schlechter Allgemeinzustand, mehr oder weniger starke Luftnot. *Diagnostik:* Leukozytose, BSG-Beschleunigung.

Differentialdiagnose: Alle Pneumonieformen (s.u.), Bronchialkarzinom, Lungenabszeß.

Therapie: Antibiotika, u. U. nach Antibiogramm.

Komplikationen: Kreislauflabilität, Atemwegsobstruktion, Herzinsuffizienz.

Nachbehandlung: Schonung des Bronchialsystems. Prüfung, ob Atemwegsobstruktion oder überempfindliches Bronchialsystem vorliegt. Klimawechsel (Kuraufenthalt).

Prognose: Abhängig von Alter und Gesamtzustand.

20.2.2 Lobärpneumonie

Ätiologie: Erreger sind meist **Pneumokokken**. Befallen wird ein einzelner Lungenlappen mit relativ scharfer Abgrenzung. Falls mehrere Lungenlappen befallen sind, spricht man von *Mehrlappenpneumonie*.

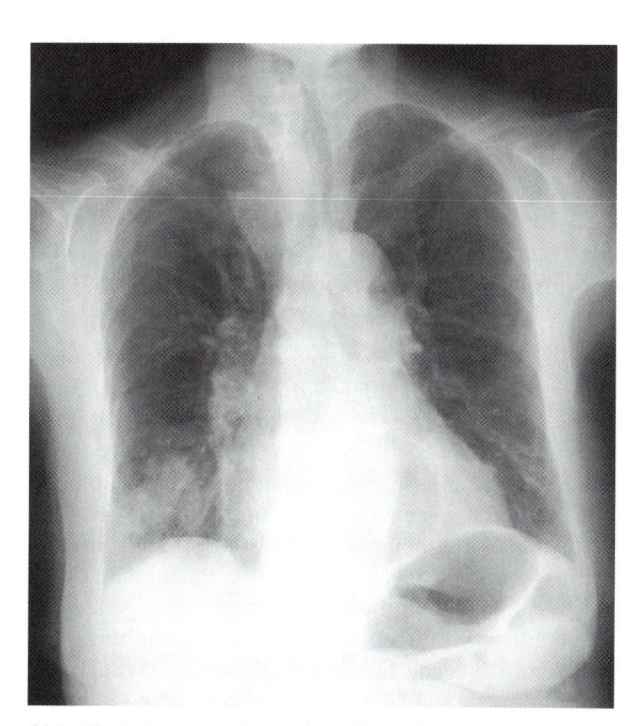

Abb. 20–1: Pneumonie, rechtes Unterfeld

Klinik

- Crepitatio indux
- aufgehobenes Atemgeräusch
- Crepitatio redux

Differentialdiagnose

Therapie antibiotisch

Komplikationen
- Pleurabeteiligung
- Perikarditis
- Lungenabszeß

Nachbehandlung
Schonung, Klimawechsel

Prognose

Viruspneumonie

Definition
⇨

Klinik:
- akuter Husten
- hohes Fieber
- Hämoptoe
variable radiologische Befunde

Differentialdiagnose:
- Infarktpneumonie
- hypostatische Pneumonie
- Begleitpneumonie

- Pilzpneumonie
- Aspirationspneumonie

- Lungenabszeß

Therapie
- Breitbandantibiotika bei Viruspneumonie
- Bronchialtoilette, evtl. Antibiotika bei Infarktpneumonie

- Atemgymnastik, Brochialtoilette, Antibiotikaprophylaxe bei hypostatischer Pneumonie
- Antibiotika bei Begleitpneumonie
- Sulfonamidtherapie bei Pilzpneumonie

- Absaugen, Abklopfen, evtl. Intubation bei Aspirationspneumonie

Klinik: *Symptome*: Rascher Temperaturanstieg, evtl. Schüttelfrost, häufig Herpes labialis, Luftnot mit Nasenflügelatmen, stark reduzierter Allgemeinzustand, auskultatorisch zunächst Crepitatio indux, ein aufgehobenes Atemgeräusch und dann Crepitatio redux. Abhusten von rostfarbenem Sputum im Stadium der Lösung. *Diagnostik:* hohe Leukozytose, BSG-Beschleunigung, Röntgen (Abb. 20–1).

Differentialdiagnose: Tuberkulose, Lungenabszeß, andere Pneumoniearten (s.u.), Tumoren.

Therapie: Antibiotika, sorgfältige Allgemeinpflege.

Komplikationen: septisches Krankheitsbild, Pleurabeteiligung mit Pleuritis bis zum Pleuraempyem, Perikarditis, Perikardempyem, Lungenabszeß, metastatische Abszesse, z.B. im Gehirn oder der Nieren, bei Mehrlappenpneumonie Gefahr der respiratorischen Insuffizienz.

Nachbehandlung: Zunächst Schonung des bronchopulmonalen Systems. Vollständige Ausheilung überwachen. Klimawechsel.

Prognose: Nach größeren Einschmelzungsprozessen kann chronische Bronchitis mit deren Komplikationen resultieren.

20.2.3 Viruspneumonie

> Synonyme sind *atypische Pneumonie, Influenza-* oder *Grippepneumonie*. Erreger sind sowohl **RNA-** wie **DNA-Viren**. Bei verminderter Abwehrlage und in Grippezeiten ist epidemisches Auftreten häufig.

Klinik: *Symptome* sind typischer akuter Husten, hohes Fieber, häufig Hämoptoe, aber auch uncharakteristische, blande Krankheitsverläufe. *Diagnostik*: Häufig **keine** Leukozytose. Sehr variable radiologische Befunde der Lunge von geringster bis massiver pneumonischer Infiltration.

Differentialdiagnose: 1. *Infarktpneumonie* (Superinfektion infarzierter Lungenbezirke). 2. *Hypostatische Pneumonie* (bei abwehrgeschwächten, bettlägerigen Patienten mit oberflächlicher Atmung. Schlechte Prognose). 3. *Begleitpneumonie* (pulmonale Mitbeteiligung, z.B. bei Masern, Scharlach, Typhus usw.). 4. *Pilzpneumonie* (z.B. Aktinomyzeten. Pilznachweis im Sputum beweist nicht prinzipiell eine Pilzerkrankung der Lunge). 5. *Aspirationspneumonie* (Aspiration von Fremdkörpern, Mageninhalt, z.B. bei Kindern, bei komatösen Patienten, nach Schlaganfällen, manchmal rezidivierende Mikroaspirationen mit rezidivierenden pneumonischen Herden.) 6. *Lungenabszeß* (nach größeren Pneumonien. Klinischer Verlauf kann hochfieberhaft, aber auch sehr blande sein).

Therapie: 1. *Viruspneumonie*: Zur Vermeidung bakterieller Superinfektionen Gabe von Breitbandantibiotika, Allgemeinpflege; präventivmedizinisch sinnvoll ist Grippeschutzimpfung. 2. *Infarktpneumonie*: Verhütung einer Superinfektion nach Lungeninfarkt, evtl. Antibiotikaprophylaxe, regelmäßige Bronchialtoilette, Atemgymnastik, bei manifester Infarktpneumonie antibiotische Therapie. 3. *Hypostatische Pneumonie*: zunächst intensive Infarktprophylaxe durch regelmäßiges Abreiben und Abklopfen der Patienten, Atemgymnastik, Bronchialtoilette, Antibiotikaprophylaxe. Bei manifester Pneumonie Antibiotikatherapie. 4. *Begleitpneumonie*: Antibiotikatherapie, Atemgymnastik. 5. *Pilzpneumonie*: Sulfonamidlangzeittherapie. Systemische Antimykotika zeigen oft erhebliche Nebenwirkungen. Immunstimulierende Maßnahmen zur Verbesserung der Abwehrkräfte. Bei Einschmelzung operative Drainage. 6. *Aspirationspneumonie*: Prophylaxe durch häufiges Absaugen, Abklopfen,

Lagerung, evtl. Intubation. Bei manifester Aspirationspneumonie gezielte Antibiotikatherapie. 7. *Lungenabszeß*: Systemische Antibiotikatherapie meist nicht ausreichend. Gewinnt der Abszeß Anschluß an das Bronchialsystem, gelingt die Selbstheilung, sonst operative Drainage.

- evtl. operative Drainage bei Lungenabszeß

Komplikationen: Respiratorische Insuffizienz, Sepsis.

Nachbehandlung: Wie bei Lobärpneumonie.

Prognose: Wie bei Lobärpneumonie.

20.3 Leitsymptom Obstruktion

20.3.1 Obstruktive Bronchitis

Leitsymptom Obstruktion

Obstruktive Bronchitis

> Atemwegsobstruktion bedeutet meßbar **erhöhte Strömungswiderstände** in den Atemwegen.

Definition
⇐

Auslösefaktoren sind Kälte, nasse *Klimaverhältnisse*, *Infektionen* durch Viren und Bakterien, Allergene, Schadstoffe der Atemluft (z.B. Tabakrauch). Als *Berufskrankheiten* anerkannt sind obstruktive Atemwegserkrankungen des Bäckers (Bäckerasthma bei Mehlstaubmilbenallergie), Farmerlunge (Schimmelpilzallergie), Holzstauballergie (in der holzverarbeitenden Industrie). Chemisch-physikalisch ausgelöste obstruktive Atemwegserkrankungen im Bereich der Berufskrankheiten sind die Silikose ab dem röntgenologischen Stadium 2/3 und die Asbestose (s.u.).

Auslösefaktoren
- Klima
- Infektionen
- Berufskrankheiten
  - Bäckerasthma
  - Farmerlunge
  - Holzstauballergie
  - Silikose
  - Asbestose

Klinik: *Symptome*: trockener Husten, exspiratorisches Giemen und Brummen, fortgeleitete grobblasige Rasselgeräusche, mehr oder weniger starke Luftnot und Agitation. Die Bronchialobstruktion unterliegt einer zirkadianen Rhythmik, mit Verstärkung der Symptomatik in den frühen Morgenstunden.

Klinik
- trockener Husten
- grobblasige Rasselgeräusche
- Luftnot

Lungenfunktionstestung: Verminderter 1-Sekunden- und Peak flow-Wert. Erhöhte Strömungswiderstände bei nur mäßig erhöhtem intrathorakalen Gasvolumen. Bei schwereren Fällen arterieller Sauerstoffdruck erniedrigt und später Kohlensäuredruck erhöht.

Lungenfunktion

Differentialdiagnose: Ausschluß einer Mukoviszidose, Ausschluß eines Asthma bronchiale.

Differentialdiagnose

Therapie: Theophylline (oral oder i.v.). Die Beta2-Sympathikomimetika sind die stärksten Bronchodilatatoren. Nach Inhalation tritt die Wirkung innerhalb von Minuten ein. Die Beta2-Sympathikomimetika Fenoterol und Salbutamol haben Wirkdauern von >8 Stunden. Anticholinergika erreichen ca. 65 % der Bronchodilatation der Beta2-Sympathikomimetika, zeichnen sich durch eine enorme therapeutische Breite und Nebenwirkungsfreiheit aus. Durch Kombination von Beta2-Sympathikomimetika und Anticholinergika bleiben beide Stoffgruppen unter der Nebenwirkungsgrenze.
Bei allergischer Komponente Gabe von *Antiallergika* wie Dinatrium cromoglycicum über ein Inhaliergerät oder als Dosieraerosol zur Dauertherapie. Eine kontrollierte Probebehandlung über 4 Wochen klärt den Nutzen dieser Stoffgruppe. Geeignet sind Kombinationspräparate aus Dinatrium cromoglycicum und Beta2-Sympathikomimetika.
Antibiotika-Therapie ist häufig notwendig.
Glukokortikosteroide als Dosieraerosol, als Tablette, als Injektion intravenös oder intramuskulär und als Zäpfchen wirken antiphlogistisch, wobei die Inhalation am günstigsten ist. Depotpräparate haben eine Wirkdauer von bis zu

Therapie
- Bronchodilatatoren (ß2-Sympathikomimetika, Anticholinergika, Theophylline)

- Antiallergika
z.B. Dinatrium cromoglycicum

- Antibiotika
- Glukokortikosteroide

20. Lungenerkrankungen

- Sekretolytika (Ambroxol, Acetylcystein)

Komplikationen

Nachbehandlung
Vermeidung von Risikofaktoren

Prognose

Asthma bronchiale und Status asthmaticus

Definition
⇒

Auslösefaktoren
- Kälte
- Anstrengung
- Allergene
- Schadstoffe
- Viren, Bakterien

Klinik
- exspiratorische Luftnot
- zäher Schleim
- trockener Husten

Diagnostik
- Allergiediagnostik
- IG-Bestimmung
- Lungenfunktionstest

Differentialdiagnose

Therapie
des Status asthmaticus prinzipiell wie bei obstruktiver Bronchitis mit höheren Dosierungen

---

21 Tagen. Die Nebenwirkungen wie Cushingoid, petechiale Hautblutungen, Osteoporose, Steroiddiabetes sind sehr selten unter adäquater Therapiekontrolle, müssen jedoch bedacht werden.

Sekretolytika (z.B: Ambroxol, Acetylcystein), zusammen mit ausreichenden Trinkmengen pro Tag, sorgen für eine Verflüssigung des zähen Schleims.

Komplikationen: Respiratorische Insuffizienz, Status asthmaticus, Cor pulmonale.

Nachbehandlung: Patientenschulung und Information über Langzeittherapie, Vermeidung von Risikofaktoren (z.B. Rauchen).

Prognose: Chronifizierung und Progredienz müssen verhindert werden.

20.3.2 Asthma bronchiale und Status asthmaticus

> Asthma ist eine **anfallsartige Atemwegsobstruktion**. Anfälle aus völligem Wohlbefinden sind möglich. Es liegt immer eine unspezifische Überempfindlichkeit des Bronchialsystems vor. Von einem **Status asthmaticus** spricht man, wenn die Beschwerden nach Standardtherapie zunächst nicht ansprechen.

Auslösefaktoren sind Kälte, Anstrengungen, Allergene, Schadstoffe, Viren, Bakterien u.a. Asthmaanfälle können innerhalb von Minuten tödlich enden, wenn die Lunge nicht mehr beatembar ist und es über eine Überlastung des rechten Herzens zur zerebralen Hypoxie kommt.

Klinik: *Symptome* sind anfallsartige exspiratorische Luftnot mit Giemen und Brummen, zäher Schleim, große Atemnot, trockener Husten, meist starke Agitation. Einsatz der Atemhilfsmuskulatur, zunehmende Zyanose.

Diagnostik: Allergiediagnostik mit Intrakutantest und inhalativen Provokationen. Immunglobulinbestimmung. Arterielle Blutgase. Lungenfunktionstest (Abb. 20–2).

Differentialdiagnose: siehe die verschiedenen Ursachen der Atemwegsobstruktion, besonders Tumor in Trachea oder größeren Bronchien.

Therapie: Die Entwicklung eines Status asthmaticus muß frühzeitig erkannt werden, um dessen „Therapieresistenz" zu vermeiden: Die Therapiericht-

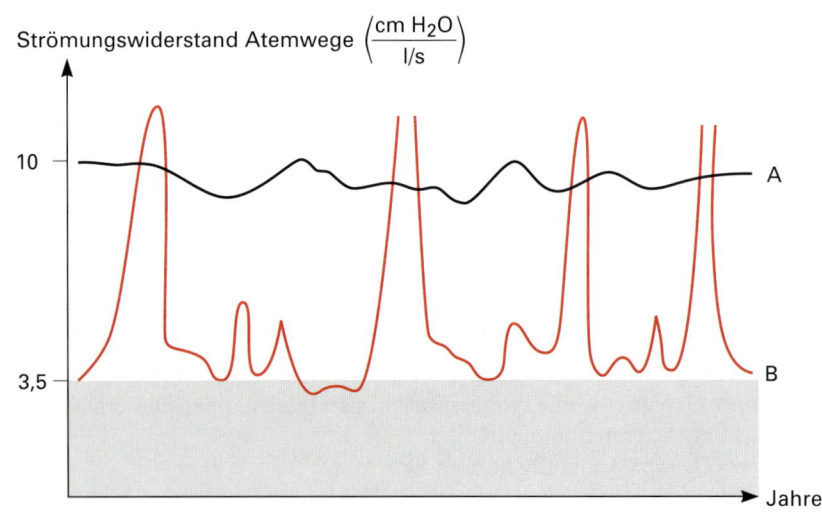

Strömungswiderstand Atemwege $\left(\frac{cm\ H_2O}{l/s}\right)$

Abb. 20–2: Typische Funktionsmuster bei Patienten mit Asthma bronchiale (Kurve A) und von Patienten mit chronisch obstruktiver Bronchitis (Kurve B)

20.3 Leitsymptom Obstruktion

linien entsprechen prinzipiell denen der obstruktiven Bronchitis (s.o.), die Dosierungen müssen wesentlich erhöht werden:

Bis zu 30 Hübe eines Beta2-Sympathikomimetikums innerhalb von 30 Minuten. Initial 240 mg Theophyllin i.v., dann Glukokortikosteroide i.v. oder i.m. oder rektal. Sekretolytika. Frühzeitige Intubation, maschinelle Beatmung, Bronchiallavage.

Komplikationen: Respiratorische Insuffizienz, Pneumothorax.

Nachbehandlung: Langzeitbetreuung mit intensiver Patientenschulung zur Dauermedikation und Notfalltherapie.

Prognose: Chronisches Krankheitsbild, das langfristig stabilisiert verlaufen kann bei adäquater Therapie und Patienteninformation.

20.3.3 Lungenemphysem

Zugrunde liegt ein **relativer Proteasenüberschuß** mit Abbau von Lungenparenchym. Es kommt zu einer irreversiblen Überdehnung der alveolentragenden Bezirke der Lunge. Wichtiger Risikofaktor ist zusätzliches Rauchen.

Klinik: *Symptome*: Tiefstehendes Zwerchfell, weite Zwischenrippenräume, Faßthorax, hypersonorer Klopfschall, abgeschwächtes Atemgeräusch, mehr oder weniger starke Luftnot. *Diagnostik*: Röntgen-Thorax, (überblähte, transparente Lungen), Lungenfunktion (erhöhtes intrathorakales Gasvolumen und obstruktive Ventilationsstörung).

Therapie: Infektbekämpfung, bei Obstruktion s. 20.3.1.

Komplikationen: Entwicklung eines chronischen Cor pulmonale mit Herzinsuffizienz und Lungenembolien.

Nachbehandlung: Konsequente Langzeittherapie.

Prognose: Unter rechtzeitiger, konsequenter Therapie kann eine normale Lebenserwartung erreicht werden.

20.3.4 Silikose

Pneumokoniose, die im Kohlenbergbau, in der keramischen Industrie, in der Steingewinnung, in Steinbrüchen und bei der Steinverarbeitung vorkommt. Es gibt Röntgenstadien für die Dichte der Herde. Sie entsprechen der Klassifikation des Internationalen Arbeitsamtes (**ILO-Klassifikation**) von 0/0 über eine 10-Stufenskala bis zu 3/3. Die Größe der Herde werden mit p, q oder r bezeichnet, die Schwielen je nach Größe in A-, B- oder C-Schwielen unterteilt (Abb. 20–3).

Klinik: *Symptome*: Von einer einfachen Bronchitis durch gesteigerte Reinigungsmechanismen bis zur schweren obstruktiven Atemwegsbehinderung mit Husten, expiratorischem Stridor und Luftnot. *Diagnostik*: Röntgen-Untersuchung, Lungenfunktionstestanamnese.

Differentialdiagnose: Bronchialkarzinom, weitere Pneumokoniosen.

Therapie: Präventive Maßnahmen durch betriebliche und persönliche Staubbekämpfung (Atemmasken), Therapie der Atemwegsobstruktion s. *20.3.1 Obstruktive Bronchitis*.

Komplikationen: S. respiratorische Insuffizienz mit Erwerbsunfähigkeit. Tuberkuloseinfektion. Silikose ist keine Präkanzerose.

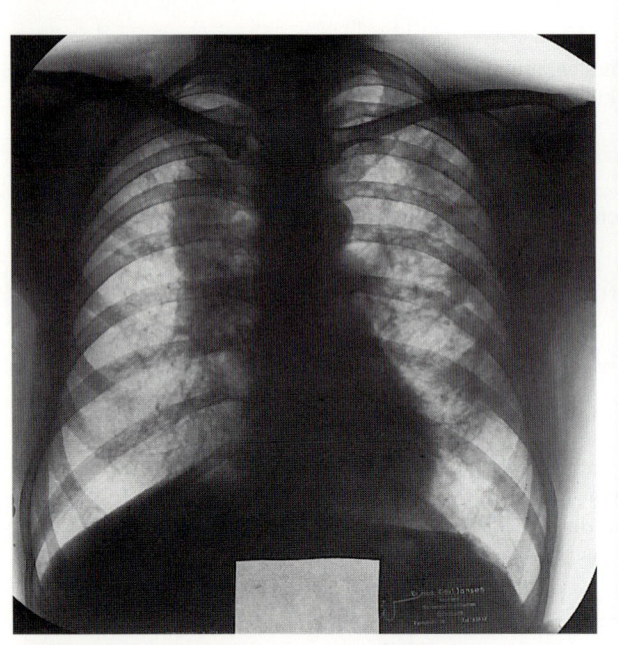

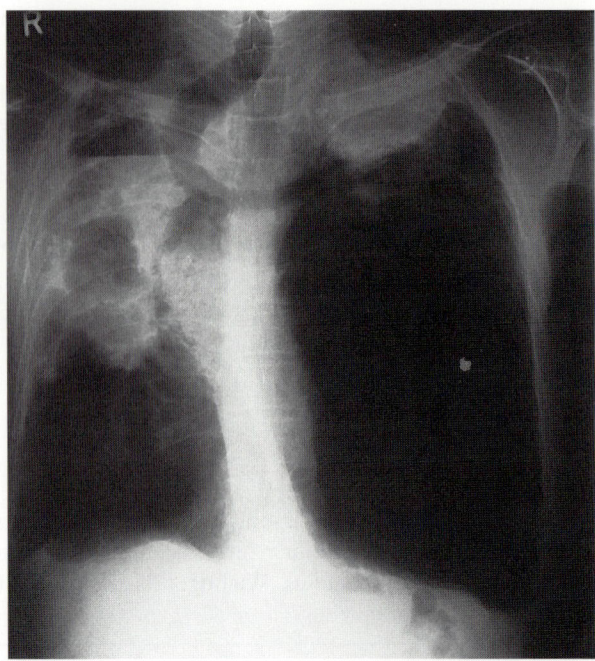

Abb. 20–3: Entwicklung einer silikotischen Schwiele in der rechten Lunge bis zur Schwielennekrose mit entsprechender kavernöser Einschmelzung

Nachbehandlung durch Langzeitbetreuung

Prognose

Nachbehandlung: Langzeitbehandlung, Langzeitbetreuung, sozialmedizinische Beratung.

Prognose: Abhängig von effektiver Staubbekämpfung, konsequenter Therapie der Atemwegsobstruktion.

20.3.5 Bronchiektasie

Bronchiektasie

Definition
⇒

> Bronchiektasien sind *Aussackungen der Bronchien*, meist erworben nach rezidivierenden schweren Entzündungen, aber auch angeboren, meist Übergang in eine obstruktive Bronchitis.

Klinik und **Diagnostik**

Klinik: *Symptome:* Chronischer, obstruktiver Husten, viel Sputum, zunehmende Luftnot. *Diagnostik:* Im Schub Leukozytose und BSG-Beschleunigung. Röntgen-Thorax, Bronchographie, CT-Thorax, Bronchoskopie.

Differentialdiagnose

Differentialdiagnose: Bronchialkarzinom, Lungenzysten.

Therapie wie 20.3.1

Therapie: s. Kap. *20.3.1 Obstruktive Bronchitis.*

Komplikationen
Bronchialkarzinom

Komplikationen: Septische Verläufe, zunehmende respiratorische Insuffizienz, Bronchialkarzinom.

Nachbehandlung durch Langzeitbetreuung

Nachbehandlung: Langzeitbetreuung, Langzeitbehandlung, achten auf die Risikofaktoren (Rauchen).

unterschiedliche **Prognose**

Prognose: Je nach individuellem Verlauf und therapeutischer Einstellung.

20.4 Leitsymptom chronisch rezidivierender Husten mit Hämoptoe

20.4.1 Bronchialkarzinom

> Risikofaktoren sind Tabakrauchen und Asbestexposition. Mortalität an Bronchialkarzinom bei Nichtrauchern und Rauchern: Relation 1:12,7. Histologisch wird in das **kleinzellige** und in das **großzellige Bronchialkarzinom** und in ein **Plattenepithel-** und **Adenokarzinom** eingeteilt.

Klinik: *Symptome:* Zunächst uncharakteristisch, hartnäckiger Husten, z. T. trocken, dann mit evtl. blutigem Sputum vermischt, Leistungsknick, Nachtschweiß, Gewichtsverlust, obstruktive Symptome, bronchitische Schübe. *Diagnostik:* Tumormarker (CEA), Leukozytose, BSG-Beschleunigung, Röntgen-Thorax, CT-Thorax, Bronchoskopie, Feinnadelpunktion, Perfusionsszintigraphie, Angiographie.

Differentialdiagnose: Lymphome, Tuberkulose, Silikose, Lymphogranulomatosen, Leukämien, Lymphokarzinomatosen der Lunge (evtl. erstes Symptom eines nicht erkannten Primärtumors wie Magen, Pankreas, Dickdarmkarzinom). Gutartige Bronchusadenome (können bronchoskopisch sehr gut entfernt werden). Das Pleuramesotheliom (überwiegend asbestbedingt, mit blutigen Pleuraergüssen und sehr schlechter Prognose, s. Abb. 20–4). Pleurakarzinose bei Bronchialkarzinom oder Mammakarzinom.

Therapie: Heilungschancen bei Frühoperation durch Pneumektomie. Beim kleinzelligen Bronchialkarzinom ist die Chemotherapie Therapie der Wahl. In inoperablen Fällen Radiochemotherapie.

Komplikationen: Respiratorische Insuffizienz, multiple Metastasierung (Gehirn, Skelettsystem).

Nachbehandlung: Langzeitbetreuung, besonders Schmerztherapie, Krankengymnastik, allgemeine Roboration.

Prognose: Nur 20–30 % der Patienten sind zum Zeitpunkt der Diagnosestellung noch operabel. Die 5-Jahresüberlebensrate der Operierten liegt bei 20–30 %.

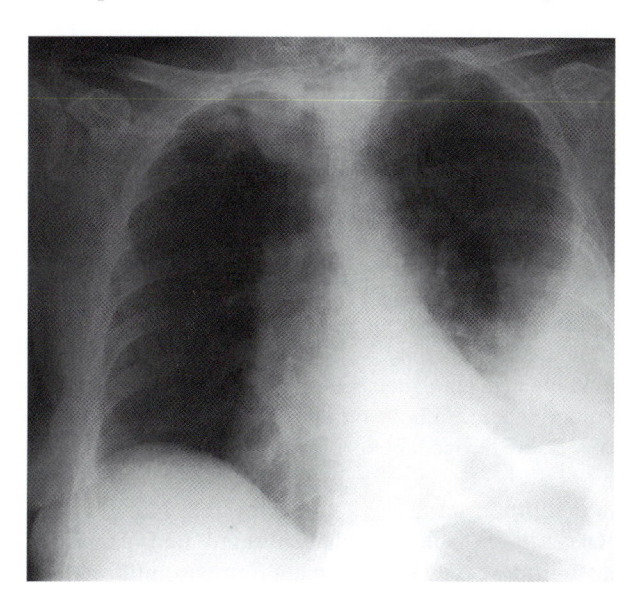

Abb 20–4: Massiver Pleuraerguß wie er bei verschiedenen Erkrankungen der Pleura, aber auch bei der Herzinsuffizienz vorkommen kann

20. Lungenerkrankungen

20.5 Leitsymptom subfebrile Temperaturen, geringer Husten, geringe Luftnot

20.5.1 Tuberkulose

> *Mycobacterium tuberculosis* befällt meist zunächst die Lunge. Der **Primärinfekt** kann spontan abheilen, seine Reaktivierung ist jedoch lebenslänglich möglich, insbesondere bei Abwehrschwäche.

Verlaufsformen: Das *Frühinfiltrat* kann verkäsen, fibrosieren, infiltrieren und kavernisieren. Gleiches kann nach Reaktivierung alter Herde eintreten. *Miliartuberkulose* ist eine Streuung über die gesamte Lunge. Andere Verlaufsformen sind tuberkulöse *Bronchitis*, tuberkulöse *Laryngitis*, tuberkulöse *Pleuritis*. Tuberkulose ist eine **meldepflichtige Erkrankung,** im Erkrankungsfall wird die gesamte Umgebung mituntersucht.

Klinik: *Symptome*: Bei der Primärinfektion treten Symptome wie bei einem blanden grippalen Infekt auf, Abnahme der Leistungsfähigkeit, subfebrile Temperaturen, Husten, mit und ohne Auswurf, Gewichtsabnahme, Heiserkeit. *Diagnostik*: Säurefeste Stäbchen im Sputum, Röntgen-Thorax, Tomographie, CT-Thorax, Punktion, Bronchoskopie.

Differentialdiagnose: Silikotische Schwielen, Bronchialkarzinom. Lungenechinokokkus, eosinophile Infiltrate (allergische Infiltrate).

Therapie: *Präventive Maßnahmen* sind von besonderer Bedeutung (Hygiene, BCG-Impfung als Präventionsimpfung bei erhöhter Ansteckungsgefahr z. B. bei Ärzten, Pflegepersonal, Angehörigen erkrankter Patienten, in schlechtem sozialen Milieu mit erhöhter Ansteckungsgefahr, bei Reisen in Entwicklungsländer mit hoher Tuberkulosedurchseuchung). (*Antituberkulostatische Therapie* s. Lehrbücher Infektionskrankheiten oder Pneumologie.)

Komplikationen: Unverträglichkeit der Medikation. Unspezifische Bronchitis mit Atemwegsobstruktion. Pleuraverschwielung bis zu gefesselter Lunge.

Nachbehandlung: Individuelle Kontrolluntersuchungen. Kontrolle der Leberwerte während der Therapie.

Prognose: Gut, bei rechtzeitiger Therapie und Patientencompliance.

20.6 Leitsymptom Luftnot

20.6.1 Lungenembolie

> Bei der Lungenembolie handelt es sich um einen **thromboembolischen Verschluß** größerer Äste der *Arteria pulmonalis* durch Thrombosematerial aus Bein- und Beckenvenen, aber auch Fettembolien nach Knochenbrüchen, Tumorzellembolien und Embolie durch verschlepptes Material nach i. v.-Injektionen, z. B. bei Drogenabhängigen.

Klinik: *Symptome*: Akute Luftnot, intrathorakale Schmerzen, blutiges Sputum, Kreislaufdekompensation bis zum Kreislaufstillstand und Atemstillstand. *Diagnostik*: Röntgen-Thorax zeigt später ein keilförmiges Infiltrat. Perfusionsszintigraphie zeigt den Perfusionsausfall, die Pulmonalisangiographie zeigt den Verschluß.

Leitsymptom subfebrile Temperaturen, geringer Husten, geringe Luftnot

Tuberkulose

Definition
⇒

Verlaufsformen
- Frühinfiltrat
- Miliartuberkulose
- TBC-Bronchitis
- TBC- Laryngitis
- TBC-Pleuritiden

Klinik
sinkende Leistungsfähigkeit, subfebrile Temperaturen, Husten, Heiserkeit
Diagnostik
Röntgen, CT u. a.

Differentialdiagnose

Therapie
Prävention!

Komplikationen

Nachbehandlung durch Kontrolluntersuchungen

gute **Prognose** bei rechtzeitiger Therapie

Leitsymptom Luftnot

Lungenembolie

Definition
⇒

Klinik
- akute Luftnot
- intrathorakale Schmerzen
- blutiges Sputum

Differentialdiagnose: Vertebragener Schmerz, Pneumonie, Fremdkörperaspiration, kardiale Schmerzsensation.

Therapie: Präventivmedizinisch immer *effektive Thromboseprophylaxe* bei gefährdeten Patienten (postoperativ, bei Immobilisation, bei bekannter Thrombosevorgeschichte, AT-III-Mangel usw.). Bei Verdacht auf Lungenembolie sofortige *stationäre Einweisung* mit nachfolgender intensivmedizinischer Therapie. Im Falle des Kreislaufstillstandes gelten die Regeln der Reanimation. Die *Lysetherapie mit Streptokinase* sollte schon vor der Einlieferung auf die Intensivstation beginnen.

Komplikationen: Bleibende respiratorische Partial- oder Globalinsuffizienz, Rezidivembolien, Exitus.

Nachbehandlung: Postembolieprophylaxe mit Marcumar und/oder später Acetylsalicylsäure.

Prognose: Richtet sich nach dem Krankheitsverlauf.
(*Lungenödem* und *pulmonale Hypertonie* s. Kap. **19. Herzerkrankungen**.)

20.6.2 Alveolitis, Lungenfibrose

> Durch Mediatoren, die Bindegewebsbildung induzieren, kommt es über immunologische Prozesse entweder schleichend oder akut zu einer *massiven Infiltration des Alveolarraumes*. Endstadium ist die **Lungenfibrose**. Auslösende Noxen werden inhaliert oder oral aufgenommen: z.B. Vogelhalterlunge, Farmerlunge, Medikamente.

Klinik: Die Verlaufsform ist entweder chronisch progredient, in Schüben mit uncharakteristischem Beginn oder perakut. *Symptome* sind leichter Husten, erhöhte Temperaturen, zunehmende Beeinträchtigung des Allgemeinbefindens, auskultatorisch typisches Knisterrasseln, besonders über den Unterfeldern, dann eine zunehmend gravierende Belastungsdyspnoe mit dem typischen Hechelatmen. *Diagnostik:* Röntgen-Thorax, Lungenfunktionstest.

Differentialdiagnose: Atemnotzustände wie bei obstruktiven Atemwegserkrankungen, Lungenkarzinomatose, Lungensarkoidose.

Therapie: Sofortige Identifikation und Eliminierung der auslösenden Noxen. Lungenfachärztliche Behandlung.

Komplikationen: Rezidive, respiratorische Insuffizienz.

Nachbehandlung: Langfristige Kontrollen der Lungenfunktion, Gefahr von Spätrezidiven. Sozialmedizinische Betreuung.

Prognose: Bei sofortiger Elimination der auslösenden Noxe (z.B. Medikament) kommt der Krankheitsprozeß meist zum Stillstand unter Defektheilung. Frühdiagnose äußerst wichtig.

20.6.3 Sarkoidose

> Die Ursache ist unklar. Es handelt sich um eine **systemische Erkrankung**, die in *70–90% eine Lungenbeteiligung* zeigt, neben Schäden an Leber, Auge, Herz, Haut und Niere. In allen Fällen sind die Hilus- und Mediastinallymphdrüsen betroffen.

Klinik
schleichender Beginn
Diagnostik durch Probepunktion

Differentialdiagnose
Therapie durch Lungenfacharzt

Komplikationen

Nachbehandlung
Tumornachsorge

Prognose

Klinik: *Symptome*: Meist schleichender Beginn mit zunehmender Luftnot, leichter Husten, reduzierter Allgemeinzustand. *Diagnostik*: Röntgen-Thorax, Probepunktion.

Differentialdiagnose: Alveolitis, Lymphknotenneoplasien.
Therapie durch den Lungenfacharzt.

Komplikationen: Respiratorische Insuffizienz.

Nachbehandlung: Tumornachsorgeuntersuchungen, Atemgymnastik, individuelle Langzeitbehandlung.

Prognose: Unter sorgfältig geführter und rechtzeitiger Therapie gut. Rezidive sind immer möglich.

Asbestose

Definition
⇒

20.6.4 Asbestose

> Die Asbestose wird verursacht durch Asbeststaub. Wichtig sind besonders die *Pleuraverschwielungen und Pleuraplaques*, die je nach Ausdehnung mit A, B oder C (ILO-Klassifikation) beschrieben werden. Asbestose ist eine **Berufskrankheit**.

Klinik
lange konstante Luftnot, erst später Atemwegsobstruktion

Diagnostik
restriktive Ventilationsstörung

Differentialdiagnose

Therapie symptomatisch oder operativ

Komplikationen
maligne Entartung
Nachbehandlung
durch Langzeittherapie

ungünstige **Prognose**

Klinik: *Symptome:* Lange Zeit konstante geringe Luftnot, erst im Spätstadium Atemwegsobstruktion. Das intrathorakale Gasvolumen ist verkleinert. Die Lungencompliance ist herabgesetzt. Die Röntgenzeichen werden ähnlich der Silikose auf einem Standardfilmsatz des Internationalen Arbeitsamtes beschrieben (Stufenskala 0/0 bis 3/3). *Diagnostik*: In der Lungenfunktion lange Zeit restriktive Veränderungen, später obstruktive Veränderungen mit deutlicher Einschränkung der Vitalkapazität (Abb. 20–5). Im Röntgenbild unregelmäßige Infiltrate und Pleuraverschwielungen.

Differentialdiagnose: Bronchialkarzinom, Silikose, Tuberkulose, Pleuramesotheliom.

Therapie: Symptomatische Therapieformen, bei maligner Entartung operative Therapie.

Komplikationen: Maligne Entartung, respiratorische Insuffizienz.

Nachbehandlung: Sozialmedizinische Beratung, Langzeitbetreuung und Langzeittherapie.

Prognose: Ungünstig.
(*Atemnotsyndrom des Säuglings* s. Kap. **30. Kinderkrankheiten**.)

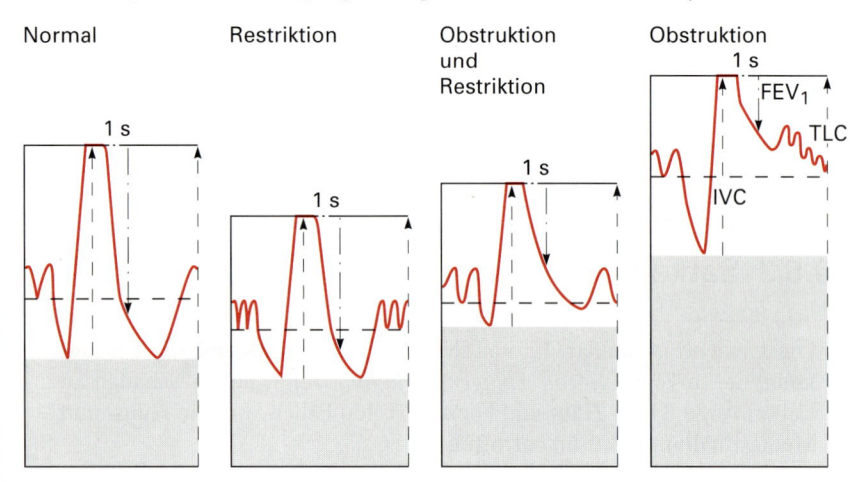

Abb. 20–5: Typische spirometrische Funktionsergebnisse bei verschiedenen Funktionsstörungen unterschiedlicher Genese, die alle zu Atemnot führen

20.7 Leitsymptom Thoraxschmerz mit Luftnot

20.7.1 Pleuritis

Ätiologie: Pleuritis exsudativa spezifica wird hervorgerufen durch Mycobacterium tuberculosis. Häufig resultiert eine trockene Pleuritis, dann Pleuraergüsse.

> Jede Pleuritis exsudativa, die nicht zu klären ist, sollte als Pleuritis spezifica verstanden werden.

Bei vielen Lungenerkrankungen (Pneumonie, Lungenembolie mit Infarzierung, Bronchiektasien, rheumatisches Fieber usw.) entwickeln sich **Begleitpleuritiden**. Die trockene Form mit heftigen atemsynchronen Schmerzen geht dann in die feuchte Form mit Ergußbildung über.

Klinik: *Symptome:* Hüsteln, subfebrile Temperaturen, im Anfangsstadium atemabhängige thorakale Schmerzen, Luftnot. *Diagnostik*: Leukozytose, BSG-Beschleunigung. Röntgen-Thorax, CT.

Therapie: In Abhängigkeit des speziellen Erregernachweises Antibiotikatherapie, Chemotherapie. Beim Pleuraempyem Drainage und Ableitung des Ergusses nach außen. Bei den Begleitpleuritiden zunächst Behandlung der Grundkrankheit. Physikalische Maßnahmen wie Lagerung, Abklopfen, Atemgymnastik, Ergußpunktion bei größeren Ergüssen.

Komplikationen: Pleuraerguß, Pleuraempyem, Pleuraverwachsungen bis zu gefesselter Lunge, chronische Bronchitis.

Nachbehandlung: Individuelle Verlaufskontrollen.

Prognose: Gut, wenn rechtzeitige Therapie.

20.7.2 Pneumothorax

> Zu unterscheiden sind der **offene Pneumothorax** (meist traumatisch), der **Spannungspneumothorax**, der normotensive, **innere Pneumothorax** (Einriß der Pleura visceralis).

Klinik: *Symptome*: Je nach Ausmaß des Pneumothorax mehr oder weniger deutliche klinische Symptomatik. Häufig initialer Schmerz, dann atemabhängige thorakale Schmerzen auf der betroffenen Seite, konstante oder zunehmende Luftnot mit zunehmender Kreislaufbelastung beim Spannungspneumothorax. Aufgehobenes oder abgeschwächtes Atemgeräusch mit hypersonorem Klopfschall auf der betroffenen Seite. *Diagnostik*: Nachweis des Pneumothorax im Röntgen-Thorax.

Differentialdiagnose: Herzinfarkt.

Therapie: Beim traumatischen, *offenen Pneumothorax* Versuch des luftdichten Verschlusses der äußeren Thoraxöffnung endexspiratorisch. Falls dies nicht zufriedenstellend gelingt, sofortige Intubation. Der endgültige Verschluß der Thoraxwand erfolgt klinisch operativ. Beim *Spannungspneumothorax* sofortige Druckentlastung durch das Einführen einer einfachen Kanüle in den Thoraxraum, am besten in Form einer Fingerlingkanüle (Ventilkanüle). Beim normotensiven, *inneren Pneumothorax* kann je nach Größe des Lungenkollaps auf eine Spontanabheilung durch Spontanresorption des Pneumothorax innerhalb

Komplikationen
Kreislaufdekompensation

Nachbehandlung

gute **Prognose**

von wenigen Tagen gewartet werden. Ist nach 4–10 Tagen keine Spontanresorption eingetreten oder entwickelt sich eine zunehmende klinische Symptomatik, muß eine Pleuradrainage erfolgen. Gleichzeitig regelmäßige krankengymnastische Atemtherapie.

Komplikationen: Kreislaufdekompensation durch Mediastinalverlagerung und respiratorische Insuffizienz. Rezidive häufig.

Nachbehandlung: Atemgymnastik, achten auf Rezidive.

Prognose: Gut.

Häufigkeit der verschiedenen Atemwegs-Lungenerkrankungen, n = 218

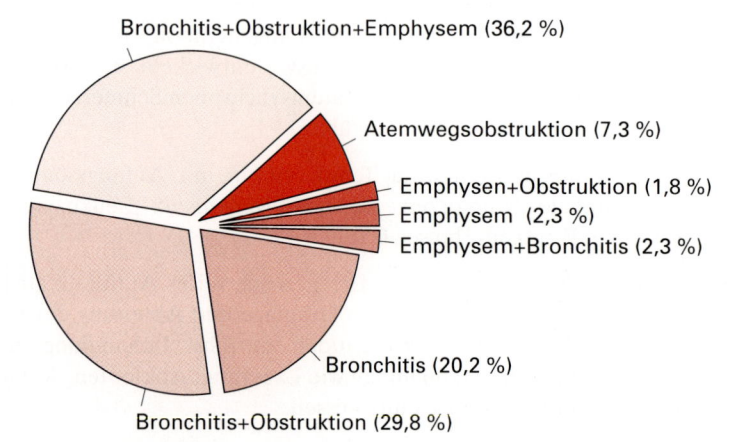

- Bronchitis+Obstruktion+Emphysem (36,2 %)
- Atemwegsobstruktion (7,3 %)
- Emphysen+Obstruktion (1,8 %)
- Emphysem (2,3 %)
- Emphysem+Bronchitis (2,3 %)
- Bronchitis (20,2 %)
- Bronchitis+Obstruktion (29,8 %)

Abb. 20–6: Häufigkeit verschiedener Formen obstruktiver Atemwegserkrankungen und einfacher Bronchitis im klinischen Krankengut

21. Gefäßkrankheiten
H. Mörl

21.1 Leitsymptom akuter Extremitätenschmerz

21.1.1 Akuter arterieller Verschluß

> Es handelt sich um einen plötzlich auftretenden Verschluß einer Arterie durch ortsständigen **Thrombus** oder – weitaus häufiger – durch **Embolus**.

Die ortsständige arterielle Thrombose tritt meist bei präexistierender, obliterierender Arteriosklerose, bei entzündlicher Gefäßerkrankung und postrheumatisch auf. Der arterielle Verschluß liegt meist zwei Handbreit über dem scharfrandig begrenzten blassen ischämischen Bezirk.

Klinik: *Symptome*: Peitschenschlagartiger Extremitätenschmerz: Schmerz (Pain), Blässe (Pallor), Gefühllosigkeit (Paresthesia), Lähmung (Paralysis), Schock (Prostration), Pulslosigkeit (Pulselessness). *Diagnostik*: Dopplersonographie, arterielle Angiographie,

Differentialdiagnose: Akute Ischialgie, Phlegmasia coerulea dolens, akute Venenthrombose, Muskelfaserriß, arterielle Pseudoembolie (z.B. Spasmus bei versehentlicher intraarterieller Injektion), Aneurysma dissecans aortae.

Therapie: Sofortige Klinikeinweisung. Während des Transportes: Schmerzbekämpfung, 10–20000 IE Heparin i.v., Infusion zur Schockbehandlung, Tieflagerung und Polsterung der betroffenen Extremität. Bei venösem Verschluß Hochlagerung der betroffenen Extremität (Abb. 21–1 a, b).

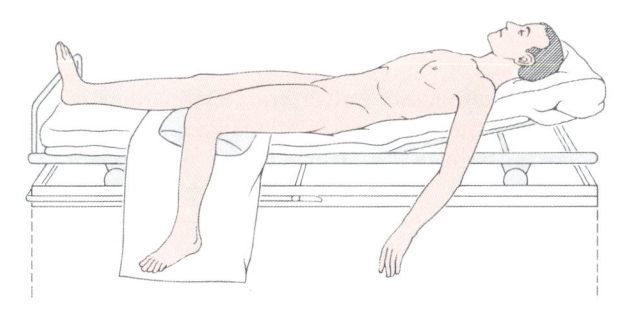

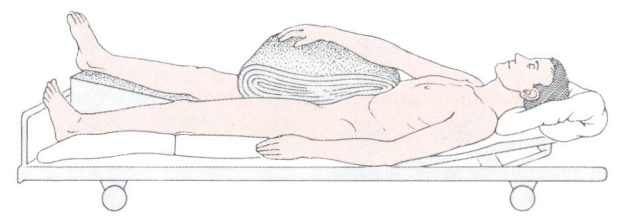

Abb. 21–1: a) Lagerung bei arteriellem Gefäßverschluß, **b)** Lagerung bei venösem Gefäßverschluß

Gefäßkrankheiten

Leitsymptom akuter Extremitätenschmerz

Akuter arterieller Verschluß

Definition
←
Thrombose bei vorbestehender Arteriosklerose

Klinik
peitschenschlagartiger Extremitätenschmerz
6 P: Pain, Pallor, Paresthesia, Paralysis, Prostration, Pulselessness

Differentialdiagnose

Therapie
- sofortige stationäre Einweisung
- Schmerztherapie
- Tieflagerung der Extremität

Komplikationen: Beim vollständigen Verschluß ohne Kollateralen entstehen in sechs Stunden irreversible Gewebsschädigungen der hypoxischen Extremitätenabschnitte, nach wenigen Tagen kommt es zur Nekrose.

Nachbehandlung: Heparinisierung über 8 Tage, dann für 1 Jahr Marcumar.

Prophylaxe: Antikoagulation bzw. bei Kontraindikationen gegen diese, Antiaggregation, um die Bildung von Emboli bei Herzwandaneurysmen, nach Klappenersatz, bei Rhythmusstörungen etc. zu vermeiden.

21.1.2 Thrombendangiitis obliterans (Winiwarter-Buerger-Krankheit)

Bei dieser chronisch entzündlichen Gefäßerkrankung kommt es zum akuten Verschluß von Unterschenkel-, Unterarm- und Digitalarterien.

Klinik: *Symptome:* Akuter Extremitätenschmerz durch thrombotischen Verschluß von Unterschenkel-, Unterarm- und Digitalarterien, oft nach vorausgehenden Phlebitiden. Später Übergang in arteriosklerotische Veränderungen. Der primär entzündliche Charakter ist dann histologisch nicht mehr nachweisbar. *Diagnostik:* Dopplersonographie, Angiographie.

Differentialdiagnose: Embolische oder arteriosklerotische Gefäßverschlüsse.

Therapie: Wichtigste und einzig wirklich erfolgversprechende Maßnahme ist die Beendigung des Rauchens. Antiinflammatorische Stufentherapie: 3 g Acetylsalicylsäure pro Tag, 100 mg Prednisonäquivalente täglich über 6–8 Wochen, 100–150 mg Azathioprin pro Tag. Gegebenenfalls Prostaglandininfusionen (Prostavasin). Nach Abklingen der entzündlichen Aktivität antiphlogistische Erhaltungstherapie mit 300 mg Aspirin pro Tag über mehrere Monate.

Komplikationen: Irreversible Gefäßnekrose mit Extremitätenverlust.

Nachbehandlung: Antiphlogistische Therapie mit 300 mg Aspirin pro Tag über mehrere Monate.

Prognose: Häufige Rezidive mit fortschreitend proximalem Befall.

21.1.3 Arteriitiden bei Kollagenosen

Arteriitiden können bei Kollagenosen, wie Lupus erythematodes, progressive Sklerodermie, primär chronische Polyarthritis, Dermatomyositis auftreten. **Initialsymptome** von Kollagenosen können periphere Gefäßverschlüsse, besonders im Bereich der Digitalarterien und Viszeralarterien sein.

Klinik: *Symptome:* Periphere Gefäßverschlüsse, abdominelle Symptomatik mit akutem Abdomen und/oder Ileus, sekundäres Raynaud-Syndrom, erheblich reduzierter Allgemeinzustand mit Fieber. *Labor:* Hochbeschleunigte BSG, Leukozytose mit Linksverschiebung, positive Rheumafaktoren. *Diagnostik:* Haut-Muskelbiopsie.

Therapie: Sofortige Gabe von Kortikosteroiden in absteigender Dosierung mit Erhaltungsdosis über 1–2 Jahre.

Komplikationen: Organschädigung je nach Befall.

Nachbehandlung: Steroidtherapie über 1–2 Jahre.

Prognose: Relativ gut bei konsequenter Nachbehandlung.

21.2 Leitsymptom chronischer Beinschmerz

21.2.1 Chronische periphere arterielle Verschlußkrankheit

Die arterielle Verschlußkrankheit nimmt in der Bevölkerung kontinuierlich zu. Sie entspricht der Inzidenz der koronaren Herzkrankheit (KHK). **Risikofaktoren** für eine Arteriosklerose der peripheren Gefäße sind: Zigarettenrauchen, Hyperlipoproteinämien, Diabetes mellitus, arterielle Hypertonie. Zu unterscheiden ist die AVK der aortoiliakalen Gefäße, der femoropoplitealen Gefäße, der peripher-akralen Gefäße. Sonderform ist die *Mikroangiopathia diabetica* mit der Trias: Tastbarer Puls, fehlende Claudicatio intermittens, Nekrobiosen mit erhöhter Infektiosität.

Stadieneinteilung der AVK:

Stadium I:	subjektive Beschwerdefreiheit bei vorliegender AVK
Stadium II:	Belastungsschmerz, Claudicatio intermittens
Stadium II a:	Gehstrecke über 200 Meter
Stadium II b:	Gehstrecke unter 200 Meter
Stadium III:	nächtlicher Ruheschmerz
Stadium IV:	Nekrobiosen bzw. Gangrän

Bei *AVK der Aortoiliakalgefäße*: Belastungshinken, Claudicatio intermittens, belastungsabhängige abdominelle Schmerzen beim Gehen, Leriche-Syndrom beim thrombotischen Verschluß der Aorta unterhalb des Abgangs der Nierenarterien. Bei *AVK der femoropoplitealen Gefäße*: typische Claudicatio-intermittens-Beschwerden im Bereich der Muskulatur der Waden („Raucherbein", „Schaufensterkrankheit"). Der Verschluß sitzt in der Regel eine Hand breit über dem Schmerzbereich. Bei *AVK der peripher akralen Gefäße:* selten Schmerzen, vielmehr stehen Kältegefühl des Fußes und der Zehen mit Ulzeration im Akralbereich im Vordergrund.

Klinik: *Symptome:* Nicht tastbarer oder unsymmetrisch tastbarer Extremitätenpuls, kühle Extremität, Belastungsschmerz, Belastungshinken, belastungsabhängige abdominale Schmerzen beim Gehen. *Labor:* Blutfette, Blutzucker, hämorheologische Parameter wie Erythrozyten, HK, Fibrinogen etc. *Diagnostik*: Gefäßpalpation, Gefäßauskultation (Abb. 21–2), Ratschow-Lagerungsprobe, Gehtest, Oszillographie, Doppler-Sonographie.

Differentialdiagnose: Claudicatio intermittens spinalis durch Spondylosis deformans, Spondylarthrose, Spondylolisthesis. Claudicatio venosa bei Venenleiden.

Therapie: *Allgemeine Maßnahmen*: Beseitigung der Risikofaktoren (Rauchverbot, Diätberatung, Gewichtsreduktion, medikamentöse Behandlung von Hypertension, Hyperlipoproteinämie, Hyperurikämie und Diabetes mellitus). Behandlung von Herzinsuffizienz, Rhythmusstörungen und Hypotonie (Verbesserung der zentralen Hämodynamik). Stadium I nach Fontaine: Aktives Gefäß- und Muskeltraining (Ganzkörperbelastung). Stadium IIa n. F.: Aktives Gefäß- und Muskeltraining (organbezogen). Gehtraining ist die einfachste und natürlichste Stimulation zur Ausbildung funktionstüchtiger Kollateralen. Die aktive Belastung darf nur 2/3 der Schmerzgrenze erreichen, danach sind längere Erholungsphasen notwendig. Regelmäßige, konsequente Übungen sind notwendig.

Wichtig: Die Übungsbehandlung ist nur bei ausreichender Ruhedurchblutung sinnvoll, im Stadium III und IV *kontraindiziert*. Stadium IIb, III und IV: Perfu-

21. Gefäßkrankheiten

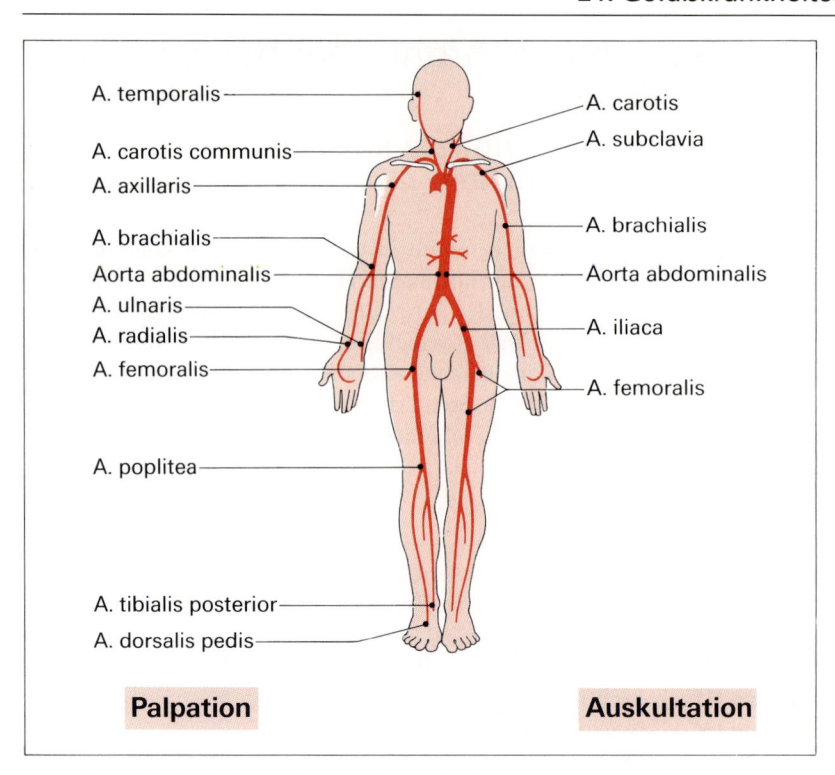

```
A. temporalis                    A. carotis
A. carotis communis              A. subclavia
A. axillaris
A. brachialis                    A. brachialis
Aorta abdominalis                Aorta abdominalis
A. ulnaris
A. radialis                      A. iliaca
A. femoralis                     A. femoralis
A. poplitea

A. tibialis posterior
A. dorsalis pedis

Palpation                        Auskultation
```

Abb. 21–2: Typische Orte der Arterienpalpation und -auskultation

- medikamentöse Therapie:
  - Marcumarisierung (beachte Kontraindikationen)

sionsdruckerhöhung durch Tieflagerung der Extremität, isovolämische Hämodilution zur Verbesserung der Fließeigenschaften des Blutes, lokale und systemische Infektionsprophylaxe und Therapie, Thrombolyse. (Chirurgische Therapieverfahren s. R. Häring, H. Zilch (Hrsg.), Chirurgie mit Repetitorium. De Gruyter-Verlag, Berlin ³/1992.)

Medikamentöse Therapie der Stadien I-IV: Antikoagulantien (Cumarine, Absenkung des Quickwertes auf 15–25 %). *Kontraindikationen* für die Marcumarisierung sind: Ein weniger als vier Wochen zurückliegender Apoplex, zerebrale Metastasen, weniger als 14 Tage postoperativ, nach i. m.-Injektionen, Zustand nach Gefäßdarstellungen, bei hämorrhagischen Diathesen, Magen-Darm-Ulcera, Schwangerschaft, schweren Nieren-Leber-Pankreaserkrankungen, unbehandelter Hypertonie, bei Endokarditis lenta, hämorrhagischer Pneumonie u. a..

  - Acetylsalicylsäure

Alternative sind Thrombozytenaggregationshemmer (Acetylsalicylsäure 300 mg/Tag) u. a..

Prophylaxe von Nekrobiosen

Prophylaxe: Behandlung von *Nekrobiosen*. Vermeidung von thermischen und traumatischen Schädigungen, rechtzeitige Behandlung von Fußmykosen, adäquates Schuhwerk, Vorsicht bei der Fußpflege. Grundsätzlich sollte an jede Nekrose Licht und Luft. Vermeidung von Salben oder Verbänden, die das Bakterienwachstum fördern. Reinigung der Nekrosen durch Kochsalz, Kaliumpermanganat, Wasserstoffperoxyd. Trockenföhnen. Antibiose bei bakterieller Infektion, z. B. mit ß-laktasefesten Penizillinen oder Cephalosporinen intravenös, Rolitetracyclin intraarteriell, Gyrasehemmer. Bei der diabetischen Gangrän: Scharfe Diabeteseinstellung, evtl. intraarterielle Antibiose, vorsichtiges Abtragen lockerer Nekrosen.

Komplikationen

Komplikationen: Übergang in das IV. Stadium nach Fontaine, Sepsis.

Nachbehandlung
Einstellung der Risikofaktoren!

Nachbehandlung: Sorgfältige Einstellung der Risikofaktoren allgemein und medikamentös. Individuelle Patientenführung. Medikamentöse Dauertherapie und Gehtraining. Überwachung möglicher Komplikationen.

21.3 Leitsymptom postprandialer Bauchschmerz

21.3.1 Viszerale Durchblutungsstörungen

> Zwei Formen werden unterschieden: **Angina abdominalis** (Morbus Ortner) und **Mesenterialinfarkt** (akute Form). Ursachen sind meist Embolien, arteriosklerotische Verengungen der Mesenterialarterien, seltener entzündliche Veränderungen.

Klinik: *Symptome*: Hochakutes Krankheitsbild mit Peritonismus, blutiger Diarrhoe, unterschiedlich ausgeprägter Schocksymptomatik. In der chronischen Verlaufsform intermittierender Bauchschmerz besonders postprandial, Malabsorptionssyndrom mit Meteorismus und Durchfällen, pathologische Gefäßgeräusche. *Diagnostik*: Abdominelle Sonographie, Angiographie, CT.

Differentialdiagnose: Alle Ursachen eines akuten Abdomens (wie perforiertes Ulkus, Pankreatitis etc.).

Therapie: Notfalleinweisung zur operativen Therapie beim akuten Mesenterialinfarkt.

Prognose: Bei akutem Mesenterialinfarkt vitale Indikation zur Operation, bei chronischer Form meist gut.

21.4 Leitsymptom Schläfenkopfschmerz

21.4.1 Arteriitis temporalis/Polymyalgia rheumatica

Klinik: *Symptome*: Heftige Schläfenkopfschmerzen, Kieferschmerzen, bei der Polymyalgia rheumatica muskelkaterartige Gliederschmerzen häufig in den Schultern. Sehstörungen (Alarmsymptom), subfebrile Temperaturen, leichte Anämie, druckschmerzhafte, geschlängelte, verhärtete Arteria temporalis. *Diagnostik*: massiv erhöhte BSG-Beschleunigung, Anämie, Ultraschalldopplersonde.

Differentialdiagnose: Andere von Schmerzen begleitete Erkrankungen (Hirntumor, Migräne, Arthrosen, HWS-Syndrom, funktionelles Syndrom etc.).

Therapie: Schon bei Verdacht Gabe von Kortikosteroiden (initial 100 mg, bei Polymyalgia 60 mg Prednisonäquivalente pro Tag mit nachfolgender Dosisreduktion und Erhaltungsdosis von 8 mg pro Tag über mindestens zwei Jahre). Das prompte Ansprechen auf Steroidgabe und der rapide Abfall der BSG hat diagnostischen Charakter. (S. *Arteriitis temporalis* in Kap. 37. **Augenerkrankungen** und *Arteriitis cranialis* in Kap. 40. **Neurologie**).

Prognose: Gut bei konsequenter Nachbehandlung.

21.5 Leitsymptom wandernder Schmerz

21.5.1 Periarteriitis nodosa

> Zugrunde liegt eine **nekrotisierende Vaskulitis** der kleinen und mittleren Arterien der Haut, der Muskulatur und der Viszeralorgane. Die *Wegener-Granulomatose* – eine Sonderform der Arteriitiden – betrifft vor allem den oberen Respirationstrakt, die Lunge, auch generalisiert.

Klinik: *Symptome*: Schlechter Allgemeinzustand, Fieber, multilokuläre Schmerzsyndrome, auch im viszeralen Bereich. *Labor*: Hohe BSG, Leukozytose mit Linksverschiebung, positive Rheumafaktoren. *Diagnostik*: Haut-Muskelbiopsie führt zur Diagnose.

Differentialdiagnose: Andere Angiitiden, bei viszeralem Befall Abgrenzung zu anderen abdominellen Erkrankungen.

Therapie: Sofortige Gabe von Kortikosteroiden in absteigender Dosierung mit einer Erhaltungsdosis über 1–2 Jahre, evtl. zusätzlich Cyclophosphamid. Bei der Wegener-Granulomatose sofortige Gabe von Cyclophosphamid.

Komplikationen: Hypertonie, Niereninsuffizienz

Nachbehandlung: Langzeittherapie mit Kortikosteroiden mit wirksamen Erhaltungsdosen von 10–20 mg täglich, evtl. Cyclophosphamid, evtl. Dauerantikoagulation.

Prognose: Bei konsequenter Behandlung heute deutlich bessere Prognose.

21.6 Leitsymptom Schmerzen der Akren mit bläulicher Hautverfärbung

21.6.1 Morbus Raynaud

> Die Raynaud-Krankheit (**primäres Raynaud-Syndrom**) ist eine benigne, symmetrisch und intermittierend auftretende vasospastische Störung der Fingerarterien unbekannter Ätiologie. Nicht selten besteht eine Kombination mit *vasospastischer Angina pectoris* und *Migräne*. Auslöser von Gefäßspasmen sind physikalische Reize (z. B. Kälte), aber auch emotionale Belastungen.

Klinik: *Symptomatisch* ist die Trikolore: Blässe, dann Zyanose, dann Hyperämie. Die Diagnostik erfolgt durch den Facharzt.

Differentialdiagnose: Akrozyanosen, Pernionen (Frostbeulen), Morbus Sudeck oder Sudeck-Dystrophie, sekundäres Raynaud-Syndrom (z. B. bei Sklerodermie).

Therapie: *Allgemeine Maßnahmen*: Aufklärung über die harmlose Natur der Erkrankung, Rauchverbot, Kälteschutz, Schutz vor Traumen, physikalische Maßnahmen, wie Bäder, Massagen, Vermeiden von Arbeit mit vibrierenden Werkzeugen, autogenes Training, Psychotherapie je nach Ausmaß der Erkrankung und Art des Auslösers.

Prognose: Im Regelfall gut, oft therapieresistent, Nitrosalbe, Nitrate oral, Nifedipin oral, bei schweren Formen Sympathektomie.

Leitsymptom wandernder Schmerz

Periarteriitis nodosa

Definition →

Klinik
Fieber und multilokuläre Schmerzen
Diagnostik durch Haut-Muskelbiopsie

Differentialdiagnose

Therapie
- Steroide
- Cyclophosphamid bei Wegener-Granulomatose

Komplikationen

Nachbehandlung
Langzeittherapie

Prognose

Leitsymptom Schmerzen der Akren mit bläulicher Hautverfärbung

Morbus Raynaud

Definition →

Klinik
Blässe, Zyanose, Hyperämie

Differentialdiagnose

Therapie
allgemeine Maßnahmen

Prognose im Regelfall gut

21.7 Leitsymptom lokaler Schmerz einer Extremität

21.7.1 Thrombophlebitis superficialis

> Es handelt sich um Entzündung und Thrombosierung einer oberflächlichen Vene.

Klinik: *Symptome*: Lokalisierter Schmerz in einer strangförmig verdickten subkutanen Vene mit Rötung, evtl. Schwellung, Temperatursteigerung der Haut, am häufigsten an der unteren Extremität (Kalor, Rubor, Dolor).

Differentialdiagnose: Abszeß, Hämatom, Phlegmone.

Therapie: Kompressionsverband, Mobilisierung, lokale Salben und Alkoholumschläge bei hochgelagertem Bein, bei stärkeren Beschwerden orale Gabe von Antiphlogistika. Nur bei bakterieller Superinfektion Antibiotika, evtl. Stichinzision mit Thrombektomie.

Komplikationen: Septische Thrombophlebitis, Lymphangitis, Lymphadenitis, tiefe Beinvenenthrombose.

Nachbehandlung: Kompressionsverband oder -strümpfe, häufiges Betätigen der Muskelpumpe (Treppensteigen), Vermeiden von zu langem Sitzen und Stehen etc.

Prognose: Gut.

21.7.2 Lymphangitis acuta

> Die Lymphangitis acuta ist eine akute entzündliche Erkrankung der peripheren Lymphbahnen nach lokaler bakterieller Infektion.

Klinik: *Symptome*: Gerötete, druckempfindliche, subkutan liegende Stränge entlang der peripheren Lymphgefäße, mit Schwellung und Schmerzen der regionalen Lymphknoten, allgemeine entzündliche Erscheinungen mit Fieber bis zur Sepsis.

Differentialdiagnose: Thrombophlebitis, Erysipel, Phlegmone.

Therapie: Ruhigstellung der betroffenen Extremität, feuchte Umschläge, Antibiose, evtl. chirurgische Behandlung.

Komplikationen: Sepsis, Lymphödem.

Prognose: Relativ gut.

21.8 Leitsymptom gestaute Extremität

21.8.1 Phlebothrombose

> Als Phlebothrombose wird ein akuter **thrombotischer Verschluß** tiefer Venen bezeichnet, meist im Bereich der unteren Extremität, jedoch auch im Bereich der Armvenen u.a. Es besteht Akutgefahr einer **Lungenembolie** mit tödlichem Ausgang. Bei spontanen Thrombosen muß

an paraneoplastisches Syndrom (Bronchial-, Pankreas- und Prostatakarzinom) gedacht werden.

Klinik

- Meyer-Druckpunkte
- positives Homannzeichen
- positives Payr-Zeichen
- positives Löwenbergzeichen

Klinik: Die *Symptome* reichen vom fast asymptomatischen Verlauf bis zur schmerzhaften deutlichen Schwellung und Blauverfärbung der gestauten Extremität, besonders beim Stehen. Allgemeinreaktionen wie Tachykardie, Fieber, Unruhe, Warnvenen über der Tibiakante, Schmerzverstärkung durch Druck oder Husten. Druckschmerzhafte Venenstränge bilden die Meyer-Druckpunkte, positives Homann-Zeichen (Auslösung von Schmerzen durch rasche Dorsalflektion des Fußes bei gestrecktem Knie), positives Payr-Zeichen (Auslösung von Schmerzen beim Handkantenschlag auf die Fußsohle), positives Löwenberg-Zeichen (Schmerzen durch Kompression der Wadenmuskulatur). *Diagnostik*: Ultraschalldoppler, Phlebographie.

Therapie
initial 5000–10 000 IE Heparin i.v.

Therapie: Initialtherapie mit 5000–10 000 IE Heparin i.v. und sofortige stationäre Einweisung.

Komplikationen

Komplikationen: Lungenembolien, Entwicklung eines postthrombotischen Syndroms als Dauerschaden.

Nachbehandlung
Antikoagulation

Nachbehandlung: *Antikoagulation* für ein halbes Jahr bei unkompliziertem Verlauf; striktes Tragen von Kompressionsstrümpfen. Kontrolle der Therapie. Physikalische Therapie bei chronisch venöser Insuffizienz

Prognose: Gut bei Beseitigung von Risikofaktoren.

21.8.2 Lymphödem

Lymphödem

Definition
⇒

Dem **primären Lymphödem** liegt eine Entwicklungsstörung (Aplasie oder Hypoplasie) der Lymphgefäße zugrunde. Das **sekundäre Lymphödem** entsteht durch eine Verödung oder Obliteration der Lymphgefäße durch Entzündungen, Traumen, radiogen, iatrogen, z.B. nach Lymphadenektomie in der Achselhöhle und nach Filariose.

Klinik
Schwellung anfangs weich, später derb

Klinik: *Symptome*: Ödem bis zur Elephantiasis, lokal oder diffus, im Anfangsstadium noch weichteigig, gut eindrückbar, im fortgeschrittenen Stadium derb, bei normaler oder blasser Hautfarbe. *Diagnostik*: Dopplersonographie.

Differentialdiagnose

Differentialdiagnose: Stauungs-, Lipödem, Elephantiasis etc.

Therapie
Kompression, Diuretika

Therapie: Kompression, milde diuretische Therapie, evtl. pneumatische Wechseldruckbehandlung oder manuelle Lymphdrainage, Infektionsprophylaxe.

Komplikationen

Komplikationen: Tiefe Beinvenenthrombose, Erysipel bis zur Sepsis.

Nachbehandlung
indiv. Dauertherapie

Nachbehandlung: Individuelle Dauertherapie, Lymphdrainagen, Kompressionsbehandlung, kontrollierte intermittierende Diurese.

21.9 Varikosis

Varikosis

Klinik
Spannungsschmerz und Unruhegefühl
Trendelenburg-Test
Perthes-Test

Klinik: *Symptome*: Spannungsschmerzen, Schweregefühl, Wadenkrämpfe, Unruhegefühl (restless legs), *Trendelenburg-Versuch* deckt Funktionsstörungen der Vena saphena magna und der Venae perforantes am Oberschenkel auf. Der *Perthes-Versuch* weist Funktionsstörungen im Bereich der tiefen Beinvenen und der Venae perforantes nach. *Diagnostik*: Venendruckmessung, Ultraschalldoppler, Sonographie.

21.9 Varikosis

Therapie: Hochlagern der Beine, vor allem nachts und exakte Kompressionsbehandlung. Intensives Gehtraining, Sklerosierung. (Zur chirurgischen Therapie der Varikosis s. R. Häring, H. Zilch (Hrsg.) Chirurgie mit Repetitorium. De Gruyter-Verlag, Berlin ³/1992). Beim Ulcus cruris: konsequente Kompressions- und aktive Bewegungstherapie.

Ulcus cruris venosum: Wichtigste Maßnahme ist die konsequente Kompressionstherapie und die aktive Bewegungstherapie. Über stark sezernierenden Ulzera muß der Kompressionsverband gefenstert werden, so daß eine Lokalbehandlung möglich ist. Bei Stauungsödemen vorübergehende Behandlung mit milden Diuretika.

Komplikationen: Ausbildung einer chronisch venösen Insuffizienz mit Stauungsödemen (Abb. 21-3), Ulcera cruris venosum. Thrombosen, Embolien.

Prophylaxe und Nachbehandlung: Langzeitbetreuung, Beratung über venenbewußtes Leben. **Prognose**: Gut.

Therapie
- Hochlagern
- Kompression
- Gehtraining

Ulcus cruris venosum → konsequente Kompressions- und Bewegungstherapie

Komplikationen

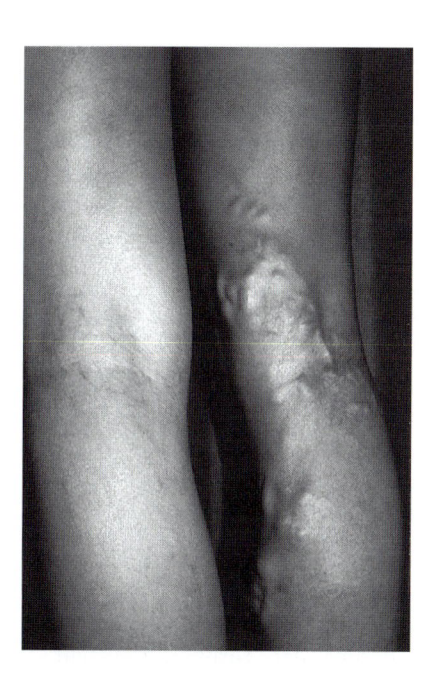

Abb. 21-3: Insuffizienz der Vena saphena magna (Stadium IV) rechtes Bein (Wir danken Dr. Dohmen für die freundliche Überlassung der Abb.)

22. Erkrankungen des Blutstillungssystems

G. Oehler, H. G. Lasch

22.1 Leitsymptom Teleangiektasien

> **Teleangiektasien** sind bleibende Erweiterungen kleiner, oberflächlicher Hautgefäße. Sie entstehen durch *vaskulär bedingte Störungen der Hämostase.*

Zu unterscheiden ist die **angeborene** und die **erworbene** Form. Die wichtigste angeborene Störung ist die hereditäre hämorrhagische Teleangiektasie *(Morbus Osler).* Eine wichtige erworbene Störung der Hämostase ist die *Purpura Schönlein-Henoch.* **Ursachen** sind immunologische Vorgänge, aber auch langdauernde Kortikoidtherapie, Morbus Cushing, Urämie, Diabetes mellitus, Dysproteinämien können Gefäßschäden mit Blutungsneigung nach sich ziehen.

Therapie: Bei der hereditären Form rein symptomatische Therapie mit mechanischer Blutstillung und Volumensubstitution. Bei den erworbenen Gefäßwandschäden ist die Früherkennung mit sofortigem Absetzen der schädigenden Noxen, bzw. optimale Einstellung von Stoffwechselstörungen notwendig.

22.2 Leitsymptom Petechien

> **Petechien** sind punktförmige Hautblutungen durch *thrombozytär bedingte Hämostasestörung* mit Verminderung der Thrombozytenzahl **(Thrombozytopenie)** oder *Störung der Thrombozytenfunktion* **(Thrombozytopathie).** Es kommt zu Blutungen aus Haut und Schleimhäuten.

Ein Beispiel für eine Thrombozytopenie mit einer Störung des Thrombozytenabbaus ist der *Morbus Werlhof* (idiopathische thrombozytopenische Purpura), welcher als akute oder auch als chronische Verlaufsform vorkommt. Erworbene Thrombozytenbildungsstörungen im Knochenmark entstehen z. B. bei Tumorinfiltrationen, Strahlenschäden, nach chemischen oder medikamentösen Noxen. Thrombozytopathien (Störungen der Thrombozytenfunktion) sind meist durch *Medikamente* (Acetylsalicylsäure!) erworben.

Diagnostik: Bestimmung der Thrombozytenzahl im peripheren Blut, Thrombozytenfunktionstests, Knochenmarkspunktion, Ausschluß von plasmatischen Gerinnungsstörungen s. u.

Therapie: Beim Morbus Werlhof primäre *Kortikosteroidtherapie.* Bei chronischem Verlauf *Milzexstirpation.* Bei den Thrombozytenbildungsstörungen Versuch der kausalen Behandlung der Grundkrankheit. Bei den medikamentös induzierten Thrombopathien sofortiges Absetzen der auslösenden Substanz. Generell müssen bei Blutungsgefahren *Thrombozytenkonzentrate* gegeben werden.

Erkrankungen des Blutstillungssystems

Leitsymptom Teleangiektasien

Definition ⇒

- angeborene Form: z. B. M. Osler
- erworbene Form: z. B. Schönlein-Henoch

Ursachen: immunologische Vorgänge u. a.

Therapie
- symptomatisch
- Ausschaltung von Noxen

Leitsymptom Petechien

Definition ⇒

Thrombozytopenie M. Werlhof

Thrombozytopathien meist durch Medikamente erworben

Diagnostik: Bestimmung der Thrombozytenzahl, Funktionstests

Therapie
- M. Werlhof: Steroidtherapie
- erworbene Formen: Ausschaltung des Auslösers
- bei Blutungsgefahr: Thrombozytenkonzentrate

22.3 Leitsymptom spontane, flächenhafte Blutungen

22.3.1 Hämophilie A und B

> Hämophile A und B sind die bekanntesten Störungen des plasmatischen Gerinnungssystems **(Koagulopathien). Hämophilie A** entspricht einem angeborenen **Mangel an Faktor VIII, Hämophilie B** entspricht einem **Mangel an Faktor IX.**

Klinik: *Symptome:* Spontane Blutungen in die Muskulatur, in die Gelenke, verstärkte bis bedrohliche Nachblutungen bei Verletzungen, Operationen, Zahnextraktionen etc. Rezidivierende Gelenkblutungen führen zu chronischen Gelenkdeformierungen. Schwerste gastrointestinale Blutungen, Hirnblutungen, Weichteilblutungen in die Halsregion sind lebensgefährlich. *Diagnostik:* Verlängerung der PTT (partielle Thromboplastinzeit). Quickwert (Thromboplastinzeit), Thrombinzeit und Blutungszeit sind normal. Einzelfaktorenbestimmung.

Therapie: Bei geringsten Blutungszeichen intravenöse Substitution des fehlenden Faktors.

22.3.2 Willebrand-Jürgens-Syndrom

Es ist die häufigste angeborene hämorrhagische Diathese, die bei Männern und Frauen gleichermaßen häufig ist. Verursacht wird sie durch einen **Defekt des Faktor VIII-Moleküls,** so daß die Adhäsion der Thrombozyten im Wundgebiet erschwert ist.

22.3.3 Koagulopathie bei Lebererkrankungen

> Hierbei handelt es sich um **erworbene Koagulopathien.** Durch akute und chronische Leberkrankheiten kommt es zu einer Synthese-Hemmung der Gerinnungsfaktoren, gleichzeitig zu einer verminderten Synthese der Inhibitoren der Blutgerinnung (z.B. Antithrombin III) und über die reaktive Milzvergrößerung zu einer **Thrombozytopenie.** Daraus resultiert eine erhebliche gemischte Koagulopathie.

Der globale Meßwert bei Gerinnungsstörungen durch Lebererkrankungen ist der Quickwert, der in etwa den Schweregrad des Leberschadens widerspiegelt.

Therapie: Faktorensubstitution, Antithrombin-III-Gabe, Behandlung der Grunderkrankung.

22.3.4 Vitamin K-Mangel

Das fettlösliche Vitamin K ist für die Synthese der **Faktoren II, VII, IX** und **X** notwendig. Vitamin K-Mangel besteht vor allem bei *Störungen der Fettresorption* (z.B. Gallenwegsverschluß, Pankreatitis, Pankreasinsuffizienz), aber auch bei Neugeborenen (Morbus haemorrhagicus neonatorum). Da Vitamin K auch von der Darmflora gebildet werden kann, ist die mangelhafte orale Vitamin K-Zufuhr durch einseitige Ernährung nicht wesentlich. Kumarine (orale Antikoagulantien) verdrängen das Vitamin K aus dem Synthesevorgang und verursachen eine iatrogene Koagulopathie mit niedrigen Quickwerten.

Therapie: Rapider Anstieg des Quickwertes nach intravenöser Gabe von Vitamin K. Zur Prävention des Morbus haemorrhagicus neonatorum erhalten Neugeborene nach der Geburt 1–2 mg Vitamin K oral, besser 1 mg intramuskulär.

Therapie
Vitamin K i. v.

22.3.5 Verbrauchskoagulopathie

Verbrauchskoagulopathie

> Die **Verbrauchskoagulopathie** ist eine komplexe Gerinnungsstörung (*disseminated intravascular coagulation* = **DIC**). Zahlreiche schwere Grunderkrankungen (z. B. Sepsis, Herzinsuffizienz, hämorrhagischer Schock) führen zu einer generalisierten Aktivierung des Gerinnungssystems in der Blutbahn, so daß sich im Gefäßsystem diffuse Gerinnsel bilden. Alle Gerinnungsfaktoren, Gerinnungsinhibitoren und Thrombozyten werden dabei verbraucht.

Definition
disseminierte intravaskulare Gerinnung (DIC)
⇒

Durch den Zusammenbruch des Gerinnungssystems kommt es zu **lebensgefährlichen** Blutungen. Entscheidend ist die frühzeitige Erfassung der sich entwickelnden Verbrauchskoagulopathie.

lebensgefährliche Blutungen

Diagnostik: Nachweis von Fibrin im Plasma (Äthanoltest, Erythrozytenagglutinationstest). Alarmzeichen ist ein Abfall des Antithrombin III im Plasma (AT III).

Diagnostik
Alarmzeichen: erniedrigtes AT III

Therapie: Schon prophylaktisch Heparintherapie, evtl. Antithrombin III-Konzentrat und Frischplasmagabe.

prophylaktische Heparin**therapie**

23. Hämatologische Erkrankungen

P. Drings

23.1 Leitsymptome Blässe, allgemeine Leistungsminderung

23.1.1 Anämie

> **Anämie** ist eine *Verminderung der Hämoglobinkonzentration* unter den alters- und geschlechtsspezifischen Normalwert. **Polyglobulie** bezeichnet den gegenteiligen Zustand (s. Tab. 23–1 am Ende des Kapitels).

Ätiologie und Pathogenese: Am häufigsten sind die *sekundären Anämien* als reaktive Veränderungen bei chronisch entzündlichen Prozessen, malignen Erkrankungen, Erkrankungen der Leber oder des Endokriniums, bei chronischer Niereninsuffizienz oder im Rahmen einer Schwangerschaft.

Klinik: *Typische Symptome* sind: Allgemeine körperliche Schwäche und Leistungsminderung, rasche Ermüdbarkeit, Schwindel, Kopfschmerzen, Ohrensausen, Herzklopfen und Belastungsdyspnoe. Diese Symptomatik wird durch den Schweregrad der Anämie und die Kompensationsmöglichkeiten des kardiorespiratorischen Systems bestimmt. Besonders ausgeprägt sind die Symptome bei einer raschen Entwicklung der Anämie und bei älteren Menschen. Bei einer **akuten Blutungsanämie** stehen die Symptome des Volumenmangels wie Blutdruckabfall, Tachykardie, verminderte Organperfusion, Durst und Unruhe im Vordergrund. Trophische Störungen der Haut und der Schleimhäute (Mundwinkelrhagaden, brüchige Nägel und Haare), Zungenbrennen, Dysphagie, Appetitlosigkeit und Obstipation weisen auf einen **Eisenmangel** hin. Bei **Vitamin B12-Mangel** wird die Anämiesymptomatik durch neurologische Symptome, die als funikuläre Myelose zusammengefaßt werden, gelegentlich sogar durch Verwirrtheitszustände und Psychosen ergänzt. Ein begleitender Ikterus und eine mehr oder weniger ausgeprägte Splenomegalie weisen auf eine **Hämolyse** hin. Durch interkurrente Erkrankungen, Operation oder Infektionen können hämolytische Schübe, gelegentlich sogar hämolytische Krisen ausgelöst werden.

Diagnose: Sie wird durch Laboruntersuchungen gestellt. Im Vordergrund steht das *periphere Blutbild* (kleines BB: Hb-Konzentration, Leukozytenzahl. Großes BB: Hb-Konzentration, Erythrozytenzahl, Hämatokrit, Leukozytenzahl mit Differential-BB, Thrombozytenzahl). Die Bestimmung der *Retikulozytenzahl* weist auf die Regenerationsfähigkeit des Knochenmarks hin. Als Zeichen einer gesteigerten Erythrozytendestruktion sind die LDH und das indirekte Bilirubin sowie das freie Hämoglobin im Serum erhöht, das Haptoglobin und Hämopektin erniedrigt. Eine verminderte *osmotische Resistenz der Erythrozyten* beweist beim Vorliegen einer Mikrosphärozytose und Splenomegalie die Diagnose einer Kugelzellenanämie (hereditäre Mikrosphärozytose). Die Differenzierung der verschiedenen *Hämoglobine* und die Bestimmung der *Erythrozytenenzyme* erlaubt eine Differenzierung der hereditären hämoly-

- Knochenmarkzytologie und – histologie

Differentialdiagnose
normochrom
hyperchrom
hypochrom

Hypochromasie
= Eisenmangel

Hyperchromasie
= Zellreifungsstörung bei Vitamin B12- und Folsäuremangel

Normochromasie bei
– sekundären

– aplastischen

– hämolytischen Anämien

Therapie
je nach Schweregrad und Geschwindigkeit der Entstehung

bei Hb-Konzentration über 8g% in der Regel **keine** Bluttransfusion

bei Eisenmangel zunächst Ausschluß der Ursache, dann Substitution

bei Vitamin B12-Mangel Substitution parenteral und lebenslänglich

---

tischen Anämien. Bei Verdacht auf eine maligne hämatologische Systemerkrankung oder eine Hypoplasie des Knochenmarks wird eine *Knochenmarkaspiration* oder *Knochenmarkbiopsie* durchgeführt (Beckenkamm).

Differentialdiagnose: nach dem Färbeverhalten werden *normochrome* von *hypochromen* und *hyperchromen* Anämien unterschieden. Die Bestimmung des mittleren korpuskulären Hämoglobingehaltes (MCH) erlaubt eine rasche Differentialdiagnostik.

- Wenn eine **Hypochromasie** der Erythrozyten vorliegt, ist in unseren Breiten ein *Eisenmangel* als häufigste Ursache für eine Hämoglobinsynthesestörung anzunehmen. Die Bestimmung des Serumeisens und Serumferritins erlaubt eine rasche Diagnose. Unbedingt ausgeschlossen werden muß eine Blutungsquelle. Seltener sind in unserer Bevölkerung ein Eisenmangel in der Nahrung oder eine gestörte Eisenaufnahme.
- Beim Nachweis einer **Hyperchromasie** ist eine Zellreifungsstörung hervorgerufen durch *Vitamin B12-Mangel* oder *Folsäuremangel* sehr wahrscheinlich; dies gilt ganz besonders, wenn Megalozyten im peripheren Blutausstrich erscheinen. Die Bestimmung des Vitamin B12-Spiegels, des Folsäurespiegels, der Schilling-Test und die Knochenmarkzytologie erlauben eine rasche Diagnose.
- Bei **Normochromasie** der Erythrozyten besteht in erster Linie eine *sekundäre Anämie* als Begleitsymptom sonstiger Erkrankungen (s.o.). In Frage kommen außerdem aplastische Störungen der Hämatopoese und hämolytische Anämien. Bei den *aplastischen Anämien* ist häufig auch die Granulozytopoese und Thrombozytopoese beteiligt. Die zytologische, besser histologische Untersuchung des Knochenmarks liefert rasch die Diagnose. Beim Nachweis einer *Hämolyse* weist die familiäre Belastung auf eine hereditäre Störung (korpuskuläre hämolytische Anämie) hin. Die Bestimmung der osmotischen Resistenz, der Erythrozytenenzyme und der verschiedenen Hämoglobine erlaubt eine klare Differentialdiagnose. Die erworbenen hämolytischen Anämien haben in der Regel eine extrakorpuskuläre Ursache. Durch Nachweis von Wärmeautoantikörpern und Kälteagglutininen lassen sich immunhämolytische Anämien differenzieren. Wichtige Hinweise liefert gelegentlich die Anamnese (Medikamentenexposition, Favismus).

Therapie: Die Behandlungsbedürftigkeit richtet sich nach dem Schweregrad der Anämie und der Geschwindigkeit ihrer Entstehung. Eine *Bluttransfusion* wird man bei konstanten Befunden und einer Hämoglobinkonzentration über 8g% nicht durchführen (Ausschluß einer akuten Blutung). Bei einer Hämoglobinkonzentration unter 6g% ist die Substitution von Erythrozyten zwingend indiziert.

Bei der *Eisenmangelanämie* muß zunächst die Ursache beseitigt werden, danach wird der Eisenmangel durch orale Eisensubstitution ausgeglichen. Perorales zweiwertiges Eisensulfat stellt die einfachste und vorteilhafteste Behandlungsform (100–150 mg Eisen pro Tag bis zu 3 Monaten) dar. Die Resorption ist besser, wenn das Eisen nicht während der Nahrungsaufnahme appliziert wird. Die Behandlung wird wirksam überwacht durch Bestimmung der peripheren Hämoglobinkonzentration und des Serumferritins.

Eine durch *Vitamin B12-Mangel* bedingte *megaloblastäre Anämie* wird parenteral mit diesem Vitamin substituiert. Je nach Schweregrad und Symptomatik werden zunächst täglich oder wöchentlich 500–1000µg Hydroxycobalamin intramuskulär injiziert. Eine neurologische oder psychiatrische Symptomatik erfordert eine besonders intensive Behandlung. Die rasche klinische Besserung und das Auftreten einer Retikulozytenkrise bestätigen die Wirksamkeit der Behandlung. Nach 4-wöchiger Initialbehandlung erfolgt die weitere Substitution in 3-monatigen Intervallen. Die Ursache des Vitamin B12-Mangels muß, wenn möglich, beseitigt werden. Folsäuremangelanämien werden durch orale Folsäuresubstitution (5 mg täglich) rasch behoben.

Die isolierte Aplasie der Erythropoese (*aplastische Anämie* im engeren Sinne) bedarf bei Hämoglobinwerten unter 8g% in der Regel der Erythrozytensubstitution. Auszuschließen ist ein Thymom.

Für die hereditären korpuskulären *hämolytischen Anämien* gibt es keine kausale Therapie. Die Mikrosphärozytose (Kugelzellenanämie) wird mit der Splenektomie, die prophylaktisch und so früh wie möglich in einem asymptomatischen Intervall durchgeführt wird, erfolgreich behandelt, ohne daß dies eine kausale Therapie darstellt. Nach Splenektomie ist die Erythrozytenüberlebenszeit deutlich verlängert. Die Hyperbilirubinämie und Gallensteinbildung wird vermindert, aplastische Krisen werden vermieden.

Prognose: Die Prognose wird in der Regel nicht durch den Schweregrad der Anämie, sondern durch die *zugrundeliegende Störung* bestimmt. Dies gilt ganz besonders für Anämien im Verlauf sonstiger Erkrankungen und maligner hämatologischer Systemerkrankungen. Die Anämie für sich ist in der Regel nicht lebensbedrohlich. Wenn die auslösende Ursache beseitigt werden kann, dann ist die Lebenserwartung der Patienten normal.

23.2 Erkrankungen des leukozytären Systems

Reaktive Veränderungen der Granulozyten, Monozyten und Lymphozyten treten im Verlauf vieler entzündlicher und sonstiger Erkrankungen auf. Hier werden in der Praxis besonders relevante Erkrankungen besprochen: die **aplastischen Anämien** und maligne Erkrankungen der **Leukozytopoese**.

23.2.1 Aplastische Anämie

> Die aplastische Anämie bzw. das aplastische Syndrom oder auch Panmyelophthise bzw. Panzytopenie ist Folge einer *Aplasie des Knochenmarks*.

Ätiologie und Pathogenese: Ursache ist eine *Schädigung der pluripotenten Stammzelle*, hervorgerufen durch chemische Substanzen (Zytostatika, Chloramphenicol, Goldverbindungen, Benzol, Arsenverbindungen, Phenylbutazon, Insektizide), ionisierende Strahlen und Virusinfektionen. In den meisten Fällen ist die Ursache nicht erkennbar.

Klinik: Im Vordergrund stehen Infektionen, Fieber und Blutungen als Folge der Granulozytopenie und Thrombozytopenie. Gelegentlich kann auch die Anämie führendes Symtom sein.

Diagnose: Bei schweren Formen sind mindestens 2 der folgenden Kriterien: Granulozyten unter 500/µl, Thrombozyten unter 20000/µl, Anämie mit Retikulozytenanteil von weniger als 1‰ erfüllt. Die histologische Untersuchung des Knochenmarks ergibt eine ausgeprägte Hypoplasie.

Differentialdiagnose: Auszuschließen ist eine Verdrängung der normalen Hämatopoese durch eine maligne Population des Knochenmarks (Leukämie oder Knochenmarkkarzinose), ein myelodysplastisches Syndrom, einen Hypersplenismus (leere Peripherie, volles Mark), einen Vitamin B12-Mangel oder eine paroxysmale nächtliche Hämoglobinurie.

Therapie: Wenn ein auslösendes Agens definiert werden kann, so muß es eliminiert werden. Bei milderen Verlaufsformen wartet man die spontane Erholung ab. Gelegentlich wirken *Androgene* günstig. Die besten Behandlungser-

---

bei aplastischen Anämien Erythrozytensubstitution, wenn Hämoglobinwerte unter 8g%

bei korpuskulärer hämolytischer Anämie keine kausale Therapie
Splenektomie prophylaktisch so früh wie möglich

Prognose
abhängig von der zugrundeliegenden Störung
Anämien sind nur selten tödlich

Erkrankungen des leukozytären Systems

sehr häufig reaktiv bei entzündlichen Veränderungen

aplastische Anämie

Definition
←

Ätiologie und Pathogenese

Ursache häufig unbekannt

Klinik
- Infektion
- Blutung
- Fieber

Diagnose

Differentialdiagnose
- Knochenmarkkarzinose
- akute Leukämie
- Vitamin B12-Mangel
- paroxysmale nächtliche Hämoglobinurie

Therapie
- Ursache eliminieren

- Knochenmarktransplantation
- vorübergehende Substituion von Androgenen
- unterstützende Maßnahmen
  - Antibiotika bei Infektionen
  - Vermeidung von Blutungskomplikationen

Prognose fragwürdig
wesentliche Besserung durch Knochenmarktransplantation

gebnisse der schweren Formen lassen sich mit einer allogenen *Knochenmarktransplantation* erzielen. Voraussetzung hierfür sind jedoch ein geeigneter Spender und ein nicht zu hohes Alter des Patienten (bis 50 Jahre). Unterstützende Maßnahmen sind von großer Bedeutung. Hierzu zählen die konsequente antibiotische Behandlung von Infektionen, die Vermeidung von Blutungskomplikationen und die möglichst seltene Erythrozytentransfusion. Thrombozytentransfusionen werden nur bei Blutungskomplikationen verabreicht, da sich sehr rasch antithrombozytäre Antikörper bilden.

Prognose: Bei schwerer Aplasie sterben die Patienten unbehandelt innerhalb von Wochen oder Monaten an tödlichen Infektionen oder Blutungen. Durch die Knochenmarktransplantation hat sich die Prognose wesentlich verbessert.

23.2.2 Akute Leukämien

Akute Leukämien

Definition
⇨

> Akute Leukämien sind durch das unkontrollierte Wachstum von unreifen Vorstufen der Hämatopoese charakterisiert. Aufgrund morphologischer, immunologischer, zytochemischer und biochemischer Charakteristika unterscheidet man die **akute lymphatische Leukämie** *(ALL)* von der **akuten myeloischen Leukämie** *(AML)*.

Ätiologie und Pathogenese: Bei den meisten Patienten ist die Ursache unklar.

Klinik
hämatopoetische Insuffizienz mit Symptomen der
- Anämie
- Granulozytopenie
- Thrombozytopenie

Klinik: Die Symptomatik ist durch die *hämatopoetische Insuffizienz* mit Anämie, Granulozytopenie und Thrombozytopenie bestimmt. Leber, Milz und Lymphknoten sind besonders bei der ALL vergrößert. Es bestehen Schleimhautentzündungen und Schleimhautinfiltrate. Kopfschmerzen, Übelkeit und Hirnnervenparesen weisen auf eine Meningeosis leucaemica hin (typisch bei ALL). Die Patienten leiden unter Knochenschmerzen.

Diagnose
- Blutbild
- Knochenmarkbefund

Diagnose: In den meisten Fällen erlaubt die Beurteilung des *Blutausstriches* die Diagnose durch die charakteristischen Blasten, möglich ist auch eine Leukozytopenie ohne Blastennachweis. Der *Knochenmarkbefund* sichert die Diagnose.

Differentialdiagnose

Differentialdiagnose: Bei Panzytopenie muß eine aplastische Anämie oder ein myelodysplastisches Syndrom ausgeschlossen werden.

Therapie
Polychemotherapie in erfahrenen Institutionen

Therapie: Intensive *Polychemotherapie,* wobei das Behandlungsschema sich nach dem Typ der Leukämie richtet und vom Hämatologen bzw. Onkologen durchgeführt wird. Die Therapie wird ergänzt durch eine Substitution von Thrombozyten und Erythrozyten und die Applikation von Antibiotika und Antimykotika.

Prognose
akute Leukämien sind potentiell heilbar!
bei Erwachsenen mit AML aber meistens noch ungewiß

Prognose: 70–90 % der Patienten mit *ALL* erreichen eine komplette Remission. Die Wahrscheinlichkeit einer Langzeitremission (Heilung) liegt bei Kindern um 70 %, bei Erwachsenen um 40 %. Bei Patienten mit *AML* wird in 60–80 % eine komplette Remission erzielt. Die Spätprognose ist jedoch ungünstiger, da nur 10–30 % der Patienten mehr als 5 Jahre krankheitsfrei überleben. Als prognostisch ungünstig gelten ein höheres Lebensalter, eine primär exzessiv erhöhte Leukozytenzahl, eine sehr niedrige Thrombozytenzahl und ein primär sehr erhöhter LDH-Wert.

23.2 Erkrankungen des leukozytären Systems

23.2.3 Chronische myeloische Leukämie

> Die **CML** ist eine Erkrankung der pluripotenten Stammzellen und geht mit einer starken Vermehrung von Granulozyten und deren Vorstufen einher.

Ätiologie und Pathogenese: Die Ätiologie ist unbekannt. Die Blutbildung ist erheblich gesteigert, es kommt zur extramedullären Blutbildung in Milz, Leber, Lymphknoten und anderen Organen. Im spontanen Verlauf der Erkrankung wird die *primäre chronische* von der in der Regel *späteren akuten Phase* (Blastenkrise) unterschieden. Diese entspricht einer akuten Leukämie.

Klinik: Die Symptomatik ist zunächst *uncharakteristisch* mit Leistungsschwäche, abdominellen Druckschmerzen und gelegentlichen Skelett- und Gelenkbeschwerden. Die Erkrankung tritt in jedem Lebensalter auf, der Erkrankungsgipfel liegt bei 30–40 Jahren.

Diagnose: Im peripheren Blutbild ist eine *Leukozytose* (Werte teilweise über 200 000/µl) im Differentialblutbild eine charakteristische Linksverschiebung mit Zunahme von Metamyelozyten, Myelozyten, Promyelozyten und Myeloblasten erkennbar. Zusätzlich besteht eine Basophilie und Eosinophilie, Thrombozyten und Erythrozyten sind initial vermehrt, später vermindert, die LDH ist besonders in der akzelerierten Phase und im Blastenschub erhöht. Wegen des erhöhten Zellumsatzes besteht in der Regel eine Hyperurikämie.

Differentialdiagnose: Reaktive Leukozytosen mit Linksverschiebung, z.B. bei schweren bakteriellen Infekten oder Verbrennungen und sonstige Formen des myeloproliferativen Syndroms wie Polyzytaemia vera rubra und die Thrombozythämie.

Therapie: In der chronischen Phase der CML Zytostatikabehandlung durch den Facharzt. Die Knochenmarktransplantation stellt die z.Zt. einzige kurative Behandlungsmethode dar.

Prognose: Die mediane Lebenserwartung beträgt 3–4 Jahre. Das häufigste zum Tode führende Ereignis ist die Blastenkrise.

23.2.4 Chronische lymphatische Leukämie (CLL)

> Die CLL wird zu den **Non-Hodgkin-Lymphomen** gezählt. Sie ist durch die Proliferation einer monoclonalen Population reifer Lymphozyten (meistens B-Zellen) gekennzeichnet.

Klinik: Es werden verschiedene Stadien unterschieden. Eine *generalisierte Lymphknotenvergrößerung* führt den Patienten zum Arzt, später kommt eine *Hepatosplenomegalie* hinzu. Im Verlauf der Krankheit entwickelt sich ein *Antikörpermangelsyndrom*, das durch rezidivierende Infekte gekennzeichnet ist. In den Spätstadien kommen die Symptome der *hämatopoetischen Insuffizienz* hinzu.

Diagnose: Typisch ist das periphere Blutbild mit einer *Leukozytose* von bis zu mehreren 100 000/µl, hervorgerufen durch eine Vermehrung reifer kleiner Lymphozyten. Auch im Knochenmark dominieren kleine Lymphozyten. Gelegentlich wird die Diagnose durch die histologische Untersuchung eines exstirpierten Lymphknotens gestellt. Der Coombs-Test kann positiv sein, die Immunglobuline sind charakteristisch vermindert.

Differentialdiagnose: Andere Formen des Non-Hodgkin-Lymphoms. Das typische periphere Blutbild erlaubt in der Regel eine rasche Diagnose. Bei nur geringgradiger Lymphozytose und jüngerem Lebensalter sind reaktive Veränderungen im Rahmen eines Virusinfektes auszuschließen.

Therapie: Im frühen asymptomatischen Krankheitsstadium wird nicht behandelt, sonst ist eine Therapie durch den Facharzt indiziert.

Prognose: Stadienabhängig ist die Prognose sehr unterschiedlich. Wegen des hohen Erkrankungsalters versterben viele Patienten nicht an der CLL, sondern an anderen unabhängigen Erkrankungen. Die Krankheit ist immer inkurabel.

23.3 Leitsymptom schmerzlose Lymphknotenvergrößerung

23.3.1 Morbus Hodgkin (Lymphogranulomatose)

> Die Lymphogranulomatose ist eine **maligne** Erkrankung des lymphatischen Systems und durch ein besonderes morphologisches Substrat charakterisiert.

Ätiologie und Pathogenese: Die Ursache der Erkrankung ist unklar. Die Lymphogranulomatose entsteht wahrscheinlich in einem Lymphknoten und breitet sich von dort über das lymphatische System und *hämotogen* aus. Die Krankheit hat 2 *Altersgipfel*, im frühen Erwachsenenalter und im fortgeschrittenen Lebensalter.

Klinik: Häufig beginnt die Krankheit als asymptomatische schmerzlose *Lymphknotenvergrößerung*. Allgemeinsymptome wie Fieber, Nachtschweiß und Gewichtsverlust (B-Symptome) weisen auf eine besondere Aktivität hin. Juckreiz und durch Alkoholkonsum induzierte Schmerzen sind weitere Symptome. Leber und Milz sind häufig vergrößert. Alle Organe können infiltriert sein. Es werden 4 Stadien unterschieden:

Stadium I: Beteiligung einer einzelnen Lymphknotenregion (I) oder eines einzelnen extralymphatischen Organs (I E).
Stadium II: Beteiligung von 2 oder mehr Lymphknotenregionen auf einer Seite des Zwerchfells (II) oder Beteiligung eines extralymphatischen Organs und einer oder mehrerer Lymphknoten auf einer Seite des Zwerchfells (II E).
Stadium III: Beteiligung von Lymphknotenregionen auf beiden Seiten des Zwerchfells (III), zusätzliche Beteiligung der Milz (III S) oder lokalisierte Beteiligung eines extralymphatischen Organs (III E).
Stadium IV: Diffuse Beteiligung eines oder mehrerer extralymphatischer Organe oder Gewebe mit oder ohne Lymphknotenbeteiligung.

Jedes Stadium wird ergänzt durch den Buchstaben A oder B. **B** bedeutet *Vorhandensein von Fieber, Nachtschweiß und/oder 10 % Gewichtsverlust* in den letzten 6 Monaten. **A** bedeutet das *Fehlen dieser Symptome*. Erfolgt die Stadieneinteilung im Anschluß an eine explorative Laparotomie, wird dem Stadium ein PS (pathologisches Stadium) vorangestellt, andernfalls ein CS (klinisches Syndrom).

Diagnose: Die Diagnose wird durch die *histologische Untersuchung* eines exstirpierten Lymphknotens gestellt. Als obligate Untersuchung zur Stadieneinteilung gelten die Röntgenuntersuchung des Thorax in 2 Ebenen, die Computertomographie von Thorax und Abdomen, evtl. die bipedale Lymphographie, die Knochenmarkbiopsie und -aspiration sowie Laboruntersuchungen (BSG), großes Blutbild, alk. Phosphatase, LDH.

Differentialdiagnose: Die verschiedenen Formen der Non-Hodgkin-Lymphome und Lymphknotenmetastasen maligner Tumoren sind abzugrenzen. Bei jüngeren Patienten werden Lymphknotenvergrößerungen häufig durch Virusinfektionen oder eine Toxoplasmose verursacht. Jede über mehrere Wochen bestehende unklare Lymphknotenvergrößerung sollte histologisch abgeklärt werden!

Therapie: Chemotherapie und/oder Radiotherapie durch den Facharzt.

Prognose: Über 50 % aller Patienten werden geheilt. Die Prognose wird vom Krankheitsstadium, dem histologischen Typ und dem Vorhandensein einer B-Symptomatik bestimmt. Ein großer Mediastinaltumor und eine primär stark beschleunigte BSG sind prognostisch ungünstig. Als Folge der Funktionsstörung der T-Lymphozyten neigen die Patienten zu opportunistischen Infektionen. Als Spätkomplikationen der Therapie treten gelegentlich akute Leukämien auf.

23.3.2 Non-Hodgkin-Lymphome

> Die Non-Hodgkin-Lymphome sind **maligne** lymphoproliferative Erkrankungen, die sich in ihrem morphologischen Bild vom Morbus Hodgkin unterscheiden.

Ätiologie und Pathogenese: Die Ursache ist unklar. Non-Hodgkin-Lymphome können unter immunsuppressiver Behandlung vermehrt auftreten. Im Gegensatz zur Lymphogranulomatose manifestieren sie sich häufiger extralymphatisch.

Klinik: Die klinische Symptomatik entspricht weitgehend der der *Lymphogranulomatose* mit allerdings größerer Variation. So ist beim hochmalignen Non-Hodgkin-Lymphom auch das zentrale Nervensystem beteiligt.

Diagnose: Die Diagnose wird durch die *histo-pathologische Untersuchung* von lymphatischem oder extralymphatischem Gewebe gestellt. Es werden die gleichen diagnostischen Verfahren wie bei der Lymphogranulomatose vorgenommen, mit Ausnahme der Staging-Laparotomie. Hinzu kommen eine HNO-ärztliche Untersuchung und fakultativ die Gastrokopie und die Skelettszintigraphie.

Differentialdiagnose: Andere Erkrankungen mit Lymphknotenvergrößerungen (s. Morbus Hodgkin).

Therapie: Abhängig vom histologischen Typ und Stadium Chemotherapie und/oder Radiotherapie durch den Facharzt. Bei den niedrig-malignen Non-Hodgkin-Lymphomen ist man im asymptomatischen Stadium therapeutisch zurückhaltender.

Prognose: Die Prognose wird vom histologischen Typ und vom Tumorstadium bestimmt. Patienten mit *niedrig-malignen* Non-Hodgkin-Lymphomen haben mittelfristig eine günstige Prognose, die Lymphome sind jedoch inkurabel. Die *hoch-malignen* Non-Hodgkin-Lymphome haben unbehandelt eine wesentlich schlechtere Prognose. Mit der modernen aggressiven Therapie sind diese Lymphome jedoch potentiell kurabel.

Differentialdiagnose
- Non-Hodgkin-Lymphome
- LK-Metastasen
- Virusinfekte
- Toxoplasmose

Therapie durch den Facharzt

Prognose abhängig von
– dem klinischen Stadium
– der Histologie
– dem Vorliegen einer B-Symptomatik

Spätkomplikationen: akute Leukämien

Non-Hodgkin-Lymphome

Definition
←

unklare **Ursache**

Klinik: Symptome ähnlich wie beim Morbus Hodgkin, aber variationsreicher

Diagnose durch Histologie

gleiche Diagnostik wie beim Morbus Hodgkin, jedoch ohne explorative Laparotomie

Differentialdiagnose

Therapie abhängig vom histologischen Typ und Stadium

Prognose
niedrig-maligne Lymphome sind günstiger, aber immer inkurabel

bei hoch-malignen Lymphomen aggressive Therapie mit Heilungsaussicht

23.3.3 Plasmozytom (multiples Myelom)

Plasmozytom (multiples Myelom)

Definition

Das Plasmozytom stellt eine **maligne Wucherung** eines von den B-Lymphozyten abstammenden Plasmazellen-Klons dar, der vermehrt homogene Immunglobuline oder Immunglobulinfragmente bildet.

Ursache ist unklar
Pathogenese
monoklonale Immunglobulinproduktion → Antikörpermangelsyndrom

Ätiologie und Pathogenese: Die Ätiologie ist unklar. Die Myelomzellen infiltrieren das Knochenmark und verdrängen die normale Hämatopoese. Die Knochenstruktur wird osteoklastisch zerstört. Es entstehen pathologische Frakturen, eine Hyperkalzämie und eine Nephrokalzinose. Die Krankheit führt zur Insuffizienz des Tubulusepithels und zur Proteinurie. Als Folge der verminderten polyklonalen Immunglobulinkonzentration entsteht ein Antikörpermangelsyndrom mit Infektanfälligkeit.

Klinik
- Leistungsschwäche
- Infektanfälligkeit
- Skelettschmerzen
- Niereninsuffizienz

Diagnose
- Plasmazellvermehrung im Knochenmark
- Osteolysen oder Osteoporose

- Bence-Jones-Eiweißkörper im Urin bei 50 % der Patienten
- Anämie, später Leukozytopenie und Thrombozytopenie

Klinik: Eine allgemeine Leistungsminderung, körperliche Schwäche und Anämie sowie Skelettschmerzen stehen im Vordergrund. Hinzu kommen Symptome der Hyperkalzämie und der Niereninsuffizienz. Es werden 3 verschiedene klinische Stadien unterschieden.

Die **Diagnose** erfolgt durch den zytologischen oder histologischen Nachweis der *Plasmazellvermehrung im Knochenmark*, den röntgenologischen Nachweis der Skelettzerstörung (Schrotschußschädel, ausgestanzte fleckenförmig konfluierende (*osteolytische*) oder diffuse (*Osteoporose*) Knochenveränderungen) und den immunelektrophoretischen Nachweis eines monoklonalen Immunglobulins bzw. Immunglobulinfragmentes im Serum und/oder im Urin. Die BSG ist in der Regel stark beschleunigt. Eine normale BSG schließt ein Plasmozytom jedoch nicht aus. Im Urin ist der Bence-Jones-Eiweißkörper bei 50 % der Patienten nachweisbar. Das periphere Blutbild ist durch eine Anämie, in späteren Stadien auch durch eine Leukozytopenie und Thrombozytopenie gekennzeichnet.

Differentialdiagnose
- osteolytische Skelettmetastasen
- sonstige Tumoren

Differentialdiagnose: Skelettmetastasen solider Tumoren und reaktiv bedingte Plasmazellvermehrungen. Diese erreichen jedoch nie das Ausmaß wie beim Plasmozytom. Auszuschließen sind Formen eines Non-Hodgkin-Lymphoms mit monoklonaler Paraproteinämie.

Chemo- und Radiotherapie durch den Facharzt

Therapie: Im Vordergrund steht die *Chemo-* und *Radiotherapie* durch den Facharzt. Unterstützend ist eine Behandlung der Hyperkalzämie, eine gezielte Schmerztherapie und die Behandlung begleitender bakterieller Infektionen.

Prognose inkurable Erkrankung
Überlebensrate stadienabhängig
1–4 Jahre

Prognose: Mit Ausnahme solitärer Plasmozytome ist diese Krankheit unheilbar. Die mediane Überlebensdauer beträgt stadienabhängig 1–4 Jahre. Gelegentlich entsteht als sekundäres Malignom eine akute myeloische Leukämie.

Tab. 23-1: Normalwerte

Erythrozyten:
- Frauen – $4{,}1\text{–}5{,}4 \times 10^6/\mu l$ = 4,0–5,2 Tera/L
- Männer – $4{,}5\text{–}6{,}0 \times 10^6/\mu l$ = 4,5–6,0 Tera/L

Hämoglobinkonzentration:
- Frauen – 12–16 g/dl = 120–160 g/L
- Männer – 13–18 g/dl = 130–180 g/L

Hämatokrit:
- Frauen – 36–48 % = 0,36–0,48 g/L
- Männer – 41–53 % = 0,41–0,53 g/L

Retikulozyten:
- Frauen – 8–41 pro Tausend Ery
- Männer – 8–25 pro Tausend Ery

Erythrozytenindizes:
MCHC (mittlere korpuskuläre Hämoglobinkonzentration)
$$= \frac{Hb\,(g/dl)}{HK\,(\%)} \times 100;\ (\text{normal: 31–35 g/dL bzw. 310–350 g/L})$$

MCV (mittleres korpuskuläres Volumen)
$$= \frac{HK\,(\%)}{(Ery/\mu l) \times 10^{-9}};\ (\text{normal: 85–95 fL})$$

MCH (Hb_E) (mittlerer korpuskulärer Hämoglobingehalt)
$$= \frac{Hb\,(g/dl)}{(Ery/\mu l) \times 10^{-7}};\ (\text{normal: 27–33 pg})$$

24. Stoffwechselerkrankungen

24.1 Fettstoffwechselstörungen
F. U. Beil, G. Schettler

24.1.1 Hyper-, Dys- und Hypolipoproteinämien

> **Lipoproteine** des Blutes dienen dem Transport von Cholesterin, Triglyzeriden und fettlöslichen Vitaminen. Triglyzeride sind Energieträger, Cholesterin wird als Membranbestandteil sowie für die Synthese von Steroidhormonen benötigt.

Aufgrund physikalischer Eigenschaften werden die Lipoproteine als Chylomikronen, VLDL (*Very low density Lipoproteine*), IDL (*Intermediate density Lipoproteine*), LDL (*Low density Lipoproteine*) und HDL (*High density Lipoproteine*) eingeteilt. Die Plasmakonzentrationen sind primär genetisch und sekundär durch Umwelteinflüsse, wie Diät und körperliche Aktivität bestimmt. Frauen haben im allgemeinen höhere HDL als Männer. Der Anteil von Cholesterin und Triglyzeriden variiert in den einzelnen Lipoproteinklassen. Entsprechende Erhöhungen können unabhängig von der Ursache (primär oder sekundär) klassifiziert werden.

Pathologie: Cholesterinerhöhungen sind mit einem erhöhten Risiko für eine frühzeitige Koronarsklerose, in geringerem Maße auch für die periphere arterielle Verschlußkrankheit und zerebrale Durchblutungsstörungen, verbunden. Dieses Risiko ist auch bei niedrigen HDL-Werten erhöht. Bei Kombination mit weiteren Risikofaktoren, wie Zigarettenrauchen, arterieller Hypertonus, Diabetes mellitus sind die Auswirkungen einer Cholesterinerhöhung besonders schwerwiegend.

Neben der Erhöhung der Lipoproteine spielt auch deren „Qualität" für die Atherogenität eine wichtige Rolle: Oxidative oder auch andere Modifikationen erhöhen die Atherogenität; *antioxidativ* wirksame Vitamine C und E sollten daher ausreichend vorhanden sein.

Lipoprotein (a) ist ein unabhängiger, genetisch determinierter zusätzlicher Risikofaktor, der sich diätetisch und medikamentös kaum beeinflussen läßt.

Diagnostik: Durch eine Serumbestimmung von *Cholesterin*, *Triglyzeriden* und *HDL-Cholesterin* sowie die Beurteilung des *Nüchternserums* (trübe Seren bei Vermehrung triglyzeridreicher Lipoproteine) sind in der Praxis die weitaus überwiegende Zahl aller Hyperlipoproteinämien richtig diagnostizierbar. Das LDL-Cholesterin kann nach der Friedewald-Formel berechnet werden (bis Triglyzeride von 400 mg/dl):

> **LDL-Cholesterin** = Gesamtcholesterin − VLDL-Cholesterin (Triglyzeride/5) − HDL-Cholesterin.

24. Stoffwechselerkrankungen

Tab. 24-1: Behandlungsziele in der Primär- und Sekundärprävention

	Primärprävention		Sekundärprävention
	kein weiterer Risikofaktor	weitere Risikofaktoren	
Gesamtcholesterin	200–240 mg/dl	≤ 200 mg/dl	≤ 180 mg/dl
LDL-Cholesterin	≤ 155 mg/dl	≤ 135 mg/dl	≤ 100 mg/dl
HDL-Cholesterin	> 35 mg/dl	> 35 mg/dl	> 35 mg/dl
Triglyzeride	~ 200 mg/dl	~ 200 mg/dl	~ 200 mg/dl

Therapieziel
normaler Cholesterinwert max. 200 mg/dl

Therapieziel: Bei normalen HDL-Cholesterinwerten (Männer > 35 mg/dl, Frauen > 45 mg/dl) sollten die Cholesterinwerte nicht über 200 mg/dl liegen, wobei eine kontinuierliche Korrelation zwischen erhöhten Cholesterinwerten und Koronarrisiko besteht (kein Schwellenwert). Erhöhte Triglyzeridkonzentrationen (mehr als 200 mg/dl) sind häufig mit erniedrigten HDL-Cholesterinwerten verbunden. Nüchterntriglyzeridwerte von mehr als 600 mg/dl (postprandial > 1000 mg/dl) bedeuten ein Pankreatitisrisiko. Bei zusätzlichen Risikofaktoren wie Hypertonus, Zigarettenrauchen, Diabetes mellitus, Übergewicht, niedrigem HDL-Cholesterin und hohem Fibrinogen sollten diese Werte unbedingt erreicht werden, bei vorliegender „koronarer" Herzerkrankung sollten die LDL-Cholesterinwerte zwischen 95 und 115 mg/dl liegen (Tab. 24–1).

Leitsymptome Xanthome, Arcus lipoides, Adipositas

24.1.2 Leitsymptome Xanthome, Arcus lipoides, Adipositas

Primäre Hyperlipoproteinämien

24.1.2.1 Primäre Hyperlipoproteinämien

Familiäre Hypercholesterinämie

24.1.2.1.1 Familiäre Hypercholesterinämie

Pathogenese
LDL Rezeptor defekt

Pathogenese: Mutationen des LDL-Rezeptor-Gens führen zu *LDL-Rezeptorendefekten* und damit einem verminderten Abbau des Plasmacholesterins. Bei autosomal dominanter Vererbung liegen die Plasmacholesterinwerte zwischen 300 und 600 mg/dl (heterozygot), in der homozygoten Form zwischen 600 und 1000 mg/dl.

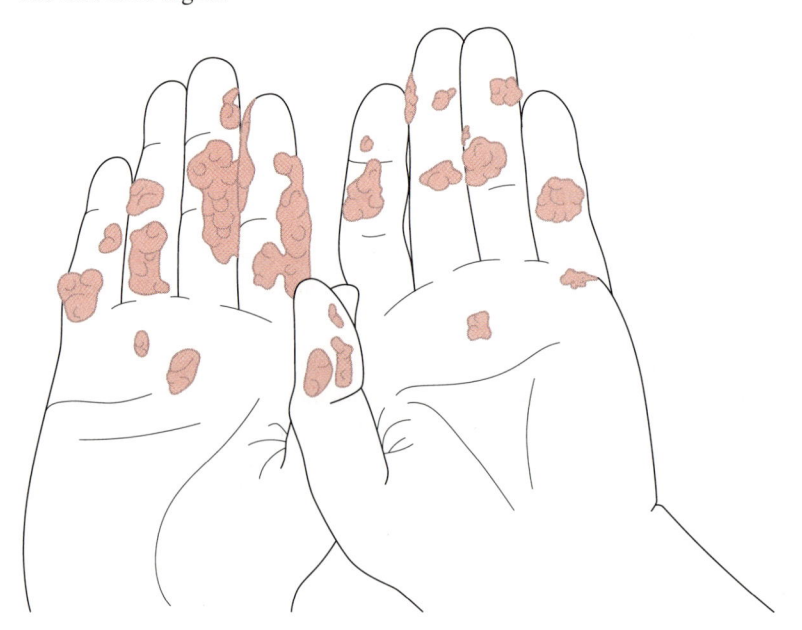

Abb. 24–1: Xanthome (Gelbknötchen), häufig an Händen und Sehnen

24.1 Fettstoffwechselstörungen

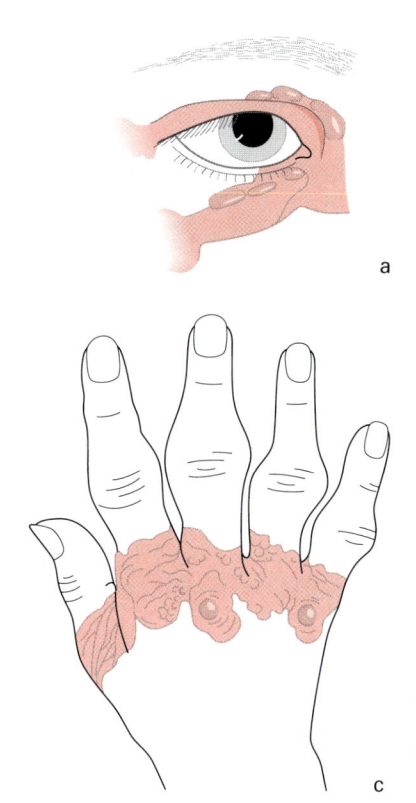

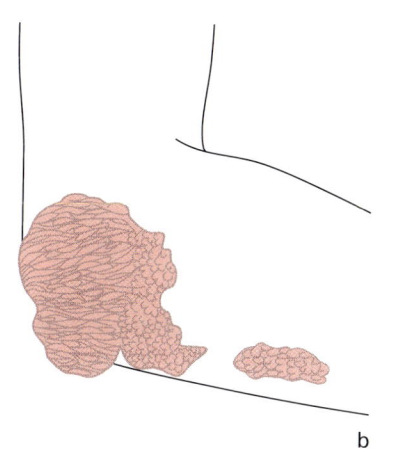

Abb. 24–2: a) Xanthelasmen (hellgelbe Platten von Cholesterinablagerungen an den Lidern), **b)** xanthomatöses Material in den Schleimbeuteln der Ellenbogenregion, **c)** Xanthome in den Fingermittelgelenken, über der Streckseite der Fingergrundgelenke und des Handgelenks.

Klinik: Tendinöse oder tuberöse Xanthome, Xanthelasmen und Arcus lipoides corneae (Abb. 24–1 und 2) sind häufig äußere Zeichen der Erkrankung, es besteht eine Gefährdung durch frühzeitige Arteriosklerose (Herzinfarkt, periphere Verschlußkrankheit).

Diagnostik: Stark erhöhte Cholesterinwerte (LDL-Cholesterin) bei normalen oder leicht erhöhten Triglyzeridwerten. LDL Rezeptoraktivität und Genanalysen in Speziallaboratorien.

Therapie: Diät (cholesterinarm, Vermeidung gesättigter Fettsäuren, Fettanteil 30 %), fast immer medikamentöse Therapie erforderlich (Colestyramin 16 g/die, Colestipol 20g/die, Nikotinsäure 3g/die, HMG-CoA-Reduktasehemmer 20–80 mg/die).

24.1.2.1.2 Familiäre kombinierte Hyperlipoproteinämie

Pathogenese: Diese häufigste Fettstoffwechselstörung wird autosomal dominant vererbt. Der biochemische Defekt ist nicht bekannt.

Diagnostik: Die Diagnosestellung ist nur durch *Familienuntersuchung* möglich, wobei charakteristischerweise bei den betroffenen Familienangehörigen und beim Patienten alleinige Cholesterinerhöhung, alleinige Triglyzeriderhöhung oder kombinierte Cholesterin/Triglyzeriderhöhung beobachtet werden.

Klinik: Häufig sind die Patienten *übergewichtig* bei gleichzeitiger *Hyperurikämie* und *Glukoseintoleranz*. Es besteht ein hohes Risiko für eine koronare Herzkrankheit.

Therapie: *Gewichtsreduktion*, Diät (cholesterinarme Ernährung, Fettanteil 30 %, Vermeidung gesättigter Fettsäuren). *Medikamentöse Therapie* je nach der im Vordergrund stehenden Art der Lipiderhöhung: bei Cholesterinerhö-

---

Klinik
Xanthome
KHK

Diagnostik
Labor

Therapie
- Diät
- Medikamente

Familiäre kombinierte Hyperlipoproteinämie

unbekannte **Pathogenese**

Diagnostik durch Familienuntersuchung

Klinik
- Adipositas
- Hyperurikämie
- Glukoseintoleranz

Therapie
- Diät
- Medikamente je nach Art der Lipiderhöhung

hung Colestyramin, Colestipol, HMG-CoA-Reduktasehemmer, Nikotinsäure; bei Triglyzeriderhöhung Nikotinsäure, Fibrate. Häufig Kombinationsbehandlung notwendig.

24.1.2.1.3 Polygene Hypercholesterinämie

Pathogenese: Multiple genetische und Umweltfaktoren führen zu dieser häufigsten Form der primären Hypercholesterinämie.

Diagnostik: Die Cholesterinwerte liegen im allgemeinen zwischen 200 und 300 mg/dl, Diagnosesicherung durch Ausschluß anderer Formen der Hypercholesterinämie.

Therapie: Cholesterinarme Ernährung unter Vermeidung gesättigter Fettsäuren; bei Nichtansprechen medikamentöse Therapie mit Colestyramin, Colestipol, Nikotinsäure, HMG-CoA-Reduktasehemmer. Eine Normalisierung der Cholesterinwerte durch diätetische Maßnahmen ist häufig möglich.

24.1.2.1.4 Familiäre Hypertriglyzeridämie

Pathogenese: Autosomal dominante Vererbung, der primäre Defekt ist nicht bekannt.

Klinik: Manifestation im Erwachsenenalter; bei starken Triglyzeriderhöhungen können sich eruptive Xanthome oder eine Pankreatitis entwickeln, eine frühzeitige Koronarsklerose ist bei vielen Patienten nachgewiesen worden. Typischerweise bestehen *Übergewicht*, *Hyperglykämie*, *Hyperinsulinämie* und *Hypothyreose*; sie können zu überschießender *Hypertriglyzeridämie* führen.

Diagnostik: Erhöhte Triglyzeride (200–500 mg/dl) bei normalen Cholesterinwerten. Diagnosestellung durch Familienuntersuchung (isolierte Triglyzeriderhöhung). Bei Exazerbation sind exzessive Hypertriglyzeridämien (mehr als 1000 mg/dl) durch VLDL und Chylomikronen möglich.

Therapie: Kalorienrestriktion bei Übergewicht, Alkoholkarenz, Ausschaltung sekundärer Faktoren, Einschränkung der Fette und Kohlenhydrate in der Nahrung. Evtl. Zusatztherapie mit Fibraten bzw. Nikotinsäure.

24.1.2.1.5 Familiäre Typ III-Hyperlipoproteinämie

Pathogenese: Infolge eines abnormen Apoproteins kommt es durch die verminderte Aufnahme von Chylomikronen und IDL in der Leber zu einer Vermehrung von Cholesterin und Triglyzeriden im Plasma. Auslösend können sein: Übergewicht, Diabetes mellitus und Hypothyreose.

Klinik: Charakteristisch sind rötlich-gelbliche Lipideinlagerungen in den Hand-Fingerlinien, aber auch tubero-eruptive Xanthome über Ellenbogen und Knien. Hohes Risiko für periphere arterielle Verschlußkrankheit und koronare Herzkrankheit!

Diagnostik: Cholesterin- und Triglyzeriderhöhungen im Plasma, oft im Verhältnis 1 : 1. Weitere Typisierung in Speziallaboratorien.

Therapie: Gewichtsreduktion, Alkoholkarenz, cholesterinarme, fettarme Ernährung. Medikamente der Wahl sind Fibrate, Nikotinsäure.

Marginalien:

Polygene Hypercholesterinämie

Pathogenese
genetische und Umweltfaktoren

Diagnostik
Cholesterinwerte zwischen 200 und 300 mg/dl

Therapie
cholesterinarme Ernährung, evtl. medikamentös

Familiäre Hypertriglyzeridämie

unbekannte **Pathogenese**

Klinik
- Übergewicht
- Hyperglykämie
- Hyperinsulinämie
- Hypothyreose
- evtl. Pankreatitis
- Koronarsklerose

Diagnostik
- Triglyzeride erhöht
- Cholesterin normal
- Familienuntersuchung

Therapie
- Diät
- Alkoholkarenz
- evtl. medikamentöse Zusatztherapie

Familiäre Typ III-Hyperlipoproteinämie

Pathogenese
mögliche Auslöser: Übergewicht, Diabetes mellitus, Hypothyreose

Klinik: Xanthome
Risiko:
- AVK
- KHK

Diagnostik
Cholesterin-/Triglyzeriderhöhung

Therapie
- Diät
- Medikamente

24.1 Fettstoffwechselstörungen

24.1.2.1.6 Familiärer Lipoproteinlipase/Apoprotein-CII-Mangel

Pathogenese: Ein Mangel an Lipoproteinlipase oder dem Aktivator Apoprotein-CII führen zu einem verminderten Abbau der Chylomikronen. Die Erkrankungen werden autosomal rezessiv vererbt.

Klinik: Manifestation im allgemeinen bereits vor dem 10. Lebensjahr mit Hepatosplenomegalie, eruptiven Xanthomen, Lipaemia retinalis und schweren abdominellen Koliken. Besonders der anfallsweise Charakter der akut auftretenden Bauchschmerzen führt die Patienten im Kindesalter oft zum Chirurgen.

Diagnostik: Das Nüchternserum ist getrübt bis milchig-rahmig. Weitere Diagnostik in Speziallaboratorien.

Therapie: Strenge Fettkarenz (weniger als 20 g/die), Verwendung von mittelkettigen Fettsäuren (MCT-Fette).

24.1.2.1.7 Familiäre Hypo-/Hyperalphalipoproteinämie

Pathogenese: Genetisch bedingte Verminderung/Erhöhung des HDL-Cholesterins. Bei der Hypoalphalipoproteinämie kommt es häufig zu koronarer Herzerkrankung und zerebrovaskulären Erkrankungen.

Therapie: Körperliche Aktivität, Gewichtsreduktion. Versuchsweise medikamentöse Therapie mit Fibraten, Nikotinsäure.
Geringe Cholesterin-Erhöhungen sind manchmal durch HDL-Cholesterin-Erhöhungen bei sonst normalen Lipiden bedingt. Diese Personen haben eine überdurchschnittliche hohe Lebenserwartung. Isolierte HDL-Cholesterin-Erhöhungen werden auch unter Östrogentherapie beobachtet.

Lipidsenkende Pharmaka:
- Ionenaustauscher
- Fibrate
- Nikotinsäure und -derivate
- Omega-3-Fettsäuren
- Probucol
- Beta-Sitosterin
- HMG-CoA-Reduktasehemmer

24.1.2.2 Sekundäre Hyperlipoproteinämien

Pathogenese: Häufiger als primäre Hyperlipoproteinämien sind sekundäre Erhöhungen von Cholesterin und Triglyzeriden. Die häufigsten Ursachen liegen in einem Diabetes mellitus, massivem Übergewicht, Alkoholabusus und Hypothyreose. Daneben spielen Medikamente wie Beta-Blocker, Diuretika, Steroide und Östrogene eine zahlenmäßig bedeutende Rolle (s. Tab. 24-2).

Therapie: Vor einer lipidsenkenden Therapie sollten die Ursachen ausgeschlossen, beseitigt oder genügend therapiert sein.

24.1.3 Prognose

In der **Primärprävention** führt eine Senkung des Serumcholesterins um 1 % zu einer Risikoreduktion von 2–3 % für einen Herzinfarkt.
Nach einem durchgemachten Herzinfarkt (**Sekundärprävention**) führt die Cholesterinsenkung zu einer Senkung der Reinfarktrate sowie der Gesamtmortalität. Dieser Therapieerfolg ist mit dem Effekt einer Betablocker-, Plättchenaggregationshemmer-, Antikoagulations-Therapie nach einem Infarkt

Tab. 24-2: Sekundäre Hyper-, Dys- und Hypolipoproteinämien

	Erhöhte Plasmalipide	Erhöhte Lipoproteine	Erniedrigte
Diabetes mellitus	Triglyzeride Cholesterin	Chylomikronen VLDL/IDL/LDL	HDL
Hypothyreose	Cholesterin Triglyzeride	LDL IDL/HDL	
Hyperthyreose			HDL/LDL
Alkoholabusus	Triglyzeride Cholesterin	Chylomikronen VLDL/HDL	
Gammopathie	Cholesterin Triglyzeride	Chylomikronen VLDL/IDL/LDL	HDL
Akute intermittierende Porphyrie	Cholesterin	LDL	
Anorexia nervosa	Cholesterin	LDL	
Medikamente			
Östrogen	Cholesterin/ Triglyzeride	VLDL/HDL	LDL
Gestagene	Cholesterin	LDL	HDL
Steroide	Cholesterin Triglyzeride	VLDL LDL/HDL	HDL
Betablocker Thiazide	Cholesterin Triglyzeride	VLDL LDL	HDL

> Cholesterinsenkung 10 %
> Mortalitätssenkung 10 %

vergleichbar. So führt eine Senkung des Cholesterins um 10 % zu einer Senkung der Mortalität um 10 %. Darüber hinaus konnte in angiographischen Studien eine positive Beeinflussung der Koronarsklerose dokumentiert werden.

> **Kohlenhydratstoffwechsel-erkrankungen**

24.2 Kohlenhydratstoffwechselerkrankungen

C. Hasslacher

> **Leitsymptome Polyurie und Polydipsie – Diabetes mellitus**

24.2.1 Leitsymptome Polyurie und Polydipsie – Diabetes mellitus

> **Definition**
> ⇨

> Der Diabetes mellitus beruht auf einem relativen oder absoluten **Insulinmangel**, der neben dem Kohlenhydratstoffwechsel auch den Fett- und Eiweißstoffwechsel mit beeinflußt. Für seine Entwicklung und den chronischen Verlauf sind genetische Faktoren mitbestimmend.

24.2.1.1 Einteilung

Der manifeste Diabetes wird heute entsprechend den zugrundeliegenden Ursachen eingeteilt in:

Typ I-Diabetes ist charakterisiert durch einen *absoluten Insulinmangel* infolge Inselzellzerstörung, die meist auf dem Boden eines Autoimmunprozesses abläuft. Das Manifestationsalter liegt in der Regel unter 30 Jahren, beide Ge-

> **Einteilung**
>
> • Typ I-Diabetes = absoluter Insulinmangel
>   Manifestationsalter unter 30 Jahren

24.2 Kohlenhydratstoffwechselerkrankungen

schlechter werden gleich häufig betroffen. Ca. 5 % aller Diabetiker haben einen Typ I-Diabetes.

Typ II-Diabetes (*Typ IIa* ohne Übergewicht; *Typ IIb* mit Übergewicht); er ist gekennzeichnet durch eine Störung der Insulinfreisetzung („Sekretionsstarre") und eine langsam fortschreitende Inselzelldegeneration sowie durch eine verminderte Insulinwirkung an den peripheren Zielorganen (= periphere Insulinresistenz). Übergewicht, das häufig mit einer Insulinresistenz einhergeht, ist der wichtigste manifestationsfördernde Faktor des Diabetes. Typ II-Diabetiker stellen mit 90–95 % die große Mehrzahl der Diabetiker dar.

Seltenere Diabetesformen sind: **Schwangerschaftsdiabetes**; darunter versteht man die in der Schwangerschaft sich manifestierende diabetische Stoffwechsellage, die häufig nach der Geburt wieder reversibel ist. Patientinnen mit Schwangerschaftsdiabetes entwickeln im Laufe des Lebens in einem höheren Prozentsatz einen manifesten Diabetes.

Sekundärer Diabetes; relativ selten tritt ein Diabetes im Rahmen von Pankreas- oder anderer endokriner Erkrankungen wie Cushing-Syndrom, Akromegalie oder Phäochromozytom auf. Häufiger kommt es unter Gabe von Glukokortikoiden zur Auslösung eines Diabetes.

Pathologische Glukosetoleranz liegt vor, wenn im Rahmen eines Glukosetoleranztestes erhöhte Blutzuckerwerte festgestellt werden. Ursachen: Neben Übergewicht oder essentieller Hypertonie kommen zahlreiche Pharmaka (Diuretika, Psychopharmaka, Steroide, ect.) oder andere Begleitumstände (Magenresektion, akute Lebererkrankung, Streß) in Frage.

24.2.1.2 Klinik

> Die **Leitsymptome** des sich manifestierenden Diabetes sind: Polyurie, Polydipsie, Gewichtsabnahme, Adynamie.

Beim Typ I-Diabetes können sich diese Symptome rasch, d.h. innerhalb von Stunden und Tagen entwickeln, beim Typ II-Diabetes kann die Diagnose der Stoffwechselstörung ein Zufallsbefund sein. Klinische Hinweise für das Vorliegen einer diabetischen Stoffwechsellage können sein: Infektion der Haut und Schleimhäute, Pruritus, bes. im Genito-Analbereich, gesteigerte Infektanfälligkeit.

Natürlich verlangen alle Formen arterieller Durchblutungsstörungen, Hyperlipidämien, pathologischer Schwangerschaftsverlauf sowie eine Polyneuropathie den Ausschluß eines Diabetes.

Diagnose: Eine diabetische Stoffwechselstörung liegt vor, wenn Nüchternblutzuckerwerte mehrfach > 120 mg/dl oder postprandiale Werte mehrfach > 180 mg/dl gemessen werden. Eine Glukosurie allein ist kein verläßliches Kriterium, da die Nierenschwelle für Glukose unterschiedlich sein kann. Bei Unklarheiten sollte ein oraler Glukosetoleranztest durchgeführt werden.

Oraler Glukosetoleranztest: Nach 75 g Glukose sollte im Normalfall der Blutzuckerwert nach 2 Stunden < 140 mg/dl liegen. Werte zwischen 140 und 200 mg/dl gelten als pathologische Glukosetoleranz, liegen sie darüber, besteht Verdacht auf einen bereits manifesten Diabetes. Wegen seiner großen Schwankungsbreite sollten bei diesem Test unbedingt Standardbedingungen eingehalten werden: Vor dem Test ausreichende Kohlenhydratzufuhr, keine Blutzucker-beeinflussenden Medikamente, keine akuten Begleiterkrankungen.

- Typ II-Diabetes
  - Störung der Insulinfreisetzung
  - verminderte Insulinwirkung

Epidemiologie:
90–95 % der Diabetiker

- Schwangerschaftsdiabetes häufig nach Geburt reversibel, jedoch Tendenz zum manifesten Diabetes

- sekundärer Diabetes
  Ursachen: endokrine Erkrankungen, Glukokortikoide

- pathologische Glukosetoleranz
  Ursachen:
  - Übergewicht
  - Hypertonie
  - Pharmaka

Klinik

Leitsymptome des Diabetes

⇐

weitere Symptome
- Infektion von Haut/Schleimhaut
- Pruritus
- Infektanfälligkeit

Verdachtssymptome des Diabetes

Diagnose des manifesten Diabetes:
- Nüchternblutzuckerwerte mehrfach > 120 mg/dl
- postprandiale Werte mehrfach > 180 mg/dl

Diagnose der pathologischen Glukosetoleranz:
oraler Glukosetoleranztest

24.2.1.3 Therapieziele des manifesten Diabetes mellitus

Therapieziele des manifesten Diabetes mellitus
- Normalisierung des Kohlenhydrat-, Lipid-, Proteinstoffwechsels
- Vermeidung von Akut- und Spätkomplikationen

Therapieziele beim Typ I- und Typ II-Diabetes sind im wesentlichen die Normalisierung des Kohlenhydrat-, Lipid- und Proteinstoffwechsels; Vermeidung von Akutkomplikationen (Coma diabeticum, Hypoglykämie); Vermeidung der sog. Spätkomplikationen (diabetische Mikro- und Makroangiopathie, Neuropathie).

Diabetiker-Schulung

Schulung: Da ein manifester Diabetes lebenslang behandelt werden muß, bedarf es für eine erfolgreiche Therapie der besonderen Motivation und Kooperationsbereitschaft des Patienten. Eine intensive Aufklärung und Schulung des Diabetikers über seine Erkrankung sowie die Behandlung gehören heute zu den wesentlichen Grundpfeilern der Diabetestherapie. In der Regel werden solche Schulungskurse in speziellen Zentren, Krankenhäusern und Praxen durchgeführt.

Grundlagen der Ernährungstherapie
- Energiezufuhr auf Normalgewicht ausrichten
- 5–6 Mahlzeiten pro Tag
- Meiden von Kohlenhydraten

Ernährung: Die bedarfsgerechte Zufuhr der Nahrungsstoffe bildet auch heute noch die Grundlage der Diabetestherapie. Sie beruht auf folgenden Prinzipien: Die Energiezufuhr ist so zu bemessen, daß langfristig Normalgewicht erreicht bzw. gehalten wird. Die Nahrung sollte auf 5–6 Mahlzeiten pro Tag verteilt werden, um die ernährungsbedingten Blutzuckerschwankungen zu glätten. Rasch resorbierbare Kohlenhydrate sollten, um Blutzuckerspitzen zu vermeiden, nicht zugeführt werden.

Berechnung des Kalorienbedarfs richtet sich nach dem Soll-Gewicht und körperlicher Aktivität

Die Berechnung des Kalorienbedarfs sollte immer vom Soll-Gewicht (Körpergewicht in cm minus 100 = Soll-Gewicht in kg) ausgehen. Gleichzeitig muß der Grad körperlicher Aktivität mit berücksichtigt werden: z.B. bei leichter körperlicher Aktivität 30 kcal/kg Soll-Gewicht, bei schwerer körperlicher Tätigkeit 40 bis 50 kcal/kg Soll-Gewicht. Bei angestrebter Gewichtsreduktion können unter Alltagsbedingungen 15 bis 20 kcal/kg Soll-Gewicht angesetzt werden.

Gewichtsreduktion ist wichtigste Therapiemaßnahme beim Typ II-Diabetiker

Die Reduktionskost ist bei übergewichtigen Typ II-Diabetikern oft die einzig sinnvolle und völlig ausreichende Therapiemaßnahme zur Stoffwechselkontrolle, die jedoch häufig an der mangelnden Kooperation des Patienten scheitert.

Nährstoffrelationen:
- 50 % Kohlenhydrate
- 35 % Fette
- 15 % Eiweiß

Die Ernährung des Diabetikers soll qualitativ vollwertig sein und folgende *Nährstoffrelationen* enthalten: Kohlenhydrate ca. 50 %, Fette ca. 35 % und Eiweiß ca. 15 %. Der Kohlenhydratanteil sollte dabei zum größten Teil aus langsam aufspaltbaren Kohlenhydraten bestehen. Die Fette sollten einen möglichst hohen Anteil ungesättigter Fettsäuren enthalten. Der Eiweißanteil der Nahrung sollte, falls keine Nierenkomplikationen vorliegen, bei 0,8 g/kg Körpergewicht liegen. Als Vergleichsgröße für den Kohlenhydratgehalt der Nahrung wird heute die Broteinheit (BE) in der Diabetesdiät benutzt. Eine BE entspricht 12 g Kohlenhydraten. Zur Berechnung der Diät durch den Patienten haben sich die *Kohlenhydrataustauschtabellen* bewährt.

Broteinheit
1 BE = 12 g Kohlenhydrate

24.2.1.4 Medikamentöse Behandlung

Medikamentöse Behandlung

Typ I-Diabetes
Insulin

Typ I-Diabetiker: Wegen des absoluten Insulinmangels muß jeder Typ I-Diabetiker mit *Insulin* behandelt werden. Dazu stehen heute hochgereinigte Schweineinsuline oder meist gentechnologisch hergestellte Humaninsuline zur Verfügung. Die **Insuline** werden entsprechend ihres Wirkungsprofils in 4 große Gruppen eingeteilt:

Einteilung der Insulinpräparate:
- Normalinsuline
- Intermediärinsuline
- Langzeitinsuline

- *Normalinsuline* → schneller Wirkungseintritt (15–20 Minuten), kurze Wirkdauer (ca. 4 Stunden)
- *Intermediärinsuline* → relativ langsamer Wirkungseintritt (30–60 Minuten), Wirkdauer 10–20 Stunden
- *Langzeitinsuline* → langsamer Wirkungseintritt (1–2 Stunden), Wirkdauer bis 24 Stunden

24.2 Kohlenhydratstoffwechselerkrankungen

- *Kombinations- oder Mischinsuline* → sie bestehen aus unterschiedlichen Anteilen an Normal- und Intermediärinsulin und unterscheiden sich je nach der Zusammensetzung hinsichtlich Wirkungseintritt und Wirkdauer.

Unterschieden werden die folgenden *Arten der Insulintherapie:*
Konventionelle Insulintherapie: Darunter versteht man die relativ starre Dosierung eines *Intermediär-* oder *Mischinsulins* morgens und ggf. abends, unabhängig von der jeweiligen Blutzuckerkonzentration. Diese Art der Insulintherapie hat nur bei Typ I-Diabetikern Erfolg, deren Tagesablauf und Eßgewohnheiten relativ konstant sind.
Intensivierte Insulintherapie: Sie ist charakterisiert durch eine bevorzugte Verwendung von *Normalinsulin* (2–4 mal/die) zur Abdeckung der mahlzeitbedingten Blutzuckeranstiege in Kombination mit einer 1 bis 2maligen Gabe eines niedrig dosierten *Intermediärinsulins* zur Abdeckung des sog. Basalbedarfs an Insulin.

Durch tägliche mehrmalige Blutzuckerselbstkontrolle paßt der Patient die Insulindosis der jeweils gegebenen Stoffwechselsituation selbst an. Voraussetzung dieses Therapieregimes sind Schulung und Motivation des Patienten, Vorteile sind eine größere Flexibilität bei der Nahrungsaufnahme und der körperlichen Aktivität des Patienten. Sie ist die Behandlungsart der Wahl bei Typ I-Diabetikern und beim Schwangerschaftsdiabetes, wenn er diätetisch nicht einstellbar ist.

Eine spezielle Form der intensivierten Insulintherapie ist die Behandlung mit der tragbaren *Insulinpumpe*.
Nebenwirkungen der Insulintherapie sind Insulinallergie (selten), Lipodystrophie (selten).

Typ II-Diabetiker: Für die orale Behandlung gibt es verschiedene Substanzgruppen:

- *Sulfonylharnstoffe* stimulieren die Insulinfreisetzung aus den Betazellen des Pankreas. In der Regel sollten diese Substanzen bei übergewichtigen Diabetikern erst dann eingesetzt werden, wenn sie nach einem diätetischen Behandlungsversuch allein noch deutlich erhöhte Blutzuckerwerte aufweisen. *Sulfonylharnstoffe sind nie Ersatz für eine diabetesgerechte Ernährung!*
Kontraindikationen: Typ I-Diabetes, Schwangerschaft, fortgeschrittene Niereninsuffizienz.
Nebenwirkungen: Überempfindlichkeitsreaktion der Haut sowie Leuko- und Thrombopenien (sehr selten).
Wechselwirkung: Zahlreiche Medikamente stehen in Wechselwirkung mit den Sulfonylharnstoffen. Für die Praxis wichtig sind vor allem Salizylate und Aethylalkohol, die zu einer Verstärkung der Sulfonylharnstoffwirkung führen können.

- *Biguanide*: Wegen des Auftretens von Laktatazidosen wurden zahlreiche Biguanidpräparate aus dem Handel gezogen. In Deutschland ist nur noch Metformin erhältlich, das bei Diabetikern indiziert sein kann, die nicht ausreichend mit Sulfonylharnstoff eingestellt sind. Der Wirkmechanismus läuft nicht über eine Steigerung der Insulinsekretion.
Nebenwirkung: gastrointestinale Störungen.

- *Acarbose* ist ein Alpha-Glukosidasehemmer, der im Darm die Freisetzung von Glukose aus höhermolekularen Kohlenhydraten hemmt und so zu einer verzögerten Resorption mit Glättung des Blutzucker-Tagesprofils führt.
Nebenwirkung: Meteorismus.

- *Guar* ist ein pflanzlicher Quellstoff, der die Magenentleerung verzögert und somit auch die Kohlenhydratresorption verlangsamen soll.
Nebenwirkung: gastrointestinale Störungen

- *Insulin*: Wenn durch orale Antidiabetika die Stoffwechselsituation nicht mehr kompensiert werden kann, muß auch beim Typ II-Diabetiker zusätzlich Insulin verabreicht werden. In der Regel genügt eine einmalige Gabe eines Intermediär- oder Mischinsulins. Die Intensität der Insulintherapie sollte sich nach dem Alter des Patienten und den bereits vorliegenden Begleiterkrankungen richten. Bei noch mäßig übergewichtigen Patienten kann die sog. Kombinationstherapie von Sulfonylharnstoff plus niedrig dosierter Insulingabe (<20 E/die) die Stoffwechsellage oft gut kompensieren.

Die *Therapie der gestörten Glukosetoleranz* richtet sich nach der wahrscheinlich auslösenden Ursache wie z. B. Gewichtsreduktion bei Übergewicht, Medikamentenwechsel bei Verdacht auf medikamentös ausgelöste Glukosetoleranzstörung.

24.2.1.5 Therapiekontrolle

Ziel ist das Erkennen akuter oder chronisch verlaufender Stoffwechselentgleisungen und die Frühdiagnose möglicher Spätschäden. Dazu gehören routinemäßig durchgeführte Untersuchungen durch den Patienten: *Blutzuckerselbstkontrolle* ein- bis mehrmals täglich bei Typ I-Diabetikern bzw. jüngeren Typ II-Diabetikern. *Harnzuckerselbstkontrolle* mehrmals täglich, vor allem bei Typ II-Diabetikern. *Kontrolle von Körpergewicht* u. *Blutdruck* bei Hypertonikern. Kontrollen in der Praxis: 4 bis 6 wöchentlich Blutzucker, Urinzucker, Urin-Azeton, Blutdruck, Körpergewicht. Vierteljährlich glykosiliertes Haemoglobin (HbA1). Jährlich: Lipide, Harnstoff, Kreatinin, Screening auf Mikroalbuminurie, EKG, Gefäßstatus, augenärztliche Untersuchung.

24.2.1.6 Komplikationen und Spätkomplikationen des Diabetes

Coma diabeticum. Dies ist eine durch Insulinmangel hervorgerufene lebensbedrohliche Stoffwechselentgleisung mit oder ohne Bewußtlosigkeit. Man unterscheidet zwei Koma-Formen:

• *Ketoazidotisches Koma*: Zusätzlich zu den Leitsymptomen des entgleisenden Diabetes bestehen hier häufig zusätzlich Erbrechen, vertiefte Atmung (Kußmaul-Atmung) infolge des pH-Abfalls und Zeichen der Dehydratation. Die Hyperglykämie ist oft nicht sehr ausgeprägt (Blutzucker <600 mg/dl). Differentialdiagnostisch können abdominelle Beschwerden mit Zeichen einer Peritonitis (= Pseudoperitonitis diabetica) Schwierigkeiten machen.

• *Hyperosmolares Koma*: Die Blutzuckerwerte liegen weit über 600 mg/dl, Azidose und Kußmaul-Atmung fehlen, die Zeichen der Dehydratation sind dagegen besonders ausgeprägt.

Therapie: Die Erstversorgung besteht in sofortigem Volumenersatz durch Infusionen von 0,9%iger Kochsalzlösung und Einweisung in die Klinik mit Transportbegleitung.

Spätkomplikationen sind:

Diabetische Makroangiopathie: Hierunter versteht man die an *Arterien* ablaufenden degenerativen Veränderungen (Arteriosklerose), die bei Diabetikern häufiger, früher und geschlechtsunabhängig auftreten. Die wichtigsten Manifestationen sind: koronare Herzkrankheit, arterielle Verschlußkrankheit, zerebrale Durchblutungsstörungen. Die Klinik dieser Komplikationen entspricht denen bei Stoffwechselgesunden mit Ausnahme der häufig schmerzlos verlaufenden koronaren Herzerkrankung (stumme Myokardinfarkte).

Diabetische Mikroangiopathie: Hierunter versteht man die diabetestypischen degenerativen Veränderungen an den *Kapillaren*, die sich in Abhängigkeit verschiedener Faktoren entwickeln (Diabetesdauer, Stoffwechseleinstellung, Hypertonie, genetische Einflüsse u. a.). Je nach Manifestation unterscheidet man:

Diabetische Retinopathie: Sie gehört zu den häufigsten Erblindungsursachen im Erwachsenenalter und tritt bei 80 bis 100 % der Diabetiker auf. Jährliche

---

Therapie der gestörten Glukosetoleranz

Therapiekontrolle

durch den Patienten:
– Blutzucker
– Harnzucker
– Gewicht
– Blutdruck

durch den Arzt:
alle 4 Wochen
alle 3 Monate
jährlich

Komplikationen und Spätfolgen des Diabetes

Coma diabeticum

Koma-Formen:
• ketoazidotisches Koma
 Symptome:
  – Erbrechen
  – Kußmaul-Atmung
  – Dehydratation
  – Blutzucker < 600 mg/dl
 Differentialdiagnose

• hyperosmolares Koma
 Symptome:
  – BZ > 600 mg/dl
  – Dehydratation

Therapie:
– Infusionen (0,9%ige NaCl-Lösung)
– stationäre Einweisung
– Transportbegleitung

Spätkomplikationen
• diabetische Makroangiopathie
 degenerative Veränderungen an Arterien

• diabetische Mikroangiopathie
 diabetestypische degenerative Veränderungen an den Kapillaren

• diabetische Retinopathie
 häufigste Erblindungsursache

24.2 Kohlenhydratstoffwechselerkrankungen

augenärztliche Kontrollen sind deshalb notwendig. Bei frühzeitiger Diagnose kann der Verlauf der diabetischen Retinopathie durch normnahe Stoffwechselkontrolle und ophthalmologische Therapieverfahren (z. B. Laserkoagulation) günstig beeinflußt werden.

Diabetische Nephropathie: 40–50 % der Diabetiker entwickeln nach längerer Diabetesdauer eine Proteinurie als Zeichen der diabetischen Glomerulosklerose. Der Zeitpunkt der Diagnose entscheidet über die Prognose: Im Stadium der *Mikroalbuminurie* (Albuminkonzentration 20–200 mg/l) ist der weitere Verlauf durch normnahe Stoffwechselführung, engmaschige Blutdruckkontrolle und frühzeitige Hypertonietherapie noch reversibel zu gestalten. Nach Auftreten einer Proteinurie nimmt die Nierenfunktion progredient ab bis hin zur Niereninsuffizienz. Der Verlauf kann durch konsequente Hypertonusbehandlung und Stoffwechseleinstellung verlangsamt werden. Wichtig ist die Vermeidung einer erhöhten Eiweißzufuhr, sie sollte 0,8 g/kg KG nicht überschreiten.

Diabetischer Fuß: Das Auftreten von *Nekrosen* an Zehen oder dem Vorfußbereich ist Ursache einer hohen Amputationsfrequenz bei Diabetikern. Ätiologisch spielt neben der Mikro- und Makroangiopathie die diabetische Neuropathie eine wesentliche Rolle. Treten derartige Läsionen auf, ist zu klären, ob eventuell Stenosen oder Verschlüsse der größeren Beinarterien vorliegen und chirurgisch angegangen werden können. Liegt keine Makroangiopathie vor, ist die Prognose durch Ruhigstellung, antibiotische Therapie und normnahe Stoffwechseleinstellung günstiger zu beeinflussen.

Diabetische Neuropathie: Die Ursachen dieser Komplikation sind mehrschichtig (Störung des Nervenstoffwechsels, Mikroangiopathie). Das klinische Bild der Manifestation ist bunt, je nachdem, ob mehr das periphere (sensorische oder motorische) Nervensystem (Schmerzen, Paraesthesien, Lähmungen) oder das autonome (sympathische bzw. parasympathische) Nervensystem betroffen sind (diabetische Gastroenteropathie, Blasenentleerungsstörung, autonome Neuropathie des Herzens). Symptome, die im Rahmen akuter Stoffwechselentgleisungen aufgetreten sind, bessern sich durch Normalisierung der Stoffwechseleinstellung. Bei chronischen Verlaufsformen kann Thioctsäure i.v. das Beschwerdebild bessern. Gravierende Symptome wie z. B. Erbrechen infolge Gastroparese oder Refluxnephropathie bedürfen spezieller Therapieverfahren.

24.2.1.7 Prognose und Verlauf

Der Verlauf des Diabetes unterliegt zahlreichen Faktoren, die zum Teil beeinflußbar (z. B. Güte der Stoffwechseleinstellung), zum Teil nicht beeinflußbar sind (z. B. Diabetesdauer, genetische Faktoren). Der Verlauf dieser Stoffwechselstörung ist kaum vorhersehbar. Vor allem Gefäßkomplikationen bestimmen Lebensqualität und Prognose des Diabetikers. Deshalb kommt der Früherkennung und Behandlung dieser Komplikationen und der Risikofaktoren eine entscheidende Bedeutung für die Prognose und den Verlauf zu.

24.2.2 Leitsymptome Heißhunger und Schweißausbruch – Hypoglykämie

Ein Abfall des Blutzuckers unter 50 mg/dl wird als **Hypoglykämie** bezeichnet.

- diabetische Nephropathie
  bei 40–50 % der Diabetiker
  Frühdiagnose entscheidend für die Prognose
  auf Mikroalbuminurie achten
  Behandlung der Nephropathie:
  – Hypertonietherapie
  – Stoffwechseleinstellung
  – Eiweißzufuhr nicht > 0,8 g/kg KG

- diabetischer Fuß
  Nekrosen an Zehen und Vorfuß
  Ätiologie:
  – Mikro-, Makroangiopathie
  – diabetische Neuropathie
  Therapie durch
  – Ruhigstellung
  – Antibiotika
  – normnahe Stoffwechseleinstellung

- diabetische Neuropathie
  Befall des peripheren und autonomen Nervensystems

Therapie
- normnahe Stoffwechseleinstellung
- bei chronischem Verlauf Thioctsäure i. v.

Prognose und Verlauf

Einflußfaktoren

Gefäßkomplikationen bestimmen Lebensqualität und Prognose des Diabetikers

Leitsymptome Heißhunger und Schweißausbruch – Hypoglykämie

Definition

24. Stoffwechselerkrankungen

Klinik: Das klinische Bild der Hypoglykämie ist bunt. Die Symptome beruhen einerseits auf der adrenergen Gegenreaktion, andererseits auf einer neurologischen Dysfunktion infolge des Glukosemangels:

- Zittrigkeit
- Schweißausbruch
- Heißhunger
- Tachykardie
- Kopfschmerzen
- aggressives Verhalten
- depressive Verstimmung
- motorische Ausfälle.

Wird die Hypoglykämie nicht rechtzeitig erkannt und behandelt, kann es zum **hypoglykämischen Schock** kommen. Charakteristische Symptome (Trias) sind: *Bewußtlosigkeit*, die sich meist rasch nach entsprechenden Prodromi (s.o.) entwickelt. *Blässe, kaltschweißige Haut, Tachykardie*. Fakultativ: Krampfanfälle bei jugendlichen Patienten oder apoplexähnliche Bilder bei älteren Patienten.

Die **Therapie** ist zunächst symptomatisch. Bei Patienten mit erhaltener Schluckfähigkeit erfolgt *orale Zufuhr* von Glukose (gelöster Traubenzucker, Obstsaft). Bei leichteren Hypoglykämien können auch kohlenhydrathaltige Nahrungsmittel (Obst, Brot, Traubenzuckertabletten) gegeben werden. Bei *bewußtlosen Patienten* wird 40 bis 50 ml 40%ige Glukoselösung i.v. gegeben, bei protrahiertem Verlauf 5%ige Glukoselösung im Dauertropf. Kann Glukose nicht gegeben werden, bietet sich als Alternative Glucagon 1–2 mg i.m. oder s.c. an.

Differentialdiagnose und kausale Therapie: Hypoglykämie als Komplikation der Diabetestherapie: Antidiabetische Therapie überprüfen. *Reaktive Hypoglykämien* 2–4 Stunden nach kohlenhydratreicher Mahlzeit oder nach Alkoholgenuß bei Stoffwechselgesunden: Rasch resorbierbare Kohlenhydrate vermeiden, Alkoholkarenz. Bei *Insulinom* oder *Tumoren* (selten): Evtl. chirurgische Therapie.

24.3 Purinstoffwechselerkrankungen: Leitsymptom akute oder chronische Gelenkschmerzen

C. Hasslacher

24.3.1 Hyperurikämie und Gicht

> Harnsäure ist das Stoffwechselendprodukt des Purinstoffwechsels. Ein *Anstieg der Plasmaharnsäurekonzentration* über 6,5 mg/dl wird als **Hyperurikämie** bezeichnet. Sie geht mit einer Zunahme des gesamten Uratpools des Körpers einher und kann zu Ablagerungen von Uratsalzen in verschiedenen Geweben führen.

Ätiologie: Je nach Ursache der Hyperurikämie unterscheidet man eine *primäre* und eine *sekundäre Gicht* bzw. Hyperurikämie. Die *primäre Gicht* ist eine angeborene Nukleinsäurestoffwechselstörung mit uneinheitlichem Erbgang. Die *sekundäre Gicht* oder *Hyperurikämie* ist alimentär bedingt oder Folge von Krankheiten mit *gesteigerter Bildung von Harnsäure* (dazu zählen proliferative Erkrankungen des myeloischen und lymphatischen Systems, Strahlentherapie, Chemotherapie, Psoriasis), oder *verminderter Harnsäureausscheidung* durch erhöhten Spiegel von Laktat oder Ketonsäure (bei Alkoholabusus, Hungerzuständen, diabetischer Azidose u.a.). Ferner kann sie durch Medikamente hervorgerufen werden (Saluretika, Aspirin (2g/Tag), Nicotinsäure und andere organische Säuren, Ethambutol) und durch Niereninsuffizienz.

Klinik

Symptome der Hypoglykämie

hypoglykämischer Schock
Leitsymptom-Trias
– Bewußtlosigkeit
– Blässe
– Tachykardie

Therapie
- bei erhaltener Schluckfunktion Glukose per os
- bei bewußtlosen Patienten Glukose i.v., evtl. Glucagon i.m./s.c.

Differentialdiagnose/kausale Therapie
– Hypoglykämie
– reaktive Hypoglykämie

– Insulinom, Tumoren

Purinstoffwechselerkrankungen

Leitsymptom
akute oder chronische
Gelenkschmerzen

Hyperurikämie und Gicht

Definition
⇒

Ätiologie
- primäre Gicht
  angeborene Nukleinsäurestoffwechselstörung
- sekundäre Gicht:
  Folge von Krankheiten mit gesteigerter Harnsäurebildung oder verminderter Harnsäureausscheidung

24.3 Purinstoffwechselerkrankungen: Leitsymptom akute oder chronische Gelenkschmerzen

Symptome einer Hyperurikämie sind: Gelenkschmerzen entweder akut mit typischen Entzündungszeichen im Rahmen eines Gichtanfalls oder als Folge einer chronischen Gicht verbunden mit Gelenkdeformitäten. Rezidivierende Pyelonephritiden, Proteinurie oder Auftreten von Nierensteinen können Zeichen einer Gichtnephropathie sein.

Symptome
- Gelenkschmerzen
- Gelenkdeformitäten

24.3.1.1 Akuter Gichtanfall (Arthritis urica)

Er tritt häufig als Folge eines begünstigenden Ereignisses (reichliches Essen, Kälteeinwirkung, körperliche Überbeanspruchung) auf und betrifft überwiegend das Großzehengrundgelenk (*Podagra*), seltener Finger- und Handgelenke (*Chiragra*). Sind mehrere Gelenke betroffen, ist die Lokalisierung meist asymmetrisch.

Symptome: Schmerzhafte Rötung und Schwellung des betroffenen Gelenkes, starke Druckempfindlichkeit, oft leichtes Fieber, allgemeines Krankheitsgefühl.

Laborwerte: Serum-Harnsäurespiegel meist erhöht, Entzündungsparameter (Leukozyten, BKS, CRP und Alpha-2-Globulin) erhöht.

Wichtigste Differentialdiagnosen: Traumatische oder bakterielle Arthritis; bei polyartikulärem Befall, rheumatisches Fieber.

Therapie: Behandlungsziel sind Schmerzbekämpfung und Entzündungshemmung. *Allgemeine Maßnahmen*: Ruhigstellung des betroffenen Gelenks, kühlende Umschläge. *Medikamentöse Maßnahmen*: Nichtsteroidale Antiphlogistika, z.B. Indometacin initial 50 bis 100 mg per os oder als Zäpfchen. Diclofenac-Na 50 mg per os. Kortikosteroide, z.B. Prednisolon 5 bis 50 mg/die. Colchicin ist heute nicht mehr Mittel der ersten Wahl und nur bei Bestehen von Kontraindikationen gegen die oben aufgeführten Substanzen einzusetzen.

Akuter Gichtanfall (Arthritis urica)

betrifft überwiegend Großzehengrundgelenk, seltener Finger- und Handgelenke

Symptome
- Rötung, Schwellung
- leichtes Fieber

Labor

Differentialdiagnose
- Arthritis
- rheumatisches Fieber

Therapie
- Allgemeinmaßnahmen
- Medikamente:
- nichtsteroidale Antirheumatika
- Kortikosteroide
- Colchicin

24.3.1.2 Chronische Gicht

Symptome sind fortschreitende *Gelenkdestruktionen* sowie extraartikuläre Uratablagerung in Form von Tophi, z.B. an der Ohrmuschel, Händen oder Füßen. Die Intensität der Anfälle nimmt ab, Beschwerdefreiheit wird wegen der fortgeschrittenen Gelenkdestruktionen meist nicht erreicht.

Diagnose: Die Röntgenuntersuchung der betroffenen Skeletteile zeigt oft die sog. *Lochdefekte*, Demineralisation oder subchondrale Zysten.

Differentialdiagnosen: Zu denken ist praktisch an alle chronischen Arthritiden.

Therapie: *Behandlungsziel* ist, den Uratpool des Körpers zu senken und dadurch auch vorhandene Harnsäuredepots wieder zu mobilisieren. Der Harnsäurespiegel im Blut sollte auf Werte unter 5 mg/dl gesenkt werden.
Diät: Vermeidung von Alkohol- oder Eßexzessen, Reduktion des Verzehrs purinreicher Nahrungsmittel (z.B. Innereien, Fischkonserven). Generell reichliche Flüssigkeitszufuhr. Bestehendes Übergewicht sollte langsam durch Reduktionskost gesenkt werden. Keine forcierten Abmagerungskuren!
Allopurinol: Die durchschnittliche Dosis beträgt 300 mg/die, die als Einzeldosis gegeben werden kann. Bei niereninsuffizienten Patienten Reduktion auf 100 bis 150 mg/die. Nebenwirkungen von Allopurinol sind selten. Zu beachten sind Wechselwirkungen mit anderen Medikamenten: Bei gleichzeitiger Behandlung mit 6-Mercaptopurin oder Azathioprin muß deren Dosis um 1/4 reduziert werden. Die Wirkung von Antikoagulantien kann verstärkt werden.

Chronische Gicht

Symptome
- chronische Gelenkschmerzen
- Gelenkdestruktionen
- Tophi

Diagnose durch Röntgenuntersuchung (Lochdefekte!)

Differentialdiagnose
chronische Arthritiden

Therapie
- Ziel: Senkung des Harnsäurespiegels

- Diät
- kein Alkohol
- wenig purinreiche Nahrungsmittel
- reichlich Flüssigkeit

- Allopurinol 300 mg/die (bei niereninsuffizienten Patienten 100 bis 150 mg/die)
Nebenwirkungen sind selten, Wechselwirkungen beachten

- Uricosurica (Gefahr der Konkrementbildung)

Kontraindikationen

Gichtnephropathie und Urolithiasis

Symptome
- Nierenkoliken
- Pyelonephritiden
- Proteinurie
- Mikrohämaturie
- Uratkristal

Therapie

- Allopurinol
- reichliche Flüssigkeitszufuhr
- Harnalkalisierung
- Harnwegssanierung
- ggf. urologische Verfahren zur Steinbeseitigung

Verlauf und Prognose

abhängig von
- Höhe des Harnsäurespiegels

- kardiovaskulären und renalen Komplikationen

Uricosurica: Sie hemmen die Harnsäurerückresorption und führen zu einer vermehrten Harnsäureausscheidung. Wegen der Gefahr der Konkrementbildung sollte generell einschleichend dosiert und auf reichliche Flüssigkeitszufuhr (Harnvolumen > 2 l) geachtet werden, evtl. Harnalkalisierung.
Kontraindikationen sind Urolithiasis, Gichtnephropathie und Niereninsuffizienz.

24.3.1.3 Gichtnephropathie und Urolithiasis

Klinisch lassen Nierenkoliken, rezidivierende Pyelonephritiden, Proteinurie, Mikrohämaturie oder Uratkristalle im Urin bei Patienten mit bekannter Gicht an das Vorliegen einer Nephropathie denken. Gelegentlich kann eine Nierenbeteiligung aber auch die Erstmanifestation einer Hyperurikämie darstellen.

Therapie: Behandlungsziel ist die Absenkung der Harnsäurekonzentration im Urin. Uratkristalle, die sich im Nierenmark oder den ableitenden Harnwegen gebildet haben, müssen wieder gelöst werden. Dies kann erreicht werden durch die Gabe von Allopurinol (s.o.), reichliche Flüssigkeitszufuhr sowie Anheben des Urin-pH's auf Werte zwischen pH 6,4 bis 6,8, z.B. mit Uralyt U® 4 × 2,5 g/die. Grundsätzlich ist auf die Sanierung bestehender Harnwegsinfekte und eine gute Einstellung des oft mitbestehenden Hypertonus zu achten. Bei Nephrolithiasis sind ggf. eine physikalische Steinzertrümmerung durch Stoßwellen oder mit anderen urologischen Verfahren indiziert.

24.3.1.4 Verlauf und Prognose

Der Verlauf der primären und auch sekundären Hyperurikämie hängt in erster Linie von einer *konsequenten Senkung des Harnsäurespiegels* ab. Bei primärer Hyperurikämie ist die Behandlung in der Regel auf Dauer durchzuführen. Die Prognose quoad vitam wird vor allem durch die *kardiovaskulären* und *renalen Komplikationen* bestimmt. Daher ist neben der Behandlung des Grundleidens die Erfassung und Therapie von kardiovaskulären Risikofaktoren wie Adipositas, Hypertonus und Fettstoffwechselstörungen von entscheidender Bedeutung.

25. Endokrinologische Erkrankungen

R. G. Bretzel

Eine Zusammenfassung endokrinologischer Krankheitsbilder in einem Buch der Allgemeinmedizin muß vielfach auf modernere Betrachtungsweisen verzichten und sich mehr an der klassischen organotropen Ausrichtung der Endokrinologie orientieren. Es wurde aber versucht, neuere Erkenntnisse des Fachgebietes zu den Erkrankungen des Hypothalamus – Hypophysen – Systems, der Schilddrüse, der Nebenschilddrüse einschließlich des Calcium- und Knochenstoffwechsels und der Nebennieren (Rinde und Mark), soweit sie die Allgemeinmedizin betreffen, einzubeziehen.

25.1 Erkrankungen des Hypothalamus-Hypophysen-Systems

Endokriner Regelkreis

Hypothalamus ⟶ RH/IH
                                   ↓

Hypophyse ⟶ HVL-Hormone
                                   ↓

Peripherie ⟶ periphere endokrine Drüse Stoffwechsel

Abkürzungen: RH = Releasing Hormon, IH = Inhibiting Hormon, HVL = Hypophysenvorderlappen

Konsequenzen des Regelkreises: Bei Ausfall des Hormons auf einer oberen Ebene werden alle nachgeordneten Ebenen insuffizient. **Beispiel:** Hypothalamus-Raumforderung → CRH-Abfall → ACTH-Abfall → (sekundäre) NNR-Insuffizienz.

25.1.1 Hypophysenvorderlappen (HVL)-Insuffizienz

Diese Erkrankung bezeichnet den partiellen oder kompletten **Ausfall des HVL** mit den Folgen eines partiellen oder kompletten *Ausfalls nachgeordneter endokriner Drüsen* (Gonaden, Schilddrüse, Nebennierenrinde) und (beim Kind) des Wachstums.

Ätiologie/Pathogenese: Häufige Ursachen sind Tumoren im Hypophysen – Hypothalamus – Bereich; nach Operationen und Bestrahlungen im Hypophysenbereich; postpartale Nekrose; Kachexie, Anorexia nervosa, emotionale Deprivation; medikamentös bedingt.

Klinik: Leitsymptome und typische Untersuchungsbefunde bei *sekundärem Hypogonadismus*: Beim Mann: Libidoverlust, Impotenz, Hodenatrophie

25. Endokrinologische Erkrankungen

- Impotenz, Unfruchtbarkeit
- Atrophie des Genitale
- Ausfall der Sekundärbehaarung

- bei sekundärer Hypothyreose:
  - Leistungsminderung
  - Haarausfall
  - Apathie
  - verlangsamte Reflexe
  - Gewichtszunahme

- bei sekundärer Nebennierenrinden-insuffizienz (Addison):
  - Schwäche, Müdigkeit
  - Anorexie u.a.

Diagnostik durch Anamnese und klinischen Befund

Prognose

Hypophysenhinterlappen (HHL)-Insuffizienz (Diabetes insipidus centralis)

Ätiologie/Pathogenese
- beim primären Diabetes insipidus centralis ungeklärt
- sekundär nach Operationen, Traumen, Hypothalamustumoren u.a.

Leitsymptome des Diabetes insipidus

Diagnostik durch Anamnese und klinischen Befund

Differentialdiagnose

Verlauf und Prognose
- primäre Form: lebenslange Therapie
- sekundäre Form abhängig von Grunderkrankung

Morbus Cushing (zentraler Cushing)

Definition

⇨

Ätiologie/Pathogenese
erhöhte ACTH-Sekretion in 70 % der Fälle, meist durch HVL-Adenom

---

(Azoospermie), Ausfall der Sekundärbehaarung. Bei der Frau: Libidoverlust, Zyklusstörungen, Atrophie des äußeren Genitale, unerfüllter Kinderwunsch, Ausfall der Sekundärbehaarung u.a. Beim Kind: Mikropenis, Maldescensus testis, Ausbleiben der Pubertät.

Leitsymptome und typische Untersuchungsbefunde bei *sekundärer Hypothyreose*: Körperliche und geistige Leistungsminderung, Abgeschlagenheit, Konzentrationsstörungen, Apathie; trockene, schuppende, kühle und blasse Haut; Haarausfall, glanzloses und struppiges Haar; langsamer Bewegungsablauf, verlangsamte Reflexe und Sprache; Gesichts- und periphere Oedeme (Myxödem); Makroglossie, Obstipation, Gewichtszunahme.

Leitsymptome und typische Untersuchungsbefunde bei *sekundärer Nebennierenrindeninsuffizienz* (Addison): Schwäche, Müdigkeit, Apathie; Verwirrtheit, Depressionen und Psychosen; Gewichtsverlust, Anorexie, Appetitlosigkeit, Nausea, Erbrechen; Hypotonie, gastrointestinale Symptome, Elektrolytstörungen (Hyperkaliämie), Hypoglykämie, Blässe.

Diagnostik: Anamnese und klinischer Befund. Die erweiterte Diagnostik, Therapie und Verlaufskontrolle erfolgt durch den Facharzt. Notfallausweis ausstellen.

Prognose: In Abhängigkeit von der Grunderkrankung bei ausreichender Substitution gut.

25.1.2 Hypophysenhinterlappen (HHL)-Insuffizienz (Diabetes insipidus centralis)

Ätiologie/Pathogenese: Beim *primären Diabetes insipidus centralis* liegt die Störung in einer aus ungeklärter Ursache verminderten Aktivität der hypothalamischen Kerne. *Sekundäre Form* nach Operationen, Traumen, bei Hypothalamustumoren und Metastasen, Enzephalitis, Morbus Boeck, Tbk, Lues, Histiocytosis X und Leukosen. Partieller oder totaler Ausfall der ADH-Sekretion (antidiuretisches Hormon), transitorisch oder permanent.

Klinik: Schleichender oder abrupter Beginn mit *Leitsymptomen des Diabetes insipidus*: Polyurie (3–30 l/24 h), Polydipsie, Nykturie, Asthenurie, bei sekundärer Form: Symptome der Grundkrankheit.

Diagnostik: Anamnese, klinischer Befund. Urin: Spezifisches Gewicht 1001–1005. Weitere Diagnostik und Therapie durch den Facharzt.

Differentialdiagnose: Diabetes insipidus renalis, psychogene Polydipsie, andere Polyurien.

Verlauf und Prognose: Die primäre Form erfordert lebenslange Therapie. Bei sekundären Formen Symptomatik oft nur transitorisch und in Abhängigkeit von der Beherrschung der Grunderkrankung. Prognose gut. Notfallausweis ausstellen.

25.1.3 Morbus Cushing (zentraler Cushing)

> Beim Morbus Cushing handelt es sich um eine chronisch gesteigerte Sekretion von Kortisol mit typischen klinischen Veränderungen. **Hypothalamisch – hypophysäre** (CRH und/oder ACTH) **Ursache**: Morbus Cushing; übrige Formen (**periphere Ursache**): Cushing-Syndrom (s. 25.4.2 u. Abb. 25–1).

Ätiologie/Pathogenese: In 70 % der Fälle von erhöhter endogener Kortisolsekretion liegt ein zentraler Cushing mit erhöhter ACTH-Sekretion vor. Dabei ist letztere zu 80 % durch ein (basophiles) HVL-Adenom, zu etwa 20 % durch eine autonome, ätiologisch unklare CRH-Hypersekretion bedingt.

Klinik: Leitsymptome und klinische Befunde des Hyperkortisolismus: Stammfettsucht, Mondgesicht, Plethora, Hypertonie; Glukoseintoleranz, Diabetes mellitus. Hirsutismus, Regelstörungen; Striae rubrae, Rücken- und Knochenschmerzen (Osteoporose), Persönlichkeitsveränderungen. Bei Kindern Minderwuchs.

Leitsymptome und klinische Befunde
- Stammfettsucht
- Plethora
- Hypertonie
- Diabetes mellitus u. a.

Diagnostik: *Anamnese und klinischer Befund*; im Blutbild Granulozytose, Lymphopenie, Eosinopenie. Kortisol im Serum und freies Kortisol im 24h-Urin erhöht. Funktionstest mit Dexamethason: Kurztest/Langtest: Unzureichende oder fehlende Hemmung der endogenen Kortisolproduktion. Die weitere Diagnostik erfolgt durch den Spezialisten.

Diagnostik durch Anamnese und klinischen Befund

Differentialdiagnose: Iatrogenes Cushing-Syndrom durch Kortisontherapie (häufigste Ursache eines Cushing-Syndroms), peripheres Cushing-Syndrom (NNR-Hyperplasie, -adenom, -karzinom); ektope, paraneoplastische ACTH-Sekretion bei Neoplasien; Pseudo-Cushing bei Alkoholismus; alimentäre Adipositas.

Differentialdiagnose

Therapie: erfolgt durch den Spezialisten.

Therapie durch Spezialisten

Verlauf und Prognose: Unbehandeltes Cushing-Syndrom weist hohe Letalität auf.

Prognose unbehandelt ernst

25.1.4 Hypophysentumoren

Hypophysentumoren

10 % der intrakraniellen Tumoren sind Hypophysentumoren, die damit relativ häufig sind. In 25 % der Fälle handelt es sich um Hypophysenadenome. Diagnostik und Therapie erfolgt durch den Spezialisten.

= 10 % aller intrakraniellen Tumoren

25.2 Erkrankungen der Schilddrüse

Erkrankungen der Schilddrüse

25.2.1 Hypothyreose

Hypothyreose

> Hypothyreose wird durch ein Defizit an Schilddrüsenhormonwirkung an den Zielorganen des Organismus (mit den entsprechenden Zeichen des Hypometabolismus) verursacht. In der Mehrzahl der Fälle ist dies durch eine *verringerte Hormonsekretion der Schilddrüse* (**primäre Hypothyreose**), seltener durch *Ausfall der hypophysären TSH-Sekretion* (**sekundäre Hypothyreose**) oder *des hypothalamischen TRH-Stimulus* (**tertiäre Hypothyreose**) bedingt.

Definition
←

Ätiologie/Pathogenese: *Bei Neugeborenen*: Schilddrüsenaplasie (Athyreose), Schilddrüsendysplasie (Zungengrundstruma), Jodfehlverwertung, periphere Schilddrüsenhormonresistenz, TSH-Mangel, intrauterin erworben.
Ursachen der *postnatal erworbenen Hypothyreose*: Primär (mit und ohne Struma) entzündlich, postoperativ, nach Strahlenbehandlung, durch strumigene Substanzen, bei extremem Jodmangel u. a.; sekundär/tertiär (hypophysäre bzw. hypothalamische Störungen).
Durch den Hormonmangel ist die Stoffwechsel- und Organaktivität herabgesetzt; deren Ausprägung wird vom Tempo der Hypothyreoseentwicklung und der Organmanifestation bestimmt.

Ätiologie/Pathogenese
- Neugeborenen-Hypothyreose

- postnatal erworbene Hypothyreose

Klinik: Leitsymptome und klinische Befunde (s. 25.1.1).

Klinik

Diagnostik: *Anamnese und klinischer Befund*; Gesamt-T4/Freies T4 im Serum erniedrigt; ggf. Gesamt-T3/Freies T3 messen (z.B. „Low-T3-Syndrom"); TSH im Serum erhöht (primäre Hypothyreose). Funktionstest mit TRH: überschießender Anstieg von TSH im Serum. Indiziert zur Erfassung potentieller Hypothyreose. Schilddrüsenantikörper gegen Thyreoglobulin (TAK), Mikrosomales Antigen (MAK) bzw. Thyreoidea-Peroxidase (TPO); leichte normochrome Anämie. Sonographie, ggf. Szintigraphie der Schilddrüse. Bei sekundärer Hypothyreose: TRH-Test: TSH-Anstieg fehlend oder gering. Testung der übrigen HVL-Partialfunktionen. Bei tertiärer Hypothyreose: TRH-Test eher normal. Testung der übrigen HVL-Partialfunktionen.

Differentialdiagnose: Anämien, chronische Niereninsuffizienz, Herzinsuffizienz, Zerebralsklerose, Psychosen, schwere konsumptive Erkrankungen, Adipositas. Bei Kindern sonstige Erkrankungen mit Minderwuchs und Rückstand der geistigen Entwicklung.

Therapie: Substitution mit Schilddrüsenhormonen: L-Thyroxin Tabletten 100–200 µg/die, beginnend mit 25 µg/die, alle 2 Wochen um 25 µg/die steigernd. Ziel: Serum-T4 (FT4) normal; TSH basal (sensitiv): Normbereich.

Verlauf und Prognose: In aller Regel lebenslange Dauersubstitution. Regelmäßige Kontrollen von T4 (FT4) und TSH basal in z.B. halbjährlichem Abstand. Prognose bei erworbenen Hypothyreoseformen sehr gut, Rückbildung praktisch aller Symptome. Bei Neugeborenen-Hypothyreose ist Früherkennung Voraussetzung für eine weitgehend normale Entwicklung.

25.2.2 Hyperthyreose

> Eine manifeste Hyperthyreose ist ein Zustand mit erhöhter Schilddrüsenhormonwirkung und mit entsprechenden klinischen Zeichen des Hypermetabolismus, in den meisten Fällen bedingt durch Hypersekretion der Schilddrüse (**primäre Hyperthyreose**), äußerst selten durch hypophysäre Hypersekretion von TSH – oder ektope Bildungen von TSH- oder TSH-ähnlichen Substanzen bedingt (**sekundäre Hyperthyreose**).

Epidemiologie: Neben der euthyreoten Struma diffusa (früher „*blande Struma*") gilt die Hyperthyreose als die häufigste Erkrankung der Schilddrüse.

Ätiologie/Pathogenese: Die Hyperthyreose kommt vor bei: Immunthyreopathie (Morbus Basedow 65–75 %, Hashimoto-Thyreoiditis 2 %); anderen Entzündungen (subakute Thyreoiditis de Quervain, Strahlenthyreoiditis); funktioneller Autonomie (disseminiert 10 %, unifokal 15 %, multifokal 3 %) u.a.

Klinik: Leitsymptome und klinische Befunde: Tremor, Fahrigkeit, Tachykardie, Gewichtsverlust; Erregung, Unruhe, Angst, psychische Labilität, Depressionen; warme, feuchte Haut, Schwitzen, Müdigkeit und Adynamie. Häufig auch Durst, Glanzauge, Struma, Muskelschwäche, Haarausfall, Fieber, Wärmeintoleranz und Exophthalmus.

Diagnostik: *Anamnese und klinischer Befund*: Im Serum ist erhöht: Gesamt-T4/Freies T4, Gesamt-T3/Freies T3; TSH im Serum erniedrigt bzw. supprimiert. Funktionstest mit TRH: geringer oder fehlender Anstieg von TSH i.S. (negativer TRH-Test), indiziert zur Erfassung latenter Hyperthyreose. Schilddrüsenantikörper gegen mikrosomales Antigen (MAK) bzw. Thyreoideaperoxidase (Anti-TPO-Ak), Thyreoglobulin (TAK), TSH-Rezeptor-Antikörper (TRAK). *Sonographie* ggf. *Szintigraphie* der Schilddrüse. Erweiterte Diagnostik bei endokriner Orbitopathie durch den Augenarzt, einschl. Therapie (s. Kap. **37. Augenerkrankungen**).

25.2 Erkrankungen der Schilddrüse

Differentialdiagnose: Vegetative Labilität und funktionelle Beschwerden; Myokarditis, Herzrhythmusstörungen anderer Art; Phäochromozytom, subakute Thyreoiditis de Quervain, Hashimoto-Thyreoiditis, euthyreote endokrine Ophthalmopathie.

Therapie: Konservativ-medikamentöse Therapie (Thyreostatika), operative Therapie (Adenomektomie, subtotale Strumaresektion) oder Radiojodtherapie (Jod-131).

Hyperthyreose bei Immunthyreopathie (Morbus Basedow): Medikamentöse Therapie mit Thyreostatika als Therapie der Wahl. Carbimazol Tbl 4 × 10 mg/die bzw. Thiamazol Tbl 2–3 × 10 mg/die, oder Propylthiouracil Tbl 2–3 × 100 mg/die. Bei Unverträglichkeit der Thioharnstoffe auch Perchlorat 4–5 × 20 Tropfen/die. Nach dieser (2–4wöchigen) initialen Therapie Erhaltungsdosis von z.B. Carbimazol 2 × 10 mg/die, bzw. Thiamazol 2 × 5 mg/die oder Propylthioracil 2–3 × 50 mg/die, zusätzlich L – Thyroxin Tbl 50–150 µg/die zur Suppression von TSH, insbesondere wenn gleichzeitig eine Struma vorliegt. Therapie über 12 Monate (!), erst dann Auslaßversuch. Rezidivrate beträgt dann immer noch 50 %. Bei starken klinischen Beschwerden (Tachykardie) zusätzlich Betablocker der ersten Generation: Propranolol 4 × 10 mg (Konversionshemmung T4/T3). Radiojodtherapie (Jod-131) ist Therapie der zweiten Wahl. Alleinige Anwendung seltenst, meist in Kombination mit medikamentöser Therapie. Operative subtotale Schilddrüsen- bzw. Strumaresektion sollte nicht zu früh, allenfalls nach zweitem/drittem Rezidiv durchgeführt werden.

Hyperthyreose bei funktioneller Autonomie: Initiale medikamentöse Therapie mit Thyreostatika (s. o.). Nach Erreichen der Euthyreose definitive Therapie durch Adenombeseitigung (operative Adenomektomie bzw. subtotale Strumaresektion), alternativ Radiojodtherapie (Jod-131). Definitive Therapie bei disseminierter Autonomie ohne Struma: Radiojodtherapie, alternativ operative, weitgehende Resektion, evtl. mit Radiojodnachbehandlung.

Verlauf und Prognose: Rezidivrate bei medikamentöser Therapie einer Hyperthyreose vom Typ Basedow nach 12 Monaten 50 %. Bei autonomem Adenom Erfolgsrate der chirurgischen Therapie 95 % (rascher Erfolg), der Radiojodtherapie 70–90 % (Erfolgseintritt erst nach 6 oder mehr Monaten). Nebenwirkungen der Thyreostatika: Kutane Reaktionen 5–6 %, Haarausfall 4 %, Arthropathie 1–2 %, selten Agranulozytose 0,1–0,2 %.

25.2.3 Struma

> Struma bezeichnet die Vergrößerung der gesamten oder von Teilen der Schilddrüse. Dieses Symptom bedarf der weiteren diagnostischen Klärung (SD-Volumen normal bei Männern < 25 ml, Frauen < 18 ml). **Entop** (im Halsbereich, substernal) gelegene, diffuse, einknotige oder mehrknotige Struma; oder **dystop** gelegene, intrathorakale oder Zungengrundstruma.

Epidemiologie: Die nicht maligne und nicht entzündliche (früher „blande") Struma ist die häufigste endokrinologische Erkrankung.

Ätiologie/Pathophysiologie: Hauptursache ist ein *Jodmangel* (s. 25.2.1), wodurch die Thyroxin- und Trijodthyroninproduktion der Schilddrüse vermindert ist. Dies bewirkt eine anhaltende thyreotrope Stimulierung der Schilddrüse (durch TSH und Wachstumsfaktoren) mit Anpassungshyperplasie der Follikelepithelien.

Klinik: *Leitsymptome* und klinische Befunde einer Struma: Häufig uncharakteristische Allgemeinbeschwerden, Globusgefühl, Dyspnoe und Stridor,

Marginalia (left column)

- Schluckbeschwerden
- Druckgefühl

Diagnostik
- Inspektion und Palpation
- Halsumfangsmessung
- Sonographie mit Volumetrie
- ggf. Szintigraphie
- erweiterte Diagnostik

Differentialdiagnose

Therapie
- medikamentös:
  Jodid-Tabletten
  L-Thyroxin-Tabletten
  Kombinationspräparat

- operativ:
  subtotale Strumaresektion

- Radiojodtherapie

Verlauf und Prognose
halbjährliche Verlaufskontrolle

Erfolgsraten

Schilddrüsentumoren
- Adenome
- maligne Tumoren
- Metastasen extrathyreoidaler Malignome

Main text

Schluckbeschwerden, Heiserkeit; Venenstauung, Lymphstauung (obere Einflußstauung); lokale Schmerzen bei Einblutungen; Druckgefühl und starke Druckschmerzhaftigkeit bei subakuter Thyreoditis de Quervain.

Diagnostik: Anamnese und klinischer Befund (einschließlich Halsumfangsmessung); *Sonographie*, *Szintigraphie* zur Abklärung nodulärer Veränderungen, ggf. der Ausdehnung und Lage. *Röntgen-Thorax* mit Tracheazielaufnahmen. *Spirometrie* zur Beurteilung funktioneller Störungen bei Trachealaffektion. Bei Verdacht auf Struma maligna/lokale Infiltration und Lymphknotenbefall: Sonographie und CT der Halsregion, HNO-Konsil. Ausschlußdiagnostik einer Schilddrüsenfunktionsstörung.

Differentialdiagnose: Subakute Thyreoditis de Quervain (starke Druckschmerzhaftigkeit), Immunthyreoditis Hashimoto/Immunhyperthyreose Basedow, Schilddrüsenmalignome, Schilddrüsenadenome, Blutungszysten.

Therapie: Praktisches Vorgehen: Nach Ausschluß einer Autonomie *medikamentöse Therapie* mit Jodid-Tabletten: 500 µg/die über 4 Monate, dann 200 µg/die oder 1,5 mg Jodid dep. wöchentlich als Erhaltungsdosis. Voraussetzung: Compliance; halbjährliche sonographische Volumetrie. Hauptsächlich bei Jugendlichen und jüngeren Erwachsenen (unter 40 Jahren) immer mit Jodid beginnen. Wenn keine Rückbildungstendenz erkennbar, Umstellung auf L-Thyroxin-Tabletten: 100–250 µg/die, zu erreichen in 25 µg Schritten wöchentlich steigernd. Oder Kombination L-Thyroxin mit Jodid (z.B. Jodthyrox) 100–200 µg/die, wiederum stufenweise zu erreichen. Die Erstbehandlung des über 40 jährigen Patienten sollte primär mit L-Thyroxin-Gabe erfolgen. Ziel der thyreosuppressiven Therapie: TSH basal maximal zu supprimieren (<0,30 mU/l) und Volumenreduktion um 30–50 %. Nach 1–3 Jahren Auslaßversuch und Umstellung auf Jodidtabletten (z.B. 200 µg/die).

Eine *operative Therapie* (s. Kap. **31. Chirurgische Erkrankungen**) ist angezeigt bei Versagen der medikamentösen Therapie, bei intrathorakal-substernaler Strumaausbreitung, großer Struma mit mechanischer Tracheal- oder Ösophagusaffektion, bei autonomem Adenom oder kaltem Knoten. Nach subtotaler Struma-Resektion in Abhängigkeit von Restvolumen und Funktion Rezidivprophylaxe mit 100–250 µg L-Thyroxin/die, oder Jodid 200 µg/die. Ziel: TSH basal <0,30 mU/l.

Eine *Radiojodtherapie* (Jod-131) ist angezeigt bei Versagen der medikamentösen Therapie und nicht vorhandener Operabilität eines über 40 jährigen Patienten. Verzögerter Wirkungseintritt (> 6 Monate); anschließend Rezidivprophylaxe mit Jod-L-Thyroxin-Tabletten oder Kombinationspräparat. Strahlenthyreoiditis in 5–10 %. Auf Hypothyreose als Spätfolge achten.

Verlauf und Prognose: Verlaufskontrollen unter medikamentöser Thyreosuppression und nach operativer bzw. Radiojod-Resektion: Halbjährlich Sonographie, TSH balsal i. S. und T4/FT4, besser T3/FT3 zur Erkennung einer Überdosierung mit L-Thyroxin. Erfolgsraten der medikamentösen, thyreosuppressiven Therapie 60–80 %, der chirurgischen Therapie 95 %, der Radiojodtherapie 70–80 %.

25.2.4 Schilddrüsentumoren

Bei Schilddrüsentumoren handelt es sich um **benigne** (Adenome) und **maligne Tumoren** der Schilddrüse sowie von **extrathyreoidalen Malignomen** in die Schilddrüse abgesiedelte **Metastasen**. Bei geringstem Verdacht (rasch wachsende Struma, Größenzunahme eines Solitärknotens, evtl. trotz thyreosuppressiver Therapie, Knoten mit derber Konsistenz, unverschieblicher Knoten) Überweisung zum Facharzt (s. Kap. **31. Chirurgische Erkrankungen**).

25.3 Leitsymptom Knochenschmerzen (Calcium- und Knochenstoffwechselstörungen)

25.3.1 Osteomalazie und Rachitis

> Es handelt sich um eine Erkrankung aufgrund eines Vitamin D-Mangels, **beim Kind Rachitis**, beim **Erwachsenen Osteomalazie** genannt. Steht der Calciummangel im Vordergrund, spricht man von *calcipenischer*, beim Phosphatmangel von *phosphopenischer Rachitisform* (Osteomalzie).

Epidemiologie: Die durch Mangelernährung bedingte Hypovitaminose ist in den Ländern Mitteleuropas selten, meist bei Gastarbeitern aus asiatischen Ländern. Jede Altersgruppe kann betroffen sein.

Klinik: *Leitsymptome* und klinische Befunde: In 90–30 % der Fälle Knochenschmerzen, Klopfschmerzhaftigkeit von Wirbelsäule, Rippen und Sternum, Watschelgang (meist Spätsymptom), Myopathie, positives Chvostek-Zeichen. *Spätfolgen* der Rachitis: Dysproportionierter Minderwuchs, Hühnerbrust, Kartenherzbecken, Beindeformierungen.
Die **Diagnostik und Therapie** erfolgt durch den Spezialisten.

25.3.2 Osteoporose

> Osteoporose ist eine **Verminderung** von **Knochenmasse, -struktur** und **-funktion** und kann mit Frakturen einhergehen. Eine mehr klinische Definition könnte lauten: Schmerzsyndrom bei mechanischer Skelettinsuffizienz und erhöhter Frakturneigung infolge pathologischen Knochenmassenverlustes (Ringe).

1988 wurde eine neue Nomenklatur der Osteoporose nach den Kriterien Stadien, Verteilungstyp, metabolische Charakteristika, Verlaufsformen, Schweregrad und Ursachen von der Deutschen Gesellschaft für Endokrinologie erarbeitet sowie diagnostische Verfahren angeführt, die in den nachfolgenden Ausführungen berücksichtigt sind.

Epidemiologie: *Idiopathische Osteoporose* etwa 6–10 % der Bevölkerung, wird heute zur Gruppe der Volkskrankheiten gerechnet. Häufigste Knochenerkrankung. Frauen zu ca. 25 % befallen mit Altersgipfel zwischen 50. und 60. Lebensjahr. Bei Männern nach dem 60. Lebensjahr häufig. Rassische und geographische Unterschiede sind bekannt. *Postmenopausale Osteoporose* bei etwa der Hälfte aller Frauen. Die große volkswirtschaftliche Bedeutung der Osteoporose mag allein das Beispiel der direkten Krankenkosten von 600 Mill. DM für ca. 50 000 Schenkelhalsfrakturen pro Jahr in der Bundesrepublik aufzeigen.

Klinik: *Leitsymptome* und klinische Befunde: Rücken- und Knochenschmerzen, Kyphose, Rumpfstauchung, quere Hautfalten; Größenabnahme, dysproportionierter Habitus; Frakturen (Schenkelhals!, Radius, Wirbelkörper u. a.).

Klinische Stadieneinteilung der Osteoporose:

> **A**. keine Beschwerden; uneingeschränkte Mobilität.
> **B**. Schmerzen; uneingeschränkte Mobilität.
> **C**. Schmerzen; Mobilitätseinschränkung unterschiedlichen Ausmaßes.

D. Immobilität einer Körperregion durch Schmerzen oder durch eingetretene Dislokation bei Knochenbruch.
E. Allgemeine Immobilität durch Schmerzen, Knochenbruch und/oder drohende bzw. manifeste neurologische Komplikation.

Diagnostik
- Anamnese, klinischer Befund
- Labor
- Röntgen
- CT
- Photonenabsorptionsmessung

Diagnostik: *Anamnese* und *klinischer Befund*; *Laborbefunde* für Kalzium und Phosphat i. S., Parathormon und meist auch alkalische Phosphatase sowie Kalziurie normal. Konventionelle *Röntgentechnik*; modifizierte, quantitative *Computertomographie* oder *Photonenabsorptionsmessung* zur Bestimmung der Knochendichte; Beckenkammbiopsie: Histologie zur DD Osteoporose anderer Osteopathien, Quantifizierung des Osteoporoseschweregrades, Beurteilung der Osteoporoseaktivität (high – low – turnover). Erweiterte Diagnostik zur Erfassung der Grunderkrankung bei sekundären Osteoporosen.

Differentialdiagnose

Differentialdiagnose: Maligne Knochenerkrankungen, Leukosen, Plasmozytome, maligne Lymphome, osteolytische und osteoplastische Metastasierung, Osteomalzien, Ostitis fibrosa; entzündliche Knochenerkrankungen, rheumatoide Arthritis und Kollagenosen.

Therapie
- Allgemeinmaßnahmen:
  - körperliche Aktivierung
  - ausreichende Calciumzufuhr u. a.

- Prophylaxe durch Östrogen-Gestagen-Präparate
- bei schmerzhafter Osteoporose:
  - nicht-steroidale Antirheumatika
  - Calcitonin

Therapie: Unumstritten sind *allgemeine Maßnahmen* und Empfehlungen zur Prophylaxe und Therapie: Körperliche Aktivität (Sport), ausreichende Calciumzufuhr über die Nahrung (Milchprodukte), Vermeiden knochenschädigender Einflüsse (Nikotin, Alkohol, spezielle Medikamente, z. B. Glukokortikoide), Meiden von Untergewicht, Behandlung von Grunderkrankungen mit möglichen negativen Auswirkungen auf den Knochenstoffwechsel.
Unumstritten ist inzwischen auch die *Prophylaxe der postmenopausalen Osteoporose* durch die zusätzliche Gabe von Östrogen-Gestagen-Präparaten.
Verschiedene Schemata zur Therapie einer manifesten Osteoporose werden empfohlen und beinhalten Inhibitoren des Knochenumsatzes: Östrogene, Diphosphonate, Calcium, Calcitonin s. c., i. m. oder i. v. (1.–3. Woche 100–200 E/die, 4.–8. Woche 100 E/die, 9.–16. Woche Pause, 17.–24. Woche 100 E/die). Stimulatoren der Knochenneubildung: Anabole Steroide, Fluoride, Calcitonin/Phosphat.

Verlauf und Prognose
wichtig sind Früherkennung und prophylaktische Maßnahmen

Verlauf und Prognose: Eine Früherkennung der Risikogruppen mit bereits niedriger Knochenausgangsmasse ist besonders wichtig. Unmittelbar postmenopausal beginnende Östrogen-Gestagengaben sind erfolgversprechend im Hinblick auf eine Progressions- und Frakturprophylaxe. Dadurch (Östrogene) kann möglicherweise auch das kardiovaskuläre Risiko gesenkt werden.

Leitsymptom Hyper-/Hypotonie (Erkrankungen der Nebennieren)

25.4 Leitsymptom Hyper-/Hypotonie (Erkrankungen der Nebennieren)

Nebennierenrindeninsuffizienz (primäre chronische NNR-Insuffizienz, Morbus Addison)

25.4.1 Nebennierenrindeninsuffizienz (primäre chronische NNR-Insuffizienz, Morbus Addison)

Definition
⇨

Es handelt sich um nicht bedarfsgerechte basale bzw. für Streßbedingungen nicht ausreichende Sekretion von Glukokortikoiden (Kortisol) und Mineralo-Kortikoiden (Aldosteron).

Leitsymptome
- Schwäche
- Gewichtsverlust
- Elektrolytstörungen

Klinik: *Leitsymptome* und typische Untersuchungsbefunde: Schwäche, Apathie und Gewichtsverlust; Hyperpigmentierung von Haut und Schleimhäuten; Elektrolytstörungen, Anorexie, Appetitlosigkeit, Nausea und Erbrechen;

Hypotonie, Verwirrtheit, Psychosen, Depressionen; Eosinophilie und Hypoglykämie.

Diagnostik und Therapie durch den Spezialisten.

Verlauf und Prognose: Bei lebenslanger Dauersubstitution meist problemlos. Notfallausweis ausstellen.

25.4.2 Cushing-Syndrom

> Zugrunde liegt eine chronisch gesteigerte Sekretion von Kortisol mit typischen klinischen Veränderungen, deren Ursache beim **(peripheren) Cushing** (Cushing-Syndrom) in einer adrenalen Überfunktion liegt. Beim **iatrogenen Cushing-Syndrom** ist der erhöhte Kortisolspiegel durch die Glukokortikoidmedikation bedingt (s. Abb. 25–1).

Ätiologie/Pathogenese: Solitäres Adenom, selten Karzinom, sehr selten noduläre Hyperplasie der Nebennieren. Die klinischen Auswirkungen sind in abgestufter Form durch den Glukokortikoid-, Mineralokortikoid- oder Androgenexzess bedingt. Bei erheblicher Überfunktion der Kortisolsekretion kommen noch zusätzlich deren mineralokortikoide und androgene Eigenschaften hinzu.

Klinik: Somit sind Leitsymptome und klinische Befunde bei
- *Hyperkortisolismus*: Stammfettsucht, Mondgesicht, Plethora, Hypertonie und bei Kindern Minderwuchs. Glukoseintoleranz (Diabetes mellitus), Hirsutismus, Akne, Regelstörungen (Amenorrhoe), Adynamie, Striae rubrae, Ekchymosen. Ferner Rücken- und Knochenschmerzen (Osteoporose), Persönlichkeitsveränderungen (Psychosen, Depressionen), periphere Ödeme.
- *Hyperaldosteronismus*: Hypertonie, Hypokaliämie; Proteinurie, Hyposthenurie, Polyurie und Nykturie; Muskelschwäche, Hypernatriämie, Kopfschmerzen, Retinopathie; Polydipsie, Kardiomegalie und EKG-Veränderung.
- *Hyperandrogenismus*: Maskulinisierung, heterosexuelle Frühreife (Mädchen); Penishypertrophie, pigmentiertes Skrotum, isosexuelle Frühreife (Jungen); Hirsutismus, Virilisierung, Zyklusstörungen (Frauen); beim Mann meist nicht auffällig.

Diagnostik und Therapie: durch den Spezialisten.

Differentialdiagnose: Iatrogenes Cushing-Syndrom durch Kortisontherapie (häufigste Form eines Cushing-Syndroms); zentraler Cushing oder ektope ACTH-Sekretion; alimentäre Adipositas; Pseudo-Cushing bei Alkoholismus.

Therapie: Operative Entfernung der betroffenen Nebenniere.

Prognose: Unbehandeltes Cushing-Syndrom weist eine hohe Letalität auf.

25.4.3 Hyperaldosteronismus

> Der primäre Hyperaldosteronismus ist gekennzeichnet durch autonome Steigerung der Aldosteronsekretion mit den klinischen Folgen einer *Hypertonie* und *Hypokaliämie*.

Vom primären Hyperaldosteronismus (Conn-Syndrom) sind abzugrenzen: ektope Aldosteronproduktion (sehr selten), alle Formen eines sekundären Hyperaldosteronismus und ein Pseudohyperaldosteronismus.

Diagnostik und **Therapie** erfolgt durch den Spezialisten.

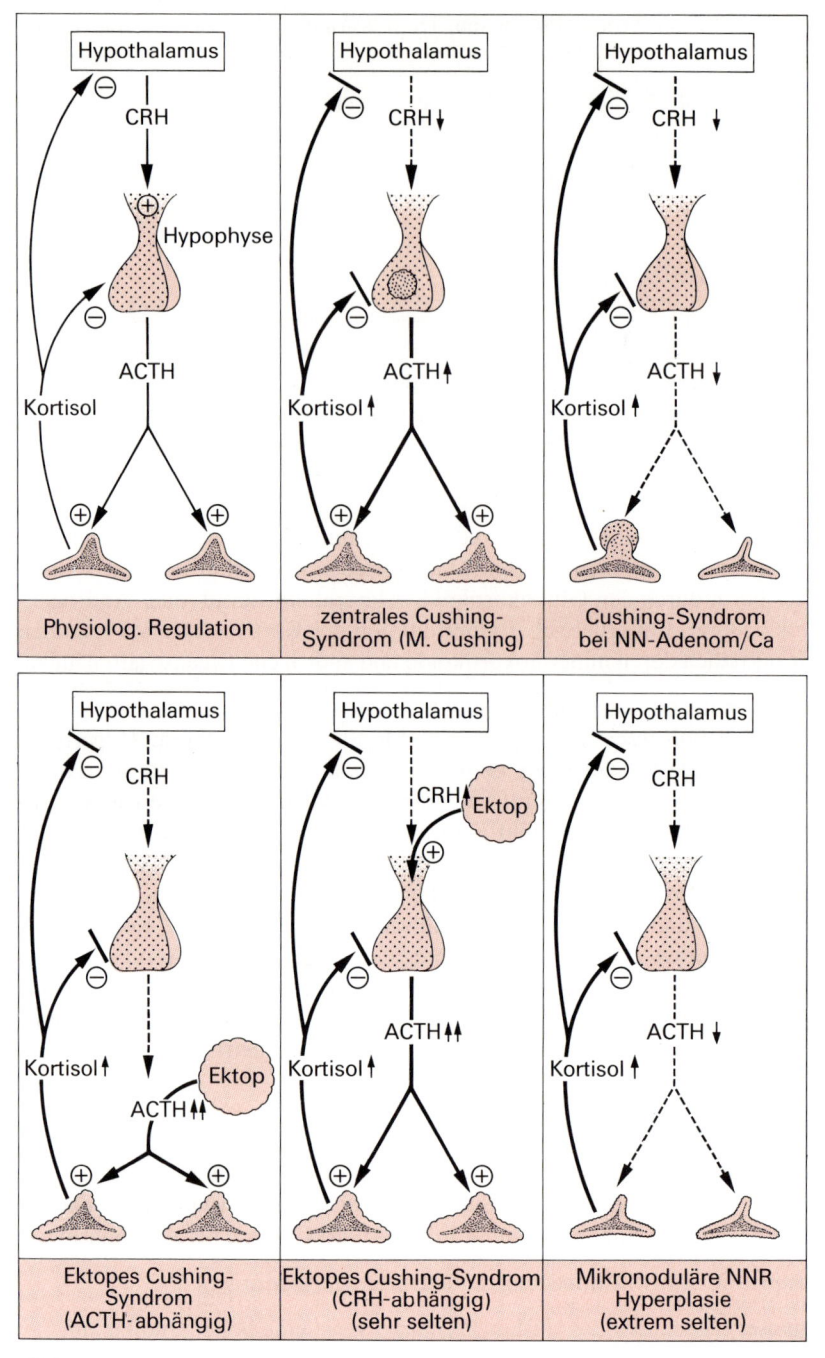

Abb. 25-1: Das Verhältnis von CRH, ACTH und Kortisol beim ACTH-abhängigen und ACTH-unabhängigen Cushing-Syndrom

Phäochromozytom

Definition

25.4.4 Phäochromozytom

Es handelt sich um eine Überproduktion von Katecholaminen durch chromaffine Tumoren des Nebennierenmarks oder extraadrenaler sympathischer Paraganglien mit den klinischen Zeichen der Sympathikusstimulation wie Hypertonie u. a.

25.4 Leitsymptom Hyper-/Hypotonie (Erkrankungen der Nebennieren)

Ätiologie/Pathogenese: Meist benigner, chromaffiner und katecholaminproduzierender Tumor des Nebennierenmarks. Seltener extraadrenaler chromaffiner Tumor oder multiple Tumoren der sympathischen Paraganglien.

Klinik: *Leitsymptome* und klinische Befunde: Hypertonie, Kopfschmerzen, Tachykardie; starkes Schwitzen, Tremor, Unruhe, Erregung; Gesichtsblässe, Pupillenerweiterung; Übelkeit, Erbrechen; Begleitsymptome (Thoraxschmerz, Abdominalschmerz, Lungenstauung, Abmagerung).

Diagnostik: *Anamnese* und *klinischer Befund*. Bestimmung von Adrenalin, Noradrenalin, Vanillinmandelsäure, Metanephrine im 24h-Urin. Im Falle von Hochdruckkrisen, während oder kurz danach, ist auch eine Bestimmung von Adrenalin und Noradrenalin im Plasma sinnvoll. (Erweiterte Diagnostik durch den Spezialisten.)

Therapie: Operative Entfernung des Tumors. Präoperativ Senkung des Blutdruckes mit Alpha-Rezeptorenblockern und ß-Rezeptorenblockern zur Vermeidung einer Tachykardie und Arrhythmie. Bei Krisen: Phentolamin (2–5 mg) i.v.

Verlauf und Prognose: Postoperativ sorgfältige Überwachung des Blutdrucks und regelmäßige Kontrollen der Katecholaminausscheidung im Urin. Prognose in Abhängigkeit von Operabilität und Dignität der Tumoren gut.

25.4.5 Nebennierentumoren

Nebennierentumoren sind **benigne** (*Adenome*) oder **maligne** (*Karzinome*), hormonaktiv oder -inaktiv. Reinen Cushing- und Conn-Syndromen liegen meist gutartige Adenome zugrunde; beim NNR-Karzinom sind oft Glukortikoid- und Androgenhypersekretion kombiniert. Weitere gutartige Tumoren sind NNR-Zysten, sog. Myelolipome und Hämangiome. Häufig auch Sitz von Metastasen eines Bronchial- oder Mammakarzinoms.

Diagnostik und Therapie erfolgt durch den Spezialisten.

Ätiologie
- NNM-Tumor
- extraadrenaler Tumor (selten)

Leitsymptome
- Hypertonie
- Kopfschmerzen
- Tachykardie
- Begleitsymptome

Diagnostik
durch Anamnese und klinischen Befund

Therapie
- Senkung des Blutdruckes
- Operation

Verlauf und Prognose
abhängig von Operabilität und Dignität der Tumoren

Nebennierentumoren
- Adenom
- Karzinom

26. Hypertonie, Hypotonie; Krankheiten der Niere; renale Elektrolytstörungen

P. Gross, A. Sharma

26.1 Leitsymptome Kopfschmerzen, Schwindel, Belastungsdyspnoe

26.1.1 Arterielle Hypertonie

> Eine **Normotonie** des Erwachsenen setzt *systolische Blutdruckwerte* unter 140 mmHg und *diastolische Werte* unter 90 mmHg voraus. Von **Hypertonie** spricht man, wenn bei wiederholten Messungen systolische Druckwerte höher als 160 und/oder diastolische Werte höher als 90 mmHg vorliegen.

Der dazwischen liegende Bereich wird als **Grenzwerthypertonie** („borderline hypertension") bezeichnet.

Orientiert an dem diastolischen Blutdruck (pd) ist folgende Klassifikation nach Schweregraden üblich:
a) leichte Hypertonie bei pd-Werten von 90–104 mmHg;
b) mittelschwere Hypertonie bei pd-Werten von 105–114 mmHg und
c) schwere Hypertonie bei solchen über 115 mmHg.

Nach der Verlaufsform werden **benigne** und **maligne** Hypertonien unterschieden. Letztere weisen einen diastolischen Blutdruck von über 120–130 mmHg mit progressiver Niereninsuffizienz und Fundus hypertonicus III-IV auf.

Die nach ätiologischen Gesichtspunkten getroffene Einteilung der arteriellen Hypertonie unterscheidet zwischen **primärer** und **sekundärer Hypertonie**, die ihrerseits *renal, renovaskulär, endokrin* oder *kardiovaskulär* bedingt sein kann. Bei plötzlichem intensivem Blutdruckanstieg mit zerebralen, kardialen und/oder renalen Symptomen spricht man von *hypertensiven Krisen*.

Epidemiologie: 10–20 % der erwachsenen Bevölkerung haben hypertone Blutdruckwerte. Davon entfallen 90 % der Erkrankungen auf die *essentielle* (primäre, idiopathische) Hypertonie, 10 % auf *sekundäre* Hypertonieformen, wobei beidseitige Nierenparenchymerkrankungen am häufigsten sind. Die Prävalenz steigt im höheren Lebensalter. Eine Neigung zur Hypertonie besteht bei: positiver Familienanamnese, Adipositas, Diabetes mellitus (Typ II), hohem Alkohol- und Kochsalzkonsum.

26.1.1.1 Essentielle Hypertonie

Pathogenese: Bei der sogenannten essentiellen Hypertonie werden verschiedene Erbfaktoren in unterschiedlichem Ausmaß wirksam. Zu Beginn der Hypertonie liegt ein gesteigertes Herzminutenvolumen bei normalem Gefäßwiderstand vor, in späteren Stadien eine Erhöhung des peripheren Gefäßwiderstandes bei normalem oder vermindertem Herzminutenvolumen. Neuere Forschungsergebnisse scheinen dafür zu sprechen, daß die arterielle Hypertonie Teilkomponente eines mit Adipositas, Hyperurikämie, Hyperlipidämie und pathologischer Glukosetoleranz einhergehenden *Stoffwechselsyndroms* ist, das durch eine Insulinresistenz mit kompensatorischer Steigerung der Insulinsekretion und erhöhter vaskulärer Ansprechbarkeit gegenüber endogenen Katecholaminen gekennzeichnet ist.

Stoffwechselsyndrom

26.1.1.2 Sekundäre Hypertonien

Sekundäre Hypertonien

Pathogenese: Die *renale Hypertonie* kann renoparenchymatös oder renovaskulär bedingt sein. Die renoparenchymatöse Hypertonie wird bei ca. 50% der Kranken mit Glomerulonephritis, interstitieller Nephritis, Pyelonephritis und Zystennieren beobachtet. Es besteht eine renale Minderdurchblutung mit daraus resultierender Natrium- und Flüssigkeitsretention. Der Einfluß des Renin-Angiotensin-Aldosteron-Systems (RAA-System) ist unklar. Der zunehmende Parenchymschwund führt zur Niereninsuffizienz. Häufigste Ursache der renovaskulären Hypertonie ist die einseitige Nierenarterienstenose (Fibromuskuläre Hyperplasie, Arteriosklerose, Gefäßaneurysmen, Arteriitis). Die dadurch bedingte Durchblutungsdrosselung führt zur Aktivierung von Renin und Angiotensin II, das einen Aldosteronismus mit Neigung zum Kaliummangel induziert.

Pathogenese der renalen Hypertonie
renoparenchymatös in 50%
– Glomerulonephritis
– interstitielle Nephritis
– Pyelonephritis
– Zystennieren

Parenchymschwund → Niereninsuffizienz

renovaskulär: Nierenarterienstenose

Endokrine Hypertonie (s. Kap. 25. Endokrinologische Erkrankungen). Das Leitsyndrom Hypertonie/Hypokaliämie/metabolische Alkalose ist insbesondere für den *primären Aldosteronismus* typisch. Weitere Erkrankungen mit hypokaliämischer Hypertonie: maligne Hypertonie, primärer Reninismus, Behandlung mit Kontrazeptiva, Saluretika, Doc, Carbenoxolon, Succus liquiritiae (Glyzerrhizinsäure). Beim *Cushing-Syndrom* ist Stammfettsucht mit Hypertonie kombiniert. Beim *Phäochromozytom* kann eine paroxysmale oder eine Dauerhypertonie vorliegen. Die *Aortenisthmusstenose* ist pathophysiologisch durch Kombination erhöhter Blutdruckwerte im Bereich der oberen Extremitäten und eine Hypotonie an den unteren Extremitäten charakterisiert.

endokrine Hypertonie
typisch für
• primären Aldosteronismus

• Cushing-Syndrom
• Phäochromozytom
• Aortenisthmusstenose

Klinik: Häufig verläuft die Hypertonie über Jahre asymptomatisch. Unspezifische Symptome sind: Kopfschmerzen, Schwindel, Herzsensationen und Belastungsdyspnoe. Nicht selten wird die Hypertonie erst nach Manifestation von Hypertonie-bedingten Zielorganschäden entdeckt (Angina pectoris, Herzrhythmusstörungen, Myokardinfarkt, zerebrale Durchblutungsstörungen, Niereninsuffizienz, periphere arterielle Verschlußkrankheit).

Klinik
• unspezifische Symptomatik
• Organschäden

Diagnose durch Blutdruckmessung: Nach mindestens 5minütiger Ruhephase im Sitzen wird die Manschette in der Mitte des Oberarms in Herzhöhe angelegt. Zu schmale Manschetten ergeben einen zu hohen Druck, deshalb je nach Umfang extra breite bzw. Kindermanschetten anwenden. Ermittlung des systolischen Wertes: Während des Aufblasens der Manschette Radialispuls tasten. Nach Verschwinden des Radialispulses Manschette um weitere 30 mmHg aufpumpen, dann die Luft ca. 2–3 mmHg/s ablassen. Der systolische Wert wird beim Auftreten der Korotkoff-Töne (Phase I) abgelesen, der diastolische Wert beim Verschwinden dieser Töne (Phase V). Pro Patient sollte mindestens einmal an beiden Armen gemessen werden; je Untersuchung sollten mindestens zwei Messungen erfolgen. Um orthostatische Reaktionen während der Therapie zu erfassen, sollte der Blutdruck auch im Stehen bestimmt werden. Bei ängstlichen Patienten und zur Therapiekontrolle empfehlen sich häusliche Blutdruckmessungen nach entsprechender Anweisung. Eine 24-Stunden Langzeitblutdruckmessung ist in Ausnahmefällen zur Prüfung des Blutdrucktagesprofils angezeigt. Ziel eines diagnostischen Basisprogramms ist die Erkennung sekundärer Hochdruckformen, die Feststellung der Folgeerscheinungen und die Erfassung weiterer kardiovaskulärer Risikofaktoren.

Diagnose
Blutdruckmessung nach 5 min. Ruhe beginnen
adäquate Manschettenbreite auswählen

pro Vorstellung Blutdruck zweimal messen

bei ängstlichen Patienten: Eigenmessung des Blutdrucks in vertrauter Umgebung
in Ausnahmefällen 24 Stunden Langzeit-Blutdruckmessung

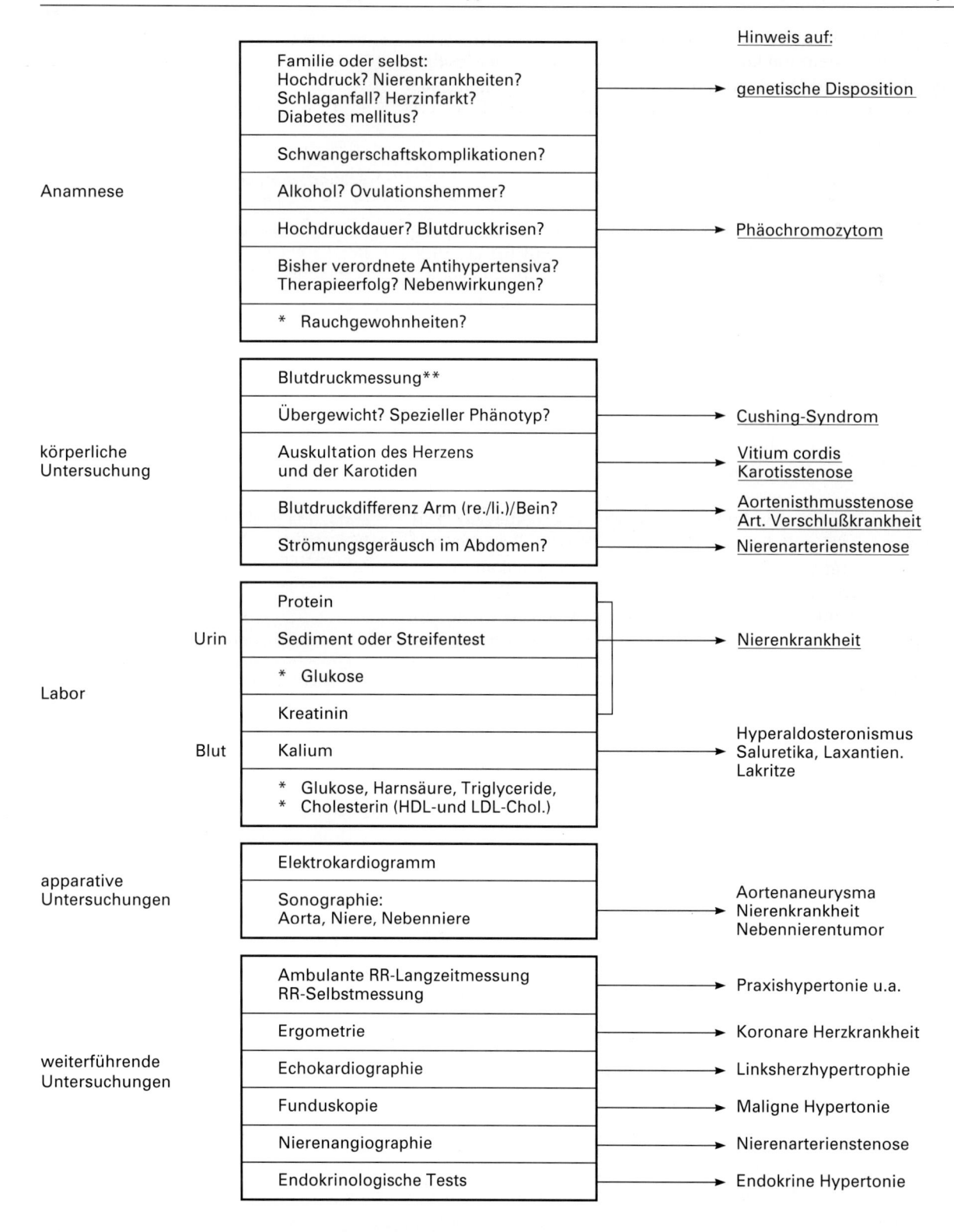

26. Hypertonie, Hypotonie; Krankheiten der Niere; renale Elektrolytstörungen

			Hinweis auf:
Anamnese		Familie oder selbst: Hochdruck? Nierenkrankheiten? Schlaganfall? Herzinfarkt? Diabetes mellitus?	→ genetische Disposition
		Schwangerschaftskomplikationen?	
		Alkohol? Ovulationshemmer?	
		Hochdruckdauer? Blutdruckkrisen?	→ Phäochromozytom
		Bisher verordnete Antihypertensiva? Therapieerfolg? Nebenwirkungen?	
		* Rauchgewohnheiten?	
körperliche Untersuchung		Blutdruckmessung**	
		Übergewicht? Spezieller Phänotyp?	→ Cushing-Syndrom
		Auskultation des Herzens und der Karotiden	→ Vitium cordis / Karotisstenose
		Blutdruckdifferenz Arm (re./li.)/Bein?	→ Aortenisthmusstenose / Art. Verschlußkrankheit
		Strömungsgeräusch im Abdomen?	→ Nierenarterienstenose
Labor	Urin	Protein	
		Sediment oder Streifentest	→ Nierenkrankheit
		* Glukose	
		Kreatinin	
	Blut	Kalium	→ Hyperaldosteronismus / Saluretika, Laxantien. Lakritze
		* Glukose, Harnsäure, Triglyceride, * Cholesterin (HDL- und LDL-Chol.)	
apparative Untersuchungen		Elektrokardiogramm	
		Sonographie: Aorta, Niere, Nebenniere	→ Aortenaneurysma / Nierenkrankheit / Nebennierentumor
weiterführende Untersuchungen		Ambulante RR-Langzeitmessung RR-Selbstmessung	→ Praxishypertonie u.a.
		Ergometrie	→ Koronare Herzkrankheit
		Echokardiographie	→ Linksherzhypertrophie
		Funduskopie	→ Maligne Hypertonie
		Nierenangiographie	→ Nierenarterienstenose
		Endokrinologische Tests	→ Endokrine Hypertonie

*Zur Hochdruckdiagnose nicht notwendig, zur Erfassung weiterer kardiovaskulärer Risikofaktoren aber erforderlich.
**Zur Technik der Blutdruckmessung siehe auch Merkblatt „Empfehlung zur Blutdruckmessung"

Abb. 26–1: Empfehlungen der Deutschen Hochdruck-Liga zur Diagnostik der arteriellen Hypertonie

26.1 Leitsymptome Kopfschmerzen, Schwindel, Belastungsdyspnoe

Die Empfehlungen der Deutschen Hochdruck-Liga zur Diagnostik der arteriellen Hypertonie gehen aus Abb. 26–1 hervor. Daraus können zugleich differentialdiagnostische Hinweise entnommen werden.

Die **Laboruntersuchung** umfaßt einen Harnstatus, die Konzentration von Kalium, Kreatinin, Glukose, Cholesterin, HDL- u. LDL-Cholesterin, Harnsäure im Serum.

Zu den technischen Zusatzuntersuchungen gehören Röntgenaufnahme des Thorax in zwei Ebenen, Elektrokardiogramm in Ruhe und (falls möglich und erforderlich) mit ergometrischer Belastung, Echokardiographie, Sonographie (Aorta, Nieren, Nebennieren), Funduskopie.

Weitergehende Untersuchungen bei Verdacht einer sekundären Hypertonie sollten vom Spezialisten vorgenommen werden.

Therapie: Diese sollte nur dann beginnen, wenn eine Hypertonie durch mehrfache und zu verschiedenen Zeitpunkten durchgeführte Blutdruckmessung bestätigt wurde. Bei sekundären Hypertonieformen ist zuerst die Grundkrankheit zu behandeln. Folgende *nichtmedikamentöse Maßnahmen* können die Hypertonie günstig beeinflussen: Gewichtsreduktion bei Übergewicht, Kochsalzrestriktion auf 5–6 g täglich, Vermeidung von Alkohol, Entspannungsübungen zur Minimalisierung von psychogenem Streß.

Für die spezifische *pharmakologische Behandlung* stehen folgende Basismedikamente zur Verfügung (aufgeführt sind neben den einzelnen Stoffen der Handelsname, die tägliche Dosierung, die Kosten der täglichen Behandlung und die wichtigsten Nebenwirkungen):

- *Thiazidkombinationen* (z.B. Dytide H®, 1 bis 2 Tabletten täglich; etwa 1 bis 2 DM/Tag; Hypokaliämie, Hypercholesterinämie, Impotenz; kann Glukoseintoleranz verstärken; ungeeignet bei Niereninsuffizienz).
- *ß-Blocker,* z.B. Metoprolol (z.B. Lopresor®, 100 bis 200 mg/täglich; etwa 1 bis 2 DM/Tag; Bradykardie und AV-Block, Erschöpfungsgefühl, Schlaflosigkeit, Impotenz; Zunahme einer vorbestehendem Herzinsuffizienz; verstärkte Symptome bei vorbestehendem Asthma, chronisch obstruktiver Lungenkrankheit oder arterieller Verschlußkrankheit möglich; Beeinträchtigung der Reaktion auf Hypoglykämie bei Diabetikern).
- *Calciumantagonisten*, z.B. Nifedipin (z.B. Adalat®, 10 bis 60 mg täglich auf Einzeldosen verteilt; etwa 1 bis 12 DM pro Tag; Schwindel und orthostatischer Blutdruckabfall, besonders bei älteren Patienten; evtl. Verstärkung vorbestehender Herzinsuffizienz).
- *ACE-Inhibitoren*, z.B. Enalapril (z.B. Xanef®, 10 bis 20 mg einmal täglich nach einschleichendem Dosierungsbeginn; etwa 2 bis 4 DM/Tag; Hyperkaliämie, Geschmacksstörungen, Kreatininanstieg).

Zusatzmedikamente:

- *Schleifendiuretika*, z.B. Furosemid (z.B. Lasix® 40 bis 250 mg täglich anstelle von Thiaziden; ca. 0,70 bis 3 DM/Tag; gleiche Nebenwirkungen wie Thiazide, vorwiegend bei Niereninsuffizienz sinnvoll).
- *Zentrale adrenerge Stimulatoren*, z.B. Clonidin (z.B. Catapresan®, 150 bis 300 µg/Tag, auf 2 Dosen verteilt; 0,70 bis 1,50 DM/Tag. Müdigkeit, Dösigkeit, Mundtrockenheit, Impotenz, plötzlicher Blutdruckanstieg bei Absetzen des Medikaments).
- *Alpha-1-adrenerge Blocker*, z.B. Prazosin (z.B. Minipress®, 2 bis 10 mg täglich, verteilt auf 2 Dosen;etwa 1 bis 2 DM/Tag. Synkope bei den ersten Einnahmen; Neigung zu orthostatischem Blutdruckabfall, daher für alte Patienten wenig geeignet; Palpitationen; Tachyphylaxie).
- *Vasodilatatoren*, z.B. Hydralazin (z.B. Nepresol®, 75 bis 150 mg täglich, verteilt auf 3 Dosen; etwa 1,50 bis 3 DM/Tag. Kopfschmerzen, Tachykardie, Angina pectoris, Flüssigkeitsretention, lupusähnliches Syndrom bei sehr hohen Dosierungen). Hochwirksame Vasodilatatoren, z.B. Minoxidil (z.B. Lonolox®, 5 bis 50 mg täglich; etwa 2 bis 10 DM/Tag. Flüssigkeitsretention, Tachykardie

---

Laboruntersuchung

zusätzliche Untersuchungen
- Rö-Thorax
- EKG
- Echokardiographie
- Sonographie

Therapie
- Diagnose sichern
- Grundkrankheit behandeln
- nichtmedikamentöse Maßnahmen:
  - Kochsalzrestriktion
  - Gewichtsreduktion bei Übergewicht
  - Vermeidung von Alkohol
  - Anwendung von Entspannungstechniken
- medikamentöse Behandlung Basismedikamente, Dosierung und Nebenwirkungen:
  - Thiazid-Kombinationen

  - ß-Blocker

  - Calciumantagonisten

  - ACE-Inhibitoren

Zusatzmedikamente
- Schleifendiuretika (Furosemid)

- zentrale adrenerge Stimulatoren (Clonidin)

- Alpha-1-adrenerge Blocker (Prazosin)

- Vasodilatatoren (Hydralazin)

  (Minoxidil)

und Palpitationen; Hypertrichose) ist als starker Blutdrucksenker therapeutisch wertvoll, sofern es in Kombination mit Diuretika und Beta-Blockern verabreicht wird.

Besondere Aspekte der Behandlung: Der ältere Patient mit systolischer Hypertonie muß vorsichtig behandelt werden wegen Neigung zu orthostatischem Blutdruckabfall (einschleichender Behandlungsbeginn!). Patienten mit maligner Hypertonie sollten am besten stationär eingewiesen werden. Die Behandlung der hypertensiven Krise erfolgt sofort (vor Ort z. B. 10 mg Nifedipin Kapsel zerbeißen, ggf. Clonidin oder Hydralazin i. v.). Drastische Blutdrucknormalisierung ist zu vermeiden, stationäre Überwachung erforderlich.

Komplikationen der *unbehandelten essentiellen Hypertonie*: Die Erhöhung des Blutdrucks führt zur kardialen Belastung und zur Arteriosklerose. Diese kann sowohl zu ischämischen (koronare Herzerkrankung, Hirninfarkt, Niereninsuffizienz, Claudicatio intermittens, Retinopathie) wie auch hämorrhagischen (zerebrale Blutung, rupturiertes Aortenaneurysma) Komplikationen führen. Die erheblich eingeschränkte Lebenserwartung des unbehandelten Hypertonikers wird im Vergleich zum behandelten oder einem Gesunden bei Vorliegen weiterer Risikofaktoren (Fettstoffwechselstörungen, Diabetes mellitus) deutlich vermindert.

26.2 Leitsymptom Müdigkeit, Kollapsneigung

26.2.1 Hypotonie

> Blutdruckwerte bei Männern unter 110/70 mmHg und bei Frauen < 100/70 mmHg werden üblicherweise als **arterielle Hypotonie** bezeichnet. Eine klinisch-praktische Bedeutung besteht nur dann, wenn eine begleitende Symptomatik vorliegt. Die **asymptomatische Hypotonie** ist als Normalvariante der Kreislaufregulation anzusehen.

Ätiologie: Von der konstitutionell bedingten, besonders bei Menschen mit leptosomem Habitus vorliegenden *primären* (essentiellen) *Hypotonie* sind die Formen der *sekundären Hypotonien* abzugrenzen, die kardiovaskulär, neurogen, endokrin, hypovolämisch, infektiös-toxisch und medikamentös bedingt sein können. *Kardiovaskuläre Hypotonien* findet man bei fortgeschrittener Kardiomyopathie, myokardialer Insuffizienz, bei Aorten- und Mitralklappenstenosen sowie tachykarden und bradykarden Herzrhythmusstörungen. *Neurogene Hypotonien* werden durch anatomische und/oder funktionelle Ausfälle der Sympathikusinnervation hervorgerufen (primäre und sekundäre asympathikotone Positionshypotonien). *Endokrine Hypotonien* werden bei primärer und sekundärer Nebennierenrindeninsuffizienz und Hypothyreose beobachtet. Chronische Salz- und Volumenverluste infolge Laxantien- und Diuretikaabusus (Anorexia nervosa!) führen zu *hypovolämischer* Hypotonie. *Infektiöstoxische Hypotonien* werden nach bakteriellen und viralen Infekten und *drogeninduzierte Hypotonien* nach Einnahme von Schlafmitteln, Sedativa, Neuroleptika und Antihypertensiva beobachtet.

Klinik: Typische Symptome sind Müdigkeit, reduziertes Leistungsvermögen, Schwindel, Benommenheit, Konzentrationsschwäche und Kollapsneigung, vor allem im Stehen (orthostatische Dysregulation).

Diagnose: Die differentialdiagnostische Einordnung erfordert neben einer differenzierten Anamnese (Medikamentenanamnese!) und körperlichen Unter-

---

besondere Aspekte der Behandlung

einschleichender Behandlungsbeginn
maligne Hypertonie stationär einweisen
hypertensive Krise sofort behandeln mit Nifedipin ggf. Clonidin

Komplikationen
- Herzinsuffizienz
- koronare Herzkrankheit
- Hirninfarkt
- Niereninsuffizienz
- zerebrale Blutung

Leitsymptome Müdigkeit, Kollapsneigung

Hypotonie

Definition
⇨

Ätiologie
- primäre Hypotonie konstitutionell bedingt
- sekundäre Hypotonien
  - kardiovaskulär
  - neurogen
  - endokrin
  - hypovolämisch
  - infektiös-toxisch
  - medikamentös

Klinik
- Müdigkeit
- Schwindel
- Kollapsneigung

Diagnose
durch Anamnese und körperlichen Befund

suchung spezielle Analysen der Herz-Kreislauffunktion, des Elektrolytstoffwechsels und des endokrinen Systems. Für die Identifizierung der verschiedenen Formen hypotoner Kreislaufregulationsstörungen ist der von Thulesius modifizierte Schellong-Test geeignet, mit dessen Hilfe unter Orthostasebedingungen vier verschiedene hämodynamische Reaktionsmuster eruierbar sind.

Therapie: Bei Vorliegen einer *sekundären Hypotonie* ist eine kausale Therapie anzustreben (z.B. Substitutionsbehandlung bei Nebennierenrinden-, Schilddrüsen- und Hypophysenvorderlappeninsuffizienz, effektive operative Behandlung einer Mitral- und Aortenstenose). Zur Behandlung der konstitutionellen *primären Hypotonie* werden in erster Linie physikalische Maßnahmen (Gymnastik, Sport) empfohlen. Symptomatische Maßnahmen: Sympathikomimetika (Effortil, 3 × 5 mg/Tag), Dihydroergotamin (z.B. Dihydergot 2 × 2,5 mg/Tag) und Mineralokortikoide (z.B. Astonin H, bis 0,3 mg/Tag).

Kreislauffunktionsprüfung (Schellong-Test)

Therapie
- kausal bei sekundärer Hypotonie
- symptomatisch bei primärer Hypotonie

26.3 Leitsymptom Hämaturie

Zwischen dem Beginn des Nephrons im Glomerulus und dem Ende der Urethra können Entzündungen, Steine, Tumoren sowie Anomalien in fast allen Lokalisationen eine **Hämaturie** auslösen. Die häufigsten Ursachen wie *Harnwegsinfektionen, Nierensteine* und *maligne Tumoren* von Nieren und Harnwegen sind im Kap. **34. Urologische Erkrankungen** abgehandelt. Eine weitere Ursache sind renal-parenchymatöse Erkrankungen.

Nach Ausschluß von Infektionen und Steinen muß somit zwischen einer „**nephrologischen**" und einer „**urologischen**" Hämaturie unterschieden werden. Eine renal-parenchymatöse (nephrologische) Störung ist wahrscheinlich, wenn die Hämaturie begleitet ist von Erythrozytenzylindern (mikroskopisch dunkle oder bräunlich granulierte Zylinder) sowie einer Proteinurie (> als 200 mg/24 h) und von dysmorphen Urin-Erythrozyten. Dies sind überwiegend verkleinerte Erythrozyten mit Unregelmäßigkeit der Form und trommelschlegelförmigen Ausstülpungen der Membran. Treffen diese Kriterien nicht zu, dann könnte es sich um eine urologische Hämaturie handeln.

Leitsymptom Hämaturie

Unterscheidung zwischen nephrologischer und urologischer Hämaturie
⇐

- nephrologische Hämaturie
- urologische Hämaturie

26.3.1 Nephritisches Syndrom

Die (meist mikroskopische) Hämaturie bei renal-parenchymatösen Krankheiten tritt isoliert, oft aber in Zusammenhang eines sog. **nephritischen Syndroms** auf. Darunter versteht man das gleichzeitige Auftreten einer *arteriellen Hypertonie*, einer *Niereninsuffizienz*, einer *Proteinurie* (> als 200 mg/24 h) einer *Hämaturie* sowie von *Beschwerden in der Nierengegend*.

Symptome und **Befunde** von anderen Grundkrankheiten können im Vordergrund stehen (vorangegangene Infekte, besonders Streptokokkeninfekte; subakute bakterielle Endokarditis; Abszesse im Bereich der Viscera) oder man findet Hinweise auf eine Systemkrankheit (Gelenkbeschwerden, Hautveränderungen, abdominelle Schmerzen). Meist zeigt das nephritische Syndrom einen plötzlichen Beginn.

Ätiologie und Pathogenese: Bei den meisten Glomerulonephritiden ist die Ätiologie noch nicht bekannt. Vermutet werden antigen-verursachte immunologische Reaktionen und Entzündungen. Lokalisierte Entzündungsprozesse

Nephritisches Syndrom

Definition
⇐

Klinik
- Mikro- oder Makro-Hämaturie
- arterielle Hypertonie
- Proteinurie
- Nierenbeschwerden

Ätiologie und Pathogenese
Immunprozesse und Entzündungsreaktionen schädigen die glomeruläre

26. Hypertonie, Hypotonie; Krankheiten der Niere; renale Elektrolytstörungen

Kapillarwand, dadurch Hämaturie, Proteinurie und Niereninsuffizienz

können die Integrität der glomerulären Kapillarwand stören, so daß es zu Hämaturie, Proteinurie und Niereninsuffizienz kommt. Die arterielle Hypertonie des nephritischen Syndroms ist meist von Suppression der Plasmareninaktivität begleitet; als hauptsächliche Ursache des Hochdrucks vermutet man daher verminderte renale Ausscheidung von Salz und Wasser mit Plasmavolumenexpansion.

Diagnostik
wichtige Tests:
Komplement, ASL-Titer, IgA, ANA, HBsAg, Nierenbiopsie

Diagnostik: Bei nephritischem Syndrom ist eine *Nierenbiopsie* ratsam. Folgende Tests dienen der Abklärung: Bestimmung von Komplement im Plasma (z.B. C-3, C-4), Antistreptolysin-Titer, IgA, antinukleären Antikörpern, HBsAg, C3-Nephritis-Faktor, Cryoglobulin, Blutbild (bei Fieber: Blutkulturen und HIV-Test). Die Biopsie ist aus folgenden Gründen erforderlich:
1. Unterscheidung zwischen Glomerulonephritis und interstitieller Nephritis.
2. Nachweis der vorliegenden Glomerulonephritisform.
3. Abschätzung des Schweregrades und der Florididät glomerulärer Schädigungen.

häufigste Diagnose des nephritischen Syndroms:
– IgA-Nephropathie
– Streptokokken-Glomerulonephritis
– Lupus-Nephritis
– rasch progrediente Glomerulonephritis

Die häufigsten biopsiegesicherten Diagnosen des nephritischen Syndroms sind die IgA-Nephropathie, die Streptokokken-Glomerulonephritis und andere postinfektiöse Glomerulonephritiden, die Lupus-Nephritis, die sog. rasch progrediente Glomerulonephritis, die Nephritis der Polyarteriitis nodosa u.a. (s. auch Kap. **28. Immunologische Erkrankungen**).

Therapie
• Behandlung von Hochdruck und Ödemen mit Salzrestriktion und Diuretika
• immunsuppressive oder zytotoxische Medikamente

Therapie: Je nach Diagnose und Stadium der Glomerulonephritis zytotoxische oder immunsuppressive Behandlung; wegen der potentiellen Gefährlichkeit solcher Therapien sollte man die Entscheidung einem Spezialisten überlassen. Hochdruck und Ödeme des nephritischen Syndroms werden durch Salzrestriktion und Diuretika günstig beeinflußt. Ist die Glomerulonephritis mit einer anderen Grundkrankheit vergesellschaftet (z.B. subakut bakterieller Endokarditis), steht deren Behandlung im Vordergrund.

26.4 Leitsymptom Ödem

26.4.1 Nephrotisches Syndrom

Nephrotisches Syndrom

Definition

> Viele Nierenkrankheiten manifestieren sich in erster Linie als **nephrotisches Syndrom**, einer Befundkonstellation aus *großer Proteinurie* (> 3,5 g/24 h), *Hypoalbuminämie*, *Ödemen* und *Hyperlipidämie* (Cholesterin, Triglyzeride).

Ätiologie und Pathogenese
die Permselektivität der glomerulären Kapillarwand ist gestört, bedingt durch Immunprozesse oder Stoffwechselstörungen

Ätiologie und Pathogenese: Die Proteinurie beruht auf Störungen der glomerulären Kapillarwand, deren permselektive Filtereigenschaften beeinträchtigt sind, ohne dabei von wesentlichen Entzündungsprozessen begleitet zu sein. Derartigen Störungen liegen entweder Immunprozesse (z.B. membranöse oder epimembranöse Nephropathie) oder metabolisch verursachte Strukturstörungen (z.B. diabetische Basalmembranstörung) zugrunde. Die genannten Störungen bewirken eine Abnahme der eiweißabstoßenden negativen Oberflächenladungen des Filters sowie eine Zunahme seiner Porengröße; dadurch kommt es zur Proteinurie. Der Eiweißverlust führt zur Hypoalbuminämie. Im Rahmen der reaktiv gesteigerten hepatischen Eiweißsynthese tritt auch eine vermehrte Lipoproteinbildung mit Hyperlipidämie auf und eine vermehrte Gerinnungsneigung des Blutes.

Klinik

Klinik: Allmähliche Zunahme von Knöchelschwellungen, meist erheblichen Ausmaßes (Befall des gesamten Beines, Gewichtszunahme), lageabhängige

Gesichtsödeme, Lidschwellungen und Blässe. Die Patienten sind leicht ermüdbar, lethargisch und wirken depressiv. Treten plötzliche Luftnot, Palpitationen und Schwindel auf, ist an eine Lungenembolie als mögliche Komplikation einer Nierenvenenthrombose zu denken. Andere ödembildende Krankheiten wie Herzinsuffizienz, Leberzirrhose, idiopathisch zyklische Ödeme, retroperitoneale Abszesse sind auszuschließen.

Diagnose: Der Schweregrad einer Proteinurie sollte immer im 24 Stunden-Urin mit der Säurefällungsmethode (z.B. Sulfosalizylsäure) bestimmt werden, um alle Eiweißfraktionen erfassen zu können. Steht die große Proteinurie fest, dann sind die gleichen Laboruntersuchungen wie beim nephritischen Syndrom (s.o.) indiziert. Ein Diabetes mellitus und ein multiples Myelom sind auszuschließen. Das nephrotische Syndrom ist eine Indikation zur Nierenbiopsie, weil nur so eine Sicherung und Spezifikation der Diagnose möglich ist. Die häufigsten bioptisch gesicherten Diagnosen bei nephrotischem Syndrom sind: Lipoidnephrose (vor allem bei Kindern), membranöse (epimembranöse) Glomerulopathie, fokale segmentale glomeruläre Sklerose, systemischer Lupus erythematodes, Polyarteriitis nodosa, Diabetes mellitus, Amyloidose, multiples Myelom, hypertensive Nephropathie u.a.m.

Therapie: Spezifische Behandlungsmaßnahmen (Immunsuppressiva, zytotoxische Substanzen) gehören in die Hand des Spezialisten. Die Behandlung der Ödeme erfolgt symptomatisch mit Salzbeschränkung und Diuretika. Die Hyperlipidämie sollte mit Hilfe von HMG-CoA-Reduktasehemmer (z.B. Lovastatin) angegangen werden. Der Allgemeinarzt muß sich in Abständen über den Verlauf der Erkrankung vergewissern. Zu achten ist auf:
1. Zusätzliche Zeichen der Nierenfunktionsstörung über das nephrotische Syndrom hinaus (Niereninsuffizienz, Hochdruck, Hämaturie).
2. Zeichen der Eiweißmangelernährung (Abnahme von Hautfaltendicke und Muskelumfang); hier ist zusätzliche Eiweißzufuhr angezeigt.
3. Bei Hyperkoagulabilität (Venenthrombosen, Nierenvenenthrombose und Lungenembolie) Antikoagulation.
4. Vitamin D-Verlust muß mit Vitamin D-Behandlung ausgeglichen werden.

26.5 Leitsymptom Harnretention

26.5.1 Akutes Nierenversagen

> Unter **akutem Nierenversagen** wird jede plötzliche Nierenfunktionseinschränkung (Anstieg der Plasma-Kreatinin-Konzentration um >1,5 mg/dl) verstanden.

Ätiologie: In Frage kommen die *„postrenale"* Obstruktion der Harnwege (s. Kap. **34. Urologische Erkrankungen**), die *„prärenale"* Einschränkung der Nierendurchblutung, und die *„intrarenalen Störungen"*: akute tubuläre Nekrose, interstitielle Nephritis und rasch progrediente Glomerulonephritis.

Klinik: Die Patienten klagen über Harnretention, Luftnot, Spannungsgefühl der Haut, Gewichtszunahme, Appetitlosigkeit, Gliederschwere und Antriebsarmut.
Die akute tubuläre Nekrose wird meist im Zusammenhang mit typischen, prädisponierenden Umständen angetroffen:
1. Nach renaler Minderperfusion, z.B. Operation mit Blutdruckabfall, Verletzung mit großem Blutverlust, im Gefolge bakterieller Sepsis, im Zusammen-

– Nephrotoxine

– renal ausgeschiedene Pigmente

Diagnostik
akute tubuläre Nekrose = Ausschlußdiagnose
Prärenale und postrenale Störungen sowie Hinweise auf interstitielle Nephritis und Glomerulonephritis sind auszuschließen!

Labor
- Hyperkaliämie
- Hyperurikämie
- Hyperphosphatämie
- Hypokalziämie
- metabolische Azidose

Therapie
Ziel ist Ausschaltung der zugrundeliegenden Noxe und Vermeidung von Komplikationen

Flüssigkeits-, Salz- und Kaliumzufuhr sind einzuschränken
tägliche Kontrolle von Körpergewicht, Lunge (Auskultation), Plasmakaliumkonzentration

Verlauf
nach 2–6 Wochen vollständige Erholung der Nierenfunktion möglich

hang mit Verwendung nicht-steroidaler Antiphlogistika, bei Leberzirrhose oder Herzinsuffizienz, nach Hitzschlag u. a. m.
2. Nach dem Einsatz potentiell nephrotoxischer Substanzen wie Aminoglykosiden, Röntgenkontrastmittel, Cisplatin, Cyclosporin A u. a. m.
3. Nach Pigmentexposition der Nieren (Rhabdomyolyse, Transfusionsreaktion).

Diagnostik: Bei Oligurie und/oder ansteigender Plasmakreatininkonzentration muß man als erstes eine postrenale Obstruktion (Ultraschall) und eine prärenale Minderperfusion der Niere (Hinweise auf Dehydrierung und Blutverlust, niedriger Blutdruck oder Zustand nach Blutdruckabfällen) ausschließen. Ebenso kann eine akute interstitielle Nephritis das Bild einer akuten tubulären Nekrose vortäuschen. Die Medikamenteneinnahme ist zu erfragen (Penicilline, Cephalosporine, Rifampicin, Sulfonamide, Allopurinol, Furosemid, Thiazide und ACE-Hemmer), oft liegt eine Eosinophilurie vor. Eine rasch progressive Glomerulonephritis (Urinsediment: Erythrozytenzylinder und Proteinurie) kann ebenfalls zu einem akuten Nierenfunktionsverlust führen. Sind die eben genannten Diagnosen unwahrscheinlich, verbleibt die Ausschlußdiagnose einer akuten tubulären Nekrose.

Labor: Anstieg der Plasmakreatininkonzentration bei vermindertem oder gelegentlich auch normalem 24 Stunden-Urinvolumen (oligurische bzw. nonoligurische akute tubuläre Nekrose). Auffallend ist eine Hyperkaliämie, Hyperurikämie, Hyperphosphatämie, Hypokalziämie, metabolische Azidose sowie leichte Anämie. Diese Störungen treten sowohl bei der oligurischen wie bei der nonoligurischen akuten tubulären Nekrose auf. Bei der letztgenannten hat der Urin eine Plasmawasser-ähnliche Zusammensetzung und enthält kaum Harnstoff oder andere harnpflichtige Substanzen. Kriterien für ein ischämisches oder nephrotoxisches Geschehen: Nachweis einer Natriumkonzentration im Urin > als 40 mmol/l und Plasmaisotonie des Urins (Hinweise auf tubuläre Transportstörung für Natrium und Wasser; Voraussetzung: keine Diuretika).

Therapie: Bei der akuten tubulären Nekrose sind die Behandlungsziele: 1. Ausschaltung der ursächlichen Noxe(n), z. B. Absetzen von Aminoglykosiden, Korrektur eines größeren Blutverlustes u. a.; 2. Vermeidung von Komplikationen bis zur Wiederherstellung der Nierenfunktion. Bei ausgeschlossener Dehydrierung kann versucht werden, eine oligurisch akute tubuläre Nekrose durch Furosemid (bis 400 mg/24 h i. v.) und Dopamin (2 bis 5µg/kg/min) in eine nonoligurische Form umzuwandeln. Flüssigkeits-, Salz- und Kaliumzufuhr sollte eingeschränkt werden. Engmaschige Kontrolle von: Körpergewicht, Lungenbefund (Auskultation) und Plasmakaliumkonzentration. Wegen mangelnder Infektabwehr Infektprävention (z. B. Verzicht auf Blasendauerkatheter, Kontrolle und Pflege von zentralen und peripheren Venenkathetern etc.). Dialysebehandlung bei: unbeherrschbarer Hyperkaliämie, gefährlicher Überwässerung, Anstieg der Plasmakreatininkonzentration auf 8 bis 10 mg/dl oder weiteren urämischen Symptomen und Zeichen (z. B. urämischem Erbrechen, gestörter ZNS-Funktion etc.). Anpassung renal eliminierter Medikamente an den Nierenfunktionsausfall.

Verlauf: Die eben beschriebenen Störungen können 2–6 Wochen andauern, bevor es zu einer vollständigen Erholung der Nierenfunktion kommt. Oft kann nur durch Dialysebehandlung der Tod an Lungenödem, Hyperkaliämie oder urämischer Intoxikation verhindert werden. Alle Tubulusepithelien besitzen die Fähigkeit zu Zellteilung und Zellregeneration; deshalb kann mit einer vollständigen Wiederherstellung der Nierenfunktion gerechnet werden, zumindestens bei Patienten unter 70 Jahren.

26.5.2 Chronische Niereninsuffizienz

> Dieser Terminus ist gebräuchlich für jede **chronische Einschränkung der Nierenfunktion** und ihre Folgen.

Ursachen: Glomerulonephritis, arterielle Hypertonie, Diabetes mellitus, Zystennierenkrankheit, Analgetikanephropathie und interstitielle Nephritis, obstruktive Nephropathie sowie angeborene Mißbildungen der ableitenden Harnwege (z.B. Refluxnephropathie mit chronischer Harnwegsinfektion).

Symptome: Die Niereninsuffizienz beginnt unauffällig. Bei Zunahme der Insuffizienz sind Beschwerden und Befunde ähnlich wie bei akutem Nierenversagen. Die fortgeschrittene Niereninsuffizienz imponiert durch eingeschränkte Leistungsfähigkeit, Anämie, urinähnlichen Mundgeruch, Kälteunverträglichkeit, Libidoverlust, Neigung zu Muskelkrämpfen und restless-legs, Schlafstörungen, arterielle Hypertonie, Pruritus (Zeichen des sekundären Hyperparathyreoidismus) sowie Knochenschmerzen (aufgrund gestörten Calciumstoffwechsels).

Labor: Plasmakreatininkonzentration ist deutlich erhöht (oberer Normalwert 1,1 mg/dl oder 80 mmol/l); deutliche Hyperphosphatämie und Hypokalziämie, chronische metabolische Azidose, Plättchendysfunktion sowie Neigung zu Hyperglykämie.

Diagnostisches Vorgehen: Ein aufwendiges Untersuchungsprogramm (wie z.B. bei nephritischem Syndrom) ist nur bei beginnender chronischer Niereninsuffizienz und ungeklärter Diagnose zu rechtfertigen. Bei fortgeschrittener Niereninsuffizienz ist ein Minimalprogramm angezeigt: Anamneseerhebung, Bestimmung der Plasmakonzentration von Kreatinin, Harnstoff, Natrium, Kalium, Calcium und Phosphat sowie folgende Tests: Urikult, Harnstatus, Urinsediment und Eiweiß im 24 Stunden-Urin, Augenhintergrunduntersuchung, Ultraschall der Nieren, evtl. eine Abdomenleeraufnahme (Nierensteine). Bei verkleinerten Nieren und fortgeschrittener Niereninsuffizienz ist eine Nierenbiopsie meist nicht mehr indiziert. Bei schwer einstellbarer Hypertonie ist an eine bilaterale Nierenarterienstenose zu denken.

Therapie: Durch Behandlung der Grundkrankheit ist es unter Umständen möglich, eine weitere Progression der Niereninsuffizienz aufzuhalten, z.B. bei einigen Glomerulonephritiden (Lupusnephritis, Wegener-Granulomatose, Polyarteriitis nodosa, hämolytisch urämisches Syndrom), bei hypertensiver Nephropathie, der Analgetikanephropathie, der sog. Myelomniere sowie obstruktiven Nephropathien. Bei diabetischer Nephropathie ist die Diabetes-Behandlung zu optimieren. Im übrigen aber wird sich die Behandlung auf eine Prävention von Komplikationen und von zusätzlichen Schädigungen der Niere richten. Entsprechende Maßnahmen sind: Normalisierung der Hyperphosphatämie durch Phosphatbinder (Calciumcarbonat, Aluminiumhydroxyd), Korrektur der Hypokalziämie nach Behebung der Hyperphosphatämie (Vitamin D), Normalisierung der Hyperkaliämie (Vermeidung kaliumhaltiger Nahrungsmittel; Resonium A) und frühzeitige Behandlung bakterieller Infektionen. Die insuffiziente Niere wird durch folgende Umstände zusätzlich geschädigt: Harnwegsobstruktion, Pyelonephritis, Dehydratation, arterielle Hypertonie oder Hypotonie. Hier muß durch entsprechende Behandlung vorgebeugt werden. ACE-Hemmer können für die Behandlung von arterieller Hypertonie und Niereninsuffizienz günstig sein, da sie den bei chronischer Niereninsuffizienz erhöhten Druck in den glomerulären Kapillaren spezifisch senken. Diätetisch wird eine eiweißreduzierte Kost von 40 bis 50 g/Tag (besonders bei chronischen Glomerulonephritiden) sowie eine Flüssigkeitszufuhr von 2–3 l/Tag bei den meisten Formen der chronischen Niereninsuffizienz empfoh-

---

Chronische Niereninsuffizienz

Definition
←

Ursachen

Symptome
Patienten sind chronisch krank, eingeschränkt leistungsfähig, zeigen urinähnlichen Mundgeruch, deutliche Anämie, arterielle Hypertonie und Libidoverlust

Labor
persistierende deutliche Erhöhung der Plasmakreatininkonzentration

Diagnostik
im fortgeschrittenen Stadium der Niereninsuffizienz:

- Plasmakonzentration von Kreatinin, Harnstoff, Natrium, Kalium, Calcium und Phosphat
- Urikult
- Harnstatus
- Eiweiß im 24 Stunden-Urin
- Oberbauchsonographie

Therapie
Behandlung der Grundkrankheit

wichtige Sekundärmaßnahmen:
– Behandlung mit Phosphatbindern
– Gabe von Vitamin D
– kaliumarme Nahrungsmittel
– Frühbehandlung von Infekten

– Hypertoniebehandlung

– eiweißreduzierte Kost
– Flüssigkeitszufuhr von 2–3 l/24 h

Verlauf und Prognose
ohne Nierenersatztherapie Urämie

len. Auf veränderte Dosierungsschemata von Medikamenten mit renaler Elimination bei Niereninsuffizienz wird hingewiesen.

Verlauf und Prognose: Die chronische Niereninsuffizienz verläuft langsam progredient und führt ohne Nierenersatztherapie zur Urämie und rasch zum Tode. (Urämie: symptomenreiche Störungen zahlreicher Organfunktionen aufgrund fortgeschrittener Niereninsuffizienz. Plasmakreatininkonzentrationen von 12 mg/dl oder 1000 mmol/l sind wichtige Hinweise.)

Leitsymptom Muskelschwäche, Herzrhythmusstörungen

26.6 Leitsymptome Muskelschwäche, Herzrhythmusstörungen

26.6.1 Hypokaliämie

Hypokaliämie

Definition
⇨

Eine **Hypokaliämie** liegt vor bei einer Plasmakonzentration <3,5 mM/l. Da Kalium insbesondere intrazellulär lokalisiert ist, wird der Zustand des Kaliumstoffwechsels mit Hilfe der Plasmakonzentration nur approximativ wiedergegeben.

Pathogenese
- unzureichende K-Zufuhr
- negative K-Bilanz
- enteral
- renal
- Transmineralisation

Pathogenese: Unzureichende Kaliumzufuhr (einseitige Kostform, Anorexie), negative enterale Kaliumbilanz durch Erbrechen und Durchfälle (z.B. Ileus, Gastroenteritis, Pankreatitis), gesteigerte renale Kaliumexkretion unter Pharmakatherapie und erhöhte Aldosteronaktivität (primärer Aldosteronismus, CONN) sekundärer Aldosteronismus bei Herzinsuffizienz, Leberzirrhose und nephrotischem Syndrom), außerdem infolge Transmineralisation zwischen extra- und intrazellulärem Raum (diabetische Azidose, periodische Muskelparalysen).

Klinik
- Adynamie
- Apathie
- EKG-Veränderungen

Klinik: Leitsymptome des Kaliummangels sind Adynamie, Hyporeflexie, Apathie und Obstipation. Bei intensivem Kaliummangel können sich Lähmungen der Extremitäten und Atemmuskulatur, Magen-Darm-Paralysen, Bewußtseinsstörungen (Somnolenz, Koma) und Störungen des elektrokardiographischen Erregungsablaufes (TU-Verschmelzungswelle, Steigerungen der extrasystolischen Erregungsausbildung mit Auftreten von supraventrikulären und ventrikulären Tachykardien, insbesondere bei gleichzeitiger Behandlung mit Herzglykosiden) entwickeln.

Diagnose
durch Anamnese und klinisches Bild

Diagnose: Anamnese und klinisches Bild weisen auf Kaliummangelzustände hin. Die Ähnlichkeit der klinischen Symptomatik bei und die Kombination mit anderen Störungen des Elektrolytstoffwechsels erfordern die gleichzeitige Bestimmung der Kalium-, Natrium- und Kalziumkonzentration des Serums, möglichst in Kombination mit einer Analyse des Säure-Basen-Status (pH, PCO_2, HCO_3). Kaliummangelzustände sind unter langzeitiger Thiazidtherapie und bei gastrointestinalen Erkrankungen mit Erbrechen und Durchfällen häufig. Laxantien- und Diuretikaabusus bei Anorexia nervosa (sog. Pseudo-Bartter-Syndrom) muß in der Regel hinterfragt werden.

häufig bei:
– Thiazidtherapie
– Erbrechen-Durchfälle
– Laxantien-/Diuretika-Abusus (Pseudo-Bartter-Syndrom)

Therapie
- Behandlung der Grundstörung
- Kaliumsubstitution bevorzugt oral intravenös soll Substitutionsrate von 20 mM/h nicht überschritten werden

Therapie: Behandlung der Grundstörung und Kaliumsubstitution, die bevorzugt oral (z.B. mit Kalinor®) erfolgen sollte (es können bis 100 mM/24 h verabreicht werden). Ist eine parenterale Kaliumzufuhr notwendig, sollte eine Infusionsrate von 20 mM/h nicht überschritten werden wegen der Gefahr vorübergehender Hyperkaliämie. Patienten mit größerem Bedarf sollten stationär überwacht werden (EKG).

26.6.2 Hyperkaliämie

> Als **Hyperkaliämie** werden Serum-Kalium-Konzentrationen >5,0 mM/l bezeichnet.

Pathogenese: Der gesteigerten Kaliumkonzentration liegen drei Pathomechanismen zugrunde: 1. eine erhöhte exogene Kaliumzufuhr (rasche Infusion kaliumhaltiger Lösungen), 2. eine verminderte renale Kaliumexkretion bei Nierenerkrankungen (akutes Nierenversagen, chronische terminale Niereninsuffizienz), Nebennierenrindeninsuffizienz, Verabreichung kaliumretinierender Diuretika (Spironolacton, Triamteren, Amilorid) und 3. eine Transmineralisation durch Verschiebung intrazellulären Kaliums in den Extrazellulärraum (azidotische Stoffwechsellage, Digitalisintoxikation, Rhabdomyolyse, Hämolyse, periodische Lähmungen).

Klinik: Leitsymptome sind Adynamie, Parästhesien, Hyperreflexie und bei schwersten Hyperkaliämien (Kaliumintoxikation) Verwirrtheit, Somnolenz, Koma sowie Kollapszustände. Elektrokardiographisch sind zunächst hohe, spitz-zeltförmige T-Wellen sowie QRS-Verbreiterungen und mit zunehmender Kaliumintoxikation schließlich Kammerflattern bzw. Kammerflimmern zu beobachten. Die Digitaliswirkung ist unter den Bedingungen der Hyperkaliämie abgeschwächt.

Diagnose: Anamnese und klinische Symptomatik. Gelegentlich wird sie aufgrund des elektrokardiographischen Befundes vermutet. Sicherung durch laborchemische Untersuchung. Stets ist an die Möglichkeit einer Pseudohyperkaliämie zu denken (Kaliumfreisetzung aus hämolysierten Erythrozyten, Vorliegen einer Thrombozytose).

Therapie: Bei mäßiger Hyperkaliämie (Serumkalium unter 7 mM/l mit leichten EKG-Veränderungen) sind Schleifendiuretika und/oder Kationenaustauscher (z. B. Resonium) indiziert. Als weitere Maßnahme kommt eine kombinierte Verabreichung von Glukose und Insulin (200 ml 20%ige Glukoselösung mit 10 IE Altinsulin) in Frage. Bei zunehmender Kaliumkonzentration des Serums (über 7,0 mM/l) sind intravenöse Infusionen von Kalziumglukonat (10%ig) und von Natriumbikarbonat (40–80 mmol) geeignet, die kardiotoxischen Effekte abzumildern. Bei akuter Niereninsuffizienz Dialyseverfahren.

26.7 Leitsymptome Inappetenz, Erbrechen, Konzentrationsschwäche, Lethargie, Durst

26.7.1 Hyponatriämie

> Eine **Hyponatriämie** besteht bei Plasmanatriumkonzentration von < 134 mM/l. Klinisch relevante Funktionsstörungen sind erst ab etwa 125 mM/l zu erwarten.

Pathogenese: Hyponatriämie kann sich bei vermindertem, normalem und erhöhtem Natriumbestand des Organismus entwickeln. Hieraus folgt, daß zwischen *Verlust-* und *Verdünnungs- bzw. Verteilungshyponatriämie* zu unterscheiden ist.
Verlusthyponatriämien entstehen bei negativer Natriumbilanz (enteraler Natriumverlust bei Erbrechen, Durchfällen, Drainagen; profuses Schwitzen mit

---

Hyperkaliämie

Definition
⇐

Pathogenese
- vermehrte K⁺-Zufuhr
- verminderte K⁺-Exkretion
- Transmineralisation

Klinik
- Adynamie
- Parästhesien
- spitze T-Welle
- Kammerflimmern

Diagnose
durch Anamnese und klinische Symptomatik
An Pseudo-Hyperkaliämie denken!

Therapie
– Thiaziddiuretika
– Kationenaustauscher
– Glukose kombiniert mit Insulin

i.v. Infusion von Kalziumglukonat

Leitsymptome Inappetenz, Erbrechen, Lethargie, Durst

Hyponatriämie

Definition
⇐

Pathogenese

- Verlusthyponatriämie bei negativer Natriumbilanz

- Verdünnungshyponatriämie bei Störung der renalen Wasserausscheidung

- Verteilungshyponatriämie bei Kaliummangelzuständen

- SIADH

alleinigem Wasserersatz; polyurische Phase des akuten Nierenversagens, unkritische Natriurese bei Ödemzuständen; Laxantienabusus, gehäufte Aszitespunktionen, Nebennierenrindeninsuffizienz).

Eine *Verdünnungshyponatriämie* ist anzunehmen, wenn bei normalem Natriumbestand des Körpers eine Zufuhr elektrolytfreier Lösungen erfolgt und die renale Wasserausscheidung (Anurie, Oligurie) gestört ist. Eine Verdünnungshyponatriämie wird nicht selten bei fortgeschrittener hydropischer Herzinsuffizienz beobachtet. Der Natriumbestand des Organismus ist dabei erhöht.

Bei Kaliummangelzuständen können Natriumionen in den Intrazellulärraum einwandern, so daß eine *Verteilungshyponatriämie* die Folge ist. Eine Hyponatriämie bedingt durch Wasserretention und Natriumverluste ist auf eine inadäquate Steigerung der ADH-Sekretion zurückzuführen (SIADH = Syndrom der inadäquaten ADH-Sekretion). Diese Störung wird bei Erkrankungen des zentralen Nervensystems (Enzephalitis, Meningitis, Hirntumoren u. a.), Malignomen (Bronchialkarzinomen, Pankreaskarzinomen, Thymome), Stoffwechselkrankheiten (Myxödem, Porphyrie) als Folge einer medikamentösen Therapie (Vincristin, Phenothiacin u. a.) und gelegentlich auch ohne erkennbare Ursache beobachtet.

Klinik
- Adynamie
- Apathie
- Kollapsneigung
- Krämpfe

Klinik: Klinisch relevante Verlusthyponatriämien gehen mit hypotoner Dehydratation, Adynamie, Apathie, Konzentrationsmangel, Muskelkrämpfen und Kollapsneigung einher. Bei der Verdünnungs- bzw. Verteilungshyponatriämie können Anorexie, Nausea, Erbrechen, Somnolenz, Koma und generalisierte Krampfzustände im Vordergrund stehen. Da nicht selten eine kombinierte Störung des Natrium- und Wasserhaushaltes vorliegt, ist eine klinische Differenzierung zwischen Verlust- und Verdünnungs- bzw. Verteilungshyponatriämie schwierig.

Diagnose
- durch Anamnese und körperliche Untersuchung
- Analyse des Elektrolytstoffwechsels

Verdacht auf SIADH
Pseudo-Hyponatriämie

Diagnose: Anamnese und körperliche Untersuchung, die Sicherung erfolgt durch die Analyse des Elektrolytstoffwechsels. Für die Zuordnung des Typs der Hyponatriämie ist die Kenntnis der Grunderkrankung einschließlich der durchgeführten Therapie wesentlich. Bei Vorliegen einer Hyponatriämie in Verbindung mit einer hohen Natriumausscheidung und fehlender Retention harnpflichtiger Substanzen besteht der Verdacht auf ein SIADH. Auch hier ist eine ätiologische Zuordnung anzustreben. Eine Neoplasmasuche ist hier unerläßlich (z. B. ektope ADH-Bildung bei Bronchialkarzinom). Von der echten ist die falsche Hyponatriämie bei erhöhter Konzentration anderer osmotischer Substanzen (Hyperlipidämie, Hyperglykämie, Hyperproteinämie (Plasmozytom)) zu unterscheiden.

Therapie
- bei leichter Form von Verlusthyponatriämie orale Kochsalzgabe
- bei schwerer Form: 0,9 %ige NaCl-Infusion
- Behandlung der Grundkrankheit

- bei Verdünnungshyponatriämie Flüssigkeitseinschränkung, Furosemid

Therapie: Liegt eine Verlusthyponatriämie mit „Kontraktion" des Plasmavolumens vor, so ist bei leichteren Zuständen eine orale Kochsalzgabe (2.0–6.0 g/Tag) sinnvoll, bei ausgeprägter Verlusthyponatriämie mit Hypotonie und Kreislaufkollaps sollte eine 0,9 %ige NaCl-Lösung (unter Kontrolle der Natriumkonzentration des Serums) infundiert werden. Zugleich ist eine kausale Behandlung der zugrundeliegenden Krankheit erforderlich (z. B. Substitutionstherapie bei Nebennierenrindeninsuffizienz). Bei Vorliegen einer Verdünnungs- bzw. Verteilungshyponatriämie ergibt sich die Notwendigkeit zur Wasserrestriktion (Beschränkung der gesamten Flüssigkeitszufuhr auf 800 ml/24 Stunden und weniger bei Manifestation von generalisierten Krampfanfällen). Eine rasche Wasserausscheidung bei Verdünnungshyponatriämie und SIADH läßt sich auch durch Verabreichung von Furosemid erzielen, das eine hypotone Diurese hervorruft. Bei chronischem symptomatischem SIADH hat sich die Verabreichung von Demeclocyclin (z. B. Ledermycin, 400 bis 1200 mg/Tag) bewährt.

26.7.2 Hypernatriämie

> Eine **Hypernatriämie** liegt vor bei Plasmanatriumwerten über 145 mM/l. Mit einer ausgeprägten klinischen Symptomatik ist bei Plasmanatriumwerten über 155 mM/l zu rechnen.

Pathogenese: Sie entwickelt sich entweder als Folge eines Wasserdefizits, oder einer inadäquaten Verabreichung hypertoner Natriumchloridlösungen. Häufig liegt eine schwerwiegende Grunderkrankung mit Bewußtseinsverlust und unzureichender Wasseraufnahme vor. Wasserdefizite durch Hyperventilation und erhöhte Schweißsekretion können eine zusätzliche pathogenetische Rolle spielen. Hypernatriämie kann bei ADH-Mangel (Diabetes insipidus) oder Störung des renalen Konzentrierungsmechanismus (Diabetes insipidus renalis) zustande kommen, wenn sich eine negative Wasserbilanz entwickelt. Eine Pharmaka-induzierte Hypernatriämie kann sich nach hochdosierter Verabreichung von Penicillin-Natrium entwickeln. Hypernatriämie geht mit einer Retention harnpflichtiger Substanzen einher.

Klinik: Die Symptomatik wird durch das vorliegende Grundleiden und durch das Ausmaß des entstandenen Wasserdefizits und die begleitenden Störungen des Elektrolytstoffwechsels bestimmt. Der Patient klagt über quälenden Durst. Die vorliegende hypertone Dehydratation (Exsikkose) geht mit ausgetrockneten Schleimhäuten, vermindertem Hautturgor, Durst, Fieber, Tachykardie und Persönlichkeitsveränderungen einher.

Diagnose: Bestimmung der Natriumkonzentration des Plasmas. Zur Abschätzung des Ausmaßes der vorliegenden metabolischen Störung müssen alle relevanten Serumelektrolyte, die Komponenten des Säure-Basen-Status und die Parameter der Nierenfunktion (Kreatinin, Harnstoff) analysiert werden.

Therapie: Bei Hypernatriämie mit begleitender hypertoner Dehydratation (Exsikkose) sollte eine intravenöse Zufuhr von freiem Wasser erfolgen (Infusion von 5%iger Glukose unter 500 ml/Stunde). Es ist eine kausale Behandlung des Grundleidens anzustreben (z.B. operative Therapie eines Hirntumors, Substitution mit DDAVP (Minirin)). Bei Vorliegen einer Hypernatriämie mit positiver Natriumbilanz müssen eine Kochsalzrestriktion und eine natriuretische Therapie erfolgen. Bei fortschreitender Niereninsuffizienz können Dialyseverfahren erforderlich werden.

Hypernatriämie

Definition
⇐

Pathogenese
- Wasserdefizit
- Natriumretention
- durch inadäquate Verabreichung hypertoner Natriumchloridlösungen
- ADH-Mangel

- Pharmaka-induzierte Hypernatriämie

Klinik
- Durst
- Exsikkose
- Fieber
- Tachykardie

Diagnose
Labor:
Natrium i. Plasma
Serumelektrolyte
Überprüfung der Nierenfunktion

Therapie
- bei Exsikkose:
  Infusion 5%iger Glukose („freies Wasser")

- bei pos. Natriumbilanz:
  – Kochsalzeinschränkung
  – natriuretische Maßnahmen

27. Magen-Darm-Erkrankungen

P. Müller, J. Horn, B. Simon (Ösophagus und Magen),
H. K. Seitz, U. Gärtner (Darmerkrankungen), K. Gmelin
(Leber), R. Raedsch (Gallenwege und Pankreas)

27.1 Leitsymptom lokalisierter Bauchschmerz

27.1.1 Schmerzen im Oberbauch

27.1.1.1 Ulkuskrankheit

> Bei dieser Erkrankung handelt es sich um tiefe Schleimhautdefekte im Bereich von Magen und Bulbus duodeni, die bis in die Submukosa reichen.

Epidemiologie und Ätiologie: Das *Ulcus duodeni* ist etwa drei- bis viermal so häufig wie das *Ulcus ventriculi*. Männer erkranken häufiger als Frauen. Pathogenetische Faktoren des peptischen Ulkus sind exogene Faktoren wie Zigarettenrauchen, chronische Einnahme nichtsteroidaler Antirheumatika, duodenogastraler Reflux. Die Helicobacter pylori-Besiedlung ist von besonderer Bedeutung.

Klinik: Beim *Ulcus ventriculi* nahrungsabhängige, epigastrische Schmerzen; beim *Ulcus duodeni* sogenannter „Nüchternschmerz", häufig Übelkeit, Brechreiz, Gewichtsverlust, aber auch asymptomatische Verläufe. *Diagnostik*: Ösophagogastroduodenoskopie.

Differentialdiagnose: Ausschluß eines Magenkarzinoms.

Therapie: Medikamente erster Wahl sind: H2-Rezeptorantagonisten (Cimetidin 800–1200 mg/Tag, Ranitidin 300 mg/Tag), Protonenpumpenhemmer (Omeprazol 20–40 mg/Tag), Antazida, Sucralfat, Pirenzepin, Meidung ulzerogener Faktoren, wie z. B. Alkohol, Nikotin, spezifische Medikamente. Streßabbau im Alltag. Als alternative Maßnahme gilt derzeit die Eradikation des Helicobacter pylori mit Kombination Säurehemmung plus Antibiotika bzw. Triple-Therapie, z. B. Omeprazol 80 mg/die und Amoxicillin 3 × 750 mg/die.

Nachbetreuung: Bei Risikopatienten (häufige Rezidive, junge Männer, Raucher, Patienten mit Blutungsanamnese usw.) sollte eine Rezidivprophylaxe z. B. mit Ranitidin 150 mg tgl. über mehrere Jahre durchgeführt werden. Heilt ein Ulkus trotz langfristiger medikamentöser Therapie nicht ab, muß die Indikation zur Operation gestellt werden.

Prognose: Bei 50–80 % der Patienten kommt es nach Ulkusabheilung und Absetzen der medikamentösen Therapie zu einem Rezidiv. Nach Eradikation von Helicobacter pylori beträgt die Rezidivrate < 10 % innerhalb von 2 Jahren.

Leitsymptom lokalisierter Bauchschmerz

Schmerzen im Oberbauch

Ulkuskrankheit

Definition ⇒

Epidemiologie/Ätiologie
- exogene Faktoren
- Helicobacter pylori-Besiedlung

Klinik
epigastrische Schmerzen
Ulcus ventriculi → nahrungsabhängig
Ulcus duodeni → Nüchternschmerz

Differentialdiagnose

Therapie
- H2-Rezeptorantagonisten
- Protonenpumpenhemmer
- Antazida
- Meidung ulzerogener Faktoren
- Eradikation von Helicobacter pylori

Nachbetreuung
– bei Risikopatienten Rezidivprophylaxe (z. B. Ranitidin)
– bei therapierefraktären Ulzera Operation

Prognose
hohe Rezidivrate

27.1.2 Schmerzen im rechten Oberbauch

27.1.2.1 Cholezystolithiasis

(Zur Klinik und Diagnostik s. Kap. **31. Chirurgie.**)

Konservative Therapie: Die extrakorporale Stoßwellenlithotripsie (ESWL) und orale Lyse mit Gallensäuren sind die einzigen echten konservativen Therapiemöglichkeiten des Gallensteinleidens. Sie stehen heute in harter Konkurrenz zur laparoskopischen Cholezystektomie. Bei klinisch stummen Gallensteinen ohne Zystikusverschluß wird keine Therapie durchgeführt. Cholesterinhaltige, nicht verkalkte Gallensteine können medikamentös mit Ursodesoxycholsäure oder Kombination von Urso- und Chenodesoxycholsäure behandelt werden. *Kontraindikationen* für Gallensteinlyse sind Gallensteine mit Kalkschale, Pigmentsteine, Zystikusverschluß, vollständig mit Gallensteinen angefüllte Gallenblase und Schwangerschaft. Ideal sind Solitärsteine von 5–8 mm Größe. Nach 12 Monaten Behandlung beträgt der Auflösungserfolg 70 %. Auf passagere Transaminasenanstiege und dosisabhängige Diarrhoen muß geachtet werden. Die ESWL wird in Kombination mit einer nachfolgenden medikamentösen Lysetherapie durchgeführt. Durch ESWL kommt es zur raschen Verkleinerung der Steine, deren Fragmente dann der Lysetherapie zugänglich sind. Besonders geeignet sind solitäre Cholesterinsteine bis 3 cm Durchmesser. Indikation auch für 2–3 Steine und Gallensteine mit zarter zirkulärer Verkalkung.

Nachbetreuung: 60 % der Patienten mit primär erfolgreicher Lysetherapie entwickeln innerhalb von 12 Monaten Rezidivsteine, besonders ältere Patienten und Patienten mit initial multiplen Gallensteinen.
Bei medikamentöser Lyse ist in der Regel volle Arbeitsfähigkeit gegeben. ESWL und perkutane Lyse verursachen nur wenige Tage Arbeitsausfall. Nach erfolgreicher Steinauflösung sollten beachtet werden: Abbau von Übergewicht, Einnahme häufiger kleiner Mahlzeiten zur Förderung regelmäßiger Gallenblasenkontraktion, Verzicht auf Lipidsenker vom Clofibrattyp, cholesterinarme, faserreiche Ernährung. Kleine Rezidivsteine können durch erneute Lysetherapie mit Cheno- oder Ursodesoxycholsäure schnell wieder aufgelöst werden.

Akute und *chronische Cholezystitis* und *Postcholezystektomiesyndrom* s. Kap. **31. Chirurgie**.

27.1.3 Gürtelförmiger Schmerz im Oberbauch

27.1.3.1 Akute Pankreatitis

> Autodigestion des Pankreas und des angrenzenden Gewebes durch Sekretion aktivierter Amylase, Lipase und Trypsinogen. Der Altersgipfel liegt zwischen dem 5. und 6. Lebensjahrzehnt; Frauen sind häufiger betroffen als Männer.

Ätiologie: 60 % Cholezystolithiasis, 30 % Choledocholithiasis, seltener Obstruktionen der Ausführungsgänge, u. a. Alkoholabusus als kausaler Faktor der chronischen Pankreatitis kann akute Schübe auslösen.

Klinik: *Symptome*: Akut einsetzender heftigster Schmerz im Oberbauch, oft gürtelförmig in Rücken- und Nierengegend ausstrahlend, Übelkeit, Erbrechen, subfebrile bis febrile Temperaturen, paralytischer Ileus, Druckschmerz im Ober- und Mittelbauch, fehlende Darmgeräusche, Zeichen einer umschriebenen oder diffusen Peritonitis, in schweren Fällen Blutdruckabfall, kardio-respiratorische Insuffizienz, akutes Nierenversagen. *Labor*: Leukozytose, Amy-

---

Schmerzen im rechten Oberbauch

Cholezystolithiasis

konservative Therapie
- klinisch stummer Stein und offener D. cysticus → keine Therapie
- geringe Beschwerden → orale Lyse, evtl. Kombination mit ESWL
- Zystikusverschluß u./o. dtl. Beschwerden → Operation

Kontraindikationen für Lyse sind:
- Gallensteine mit Kalkschale
- Pigmentsteine
- Zystikusverschluß
- Schwangerschaft

Nachbetreuung
hohe Rezidivrate

wichtig sind:
- Abbau von Übergewicht
- häufige kleine Mahlzeiten
- keine Lipidsenker vom Clofibrattyp
- cholesterinarme Ernährung

bei Rezidivsteinen erneut Lysetherapie

Gürtelförmiger Schmerz im Oberbauch

Akute Pankreatitis

Definition
←

Ätiologie
- Cholezysto-/Choledocholithiasis
- Alkoholabusus

Klinik
- akuter Oberbauchschmerz
- Erbrechen
- paralytischer Ileus
- Druckschmerz im Ober-/Mittelbauch

lase und Lipase im Serum erhöht, Kalzium im Serum erniedrigt, in schweren Fällen Kreatininanstieg, Abfall von pO$_2$ und Hämatokrit, Blutzuckererhöhung. Bei Cholestase erhöhte alkalische Phosphatase, GGT und Bilirubinwerte, Hyperlipämie. *Diagnostik*: Sonographie des Abdomens, Computertomographie, frühzeitige ERCP, wenn Hinweise auf Störungen im Bereich der Gallenwege vorliegen.

Differentialdiagnose: Ulcus ventriculi, Ulcus duodeni, Cholezystitis, Nierensteinkolik.

Therapie: Klinikeinweisung!

Nachbetreuung: Alkoholabstinenz. Nahrungsaufbau mit langsamer Steigerung des Fettanteils.

Prognose: Letalität der schweren nekrotisierenden Pankreatitis liegt bei ca. 10–25 %. Ungünstig sind: Diffuse Bauchschmerzen mit Ausstrahlung in Nierenlager und Unterbauch, über Tage anhaltender Ileus, Blutdruckabfall, Fieber und zunehmend sich verschlechternde Laborparameter: Leukozytose, Anstieg von Kreatinin, Blutzucker, Anstieg LDH und CRP, Abfall von Hämatokrit, Kalzium und pO$_2$.

27.1.3.2 Chronische Pankreatitis

> Irreversible morphologische Veränderungen führen zum Verlust der exokrinen und endokrinen Pankreasfunktion. Häufigste Ursache ist chronischer Alkoholismus.

Klinik: Rezidivierende Schmerzattacken oder Dauerschmerz im Mittel- und Oberbauch, Diabetes mellitus, Steatorrhoe, Gewichtsverlust, Ikterus.

Diagnostik: Amylase und Lipase im Serum können erhöht, durchaus aber auch normal sein. Cholestasezeichen. Oberbauchsonographie, Abdomenleeraufnahme, CT, ERCP.

Differentialdiagnose: Pankreaskarzinom, Malabsorptions-Syndrom.

Therapie: Alkoholabstinenz auch bei nichtäthylisch bedingter Pankreatitis. Akute Schübe der chronischen Pankreatitis werden stationär behandelt. Zwischen den akuten Schüben proteinreiche, fettarme Diät, Meidung tierischer Fette. Häufigere kleine Mahlzeiten am Tag. Keine stark blähenden Speisen, evtl. hochkalorische Elementardiäten mit gut resorbierbaren mittelkettigen Triglyzeriden. Pankreasenzyme, wenn das Körpergewicht erheblich reduziert ist bzw. bei Schmerzen, bei klinisch manifester Steatorrhoe, Maldigestion. Enzymsubstitution zu jeder Mahlzeit in ausreichender Menge. Die Gesamtfettausscheidung im Stuhl muß unter 10 g/Tag gesenkt werden. Die fettlöslichen Vitamine A, D, E, K müssen parenteral substituiert werden. Insulineinstellung bei Diabetes mellitus. Die Schmerztherapie ist problematisch, da ein Abusus häufig ist. Analgetikagaben, z.B. Paracetamol, evtl. in Kombination mit Neuroleptika oder Tramadol, sind oft erforderlich. (Operative Therapie der chronischen Pankreatitis s. Kap. **31. Chirurgie**.)

Prognose: Abstinente Patienten haben normale Lebenserwartung, bei Alkoholikern beträgt die Überlebensrate nach 10 Jahren 20 %.

> Der **Grad der Erwerbsminderung** (GdE) beträgt bei häufigeren Durchfällen und geringer Beeinträchtigung des Ernährungszustandes 20–40 %, bei Fettstühlen und starker Herabsetzung des Kräfte- und Ernährungszustandes 50–100 %.

Labor
Amylase, Lipase i.S. erhöht

Diagnose
- Sonographie
- CT
- ERCP

Differentialdiagnose

Therapie
Klinikeinweisung
Nachbetreuung

schlechte **Prognose** bei nekrotisierender Pankreatitis

Chronische Pankreatitis

Definition
⇨

Klinik
- Schmerzen
- Steatorrhoe

Diagnostik
Amylase, Lipase i.S. erhöht
Sonographie, CT, ERCP

Differentialdiagnose

Therapie
- absolute Alkoholabstinenz
- fettreduzierte, proteinreiche Diät
- Enzymsubstitution
- bei akuten Schüben stationär

- parenterale Substitution der fettlöslichen Vitamine

- Analgetika
- evtl. Operation

Prognose bei Alkoholabstinenz gut

Hinweis zur Erwerbsminderung
⇨

27.1.4 Schmerzen im Mittel- und Unterbauch

Tumoren des Dünndarms können zu Schmerzen im Mittelbauch führen. Rechtsseitiger Unterbauchschmerz weist auf eine *Appendizitis* hin, linksseitiger auf eine *Kolondivertikulitis*. *Dünndarmstenosen* (Briden, Entzündungen), sowie *Dickdarmstenosen* (Tumoren, Entzündungen, Abszesse) können je nach Lokalisation zu uncharakteristischen Schmerzen bzw. Stenosesymptomatik führen. Diese Erkrankungen sind im Kapitel **31. Chirurgie** abgehandelt.

27.1.5 Schmerzen im Unterbauch

27.1.5.1 Strahlenkolitis

> Monate bis Jahrzehnte nach Strahlentherapie von z.B. gynäkologischen oder urologischen Tumoren entsteht eine *obliterierende Vaskulitis* kleiner Gefäße mit sekundärer Mukosaschädigung durch Darmbakterien.

Klinik: Krampfartige Unterbauchbauchschmerzen, Blutauflagerungen auf dem Stuhl, Diarrhoe oder Obstipation.

Therapie: Versuch mit Glukokortikoid- und 5-Aminosalizylsäure-haltigen Einläufen.

Nachbetreuung: Der Patient muß informiert sein, daß es sich um eine chronische Erkrankung handeln kann (Blutungen, Schmerzen), regelmäßige Kontrolle von Blutbild, Blutsenkung und Endoskopie.

Prognose: Hängt von der Grundkrankheit und den Komplikationen der Kolitis (Strikturen, Blutungen, Perforation, Peritonitis) ab.

27.1.6 Bauchschmerzen wechselnder Lokalisation

27.1.6.1 Irritables Kolon

> Es handelt sich um keine organische Erkrankung, sondern um funktionelle Störungen im Bereich des Magen-Darm-Traktes durch Einflüsse auf das vegetative Nervensystem (z.B. psychische Belastungen).

Klinik: Bauchkrämpfe, Meteorismus, schleimiger Stuhl mit wechselnder Frequenz, z.T. psychische Auffälligkeiten. Fehlen von Allgemeinsymptomen.

Differentialdiagnose: Verschiedene Darmerkrankungen, chronische Pankreatitis, Gallenbeschwerden. Es handelt sich immer um eine Ausschlußdiagnose.

Therapie: Gründliche Beschäftigung mit dem Patienten, Aufklärung über den funktionellen Charakter der Beschwerden. Zur psychosomatischen Therapie s. Kap. **43. Psychosomatische Erkrankungen**.

Komplikationen: Entwicklung weiterer psychischer Probleme.

Prognose: Gut.

27.1.6.2 Vaskuläre und weitere Ursachen

Diffuse, zum Teil sehr starke Schmerzen können auch durch *Mangeldurchblutung* z.B. Thrombosen und Embolien (s. Kap. **31. Chirurgie**) oder durch die seltene *Pneumatosis cystoides intestinalis* (s. Lehrbücher Gastroenterologie) verursacht werden.

27.2 Leitsymptom uncharakteristische Oberbauchbeschwerden

27.2.1 Gastritis Typ A

> Es handelt sich um eine Atrophie der Magenschleimhaut im Bereich von Korpus und Fundus, die meist ältere Menschen betrifft.

Klinik: Nur geringe, uncharakteristische Oberbauchbeschwerden. In 60 % sind Antikörper gegen Parietalzellen nachweisbar, bei der perniziösen Anämie sogar in 80–90 % der Fälle. Die Säuresekretion ist reduziert bis völlig aufgehoben.

Diagnostik: *Gastroskopie*: Atrophie der Magenschleimhaut, histologisch häufig intestinale Metaplasie. MDP und Sonographie unauffällig.

Differentialdiagnose: Andere pathologische Veränderungen im Oberbauch, wie Cholangiopankreatikopathien.

Therapie: Bei Achlorhydrie und Vitamin B12-Malabsorption müssen 1000 µg Vitamin B12 einmal pro Monat injiziert werden.

Komplikationen: Bei atrophischer Gastritis ist das Karzinomrisiko erhöht.

Nachbetreuung: Regelmäßige endoskopische Kontrollen.

Prognose: Günstiger als ursprünglich angenommen. Karzinomrisiko unter 3 % nach 15 Jahren.

27.2.2 Gastritis Typ B

> Oberflächliche Entzündung der Antrumschleimhaut durch Infektion mit *Helicobacter pylori*. Wahrscheinlich kombiniert mit duodeno-gastralem Reflux.

Klinik: Uncharakteristische, leichtgradige Oberbauchschmerzen. *Diagnostik*: Gastroskopie: Oberflächliche Entzündung der Antrumschleimhaut ohne maligne Entartung, Ureasenachweis im Schleimhautbiopsat (HLO-Test). (S. auch Kap. **29. Infektionskrankheiten**.)

Differentialdiagnose: Alle anderen Formen der Ulkuskrankheit.

Therapie: Meist keine Therapie notwendig, bei relevanten Beschwerden werden Antazida oder H_2-Blocker und Helicobacter pylori Eradikation erfolgreich eingesetzt.

27.2.3 Gastritis Typ C

> Durch Noxen wie Alkohol, nichtsteroidale Antirheumatika usw. verursachte Gastritis mit erosiven Veränderungen im Bereich des gesamten Magens, entweder diffus oder lokal.

Klinik: Nahrungsabhängige Oberbauchschmerzen, evtl. Übelkeit und Erbrechen, evtl. Hämoccult positiv. *Diagnostik*: Gastroskopie mit Histologie.

Differentialdiagnose: Ulkuskrankheit. Uncharakteristische Oberbauchbeschwerden können auch durch ein Magenkarzinom, Lymphome oder benigne Tumoren verursacht werden, s. Kap. **31. Chirurgie**.

Therapie: Weglassen der Noxe, Antazida, H2-Blocker.

Prognose: Unter Meidung der Noxe gute Prognose.

Leitsymptom uncharakteristische Oberbauchbeschwerden

Gastritis Typ A

Definition
⇒

Klinik
uncharakteristische Oberbauchbeschwerden

Diagnostik
Gastroskopie

Differentialdiagnose

Therapie
Vitamin B12 Injektionen

Komplikationen

Nachbetreuung

Prognose

Gastritis Typ B

Definition
⇒

Klinik
uncharakteristische Oberbauchschmerzen
Diagnostik
- Gastroskopie
- HLO-Test
Differentialdiagnose
Therapie

Gastritis Typ C

Definition
⇒

Klinik
nahrungsabhängige Schmerzen

Differentialdiagnose

Therapie

Prognose

27.2.4 Fettleber und Fettleberhepatitis

Ätiologie: Häufigste Ursache ist Alkoholismus, seltener Diabetes mellitus, Ernährungsfehler, Schwangerschaft, Medikamente wie Tetracycline, Steroide, toxische Einflüsse (Kohlenwasserstoffe, andere Alkohole).

Klinik: Hepatomegalie, Druckgefühl und Schmerzen im rechten Oberbauch. Bei Fettleberhepatitis Gelbsucht, Aszites, Appetitlosigkeit, hepatische Enzephalopathie, Gewichtsabnahme, Fieber, Splenomegalie, hepatorenales Syndrom, Pankreatitis, gastrointestinale Blutungen.

Diagnostik: *Labor*: Anstieg der γ-GT. Erhöhte Werte für das IgA, Hyperlipidämie. Bei Fettleberhepatitis Leukozytose, hohes IgA, GOT größer als GPT. Sonographie, ERCP bei Verdacht auf einen posthepatischen Verschluß, CT zum Ausschluß von Pankreatitis und Raumforderungen, Gastroskopie zum Ausschluß von Varizenblutung, Ulkusblutung.

Differentialdiagnose: Cholostatische Hepatitis, Cholangitis, dystropher Schub einer Leberzirrhose, Intoxikation, Hämochromatose.

Therapie: Absolute Alkoholkarenz. Bei Fettleberhepatitis parenterale Ernährung, Vitamin-Substitution (Thiamin, Vit. B12, Folsäure), spezielle Therapie der jeweiligen Komplikationen wie Aszites, hepatische Enzephalopathie, intestinale Blutung. Darüber hinaus ausgeglichene, schmackhafte, proteinreiche und vitaminreiche Kost.

Nachbetreuung: Ernährung vitamin- und eiweißreich. Alkoholentzugsbehandlung bei Abhängigkeit. Abklärung von weiteren alkoholbedingten Schäden an Herz, Nervensystem, Pankreas. Arbeitsunfähigkeit besteht, solange Leberfunktion dekompensiert ist oder bei zusätzlichen Erkrankungen (8–12 Wochen). Berufsunfähigkeit, Erwerbsunfähigkeit sind abhängig von Verschlechterung der Leberfunktion oder von anderen alkoholbedingten Komplikationen. Bei Epilepsie keine Verkehrstüchtigkeit, keine Arbeit auf Gerüsten und an schnell laufenden Maschinen.

Komplikationen: Fettleberhepatitis, die Mortalität beträgt 17 %.

Prognose: Bei Alkoholkarenz ist die Fettleber voll reversibel. Bei fortgesetztem Alkoholabusus Entwicklung einer Leberzirrhose.

27.3 Leitsymptom Diarrhoe

27.3.1 Infektiöse Dünndarmerkrankungen

27.3.1.1 Salmonellose

> Übertragung von verschiedenen Salmonellenarten fäko-oral, meist durch kontaminierte Nahrungsmittel und Wasser sowie durch Dauerausscheider. Zu unterscheiden sind die *typhöse, gastroenteritische, bakteriämische* und *asymptomatische* Verlaufsform.

Klinik: Die *typhöse Form* zeigt Fieber, Anorexie, Diarrhoe, häufig Splenomegalie, reaktive Bradykardie, Hepatomegalie, Exsikkose und Exanthem. Beim *gastroenteritischen Verlauf* treten heftige wäßrige Diarrhoen, Bauchkrämpfe, Kopfschmerzen und Erbrechen auf. Der *septische Verlauf* wird meist durch Salmonella cholera suis ausgelöst.

Therapie: Beim gastroenteritischen Verlauf sind Antibiotika nicht angezeigt. Beim typhösen und septischen Verlauf Ciprofloxacin, Cotrimoxazol, Amoxi-

27. Magen-Darm-Erkrankungen

cillin oder Chloramphenicol. Bei Bewußtseinsstörung Gabe von Dexamethason. Bei Dauerausscheidung Gabe von Ciprofloxacin oder Amoxicillin über 4 Wochen.

Komplikationen: Fokale Absiedlung mit den Symptomen von Endokarditis, Meningitis, Enzephalitis, Osteomyelitis, Harnwegsinfekten, Cholezystitiden. Beim typhösen Verlauf Gefahr intestinaler Blutung, Perforation und Verbrauchskoagulopathie.

Nachbetreuung: Meldung beim Gesundheitsamt. Spezielle Beschäftigungsverbote. Die Überwachung endet erst, wenn drei Stuhlproben nacheinander keimfrei sind.

Prognose: Bei rascher Therapie meist gut.

27.3.1.2 Cholera

> Der Erreger *Vibrio cholerae* wird meist durch verunreinigtes Trinkwasser und Nahrung übertragen. Er bildet ein Enterotoxin, das zu gesteigerter Wassersekretion führt.

Klinik: Häufige, wäßrige Stühle, plötzlich beginnend mit Erbrechen, Krämpfen. *Diagnostik*: Erregernachweis im Stuhl.

Therapie: Frühzeitige Gabe von Tetracyclinen und Cotrimoxazol. Orale oder bei schwerem Verlauf parenterale Zufuhr von Zuckerelektrolytlösungen.

Komplikationen: Exsikkose, Nierenversagen.

Nachbetreuung: Weitere Stuhlkontrollen mit Nachweis der Keimnegativität durchführen. Umgebungsuntersuchungen. Meldepflicht. Kontrolle durch das Gesundheitsamt.

Prognose: Bei konsequenter Therapie gut.

27.3.1.3 Campylobacter jejuni-Enteritis

Klinik: Meist leichte Durchfallerkrankung. Es kommt zu wäßrigen, auch blutigen Diarrhoen, Krämpfen, Fieber, Übelkeit, Kopf- und Gliederschmerzen. *Diagnostik*: Stuhlkultur.

Therapie: Häufig keine Antibiotika erforderlich, bei schwerem Verlauf jedoch Erythromycin oder Aminoglykoside.

Komplikationen: Bei Sepsis Gefahr der Meningitis, Cholezystitis, Hepatitis und Pneumonie.

Nachbetreuung: Meldepflicht. Kontrollen durch das Gesundheitsamt.

Prognose: Meist gut.

27.3.1.4 Yersiniainfektionen

Klinik: Akut einsetzende, wäßrige Diarrhoe, Fieber, Erbrechen, Pseudoappendizitis, Arthritis, Erythema nodosum, Myokarditis, Glomerulonephritis. Die Symptome können mehrere Wochen anhalten. *Diagnostik:* Stuhlkultur, serologische Untersuchungen.

Therapie: Bei schweren Verläufen Tetracycline und Aminoglykoside.

Nachbetreuung: s. 27.3.1.2 Meldepflicht.

Prognose: Meist gut.

Komplikationen
Salmonellenenteritis kann sich zur gefährlichen Allgemeinerkrankung entwickeln

Nachbetreuung
meldepflichtig!

meist gute **Prognose**

Cholera

Definition
⇒

Klinik
häufige, wäßrige Stühle

Therapie
Flüssigkeit, Elektrolyte, Glukose, Antibiotika
Komplikationen

Nachbetreuung
meldepflichtig!

gute **Prognose**

Campylobacter jejuni-Enteritis

Klinik
wäßrige Diarrhoe, Krämpfe, Fieber

Therapie
bei schwerem Verlauf Antibiotika

Komplikationen

Nachbetreuung
meldepflichtig!

Yersiniainfektionen

Klinik
- wäßrige Diarrhoe
- Fieber
- Erbrechen

Therapie

Nachbetreuung
meldepflichtig!

27.3 Leitsymptom Diarrhoe

27.3.1.5 Infektion mit Candida albicans

> Pathologische Absiedlung von *Candida albicans*, fast ausschließlich bei immungeschwächten Patienten (nach Zytostatika-, Antibiotika-, Cortisontherapie, bei AIDS-Patienten).

Klinik: Diarrhoe, z. T. Hauteffloreszenzen. *Diagnostik:* Stuhlkultur.

Therapie: Gabe von Nystatin oder Fluconazol oral, Gabe von Amphotericin B parenteral.

Komplikationen: Sepsis.

Nachbetreuung: Zur Rezidivprophylaxe sollte die Therapie nach Pilzclimination noch weitergeführt werden.

27.3.1.6 Weitere meist vom Dünndarm ausgehende Durchfallerkrankungen

Diese können durch **Viren** verursacht werden (Rota-, Norwalkviren). Hier kommt es meist nur kurzzeitig zu Diarrhoen. Das Rotavirus bevorzugt Kleinkinder. Zusätzlich kommen Parasiten in Frage: Lamblien, Kryptosporidien, Infektionen mit Band- und Spulwürmern (s. Kap. **29. Infektionskrankheiten**).

27.3.1.7 Reisediarrhoe

Der Erreger bleibt oft unbekannt, meist handelt es sich jedoch um pathogene Stämme von E. coli. Durch Hygienemaßnahmen könnten die meisten Reisediarrhöen vermieden werden. Klinik und Therapie s. Kap. **29. Infektionskrankheiten.**

27.3.2 Infektiöse Dickdarmerkrankungen

27.3.2.1 Shigellosen

> Ausbreitung verschiedener Shigellenarten durch Tröpfcheninfektion, infiziertes Wasser oder Nahrungsmittel.

Klinik: Heftige Bauchschmerzen, blutige Diarrhoe, allgemeines Krankheitsgefühl. *Diagnostik*: Shigellennachweis in Stuhlkulturen.

Differentialdiagnose: Amöbenruhr, Colitis ulcerosa, Divertikulitis, ischämische Colitis usw.

Therapie: Spontanheilung möglich, Verkürzung des Verlaufs durch Gabe von Ampicillin oder Cotrimoxazol.

Komplikationen: Selten hochfieberhafte Verläufe mit größeren Blutverlusten.

Nachbetreuung: Meldepflicht.

Prognose: Gut.

27.3.2.2 Infektion mit Escherichia coli

> Dickdarminfektion mit enterotoxigenen E. coli (ETEC), enteroinvasiven E. coli (EIEC), enteropathogenen E. coli (EPEC).

Klinik: Bei ETEC choleraartiges Bild mit Brechdurchfällen, massiven Flüssigkeitsverlusten (klassische Reisediarrhoe). Bei EIEC dysenteriartiges Bild mit Bauchkrämpfen, breiigen, dann blutigen Stuhlentleerungen. EPEC verursachen häufig Säuglingsdyspepsie mit Trinkunlust, Unruhe, Erbrechen, raschem körperlichem Verfall durch reichlich wäßrige Durchfälle. *Diagnostik:* Nachweis von E. coli mikrobiell und serologisch.

Therapie: Wasser und Elektrolytsubstitution.

Komplikationen: Septische Verläufe, Exsikkose. In den Tropen hohe Sterblichkeit.

Nachbetreuung: Wie bei Cholera s. 27.3.1.2.

Prognose: gut.

27.3.2.3 Clostridien

> Durch *Clostridium difficile* induzierte Enteritis z. T. mit Exotoxinbildung (pseudomembranöse Kolitis), häufig im Gefolge einer Therapie mit Breitspektrumantibiotika.

Klinik: Diarrhoe, Fieber, Schüttelfrost, krampfartige Bauchschmerzen. *Diagnostik*: Keimnachweis im Stuhl. Zytotoxinnachweis auf Zellkulturen. Pseudomembranen bei Koloskopie (äußerste Vorsicht).

Therapie: Absetzen der Antibiotika. Wasser- und Elektrolytsubstitution, in schweren Fällen Vancomycin (4×500 mg/die per os).

Komplikationen: Toxisches Megakolon, Darmperforation, Peritonitis.

Prognose: Bei Behandlung gut.

27.3.2.4 Amöbenruhr

> Protozoeninfektion mit *Entamoeba histolytica*, verbreitet in subtropischen und tropischen Regionen, Verschleppung auch nach Europa möglich.

Klinik: Blutige schleimige Durchfälle, abdominelle Krämpfe, Exsikkose, Gefahr der Darmperforation. *Diagnostik*: Amöbennachweis im frischen Stuhl, serologischer Nachweis, Sonographie der Leber zum Ausschluß von Leberabszessen.

Therapie: Gabe von Metronidazol und Ornidazol.

Komplikationen: Leberabszesse, Darmperforation, Exsikkose mit akutem Nierenversagen und Kreislaufversagen.

Nachbetreuung: Nur beim Auftreten von Leberabszessen notwendig.

Prognose: Bei frühzeitiger Behandlung gut.

27.3 Leitsymptom Diarrhoe

27.3.2.5 Schistosomiasis (Bilharziose)

> Infektion mit *Trematoden* (Egeln); betroffen ist hauptsächlich die südliche Erdhalbkugel. Ablagerung von Schistosomeneiern in der Darmmukosa. Bilharziose ist weltweit die häufigste Ursache für portale Hypertension durch Einwandern der Parasiten in das Pfortadergebiet.

Klinik: Krampfartige abdominelle Beschwerden, blutig-schleimige Durchfälle, allergische Reaktionen (Fieber, Urtikaria, Gesichtsschwellung). *Diagnostik*: Nachweis der Schistosomeneier im Stuhl, Eosinophilie im Blutbild. Parasiteneier im Biopsat. Sonographie, Ösophagoskopie (Varizen).

Differentialdiagnose: Andere Durchfallerkrankungen mit blutigen Stühlen, Leberzirrhose mit portaler Hypertension.

Therapie: Praziquantel (40 bis 60 mg/kg Körpergewicht in ein bis zwei Dosen).

Komplikationen: Entstehung einer portalen Hypertension (Gefahr der Ösophagusvarizenblutung).

Nachbetreuung: Nur bei portaler Hypertension langfristige Nachbehandlung notwendig.

Prognose: Unter Praziquantel 70–90 %ige Heilungsrate.

27.3.3 Vermehrte Keimbesiedlung des Darmes

Ätiologie: Vermehrte Keimbesiedlung tritt auf bei Magenerkrankungen, bei verminderter Dünndarmperistaltik, bei Neuropathien des Darmes, bei Blindsackbildung nach Billroth-II-Resektion, Divertikulose, Darmstenosen, Dünndarm-Kolon-Fisteln und bei IgA-Mangel in der gastrointestinalen Mukosa.

Klinik: Wäßrige Diarrhoe, Steatorrhoe, Gewichtsverlust, Anämie, Leistungsabfall

Diagnostik: Verschiedene Atemtests (Kohlenhydrat-^{2}H, ^{14}C-Gallensäure, ^{14}C-Xylose). Die Anamnese führt zur Diagnose (Vorerkrankungen, Operationen).

Therapie: Gabe von Cotrimoxazol für ein bis zwei Wochen, fakultativ Tetracycline, Metronidazol. Beseitigung der Grundkrankheit.

Komplikationen: Anämie, Gerinnungsstörungen, Osteoporose, Ileus.

Nachbetreuung: Antibiotikatherapie überwachen, nach ausgedehnten abdominellen Operationen können Rehabilitationsmaßnahmen sinnvoll sein.

Prognose: Bei Therapie (Antibiotika, Operation) gut.

27.3.4 Entzündliche Darmerkrankungen

27.3.4.1 Morbus Crohn

> Entzündliche, chronisch rezidivierende Erkrankung unklarer Ätiologie, befällt den Gastrointestinaltrakt vom Mund bis zum Anus. Am häufigsten betroffen sind terminales Ileum (Ileitis terminalis) und Kolon.

Ätiologisch diskutiert werden genetische Prädisposition, Umweltfaktoren, Mykobakterien, autoimmunologische Prozesse, psychische Ursachen.

Klinik
- Schmerzen rechter Unterbauch
- Diarrhoe
- Gewichtsabnahme
- Fisteln

Diagnose
MDP und Koloskopie decken das Befallsmuster im Dünn- und Dickdarm auf

Differentialdiagnose
- Colitis ulcerosa
- Darminfektion
- Appendizits u. a.

Therapie
im Akutstadium Glukokortikoidtherapie, ansonsten Salazosulfapyridin oder 5-Aminosalizylat

Komplikationen

Nachbetreuung
- Langzeitkontrolle
- psychotherapeutische Betreuung

Prognose
keine Spontanremission

Colitis ulcerosa

Definition
⇨

Klinik
- blutig-schleimige Stühle
- Anämie
- systemische Manifestation
- im akuten Schub Gefahr der Darmperforation

Diagnostik
- Labor
  - Anämie
  - Leukozytose
  - Hypoproteinämie
- Prokto-Rektoskopie
- Histologie

Differentialdiagnose

Klinik: *Frühsymptome* sind postprandial akzentuierte Schmerzen, meist im rechten Unterbauch, Diarrhoen. Häufig Anämie, subfebrile Temperaturen, Gewichtsabnahme. Verlauf vielgestaltig, vom asymptomatischen Fall bis zum Ileus. Häufig auch Fieber, Arthralgien, sekundäre Amenorrhoe. Typisch sind perianale Fissuren, Fisteln und Abszesse. Augen- und Hautbefall ist möglich (Erythema nodosum, Pyoderma gangraenosum) ebenso Leber- und Gallenwegsaffektionen. *Diagnostik*: BKS erhöht, hypochrome Anämie, Thrombozytose, niedriges Serumeisen, niedriges Serum-Albumin, evtl. Leukozytose mit Linksverschiebung. Enteroklysma nach Sellink, Koloskopie mit Probebiopsien aus dem terminalen Ileum.

Differentialdiagnose: Bei Kolonbefall Colitis ulcerosa, Yersiniose, Infektion mit Campylobakter, bei kurzer Anamnese Ausschluß einer gedeckt perforierten Appendizitis mit perityphlitischem Abszeß, Ileozökaltuberkulose, Strahlenenteritis, Lymphom, Karzinom.

Therapie: Bei mäßigen Beschwerden Gabe von Salazosulfapyridin (SASP) oder 5-Aminosalizylsäure (5-ASA). Hauptindikation für zusätzliche Gabe von Glukokortikoiden ist der akute Schub, der bei schwerem Verlauf stationär behandelt werden sollte (parenterale Therapie und Ernährung). In einigen Fällen ist zur Einsparung der Cortisondosis Azathioprin und bei Fisteln Metronidazol indiziert. Es gibt keine wirksame Crohn-Diät. Empfohlen wird eine zuckerarme Kost, ggf. Astronautenkost. Vor allem bei Dünndarmbefall muß auf ausgewogene, kalorienreiche, vitaminsupplementierte Diät geachtet werden. Bei asymptomatischem Verlauf 5-ASA zur Dauertherapie.

Komplikationen: Stenose, Strikturen mit Ileus, Kurzdarmsyndrom, Blutung.

Nachbetreuung: Langzeittherapie notwendig mit Kontrolle des klinischen Status, der Laborwerte etc. (Aktivitätsindex). Relativ frühzeitige, sparsame Resektion befallener Darmabschnitte. Psychotherapeutische Betreuung.

Prognose: Keine Spontanremission. Im Narbenstadium bestimmen die Strikturen eher das Bild als die Entzündungszeichen.
(Zur psychosomatischen Diagnostik und Therapie s. Kap. **43. Psychosomatische Erkrankungen**. Operative Therapie: s. Kap. **31. Chirurgie**.)

27.3.4.2 Colitis ulcerosa

> Chronisch entzündliche Dickdarmerkrankung unklarer Ätiologie, sie kann mit Symptomen aus anderen Körperregionen einhergehen.

Klinik: Blutig-schleimige Stühle mit imperativem Stuhldrang, Anämie, systemische Manifestation mit Iridozyklitis, Uveitis, Stomatitis, Erythema nodosum, Arthritis. Seltener Fieber, abdominelle Schmerzen, Gewichtsverlust. Im akuten Schub ist die Ausbildung eines toxischen Megakolons mit stark reduziertem Allgemeinzustand, Sistieren der Durchfälle und der Gefahr der Darmperforation gegeben.

Diagnostik: *Labor:* Anämie, Hypoproteinämie, seltener hohe BKS, Leukozytose. Die Prokto-Rektoskopie zeigt im Akutstadium eine samtartige, bei Betasten leicht blutende Schleimhaut, später oberflächliche Ulzerationen mit Fibrinauflagerungen. Der Schleimhautbefall ist oberflächlich und kontinuierlich vom Proktum nach proximal. Terminales Ileum frei. Häufig Kryptenabszesse. Granulome sehr selten. Im Spätstadium gibt es Polypenbildung, die aber histologisch als Pseudopolypen dargestellt werden.

Differentialdiagnose: Infektiöse Kolitis, Divertikulitis, Morbus Crohn (z. T. gelingt eine Differenzierung erst durch die Verlaufsbeobachtung).

27.3 Leitsymptom Diarrhoe

Therapie: Systemische oder lokale (Klysmen) Verabreichung von 5-Aminosalizylsäure oder von Salazosulfapyridin (SASP), Mesalazin und Glukokortikoiden. Dauertherapie mit 5-Aminosalizylsäure oder SASP zur Erhaltung der Remission.
(Zur psychosomatischen Diagnostik und Therapie s. Kap. **43. Psychosomatische Erkrankungen.** Operative Therapie s. Kap. **31. Chirurgie.**)

Komplikationen: Toxisches Megakolon mit Letalität von 20 %. Karzinomentstehung bei Befall des gesamten Kolons.

Nachbetreuung: Wegen der Gefahr der malignen Entartung sollten nach 10-jähriger Krankheitsdauer und bei Befall des gesamten Kolons jährlich Koloskopien durchgeführt werden.

Prognose: Abhängig von der Schwere der Erkrankung z.T. deutlich reduzierte Lebenserwartung. Heilung durch Kolektomie.

27.3.4.3 Weitere Kolitisformen

Neben der *ischämischen* (s. Kap. **31. Chirurgie**) und der *radiogenen* (s. 27.1.5.1) gibt es noch selten auftretende Formen von *Kolitis* wie die *eosinophile, kollagene, mikroskopische, medikamentös induzierte* und *Diversions-Kolitis*.

27.3.5 Sprue

> Der Kontakt des Getreideproteins *Gluten* zur Darmschleimhaut führt zu Dünndarmzottenatrophie mit Malabsorptionssyndrom (Fette, Kohlenhydrate, Proteine), Steatorrhoe sowie zu Verlusten an Vitamin A, D, E, K, an Eisen, Kalzium, Magnesium und Zink.

Klinik: Beginn oft im Kindesalter. Es kommt zu Diarrhoe, Minderwuchs, Gewichtsverlust, Eiweißmangelödeme, Tetanie. *Diagnostik:* Tiefe Duodenoskopie mit Biopsie. Xylosetest, Fett im Stuhl. *Differentialdiagnostisch* muß u.a. auch an den M. Whipple gedacht werden, der zwar selten ist, histologisch aber eindeutig diagnostizierbar und spezifisch therapierbar (s. Fachbücher Gastroenterologie).

Therapie: Glutenfreie Kost. Erlaubt sind Mais, Reis, Kartoffeln, Zucker, Obst, Gemüse, Fleisch, Milch. Notwendig ist Mineralstoff- und Vitaminsubstitution.

Nachbetreuung: Ernährungsberatung, lebenslange glutenfreie Kost. Nach langen Verläufen Karzinomfrüherkennungsuntersuchungen.

Prognose: Eine schwere unbehandelte Sprue kann zum Tode führen. Unter glutenfreier Kost keine Einschränkung der Lebenserwartung.

27.3.6 Laktose-/Saccharoseintoleranz

> Bei der häufigeren Laktoseintoleranz reduzierte oder fehlende Aktivität der Bürstensaumlaktase, genetisch bedingt oder als Folge einer anderen Darmerkrankung.

Klinik: Postprandiale, wäßrige Diarrhoen, Gewichtsverlust, Meteorismus.

Diagnostik: Laktosetoleranztest.

Therapie: Laktosefreie Diät (keine Milchprodukte). Ernährungsberatung.

Prognose: Nach Therapieeinleitung sehr gut.

27.4 Leitsymptom Blut im Stuhl

Kolonpolypen, *Malignome* und *Hämorrhoiden* können zu Blut im Stuhl führen. Zur Klinik, Diagnostik und Therapie dieser Erkrankungen s. Kap. **31. Chirurgie**.

27.4.1 Ulcus simplex coli et recti

> Es handelt sich um isolierte Ulzera ohne Anzeichen für Malignität oder spezifische Entzündung im gesamten Kolon oder Rektum, z. B. bei Kotsteinen und Rektumprolaps. Häufig ist die Ursache nicht zu klären.

Klinik: Blutabgang peranal unterschiedlichen Ausmaßes ohne Bauchschmerzen, Anämie.

Therapie: Versuche mit Sulfasalazopyridin oder Mesalazin und lokalen Kortikoiden. Beseitigung von mechanischen Ursachen, z. B. operative Behandlung eines Analprolaps, Stuhlregulierung bei Obstipation.

27.4.2 Sexuell übertragene anorektale Infektionen

Durch analen Sexualverkehr übertragene Infektionen rufen häufig eine *hämorrhagische*, z. T. *ulzeröse Proktitis* hervor. Es kommen Candidosen, Condylomata acuminata, Trichomonas-, Herpes- und Chlamydien-Infektionen in Frage, ebenso anorektale Gonorrhoe und andere Infektionen. Auch Traumata oder allergische Reaktionen auf rektal applizierte Substanzen können Proktitiden verursachen. Entscheidende Hinweise für die Diagnosestellung ergeben sich aus einer guten Anamneseerhebung (an AIDS denken, s. Kap. **29. Infektionskrankheiten**).

Klinik: Peranaler Blutabgang und Schmerzen beim Stuhlgang.

Therapie: Nach Stellung der Diagnose spezifische Therapie z. B. mit ausgetesteten Antibiotika.

Nachbetreuung: Aufklärung über ausreichende Sexualhygiene. Partnerberatung und -behandlung.

27.5 Leitsymptom chronische Obstipation

27.5.1 Primäre Obstipation

Ätiologie: Meist keine objektive Erkrankung, sondern Folge von Bewegungsmangel, zu geringer Trinkmenge, chronischem Unterdrücken des Defäkationsdranges. Medikamenteninduzierte Obstipation bei der Einnahme von Analgetika, bestimmten Antazida, Antidepressiva, Diuretika. Obstipation kann auch Begleitsymptom anderer Erkrankungen sein (z. B. Kolonkarzinom, Diabetes mellitus, Hypothyreose usw.).

Klinik: längerfristige Stuhlgangspausen, harter Stuhlgang. *Diagnostik*: Koloskopie, Ausschlußdiagnostik eines Kolon-Karzinoms; bei schweren Formen weiterführende Diagnostik.

Differentialdiagnose: Kolonkarzinom, Divertikulose, Hypothyreose, Diabetes mellitus.

Therapie: Diätetische Maßnahmen im Sinne ballaststoffreicher Kost, ausreichende Flüssigkeitszufuhr (1,5 l pro Tag, viel Joghurt, Buttermilch und Milch), körperliche Bewegung (Wanderungen, Gymnastik), dem natürlichen Stuhldrang nachgeben. Behandlung der Grundkrankheit. Möglichst keine Verordnung von Laxantien.

27.6 Leitsymptom Ikterus

27.6.1 Cholangitis

> Meist bakterielle Entzündung der Gallenwege durch Galleabflußhindernisse wie Choledochus-Konkremente oder Choledochusstenosen. Wahrscheinlich immunologisch bedingte Sonderformen sind *primär sklerosierende Cholangitis* und *primär biliäre Zirrhose*.

Klinik: Ikterus mit Juckreiz und acholischen Stühlen, Fieber bis zur Sepsis, Schmerzen im rechten Oberbauch. *Diagnostik*: Cholestase, Leukozytose, Linksverschiebung, häufig erhöhte Serumamylase und -lipase. Oberbauchsonographie, ERC (endoskopische retrograde Cholangiographie), PTC (perkutane transhepatische Cholangiographie).

Differentialdiagnose: Cholezystitis, Tumorverschluß des Gallengangs, Hepatitis.

Therapie: Schnellstmögliche Beseitigung des Abflußhindernisses z. B. durch endoskopische Papillotomie, endoskopische Drainageverfahren oder Operationen, je nach Grundleiden. Antibiotika-Therapie mit gallegängigen Medikamenten wie Penicillinen, Cephalosporinen, Gyrasehemmern in Kombination mit Metronidazol oder Aminoglykosiden.

Komplikationen: Sepsis, biliäre Zirrhose.

Prognose: Verlauf kann akut oder chronisch rezidivierend sein, bei septischem Verlauf 10 % Letalität. Prognose günstig nach Beseitigung der Galleabflußbehinderung.

Choledocholithiasis, Tumoren der Gallenblase und *-wege* und das *Pankreaskarzinom* können Ursache eines Ikterus sein. Diese Erkrankungen sind im Kap. **31. Chirurgie** abgehandelt.

27.6.2 Akute Virushepatitis

> Es werden heute mindestens 5 verschiedene Erreger von Virushepatitis unterschieden: Hepatitis-A-Virus (HAV), Hepatitis-B-Virus (HBV), Hepatitis-C-Virus (HCV), Hepatitis-D-Virus (HDV), Hepatitis-E-Virus (HEV).

Hepatitis B liegt weltweit an der Spitze der klinisch apparenten Virushepatitiden, gefolgt von Hepatitis A und Hepatitis Non-A-non-B, hervorgerufen durch das HCV und HEV. Nur bei einem Teil der Betroffenen sind anamnestisch typische Expositionen zu erfragen. Infektion mit Hepatitis A und der epidemischen Form der Hepatitis Non-A-non-B (= Hepatitis E) fast ausschließlich durch Reisen in Epidemiegebiete und durch engen Kontakt zu Erkrankten.

Krankheitsstadien sind: Inokulation, Inkubationszeit, Prodromalstadium, ikterisches Stadium, Rekonvaleszenz oder chronische Infektion. Chronische Verlaufsform bei der Hepatitis B, Hepatitis C und Hepatitis Delta. HAV und HEV werden enteral übertragen und werden nicht chronisch.

Therapie: Isolierung bezüglich Stuhl, Blut, Sexualkontakten. Symptomatische Therapie von Appetitlosigkeit, Erbrechen, Fieber usw. Bei kompliziertem Verlauf intensivmedizinische Überwachung und Bilanzierung. Parenterale Ernährung mit Glukoselösungen, verzweigtkettigen Aminosäurelösungen, Vitamin-K-Substitution. Dekontamination des Darmes durch Einläufe und orale Gabe von Laktulose. Fulminante Hepatitis kann Indikation für Lebertransplantation sein.

Prophylaxe der Virushepatitiden durch Isolierung, Desinfektion, spezifische Maßnahmen und Impfung. *Hepatitis A*- und *Hepatitis B*-Impfung s. Kap. 7. **Schutzimpfungen**. *Hepatitis Delta* wie Hepatitis B-Impfung. *Hepatitis C*: keine Impfung oder Prophylaxe möglich. *Hepatitis E*: Noch keine Richtlinien dokumentiert.

27.6.3 Hepatitis A

> Infektion mit Hepatitis-A-Virus, die Übertragung erfolgt fäkal-oral; Inkubationszeit 15–50 Tage. Heute nur noch in den Subtropen und Tropen endemisch.

Klinik: uncharakteristische Oberbauchbeschwerden, Ikterus. Bei jungen Patienten häufig inapparenter Verlauf.

Diagnostik: Virusnachweis im Stuhl 2 Wochen nach Inokulation, Transaminasenanstieg 4 Wochen danach. Die Transaminasen fallen wieder ab, wenn Antikörper gegen das Hepatitis-A-Virus gebildet worden sind. Anti-HAV-IgM beweist frische Infektion und bleibt etwa 6 Monate lang nachweisbar. Anti-HAV-IgG lebenslang nachweisbar. **Therapie** und **Prophylaxe** s. 27.6.2.

27.6.4 Hepatitis B

> Die Infektion mit Hepatitis-B-Virus erfolgt perinatal durch HBsAg-positive Mütter, durch Geschlechtsverkehr, parenterale Mechanismen wie Tätowierung, i.v. Drogenabusus, Transfusionen, Schmierinfektionen.

Epidemiologie: Diese Infektion stellt den Großteil der klinisch apparenten Hepatitisfälle dar. Chronischer Verlauf beim Erwachsenen in 5–10% der Fälle, bei perinataler Übertragung in über 90%. Weltweit gibt es etwa 200 Mio. HBsAg-Träger.

Klinik: Allgemeines Unwohlsein, Inappetenz, Gewichtsverlust, Gelenkbeschwerden, Kopfschmerzen, Oberbauchdruck, Fieber, Hepatomegalie, manchmal Splenomegalie, bei schwerem Verlauf Aszites, Leberkoma.

Diagnostik: *Labor*: Nachweis des HBsAg nach 6 bis 12 Wochen, bleibt für mehrere Wochen nachweisbar. Danach Anstieg der Transaminasen. Dann Nachweis von Antikörpern gegen das HBcAg, dem Anti-HBc. Anti-HBc bleibt über die Rekonvaleszenz bis ins chronische Trägerstadium nachweisbar. Beweisend für floride, akute Hepatitis B ist Nachweis von anti-HBc-IgM, welches schon nachweisbar ist, wenn HBsAg noch negativ ist. Sehr hohe anti-HBc IgM-Titer lassen auf eine fulminante Hepatitis B schließen, nur sehr geringer oder fehlender Nachweis von anti-HBc IgM bei chronischer Hepatitis B. Antikörper gegen das anti-HBsAg (anti-HBs) zeigen Rekonvaleszenzphase an. *Weitere Diagnostik*: Sonographie.

- Rekonvaleszenz bzw. chronisches Stadium

Therapie
- symptomatisch → Isolierung von Blut, Stuhl
- keine Sexualkontakte
- evtl. intensivmedizinisch

Prophylaxe
- Isolierung
- Desinfektion
- spezifische Maßnahmen
- Impfung

Hepatitis A

Definition
⇨

Klinik
häufig inapparenter Verlauf

Diagnose
- Virusnachweis im Stuhl
- Transaminasen erhöht
- Anti-HAV positiv

Hepatitis B

Definition
⇨

Epidemiologie
häufigste Hepatitisform

Klinik
- unspez. Beschwerden
- Hepatomegalie
- Fieber

Diagnostik
Labor:
HBsAg nach 6–12 Wochen nachweisbar

Anti-HBs zeigt Rekonvaleszenzphase an

Sonographie

27.6 Leitsymptom Ikterus

Therapie und Prophylaxe: s. 27.6.2.

Komplikationen: Entwicklung der fulminanten oder chronischen Hepatitisform.

Nachbetreuung: Meldepflichtige Erkrankung, Impfung der Kontaktpersonen. Absolute Alkoholkarenz für 6 bis 12 Monate. Schul- und Arbeitsunfähigkeit, solange die Transaminasen erhöht sind und subjektive Leistungsfähigkeit eingeschränkt ist. GdE 100 % in der Akutphase, endet 4–8 Wochen nach Normalisierung der Transaminasen bei ausheilender Hepatitis. Vorübergehend keine Arbeit in Lebensmittelbetrieben erlaubt.

27.6.5 Hepatitis Non-A-non-B (Hepatitis E)

> Man unterscheidet die *parenterale, sporadische* (nicht parenterale) und die *epidemische Form* der Hepatitis Non-A-non-B (heute Hepatitis E). Die parenterale und die meisten sporadischen Formen der Hepatitis werden durch HCV-Infektion verursacht.

Klinik: Allgemeine Inappetenz, Müdigkeit, Gewichtsverlust, Gelenkbeschwerden, Kopfschmerzen, Oberbauchdruck, Fieber, Hepatosplenomegalie, bis zu Aszites und Leberkoma. *Labor*: Negative Serologie für andere Viren, keine Autoantikörper. Sonographie.

27.6.6 Hepatitis C (parenterale Form der Hepatitis Non-A-non-B)

> Infektion mit dem Hepatitis-C-Virus (HCV). Es gibt viele infektiöse, aber klinisch gesunde Träger der Hepatitis C. 90 % der Posttransfusionshepatitiden werden durch Hepatitis C verursacht. Inkubationszeit liegt zwischen 2 und 26 Wochen.

Klinik: Nur 20 bis 30 % der parenteralen Hepatitis C verlaufen ikterisch. **Diagnostik:** *Labor*: Nachweis des Anti-HCV, was jedoch erst nach mehreren Monaten positiv wird. HCV-RNA-Nachweis gelingt schon zu Beginn der Erkrankung. Sonographie.

Prognose: Bis zu 60 % der Hepatitis C gehen in die chronische Verlaufsform über. 30 bis 40 % der fulminanten Virushepatitiden werden durch Hepatitis C verursacht.
Hepatitis Delta s. Spezialliteratur

27.6.7 Akutes Leberversagen

> Ausfall der Leistungen der Hepatozyten, Entwicklung einer hepatischen Enzephalopathie, Gerinnungsstörungen, latente Verbrauchskoagulopathie. Störungen der Elektrolyte und der Nierenfunktion. Entwicklung eines hepatorenalen Syndroms (funktionelles Nierenversagen bei histologisch normalem Nierenbefund).

Ätiologie: Virushepatitis, toxisch (Medikamente, Knollenblätterpilz), M. Wilson, Reye-Syndrom, Budd-Chiari-Syndrom, akute Schwangerschaftsleber, zirkulatorisch.

Klinik: Bewußtseinsstörung, schwerer Ikterus, Symptome der Cholestase, Gerinnungsstörungen, Elektrolytentgleisungen, hepatorenales Syndrom. Mit dem akuten Leberversagen kombiniert treten sehr häufig Lungen-, Herz-, Kreislauf- und Nierenversagen auf.

Therapie: Symptomatisch. Intensivmedizinische Überwachung.

Komplikationen: Intestinale Blutung, intrazerebrale Blutungen, Haut- und Schleimhautblutungen, Infektionen, Aspiration, Hirnödem.

Nachbetreuung: Medikamentöse Therapie richtet sich nach der Grundkrankheit, ebenso die Arbeits-, Berufs- und Erwerbsunfähigkeit.

Prognose: Leberkomastadien III und IV zeigen spontane Überlebensrate von unter 20%. Überlebensrate bei Hepatitis A als Grundkrankheit 43–67%, bei Hepatitis B 17–25%, bei Hepatitis Non-A-non-B 10%. Bei der fulminanten Hepatitis überleben mit Lebertransplantation 40–80% der Patienten.

27.6.8 Primär biliäre Zirrhose

> Fortschreitende, chronische, cholostatische Lebererkrankung, die häufig zum Tode führt. Fast ausschließlich Frauen betroffen.

Ätiologie und **Pathogenese** unbekannt. Vieles spricht für Autoimmungenese.

Klinik: Schwäche, Ikterus, Juckreiz, Hautpigmentierungen, Spätzeichen sind die Symptome einer Zirrhose, s. 27.7.2. Häufige Begleiterkrankungen sind Steatorrhoe durch Gallensäuremangel im Dünndarm, Malabsorption fettlöslicher Vitamine mit Vitamin-D-Mangel, Calciummalabsorption, Osteoporose, Vitamin-A-Mangel (Nachtblindheit), Sicca-Syndrom mit Keratitis sicca, Stomatitis sicca, Kolpitis sicca, Polymyositis, CREST-Syndrom, andere kollagenoseähnliche Erkrankungen; Lichen planus, Gallensteine, Leberkarzinom.

Diagnostik: Erhöhte alkalische Phosphatase und γ-GT, Nachweis von antimitochondralen Antikörpern, IgM erhöht. ERCP zum Ausschluß anderer Gallenwegserkrankungen.

Therapie: Fettarme, kalziumreiche Diät, symptomatische Therapie neuerdings mit Ursodesoxycholsäure (Ursofalk®). Colestyramin zur Behandlung von Juckreiz. Eine manifeste primäre biliäre Zirrhose ist irreversibel, evtl. muß eine Lebertransplantation in Erwägung gezogen werden.

27.6.9 Primär sklerosierende Cholangitis

> Chronische Entzündung der intra- und extrahepatischen Gallenwege mit reaktiver, konzentrischer Fibrose und konsekutiver Cholostase.

Extrahepatische Begleiterkrankungen sind häufig Colitis ulcerosa (>50%), M. Crohn, AIDS, Zustand nach Bestrahlungen des Oberbauches, retroperitoneale Fibrose, Thyreoiditis, Zustand nach Zytostatikainfusion in die A. hepatica.

Klinik: Ikterus, Müdigkeit, Juckreiz, Druckgefühl im rechten Oberbauch. *Diagnostik*: Bilirubin, alkalische Phosphatase und γ-GT im Serum erhöht, Leukozytose, eventuell Nachweis von Autoantikörpern gegen glatte Muskulatur und nukleäre Faktoren. ERCP zur Sicherung der Diagnose.

27.7 Leitsymptom Leistungsabfall

Therapie: Keine spezielle Therapie. Gabe von Antibiotika bei bakterieller Superinfektion. Probatorische Gabe von Steroiden, besser wirksam ist Ursodesoxycholsäure. Indikation zur rechtzeitigen Lebertransplantation prüfen (Karzinomentwicklung).

Prognose: Teilweise asymptomatischer Verlauf über viele Jahre. Mittlere Lebenserwartung bei symptomatischen Verläufen zwischen 6 Monaten und 15 Jahren.

27.7.1 Chronische Hepatitis

> Mindestens sechs Monate bestehende Entzündung der Leber. Histologisch und klinisch werden *chronisch persistierende*, *chronisch aktive* (aggressive), *chronisch lobuläre* Hepatitis unterschieden.

Ursachen sind chronische Verlaufsformen der Virus-Hepatitis B, C, Delta. Andere Ursachen sind Autoimmunprozesse (Immunhepatitis) und die primär biliäre Zirrhose; Medikamente, toxische Substanzen, Stoffwechselerkrankungen z. B. Hämochromatose, autoimmunologische chronische Hepatitis. Chronische Hepatitis nach Hepatitis B verläuft meist mild, seltener Übergang in chronisch aktive Hepatitis und Zirrhose. Dekompensation einer chronischen Hepatitis B durch Superinfektion mit anderen Viren (z. B. Hepatitis Delta), spontane Reaktivierung der Hepatitis B, immunsuppressive Therapie, hepatozelluläres Karzinom.

Klinik: Meist uncharakteristische Symptome wie leichter Gewichtsverlust, Müdigkeit, Oberbauchbeschwerden, Leber- und Milzvergrößerung, seltener Ikterus, Appetitlosigkeit, Fieber, Arthralgien, Diarrhoen, Spider naevi, Palmarerythem, Juckreiz, später Symptome der Leberzirrhose.

Diagnostik: Bei chronisch persistierender Hepatitis Transaminasenwerte meist unter 100 U/l. Gerinnungsparameter, Bilirubin, Blutbild normal. Bei chronisch aktiver Hepatitis liegen Transaminasenwerte über 100 bis 300 U/l, in Schüben auch bis zu 800 U/l. Rezidivierend Bilirubinwerterhöhungen. Erhöhung der Gammaglobuline in späteren Stadien. Bei chronisch lobulärer Hepatitis steigen und fallen die Transaminasenwerte. Für alle Formen der chronischen Hepatitis ist die Gewinnung einer Leberhistologie entscheidend.

Therapie: Die chronische Hepatitis B und C werden langfristig mit Interferon alpha 3–5 Mio. E 3x wöchentlich behandelt. Erfolgsraten 20–40 % je nach Virus. Autoimmunhepatitiden werden mit Steroiden behandelt. Die Behandlung sollte in hepatologischen Zentren durchgeführt werden.

Komplikationen: Entwicklung einer Leberzirrhose mit Leberinsuffizienz, portaler Hypertension, Leberkarzinom. *Nebenwirkungen der Therapie:* Kortikosteroide (Akne, Osteoporose), Azathioprin (Blutbild, Azathioprin-Hepatitis), Interferon (grippale Symptome, Haarausfall, Autoimmunthyreoiditis, psychische oder neurologische Nebenwirkungen, Gewichtsabnahme, Blutbildveränderungen).

Nachbetreuung: Aktive Impfung der Kontaktpersonen bei chronischer Hepatitis B. Absolute Alkoholkarenz. Keine leberschädigenden Medikamente. Schul- und Arbeitsunfähigkeit besteht nur bei Transaminasenschüben und beim Übergang in Zirrhose. GdE bei chronisch persistierender Hepatitis 15–40 %, bei chronisch aggressiver Hepatitis 30–100 % je nach Transaminasenverlauf, Übergang in Zirrhose und möglicher Dekompensation.

Prognose: Bei chronisch persistierender Hepatitis gut. Die chronisch aktive Hepatitis führt häufig zu einer Zirrhose. Chronische Hepatitis nach Hepatitis Delta verläuft oft fulminant und hat eine schlechte Prognose. Chronische Hepatitis nach Hepatitis C nimmt in 60 % einen chronischen Verlauf, 20 % enden in einer Leberzirrhose.

27.7.2 Leberzirrhose

> Irreversible, progressive, diffuse Lebererkrankung mit Parenchymzerstörung, Parenchymregeneration, diffuser Bindegewebsvermehrung, Zerstörung der normalen Leberläppchenstruktur. Sie ist das **Endstadium** verschiedener Lebererkrankungen.

Häufigste **Ursache** ist der Alkoholabusus. Zirrhosegefahr beginnt bei täglicher Alkoholaufnahme von mehr als 60 g bei Männern und 40 g bei Frauen. Weitere Ursachen sind Virushepatitiden (Hepatitis B, C, Delta), Autoimmunhepatitis, primär biliäre Zirrhose, Stoffwechselerkrankungen. Einteilung der Leberzirrhose nach pathologisch-makroskopischen Kriterien, nach Ätiologie, nach dem Grad der Enzephalopathie, nach Komplikationen durch die portale Hypertension.

Klinik: Schwäche, Appetitlosigkeit, Gewichtsverlust, Muskelatrophie; derbe, zu Beginn vergrößerte Leber, Splenomegalie, Prominenz der Bauchwandgefäße bis hin zum Caput Medusae, Aszites, Varizenblutung, Ikterus, Lackzunge, Spider naevi, Pruritus, Gerinnungsstörungen; Palmar- bzw. Plantarerythem, Gynäkomastie, Reduktion der Stamm- und Schambehaarung, Libido- und Potenzverlust, Hodenatrophie; evtl. Kardiomyopathie, letztlich die Symptome der Leberzellinsuffizienz und der portalen Hypertension. Begleiterkrankungen: Ulzera, Gallensteine, Pankreatitis, Hernien, Diabetes mellitus.

Diagnostik: *Labor*: Blutbild, Transaminasen, alk. Phosphatase, Bilirubin, Quick-Wert, Albumin, Hepatitisserologie, Autoantikörper. Bei fortgeschrittener Zirrhose erhebliche Störung der Parameter für Syntheseleistung (Gerinnungsfaktoren, Eiweiß, Cholinesterase), der Exkretion (Bilirubin) und der Transaminasen. Laparoskopie, Leberbiopsie, Gastroskopie, ERCP, Sonographie.

Therapie: Symptomatische Therapie nach Klärung der Ätiologie. Aszites s. 27.9, hepatische Enzephalopathie s. 27.7.3, Ösophagusvarizen s. 27.8.1.

Komplikationen: Spontane bakterielle Peritonitis, portale Hypertension, hepatische Enzephalopathie, epizirrhotisches Leberkarzinom und Begleiterkrankungen.

Nachbetreuung: Medikamentöse Dauertherapie mit z. B. Lactulose bei hepatischer Enzephalopathie. Diuretika bei Aszites. Aufklärung über mögliche Komplikationen wie Varizenblutungen, Aszites. Entzugsbehandlung bei Alkoholabusus. Impfung der Kontaktpersonen bei chronischer Hepatitis B. Auch bei gut kompensierter Zirrhose jährliche Kontrollen von alpha-1-Fetoprotein und Sonographie zur Früherkennung eines primären Leberkarzinoms. Arbeitsunfähigkeit bei dystrophem Schub und Dekompensation der Leberfunktion, Varizenblutungen, schwerem Aszites. GdE je nach Grad der Dekompensation 50–100 %. Berufs- und Erwerbsunfähigkeit bei dekompensierter Zirrhose mit nicht beherrschbarem Aszites, Varizenblutungen oder hepatischer Enzephalopathie, sowie epizirrhotischem Leberkarzinom.

Prognose: 3-Jahresüberlebensrate bei Alkoholabstinenz liegt bei 71 %, bei fortgesetztem Alkoholabusus nur noch bei 56 %.

Prognose
abhängig von der Art der Hepatitis

Leberzirrhose

Definition ⇒

Ätiologie
- Alkoholabusus
  Zirrhosegefahr beginnt bei
  – Männern bei 60g Alkohol tgl.
  – Frauen bei 40g Alkohol tgl.
- Virushepatitis u. a.

Klinik
- Splenomegalie
- Spider naevi
- Gynäkomastie
- portale Hypertension

Diagnose
- Labor
- Laparoskopie
- Leberbiopsie
- Sonographie

Therapie
richtet sich nach den Komplikationen

Komplikationen

Nachbetreuung
- medikamentöse Dauertherapie
- Aufklärung über mögliche Komplikationen
- Entzugsbehandlung bei Alkoholabusus
- jährliche Kontrollen von alpha-1-Fetoprotein
- Sonographie

GdE richtet sich nach dem Grad der Dekompensation

günstige **Prognose** bei Alkoholabstinenz

27.7.3 Hepatische Enzephalopathie

> Klinisch definiertes Syndrom, das neurologische und psychiatrische Symptome umfaßt, die bei tiefgreifender, lange bestehender Einschränkung der Leberfunktion auftreten.

S. auch Kap. **40. Neurologische Erkrankungen**.

Klinik: Vielgestaltig und uncharakteristisch. Unkooperatives Verhalten, Aggressivität, Störungen der Konzentration, des Schlaf-Wachrhythmus, Schläfrigkeit bis zum Stupor.

Therapie und Nachbetreuung: Medikamentöse Therapie mit Lactulose und nicht resorbierbaren Antibiotika. Eiweißrestriktion, Vermeidung von Sedativa und Hypnotika sowie nichtsteroidalen Antiphlogistika und Alkohol. Arbeitsunfähigkeit 100 % mit Ausnahme des Stadium I der hepatischen Enzephalopathie. GdE, Berufsunfähigkeit und Erwerbsunfähigkeit wie Leberzirrhose.

Prognose: Richtet sich nach der Grundkrankheit.

27.8 Leitsymptom gastrointestinale Blutung

27.8.1 Ösophagusvarizen

> Die portale Hypertension führt zu einem Umgehungskreislauf mit Erweiterung der Gefäße und Varizenbildung entlang des unteren und mittleren Ösophagus bei 40–70 % der Zirrhosepatienten.

Seltener kommt es zu Varizenbildung im Bereich des Fundus ventriculi, im Bereich von Duodenum oder Dünndarm. Die Ösophagusvarizenblutung ist zweithäufigste Todesursache der Leberzirrhose.

Klinik: Schwallartiges Bluterbrechen, Teerstühle, Zeichen der portalen Hypertension.

Differentialdiagnose: Jede andere Ursache einer Blutung aus dem oberen Gastrointestinaltrakt, z. B. Ösophagitis, Tumor, erosive Gastritis, Mallory-Weiss-Syndrom, Ulkusblutung.

Therapie: Stationär. Ösophagusvarizensklerosierung, endoskopische Ligation der Varizen, als Langzeittherapie Betablocker, evtl. Anlegen eines transjugulären stent-shunt (TIPSS). *(Operative Therapie*: s. Kap. **31. Chirurgie**.)

27.9 Leitsymptom Aszites

> Das Auftreten freier Flüssigkeit in der Bauchhöhle wird als Aszites bezeichnet und ist meist Symptom einer anderen Erkrankung (z.B. chronische Lebererkrankung mit portaler Hypertension, Herzerkrankungen, Malignome, renale oder metabolische Störungen).

Klinik: Vergrößerter Bauchumfang, verbunden mit Symptomen der jeweiligen Grunderkrankung wie z. B. Ikterus bei Lebererkrankungen, Luftnot bei Herzinsuffizienz usw.

Diagnose

Therapie
richtet sich je nach Grundkrankheit:
- Restriktion von Kochsalz und Wasserzufuhr
- Diuretika
- Entlastungspunktion

Prognose

Diagnostik: Richtet sich nach der Ursache des Aszites. Maligne Ursachen sind dringend zu beachten, d.h. neben Computertomographie ist klinisch chemische und zytologische Aszitesdiagnostik notwendig. Sonographie.

Therapie: Richtet sich nach der Grundkrankheit, bei Zirrhose-bedingtem Aszites modifizierter Dreistufenplan: Bettruhe, Restriktion der täglichen Kochsalzaufnahme auf maximal 3 g pro Tag und Restriktion der Wasseraufnahme auf 1000 bis 1500 ml pro Tag. Gabe von Diuretika wie Spironolakton (Aldosteronantagonist) evtl. kombiniert mit Furosemid, Xipamid, Etacrynsäure. Entlastungspunktion bei prallem Aszites, Atemnot und Varizenblutungen (2–3 l). Bei therapierefraktärem Aszites wiederholte Punktionen mit gleichzeitigen Albumininfusionen, operative Anlage eines peritoneo-venösen Shunts, neuerdings auch Anlegen eines transjugulären stent-shunts.

Prognose: Abhängig von der Grundkrankheit.

28. Immunologische und allergische Erkrankungen

D. Fritze

Allgemeines

Klinische Immunologie ist Ganzheitsmedizin. Für den Allgemeinarzt ist das Verständnis für spezifische immunologische Reaktionen wichtig, weil Immunprozesse den Organismus in allen Bereichen schützen oder schädigen können. Unter funktionellen Gesichtspunkten ergeben sich drei **Gruppen immunologischer Erkrankungen:**
1. mangelhafte Immunreaktion (Immundefekt),
2. überschießende Immunreaktion (Hypersensitivität und Autoaggression),
3. neoplastisch transformierte Immunreaktion (maligne Lymphome, Plasmozytome usw.).

28.1 Leitsymptom Infektanfälligkeit

28.1.1 Primäre, angeborene Immundefekte

In der Regel sind die primären angeborenen Immundefekte erblich und sehr selten, sie treten im frühen Kindesalter auf und interessieren somit vor allem den Pädiater. Störungen können allein die **B-Zell-** oder aber auch die **T-Zell-Funktionen** erfassen. Kombinierte Störungen finden sich z. B. beim Schweizer Typ der Agammaglobulinämie.

Ein selektiver IgA-Mangel findet sich bei einer von 700 Personen und ist damit der häufigste Immundefekt überhaupt! Diese Patienten dürfen nicht mit 7S-Immunglobulinen intravenös behandelt werden, weil schwere anaphylaktische Reaktionen auftreten können.

28.1.2 Sekundäre, erworbene Immundefekte

> Hierbei handelt es sich um **erworbene Immundefekte**, die im Gefolge anderer Systemerkrankungen auftreten.

Sie sind viel häufiger als angeborene und finden sich bei bösartigen Erkrankungen des lymphatischen und hämatopoetischen Systems (z. B. malignes Non-Hodgkin-Lymphom und Plasmozytom). Bei diesen handelt es sich um B-Zell-Defekte, die mit Antikörpermangel einhergehen können. Dies kann auch bei Eiweißverlusten infolge eines nephrotischen Syndroms oder einer exsudativen Enteropathie auftreten.

Die Sarkoidose und der Morbus Hodgkin sind dagegen vor allem mit einem T-Zelldefekt behaftet. Die immunologische Abwehrlage ist bei Patienten mit Malnutrition, Urämie, Marasmus, schweren und chronischen Infektionen (Tuberkulose) insgesamt schlecht. Ferner zeigen Patienten mit AIDS (z. B. männliche Homosexuelle, Hämophile, Drogenabhängige) schwere Immunde-

- chron. Infektionen
- AIDS

fekte. Nach Strahlen- und Chemotherapie sowie nach längerer immunsuppressiver Behandlung (Organtransplantation) treten zelluläre und humorale Immundefekte auf.

Klinik der Immundefekte

28.1.3 Klinik der Immundefekte

- T-Zellstörung führt vermehrt zu parasitären und viralen Infektionen

- Antikörpermangel führt vermehrt zu pulmonalen bakteriellen Infektionen

Bei Störungen der zellulären Immunität werden gehäuft Pilz-, Protozoen- und Virusinfektionen im oberen Respirationstrakt, in den Lungen und im Gastrointestinaltrakt beobachtet. Bei **eingeschränkter T-Zellfunktion** sind die Betroffenen durch Infektionen mit Pneumocystis carinii, Hefepilzen, Mykobakterien, Zytomegalieviren, Toxoplasmen oder Legionellen gefährdet. Bei **Antikörpermangelsyndrom** stehen pulmonale Infektionen mit Streptokokken, Haemophilus influenzae, Staphylokokken usw. im Vordergrund.

28.1.4 Therapie der sekundären Immundefekte

Therapie der sekundären Immundefekte

- Chemo- und/oder Strahlentherapie

- Immunglobulin-Substitution i. v. bei AK-Mangel

- Antibiotika gezielt einsetzen!

Antikörpermangelsyndrome müssen möglichst gezielt behandelt werden. Bei Patienten mit malignen lymphoretikulären Erkrankungen oder Leukämien steht die Behandlung mit **Zytostatika** oder **Strahlentherapie** im Vordergrund. In der klinischen Remission dieser Erkrankungen bessert sich auch die Immunität der Patienten! Unterstützend können **Immunglobuline** substituiert werden, wenn schwere bakterielle Infektionen (Sepsis) dadurch besser beherrscht werden können oder prophylaktisch ihr Auftreten verhindert werden kann. Gleichzeitig muß eine gezielte **antibiotische** Behandlung erfolgen! Bei der Wahl des Präparates für die **Antikörpersubstitution** wird heute aufgrund der verläßlicheren Serumspiegel die intravenöse Applikation bevorzugt. Verwendet werden Präparate mit kompletten IgG-Molekülen (7S-Immunglobuline) die spezifische biologische Funktionen wie Opsonierung, Phagozytose oder Komplementaktivierung am besten vermitteln können (z. B. Intraglobin F®, Sandoglobulin®, Venimun®).

Leitsymptom Juckreiz, Schwellung, Rötung – allergische Erkrankungen

28.2 Leitsymptom Juckreiz, Schwellung, Rötung – allergische Erkrankungen

Aufbauend auf der Einteilung von Coombs und Gell unterscheiden wir folgende **Arten allergischer Reaktionen**:

Arten allergischer Reaktionen
- Typ I: Anaphylaxie

- Typ II: durch zytotoxische AK

- Typ III: durch Immunkomplexe

- Typ IV: durch spezifisch sensibilisierte T-Lymphozyten

- Typ V: durch stimulierende AK

- Typ VI: Killerzellaktivität durch Bindung der Immunglobuline an Zelloberfläche

Typ-I-Reaktion: Anaphylaxie durch spezifische IgE-Antikörper (Beispiele: atopische Erkrankungen, Anaphylaxie, Urtikaria),
Typ-II-Reaktionen: Allergie durch zytotoxische Antikörper (Beispiele: immunhämolytische Anämie, medikamentöse Allergien),
Typ-III-Reaktionen: durch Immunkomplexe (Beispiele: Immunvaskulitis, Serumkrankheit, Alveolitis),
Typ-IV-Reaktionen: Allergie durch spezifisch sensibilisierte T-Lymphozyten (Beispiele: Kontaktdermatitis, Tuberkulinreaktion, Graft versus host-Krankheit),
Typ V-Reaktionen: durch sog. stimulierende Antikörper (Beispiele: Antikörperreaktionen gegen bestimmte Zellmembranrezeptoren wie den TSH-Rezeptor der Thyreozyten (LATS bei Hyperthyreose) oder den Acetylcholinrezeptor der quergestreiften Muskelzelle bei Myasthenia gravis),
Typ VI-Reaktion: Natürliche Killerzellaktivität bzw. Antikörper-abhängige zelluläre Zytotoxizität durch Bindung des Fc-Teils der Immunglobuline an die Zelloberfläche (Beispiele: spontane und spezifische Tumorzytotoxizität, Immunkrankheiten wie Immunthyreoiditis, chronische autoaggressive Hepatitis).

28.2 Leitsymptom Juckreiz, Schwellung, Rötung – allergische Erkrankungen

Weitere Immunmechanismen: Aktivierung des Komplementsystems z. B. durch IgA-Antikörper, oder den klassischen bzw. alternativen Weg durch Anaphylatoxine (C3a, C5a, C4a). Schließlich können IgG-Antikörper der Untergruppe 4 (IgG 4) die Mastzellen der Haut spezifisch sensibilisieren.

Epidemiologie: Die Häufigkeit allergischer Erkrankungen variiert geographisch erheblich, hängt vom Typ der Allergie (Typ I – VI) und von der Art der Exposition der Bevölkerung ab. Wahrscheinlich können 30 % der Bevölkerung an einer Kontaktdermatitis erkranken, sofern sie exponiert werden. Atopische Erkrankungen kommen bei 10–12 % vor. Spritzt man seinen Patienten größere Mengen von Rinderserum oder anderen Tierprodukten, so ist fast immer mit einer Serumkrankheit zu rechnen. Bei 3 % der Bevölkerung kommt eine Überempfindlichkeit gegen Penicillin vor, bei disponierten Personen (z. B. Ampicillinexanthem nach EBV-Infektion) häufiger. Echte allergische Reaktionen nach Gabe von Medikamenten sind eher selten und toxische Reaktionen damit wahrscheinlicher.

Diagnostik: Die Anamnese des potentiellen Allergikers ist wichtiger als die körperliche Untersuchung! Die Sicherung der Diagnose durch Haut-, Labor- und/oder Provokations- oder Expositionstest muß in der Regel dem Spezialisten vorbehalten bleiben (z. B. Dermatologe, Pulmologe). Der Allgemeinarzt muß mit dem anamnestischen Spektrum möglicher allergischer Reaktionen vertraut sein. Allergische Reaktionen kommen als Nahrungsmittelallergie, Kälte- oder Wärmeurtikaria, Pollinosis, Asthma oder anaphylaktischer Schock vor. In der Anamnese und Familienanamnese des Atopikers finden sich infolge genetischer Disposition gehäuft Milchschorf, Exantheme, Urtikaria, Ekzeme, Heuschnupfen, Heufieber, Asthma und Migräne. Durch spezifische IgE-Antikörper vermittelte anaphylaktische Reaktionen finden sich bei entsprechend disponierten Patienten nach Inhalation von Hausstaub, Milben oder Pollen, oder sie treten auf nach Genuß von Erdbeeren, Erdnüssen oder bestimmten Fischarten oder nach Applikation bestimmter Medikamente (z. B. Penicillin). Infektionen mit manchen Parasiten, insbesondere Würmern (z. B. Ascaris) begünstigen die Synthese spezifischer IgE-Antikörper.

Klinik: Die Symptome variieren mit der Art und dem Aufnahmemodus des Allergens in den Organismus, so tritt z. B. nach intravenöser Applikation die anaphylaktische Reaktion schnell und dramatisch ein.

28.2.1 Anaphylaktische Reaktion

Sie kann generalisiert auftreten, in anderen Fällen bleibt sie auf den Ort der Antigenaufnahme beschränkt (allergische Rhinitis, Heufieber, allergisches Asthma, Nahrungsmittelallergie).

Klinische Bilder anaphylaktischer Reaktionen: *Urtikaria* (Rötung, Schwellung, Juckreiz); *Quincke-Ödem* (Schwellung der Lider, der Lippen, des Rachens und der Bronchial- oder Magendarm-Schleimhäute); *allergische Konjunktivitis* (Rötung, Schwellung, Juckreiz der Bindehäute); *allergische Rhinitis* (Niesreiz, Schwellung, Schnupfen); *allergisches Asthma bronchiale* (Husten, Spastik, exspiratorische Dyspnoe); *allergische Gastroenteritis*, vor allem im Dünndarm (Peristaltik, Diarrhoe, Erbrechen); *anaphylaktischer Schock*. Diese Schockform äußert sich in *Atemnot* (Larynxödem und Bronchospasmus), *Blässe* und *Zyanose* (Blutdruckabfall), Schweißausbruch, *Tachykardie* (adrenerge Gegenregulation), *Übelkeit, Erbrechen, Kreislaufversagen* und *Tod in der Hypovolämie*.

Solche schweren, generalisierten Reaktionen treten z. B. nach Insektenstichen (Wespen) oder intravenöser Gabe von Medikamenten bei entsprechend disponierten Personen auf. **Ursache anaphylaktischer Reaktionen**: *Insektenstiche*

---

weitere Immunmechanismen

Epidemiologie

- atopische Erkrankungen bei 10–12 %

- Penicillinallergie bei 3 % der Bevölkerung

Diagnostik
- Anamnese
- körperl. Untersuchung
- Haut- /Labortests durch Spezialisten

allergische Reaktionen zeigen sich als
– Nahrungsmittelallergie
– Kälte-/Wärmeurtikaria
– Pollinosis
– Asthma
– anaphylaktischer Schock

Klinik

Anaphylaktische Reaktion

Klinik
- Urtikaria
- Quincke-Ödem
- allergische Rhinitis, Konjunktivitis, Asthma bronchiale
- allergische Gastroenteritis
- anaphylaktischer Schock

Symptome:
– Atemnot
– Blässe/Zyanose
– Tachykardie
– Kreislaufversagen

28. Immunologische und allergische Erkrankungen

Ursache
- Insektenstiche
- Pollenallergie
- Nahrungsmittelallergie
- Fremdserum
- Medikamente

(Venome der Gattung Hymenoptera); *Pollenallergie*: Heufieber, Heuschnupfen durch Gräser; *Nahrungsmittelallergie* (Eier, Fisch, Nüsse, Getreide, Bohnen usw.); *Fremdserum* (z. B. Antilymphozytenglobulin vom Pferd in hohen Dosen und wiederholt); *Medikamente* (sehr selten nach i. v. Gabe von Penicillin, Cephalosporin, Procain, Lidocain, jodhaltigen Kontrastmitteln usw.).

28.2.2 Medikamentöse Allergien

Medikamentöse Allergien

(Typ-II-Reaktion)

Medikamentöse Allergien gelten als der Prototyp der zytotoxischen Typ-II-Reaktionen. Sie kommen jedoch, z. T. gleichzeitig, auch über andere Immunreaktionen zustande.

Definition
⇨

> Von einer **gesicherten allergischen Reaktion** darf unter strengen Kriterien nur dann gesprochen werden, wenn spezifische Antikörper gegen das Medikament (Hapten) oder spezifisch sensibilisierte T-Lymphozyten im Blut nachgewiesen worden sind.

Nachweis ist schwierig, daher Anamnese berücksichtigen!

Da sich in der Praxis des Arztes für Allgemeinmedizin nicht jede spezifische Immunreaktion gegen ein Medikament auf diese Weise sichern läßt, sind Anamnese und Dokumentation des Befundes von großer Bedeutung. Medikamentöse Nebenwirkungen lassen sich im Einzelfall nur schwer deuten, und insbesondere allergische, pseudo-allergische und toxische Reaktionen bereiten häufig differentialdiagnostische Schwierigkeiten (Tab. 28–1). Prinzipiell kann jedes Medikament eine pseudo-allergische Reaktion auslösen. Dabei können alle echten allergischen Reaktionstypen nachgeahmt werden.

Differentialdiagnose zu pseudo-allergischen und toxischen Arzneimittelreaktionen

Beispiele für pseudo-allergische Reaktionen nach Typ-I-Muster
- Aspirin-Asthma
- Röntgenkontrastmittelunverträglichkeit

Beispiele für **pseudo-allergische Reaktion**en nach dem Typ-I-Muster sind das Aspirin-Asthma und die Röntgenkontrastmittel-Unverträglichkeiten. Bei einzelnen disponierten Personen verursacht die Gabe von Plasmaexpandern wie Polygelin (Hämaccel) **anaphylaktoide Reaktionen**, die sich durch vorherige Gabe von H1- und H2-Rezeptorantagonisten blockieren lassen. Dagegen handelt es sich bei der anaphylaktoiden Reaktion nach intravenöser Infusion von Dextranen um eine Immunkomplex- bzw. Aggregatanaphylaxie, die wahrscheinlich auf kreuzreagierende zirkulierende Antikörper zurückzuführen ist. Zur Vermeidung der Dextrananaphylaxie wird deshalb die intravenöse Applikation des monovalenten Haptens (Promit) empfohlen.

allergische Reaktion bei erstmaliger Anwendung
- frühestens nach 5–10 Tagen

Nach Medikamentenexposition variiert die **Latenzzeit** bis zum Auftreten der medikamentösen Allergie sehr. Bei erstmaliger Einnahme des Medikaments treten allergische Reaktionen frühestens nach 5–10 Tagen auf. Manchmal erfolgt die Sensibilisierung gegen das spezifische Hapten erst wenn bereits länge-

Tab. 28-1: Klinische Merkmale allergischer, pseudo-allergischer und toxischer Reaktionen bei Arzneimittelallergie

	Medikamentöse Allergie	Pseudo-allergische Reaktion	Toxische Reaktion
immunologische Reaktion	spezifische Antikörper und/oder T-Zellen	unspezifische Aktivierung des Immunsystems	direkte Schädigung der Zielzellen (z. B. Erythrozyten)
Häufigkeit	selten, nach Reexposition dosisunabhängig	selten, dosisabhängig	relativ häufiger, stark dosisabhängig
im Tiermodell reproduzierbar	nicht möglich	z. T. möglich, z. B. Komplementaktivierung	reproduzierbar

(nach Berg, P. A. und Mitarbeiter: Dtsch. Med. Wochenschrift 1988 (133), 65–73)

28.2 Leitsymptom Juckreiz, Schwellung, Rötung – allergische Erkrankungen

Tab. 28-2: Klinische Charakteristika allergischer Reaktionen

Typ	max. Reaktionen nach:	Immunmechanismen	klinische Zeichen
I	15–30 min.	IgE + Mastzellen	Heuschnupfen, Urtikaria, Asthma
II	7–10 Tagen	IgG, IgM (+/– Komplement)	Arzneimittelallergie (z. B. hämolytische Anämie)
III	12 Stunden	Immunkomplexe	Serumkrankheit, Arthralgien bei Infektionen; Glomerulonephritis
IV	24–48 Stunden	T-Zellen + Lymphokine	Kontaktdermatitis, Graft versus Host-Reaktionen

re Zeit damit therapiert wurde. Nach Reexposition des bereits sensibilisierten Patienten können sich die allergischen Symptome erheblich schneller entwickeln. Je nach Typ der beteiligten allergischen Reaktionen treten sie innerhalb von Minuten (*Soforttyp*) oder erst nach Tagen (*Tuberkulintyp*) auf. Tab. 28–2 stellt diese zeitlichen Abläufe den jeweiligen Immunmechanismen und klinischen Charakteristika gegenüber.

Von einer **Kreuzallergie** spricht man, wenn medikamentöse allergische Reaktionen auftreten, nachdem früher bereits ein strukturell ähnliches Präparat eingenommen wurde. So findet man z. B. bei Patienten mit einer Penicillinallergie in etwa 10 % der Fälle eine Kreuzallergie gegen Cephalosporine. Ferner kann der Allergiker sich dadurch sensibilisiert haben, daß er Medikamente aus der Nahrung aufnahm oder am Arbeitsplatz sensibilisiert wurde (chemische Industrie!).

Klassische Zeichen einer medikamentösen Allergie sind: Exantheme, Fieber, Arthralgien. Die Allergie kann sich klinisch als Hepatitis, Nephritis, Myokarditis oder Vaskulitis äußern. Schwere anaphylaktische Reaktionen sind sehr selten!

Medikamente wie Methyldopa, Cephalosporin, Nomifensin usw. induzieren die Bildung spezifischer IgG- (oder IgM-) Antikörper, die sich an das der Erythrozytenmembran angelagerte Medikament spezifisch binden. Hierdurch wird das Komplementsystem aktiviert und die Immunhämolyse eingeleitet. Solche Typ-II-Reaktionen werden auch bei medikamentös induzierten Thrombozytopenien oder Agranulozytosen beobachtet. Andere Substanzen wie Hydralazin oder Procainamid verursachen ein dem Lupus erythematodes ähnliches Krankheitsbild (sog. Pseudolupus) mit entsprechenden serologischen Befunden (Nachweis von Antihiston-Antikörpern).

Medikamentöse Allergien bevorzugen kein Geschlecht. Kinder erkranken selten, ältere Menschen dagegen häufiger. Dies läßt vermuten, daß die Dauer der Medikamenten-Exposition eine Rolle spielt. Atopiker sollen nicht häufiger an Medikamentenallergien erkranken als Nichtatopiker. Jedoch soll die Intensität der medikamentösen allergischen Reaktionen bei Atopikern ausgeprägter sein als bei Nichtatopikern. Virusinfektionen, Autoimmunerkrankungen und maligne lympho-retikuläre Erkrankungen verändern die immunologische Ausgangslage.

Zu den vielen Medikamenten, die eine hämolytische Anämie, eine Granulozytopenie oder eine Thrombozytopenie nach dem Muster der Typ-II-zytotoxischen Antikörperreaktionen auslösen können gehören: Mesantion, Chinin und Chinidin, Phenacetin, Antibiotika (Streptomycin, Cephalosporin, Penicillin, Sulfonamide), Chlorpromazin, Alphamethyldopa, Hydralazin, Melphalan, Amidopyrin.

---

bei Reexposition:
– innerhalb von Minuten (= Soforttyp)
– nach Tagen (= Tuberkulintyp)

Kreuzallergie

Penicillinallergie in 10 % gegen Cephalosporine

klassische Zeichen der **Arzneimittelallergie**
- Exanthem
- Fieber
- Arthralgien u. a.

Beispiele für Medikamente
- Methyldopa
- Nomifensin
- Penicillin
- Cephalosporin
- Hydralazin
- Procainamid

Arzneimittelallergien
- bevorzugen kein Geschlecht
- bevorzugen nicht Atopiker
- bevorzugen ältere Menschen
- verlaufen schwerer bei Atopikern als bei Nichtatopikern

Medikamente, die zu
- Immunhämolyse
- Immun-Granulozytopenie
- Immun-Thrombozytopenie
führen können

28. Immunologische und allergische Erkrankungen

Immunkomplexkrankheiten

(Typ-III-Reaktionen)

häufige Zielorgane
- Nieren
- Lunge

Beispiele für Immunkomplexerkrankungen

28.2.3 Immunkomplexkrankheiten

Sie laufen nach Art der **Typ-III-Reaktionen** ab. Antigen-Antikörper-Komplexe werden im Gewebe abgelagert, wobei die Nieren besonders gefährdet sind. Dabei werden die im Äquivalenzbereich gebildeten Immunkomplexe phagozytiert und abgebaut. Hingegen sind die bei Antigen- oder Antikörperüberschuß gebildeten kleinen bis mittelgroßen Komplexe meist pathogen. An den Nieren führen sie zu subakuten oder chronischen Entzündungen in den Glomeruli. Die **Klinik** ist bunt, wie die Ursachen und die Zielorgane der Immunkomplexkrankheiten vermuten lassen.

Immunkomplexerkrankungen: Serumkrankheit, Virusinfekte und andere Infektionen, Glomerulonephritis, subakute bakterielle Endokarditis, Immunvaskulitis (z.B. bei Lupus erythematodes), Purpura Schönlein-Henoch, Arzneimittelallergien (z.B. Ampicillin, Sulfonamide), Kälteagglutininkrankheit, allergische Alveolitis, Autoimmunerkrankungen, Kollagenosen.

28.2.3.1 Serumkrankheit

Serumkrankheit

Prototyp der Immunkomplexerkrankung

Symptome
- Fieber
- Albuminurie
- Lymphknotenschwellungen
- Urtikaria
- Arthralgien

bei Sensibilisierung gegen β-hämolysierende Streptokokken → chronische Glomerulonephritis

Sie gilt als **Prototyp der Immunkomplexerkrankung** und trat Anfang dieses Jahrhunderts auf, als Diphtherie, Tetanus, Gasbrand und andere Infektionskrankheiten mit antitoxinhaltigen Tierseren intravenös oder intramuskulär behandelt wurden. Etwa eine Woche nach der ersten Injektion kam es zu Fieber, Albuminurie, Lymphknotenschwellungen, Urtikaria und schmerzhaften Gelenkschwellungen. Diese Symptome wurden durch im Antigenüberschuß gebildete kleine lösliche Immunkomplexe ausgelöst.

Weitere **klinische Beispiele** durch im Antigenüberschuß gebildete zirkulierende Immunkomplexe sind die meist nach 8–12 Tagen auftretenden allergischen Reaktionen gegen Penicillin und Sulfonamide. Auf einem ähnlichen Wirkungsprinzip beruhen die Exantheme und Gelenkschmerzen im Rahmen von Virusinfekten (z.B. Hepatitis). Besteht über längere Zeit eine Sensibilisierung gegen betahämolysierende Streptokokken und/oder sind diese Personen schlechte Antikörperbildner, dann lagern sich im Antigenüberschuß die löslichen Immunkomplexe in der Niere ab und verursachen eine chronische Glomerulonephritis.

28.2.3.2 Arthus-Reaktion

Arthus-Reaktion

bei
- Farmerlunge

- allergischer Alveolitis

- Taubenzüchterlunge u.a.

Immunkomplexe schädigen die Synovia bei rheumatoider Arthritis

Andere Immunkomplexkrankheiten entstehen nach Art der Arthus-Reaktion, z.B. die *Farmerlunge* und verwandte Krankheitsbilder. Zwischen Exposition und dem Einsetzen der asthmatischen Beschwerden klafft ein Intervall von 6–8 Stunden. Die langdauernde, regelmäßige Exposition gegenüber den im Heu enthaltenen Inhalationsantigenen hat diese Patienten sensibilisiert. Bei erneutem Kontakt mit dem Antigen bilden sich im Gewebe Antigen-Antikörperkomplexe (mit Antikörperüberschuß), die eine *allergische Alveolitis* auslösen. Im Serum lassen sich hochtitrige präzipitierende Antikörper gegen die Inhalationsantigene nachweisen. Ähnliche Typ-III-Reaktionen kennen wir von der *Taubenzüchterlunge* (Exposition gegen Taubenexkremente), der *Käserlunge* (Schimmel auf Käse) und der *Malzarbeiterlunge* (Schimmel auf Gerste oder Malz).

Immunkomplexe schädigen die Synovia der Patienten mit rheumatoider Arthritis. In der synovialen Flüssigkeit lassen sich häufig Autoantikörper der Klassen IgM und IgG (sog. Rheumafaktoren) nachweisen, die sich spezifisch gegen natives IgG richten. Auch im Rahmen von Autoimmunerkrankungen wie dem Lupus erythematodes bilden sich Immunkomplexe mit Antikörperaktivität gegen DNA und Kernprotein, die im Sinne einer Immunvaskulitis die Glomerula schädigen.

28.2 Leitsymptom Juckreiz, Schwellung, Rötung – allergische Erkrankungen

28.2.4 Allergische Kontaktdermatitis

Diese Erkrankung kann als Prototyp der **Typ IV Reaktion** gelten, also einer Allergie vom verzögerten Typ. Erst 24–48 Stunden nach Zufuhr des spezifischen Allergens erreicht die spezifische T-Zellreaktion ihr Maximum, ohne der Hilfe von Serumantikörpern zu bedürfen. Innerhalb von sechs bis zehn Tagen wird die Haut gegen das spezifische Antigen sensibilisiert (sog. *Induktionsphase*). Nach Reexposition entwickelt sich dann innerhalb von 12–48 Stunden das klinische Bild (z. B. die ekzematisierte Entzündung). Viele Kontaktallergien haben einen iatrogenen Ursprung; z. B. werden penicillinhaltige Salben fast immer auf eine bereits geschädigte Haut aufgetragen, was die Entwicklung der Allergie fördert. Bei äußerlicher Anwendung penicillinhaltiger Salben oder Cremes ist mit einer Allergiequote von 15–20 % zu rechnen. Neomycin und andere Antibiotika wirken ähnlich sensibilisierend. Kreuzreaktionen kommen oft vor. Tetracycline verursachen dagegen seltener Kontaktallergien. Häufige **Kontaktallergene** (nach K. H. Schulz) sind:

- **Metalle**: Chromate, Nickel, Kobalt, Quecksilber
- **Arzneimittel**: Antibiotika (Sulfonamide, Penicilline, Neomycin, Aminoglykoside), Antihistaminika (Phenothiazine), Antimykotika
- **Konservierungs-** und **Desinfektionsmittel**: Formaldehyd, Kolophonium
- **Kunststoffe** (Epoxydharze, Acrylatharze)
- **Gummiinhaltsstoffe** (Vulkanisation)
- **Farbstoffe** (aromatische Amino- und Hydroxylverbindungen, Azofarbstoffe) und **Kosmetika**
- **pflanzliche Produkte** aus Primeln, Tulpen, Narzissen, Chrysanthemen, Astern, Gräsern
- **Terpentin**.

28.2.5 Untersuchungsmethoden bei allergischen Erkrankungen

Die wichtigste Untersuchungsmethode ist die **Anamnese**. In etwa 80 % der Fälle stimmen die Anamnese und die diagnostischen Proben des direkten Allergennachweises (Hauttestung und Provokationsproben) überein. Bietet die Anamnese Hinweise für eine entsprechende Gefährdung des Patienten, so muß auf die in vivo-Testung u. U. verzichtet werden.

28.2.5.1 Hautproben

Die Hautproben mit Allergenextrakten oder mit Allergenen im Nativzustand haben den Sinn, spezifische Antikörper vom Typ der Reagine (IgE-Antikörper) nachzuweisen. Besonders häufig angewendet werden: *Prick-Test, Intrakutan-Test, Skarifikations- bzw. Scratch-Test, Reibtest*.
Intrakutan-Teste gelten als etwa 100mal empfindlicher als Scratch- bzw. Skarifikations-Tests. Die Empfindlichkeit des Prick-Tests liegt dazwischen. Die Durchführung dieser Tests bleibt im allgemeinen dem Arzt im allergischen Speziallabor vorbehalten. Hingegen kann der **Reibtest** als „Bestätigungstest" aufgrund anamnestisch solider Hinweise in jeder Praxis durchgeführt werden. Dabei wird die Haut an der Volarseite des Unterarmes mehrmals kräftig mit dem nativen Allergen gerieben. In Frage kommen z. B. Hautproben mit nativen Allergenen wie Tierhaare, Pflanzenprodukte, Nahrungsmittel und Medikamente.
Nach 2–3 Minuten entwickeln sich stecknadelkopfgroße urtikarielle Effloreszenzen und innerhalb von 20 Minuten große Quaddeln, die zu flächigen Plaques konfluieren können.

Allergische Kontaktdermatitis

Typ-IV-Reaktion
- nach 24–48 Std. spezifische T-Zell-Reaktion
- 6–10tägige Sensibilisierung der Haut

- nach Reexposition in 12–48 Stunden klinisches Bild (ekzematisierte Entzündung)

Allergiequote durch penicillinhaltige Salben 15–20 %

häufige Kontaktallergene

Untersuchungsmethoden bei allergischen Erkrankungen

in 80 % ist die **Anamnese** richtungsweisend

Hautproben
- Prick-
- Intrakutan-
- Scratch-
- Reib-Test

Durchführung in Speziallabors

Reibtest
mit nativen Allergenen in jeder Praxis möglich

Reaktion
- nach 2–3 Min. urtikarielle Effloreszenzen
- innerhalb von 20 Min. Quaddeln

- Reibtest nur positiv bei hoher Sensibilisierung!

- Nativpräparate benutzen, mit denen der Patient umgeht
- Antihistaminika vorher absetzen

Der Reibtest fällt nur positiv aus, wenn die Sensibilisierung hoch ist! Er korreliert mit einem hohen RAST-Titer (s. unten). Bei negativem Ausfall müssen andere Hauttests durchgeführt werden. Wichtig ist noch der Hinweis, daß der Reibtest z.B. mit den Haaren des Hundes und der Katze durchgeführt wird, mit denen der Patient zusammenlebt. 24 Stunden, besser 48 Stunden vor Durchführung der verschiedenen Hauttests müssen Antihistaminika und andere Medikamente mit Antihistaminwirkung (z.B. Phenothiazine) abgesetzt werden. Niedrige Erhaltungsdosen von weniger als 10 mg Prednisolon beeinträchtigen die Ergebnisse der Hauttests meist nicht. Mit Ausnahme der Allergien gegen Penicillin oder gegen eiweißhaltige Medikamente sind Hauttests zum Nachweis medikamentöser Allergien nur bedingt einsatzfähig.

In vitro-Tests

- **Radioimmunosorbenttest** (RIST)
  Nachteile
  – unspezifisch
  – relativ teuer

- **Radioallergosorbenttest** (RAST)
  Nachteile
  – teuer
  – mit manchen Allergenen falsch positive Reaktionen

28.2.5.2 In vitro-Tests

Diesen in vivo-Antikörpernachweismethoden stehen die in vitro-Tests gegenüber. Der RIST (Radioimmunosorbenttest) bzw. Enzygnost-IgE mißt die unspezifische Gesamtmenge an IgE, also die Summe aus spezifischem und unspezifischem IgE. Die IgE-Mittelwerte sind bei Patienten mit Inhalationsallergien erhöht, wobei die Titer mit der Anzahl der Symptome zunehmen und vom Krankheitsbild abhängen (z.B. pollenallergische Rhinitis oder exogen allergisches Asthma bronchiale). Normale Gesamt-IgG-Werte schließen eine Allergie nicht aus. Hohe IgE-Werte finden sich z.B. auch bei Parasitenbefall! Der RAST (Radioallergosorbenttest) ist dagegen ein aufwendiges Nachweisverfahren für allergen-spezifisches IgE (Reagin). Zur Durchführung benötigt man 10 ml Blut und 3 ml Serum für 10 Bestimmungen. Käufliche Allergene stellt z.B. die Firma Pharmacia in Freiburg zur Verfügung. Die Hauptnachteile des RAST sind der hohe Preis, eine gegenüber den in vivo-Hauttests noch zu hohe Fehlerquote bei manchen Allergenen und die ausschließliche Messung von spezifischen IgE-Antikörpern (IgG 4-vermittelte Reaktionen werden nicht erfaßt).
Medikamentöse Allergien lassen sich prinzipiell im RAST nachweisen, sofern spezifische Antikörper eine Rolle spielen.

Diagnose allergischer Reaktionen

- Anamnese
- Nachweis spezifischer Antikörper
- Hauttests
- RAST

28.2.6 Diagnose allergischer Reaktionen

Sie basiert auf der **Anamnese** und dem **Nachweis** spezifischer IgE- und/oder IgG$_4$-Antikörper nach Auftragen des entsprechenden Allergens im **Haut-** oder **Schleimhauttest**. Alternativ oder zusätzlich können in vitro-Tests wie der **RAST** verwendet werden. Während der Immunkomplexnachweis im Gewebe mittels immunhistochemischer Methoden (z.B. Immunfluoreszenz) routinemäßig gelingt, spielt der Nachweis zirkulierender Immunkomplexe im Serum bisher keine so entscheidende diagnostische Rolle. Der Nachweis spezifischer zellulärer Immunreaktionen gelingt bei der Kontaktdermatitis mit Hauttests, mißlingt jedoch vor allem bei niedermolekularen Substanzen wie Arzneimitteln relativ häufig. In diesen Fällen können Untersuchungen mit dem Lymphozytentransformationstest in Speziallaboratorien hilfreich sein.

Hauttests mißlingen häufig bei niedermolekularen Substanzen wie Arzneimitteln!

Therapie allergischer Erkrankungen

kausal: Allergenkarenz

28.2.7 Therapie allergischer Erkrankungen

Am einfachsten lassen sich Kontakt-, Arzneimittel- und viele andere Allergien dadurch verhindern, daß die Antigenexposition unterbleibt! Hier hilft die Anamnese! Es sollte kein Medikament verwendet werden, gegen das der Patient oder seine Angehörigen anamnestisch Vorwürfe erheben!

Anaphylaktischer Schock: Bei Kreislaufversagen sehr langsame intravenöse Injektion von Adrenalin 0,5 mg in 20 ml 0,9 %iger NaCl-Lösung. Beim stabilen Kreislauf genügen 0,3–0,5 mg Adrenalin (1:1000 verdünnt) subkutan. Ferner Prednisolon (250 mg i. v.) und Antihistaminika (z. B. Tavegil® 2–4 ml i. v.), bei Bronchospastik zusätzlich Theophyllin i. v. Bei Kreislaufkollaps intravenöse Volumensubstitution. Bei manifester Immunhämolyse intravenöser Einsatz von Steroiden (z. B. 100 mg tägl. i. v. unter Schutz eines H2-Blockers). In besonderen Situationen kann eine Splenektomie die Immunhämolyse beseitigen. Lebensbedrohliche Hämolysen, Granulo- und/oder Thrombozytopenien erfordern u. U. intravenöse Gabe von 7 S-Immunglobulinen (z. B. Intraglobin® F 100 ml i. v. über mehrere Tage). Hierdurch soll der Abbau der sensibilisierten Zellen im RES blockiert werden.

Besonders schwere Verläufe einer **Immunkomplexerkrankung** lassen sich u. U. durch eine Plasmapherese bzw. einen Plasmaaustausch beherrschen, der in einem entsprechenden Zentrum (meist Universitätsklinik) durchgeführt wird.

Die **spezifische Hyposensibilisierung** (früher auch *Desensibilisierung* genannt) ist indiziert, wenn eine Allergenkarenz nicht praktikabel ist, z. B. bei ubiquitär vorkommenden Allergenen im Hausstaub, in Pilzsporen, Gräser- und Blütenpollen. Manche Berufsallergene lassen sich nicht vermeiden, so bei Bäckern der Mehlstaub, bei Tierärzten Tierhaarstäube und bei Textilarbeitern Wollstäube. Die praktische Durchführung der Hyposensibilisierung mit Hautdepotextrakten und Allergoiden erfordert große Erfahrung. Die subkutane Injektionstherapie kann bei fehlerhafter Anwendung anaphylaktische Reaktionen hervorrufen.

> **Vor** der Injektion des Allergenextraktes ist immer nach der Reaktion auf die letzte Injektion zu fragen, **nach** der Injektion sollte der Patient 30 Minuten unter Beobachtung bleiben (bei Toilettengang Türe nicht verschließen!).

Die prophylaktische Anwendung von Dinatrium chromoglycicum stabilisiert die **Mastzellen** der Schleimhaut und verhindert hierdurch, daß Histamin freigesetzt wird. Hierdurch lassen sich die Symptome einer allergischen Rhinitis mildern oder unterdrücken. Die Dosierung beträgt 4 × 1 Kapsel Intal® nasal Pulver pro Tag oder 4 × 1 Spraystoß Lomupren®. Ketotifen (Zaditen®) wirkt wie ein Mastzell-Stabilisator mit einem Antihistaminikum. In der oralen Prophylaxe eingesetzt mildert oder verhindert es die Beschwerden der allergischen Rhinitis, Konjunktivitis und des exogen allergischen Asthma bronchiale. Zur **symptomatischen Therapie** werden Antihistaminika und Glukokortikoide eingesetzt, wobei die z. T. gravierenden Nebenwirkungen besonders bei Langzeitanwendung zu beachten sind.

28.3 Autoimmunerkrankungen

> Sie kommen familiär gehäuft vor, ihre Disposition ist an Gene gekoppelt, sie zeigen zellulär und humoral Immunreaktionen gegen körpereigene Zellantigene, die den Oganismus schädigen. Zugrunde liegt eine **Störung der Selbsttoleranz**, d. h. die Kontrolle der einmal in Gang gesetzten Immunreaktionen ist gestört.

Dies kann z. B. auf einem Defekt im System der Suppressor-Zellen beruhen, wodurch B-Lymphozyten überschießend und scheinbar ungehemmt Antikörper gegen eine Vielzahl von Autoantigenen produzieren. In anderen Fällen werden Fremdantigene der Zellmembran angelagert, wodurch z. B. eine arzneimittelinduzierte hämolytische Anämie entsteht. Mit zunehmendem Le-

---

anaphylaktischer Schock
- bei Kreislaufversagen Adrenalin 0,5 mg gelöst in 20 ml 0,9 %iger NaCl langsam i. v.
- bei stabilem Kreislauf 0,3–0,5 mg Adrenalin s. c.
  - Prednisolon 250 mg i. v.
  - Antihistaminika
- bei Schock sofortige i. v. Volumensubstitution
- bei Immunhämolyse
  - Steroide i. v./oral

bei schwerer **Immunkomplexerkrankung** →
Plasmapherese

spezifische Hyposensibilisierung bei nicht durchführbarer Allergenkarenz
- sie ist aufwendig
- erfordert Erfahrung

Gefahr der anaphylaktischen Reaktion

Hinweis:
←

sog. **Mastzellprotektion**
prophylaktisch Gabe von
- Dinatrium chromoglycicum (Intal®) z. B. bei allergischer Rhinitis
- Ketotifen z. B. bei allergischem Asthma bronchiale

symptomatisch
- Antihistaminika
- Glukokortikoide

Autoimmunerkrankungen

Definition
←

Ursache
- Defekt der Suppressor-Zellen
- Fremdantigene lagern sich der Zellmembran an

Tab. 28-3: Beispiele für wichtige Autoimmunerkrankungen

Diagnose	Autoantikörper gegen
Immunthyreoiditis	Thyreoglobulin
Typ I-Diabetes mellitus	Inselzellen des Pankreas
Perniziöse Anämie	Parietalzellen des Magens, Intrinsic-Faktor
Morbus Addison	Nebennierenrinde
Myasthenia gravis	Acetylcholinrezeptor
Primäre biliäre Zirrhose	Mitochondrien
Immunhämolyse	Erythrozytenantigene
Immunthrombopenie	Thrombozytenantigene
Goodpasture Syndrom	Basalmembranen
Chronische Polyarthritis	IgG
Lupus erythematodes	Kernantigene, (ANA)

Zunahme der Autoimmunerkrankungen im Alter

Klinik
Spektrum reicht von organ-bezogenen Leiden bis zu Systemerkrankungen

bensalter werden Autoimmunerkrankungen häufiger, was auf die Erschöpfung der wirksamen Kontrollmechanismen hinweist.

Klinik: Das Spektrum der Autoimmunerkrankungen reicht von organspezifischen Leiden wie der Immunthyreoiditis oder dem Typ-I-Diabetes mellitus bis zu Systemerkrankungen vom Typ des Lupus erythematodes (Tab. 28–3). Eine Reihe von Medikamenten kann die Bildung von Autoantikörpern induzieren und entsprechende Erkrankungen verursachen. Ferner gehen neoplastische lymphoretikuläre Erkrankungen in bis zu 20 % der Fälle mit Autoaggressionserkrankungen einher, z. B. eine chronisch lymphatische Leukämie mit einer autoimmunhämolytischen Anämie. Dies weist auf die Bedeutung eines intakten Immunsystems für die Kontrolle autoimmunologischer Prozesse hin.

Therapie
- kausal nicht möglich

- Immunsuppression mit
  - Steroiden
  - Azathioprin (Imurek®)
  - Cyclosporin A (Sandimmun®)

Therapie: Autoaggressionserkrankungen lassen sich derzeit noch nicht kausal behandeln, da die kontrollierenden Effektormechanismen des Immunsystems noch nicht genau bekannt sind. Immerhin ist es möglich, Abstoßungsreaktionen nach Nieren-, Herz-, Leber- und anderen Transplantationen zu blockieren. Patienten mit Autoimmunerkrankungen werden immunsuppressiv behandelt. Die medikamentöse Immunsuppression erfolgt mit Glukokortikoiden, Azathioprin (Imurek®) und Cyclosporin A. Die Anwendung von Cyclosporin A setzt regelmäßige Plasmaspiegelbestimmungen voraus, um die renale Toxizität zu mindern. Bei der Langzeitanwendung von Azathioprin und anderen Zytostatika (z. B. Cyclophosphamid) sind Kenntnisse der Pharmakokinetik und der Nebenwirkungen notwendig. Immunologische Thrombozytopenien und immunhämolytische Anämien lassen sich zuweilen nur durch eine Milzexstirpation beherrschen. Manche Patienten mit ansonsten therapierefraktären Autoaggressionserkrankungen profitieren von einer Plasmapherese. Gesicherte Indikationen sind das Goodpasture-Syndrom und die idiopathisch rapid progressive Glomerulonephritis.

Amyloidose

28.4 Amyloidose

Definition
⇨

> Sie ist als **Sonderform einer Autoaggressionserkrankung** aufzufassen. Amyloid besteht aus Einweißfibrillen, die sich mit Kongorot anfärben. Es wird in vielen Organen abgelagert, ohne selbst immunogen zu wirken.

Klinik
- AL-Amyloidosen bei Plasmozytom, Waldenström u. a.
- AA-Amyloidosen bei Tuberkulose, Osteomyelitis u. a.

Klinik: Während man früher in primäre und sekundäre Amyloidosen einteilte, gilt heute eine immunhistochemische Einteilung in sog. AL-Typen (*Amyloid vom Leichtkettentyp*) und AA-Typen (*Amyloid A Fibrillen*). Die AL-Typen kommen am häufigsten bei neoplastischen Tumoren der B-Zellreihe vor wie

z. B. beim Plasmozytom, Morbus Waldenström, bei Bence-Jones-Proteinurie, Schwerkettenkrankheit usw. Bei multiplen Myelomen entsteht in 5–10 % der Fälle eine Amyloidose. Der Amyloidosetyp AA entspricht teilweise der früheren sekundären Amyloidose. Hier entsteht die Produktion der pathologischen Eiweißkörper im Gefolge akuter oder chronisch rezidivierender Entzündungen bei Tuberkulose, Osteomyelitis, rheumatoider Arthritis, Kollagenosen, Immunvaskulitis, Hypernephromen und Lepra.

Diagnose: Die Amyloidose läßt sich nur histologisch bzw. immunhistochemisch sicher diagnostizieren. Bei der Rektumbiopsie beträgt die Trefferquote 85 %, bei der Nierenbiopsie 90 %. Neuerdings wird die Punktion des abdominalen Fettgewebes empfohlen.

Therapie: Bei der Behandlung der „reaktiven" AA-Amyloidose steht die Therapie der Grunderkrankung im Vordergrund (z. B. Antibiotika-Therapie). Die Amyloidose im Gefolge der rheumatoiden Arthritis soll sich mit Cyclophosphamid und Prednison bessern. Bei vielen Patienten mit familiärem Mittelmeerfieber läßt sich die Amyloidose verhindern (Dosis 1 bis max. 2 mg Kolchizin tägl.). Andere Patienten mit schwerer Nierenamyloidose wurden erfolgreich transplantiert.

Diagnose durch histologischen/immunhistochemischen Nachweis

Therapie
- Grundkrankheit behandeln (Antibiotika)
- Cyclophosphamid/Prednison bei rheumatischer Arthritis
- Kolchizin bei Mittelmeerfieber

28.5 Tumorimmunologie

Der Wunsch, das Immunsystem mit Hilfe eines Medikaments so stimulieren zu können, daß es die sich entwickelnden Krebszellen oder die Metastasen eines bereits etablierten Tumors angreift und vollständig zerstört, konnte bis heute noch nicht erfüllt werden.

Klinik: Viele Hinweise sprechen für die Existenz einer guten immunologischen Überwachung. Bei Patienten mit angeborenen Immundefekten oder erworbener Immunsuppression unter entsprechender Therapie (z. B. nach Organtransplantationen) steigt die Rate maligner lymphoretikulärer Erkrankungen dramatisch an. In leider sehr seltenen Fällen wurden Spontanregressionen neoplastischer Tumoren beobachtet oder die Metastasen bildeten sich spontan zurück, nachdem ein Hypernephrom durch Tumornephrektomie entfernt wurde.

Therapie: Die derzeit verfügbare Immuntherapie mit Zytokinen bleibt auf Einzelfälle bzw. seltene Tumorleiden beschränkt. So hat z. B. Alpha 2-Interferon Eingang in die Primärtherapie der Haarzellen-Leukämie, der chronisch myeloischen Leukämie, der essentiellen Thrombozythämie und des Kaposi-Sarkoms (HIV) gefunden. Mit Lymphokin-aktivierten Killerzellen (LAK) lassen sich bei etwa 30 % der Patienten mit metastasierenden malignen Melanomen bzw. metastasierenden Hypernephromen Tumorrückbildungen erzielen. Bessere Ergebnisse erzielt möglicherweise die Aktivierung der tumorinfiltrierenden Lymphozyten mit Interleukin 2. Solche experimentellen Behandlungen sind nebenwirkungsreich und haben bisher überwiegend palliative Zielsetzungen. Monoklonale Antikörper gegen Differenzierungsantigene maligner Tumoren spielen für die Immuntherapie in Zukunft eine wesentliche Rolle und lassen sich diagnostisch bei der sog. Immunszintigraphie nutzen.

Tumorimmunologie

bisher kein etabliertes Standardverfahren verfügbar

Klinik: immunsupprimierte Patienten erkranken gehäuft an neoplastischen lymphoretikulären Erkrankungen

Spontanregressionen neoplastischer Tumoren oder Metastasen sind selten (< 1%)

Therapie
- Alpha 2-Interferon bei
  - Haarzellen-Leukämie,
  - chronisch myeloischer Leukämie,
  - essentieller Thrombozythämie
  - Kaposi-Sarkom HIV-Infizierter
- Lymphokin-aktivierte Killerzellen (LAK) erfolgreich bei ca. 30% der metastasierenden malignen Melanome, bzw. metastasierenden Hypernephromen

29. Infektionskrankheiten

W. D. Germer

29.1 Infektionen von Mund, Rachen, Luftwegen

Die Symptomatik respiratorischer Virusinfekte reicht von der banalen Rhinitis über Konjunktivitis, Pharyngitis, Laryngitis, Tracheitis, Bronchitis bis zur Pneumonie. Der überwiegende Teil der Infektionen des Respirationstraktes wird durch Viren hervorgerufen und ist damit – vorerst – kausal nicht behandelbar. Umso wichtiger sind die Beispiele primär oder sekundär bakterieller Infektionen, die einer antibiotischen Behandlung zugänglich sind. Klinisch ist die Unterscheidung, ob virus- oder bakteriell bedingt, oft nicht möglich.

29.1.1 Leitsymptome Frösteln, Schnupfen, Halsschmerzen, Konjunktivitis, allgemeine Abgeschlagenheit

29.1.1.1 Erkältungskrankheit („grippaler Infekt")

Erreger: Neben den *Rhinoviren*, welche ihrerseits in mehr als 100 verschiedenen Serotypen auftreten, kommen auch andere sog. *respiratorische Viren* und *Viren systemischer Krankheiten* (z.B. Masern) in Betracht. Die vom Körper gebildeten Antikörper richten sich immer nur gegen einen Serotyp, vor den übrigen vermitteln sie keinen Schutz.

Pharyngitis und **Tonsillitis** werden in ca. 70 % der Fälle durch Viren verursacht. Klinisch ist eine Unterscheidung gegenüber z.B. Streptokokkeninfektionen oft nicht möglich.

Symptome: Abrupter Beginn mit Frösteln, Niesen, verstopfter Nase, Kratzen im Hals, Konjunktivitis und allgemeiner Abgeschlagenheit. Verlauf häufig afebril. Gelegentlich Myalgien, Gelenkschmerzen, Erbrechen und Durchfall.

Verlauf und Komplikationen: Die Dauer der Erkrankung beträgt einige Tage bis zu zwei Wochen. Besonders bei Säuglingen, Kleinkindern, alten Menschen und immunsupprimierten Patienten können *bakterielle Sekundärinfektionen* auftreten (Sinusitis, Tubenkatarrh, Otitis media, Bronchitis, Pneumonie). Auch rezidivierende Infekte der oberen Luftwege werden oft bakteriell superinfiziert.

Therapie: Bei Virusinfektionen symptomatisch. Bei bakterieller Infektion der oberen Luftwege antibiotische Behandlung, dabei muß auf die Erregerart geachtet werden. Neben Amoxicillin bzw. Clari- oder Roxithromycin müssen gelegentlich auch Cephalosporine eingesetzt werden (s. Tab. 29–1).

29.1 Infektionen von Mund, Rachen, Luftwegen

Tab. 29-1: Therapie bakterieller Infektionen des Atemtraktes

Diagnose	Erreger	Mittel d. Wahl
Tonsillitis **Scharlach**	A-Streptokokken	Penicillin V Propicillin Cefaclor
Otitis media	Pneumokokken Haemophilus influenzae	Aminopenicilline Erythromycin Cefaclor
Sinusitis	Pneumokokken H. influenzae Staph. aureus A-Streptokokken	Aminopenicilline Erythromycin Cefaclor
Bronchitis	Pneumokokken H. influenzae Staph. aureus	Aminopenicilline Clari- bzw. Roxithromycin Erythromycin Cefaclor Cefpodoxim
Pneumonie	Pneumokokken H. influenzae A-Streptokokken Mykoplasmen Chlamydien Legionellen	Aminopenicilline Cefaclor Erythromycin Doxycyclin Ciprofloxacin Clari- bzw. Roxithromycin Erythromycin (Rifampicin)

29.1.1.2 Akute Respirationserkrankung

Erreger: Adenoviren, die verschiedene Krankheitsbilder hervorrufen können.

Symptome: Fieber, Husten, Halsschmerzen, Übelkeit, Myalgien.

Das **Pharyngokonjunktivalfieber** beginnt plötzlich mit Fieber, starker Gaumenröte, geschwollenen Tonsillen mit oft stippchenartigen Belägen, regionaler Lymphdrüsenschwellung, oft gastroenteritischen Erscheinungen und Myalgien.

Therapie: s. Erkältungskrankheiten (29.1.1.1).

29.1.1.3 Mononucleosis infectiosa (Pfeiffersches Drüsenfieber, Monozytenangina)

Erreger: Epstein-Barr-Virus.

Symptome und Befund: Allgemeinerkrankung mit vielen Variablen. Die Angina-Spielart ist die häufigste. Es können jedoch viele Organe befallen sein (Leber, Herz, Meningen). Am Gaumen finden sich kleine Hämorrhagien. Der Rachen ist entzündet, die Tonsillen geschwollen, im Verlauf mit Exudatflecken und dicken Membranen bedeckt. Splenomegalie, generalisierte Lymphadenopathie. Das Exanthem hat Rötelncharakter.

Diagnostik: Im Blut zahlreiche, mononukleäre Zellen. Im Serum Nachweis von heterophilen (Paul-Bunnell-Reaktion) und EBV-spezifischen Antikörpern.

Differentialdiagnose: Diphtherie, andere Anginenformen.

Therapie: Symptomatisch. (*Tonsillitis* s. Kap. **38. Hals-Nasen-Ohrenerkrankungen.**)

Akute Respirationserkrankung

Erreger: Adenoviren

Symptome
Fieber, Husten
Pharyngokonjunktivalfieber → plötzlicher Beginn mit Fieber, geschwollenen Tonsillen

Mononucleosis infectiosa

Erreger: Epstein-Barr-Virus

Symptome
- Tonsillen geschwollen
- Rachen gerötet
- Splenomegalie
- generalisierte Lymphadenopathie

Diagnostik
Serologie

Differentialdiagnose

Therapie symptomatisch

29.1.1.4 Parainfluenza-Virus-Infektion

Erreger und Verlauf: Ausgelöst durch Viren, die sich von der Nasen- und Rachenschleimhaut in die tieferen Atemwege ausbreiten. Die Erkrankung kann grippeartig verlaufen, aber auch als stenosierende Laryngotracheitis oder Bronchiolitis, bei Kindern auch als Pneumonie.

29.1.1.5 Influenza (Virusgrippe)

Erreger: Von den Influenzaviren A, B und C kommt letzteres nur sporadisch und als Ursache einer leichten Erkältungskrankheit vor, während die Viren A und B in den Monaten November bis April in einem gewissen Rhythmus epidemisch auftreten. Klinisch sind A- und B-Infektionen nicht zu unterscheiden.

Symptome: Influenza tritt in allen Schweregraden auf. Die typische Influenza (echte Grippe) beginnt plötzlich mit Frösteln, Fieber, Kollapsneigung, Erbrechen und Durchfällen sowie heftigen Myalgien. Dazu treten Schnupfen, Halsschmerzen, Heiserkeit, trockener Husten und Tränenfluß auf. Bei Kleinkindern kann es zu Krämpfen, Krupp und Bronchiolitis kommen.

Komplikationen und Verlauf: Gefürchtet sind der perakute Todesfall und die Lungenentzündung (durch bakterielle Sekundärinfektion). Die Rekonvaleszenz ist vielfach verzögert und gekennzeichnet durch Schwäche, Abgeschlagenheit, fortdauernden Husten und Hypotonie.

Therapie: Wie bei anderen Viruserkrankungen symptomatisch. Antibiotika nur bei bakterieller Superinfektion.

29.1.1.6 Zytomegalievirus-Infektion

> Eine Infektion mit **CMV** erfolgt überwiegend in der Kindheit. Ein hohes Infektionsrisiko haben männliche Homosexuelle. Eine Primärinfektion der Mutter während der Schwangerschaft kann zum Tod des Fetus oder zu einer generalisierten Erkrankung des Neugeborenen führen (Hepatosplenomegalie, Ikterus, Mikrozephalie u. a.). Häufiger kommt es zu einem gutartigen Verlauf.

Befund: Eine postnatal erworbene Infektion kann nach einer Inkubation von 30–40 Tagen vorwiegend unter dem Bild einer Paul-Bunnell-negativen Mononukleose, jedoch ohne exsudative Tonsillitis und Lymphadenitis auftreten. Es kommt zu Fieber, Arthral- und Myalgien, in 50 % zu Hepatosplenomegalie. Häufiger bleibt die Infektion jedoch asymptomatisch und latent.
Ein großer Teil von Kranken mit Organtransplantaten, Malignomen oder mit HIV-Infektion entwickeln eine CMV-Krankheit (Mononukleose, Pneumonitis, Kolitis, Cholangitis, Retinitis) entweder infolge Primärinfektion oder nach Reaktivierung eines latenten Virus. Die *CMV-Infektion der Lunge* ist charakterisiert durch Fieber, Atemnot, trockenen Husten und kann mit anderen opportunistischen Infektionen (Candidiasis, Pneumozystose) einhergehen.

Diagnostik: Große Zellen mit Einschlüssen im Urin. Anzüchtung in Gewebekulturen. Antigen-Antikörpernachweis.

Therapie: Gancyclovir-Infusionen mit 5 mg/kg 2x tägl., Erhaltungstherapie: 5 mg/kg 1x tägl., Phosphonoformat. (*Candidiasis* [Soor] s. Kap. **39. Hauterkrankungen.**)
Zu Entzündungen des Lungenparenchyms (Lobärpneumonie, Bronchopneumonie und interstitielle (atypische) Pneumonie) s. Kap. **20. Lungenerkrankungen**.

Parainfluenza-Virus-Infektion

Erreger: Viren
Verlauf unterschiedlich

Influenza (Virusgrippe)

Erreger
Influenzaviren
A, B, C
epidemisches Auftreten

Symptome
- akuter Beginn
- Fieber
- Kollapsneigung
- Myalgien
- Halsschmerzen
- Husten

Komplikationen/Verlauf
Pneumonie
verzögerte Rekonvaleszenz
perakuter Todesfall gefürchtet

Therapie symptomatisch

Zytomegalievirus-Infektion

Definition
⇒

Befund
- Fieber
- Arthralgien
- Myalgien

oft asymptomatisch
Infektionsrisiko besteht bei:
- Organtransplantierten
- HIV-Infizierten
- Malignompatienten

CMV-Infektion der Lunge:
- Fieber
- Atemnot
- trockener Husten

Diagnostik
- Kultur
- Antigen- und
- Antikörpernachweis

Therapie
Gancyclovir-Infusionen

29.2 Infektionen des Verdauungstraktes

29.2.1 Leitsymptome Dysphagie, substernaler oder Oberbauchschmerz, Gewichtsverlust

29.2.1.1 Ösophagitis

> Eine Entzündung der Speiseröhrenschleimhaut kann insbesondere bei immunsupprimierten Patienten durch **Viren** (Herpes-simplex-Virus, Zytomegalievirus) oder **Pilze** (Candida-Arten) hervorgerufen werden.

Die **HSV-Ösophagitis** kann sich aus einem Mund-Rachen-Herpes entwickeln oder lokal via N. vagus entstehen.
Die **Candida-Ösophagitis** bei malignen Tumoren, Immunsuppression, antibiotischer Behandlung und Diabetes mellitus ist gekennzeichnet durch kleinere oder größere, einzelstehende oder zusammenhängende gelblich-weiße Plaques.

Therapie: Ketokonazol oral. Weitere Therapie s. Kap. **27. Magen-Darm-Erkrankungen**.

29.2.1.2 Chronische Gastritis durch Helicobacter pylori

Ätiologie: Der 1982 isolierte Keim Helicobacter pylori ist an der Entstehung und Unterhaltung der chronischen Gastritis sowie der gastroduodenalen Ulkuskrankheit beteiligt (s. **Kap. 27 Magen-Darm-Erkrankungen**).
Peptische Ulzera, dyspeptische Beschwerden und die „non ulcer dyspepsia" (NUD) sind sehr häufige Krankheiten. Das gemeinsame morphologische Substrat ist die Typ-B-Gastritis. Letztere entsteht unter Beteiligung einer Helicobacter-pylori-Infektion.

Symptome: Uncharakteristische Oberbauchbeschwerden oder Oberbauchschmerz.

Diagnostik: Endoskopie.

Therapie: Wismutsalze, evtl. Amoxicillin, Metronidazol.

29.2.2 Leitsymptome häufige Stühle (blutig/schleimig), Hyperperistaltik, abdominelle Krämpfe

29.2.2.1 Durchfallerkrankungen

> Eine Durchfallerkrankung liegt vor, wenn es innerhalb von 72 h zu mehr als drei flüssigen Stuhlentleerungen mit einem 24-Stunden-Mittelwert von über 200 g kommt.

Verlaufsformen: Man unterscheidet **akute** und **chronische** (länger als 3 Wochen dauernde), **sekretorische** und **funktionelle** Diarrhoen. Ein Sonderfall des chronischen Durchfalls ist die *funktionelle Diarrhoe* infolge Laxantien-Abusus.
Die überwiegende Zahl der akuten und einige der chronischen Durchfallerkrankungen sind erregerbedingt bzw. toxininduziert und verlaufen als fieberhafte oder afebrile Gastroenteritis. Eine intestinale Infektion kann nur dann

erfolgen, wenn die schützenden Kräfte des Wirtsorganismus (Magensalzsäure-Barriere, Schleimschicht, physiologische Darmflora, Immunabwehr u. a.) von den Eindringlingen bzw. deren Toxinen überwunden werden. So erleiden Patienten, die Antazida oder H2-Blocker einnehmen oder eine Magenresektion durchgemacht haben, bevorzugt enteritische Infektionen.

Als Auslöser der klinischen Symptomatik kommen in Betracht:

1. Enterotoxine; sie verursachen profuse Wasser- und Elektrolytverluste. Die Erreger dieser Form der Darminfektion sind nichtinvasiv, die Darmschleimhaut bleibt intakt.

2. Durch die **Schleimhautinvasion pathogener Keime** kommt es zu subepithelialen Entzündungsvorgängen und/oder zu Zerstörungen des Resorptionsepithels. Entsprechend unterscheidet man eine überwiegend *diarrhoeische Form* der infektiösen Darmerkrankung (Prototyp Cholera), bei welcher der Verlust von Wasser und Salzen und deren systemische Auswirkungen klinisch im Vordergrund stehen, von einer überwiegend *dysenterischen Form* (Prototyp Shigellose) mit schleimig-blutig-eitrigen Entleerungen und krampfartigen Bauchschmerzen.

In warmen Ländern zählen mikrobielle Durchfallerkrankungen zu den wichtigsten Ursachen von Morbidität und Mortalität. Enterotoxinbildende *E. coli* und *Rotaviren* sind bei weitem die häufigsten Erreger akuter Durchfälle in den Entwicklungsländern. Entsprechend wird auch die „Reisediarrhoe" ganz überwiegend durch toxinbildende Coli-Bakterien verursacht.

Therapie: Wichtig ist der Ersatz von Flüssigkeit und Elektrolyten. Die Resorptionsfähigkeit der Darmschleimhaut reicht meist aus für eine orale Rehydratation. Nur in extremen Fällen erfolgt intravenöse Therapie. Die von der WHO empfohlene Lösung (Elotrans®) enthält pro Liter Wasser 3,5 g NaCl, 2,5 g NaHCO$_3$, 1,5 g KCl und 20 g Glukose. Ist Glukose nicht verfügbar, kann sie durch 40 g Sukrose ersetzt werden. Davon werden beim Erwachsenen alle 15 min 250 ml verabreicht, bis ein Flüssigkeitsausgleich erreicht ist. Man gibt ca. 1,5 l oraler Lösung für 1 l Stuhl.

Die meisten Durchfallerkrankungen heilen nach 3–6 Tagen spontan ab. Die symptomatische Therapie mit Dignoquine®, Reasec®, Metifex® u. a. kann nicht mehr empfohlen werden. Der Wert von Adsorbantien wie Kohle oder Pektine ist nicht erwiesen. Motilitätshemmende Mittel (Loperamid) sind bei Kindern kontraindiziert (Gefahr des Ileus), bei Erwachsenen verzögern sie die Erreger- und Toxinausscheidung mit dem Stuhl. Antibiotika sind nur selten und gezielt einzusetzen.

Zu den einzelnen Durchfallerkrankungen s. Kap. **27. Magen-Darm-Erkrankungen.**

29.2.2.2 Regeln bei Durchfallerkrankungen und Tourismus in warme Länder (für die Reiseberatung wichtig!)

> - Leitungswasser nicht ungekocht trinken. Auch nicht zum Zähneputzen verwenden.
> - Kein Eis zur Kühlung von Getränken verwenden.
> - Industriell hergestellte Flaschen- und Dosengetränke trinken. Auf Straßen angebotene frische Fruchtsäfte sowie andere offene Erfrischungsgetränke und Speiseeis meiden.
> - Obst nur essen, wenn es gründlich gewaschen oder geschält wurde. Keine Rohkostsalate essen.
> - Kein Verzehr von nicht ausreichend gegarten Speisen, vor allem von Meeresfrüchten und rohem Fleisch. Erhitzte Speisen möglichst unmittelbar nach der Zubereitung verzehren.

Randnotizen:

intestinale Infektionen sind nur möglich, wenn Schutzbarrieren des Organismus durchbrochen werden

gefährdet sind Patienten mit Antazida, H2-Blockern, nach Magenresektion

klinische Symptomatik durch
- Enterotoxine

- Schleimhautentzündung durch Invasion pathogener Keime
  - diarrhoeische Form, z. B. Cholera
  - dysenterische Form, z. B. Shigellose

E. coli u. Rotaviren sind häufigste Erreger der „Reisediarrhoe"

Therapie
- Flüssigkeit
- Elektrolyte

meist orale Gabe ausreichend
in extremen Fällen intravenös

Abklingen spontan in ca. 3–6 Tagen

keine motilitätshemmenden Mittel

Antibiotika nur gezielt geben

Reiseberatung bei Tourismus in warme Länder

Regeln

29.3 Leitsymptome Rhythmusfieber, Kopf-, Gliederschmerzen

29.3.1 Malaria

Erreger: Protozoen der Gattung Plasmodium: P. vivax (Malaria tertiana), P. malariae (Malaria quartana), P. ovale (Malaria ovale), P. falciparum (Malaria tropica).

Übertragung: Durch Speichel infizierter weiblicher Mücken der Gattung Anopheles, durch Bluttransfusion, transplazentar. Ca. 60 Arten der Gattung Anopheles kommen als Überträger mit unterschiedlicher vektorieller Fähigkeit in Frage.

Klinik: M. *tertiana* und *ovale* beginnen nach Erstinfektion mit kurzdauerndem Anfangsfieber, Kopf-, Gliederschmerzen und Durchfall. Es folgt das Rhythmusfieber: In 48stündlichen Intervallen kommt es zu Schüttelfrost, hohem Fieber (40–41 °C) von 4–6 Stunden Dauer, kritischem Temperaturabfall, Schweißausbruch. Während des Hitzestadiums treten Kopfschmerzen, Übelkeit, Verwirrtheitszustände, bisweilen – besonders bei Kindern – Krämpfe auf. Durch zwei Erregergenerationen kann es zu täglichen Fieberattacken kommen. Im Verlauf tritt Hepatosplenomegalie, Anämie, Subikterus, Proteinurie, Azotämie auf. Nachdem die Fieberschübe spontan ausgeblieben sind, kommt es zu Früh-, nach 8–10monatiger Latenz zu Spätrezidiven, gefolgt von seltener werdenden Anfällen. Einige Tertianastämme werden erst nach einer Primärlatenz von 8–10 Monaten aktiv.

Die M. *quartana* ist seltener, Anfälle treten alle 72 Stunden auf. Noch Jahre nach dem Infekt kann es zu Rezidiven kommen.

M. *tropica* ist die gefährlichste Form. Bei fieberhaften Patienten, die sich kürzlich in Endemiegebieten aufgehalten haben, sollte stets an eine Tropica-Infektion gedacht werden. Das Fieber ist unregelmäßig oder in Form einer Continua. Kopf-, Gliederschmerzen, Übelkeit, Bauchschmerzen, gelegentlich heftige Durchfälle. M. tropica kann rasch bösartig werden und unter anhaltenden Schockzuständen, respiratorischer Insuffizienz, Nierenversagen, Verbrauchskoagulopathie tödlich enden.

Diagnostik: Parasitennachweis im nach Giemsa gefärbten „dicken Tropfen" und Blutausstrich.

Die **Therapie** erfolgt unter stationären Bedingungen.

Prophylaxe: Bei Kurzaufenthalt (ca. 3 Wochen) in Endemiegebieten: 2 × pro Woche 1 Tbl. Chloroquin oder 1 Tbl. Mefloquin pro Woche. Bei Aufenthalt über 3 Wochen: 1 Tbl. alle 2 Wochen. Bei Aufenthalt über 4 Monate, Schwangerschaft etc.: Konsultation eines Tropenmediziners. Allgemeinprophylaktische Maßnahmen: Moskitonetz, mückenabweisende Mittel, Kontakt-Insektizide, entsprechende Bekleidung.

29.4 Zentralnervöse Infektionen

29.4.1 Leitsymptome Kopfschmerzen, Fieber, Nackensteifigkeit

29.4.1.1 Meningitis

> Es handelt sich um eine Entzündung der das Gehirn und Rückenmark umgebenden Häute. Zu unterscheiden ist die **eitrig-bakterielle Form**, die **nicht eitrig bakterielle Form** und die **nicht eitrige virale Form.**

29.4.1.1.1 Akute, eitrige Meningitis

Erreger: Meningokokken, Pneumokokken, Haemophilus influenzae.

Formen: An *Meningokokken-Meningitis* erkranken in erster Linie Kinder und Adoleszente. Eine Meningokokkensepsis kann zu Befall von Haut, Endo-, Myokard, der großen Gelenke sowie der Nebennieren führen.
Die *Pneumokokken-Meningitis* ist die häufigste Meningitis im Alter über 40 Jahre. Sie entsteht fortgeleitet (Sinusitis, Schädeltraumen) oder hämatogen. Die Meningitis von Kleinkindern wird außer durch Meningokokken überwiegend durch *Haemophilus influenzae* hervorgerufen.

Klinisch unterscheiden sich die einzelnen eitrigen Meningitiden nicht. Die Krankheit beginnt meist akut, gelegentlich durch einen Atemwegsinfekt eingeleitet. Charakteristisch sind heftige Kopfschmerzen, hohes Fieber, Erbrechen, Nackensteifigkeit mit positivem Kernig- und Brudzinski-Zeichen (nicht oder nur wenig ausgeprägt bei Kleinkindern unter 2 Jahren) sowie Bewußtseinstrübungen, die von Schläfrigkeit bis zum Koma reichen können. Hirnnervenlähmungen und – speziell bei der Meningokokken-Meningitis – masernähnliche Exantheme sowie petechiale Blutungen.

Diagnostik: Liquorpunktion.

Therapie: Bei Meningitisverdacht sofortige Klinikeinweisung, schnelle Liquoruntersuchung und unverzüglicher Behandlungsbeginn. Nur bei länger als 2 Stunden dauerndem Transport vor der Lumbalpunktion antibiotisch behandeln z. B. mit Cefotaxim 2 g langsam i. v., Kleinkinder 100 mg/kg auch i. m.

Komplikationen und Prognose: Trotz gezielter antibiotischer Therapie liegt die Letalität bei ca. 10 %. Gelegentlich kommen Defektheilungen vor mit Erblindung, Taubheit, Hydrozephalus, Debilität.

29.4.1.1.2 Nichteitrige, virale Meningitis

Häufige Erreger: Mumps-Virus, Polio-, Coxsackie- und ECHO-Viren.

Klinik: Die Infektion ist passager und in der Regel asymptomatisch. Die Infektion mit Polio-Viren kann als unspezifische, fieberhafte Erkrankung mit Kopf- und Halsschmerzen, Obstipation oder Durchfall, als aparalytische Meningitis mit Übelkeit, Erbrechen, Hyperästhesie sowie Dehnungsschmerz der großen Nervenstämme oder schließlich als paralytische Polio mit myelitisch-spinalen, bulbär-pontinen oder enzephalitischen Ausfällen verlaufen.

Diagnostik: Erregernachweis in Stuhl, Blut, Liquor.

Therapie: Klinikeinweisung wie bei allen Meningitisformen.

29.4 Zentralnervöse Infektionen

Prophylaxe: Bei Infektionen mit Meningokokken und H. influenzae erhalten Kontaktpersonen für 2–4 Tage Rifampicin (20 mg/kg/d). Bei Infektionen mit Polioviren Polio-Schluckimpfung mit trivalentem Lebendimpfstoff.

Prophylaxe abhängig vom Erreger

29.4.1.2 Frühsommer-Meningoenzephalitis (FSME)

Frühsommer-Meningoenzephalitis (FSME)

> Die Frühsommer-Meningoenzephalitis (FSME) ist eine durch Zecken übertragene Viruskrankheit, die in der Bundesrepublik im wesentlichen auf Gebiete in Bayern, Baden-Württemberg und die neuen Bundesländer begrenzt ist. Gehäuftes Vorkommen auch in Rußland, Finnland, Tschechien, Slowenien, Österreich.

Definition
←

Klinik: Die meisten Infektionen verlaufen beim Menschen subklinisch oder in Form eines unspezifischen grippalen Infektes. In etwa 10–20 % der Infektionen kommt es nach einer Inkubationszeit von 2–28 Tagen zu einer ersten virämischen Phase mit allgemeinem Krankheitsgefühl, Kopf-, Kreuz- und Gliederschmerzen, katarrhalischen Erscheinungen sowie Magen-Darmbeschwerden. In einer zweiten Phase kommt es zu Meningitis, Meningoenzephalitis oder Meningoenzephalomyelitis. Bei paralytischen Verlaufsformen entwickeln sich Lähmungen insbesondere im Schultergürtel. Enzephalitische Verlaufsformen heilen oft nur mit Restschäden (Lähmungen, Atrophien, Krampfneigung) ab. Letalität 1–2 %.

Klinik
meist subklinisch
sowie grippaler Infekt
weitere mögliche Verläufe der Infektion:
– Kopf-, Gliederschmerzen
– Meningitis
– Enzephalitis
– Lähmungen

Letalität 1–2 %

Diagnose: Virusnachweis in Blut und Liquor. IgM-Antikörpernachweis mittels ELISA.

Diagnose Virusnachweis

Differentialdiagnose: Andere virusbedingte Meningitiden, Arbovirusenzephalitiden, Meningitis-Tuberkulose, Leptospiren-Meningitis.

Differentialdiagnose
andere virale Meningitiden

Therapie: Symptomatisch.

symptomatische **Therapie**

Prophylaxe: Impfen (s. Kap. **7 Schutzimpfungen**).

Prophylaxe: Impfen

29.4.2 Leitsymptome Lymphdrüsenschwellung, Myalgien, Kopfschmerzen

Leitsymptome Lymphdrüsenschwellung, Myalgien, Kopfschmerzen

29.4.2.1 Borreliose (Lyme Disease)

Borreliose (Lyme Disease)

Definition: Die Borreliose wird durch *Spirochäten* (Borrelia burgdorferi) hervorgerufen und durch Zecken auf Menschen und Wildtiere übertragen. Die Krankheit ist wegen des Überträgers standort- und saisongebunden. Das Krankheitsbild ist oft vielgestaltig und daher schwierig zu diagnostizieren.

Erreger
Spirochäten, Übertragung durch Zecken

Klinik: Tage bis Wochen nach einem Zeckenstich kann 1. ein ringförmiges, juckendes, schmerzendes Erythema chronicum migrans auftreten. Als Frühmanifestation eine Lymphadenosis benigna: Blaurote, tumorartige Vorwölbungen an Ohrläppchen, Genitalbereich, Mamillenregion. Gleichzeitig können leichte oder ausgeprägte Allgemeinsymptome (Kopfschmerzen, Myalgien, Lymphadenopathie) auftreten oder kombiniert bzw. gefolgt sein von 2. Oligoarthritis und/oder sehr schmerzhaften peripheren Neuropathien. 3. können Meningitis, Enzephalitis, Karditis, Polyarthritis Wochen bis Monate nach dem Zeckenstich auftreten, 4. eine Acrodermatitis chronica atrophicans (Zigarettenpapierhaut) vorkommen.

Klinik
- Erythema chronicum migrans
- Lymphadenosis benigna
- Allgemeinsymptome

- Oligoarthritis
- periphere Neuropathien
- Meningitis, Enzephalitis
- Acrodermatitis chronica atrophicans

Komplikationen: Bleibende Polyneuropathien, Hemiparesen, Fazialislähmungen.

Komplikationen

Differentialdiagnose: Andere aseptische Meningitiden, Hirntumoren, andere seronegative Arthritiden. Bei ungeklärten peripheren Fazialisparesen muß eine Lyme-Borreliose ausgeschlossen werden.

Diagnose: Serologisch: Indirekte Immunfluoreszenz oder ELISA getrennt nach IgM und IgG.

Therapie: Doxycyclin (200 mg/die) oder Amoxicillin (4 × 500 mg/die) oder Erythromycin (4 × 500 mg/die) für jeweils 14 Tage, auch bei der Acrodermatitis chronica atrophicans. Die Lähmung bei Infektion durch Borrelia burgdorferi bildet sich unter Penicillin (3 × 10 Mio E/tgl. für 14 Tage) zurück.

29.4.2.2 Toxoplasmose

Ätiologie: Erreger ist Toxoplasma gondii, eine weltweit vorkommende Kokzidie. Endwirt sind Katzen, in deren Darmepithel eine geschlechtliche Vermehrung stattfindet. Der Mensch dient als Zwischenwirt. Im Gehirn und in der Muskulatur des Wirtes bilden sich Zysten, welche wiederum für Fleischfresser infektiös sind. Die Übertragung erfolgt 1. diaplazentar, 2. durch Verzehr von rohem oder unzureichend gekochtem Fleisch, 3. nach Organtransplantation und Transfusion leukozytenreicher Blutprodukte.
Kongenitale Toxoplasmose: Sie kommt nur vor, wenn sich eine Schwangere während der Schwangerschaft **erstmalig** infiziert. Sie kann zu Abort, Tot- oder Frühgeburt führen.

Epidemiologie und **Prävention**: In der Bundesrepublik Deutschland kommen jährlich ca. 600 Neugeborene mit konnataler Toxoplasmose auf die Welt. Untersuchung auf Toxoplasmose vor einer Schwangerschaft oder spätestens bei der ersten Mutterschaftsvorsorge. Bei Nachweis Toxoplasmose-spezifischer IgM-Antikörper muß behandelt werden.

Klinik: Klinische Zeichen beim infizierten *Neugeborenen* treten evtl. erst Monate post partum auf: Enzephalitis, Pneumonitis, Hydrozephalus, Gehirnverkalkungen, Strabismus, Mikrozephalie, Hepatosplenomegalie u. a. Eine Chorioretinitis kann erst im jugendlichen Alter zur Erblindung führen.
Die meisten Infektionen im *Erwachsenenalter* bleiben asymptomatisch. Bei ca. 10–20 % kommt es zu Lymphdrüsenschwellungen – bevorzugt zervikal – mit Fieber, Myalgie, Kopfschmerz, gelegentlicher Hepatosplenomegalie und atypischen Lymphozyten. Der Verlauf ist meist gutartig. Selten kommt es zu Myokarditis, Pneumonitis, Myositis, bei Immundepression (M. Hodgkin, Leukämie, AIDS) zu Enzephalo-Meningitis, die oft letal ausgeht.

Diagnose: Erregernachweis nur in Ausnahmefällen möglich. Serologischer Nachweis mittels indirektem Fluoreszenz-Antikörpertest, KBR oder ELISA. Die getrennte Bestimmung von IgG- und von IgM-Antikörpern gestattet eine Aussage über den Zeitpunkt der Infektion.

Differentialdiagnose: Mononucleosis infectiosa.

Therapie: Die Lymphadenopathie bedarf in der Regel keiner Therapie. Behandelt werden müssen: Akute Infektionen bei immundefekten Patienten, aktive Chorioretinitis, frisch infizierte Schwangere und infizierte Neugeborene.
Mittel der Wahl sind: Pyrimethamin 50–100 mg/tgl. mit Sulfamethoxydiazin 0,5 g/tgl., eine Kombination, welche wegen möglicher Teratogenität im ersten Trimenon der Schwangerschaft nicht gegeben werden darf. Stattdessen wird Spiramycin (3 g tgl. oral) gegeben, das eine fetale Infektion verhindern soll. Bei Sulfonamidunverträglichkeit wird Pyrimethamin mit Clindamycin (1,8–2,4 g tgl.) oder Dapson kombiniert.

29.4 Zentralnervöse Infektionen

Prophylaxe: Serologisch T-negative Schwangere sollten kein rohes Fleisch essen und engen Kontakt mit Katzen meiden. Toxoplasmoseüberwachung im Rahmen der Mutterschaftsvorsorge.

29.4.2.3 Erworbenes Immundefekt-Syndrom (AIDS)

Ätiologie: Der Erreger des erworbenen Immundefektsyndroms = AIDS (*Acquired Immune Deficiency Syndrom*) ist das HIV (*Human Immunodeficiency Virus*). Es wurde 1983 isoliert und gehört zu den Retroviren.

Diagnostik: Bei 95 % der mit HIV Infizierten können – in der Regel 4–12 Wochen post infectionem – durch einen Suchtest zirkulierende Antikörper gegen Virusproteine nachgewiesen werden. Ein positiver ELISA oder Partikelagglutinationstest muß stets durch einen 2. Test, Western- oder Immunoblot oder Immunofluoreszenztest, Bestätigung finden. Hauptziel der HIV-Infektion sind T4-Lymphozyten, was zu einer absoluten Lymphopenie führt. Auch Makrophagen, B-Lymphozyten, Glia- und Nervenzellen werden befallen.

Verlauf: Eine HIV-Infektion kann über Jahre latent bleiben. Die Virusträger sind gesundheitlich unauffällig, aber infektiös. Ein Teil der Infizierten zeigt kurz nach der Infektion mit HI-Virus uncharakteristische Beschwerden: Fieber, Kopfschmerzen, Lymphadenopathien, Myalgien, Arthralgien und Exantheme. Nach unterschiedlicher Latenzzeit (ein bis mehr als zehn Jahre) treten bei den meisten Patienten folgende *Vorstadien* auf:
1. Das *Lymphadenopathiesyndrom (LAS)* ist gekennzeichnet durch eine wenigstens 3 Monate dauernde Lymphknotenschwellung von mindestens 1 cm Größe an 2 oder mehr extrainguinalen Lymphknotenbereichen, häufig mit Milzschwellung.
2. Den *ARC = AIDS-Related Complex* charakterisieren neben Lymphadenopathie wenigstens 2 der folgenden Symptome: Fieber von längerer Dauer, Leistungsabfall, Müdigkeit, Nachtschweiß, Gewichtsverlust von mehr als 10 % des Körpergewichts. Verminderung der T-Helferzellen, Vermehrung der Gammaglobuline sowie Anergie.
Das *Vollbild AIDS* kann auch ohne diese Vorstadien direkt aus der Latenz manifest werden. Es ist gekennzeichnet durch das Auftreten lebensbedrohlicher opportunistischer Infektionen und bestimmter Tumoren.
In allen Stadien können neurologische Ausfälle auftreten, die mit fortschreitenden Störungen kognitiver und motorischer Funktionen sowie Verhaltensanomalien einhergehen und als progressive Demenz unter Lähmungen und epileptischen Anfällen, als aseptische Meningitis oder Polyneuropathie auftreten. Oft sind diese primär virenbedingten neurologischen Erscheinungen schwer von opportunistischen Infektionen oder von zerebralen Lymphomen, die bei AIDS häufig sind, zu unterscheiden.
Durch Verminderung und Dysfunktion der T-Helferzellen und Makrophagen treten im Verlauf der Erkrankung lebensbedrohliche opportunistische Infektionen und bestimmte Tumoren auf, die allein oder vereint das Vollbild AIDS kennzeichnen:
Lungenentzündung durch *Pneumocystis carinii-Infektion*, am zweithäufigsten durch das *Zytomegalie-Virus*.
Kaposi-Sarkom: Einzelne oder disseminiert auftretende rötlich-braune, vaskuläre Hauttumoren, die auch Mundhöhle und Darm befallen können.
Durchfälle mit lebensbedrohlichem Flüssigkeits- und Elektrolytverlust. Eine kausale Therapie gibt es nicht.
Mundsoor mit weißlichen Belägen oder Rötung der Mundschleimhaut, Geschmacksstörung und Zungenbrennen.
Herpesvirusinfektion perianal, aber auch an Lippen, Pharynx, den Genitalien und im Rektum.

Prophylaxe
Toxoplasmoseüberwachung bei Schwangerschaft

Erworbenes Immundefekt-Syndrom (AIDS)

Erreger
HIV-Viren (1 u. 2)

Diagnostik
- Elisa-Test
- Western- oder
- Immunoblot-Test

Verlauf
- jahrelang unauffällig, aber infektiös
- uncharakteristische Beschwerden
  - Fieber
  - Lymphadenopathie
  - Arthralgien

Vorstadien
- Lymphadenopathiesyndrom (LAS)

- AIDS-Related Complex (ARC)

Vollbild AIDS

- neurologische Ausfälle
- Verhaltensanomalien
- progressive Demenz
- Polyneuropathie

- lebensbedrohliche opportunistische Infektionen
- Tumoren

  - Pneumonie

  - Kaposi-Sarkom

  - Durchfälle

  - Mundsoor

  - Herpesinfektion

Bei den opportunistischen Infektionen des ZNS spielt die subakut verlaufende *Kryptokokkenmeningitis* bzw. *-enzephalitis* und die *Gehirntoxoplasmose* eine wichtige Rolle.
Tuberkulose: Pulmonale und extrapulmonale Tbc ist häufig.
Viele AIDS-Kranke haben *abdominelle Beschwerden*, jedoch bedarf nur ein relativ kleiner Prozentsatz der chirurgischen Intervention.
Zur **Therapie** der sekundären Immundefekte s. Kap. **28. Immunologische Erkrankungen** und Spezialliteratur.

29.5 Wurmbefall

Wurmbefallerkrankungen sind weltweit verbreitet. Infolge ungenügender hygienischer und sanitärer Verhältnisse sind sie in den warmen Ländern häufiger als in Ländern mit gemäßigtem Klima.

29.5.1 Leitsymptome Bauchschmerzen, Übelkeit, Gewichtsverlust

29.5.1.1 Bandwürmer (Zestoden)

Bandwürmer können bis zu 18 Jahre alt werden. Ihre Eier überleben im Freien jahrelang.

29.5.1.1.1 Rinder- und Schweinebandwurm (Taenia saginata und T. solium)

Epidemiologie: Vorkommen weltweit; 1–2 % der deutschen Bevölkerung sind mit *T. saginata* infiziert, während *T. solium* fast nur bei Ausländern bzw. Rückkehrern aus Endemiegebieten vorkommt.

Ätiologie: Der Mensch kann für den Schweinebandwurm Zwischenwirt werden. Ausschlaggebend ist Kontakt mit menschlichem Kot, der Wurmglieder oder -eier enthält, zum anderen durch innere (Retroperistaltik) oder äußere (ano-orale) Selbstinfektion.

Symptome: Bauchschmerzen, Übelkeit, Gewichtsverlust, Heißhunger, Nervosität, Stuhlunregelmäßigkeiten, Blutarmut, Pruritus ani. Die Zystizerkose kann je nach Lokalisation in Muskulatur (Tumor), Augen (Sehstörungen) oder Gehirn (Meningitis, Epilepsie) Symptome hervorrufen.

Diagnose: Nachweis von Gliedern und Eiern im Stuhl. Bei Zystizerkose: Lokalisation mittels Sono, CT, Kernspin, Antikörpernachweis.

Therapie: Niclosamid: $4 \times 0,5$ g, Praziquantel: 5–10 mg/kg KG. Bei Zystizerkose: Operation. Praziquantel (20–75 mg/kg KG für 1–3 Wo.).

29.5.1.1.2 Hunde- und Fuchsbandwurm (Echinococcus granulosis und E. multilocularis)

Epidemiologie und Ätiologie: Der *Hundebandwurm* ist weltweit verbreitet. Endwirt ist der Hund, Zwischenwirt Rind, Ziege, Schwein, Pferd, Rotwild. Der *Fuchsbandwurm* hat als Zwischenwirt Feld- und Wühlmäuse. Er ist in Mitteleuropa endemisch. Der Mensch infiziert sich oral durch direkten Kontakt mit dem Bandwurmträger (Eier haften im Fell) oder durch mit Eiern verseuchte Beeren oder Pilze.

29.5 Wurmbefall

Symptome: Inappetenz, Übelkeit, Druckgefühl, diffuse Oberbauchschmerzen, Ikterus, portale Hypertension. Die *zystische Leberechinokokkose* kann stumm bleiben und unter Verkalkung spontan abheilen. Ab einer bestimmten Größe der Finnen kommt es zu Inappetenz, Übelkeit, Druckgefühl und diffusen Oberbauchschmerzen. Die *Lungenechinokokkose* macht sich durch Reizhusten, Atemnot und Hämoptoe bemerkbar. Durch Ruptur der Zysten können angioneurotische Ödeme oder Asthma auftreten. E. multilocularis führt durch bösartiges Wachstum zu Ikterus und portalem Hochdruck.

Diagnose: Sonographie, CT, Szintigraphie, Angiographie, Röntgen, Laparoskopie, Antikörpernachweis.

Therapie: Operation. Falls nicht möglich, Mebendazol zunächst 3 × 30–50 mg/kg KG/die für 5 Tage, dann 50 mg/kg KG/die für 1/2 Jahr oder länger, oder Albendazol (10 mg/kg KG/die). Eskazole®.

29.5.1.2 Fadenwürmer (Nematoden)

29.5.1.2.1 Spulwurm (Ascaris lumbricoides)

Ätiologie: Verbreitung weltweit. Die 20–40 cm langen Würmer schmarotzen im Jejunum, seltener im Ileum. Die Eier (45/70 µm) sind gelblichbraun, von unregelmäßiger Oberfläche.

Symptome: Auch bei massivem Befall hat nur etwa die Hälfte der Wurmträger Beschwerden: Leibschmerzen, Koliken, Übelkeit, Erbrechen, Durchfälle. Gelegentlich kommt es zu Ileus oder Peritonitis. Selten sind Komplikationen durch Blockade der Gallen- und Pankreasgänge. Bei Kindern kann ein Malabsorptionssyndrom entstehen. Während der Lungenpassage der Larven können „eosinophile" Lungeninfiltrate auftreten, die differentialdiagnostisch von Tbc-Frühinfiltraten abzugrenzen sind.

Diagnose: Wurmbefund, Einachweis im Stuhl, anfängliche Eosinophilie, Thorax-Röntgen.

Therapie: Mebendazol: 2 × 100 mg für 3 Tage. Pyrantel (Helmex®): 1 × 10 mg/kg KG/die.

29.5.1.2.2 Madenwürmer (Oxyuriasis)

Ätiologie: Häufigste Wurmerkrankung bei Kindern. Der adulte Wurm lebt im Zäkum und Kolon. Die Weibchen wandern nachts zur Eiablagerung zum After.

Symptome: Oft asymptomatisch. Sonst Leibschmerzen, perianaler Juckreiz besonders nachts. Kratzen führt zur Re- und Selbstinfektion (ano-oral), zu Ekzemen und Fissuren, bei Mädchen Vulvovaginitis. Folgeerscheinungen besonders bei Kindern: Konzentrationsschwäche, Nervosität, Leistungsabfall.

Diagnostik: Inspektion von After und Stuhl. Mikroskopischer Nachweis der Wurmeier auf einem durchsichtigen Klebestreifen, der morgens auf den After geklebt, sofort wieder abgenommen und auf dem Objektträger nativ untersucht wird.

Therapie: Allgemeinhygienische Maßnahmen (Händewaschen, Nägel reinigen, Wäschewechsel), mehrmals täglich Analwaschungen. Mittel der Wahl ist Mebendazol. Die ganze Familie sollte mitbehandelt werden.

Klinik
- zystische Leberechinokokkose
  - Übelkeit
  - Oberbauchschmerzen
- Lungenechinokokkose
  - Reizhusten
  - Atemnot
  - Hämoptoe

Diagnose

Therapie
Operation

Fadenwürmer (Nematoden)

Spulwurm (Ascaris lumbricoides)

Ätiologie

Symptome
nur ca. 50 % der Befallenen haben Leibschmerzen, Koliken, Übelkeit, Erbrechen, Durchfall

Diagnose
Wurm-, Ei-Nachweis

Therapie

Madenwürmer

Ätiologie

Symptome
perianaler Juckreiz
Folgeerscheinungen bei Kindern:
Nervosität, Leistungsabfall u. a.

Diagnostik
- Inspektion
- mikroskopischer Nachweis der Wurmeier

Therapie
- Hygiene
- Mebendazol

29.5.1.2.3 Peitschenwurm (Trichuris trichiura)

Ätiologie: Verbreitung weltweit, besonders in warmfeuchten Ländern. Der Wurm (5 cm) siedelt im Dickdarm. Die zitronenförmigen Eier (50/23 µm) können jahrelang überleben. Infektion über kontaminierte Nahrungsmittel. Erst bei stärkerem Befall (einige 100 Würmer) kommt es zu Appetitlosigkeit, Übelkeit, Leibschmerzen, Verstopfung oder Durchfall.

29.5.1.3 Trichine (Trichinella spiralis)

Ätiologie: Die Infektion erfolgt durch Verzehr von rohem, mit Tr.-Larven infiziertem Fleisch, (Haus-, Wildschwein). Die Larven dringen in die Darmmukosa und werden hier geschlechtsreif. Sie gelangen über Lymph- und Blutstrom in die quergestreifte Muskulatur (Zwerchfell-, Interkostal-, Extremitäten-, Augenmuskeln), in welcher sie jahrzehntelang überleben oder verkalken.

Symptome: Die Tr.-Infektion bleibt überwiegend asymptomatisch. Bei stärkerem Befall – meist als Gruppenerkrankung – kommt es zu Brechdurchfall. Oft fehlt diese anfängliche Enteritis, es treten nach 5–10 Tagen auf: hohes Fieber, Muskelschmerzen, Urtikaria, Lidödeme, Heiserkeit, Atembeschwerden, Exantheme.

Komplikationen sind: Myokarditis, Meningo-Enzephalitis, Thrombosen.

Diagnose: Eosinophilie, Anstieg von Kreatinphosphokinase und LDH. Muskelbiopsie, Flokulationstest. Nachweis von Larven im genossenen Fleisch.

Therapie: Mebendazol: 3 × tgl. 300 mg für 10 Tage, oder 3 × tgl. 500 mg für 3 Tage. Thiabendazol: 25 mg/kg KG 2 × tgl. für 1 Woche. Kortikosteroide.

29.5.1.4 Andere menschenpathogene Parasitosen

Bezüglich anderer menschenpathogener Trematoden z. B. Clonorchis sinensis, Paragonismus westermanii, Fasciolopsis buski, Fasciola hepatica wird auf parasitologische Lehrbücher verwiesen.

Peitschenwurm (Trichuris trichiura)

Symptome
- Appetitlosigkeit
- Übelkeit
- Leibschmerzen

Trichine (Trichinella spiralis)

Ätiologie
Verzehr von infiziertem Fleisch meist asymptomatische Infektion

Symptome bei stärkerem Befall:
- Fieber
- Muskelschmerzen
- Urtikaria u. a.

Komplikationen

Diagnose
Eosinophilie
CPK- u. LDH-Anstieg

Therapie
- Mebendazol
- Thiabendazol

Andere menschenpathogene Parasitosen

30. Kinderkrankheiten
G. Heimann

Entgegen zunehmender Spezialisierung vieler Fachgebiete ist die Kinderheilkunde bestrebt, alle Störungen der Gesundheit und Entwicklung des Kindes unter Einschluß psycho-sozialer Aspekte zu betreuen. *Umfang und Dynamik* des Fortschritts stellen für diesen Anspruch eine zunehmende Herausforderung dar. Um so mehr übernimmt der Allgemeinarzt, der mit dem kranken Kind konfrontiert wird, eine verantwortungsvolle Schlüsselrolle, in der er aus Wissen und Erfahrung oft unter Selbstbeschränkung erste richtungsweisende Entscheidungen zu treffen hat.

30.1 Leitsymptom Fieber

Das Leitsymptom Fieber ist der häufigste Grund für die Vorstellung eines Kindes beim Arzt, zum überwiegenden Teil liegt eine infektiöse Ursache zugrunde.
Der Sollwert des Thermoregulationszentrums kann durch Infektionen und maligne Erkrankungen verstellt werden. Die Mechanismen der Thermoregulation im Sinne der Abgabe von Körperwärme können darüber hinaus durch hohe Umgebungstemperaturen, hohe Luftfeuchtigkeit und Anomalien der Haut (z.B. ektodermale Dysplasie) beeinflußt werden und dadurch zu einer Erhöhung der Körpertemperatur führen.

> **Fieber** liegt dann vor, wenn die **rektale** Temperatur 38,5 °C und mehr erreicht. Bei Kindern jenseits des 2. Lebensjahres werden im Regelfall Tagesschwankungen beobachtet, die zu einer Erhöhung der Körpertemperatur um bis zu 1 °C am späten Nachmittag bzw. Abend führen.

Die **rektale** Temperaturmessung ist zuverlässig, sie setzt aber eine fachgerechte Handhabung des Fieberthermometers voraus, um Verletzungen zu vermeiden. Die **axillare** Temperaturmessung ist bei Kindern unter 4 Lebensjahren nicht praktikabel, die **orale** oder **sublinguale** Messung setzt die Kooperation älterer Kinder voraus. Sie führt bei Tachypnoe zu falsch negativen Ergebnissen.

Ursachen des Fiebers: Die mit Abstand häufigsten Ursachen des Fiebers sind *akute infektiöse Prozesse* lokalen oder systemischen Ursprungs. Wesentlich seltener sind dafür maligne Erkrankungen, Kollagenosen, Vaskulitiden oder neurologische Erkrankungen verantwortlich. In Tab. 30–1 sind die häufigsten Ursachen zusammengefaßt.

Diagnostisches Vorgehen: 1. Die *anamnestischen Fragen* an die Eltern müssen Auffälligkeiten des Verhaltens, der Aktivität und der Nahrungs- bzw. Flüssigkeitsaufnahme einschließen. 2. Vor jeder therapeutischen Maßnahme muß eine *gründliche klinische Untersuchung* durch Fokussuche erfolgen. Die Dringlichkeit dieser Maßnahme kann im Sinne schwerwiegender Verdachtsdiagnosen untermauert werden: Kreislaufinstabilität, Petechien oder andere Hautblutungen: z.B. Meningitis. Lokale Entzündungszeichen (Schwellung, Rö-

Tab. 30-1: Ursachen des Fiebers

1. Respirationstrakt	Infektion obere Luftwege Otitis media Pharyngitis Pneumonie Exanthematische Viruserkrankungen	6. Trauma/Umgebung	Commotio/Contusio Hyperthermie
		7. Kongenital	Ektodermale Dysplasie Sichelzellanämie Maligne Hyperthermie
2. Gastrointestinaltrakt	Gastroenteritis (bakteriell, viral) Hepatitis Cholangitis (Appendizitis)	8. Immunologisch/ vaskulär	Juvenile rheumatoide Arthritis Morbus Still Colitis ulcerosa Serumreaktionen
3. Harnwege	Zystitis Pyelonephritis Refluxkrankheit	9. Neoplasien	
		10. Intoxikationen	Arzneimittel
4. ZNS	Meningitis Enzephalitis	11. Verschiedene	Dehydratation Hyperthyreose
5. Knochen	Osteomyelitis		

> **besondere Sorgfalt bei Säuglingen im ersten Trimenon**
>
> **erweiterte Diagnostik häufig notwendig:**
> es muß mit dem Vorliegen einer schweren Infektion gerechnet werden
>
> **Therapie**
> Fiebersenkung abhängig vom
> • Allgemeinzustand
> • Grunderkrankung
> • Begleiterkrankungen
>
> **fiebersenkende Mittel I. Wahl:**
> – 1. physikalisch (Wadenwickel)
> – 2. Paracetamol
> II. Wahl:
> – Acetylsalicylsäure
> – Ibuprofen

tung, Überwärmung, Druckschmerz) oder schmerzhafte Bewegungseinschränkungen: z.B. lokale Abszedierungen oder akute Osteomyelitis. Inspiratorischer Stridor: Epiglottitis. Tachydyspnoe: Pneumonie. Bauchschmerzen: Harnwegsinfekt, Pneumonie.

Bei *Säuglingen im ersten Trimenon* muß bei der Abklärung der Fieberursachen besondere Sorgfalt aufgewendet werden, besonders wenn klinische Begleitsymptome wie allgemeine Erregtheit und gestörte Nahrungsaufnahme vorliegen. Haben Säuglinge im ersten Trimenon eine Körpertemperatur von 38,5 °C und höher, so ist die Wahrscheinlichkeit für das Vorliegen einer schweren Infektion 90 mal höher als bei älteren Kindern mit gleicher Körpertemperatur. Eine erweiterte Diagnostik unter Zuhilfenahme der Entzündungsparameter (Leukozyten, C-reaktives Protein), aber auch die Entnahme von Blutkulturen, der Urinanalyse, einer Lumbalpunktion und eine Röntgen-Thoraxaufnahme sind häufig angezeigt.

Therapie des Fiebers: Vor dem Einsatz therapeutischer Maßnahmen zur Senkung des Fiebers ist eine *Nutzen/Risiko-Abwägung* notwendig. Ist ein Kind durch Fieber nicht beeinträchtigt im Sinne des Verhaltens oder der Flüssigkeits- und Nahrungsaufnahme, so ist eine medikamentöse Fiebersenkung nicht zwingend notwendig, da Kinder eine hohe Toleranz gegenüber Fieber haben und dieses oft ein selbst limitierendes Symptom ist. Diese Zurückhaltung gilt nicht bei chronischen Erkrankungen (Herzinsuffizienz, Anämien, Lungenerkrankungen) und bei der Disposition zu Fieberkrämpfen.

Neben den bekannten physikalischen Maßnahmen (Waden-, Brustwickel) stehen aus der Gruppe der nicht-steroidalen Antiphlogistika zahlreiche Substanzen zur Verfügung, dabei gilt Paracetamol im Sinne der Nutzen/Risiko-Analyse als erstes Mittel der Wahl, Acetylsalicylsäure und Ibuprofen als zweites Mittel der Wahl.

30.2 Erkrankungen des Respirationstraktes

30.2.1 Leitsymptom Husten

> **Erkrankungen des Respirationstraktes**
>
> **Leitsymptom Husten**
>
> Husten als Schutzmechanismus

Der Hustenreflex wird bevorzugt durch das in der Medulla oblongata liegende Hustenzentrum ausgelöst. Weitere Hustenrezeptoren sind im Respirationstrakt (Nase, Ohr, Sinus, Pharynx, Larynx, Trachea, Bronchien) lokalisiert. Der Hustenreflex ist ein **Schutzmechanismus**, der Sekrete, Exsudate und

30.2 Erkrankungen des Respirationstraktes

Fremdkörper entfernen soll. Der Reflex kann auch durch angestrengte Atmung oder körperliche Aktivitäten ausgelöst werden und mit Erbrechen verbunden sein.

Ursachen: Häufigste Ursache des Symptoms Husten beim Kind sind Infektionen des Repirationstraktes. Darüber hinaus stehen in Abhängigkeit vom Lebensalter bei Neugeborenen und Säuglingen angeborene strukturelle Besonderheiten der Luftwege und ein gastroösophagealer Reflux im Vordergrund. Bei Kleinkindern sind es Fremdkörperaspirationen und Irritationen der Luftwege, Passivrauchen oder Asthma bronchiale, bei älteren Kindern verschiedene Formen des Asthma bronchiale, eine Sinusitis oder chronische Rhinitis. Die *Hustenfrequenz* und der *Rhythmus* sind diagnostisch verwertbar. Ein Husten, der sich nachts verstärkt, weist auf vermehrte Sekretbildung im Nasen-Rachen-Raum durch Infektionen oder allergische Reaktionen hin. Sistiert der Husten nachts vollständig, so ist an psychogene Ursachen zu denken. Produktiver Husten lenkt die Aufmerksamkeit auf Infektionen im unteren Respi-

---

Ursachen
am häufigsten Infektionen des Repirationstraktes

diagnostische Hinweise durch:
– Hustenfrequenz
– Hustenrhythmus

- nächtlicher Husten
- produktiver Husten

Tab. 30-2: Ursachen und diagnostische Abklärung des Hustens

Ursachen	Symptome	Diagnostik/Symptome	Anmerkungen
Infektionen			
Obere Luftwege	Rhinitis, Pharyngitis, Fieber, Husten bei Körperlagenwechsel Meist nicht produktiv	Meist viral Bakterielle Erreger Nachweis gelingt selten	Meist selbstlimitierend Symptomatische Therapie Bei Bakterien spezifisch
Pneumonien	Fieber, Tachypnoe, produktiver Husten, Pleuraschmerz, Bauchschmerzen!	Im Zweifelsfall immer radiologischer Nachweis	Häufigste Erreger: Pneumokokken, Mycoplasmen, Haemophilus, Staphylokokken
Sinusitis	Cave: altersabhängige Entwicklung der Nasen-Nebenhöhlen, verlegte Nasenatmung, Kopfschmerz, „Unklare Krankheitssymptome"	Bildgebende Verfahren (Röntgen, CT)	Nur in der akuten Phase konservativ, bei Fieber und Infektionszeichen antimikrobielle Chemotherapie
Bronchiolitis	Fieber, unproduktiver Husten, Tachydyspnoe, Tachykardie, Zyanose	Röntgen-Thorax, Häufig RS-Viren	Lebensbedrohlicher Zustand bei Säuglingen und Kleinkindern, Notfall!
Pertussis	Typischer Stakkatohusten mit Reprise und Erbrechen Bei Säuglingen Apnoen!	Häufig absolute Lymphozytose, spezifischer Antikörpernachweis möglich	Makrolidantibiotika
Allergisch (Asthma bronchiale)	Unproduktiver Husten kann einziges Symptom sein, Exspiratorischer Stridor, Tachydyspnoe	Im akuten Anfall Einweisung	Vermehrte Flüssigkeitszufuhr, Bronchodilatatoren, Steroide, Sauerstoff nur in Zusammenhang mit Blutgasanalyse
Fremdkörper	Akuter Hustenanfall (Zyanose)	Seitendifferentes Atemgeräusch eher selten Röntgen-Thorax in In- und Exspiration	Notfall: Bronchoskopische Entfernung
Kongenital			
Zystische Fibrose	Chronischer Husten, Gedeihstörungen, Pneumonien	Schweißtest (Iontophorese) Chymotrypsin im Stuhl	Betreuung in spezialisierten Zentren
Tracheoösophageale Fisteln	Husten in Zusammenhang mit der Nahrungsaufnahme		
Herzfehler	Tachypnoe, Tachykardie, Vermehrtes Schwitzen, Zyanose		
Neoplasien	„Chronischer Husten", variable Symptomatik, zusätzlich allgemeine Symptome (Anämie, Petechien, Gewichtsverlust)		

- purulenter Husten
- stakkatoartiger Husten

- bellender Husten

klinische Untersuchung
- Atemfrequenz
- Dyspnoe
- Nasenflügelatmen
- pathologische Atemgeräusche (Rasseln, Giemen)

ergänzende diagnostische Maßnahmen
- Blutbild
- Sputumuntersuchung
- Schweißuntersuchung

- α-1-Antitrypsin
- Eosinophilie
- Gesamt IgE
- Lungenfunktion

- Rö-Thorax

Leitsymptom Stridor

Ursachen
- Krupp
- Epiglottitis
- Fremdkörper
- bakterielle Tracheitis
- Bronchiolitis
- Asthma bronchiale
- Pneumonien
- Fremdkörper

supraglottische Ursachen → inspiratorischer Stridor

infra- (sub-) glottische Ursachen → exspiratorischer Stridor

rationstrakt. Purulentes Sputum ist bei bakteriellen Pneumonien, Lungenabszessen und Bronchiektasen (Zystische Fibrose) zu finden. Stakkatoartige Hustenanfälle werden bei Pertussis und Chlamydieninfektionen beobachtet. Ein unproduktiver „röhrender" oder „bellender" Husten tritt bei Affektionen des Larynx und der Trachea auf (z. B. Krupp).
Die wichtigsten Ursachen des Hustens und diagnostische Maßnahmen sind in der Tab. 30–2 zusammengefaßt.

Klinische Untersuchungen: Richtungsweisende Zeichen können die *Atemfrequenz*, eine *Dyspnoe*, *Nasenflügelatmen*, *Nebengeräusche* wie Giemen und Rasseln sowie seitendifferente Atemgeräusche sein. Besteht gleichzeitig Fieber, eine Adenopathie, produktiver Husten, eine Rhinitis oder werden Hauteffloreszenzen beobachtet, so ist eine infektiöse Ursache wahrscheinlich. Eine seröse Rhinitis, eine livid verfärbte und verdickte Nasenschleimhaut und eine ekzematös veränderte Haut, vor allem in den Armbeugen und Kniekehlen weisen auf eine allergische Genese des Hustens hin.

Ergänzende diagnostische Maßnahmen: Neben dem *Blutbild* (Leukozytose, Eosinophilie) kann *Sputum* zur mikroskopischen bzw. mikrobiologischen Diagnostik verwendet werden. Die Gewinnung von Sputum ist allerdings nur bei Schulkindern möglich, da bei jüngeren Kindern dieses regelhaft geschluckt wird. Die Durchführung einer *Schweiß-Iontophorese*, die Bestimmung der Immunglobuline einschließlich der Immunglobulin-Subklassen, der Ausschluß eines *Alpha-1-Antitrypsinmangels*, der Nachweis von *Eosinophilen* im Nasensekret und die Bestimmung des *Gesamt-IgE* zählen zur Vorfelddiagnostik. Lungenfunktionsuntersuchungen zum Nachweis restriktiver oder obstruktiver Lungenerkrankungen sind an die Kooperation des Kindes gebunden und gehören in die Hand des Spezialisten. Die orientierende *Röntgen-Thoraxaufnahme* (bei Verdacht auf Fremdkörper in In- und Exspiration) gehört zur Basisdiagnostik.

30.2.2 Leitsymptom Stridor

Der Stridor ist ein häufiges Leitsymptom bei Erkrankungen der oberen und unteren Luftwege. Ursächlich kommen folgende Erkrankungen in Frage:
Obere Luftwege: Krupp, Epiglottitis, Fremdkörper, bakterielle Tracheitis.
Untere Luftwege: Bronchiolitis, Asthma bronchiale, Pneumonien, Fremdkörper.
Ein *inspiratorischer Stridor* entsteht im Regelfall supraglottisch, ein *expiratorischer Stridor* durch Veränderungen an der Trachea und Bronchien. Ein *supraglottischer Stridor* ist meist diskret und von einer tonlosen Stimme, Schluckbeschwerden und Luftnot begleitet. Ein *subglottischer Stridor* erzeugt im Regelfall einen bellenden Husten (Krupphusten).

Supraglottische Ursachen: Am häufigsten ist der viral bedingte Krupphusten, seltener der allergisch bedingte Spasmodic-Krupp, die gefürchtete Epiglottitis, verursacht durch Haemophilus influenzae oder andere bakterielle Infektionen (Streptokokken der Gruppen A, Staphylococcus aureus oder Bakteroides, Coryne-Bakterien).

Infra- (sub-) glottische Ursachen: Hierzu zählen die Laryngitis, Laryngotracheitis oder Laryngotracheobronchitis, die häufig viral, aber auch bakteriell z.B. durch Mycoplasma pneumoniae verursacht werden können. Eine bakterielle Tracheitis ist nicht selten eine Sekundärinfektion im Anschluß an eine virale. Ursächlich kommen Staphylokokken, aber auch Haemophilus influenzae in Frage, die zu klinisch schwer verlaufenden Krankheitsbildern mit Pneumonien führen können und klinisch als „kruppähnliches" Krankheitsbild mit rascher Progredienz imponieren.

30.2 Erkrankungen des Respirationstraktes

Tab. 30-3: Stridor: Ursachen, Symptome und Maßnahmen

Ursachen	Symptome	Maßnahmen
Epiglottitis	Fieber, inspiratorischer Stridor, Schluckstörung, Speichelfluß, Zyanose, Dyspnoe, Entzündungszeichen	**Notfall!** Intensivmedizinische Versorgung, Ampicillin, unter Umständen Intubation in Tracheotomiebereitschaft
Krupp	Inspiratorischer Stridor, bellender Husten, meist fehlende Entzündungszeichen	Steroide, Luftbefeuchtung, Epinephrininhalation
Peritonsillarabszeß	Fieber, inspiratorischer Stridor, starke Halsschmerzen, Schluckstörungen, Tonsillenvergrößerung, Entzündungszeichen	**Notfall!** Chirurgische Behandlung, Antibiotika, unter Umständen Intubation
Bakterielle Tracheitis	Fieber, Entzündungszeichen, inspiratorischer Stridor, röhrender Husten	**Notfall!** Oft als Krupp fehlgedeutet
Fremdkörper	Je nach Lage des Fremdkörpers: Stridor, Giemen, Husten, Zyanose	**Notfall!** Röntgen-Thorax: In- und Exspirationsaufnahme, unter Umständen Bronchoskopie

Die wichtigsten Ursachen, Symptome und weitere Maßnahmen sind in Tab. 30–3 zusammengefaßt.

30.2.3 Leitsymptom Apnoe

> Als **Apnoe** wird eine Atempause bezeichnet, die länger als 20 Sekunden andauert oder kürzer als 20 Sekunden ist, wenn diese von einer *Bradykardie* und *Zyanose* begleitet wird.

Diese Zustände müssen von normalen Irregularitäten der Atmung unterschieden werden, die während des Schlafes auftreten und bis zu 10 Sekunden dauern können. Gesunde Neugeborene und zum Teil auch Frühgeborene zeigen nahezu regelhaft Atempausen, die 3 Sekunden überschreiten können.
Bei einer **zentralen** Apnoe fehlt der Innervationsreiz der Atemmuskulatur. Diese Form der Apnoe ist um so häufiger, je niedriger das Gestationsalter des Neugeborenen ist. Bei der **obstruktiven** Apnoe wird die Atemmuskulatur zwar innerviert, und es kommt zu sichtbaren abdominellen und thorakalen Atembewegungen. Diese bleiben allerdings frustran durch eine Restriktion der Atemwege. Die Apnoe jenseits der Neugeborenenperiode ist ein unspezifisches Symptom für eine Vielzahl klinischer Zustände (Tab. 30–4).

Diagnostik: *Familienanamnese:* Geschwisterkinder an plötzlichem Kindstod verstorben? *Pränatal-* und *Neonatalanamnese:* Frühgeburtlichkeit, Asphyxie, Dauer der Episode, Hautfarbe, Bewußtseinszustand, Beziehung zur Nahrungsaufnahme, Reaktion auf exogene Reize, Frequenz der Episoden. Nur in

Leitsymptom Apnoe

Definition ←

normale Irregularitäten der Atmung

zentrale Apnoe: Innervationsreiz der Atemmuskulatur fehlt
obstruktive Apnoe: Restriktion der Atemwege

Diagnostik
- Familienanamnese
- Neonatalanamnese

Tab. 30-4: Häufigste Ursachen der Apnoe

Ursachen	Apnoe	Obstruktive Apnoe
Infektiös	Viral (RSV) Pertussis Botulismus Meningitis Enzephalitis	Tonsillitis Pharyngitis Laryngospasmus Epiglottitis (Krupp)
Trauma	Schädelhirntrauma	Fremdkörper! Halsverletzungen
Kongenital	Angeborene Herzfehler, Rhythmusstörungen	Pierre-Robin-Syndrom
Verschiedene	Near Miss SIDS, Gastroösophagealer Reflux, Intoxikation	Laryngomalazie Krämpfe, Tumor, Muskeldystrophie

30.3 Erkrankungen des Hals-, Nasen-, Ohrenbereichs

30.3.1 Leitsymptom Ohrenschmerzen

Der Ohrenschmerz ist ein häufiges Leitsymptom im Kindesalter. Nur ältere Kleinkinder und Schulkinder sind in der Lage, den Schmerz zu lokalisieren, Säuglinge zeigen allgemeine Unruhe, Nahrungsverweigerung und können durch eine Jactatio capitis, Opisthotonushaltung oder reflektorische Bewegungen des Armes in Richtung auf den Entzündungsprozeß auffällig werden. Im Rahmen der **Differentialdiagnose** muß mit erwogen werden, daß andere Prozesse des Gesichtsbereiches unter Einschluß der Infektionen der oberen Luftwege, der Zähne, bis hin zu gastrointestinalen Beschwerden, Ohrenschmerzen vortäuschen können.

Eine in Zusammenhang mit der Erkrankung auftretende Schalleitungsstörung wird meistens erst spät diagnostiziert. Chronische Prozesse können zu Sprachentwicklungsverzögerungen führen.

Die **Diagnostik** schließt die *Inspektion* der Ohrmuschel, des Antrums, des Gehörganges und des Trommelfells ein. Richtungsweisend kann der positive *Tragusdruckschmerz* sein. Die pneumatische *Otoskopie* gehört mit zur Basisuntersuchung. Nicht selten ist eine Meningitis mit einer Otitis media assoziiert, deshalb ist der Ausschluß meningitischer Zeichen obligat. Die häufigsten Ursachen von Ohrenschmerzen sind in Tab. 30–5 angeführt.

30.3.2 Leitsymptom Hals-, Lymphknotenschwellung

Bei etwa 45 % aller Kinder jenseits des 1. Trimenons sind Lymphknoten im Halsbereich nachweisbar. Eine lokale Lymphknotenschwellung weist auf immunologische Abwehrmechanismen im Rahmen der Infektion des zugeordneten Abflußgebietes hin. Bei fehlenden Infektionszeichen und generalisierter Lymphadenopathie müssen Systemerkrankungen ausgeschlossen werden.

Tab. 30-5: Häufigste Ursachen des Ohrenschmerzes

Ursachen	Diagnostik/Symptome	Anmerkungen
Infektionen Otitis media acuta	Fieber, Erregbarkeit, Trommelfell gerötet, eingeschränkt beweglich, Höreinschränkung bis Verlust, Perforation	Therapie nach wahrscheinlichem Erregerspektrum: Pneumokokken, Haemophilus influenzae, Streptokokken, oft viral!
Otitis media externa	Starker Schmerz, insbesondere bei Bewegung Tragus und Ohrmuschel, fehlende systemische Infektionszeichen	Bei Kleinkindern auch durch artifiziell eingebrachte Fremdkörper
Bullöse Myringitis	Heftige Schmerzen, blasiges Trommelfell	Mycoplasmen und andere
Mastoiditis	Ödem (Rötung) über Mastoid, abstehende Ohrmuschel, Druckschmerz	Komplikation einer akuten Otitis. Gefahr Sinusthrombose OP-Indikation
Parotitis	Schwellung, Druckschmerz	Mumps häufigste Ursache
Trauma Fremdkörper Barotrauma Affektion Molaren	Anamnese Perforation Gehörgangsverletzung Karies	

30.3 Erkrankungen des Hals-, Nasen-, Ohrenbereichs

Tab. 30-6: Hals-Lymphknotenschwellung: Ursachen und Klinik

Ursachen	Symptome/Diagnostik	Anmerkungen
Infektionen Bakteriell	Plötzlicher Beginn, Rötung, Schwellung, Druckschmerz	Infektionsursache nicht immer eindeutig (Streptokokken, Branhamella, Staphylokokken und andere)
Viral	Schleichender Verlauf, kaum Druckschmerz	Mononukleose, Röteln und andere
Katzenkratzkrankheit	Diskret, nicht schmerzhaft, lokalisiert je nach Verletzung	Dauer bis zu 4 Wochen
Tuberkulose	Systemische Infektionszeichen, mediastinale Lymphknoten, Primärkomplex, auch atypische Mycobakterien	Röntgen-Thorax, spezifische Testungen
Mukokutanes Lymphknoten-Syndrom (Kawasaki-Syndrom)	Fieber, konjunktivale Injektionen, Mundwinkelrhagaden, Erytheme	Gefahr Koronaraneurysmen
Selten: Toxoplasmose, Histoplasmose, Leptospirose		
Maligne Systemerkrankungen: Morbus Hodgkin, Leukämien, Neuroblastom, Histiozytose	variabel	

Die **Beurteilung** der Lokalisation, Größe, Druckschmerzhaftigkeit, Rötung und Fluktuation muß in Verbindung mit systemischen Infektionszeichen erfolgen. **Differentialdiagnostisch** kann eine Abgrenzung gegenüber der vergrößerten Parotis, einer medianen oder lateralen Halszyste, einem Hämangiom oder zystischen Hygrom schwierig sein. Bei einer begleitenden schmerzhaften Bewegungseinschränkung des Halses müssen Traumen, Muskelspasmen, Muskelhämatome, eine spinale Osteomyelitis, ein Peritonsillar- oder Retropharyngealabszeß und eine Meningitis ausgeschlossen werden. Die Ursachen der Halslymphknotenschwellung sind in Tab. 30–6 zusammengefaßt.

Diagnostik
Inspektion in Verbindung mit systemischen Infektionszeichen
Differentialdiagnostik
- vergrößerte Parotis
- Halszyste
- Hämangiom
- zystisches Hygrom

30.3.3 Leitsymptom Rhinorrhoe, Epistaxis

Eine **Rhinorrhoe** ist meistens mukopurulent oder serös und ist auf *infektiöse* oder *allergische* Erkrankungen zurückzuführen. Eine **Epistaxis** ist meistens *traumatischen Ursprungs*, selten Ausdruck einer vermehrten Blutungsneigung. Eine infektiöse Rhinitis wird am häufigsten durch Viren (Rhinoviren, Influenza, Parainfluenza, RSV), seltener durch Bakterien (Haemophilus influenzae, Pneumokokken) verursacht. Eine mukopurulente Rhinorrhoe, die mit Kopfschmerzen und verstärktem Husten in der Nacht einhergeht, deutet auf eine Sinusitis. Die häufigsten Erreger sind Haemophilus influenzae, Pneumokokken, seltener Streptokokken der Gruppe A, Staphylococcus aureus.
Bei **Kleinkindern** kann eine persistierende Rhinorrhoe auch Ausdruck eines Fremdkörpers sein. Bei etwa 90 % aller betroffenen Kinder entsteht Nasenbluten im Bereich des vorderen Nasenseptums (Locus Kiesselbach). Neben der traumatischen Genese muß an eine allergische Rhinitis, Schleimhautpolypen oder an eine vermehrte Blutungsneigung (z.B. congenital erworben, Leukämie) und eine medikamenteninduzierte Gerinnungsstörung (Acetylsalicylsäure) gedacht werden (s. auch Kap. **38. Hals-Nasen-Ohren-Erkrankungen**).

Leitsymptom Rhinorrhoe, Epistaxis

Ursachen
Rhinorrhoe
meist infektiös oder allergisch
Epistaxis meist traumatischen Ursprungs
mucopurulente Rhinorrhoe →

Sinusitis

Bei persistierender Rhinorrhoe im Kindesalter an Fremdkörper denken!

Tab. 30-7: Halsschmerz: Ursachen und Klinik

Ursachen	Symptome/Diagnostik	Anmerkungen
Viral	Halsschmerzen, trockener Husten, Rhinitis, Konjunktivitis **Adenoviren:** exsudative Lymphknotenschwellung **Herpangina:** Fieber, Dysphagie, Bläschen	Influenza, Herpes, EBV, Adenoviren, Enteroviren
Bakteriell	Fieber, Exsudat, Kopfschmerzen, Bauchschmerzen, scarlatiformes Exanthem, positiver Rachenabstrich	Streptokokken A, Mycoplasmen, N. meningitidis, Chlamydien
Epiglottitis: Siehe 30.2.2		
Peritonsillarabszeß	Anhebung des weichen Gaumens, Ödem, Deviation Uvula, Schluckbeschwerden	Komplikation einer bakteriell bedingten Tonsillopharyngitis (oft chirurgische Intervention nötig)
Retropharyngealabszeß	Starke Schluckbeschwerden, rasch progrediente Krankheitszeichen Ventilationsstörungen möglich	Notfall!

Leitsymptom Pharyngitis (Halsschmerzen)

meist kurze, selbstlimitierende Erkrankung
exsudative Pharyngitis durch Streptokokken A, Adenoviren, Epstein-Barr-Viren

häufigste Genese
⇨

Diagnostik:
- Petechien am weichen Gaumen bei Streptokokken A- und EBV-Infektion
- Bläschen bei Enterovirusinfektion
- Ulzerationen der Mundschleimhaut bei Herpesinfektion

Gastrointestinale Erkrankungen

Leitsymptom Bauchschmerzen

Keine voreilige symptomatische Therapie des Bauchschmerzes!

Ursachen
- Invagination
- andere Ileusformen
- Appendizitis

30.3.4 Leitsymptom Pharyngitis (Halsschmerzen)

Bei den meisten Kindern ist der Halsschmerz mit einer Affektion des Pharynx und des umgebenden Gewebes im Sinne einer Pharyngitis assoziiert und häufig eine kurze, selbst limitierende Erkrankung. Einige Formen bedürfen jedoch der weiterführenden Diagnostik und Therapie, so die **exsudative Pharyngitis**, die durch Streptokokken der Gruppe A ausgelöst wird. Darüber hinaus können Adenoviren und das Epstein-Barr-Virus exsudative Pharyngitiden verursachen.

> Bei Kindern, die jünger als 3 Jahre alt sind, steht die **Virusgenese** im Vordergrund, bei Klein- und Schulkindern die **bakterielle Genese**.

Diagnostisch hilfreich ist der Nachweis von *Petechien* im Bereich des weichen Gaumens, die bei Streptokokken-A- und EBV-Infektionen auftreten. Bläschen oder kleine Ulzera im Bereich des lymphatischen Gewebes deuten auf eine Enterovirusinfektion hin. Ulzerationen der Mundschleimhaut und des vorderen weichen Gaumens sprechen für eine Herpesinfektion. Die wichtigsten Ursachen sind in Tab. 30–7 zusammengefaßt.

30.4 Gastrointestinale Erkrankungen

30.4.1 Leitsymptom Bauchschmerzen

Der Bauchschmerz, eines der häufigsten Symptome im Kindesalter, zählt aufgrund möglicher **angeborener**, **akut erworbener** und **chronischer Ursachen** zum diagnostisch schwierigsten Leitsymptom. Geordnet nach den Prinzipien der Anatomie und Ätiologie (Tab. 30–8,9) sind aufwendige **differentialdiagnostische Erwägungen** notwendig. Eine voreilige symptomatische Therapie des Leitsymptoms Schmerz ist deshalb mit einem erheblichen Risiko behaftet! Beim Säugling und Kleinkind ist die *akute Gastroenteritis* die häufigste Ursache. Es ist notwendig, vor allem eine *Invagination*, aber auch andere Formen des Ileus auszuschließen. Ältere Kleinkinder entwickeln Bauchschmerzen in Zusammenhang mit *viralen Infekten*, *Gastroenteritiden*, *Harnwegsinfekten*,

30.4 Gastrointestinale Erkrankungen

Tab. 30-8: Anatomische Ursachen des Bauchschmerzes

Infektion	Kongenital	Trauma	Sonstige
Gastrointestinal			
Akute Gastroenteritis	Meckel-Divertikel	Leber	Invagination
Lymphadenitis mesenterialis	Volvulus	Milz	Morbus Crohn
Appendizitis	Malrotation	Pankreas	Colitis ulcerosa
Oesophagitis/Gastritis	Hirschsprung		
Peritonitis			
Pankreatitis			
Hepatitis			
Pulmonal			
Pneumonie		Pneumothorax	
Pleuritis			
Renal			
Zystitis	Hydronephrose	Nierenkontusion	Wilms-Tumor
Pyelonephritis			Nierensteine
Genital			
Salpingitis			Hodentorsion
Epididymitis			Mittelschmerz
			Dysmenorrhoe
			Ektopie
			Schwangerschaft
Verschiedene			
Systemische Virusinfektion	Sichelzellanämie		Funktionelle Obstipation
			Ketoazidose bei Infekt
			Neoplasien
Sonstige			
Osteomyelitis		Frakturen	Disaccharid-Intoleranz
			Epilepsie
			Migräne

Pneumonien, Obstipationen, einer *Appendizitis* und *Traumen*. Bei Schulkindern steht ebenfalls die akute *Gastroenteritis*, die *Appendizitis* und der *Harnwegsinfekt* im Vordergrund, gefolgt von *Entzündungen des Dünn- und Dickdarms* (Morbus Crohn, Colitis ulcerosa) und *gynäkologischen Problemen*.
Tab. 30-8 faßt die wichtigsten Differentialdiagnosen nach anatomischen, Tab. 30-9 nach ätiologischen Gesichtspunkten zusammen.

30.4.2 Leitsymptom Obstipation

Das Stuhlverhalten ist **alters-** und **nahrungsabhängig**. 95 % aller Neugeborenen setzen in den ersten 24 Stunden postpartum Mekonium ab. In der ersten Lebenswoche erfolgt grün-schwarzes, geruchloses Mekonium (Übergangsstuhl). In der zweiten Lebenswoche setzen muttermilchernährte Neugeborene pastenartigen gelben Stuhl ab. Die Stuhlfrequenz schwankt von 2 × täglich bis 2 × wöchentlich. Das Stuhlverhalten aller Kinder wird von den Eß- und Ernährungsgewohnheiten bestimmt.
Erste **Symptome einer Obstipation** treten häufig in Zusammenhang mit der Sauberkeitserziehung auf. Ätiologisch ist das Zusammenspiel von Peristaltik des Kolons, Relaxation des Analsphinkters, der Kontraktion der Willkürmuskulatur und der Interaktion zwischen autonomen und kortikalen Mechanismen gestört. Mitbestimmend sind psychodynamische und Umgebungs-Faktoren. Zahlreiche Kinder klagen über chronische, oft krampfartige Bauchschmerzen. Deshalb richtet sich die Aufmerksamkeit auf das Stuhlverhalten

- Pneumonie
- Traumen
- Virusinfektion
- Harnwegsinfekte
- Obstipation
- Morbus Crohn
- Colitis ulcerosa
- gynäkologische Leiden

Leitsymptom Obstipation

normale Stuhlfrequenz zwischen 2x täglich und 2x wöchentlich abhängig von den Ernährungsgewohnheiten
erste **Symptome** einer Obstipation → in Zusammenhang mit Sauberkeitserziehung

Tab. 30-9: Andere Ursachen des Bauchschmerzes

Ursachen	Störung	Anmerkung
Alimentär Ballaststoffarme Kost, Übermaß an Milchzufuhr	Fehlende Stimulation für die Peristaltik	Altersgemäße ausgewogene Ernährung
Verhalten Probleme bei der Sauberkeitserziehung, andere Verhaltensstörungen	Spinaler Refluxbogen	Oft mit Bauchschmerzen verbunden oder abwechselnd mit Enkopresis, hirnorganischen Störungen
Kongenital Intestinale Atresien	Mechanisch	
Mekoniumpfropf	Mechanisch	
Analstenose	Mechanisch	
Hirschsprung-Erkrankung	Peristaltik	Aganglionäres Segment im Kolon, verzögerte Passage, Megakolon, Analprolaps
Dysraphische Störung (z. B. Meningomyelozelen)	Spinaler Reflex	
Trauma Analfissur	Relaxation Sphinkter	Schmerzhafte Stuhlentleerung Rhagaden, Blutauflagerungen
Metabolisch/endokrin Hypothyreose Hyperkalzämie Hyperkaliämie	Peristaltik	Klinische Zusatzsymptome
Intoxikationen Laxantienmißbrauch, Überdosierung von Antihistaminika, Diuretika und Narkotika		

Tab. 30-10: Häufige Ursachen der Obstipation

Ursachen	Störungen	Anmerkungen
Ernährung Schlackenarme Kost, überschüssige Milchzufuhr	Fehlender Stimulus für Peristaltik	
Kongenital Atresien Mekoniumpfropf Ileus	Mechanische Obstruktion	
Hirschsprung-Erkrankung	Peristaltik	Aganglionäres Segment, Megakolon, Wechsel von Obstipation und Überlaufdiarrhoe
Meningomyelozele	Bogenschlußanomalie der Wirbelkörper Innervationsstörung	
Analstenose		Neugeborenenfehlbildung
Trauma Analfissur	Relaxation Sphinkter	Rhagaden, Blutauflagerungen Stuhl, Stuhlverhalt, Schmerzen
Psychisch Verschiedene Verhaltensauffälligkeiten, falsche Sauberkeitserziehung	Übergeordnete Reflexstörung	Bauchschmerzen, Enkopresis
Metabolisch/endokrin Hypothyreose, Hyperkalzämie, Hypokaliäme	Peristaltik	Zusätzliche klinische Zeichen
Intoxikation Antihistaminika, Diuretika, Narkotika		

30.4 Gastrointestinale Erkrankungen

(Enkopresis), familiäre Häufung und familiäre Interaktionsprobleme. Die häufigsten **Ursachen** sind in Tab. 30–10 zusammengefaßt.

30.4.3 Leitsymptom Diarrhoe

Die **akute Diarrhoe** ist meistens infektiösen Ursprungs, seltener wird sie durch extraperitoneale oder peritoneale Reizzustände, wie Pneumonien, Harnwegsinfektionen oder eine Otitis media ausgelöst. Krankheiten mit Malabsorption (Mukoviszidose, Zoeliakie, Disaccharidintoleranz) führen eher zu **chronischen Durchfällen**. Akute Diarrhoen, die mit Fieber und Blutbeimengungen einhergehen, sind bakteriellen Ursprungs, Viren und Bakterientoxine können akute Diarrhoen auch ohne Blutbeimengungen verursachen. Die wichtigsten Ursachen sind in Tab. 30–11 zusammengefaßt.

Leitsymptom Diarrhoe

akute Diarrhoe meist infektiös

chronische Durchfälle bei Erkrankungen mit Malabsorption

Tab. 30-11: Akute Diarrhoe: Ursachen und Klinik

Ursachen	Diagnostik/Symptome	Anmerkungen
Infektiös Akute Gastroenteritis		
Viral	Erbrechen, wäßrige Stühle ohne Blut, Infektzeichen der Luftwege	Rotaviren (häufig) Norwalk-Virus Enteroviren
Bakteriell	Erbrechen, Fieber, Bauchschmerzen, Blutbeimengungen, Schleim, Entzündungszeichen	Salmonellen, Shigellen, Campylobacter
Parasiten	Variables Stuhlverhalten Gewichtsverlust	Lambliasis Entamoeba histolytica
Postinfektiöse Malabsorption	Wäßriger Stuhl, pH < 5	Laktoseintoleranz sekundär Gallensäureverlust
Extragastrointestinal: Pneumonien Otitiden Harnwegsinfektionen	Spezielle klinische Symptome	
Immunologisch/ allergologisch Colitis ulcerosa	Schleimig blutige Stühle, Tenesmen, Fieber, Gewichtsverlust, systemische Entzündungszeichen (Arthritis)	
Morbus Crohn	Blutig-wäßrige Stühle, Bauchschmerzen, Fieber, Entwicklungsverzögerung, Analabszesse	
Kuhmilchallergie	Erbrechen, Anämie, blutigwäßriger Stuhl (Eosinophilie) Spezifischer Antikörpernachweis	Sekundäre Laktoseintoleranz
Zoeliakie (Glutenunverträglichkeit)	Voluminöse Stühle, Erbrechen, Wesensveränderungen, Antikörpernachweis, Biopsie	Beginn der Symptome mit Einführung glutenhaltiger Getreideprodukte
Verschiedene Irritables Kolon	Wäßrig-schleimiger Stuhl, normales Gedeihen	Individuelle Nahrungsanpassung, Stuhltraining
Hyperthyreose	Häufige Stühle, zusätzliche klinische Befunde	
Psychosomatisch		

Tab. 30-12: Ursachen des Erbrechens, geordnet nach dem Lebensalter

	Gastrointestinal	Sonstige
Neugeborenes	Gastroösophagealer Reflux, Passagehindernisse (Stenosen, Mekoniumpfropf/Ileus, Analatresie), Hirschsprung, nekrotisierende Enterokolitis, Kuhmilchallergie	Hydrozephalus, zerebrale Blutung Hydronephrose, Sepsis, Meningitis, angeborene Stoffwechselstörung adrenogenitales Syndrom
Kleinkind	Gastroösophagealer Reflux, Gastroenteritis, Pylorusstenose, Malrotation, **Invagination!**, Inkarzerierte Hernien, Hirschsprung, Peritonitis, Appendizitis, Fremdkörper	Hirndruck, Hirntumor, Sepsis, Meningitis, Otitis media, Harnwegsinfektion, Hepatitis, Husten!, Stoffwechselstörungen (Galaktosämie, Fruktoseintoleranz)
Schulkinder	Gastroenteritis, Magenulkus	Hirntumor, Migräne, Hydronephrose, Sepsis, Meningitis, Harnwegsinfekt, Hepatitis, Husten, Ketoazidose, psychogen!

Leitsymptom Erbrechen

Definition
⇒

Diagnostik
- Lebensalter
- Art des Erbrechens
- Begleiterscheinungen

Klinik
- Hydrationszustand
- Palpation und Auskultation des Abdomens
- rektale Untersuchung
- neurologischer Status

Therapie

Neurologische Störungen

Leitsymptom Kopfschmerzen

Einbeziehen organischer und psychischer Ursachen

diagnostische Fragestellungen
⇒

30.4.4 Leitsymptom Erbrechen

Erbrechen ist ein koordiniertes Ereignis, das durch einen *gesteigerten intragastralen Druck* ausgelöst wird. Die Koordination erfolgt in der Medulla oblongata durch viszerale Stimulation (Becken, Abdomen, Peritoneum, Urogenitaltrakt, Pharynx, Labyrinth, Herz, Chemorezeptoren).

Die wichtigsten Ursachen, geordnet nach dem Lebensalter, sind in Tab. 30–12 zusammengefaßt.

Zur **Diagnostik** ist das Lebensalter und die Art des Erbrechens (Farbe, Zusammensetzung, Geruch, Zusammenhang mit der Nahrungsaufnahme und der Körperhaltung) ebenso richtungsweisend wie der Zusammenhang mit Durchfall, Bauchschmerzen, Kopfschmerzen, Fieber, Kreislaufregulationsstörungen und Bewußtseinslage.

Zur **klinischen Beurteilung** gehört die Feststellung des Hydrationszustandes, die Palpation und Auskultation des Abdomens, die rektale Untersuchung, die Erhebung des neurologischen Status', der Ausschluß von Infektionen (Respirationstrakt, Harnwege, Nervensystem).

Die **Therapie** mit symptomatisch wirksamen Pharmaka ist risikoreich, wenn die Ursache des Erbrechens unklar bleibt!

30.5 Neurologische Störungen

30.5.1 Leitsymptom Kopfschmerzen

Kopfschmerzen entstehen intrakranial (Dura mater, venöse Sinus, Gefäße der Arachnoidea) und extrakranial (Nasen-Nebenhöhlen, Orbita, Zähne, Kopfhaut und Nackenmuskulatur). In die **Diagnostik** müssen organische und psychische Ursachen einbezogen werden. Die Charakterisierung des Kopfschmerzes schließt folgende Fragen ein:

- akuter oder chronischer Verlauf
- Lokalisation
- vorausgegangene Aura
- Skotom
- Schwindel
- Schmerzcharakterisierung als dumpf, drückend, scharf
- Zusammenhang mit körperlicher Aktivität, mit Körperhaltung oder mit psychischen Belastungen

30.5 Neurologische Störungen

- Geräuschexposition oder Traumen
- Feststellung infektiöser Begleitsymptome aus dem Hals-, Nasen-, Ohrenbereich oder dem Gastrointestinaltrakt.

Richtungsweisende Symptome sind Krämpfe und Nüchternerbrechen. Bei der neurologischen Untersuchung müssen Zeichen der Ataxie, Visusstörungen und Stauungspapille ausgeschlossen werden. Die Erhebung des Augenhintergrundbefundes und das EEG gehören zur Basisdiagnostik. Die wichtigsten Ursachen sind in Tab. 30–13 zusammengefaßt.

Ausschluß von
- Ataxie
- Visusstörungen/Stauungspapille

30.5.2 Leitsymptom Krämpfe

Leitsymptom Krämpfe

Krämpfe treten als **akute Ereignisse** auf und können von *motorischen*, *sensorischen*, *autonomen* Phänomenen und *psychischen Symptomen* begleitet werden.

Definition
⟵

Die in Frage kommenden vielfältigen **Ursachen** zeigen bezogen auf das Lebensalter charakteristische Häufungen.

- **Neugeborenes (1.–4. Lebenswoche)**: Hypoxie, Geburtstrauma, Infektion, metabolische Störungen (z. B. Hypoglykämie, B6-Mangel), ZNS-Malformation.
- **Säugling/Kleinkind**: Infektionen, Fieberkrämpfe, ZNS-Erkrankungen, angeborene Stoffwechselstörungen.
- **Schulkinder**: Epilepsie, Infektion, Trauma, Hirntumor.

charakteristische Verteilung der Krampfarten je nach Altersgruppe

Tab. 30-13: Ursachen des Kopfschmerzes

Ursachen	Symptome	Anmerkungen
Infektionen		
Meningitis/Enzephalitis	Akuter Beginn, Infektionszeichen, diffuser Kopfschmerz, meningitische Zeichen, Verhaltensauffälligkeiten, Verwirrtheit	Notfall Lumbalpunktion
Sinusitiden	Je nach Lokalisation: Druckschmerz, purulente Rhinorrhoe, Lidödem, „Augenschmerzen"	Röntgendiagnostik CT-Scan
Dentalabszeß	Kariöses Gebiß, lokaler Druckschmerz, Abszeßbildung	
Vaskulär		
Migräne	Unilateral rezidivierend, lichtscheu, Schwindel, Erbrechen, Gesichts-Flush, Sehstörung, Bauchschmerz, Parästhesien, Hemiplegie	Positive Familienanamnese (25–50%), selten bei Kleinkindern
Hochdruck	Diffuser Druckschmerz, Schwindel, Erbrechen, Verwirrtheit, fokale neurologische Symptome	kardial, nephrogen
Trauma		
Commotio/Contusio	Verwirrtheit, Bewußtseinsstörung, Erbrechen, Geräuschempfindlichkeit	Ausschluß Fraktur, sub-/epidurale Blutungen
Muskelspasmen	Muskelverspannung, meist im Nackenbereich	
Intoxikationen		
CO_2-Vergiftung	Kopfschmerz, Verwirrtheit, Bewußtseinsstörung, Koma	Sauerstoffzufuhr
Blei/Schwermetalle	Diffuser Kopfschmerz, gesteigerte Erregbarkeit, Wesensänderung, Ataxie	
ZNS-Tumoren	Nüchternerbrechen, Stauungspapille, Ataxie	
Pseudotumor Cerebri	Gespannte Fontanelle, Doppelbilder, Erbrechen, Stauungspapille	Virusinfektionen, Steroide, posttraumatisch (Sinusthrombose)
Sonstige Refraktionsanomalien Glaukom		

Tab. 30-14: Ätiologie und Symptomatik der häufigsten Krampftypen

Krampftyp	Ätiologie	Symptome
Grand mal (klonisch/tonisch)	Idiopathisch, genetisch, Infektionen, Intoxikationen, Trauma, metabolische Störungen	Aura: motorisch, sensorisch, visceral, tonische Phase, klonische Phase (rhythmisch), Inkontinenz, postiktische Bewußtseinsstörung
Psychomotorisch (komplex, partiell)	Idiopathisch, Hypoxie, Trauma, Infektionen	Aura: Fieber, Bauchschmerzen, Automatismen: Nesteln, Kauen, Schmatzen, Parästhesien, Kribbeln, psychische Auffälligkeiten
Petit mal (Absence)	Idiopathisch, genetisch	Transitorisch 5–20 Sekunden ohne Aura, starrer Blick, Abwesenheit, keine postiktischen Bewegungsstörungen

Tab. 30-15: Krämpfe – Ursachen und Klinik

Ursachen	Symptome	Anmerkungen
Infektionen		
Fieberkrämpfe	Fieber, klonisch-tonische Krämpfe	5 Monate–5 Jahre, häufigste Form aller Krämpfe, selbstlimitierend, Infektionsfokus
Meningitis/Enzephalitis	Fieber, Kopfschmerzen, Meningismus, Berührungsempfindlichkeit, vorgewölbte Fontanelle, Lumbalpunktion: Entzündungszeichen	Viral, bakteriell
Impfungen		
Pertussis, Tetanus, Tollwut	Sonstige spezifische Symptome	
Trauma		
Schädel-Hirntrauma	Generalisierte Krämpfe, fokale Krämpfe	
Subdurales Hämatom	Bewußtseinsstörung zunehmend	
Epidurales Hämatom	Kurzes symptomfreies Intervall, rascher Bewußtseinsverlust	
Psychisch		
Affektkrämpfe	Schreiattacken, Luftanhalten, Bewußtseinsverlust, Krämpfe	6 Monate–4 Jahre, oft Zyanose vor Bewußtseinsverlust, bei Krämpfen erst Bewußtseinsverlust
Hyperventilation	Tachypnoe	
Endokrin/metabolisch		
Hypoglykämie	Blässe, Schwitzen, Bewußtseinsverlust	
Hypo/Hypernatriämie	Apathie, Irritabilität	Dehydratation
Hyperkalzämie	Muskelspasmen, tetanische Zeichen	Unreife, Hypoparathyreoidismus, Vitamin-D-Mangel
Hypomagnesiämie	Tetanie, Tremor, Irritabilität	
Angeborene Stoffwechselstörungen	Entwicklungsverzögerungen	Aminosäurestoffwechselstörungen, Organoazidämien
Urämie		
Sonstige		
Arzneimittelintoxikation, neurodegenerative Erkrankungen bei Hirntumoren, maligne Hypertension		

30.5 Neurologische Störungen

Tab. 30-16: Kindliche Lähmungen – Ursachen und Klinik

Ursachen	Symptome	Anmerkungen
Infektiös-entzündlich		
Virale Enzephalitis	Verhaltensauffälligkeiten, veränderte Bewußtseinslage passager oder progressiv	Herpes, Coxsackie
Poliomyelitis	Prodromi: Fieber, Infektionszeichen Respirationstrakt, Durchfall, distale asymmetrische schlaffe Parese, bulbäre Zeichen, Muskelschmerzen, Berührungsempfindlichkeit LP: Pleozytose	
Guillain-Barré-Syndrom	Unspezifische Symptome Luftwege oder Gastrointestinaltrakt, symmetrische schlaffe Paresen, LP: erhöhtes Eiweiß	
Zeckenbiß	Muskelschmerzen, Parästhesien, aufsteigende schlaffe symmetrische Parese eine Woche nach Biß	Toxinwirkung
Polyneuropathie (sekundär)	Mäßige Temperaturerhöhung, allgemeine Krankheitssymptome, schlaffe Lähmung mit Störung der Tiefensensibilität, Ataxie	Viral, bakteriell (Botulismus, Diphtherie) Autoimmunprozesse, Vergiftungen
Trauma		
Wirbelsäulenverletzungen	Je nach Lokalisation	Fraktur, Dislokation
Geburtstraumen	Obere und untere Plexuslähmung des Armes (Erb, Klumpke)	
Vaskulär		
Herzfehler, Karditis, Rhythmusstörungen	In Abhängigkeit vom zentralen Gefäßverschluß	Embolien
Sichelzellanämie	Je nach Ort der Zirkulationsstörung	Thrombose, Muskelspasmen
Sonstige		
Hämophilie	Lange Röhrenknochen, ZNS, spinale Blutungen	
Migräne (Hemiplegie)	Typische Prodromi, Kopfschmerzen, Lähmungen	

Bei der Vielfalt der **klinischen Bilder** kommen die Erscheinungsformen der Grand mal-Epilepsie, der psychomotorischen Krämpfe und der Petit mal-Epilepsie am häufigsten vor (Tab. 30–14).

Fieberkrämpfe zählen zu den häufigsten Krampfereignissen im Alter zwischen 5 Monaten und 5 Jahren. Daneben kommen als Ursachen Infektionen, Traumen, Intoxikationen und genuine Epilepsieformen in Frage. Abzugrenzen sind „krampfartige" Ereignisse, die ein Krampfgeschehen vortäuschen können. Bei Kleinkindern sind dies Apnoen, Tremor, Schüttelfrost, Miktions/Hustensynkopen, bei älteren Kindern Affektkrämpfe, Migräneanfälle, Hyperventilationen und vasomotorische Synkopen (orthostatische Dysregulation).
Die **wichtigsten Ursachen** für Krämpfe sind in Tab. 30–15 zusammengefaßt.

Erscheinungsformen

Fieberkrämpfe am häufigsten zwischen 5. Lebensmonat und 5. Lebensjahr abzugrenzen sind „krampfartige" Ereignisse

30.5.3 Leitsymptom Lähmungen

Lähmungen imponieren meist als Störungen im Bewegungsablauf. Anamnestisch können Fieber, Zeichen für Virusinfektionen, vorausgegangene Impfungen, Traumen, Zeckenbiß und Vergiftungen (Ingestionen) richtungsweisend sein. Zur **Basisdiagnostik** zählt der komplette neurologische Status, Titeranstiege im Serum oder Liquor, die Lumbalpunktion, die Bestimmung der Nervenleitgeschwindigkeit und das craniale CT.
Die wichtigsten Ursachen sind in Tab. 30–16 zusammengefaßt.

Leitsymptom Lähmungen

diagnostische Hinweise

Basisdiagnostik

30.6 Leitsymptom Wachstumsstörungen

Leitsymptom Wachstumsstörungen

Definition ⇒

Eine **Wachstumsstörung** liegt definitionsgemäß vor, wenn die Längenentwicklung unterhalb des 2S-Bereichs (2fache Standardabweichung) der altersabhängigen Wachstumskurve verläuft und die Wachstumsgeschwindigkeit von der Norm abweicht. Die Entwicklung entlang einer niedrigen Perzentilenkurve reicht für die Diagnose nicht aus.

orientierende Richtgrößen

Orientierende Daten: das Geburtsgewicht beträgt im Mittel 3,3 kg. 10 Tage nach der Geburt hat das Neugeborene im Regelfall sein Geburtsgewicht wieder erreicht und nimmt ca. 30 g pro Tag in den ersten 2 Lebensmonaten zu. Im 5. Lebensmonat hat sich das Geburtsgewicht verdoppelt, am Ende des

Tab. 30-17: Wachstumsstörungen – Ursachen und Klinik

Ursachen	Symptome/Diagnostik	Anmerkungen
Kongenital		
Lippen/Kiefer/Gaumen-Spalten	Ernährungsprobleme	
Mukoviszidose	Rezidivierende Pneumonien, Steatorrhoe, Iontophorese, Chymotrypsin im Stuhl	
Gastroösophagealer Reflux	Erbrechen, Apnoe, Husten, Anämie	
Herzfehler	Insuffizienzzeichen: Trinkschwierigkeiten, Schwitzen, Tachypnoe	
Endokrin/metabolisch		
Hypothyreose	Wachstumsstörung, Retardierung, Obstipation u.a.	
Hypopituitarismus	Wachstumsstörungen, Hypoglykämie, Schilddrüsendysfunktion	Beginn erst jenseits des 1. Lebensjahres
Nebenniereninsuffizienz	Schnelle Ermüdbarkeit, Lethargie, Hyperpigmentierung	
Andere Stoffwechselstörungen	Sehr variable Symptome	Galaktosämie, Speicherkrankheiten
Diabetes mellitus	Polyurie, Polydipsie, Hyperglykämie, Ketoazidose	
Infektiös		
Rezidivierende Harnwegsinfektionen	Miktionsstörung, z.B. subfebrile Temperaturen, positiver Keimnachweis im Urin	Auch asymptomatischer Verlauf möglich
Infektionen des Respirationstraktes	Rezidivierende Otitiden, Sinusitiden, Pneumonien	
Gastroenteritis	Erbrechen, auffälliger Stuhl (Durchfälle, Steatorrhoe)	
Hepatitis	Ikterus, Erbrechen	
Allergisch		
Asthma bronchiale	Husten, obstruktive Bronchitiden	
Nahrungsmittelunverträglichkeit (Allergie)	Erbrechen, Durchfall, Bauchschmerzen	
Sonstige		
Konstitutional (häufigste Ursache)	Familienanamnese, normales Skelettalter	
Psychosozial	Disproportionaler Gewichtsabfall, normales Skelettalter	
Angeborene und erworbene Erkrankungen des ZNS, rheumatoide Arthritis, Lupus erythematodes, Morbus Crohn, Eisenmangelanämie	Variabel	

30.6 Leitsymptom Wachstumsstörungen

Säuglingsalters mit 12 Monaten verdreifacht. Die Körperlänge beträgt bei Geburt im Mittel 50 cm, nach 12 Monaten hat sich die Geburtslänge um die Hälfte verdoppelt. Der Kopfumfang (fronto-occipitaler Umfang) beträgt bei Geburt im Mittel 35 cm und vergrößert sich innerhalb der ersten Lebensmonate um ca. 1 cm pro Monat und beträgt im Alter von 12 Monaten ca. 47 cm.

Ursachen: Neben zahlreichen *organischen Ursachen* (Tab. 30–17) müssen *Fehlernährung* und *psychosoziale Probleme* berücksichtigt werden. Aus dem Verlauf des individuellen Längenwachstums bzw. der Gewichtszunahme können folgende Rückschlüsse gezogen werden:
1. Kommt es primär zu einem Gewichtsdefizit, so ist **inadäquate Nahrungsaufnahme** oder eine Malassimilationsstörung wahrscheinlich.
2. Ein primäres Längendefizit mit nur geringem Gewichtsverlust und normalem Kopfumfang spricht für **endokrinologische Ursachen.**
3. Ein verminderter Kopfumfang bei normalen Längen- und Gewichtsmaßen spricht für eine **Erkrankung des zentralen Nervensystems**.

Diagnostische Vorgehen: Anamnestisch ist die individuelle Längen- und Gewichtsentwicklung sowie der Verlauf der Kopfumfangskurve, die Größe der Eltern und Geschwister zu erheben. Eingeschlossen sind Fragen nach rezidivierenden Infektionen, Durchfällen oder Erbrechen und die Erhebung der Sozialanamnese.
Die **Labordiagnostik** schließt das Blutbild, Glukose, Elektrolyte, Retentionswerte, Elektrophorese und den Urinstatus ein. Mit Hilfe des Handradiogramms wird das Skelettalter bestimmt.

Ursachen
- inadäquate Nahrungsaufnahme/ Malassimilationsstörung
- endokrine Störung
- zentralnervöse Störung

Diagnostik
Anamnese

Labor

31. Chirurgie*

R. Häring

31.1 Leitsymptom Wunde

Zu unterscheiden sind **einfache** und **zusammengesetzte Wunden**. Bei letzteren sind tieferliegende Strukturen wie Muskeln, Nerven, Gefäße, Knochen, Gelenke, innere Organe mit verletzt. **Mechanische Wunden** sind Schnitt-, Riß-, Quetsch-, Stich-, Platz-, Schürf-, Schuß-, Bißwunden. **Thermische Wunden** entstehen durch Hitze- oder Kälteeinwirkungen und führen oft zu Auswirkungen auf den Gesamtorganismus. **Chemische Wunden** entstehen durch Verätzungen mit starken Säuren oder Laugen. **Strahlenbedingte Wunden** entstehen durch Radium- oder Röntgenstrahlenexposition z.B. nach Reaktorunfällen. Befunddokumentation ist wichtig!

Klinik: Sichtbare Verletzung, lokaler Schmerz, Blutung, Schwellung, Zeichen von Gefäß- und Nervenverletzungen wie distale Pulslosigkeit, Bewegungslosigkeit, Infektzeichen wie verschmutzte Wunde, Rötung, Schwellung, Überwärmung, ggf. Zeichen der Kreislaufinsuffizienz wie Hypotonie und Tachykardie.

Diagnostik: Prüfung von Motilität, Sensibilität und Durchblutung der betroffenen Extremität. Ausschluß von Begleitverletzungen von Nerven, Gefäßen, Muskeln, Knochen, Gelenken. Feststellung des Alters und der genauen Lokalisation der Wunde. Inspektion der Wunde auf Verschmutzung, Fremdkörper. *Labor*: Leukozytose, BSG-Erhöhung, ggf. Hb-Abfall. Bei Wunden im Bereich von Thorax und Abdomen: Rö-Thorax, Sonographie. Konventionelles Röntgen im Bereich der Extremitäten und des Schädels.

Therapie: Lokalanästhesie mit 1–2 %igem Xylocain. An Zehen und Fingern Leitungsanästhesie nach Oberst. Bei großen Wunden ist ggf. Vollnarkose erforderlich. Säuberung der Wunde und ihrer Umgebung, ggf. Rasur, Desinfektion, Entfernung von Fremdkörpern, sparsame Exzision der Wundränder bis in den Grund (Friedrich-Wundexzision), Revision von Wundtaschen, Wundverschluß mit Einzelknopfnähten, steriler Verband.
Im Gesicht und an der Hand sollen möglichst keine Wundausschneidungen vorgenommen werden.
Ein *primärer Verschluß* der Wunde mit Naht, Klammern, Klebestreifen, Klebstoff ist nur innerhalb der ersten 6 bis 8 Stunden erlaubt. Ein verzögerter primärer Wundverschluß (4. bis 7. Tag) ist bei Wunden mit schwerer Weichteilverletzung sinnvoll (*Sekundärnaht*). Antibiotika-Prophylaxe bei tiefen, verschmutzten und ausgedehnten Wunden. Ein primärer Wundverschluß ist weiterhin verboten bei nicht entfernbaren Fremdkörpern, bei großen und tiefen Wundtaschen, Bißwunden (Tier und Mensch), Berufsverletzungen mit infektiös organischem Material (Metzger, Chirurgen, Pathologen usw.), tiefen Stichverletzungen, Schußwunden.
Tetanusprophylaxe: Bei jeder Verletzung ist die Tetanusimmunität zu überprüfen. Zur aktiven und passiven Tetanusimmunisierung siehe Kap. **7. Impfen**.

Leitsymptom Wunde

Wundarten:
- einfache oder zusammengesetzte Wunden
- mechanische Wunden
- thermische Wunden
- chemische Wunden
- strahlenbedingte Wunden

Befunddokumentation wichtig!

Klinik
sichtbare Verletzung

Diagnostik
Prüfung von Motorik, Sensibilität und Durchblutung bei jeder Extremitätenverletzung

Therapie
- Lokalanästhesie, z.B. Leitungsanästhesie n. Oberst an Fingern und Zehen
- Wundsäuberung
- Wundverschluß
- steriler Verband

primärer Wundverschluß nur innerhalb der 6 bis 8-Stundengrenze

evtl. sekundärer Wundverschluß nach 4–7 Tagen
primärer Wundverschluß weiterhin verboten bei
- Fremdkörpern
- großen Wundtaschen
- Bißwunden etc.

Tetanusprophylaxe obligat

---

* In memoriam Professor Dr. med. Dr. h.c. mult. Fritz Linder, Heidelberg

Komplikationen: Wundinfektion, Nachblutung, kosmetisch schlechtes Ergebnis (Keloid).

Nachbetreuung: Bei sauberen Wunden Verbandwechsel nach 2 Tagen. Bei komplizierten Wunden häufigere Kontrollen. Fädenziehen nach 4–12 Tagen, je nach Lokalisation (z. B. Gesicht/Hals nach ca. 4 Tagen; Leistenregion nach ca. 6 Tage; Abdomen nach ca. 12 Tagen; Extremitäten nach ca. 14 Tagen).

31.2 Leitsymptom Fieber, lokale Entzündungszeichen

31.2.1 Abszeß

> Ein Abszeß ist eine lokalisierte eitrige Gewebseinschmelzung mit abgrenzendem Granulationswall durch *Staphylokokken*, *E. coli* und *Mischflora*. Häufig an der Körperoberfläche (z. B. Spritzenabszeß, Mammaabszeß, periproktitischer Abszeß usw.), aber auch im Gehirn, in Lunge, Leber, Pankreas, subphrenisch, zwischen Darmschlingen.

Klinik: Klassische Entzündungszeichen (Rubor, Calor, Dolor, Tumor, Functio laesa), pulssynchroner klopfender Schmerz. *Diagnostik*: Leukozytose, BSG-Erhöhung. Je nach Lokalisation Sonographie, CT, Röntgen-Thorax.

Therapie: Inzision, Nekrosenentfernung, Drainage. Offene Wundbehandlung. Keine Antibiotika!

Komplikationen: Rezidiv, Sepsis.

Nachbetreuung: Regelmäßige Verbandwechsel mit ausgiebiger Spülung der Wunde, Immobilisierung bis akute Entzündungszeichen abgeklungen sind.

31.2.2 Empyem

Eiteransammlung in einer präformierten Höhle ohne Nekrose (z. B. Pleura, Perikard, Gallenblase, Gelenke).

Klinik: Fieber, Schmerzen, organspezifische Symptome des jeweils betroffenen Körperteils. *Diagnostik*: Leukozytose, BSG-Erhöhung, CRP-Erhöhung, CT, Sonographie, Röntgen-Thorax.

Therapie: Eiterentleerung, evtl. Organentfernung (Gallenblase, Lungenlappen), Drainage und Spülung.

Komplikationen: z. B. Pleuraschwarte, Gelenkversteifung.

Nachbetreuung: Röntgenkontrollen.

31.2.3 Erysipel

Durch hämolysierende Streptokokken hervorgerufene phlegmonöse Entzündung der Haut und des Unterhautfettgewebes mit Rezidivneidung.

Klinik: Scharf begrenzte, intensive Rötung, ödematöse Schwellung der Haut, Schmerzen, hohes Fieber, gestörtes Allgemeinbefinden. *Diagnostik*: Erregernachweis im mikrobiellen Abstrich.

Therapie: Penicillin-G in hohen Dosen, Antiphlogistika, kühlende Umschläge.

31.2.4 Follikulitis, Furunkel, Karbunkel

> **Follikulitis**: Durch Staphylokokken oder Streptokokken hervorgerufene Infektion der Haarbalgfollikel mit Nekrose, häufig generalisiert auftretend. **Furunkel**: Fortschreiten der Infektion in die Tiefe, Abszedierung mit zentraler Nekrose. Erreger meist hämolysierende, koagulasepositive Staphylokokken. **Karbunkel**: Flächenhafte, konfluierende Entzündung aus mehreren Furunkeln, die das dazwischen liegende Gewebe zerstört. Oft handtellergroße Nekrosezone. Karbunkel entwickeln sich vorwiegend am Nacken, Rücken und Gesäß.

Klinik: Zunächst Rötung und Schwellung, heftige Schmerzen, Vergrößerung regionärer Lymphknoten. Bei der Follikulitis geringe Beschwerden, beim Karbunkel ausgedehntes, druckschmerzhaftes Hautareal mit perifokalem Ödem, Nekrose, Fieber und Schüttelfrost. Diabetes mellitus muß ausgeschlossen werden. *Diagnostik*: Leukozytose, BSG-Erhöhung, evtl. pathologisches Blutzuckertagesprofil. Erregernachweis durch mikrobielle Untersuchung des Abstrichs (s. auch Kap. **39. Hauterkrankungen**).

Therapie: *Follikulitis*: Feuchte Umschläge, antiseptische Salben. *Furunkel*: Reifung und Demarkierung abwarten, dann Exzision der Nekrose, Antiseptika. Antibiotika nur bei Generalisation, Furunkulose und beim Gesichtsfurunkel. *Karbunkel*: Tiefreichende Exzision der Nekrosen und Eiterherde. Drainage. Bei Ausbreitung der Entzündung in die Tiefe Antibiotika-Therapie.

Komplikationen: Rezidive möglich.

Nachbetreuung: Regelmäßige Verbandwechsel und Wundkontrollen.

31.2.5 Lymphangitis

> Die Lymphangitis ist eine von lokaler Entzündung ausgehende, abszedierende **Infektion der Lymphbahnen** mit regionärer Lymphknotenschwellung bis zur eitrigen Einschmelzung.

Klinik: Druckschmerzhafte, vergrößerte Lymphknoten mit streifenförmiger Rötung der Lymphbahnen zwischen dem Infektionsherd und den regionären Lymphknotenstationen. **Diagnostik**: Leukozytose.

Therapie: Behandlung der lokalen Infektionsquelle, Ruhigstellung, kalte Umschläge, Antibiotika. Bei Abszedierung Inzision.

31.2.6 Phlegmone

Diffuse flächenhafte Entzündung im interstitiellen Bindegewebe, z.B. in der Haut, inter- und intramuskulär, mediastinal, retroperitoneal (Urinphlegmone). *Erreger* sind Streptokokken, Staphylokokken, selten anaerobe Keime.

Klinik: Je nach Erregertyp mehr oder weniger ausgeprägte diffuse, ödematöse Rötung und Schwellung, Fieber. **Diagnostik:** Leukozytose, Röntgen-Thorax, Röntgen der betroffenen Extremität.

Therapie: Inzision, Drainage, Antibiotika, Ruhigstellung. Bei eitriger Infektion frühzeitige chirurgische Intervention.

Komplikationen: V-Phlegmone der Hand, Rezidive, Sepsis.

Follikulitis, Furunkel, Karbunkel

Definitionen
- Follikulitis
- Furunkel
- Karbunkel

⇒

Klinik
- klassische Entzündungszeichen unterschiedlicher Ausprägung
- Fieber
- Schüttelfrost

Therapie
- Follikulitis →
- antiseptische Salbe
- Furunkel und Karbunkel → Exzision, evtl. Antibiotika beim Karbunkel

regelmäßige Kontrolle

Lymphangitis

Definition

⇒

Klinik
- streifenförmige Rötung
- druckdolente, vergrößerte Lymphknoten

Therapie
- Ruhigstellung
- Antibiotika

Phlegmone

flächenhafte, diffuse Entzündung meist durch Streptokokken

Klinik
klassische Entzündungszeichen

Therapie: Inzision, Drainage, Antibiotika

31.2 Leitsymptom Fieber, lokale Entzündungszeichen

31.2.7 Periphere Gangrän

Nekrotisierende Entzündung durch Anaerobier, meist auf dem Boden einer arteriellen Durchblutungsstörung. **Mumifikation**: Durchblutungsbedingte Nekrose ohne Infektion (trockener Brand). Sonderformen: Lungen-, Uterus- und Darmgangrän, Fournier-Gangrän (sehr gefährlich).

Klinik: Schwarz-bläuliche Verfärbung des Gewebes, süßlicher Geruch, kann schmerzlos sein.

Therapie: Arterielle Durchblutung verbessern (z. B. auch Gefäßrekonstruktion), Abtragen der Nekrosen (Grenzzonenamputation), Behandlung mit Polyvidon-Jod-Salbe, Ruhigstellung, Antibiotika.

Komplikationen: Fortschreiten der Gangrän, hohe Amputation, Sepsis.

Nachbetreuung: Evtl. prothetische Versorgung.

Prognose: Ernst.

31.2.8 Infektionen der Hand

31.2.8.1 Paronychie

Eitrige Staphylokokkeninfektion des Nagelfalzes entsteht z. B. durch Maniküreverletzung. Chronische Paronychie häufig an der Großzehe bei eingewachsenem Nagel.

Klinik: Lokale Schwellung, Rötung, Druckschmerz. *Diagnostik*: Evtl. Leukozytose.

Therapie: Inzision, partielle Nagelresektion, bei eingewachsenem Zehennagel Keilexzision des lateralen Nagelfalzes (Emmet-Plastik).

Komplikationen: Rezidiv.

Nachbetreuung: Kontrolluntersuchungen.

31.2.8.2 Panaritium

Eitrige Gewebseinschmelzungen an der Volarseite der Finger, meist nach Bagatelltraumen. Man unterscheidet: *P. cutaneum, P. subcutaneum, P. tendinosum*, evtl. mit V-Phlegmone bei Infektionen der Sehnenscheide des Dig. I und V, *P. articulare, P. ossale*.

Klinik: Rötung, Schwellung, starker pulsierender Schmerz mit kollateralem Ödem. P. tendinosum charakterisiert durch hochgradigen Schmerz, besonders bei Streckbewegungen und Schwellung. P. ossale entspricht einer Osteomyelitis mit Sequesterbildung. Beim P. articulare Gelenkempyem. *Diagnostik*: Leukozytose, BSG-Erhöhung. Röntgen zum Ausschluß einer Knochenbeteiligung.

Therapie: Ausschließlich fachchirurgisch mit ausgedehnten Inzisionen.

Komplikationen: Fast immer Defektheilung! V-Phlegmone.

Nachbetreuung: Intensive Krankengymnastik nach Abheilung.

31.2.9 Gasbrand

Infektion mit Exotoxin bildenden Bakterien, z. B. *Clostridium perfringens, – novyi, – histolyticum* und *– septicum*. Sporenbildner kommen ubiquitär vor, besonders in Erde, Staub und Darm, sie vermehren sich in durchblutungsgestörten Wunden sehr rasch.

Klinik: Lokaler, sehr starker Schmerz, Schwellung, violett-schwärzliche Verfärbung, fleischwasserfarbenes Sekret. Typisch sind ein Knistern im infizierten Gewebe, tympanitischer Klopfschall, rasche Progredienz, ausgeprägte Allgemeinsymptome (Schock, Ikterus, Nierenversagen) *Diagnostik*: Erregernachweis, histologische Untersuchung. Konventionelles Röntgenbild mit Gasbildung in der Muskulatur.

Differentialdiagnose: Andere gasbildende Infektionen.

Therapie: Sofortige stationäre Einweisung, operative Therapie.

Komplikationen: Z. B. Pneumonie, Niereninsuffizienz, Herzversagen.

Prognose: Sehr ernst, Letalität 30–50 %.

31.2.10 Tetanus

Zunächst lokale Wundinfektion durch *Clostridium tetani* (Sporenbildner), welches ubiquitär in Erde und Tierkot vorkommt. Inkubationszeit 30–60 Tage. Nach der lokalen Wundinfektion, Toxinämie, Lähmung der quergestreiften Muskulatur.

Klinik: Prodromalstadium mit Lichtscheu, Trismus und Opisthotonus, Risus sardonicus, Unruhe, tonische Muskelstarre bis zu generalisierten Krampfanfällen und Atemlähmung, Hyperthermie. *Diagnostik:* Erregernachweis.

Therapie: Sofortige stationäre Einweisung zur chirurgischen Therapie.

Prophylaxe: Zur aktiven und passiven Tetanusimmunisierung siehe Kap. **7. Impfen**.

Komplikationen: Herz-Kreislaufinsuffizienz, Pneumonie.

Prognose: Letalität 30 %.

31.2.11 Tollwut

Infektion durch *Lyssa-Virus*. Inkubationszeit 2–20 Wochen. Übertragung durch den Speichel infizierter Tiere (Fuchs, Hund, Katze). Eintrittspforte ist die intakte Schleimhaut, aber nicht die intakte Haut!

Klinik: Ausgeprägter Schmerz bei vergleichsweise geringer Verletzung, Parästhesien, Hypersalivation, Hydrophobie, Schlingkrämpfe. Generalisierte Krämpfe mit Atemlähmung führen zum Tod. *Diagnostik*: Anstieg des Virus-Titers, histologischer Nachweis von Negri-Einschlußkörperchen im ZNS und in den Speicheldrüsen.

Therapie: Regelgerechte lokale Wundbehandlung, prophylaktische aktive und passive Therapie mit Tollwutimpfstoff (HDC) bei unklarer Infektionslage. (Siehe Kapitel **Impfen**). Bei Verdacht auf Rabies-Infektion, sofortige stationäre Einweisung und chirurgische Therapie.

Prophylaxe: bei Risikopersonen (Jäger, Forstarbeiter, Tierärzte) durch aktive Impfung s. o.

Komplikationen: Organversagen.

Prognose: Bei rechtzeitiger Therapie gut, sonst infaust.

31.3 Leitsymptom Verbrennung

In der Bundesrepublik Deutschland sterben etwa 1000 Menschen pro Jahr durch Brandunfälle. Neben dem **Verbrennungsschock** stehen **bronchopulmonale Komplikationen** im Vordergrund, da aus verbrennenden Kunststoffen häufig hochgiftige Gase freigesetzt werden.

Verbrennungskrankheit: Bei großflächigen Verbrennungen wird der gesamte Organismus in Mitleidenschaft gezogen. Durch Freisetzung von Kininen und proteolytischen Fermenten, vor allem aber durch Histaminausschüttung, kommt es zu Flüssigkeitsverlusten in den Extravasalraum (Verbrennungsödem). Die verbrannte Haut verdunstet ca. 1,5 l pro Tag bei 10%iger Verbrennung der Körperoberfläche.

Zur Einteilung der Verbrennungsgrade s. Tab. 31–1. Je geringer der Schmerz bei ausgedehnter Verbrennung, um so schlechter die Prognose.

Schmerzprüfung mit einer Nadel: Die Skarifikation der Haut dient der Beurteilung der Kapillardurchblutung, der Glasspatel zum Nachweis intradermaler Thrombosen. Die Ausdehnung der Verbrennung wird mit Hilfe der *Neuner-Regel* beurteilt (s. Abb. 31–1). Orientierungshilfe: Handfläche des Verletzten = 1 % der Körperoberfläche. Der Verbrennungsschaden ist abhängig von

---

Leitsymptom Verbrennung

Epidemiologie/Pathogenese

Verbrennungskrankheit
ausgeprägte Elektrolyt- und Flüssigkeitsverluste, Toxinwirkungen, Infektionsgefahr

Schmerzprüfung wichtig: je geringer der Schmerz, um so tiefer die Verbrennung
Verbrennungsfläche → Neuner-Regel

Tab. 31-1: Schweregrad, Symptomatik und Heilung bei Verbrennungen

Verbrennungsgrad	Verbrennungstiefe	Symptome	Heilung
I.	Epidermis	Rötung, Schwellung, Schmerz	Regeneration ohne Narbe
II a.	Ablösung der Epidermis	Schwellung, Blasenbildung, Schmerz	Regeneration ohne Narbe
II b.	Teilzerstörung der Cutis	oberfl. Koagulation, intracutane Thrombose, Schmerz	ohne Infekt: Narbenbildung mit Infekt: mit Kontraktur und Keloidneigung
III.	Totalzerstörung der Haut und Anhangsgebilde	Koagulationsnekrose mit Schrumpfung, kein Schmerz	Heilung nur unter Transplantation

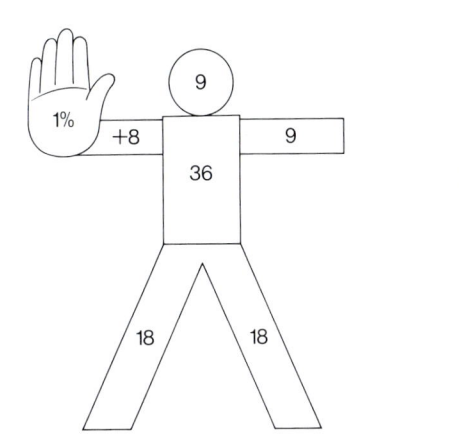

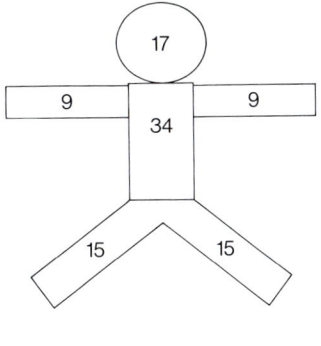

Abb. 31–1: Neunerregel: Ausdehnung der Verbrennungsflächen in Prozent Körperoberfläche, Orientierung an der Handfläche des Patienten (1%). Merke: Beim Kleinkind finden sich andere Verhältnisse

den Unfallumständen und den physikalisch-chemischen Eigenschaften des Energieträgers.

- **Direkte Flammeneinwirkung**: Meist drittgradige Verbrennungen, Lungenschädigung durch Inhalation toxischer Gase.

- **Verbrühungen**: Überwiegend bei Kindern. Verbrennungen nicht so tief, jedoch meist extremes Ödem. Restitutio ad integrum unter Lokalbehandlung. Bei Kleinkindern ausgeprägte Keloidneigung.

- **Heiße, inerte Stoffe** (Teer, Fett usw.): Meist Arbeitsunfälle. Infolge Depotwirkung der haftenden Substanz drittgradige Verbrennungen. Erkaltetes Material nicht mit organischen Lösungsmitteln entfernen, sondern mit Öl oder Spatel.

- **Chemische Verbrennungen**: Arbeitsunfälle oder bei kriegerisch bedingten Katastrophenfällen. Die chemische Verbrennung schreitet fort, so lange die chemisch aktive Substanz Gewebskontakt hat. Besonders häufig sind Verletzungen durch heiße Säuren oder Laugen. Als Sofortmaßnahme wiederholte Wasserspülungen. Keine Neutralisationsversuche. Brennende Phosphorpartikel müssen in Narkose herausgebürstet werden. Bei Toxinresorption ist Nierenversagen möglich.

- **Elektrische Verbrennungen**: 10 % sind tödlich. Direkt den Körper durchziehende Stromschleife. Hirnödem, Arrhythmien, Kammerflimmern, Frakturen durch Muskelkrämpfe. Wechselstrom niedriger Spannung ist gefährlicher als Gleichstrom. An den Ein- und Austrittsstellen der Stromschleife entstehen Nekrosen (Strommarken).

- **Kombinierte Hitze- und Druckeinwirkung**: Z.B. heiße Walzen einer Bügelpresse. Koagulationsnekrosen. Möglichst frühe Nekrektomie, Spalthautdeckung, Bewegungstherapie.

Therapie: *Vier Phasen der Therapie*: Bekämpfung des Schocks, der Intoxikation, Unterstützung der Reparationsphase, Rehabilitation. Nach Bergung des Verletzten: Für freie Atmung sorgen, evtl. Intubation. Reanimation bei elektrischer Verbrennung. Peripher venöser Zugang zur Volumensubstitution und Schmerzausschaltung. Kleider nur entfernen, wenn ein Wärmeschutz (Metallfolie) für den Transport vorhanden ist. Sofortige Kühlung mit Wasser. Stationäre Behandlung: Verlegung des schwerverbrannten Patienten in ein spezielles Verbrennungszentrum, wenn möglich.

Verbrennungen I. Grades: Meist Spontanheilung. Lokale Therapie ohne Einfluß auf die Regeneration, verkürzt aber die Behandlungsdauer.

Verbrennungen II. Grades: IIa wie erstgradige Verbrennung. IIb: Regelmäßig Antibiotika- oder antiseptische Salben, z.B. Polyvidon-Jod, evtl. bei großflächiger Verbrennung stationäre, chirurgische Therapie mit Hauttransplantation.

Komplikationen: Narbenkontrakturen, Bewegungseinschränkungen.

Nachbetreuung und Rehabilitation: Plastische Operationen, konsequente Krankengymnastik, psychologische Führung, evtl. Umschulung im Beruf.

Prognose: Bei Infektion ernst. Invalidität bei Narbenfolgen.

31.4 Leitsymptom tastbare Schwellung (Tumor) unterschiedlicher Lokalisation

31.4.1 Gutartige Weichgewebstumoren

> Nicht epitheliale, extraskeletäre Geschwülste, die von Fettgewebe, Bindegewebe, Muskulatur, Blutgefäßen, Lymphgefäßen, Nervengewebe ausgehen, sind überwiegend gutartig. (Inzidenzrate ca. 2/100000 Einwohnern). Keine Infiltration, keine Metastasierung.

Die Unterscheidung gut- oder bösartig kann jedoch sehr schwierig sein. Sicherung ist nur durch histologische Untersuchung möglich.

Klinik: Tastbare Geschwulst, welche in Abhängigkeit von Lokalisation, Tumorart und Größe zu Schmerzen, Verdrängungserscheinungen, Funktionseinschränkungen führt. *Diagnostik*: Funktionsdiagnostik (z.B. T3, T4, TSH), Sonographie, CT, Probeexstirpation.

Differentialdiagnose: Lipome, Fibrome, Angiome, Sarkome, Lymphome, Neurinome, Atherome, Halszysten, Halsfisteln, Aktinomykose, Hauttuberkulose, Struma nodosa, Rezidivstruma, Thyreoiditis (s. Kap. **25. Endokrinologische Erkrankungen**) usw.

Therapie: Indikation zur Operation bei jeder unklaren Dignität. Grundsätzlich sollte der Tumor in toto mit einem schmalen Sicherheitsabstand von 1–2 cm exstirpiert werden. Ausnahme dieser Regel: Subkutane Lipome, die sich leicht enukleieren lassen.

Komplikationen: Nachblutung, Infektion, Rezidive.

Nachbetreuung: Evtl. Kontrolluntersuchung.

Prognose: Gut.

31.4.2 Bösartige Weichgewebstumoren

Nicht epitheliale, extraskeletäre Geschwülste. Herkunft wie oben beschrieben. Je nach Lokalisation entstehen durch **Infiltration in die Nachbarorgane** erhebliche Verdrängungserscheinungen und Funktionseinschränkungen mit Schmerzen.

Klinik: Schnell wachsender, schlecht abgrenzbarer, schlecht (schluck-) verschieblicher Tumor. *Diagnostik*: Evtl. Erhöhung von Tumormarkern (CEA, Calcitonin, Thyreoglobulin), CT, Sonographie, Szintigraphie, Angiographie.

Differentialdiagnose: z.B. Sarkome, Struma maligna (siehe Kapitel **25. Endokrinologie**), Lymphknotenmetastasen (Magen, Schilddrüse, Bronchien, Mamma, Nieren), Lymphosarkome, Hodgkin- und Non-Hodgkin-Lymphome, M. Waldenström und gutartige Tumoren, entzündliche Veränderungen.

Therapie: Entfernung des Tumors nach den Richtlinien der Tumorchirurgie. Evtl. Adjuvante Strahlen- und Chemotherapie.

Komplikationen: Operations- und strahlenbedingt, Rezidive.

Nachbetreuung: Tumornachsorgeprogramme.

Prognose: Unsicher. Metastasierung, Rezidive.

31.5 Leitsymptom Schwellung der Brust

31.5.1 Gynäkomastie

> Gynäkomastie bezeichnet die **Vergrößerung der Brustdrüse beim Mann** durch eine Vermehrung aller Gewebsanteile des Brustdrüsenkörpers.

Ursachen: Lebererkrankungen (z. B. bei Alkoholkrankheit), hormonaktive Hoden- oder Nebennierenrindentumoren, medikamentöse Einflüsse wie Östrogen-Therapie, Spironolaktongabe.

Klinik: Schwellung im Bereich einer oder beider Brüste beim Mann mit Spannungs- und Berührungsschmerzen. **Diagnostik**: Mammographie, Sonographie.

Differentialdiagnose: Mammakarzinom des Mannes.

Therapie: Subkutane Mastektomie.

Komplikationen: Nachblutung, Infektion.

31.5.2 Mastopathia fibrosa cystica

Diese Erkrankung kommt sehr häufig, vor allem bei Frauen zwischen dem 35. und 40. Lebensjahr vor. **Einteilung nach Prechtel**: Je nach Proliferationsgrad und Ausprägung der Zellatypien. Mastopathie Grad IIIb entspricht einem Carcinoma in situ.

Klinik: Prämenstruelle Spannungsschmerzen, druckdolente Knotenbildung und Zystenbildung in beiden Mammae. *Diagnostik*: Tumormarker CEA und Ca 15–3, Sonographie, Mammographie, Punktion.

Differentialdiagnose: Gutartige Tumoren und Zysten der weiblichen Brust, wie Involutionszysten, Fibroadenome, Milchgangspapillome, Lipome, Hämangiome, Neurofibrome. Bösartige Neubildungen, wie Cystosarkoma phylloides, Mammakarzinom.

Therapie: Probeexzision; bei Grad III nach Prechtel subkutane Mastektomie.

Komplikationen: Nachblutung, Infektion, Hautnekrose.

Nachbehandlung: Kontrolluntersuchungen.

Prognose: Nach subkutaner Mastektomie gut. Stadium I und II nach Prechtel nur gering erhöhtes Karzinomrisiko. Stadium IIIa 10 % und Stadium IIIb 100 %ige maligne Entartung. Carcinoma lobulare in situ Entartungsrisiko 30 % nach 20 Jahren.

31.5.3 Mammakarzinom

Das Mammakarzinom ist der häufigste bösartige Tumor der Frau. Der Altersgipfel liegt zwischen 45 und 50 sowie 60 und 65 Jahren. Ungeklärte Ätiologie. In 60 % ist der obere äußere Quadrant betroffen.

Duktales Mammakarzinom: Zu 80 % solide; zu unterscheiden ist das medulläre vom Milchgangskarzinom, sowie der Morbus Paget mit ekzematöser Veränderung der Mamillenregion durch intraepidermale Tumorausbreitung.

Lobuläres Mammakarzinom: Häufig doppelseitig.

Inflammatives Mammakarzinom: selten, intensive lymphangitische Tumordissemination.

Weitere Formen: Adenoid-zystisches Karzinom, muzinöses Karzinom, tubuläre und papilläre Karzinome. Einteilung nach dem TNM-System.

Metastasierung: Frühzeitige, *lokale Infiltration* in das umgebende Fett- und Bindegewebe, in fortgeschrittenen Stadien in die Pektoralismuskulatur und Thoraxwand. Lymphogene Metastasierung überwiegend in Axilla, entlang der A. thoracica interna, subpectoral und supraclavikulär. Hämatogene Metastasierung ossär (70 %), pulmonal (60 %), hepatogen (50 %) und zerebral. In 10–15 % multizentrische Tumorentstehung in der Mamma.

Klinik: Tastbarer Knoten, Einziehungen u. a. Veränderungen der Mamille, Sekretion, Schmerzen, Asymmetrie, Rötungen, Ulzerationen, ekzematöse Veränderungen, Venenerweiterungen, Orangenhaut. Suche nach vergrößerten Lymphknoten. 80–90 % der Karzinome werden durch regelmäßige systematische Selbstuntersuchung entdeckt.

Diagnostik: Tumormarker: CEA, Ca 15–3. Mammographie zeigt sternförmige Gewebeverdichtung mit Ausläufern, Mikrokalzifikation („Krebsfüßchen"), evtl. polymorphe, intraduktale Mikroverkalkungen beim Komedokarzinom. Sonographie, gezielte Feinnadelpunktion. Evtl. diagnostische Tumorexstirpation.

Differentialdiagnose: Gutartige Mammatumoren

Therapie: Alle Tumoren der weiblichen Brust werden exstirpiert und intraoperativ durch histologischen Schnellschnitt untersucht. Die Karzinomoperation richtet sich nach dem Tumorstadium. *Additive Verfahren* sind Östrogen- und Gestagen-Therapie, Gabe von Androgenen und Anabolika nur bei positivem Rezeptorstatus, Antiöstrogene (Tamoxifen). Kortikosteroide bei viszeraler Metastasierung und Hyperkalzämie-Syndrom.

Komplikationen: Lokalrezidive, Fernmetastasen.

Nachbehandlung: Regelmäßige Tumornachsorge. Siehe auch Kapitel **14. Onkologie**.

Prognose: Je nach Risikogruppe: „Kleines Mammakarzinom" T1-T3N0M0, „Low risk-Fälle" T1-T3N1-N3M0, hier Östrogen- und Progesteronrezeptoren positiv, „High risk-Fälle" T1-T3N1-NXM0-M1, nur ein oder kein Rezeptor positiv. 5-Jahres-Überlebenszeit ca. 70–80 %, 10-Jahres-Überlebenszeit 40–60 % je nach Turmorstadium.

31.6 Leitsymptom Dyspnoe

31.6.1 Einfache und schwere Thoraxprellung/Thoraxquetschung

Durch stärkere Gewalteinwirkung auf den Thorax kann es zu einer Brustwandquetschung kommen, bei der auch intrathorakale Organe in Mitleidenschaft gezogen werden können. Durch eine starke Thorax-Kompression kommt es zu einem reflektorischen Glottis-Verschluß (Perthes-Syndrom). Hierdurch entsteht ein erheblicher intrathorakaler Druckanstieg, das venöse Blut wird in Kopf und Hals zurückgepreßt, es entstehen petechiale Haut- und Subkonjunktivalblutungen, evtl. auch Einblutungen in den Glaskörper und den Sehnerven mit der Gefahr der Erblindung. Häufige Begleitverletzungen sind Rippenserienfraktur, Hämatopneumothorax, Lungenkontusion, Herzkontusion, Wirbelkörperfraktur.

Klinik: Gesicht ist blau-rot verfärbt. Petechiale Haut- und Subkonjunktivalblutungen, Visusverschlechterung, akute Atemnot, Herzrhythmusstörungen. Begleitverletzungen nicht übersehen: Rippenserienfraktur, Pneumothorax, Herz- und Lungenkontusion, Wirbelkörperfraktur. *Diagnostik*: Röntgenthorax in 2 Ebenen, Röntgenaufnahmen der Wirbelsäule, EKG, UKG, Oberbauchsonographie.

Differentialdiagnose: Lungenkontusion, Bronchusabriß, Rippenfrakturen.

Therapie: Bei der einfachen Brustkorbprellung symptomatische Therapie mit Analgetika, evtl. stationäre Beobachtung. Bei der schweren Thoraxprellung/Thoraxquetschung unbedingt stationäre Beobachtung erforderlich. Die spezielle Therapie richtet sich nach den Begleitverletzungen.

Komplikationen: Pneumonie.

31.6.2 Rippenfraktur, Sternumfraktur

Am häufigsten sind Frakturen der V.–IX. Rippe. Die ersten Rippen brechen nur bei starker Gewalteinwirkung, unter Gefährdung der supraaortalen Arterien, der Aorta und der Hauptbronchien. Bei Fraktur der kaudalen Rippen stets an eine Mitverletzung von Milz, Leber und Zwerchfell denken!
Zu unterscheiden ist die **isolierte Rippenfraktur** von der Rippenserienfraktur. **Rippenserienfraktur** kann zum instabilen Thorax mit paradoxer Atmung führen. Daraus entwickelt sich leicht eine respiratorische Insuffizienz. Sternumfrakturen sind sehr selten, erfordern keine spezifischen Behandlungsmaßnahmen.

Klinik: Auch bei unkomplizierter Rippenfraktur heftiger Schmerz bei jedem Atemzug, Schonatmung, lokaler Druck und Thoraxkompressionsschmerz, bisweilen Hautemphysem, bei Sternumfraktur deutlicher Kompressionsschmerz über dem Sternum. Je nach Begleitverletzungen auch Herzrhythmusstörungen.

Diagnostik: Röntgen-Thorax-Aufnahme mit knöchernem Hemithorax in 2 Ebenen, Sternumspezialaufnahme, Oberbauchsonographie, EKG, UKG.

Differentialdiagnose: Thoraxprellung.

Therapie: Bei einfacher Rippen- und Sternumfraktur nur symptomatische Behandlung, die auch ambulant erfolgen kann, mit Analgetika, interkostaler Leitungsanästhesie; heute kein Heftpflaster-Ziegelverband mehr. Bei Rippenserienfraktur mit instabilem Thorax sofortige stationäre Einweisung zur chirurgischen Therapie.

Komplikationen: Pneumothorax, Hämatothorax, Pneumonie (s. Kap. **20. Lungenerkrankungen**).

31.6.3 Lungenkontusion

Die einfache und schwere Lungenkontusion ist die häufigste Begleitverletzung beim stumpfen Thoraxtrauma (s.a. Thoraxprellung).

> Es handelt sich um eine **traumatische Schädigung des Lungenparenchyms** mit Einblutungen, fortschreitendem Lungenödem durch Permeabilitätsveränderungen, bis hin zur Schocklunge mit respiratorischer Insuffizienz.

Klinik
- akute Atemnot
- Herzrhythmusstörungen,
- petechiale Haut- und subkonjunktivale Blutungen

Differentialdiagnose

Therapie
- stationäre Beobachtung
- Analgetika

Komplikationen

Rippenfraktur, Sternumfraktur

an Begleitverletzungen denken!

zu unterscheiden sind:
- isolierte Rippenfraktur
- Rippenserienfraktur → instabiler Thorax möglich mit respiratorischer Insuffizienz

Klinik
heftiger, atemabhängiger Schmerz auch bei unkomplizierter Fraktur

Diagnostik
Röntgen

Therapie
- Schmerztherapie
- Pneumonieprophylaxe
- chirurgisch bei Rippenserienfraktur

Komplikationen

Lungenkontusion

Definition
⇒

Klinik: Akute Atemnot, Schmerzen beim Atmen, Kreislaufverschlechterung durch Blutverluste, Bewußtlosigkeit durch Hypoxie. *Diagnostik*: Blutgasanalyse, Röntgen-Thorax-Aufnahme in 2 Ebenen, EKG, UKG, CT-Thorax, Oberbauchsonographie.

Therapie: Stationäre chirurgische **Therapie**.

Komplikationen: Pneumothorax, Hämatothorax, Blutung, Pneumonie (s. Kap. **20. Lungenerkrankungen**).

31.7 Leitsymptom retrosternaler Schmerz

31.7.1 Refluxkrankheit

Pathogenese: Unphysiologisch langer Kontakt gastrointestinaler Säfte mit der Ösophagusschleimhaut, Entstehung entzündlicher Veränderungen im distalen Ösophagus. Beschwerden besonders im Liegen und beim Bücken.
Häufige **Ursache** von Reflux ist die *Hiatushernie*. Hier sind Anteile von Magen und Kardia durch Erschlaffung der Hiatusmuskulatur und der Aufhängebänder des Magens in das Mediastinum und den Thorax verlagert; dies besonders bei intraabdomineller Drucksteigerung (z. B. Adipositas, Schwangerschaft).

Axiale Hiatusgleithernie: Kardia, evtl. auch Fundusanteile gleiten in „axialer Richtung" des Ösophagus durch den Hiatus. Die axiale Hiatushernie ist leicht reponibel, keine Einklemmungsgefahr. Krankheitswert nur bei Entstehung einer Refluxösophagitis.

Paraösophageale Hernie: Durch den erheblich erweiterten Hiatus Ösophagei prolabiert der Magen neben dem Ösophagus in das Mediastinum. Die Kardia bleibt fixiert abdominell. Es findet sich ein allseits geschlossener Bruchsack. Beim Prolaps des gesamten Magens (Upside-down-stomach) Gefahr der Strangulation, Inkarzeration und Ulkusentwicklung im Schnürring.

Mischhernie: Kombination von axialer und paraösophagealer Hernie mit Prolaps von Kardia- und Magenfundus. Zu den verschiedenen Formen der Hiatushernien s. Abb. 31-2.
Einteilung der Refluxkrankheit in **vier endoskopische Schweregrade**:

> **Grad I**: Nur geringe Schleimhautveränderungen: flache Erosionen.
> **Grad II**: Größere streifenförmige Erosionen. **Grad III**: Zirkuläre, ausgedehnte Veränderungen, teils konfluierend, Wandinfiltrationen. **Grad IV**: Fibrose und Striktur der Ösophaguswand, Brachyösophagus.

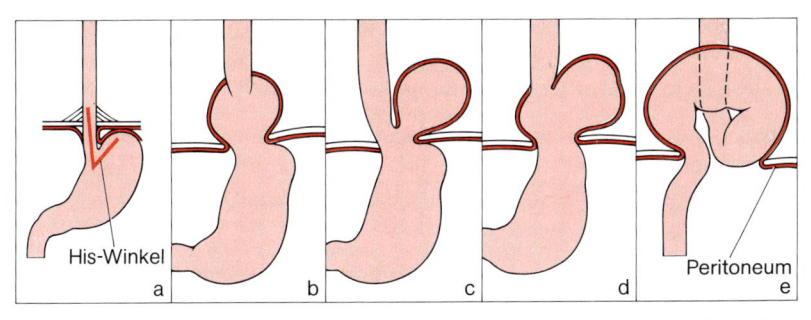

Abb. 31-2: Verschiedene Formen der Hiatushernien: **a)** normale Situation mit spitzem His'-Winkel; **b)** Ösophagusgleithernie spitzer His'-Winkel aufgehoben, Reflux in die Speiseröhre möglich; **c)** paraösophageale Hernie; **d)** gemischte Hernie (Gleithernie + paraösophageale Hernie); **e)** Totalprolaps des Magens in den Thorax sog. upside-down-stomach.

Grad I – II können konservativ ausheilen, Grad III und IV führen zu Blutungen und zu irreversiblen Narbenbildungen, dabei Gefahr der Karzinomentwicklung. Indikation zur Operation ab Grad III.

Klinik: Vom asymptomatischen Verlauf über geringgradige Beschwerden wie Völlegefühl, Aufstoßen, retrosternale Schmerzen, Sodbrennen, Herzsensationen zu schwerwiegenden Symptomen wie Blutung, Dysphagie, Schmerzen durch Inkarzeration, Ulzera, kardiorespiratorische Störungen. Verstärkung der Symptome beim Bücken, im Liegen, postprandial, nach Alkoholgenuß und nach Tabakkonsum. *Diagnostik*: Refluxnachweis durch Langzeit-pH-Metrie, Endoskopie und Biopsie, Manometrie.

Differentialdiagnose: Achalasie, Ösophaguskarzinom, infektiöse Ösophagitiden (Viren und Pilze), Ösophagitis nach wiederholter Sklerosierung von Ösophagusvarizen, Koronare Herzkrankheit.

Therapie: Im Stadium I und II zunächst konservativer Therapieversuch mit Gewichtsreduktion, Schlafen mit erhöhtem Oberkörper, kein Nikotin, kein Alkohol. Medikamentöse Therapie mit H2-Rezeptorenblocker zur Reduktion der Säuresekretion (z. B. Ranitidin 300–600 mg pro Tag, Famotidin 40–80 mg pro Tag, Nizatidin 300–600 mg pro Tag). Bei schwerer Refluxösophagitis Omeprazol 20–40 mg pro Tag. Langzeitbehandlung nur mit hohen H2-Blokkerdosen möglich (z. B. Ranitidin 300 mg pro Tag) bzw. Omeprazol (20–40 mg tgl.). Operationsindikation im Stadium III und IV. Bei der paraösophagealen Hernie besteht immer eine absolute Operationsindikation wegen Einklemmungsgefahr.

Komplikationen: Gas-bloat-Syndrom: Superkontinenz, Aufstoßen unmöglich, Völlegefühl. Teleskop-Phänomen: Magenanteile prolabieren unter der Manschette nach proximal.

Prognose: Letalität unter 1 %. Ergebnisse in 85–90 % gut/befriedigend.

31.7.2 Verätzungen des Ösophagus

> Verätzung durch Säuren setzt **Koagulationsnekrosen**, Verätzung durch Laugen **Kolliquationsnekrosen**. Kolliquationsnekrosen dringen tiefer in das Gewebe ein, sind daher gefährlicher.

Häufig sind Kinder betroffen, die versehentlich Reinigungsmittel trinken, oder Erwachsene in suizidaler Absicht.

Klinik: Heftiger retrosternaler Schmerz, Schocksymptome, septische Temperaturen, die auf eine Perforation und Mediastinitis hinweisen, Dysphagie. *Diagnostik:* Neben der Inspektion von Mund und Rachen, vorsichtige Ösophagoskopie (Cave Perforation); in der Röntgen-Thorax-Übersicht zeigt sich bei Perforation freie Luft im Mediastinum und subphrenisch.

Therapie: Bei Säurenverätzung Neutralisierung mit Milch und Trispuffer, bei Laugen mit verdünnter Zitronensäure oder Essig. Sofortige stationäre Einweisung zur chirurgischen Intensivtherapie. Bei Ösophagusperforation sofortige Operation!

Komplikationen: Mediastinitis durch Perforation, Sepsis, später häufig narbige Strikturen, Karzinomrisiko erhöht.

Nachbetreuung: Evtl. Bougierung von Stenosen, Ösophagogramm.

Prognose: Karzinomrisiko!

31.7.3 Fremdkörper der Speiseröhre

Besonders bei Kindern, aber auch bei Erwachsenen (Hühnerknochen). Perforationsgefahr.

Klinik: Retrosternale Schmerzen, Bolusgefühl, Dysphagie, Würgereiz. *Diagnostik*: Endoskopie.

Therapie: Stationäre Einweisung zur endoskopischen Entfernung des Fremdkörpers, falls Spontanabgang nicht zu erwarten ist.

Komplikationen: Perforationsgefahr, Mediastinitis.

Prognose: Gut.

31.8 Leitsymptom Dysphagie

31.8.1 Ösophaguskarzinom

Epidemiologie: Jährlich sterben ca. 2000 Menschen in der Bundesrepublik am Ösophaguskarzinom. Männer erkranken häufiger. Der Altersgipfel liegt zwischen dem 6. und 7. Dezennium. *Endemiegebiete* sind in Europa Normandie und Schweiz, sowie Ostasien.

Ätiologie: Chronischer Alkoholabusus, Tabakrauchen (Pfeife, Zigarre), Nitrosamine, Vitamin C-Mangel.

Präkanzerosen: Plummer-Vinson-Syndrom, Brachyösophagus, Achalasie, Strikturen nach Laugenverätzungen, Sklerodermie. 90 % sind *Plattenepithelkarzinome*, 10 % sind Adenokarzinome. Lokalisation überwiegend distales und mittleres Drittel des Ösophagus. Ausbreitung per continuitatem innerhalb der Ösophaguswand in Längsrichtung, ferner Infiltration des Mediastinums und benachbarter Organe. *Lymphogene Metastasierung* in zervikale, paratracheale, mediastinale, perigastrische Lymphknotengruppen. *Hämatogene Metastasierung* über die Vena azygos in Lunge und Gehirn, über die Pfortader in die Leber. Stadieneinteilung nach dem TNM-System.

Klinik: Diskrete Initialsymptome wie retrosternale Mißempfindungen, gesteigerte Salivation, später Dysphagie (kein Frühsymptom), Gewichtsabnahme, Leistungsknick, retrosternale Schmerzen, Heiserkeit durch Rekurrensparese, Husten durch ösophago-tracheale Fistel.

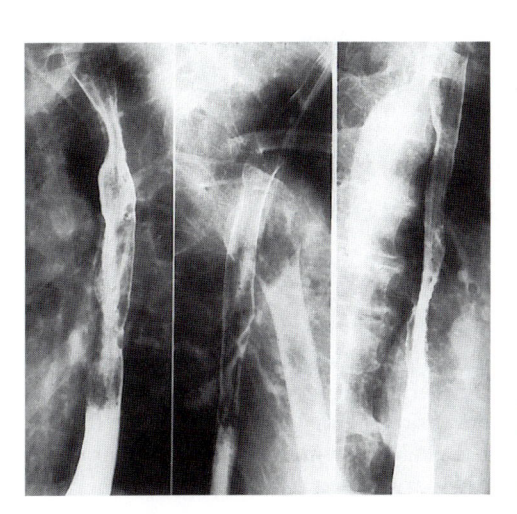

Abb. 31–3: Röntgenkontrastdarstellung des Ösophagus mit einem Karzinom im mittleren thorakalen Abschnitt

Diagnostik: Röntgenkontrastdarstellung zeigt Füllungsdefekte, Wandstarre, unregelmäßige Konturen, Stenosezeichen und prästenotische Dilatation (Abb. 31-3). Endoskopie mit Biopsie sichert die Diagnose.

Differentialdiagnose: Gutartige Tumoren (z. B. Leiomyome, Polypen, Zysten, Fibrome, Lipome, Hämangiome), Verätzungsstrikturen, peptische Ulzera, Refluxösophagitis, Achalasie, Ösophagusvarizen.

Therapie: Möglichst operativ. Indikation hängt ab von Tumorausdehnung und -sitz, Metastasierung, Alter und Allgemeinzustand des Patienten. Inoperabilität liegt vor bei Fernmetastasierung, Rekurrensparese, Einbruch in das Tracheobronchialsystem. *Operationsverfahren*: Ösophagusersatz wird angestrebt.

Komplikationen: Pneumonie, Anastomoseninsuffizienz, Blutung.

Nachbetreuung: Tumornachsorgeprogramm

Prognose: Schlecht. Für die Resektion gilt: Letalität 8–12 %, 5-Jahres-Überlebensrate 10–15 %. Bei nur palliativer Therapie Überlebenszeit durchschnittlich 6 Monate.

31.8.2 Ösophagusdivertikel

> Divertikel können solitär, aber auch multipel auftreten. Zu unterscheiden sind:
> **Zervikale Pulsionsdivertikel** (Zenker-Divertikel), **thorakale Traktionsdivertikel** und **epiphrenale Pulsionsdivertikel.**

Das **Zenker-Pulsionsdivertikel** ist am häufigsten, befindet sich in der muskelschwachen Region oberhalb des M. cricopharyngeus, entwickelt sich nach links und kann bis faustgroß werden. **Traktionsdivertikel** finden sich meist in Höhe der Trachealbifurkation, entstehen durch Narbenzug (tuberkulöse Lymphknoten, Anthrakose). Selten Dysphagie, selten Operationsindikation. **Epiphrenale Divertikel** sind meist mit einer Achalasie verbunden. Es sind ebenfalls Pulsionsdivertikel, bedingt durch eine Funktionsstörung des unteren Ösophagussphinkters.

Klinik: Fremdkörpergefühl, Dysphagie, Erbrechen unverdauter Nahrung, Foetor ex ore, im Liegen besteht Aspirationsgefahr. *Diagnostik*: Röntgenkontrastdarstellung. Endoskopie.

Therapie: Chirurgische Abtragung des Divertikels.

Komplikationen: Nahtinsuffizienz, Rekurrensparese.

31.9 Leitsymptom uncharakteristische Oberbauchbeschwerden

31.9.1 Magenkarzinom

Das Magenkarzinom stellt den dritthäufigsten Organkrebs dar. Die Ätiologie ist weitgehend unbekannt. Krebsrisikoerkrankungen sind chronisch atrophische Gastritis, Adenome, Borderline-Läsionen, fraglich die chronische Refluxgastritis, z. B. nach Magenresektion. Lokalisation meist kleine Kurvatur, seltener Kardia und Fundus. Histologisch überwiegend Adenokarzinome.

31.9 Leitsymptom uncharakteristische Oberbauchbeschwerden

Stadieneinteilung des Magenkarzinoms nach Lauren, Borrmann und TNM: Intestinaler Typ (begrenzt), diffuser Typ (rasche Metastasierung).

Klinik: Die Frühsymptome sind uncharakteristisch. Klagen über einen „empfindlichen Magen" (Unverträglichkeit von Speisen, Übelkeit), Druckgefühl im Oberbauch, Inappetenz, Abneigung gegen Fleisch, typisch ein Leistungsknick (90%). Im fortgeschrittenen Stadium Gewichtsverlust, Schmerzen, Anämie. Palpabel sind nur große Tumoren, ggf. ist die Virchow-Drüse links supraklavikulär tastbar.

Diagnostik: Tumormarker CEA erhöht. Röntgenkontrast-Untersuchung mit typischen Röntgenzeichen: Füllungsdefekt, Wandstarre, Faltenabbruch, Ulkusnische mit Ringwall, Stenosen an der Kardia mit Dilatation des Ösophagus, Magenausgangsstenose und Magendilatation. Endoskopie und Biopsie besitzen Treffsicherheit von 98%. Endosonographie zur Beurteilung der Tiefeninfiltration. CT zum Ausschluß von Fernmetastasen im Bereich der Leber.

Differentialdiagnose: Benigne Tumoren des Magens z.B. Adenome, fibromatöse Polypen, Leiomyome, Fibrome, Lipome, Neurofibrome. Andere maligne Tumoren des Magens z.B. Lymphome, Sarkome.

Therapie: Grundsätzliche Operationsindikation. Kompensation des Organverlustes durch geeignete Rekonstruktionsverfahren. Resektionsquote: 70–80%.

Kontraindikation zur Operation: Allgemeine Inoperabilität, metastasierender Tumor, Peritonealkarzinose.

Komplikationen: Perforation (5%), massive Blutungen, Kardia- oder Pylorusstenose. Operationsletalität bei der subtotalen distalen Resektion 1–3%, bei der Gastrektomie 1–5%.

Nachbetreuung: Tumornachsorge-Untersuchungen zur frühzeitigen Erfassung eines Rezidivs, bzw. postoperativer Funktionsstörungen. *Kontrolluntersuchungen* sind: Tumormarkerbestimmung, Endoskopie, Röntgenkontrastuntersuchung, Sonographie, evtl. CT. Parenterale Vit. B12- Substitution nach Gastrektomie.

Prognose: 5-Jahres-Überlebenszeit abhängig vom Tumorstadium. Beim Frühkarzinom 80–95%, beim Makrokarzinom 20–30%. Im allgemeinen wird die Magenlosigkeit gut toleriert. Bei etwa 10% der Magenoperierten beobachtet man nach einem Intervall von 20–25 Jahren ein Karzinom im Magenstumpf. Als Ursache wird eine chronische Refluxgastritis diskutiert.

31.9.2 Duodenaldivertikel

Magendivertikel sind sehr selten. Duodenaldivertikel dagegen finden sich in 5–22%. Lokalisation überwiegend an der Hinterwand und juxtapapillär. Meist asymptomatisch.

Klinik: Brechreiz, Druckgefühl im Oberbauch, Schmerzen, gelegentlich auch Blutungen, intermittierender Ikterus bei Druck des gefüllten Divertikels auf die Papilla Vateri. *Diagnostik*: Endoskopie, Röntgenkontrastaufnahme, Sonographie, CT.

Differentialdiagnose: Cholelithiasis, chron. Pankreatitis, Ulkus, Pancreas anulare, benigne und maligne Tumoren der Leber.

Therapie: Nur bei erheblichen Beschwerden oder Komplikationen Abtragung des Divertikels.

31.10 Leitsymptom Ikterus

31.10.1 Bösartige Tumoren der Gallenblase und der Gallenwege

Das **Gallenblasenkarzinom** ist sehr selten und stellt etwa 1–2 % aller gastrointestinalen Tumoren. Meist erfolgt eine zu späte Diagnose. Ein Einbruch des Tumors in die Leber und in die benachbarten Organe ist möglich. Der Altersgipfel liegt bei 60–70 Jahren, gehäuft beim weiblichen Geschlecht. In 80–90 % der Fälle existiert gleichzeitig eine Cholezystolithiasis. Adenome von Gallenblase und Gallenwegen sollten prophylaktisch operativ entfernt werden. Symptom der Leberinfiltration ist der Verschlußikterus.

Gallengangskarzinom: Häufigste Lokalisation ist der supraduodenale Abschnitt des Choledochus und die Hepaticusgabel (Klatskin-Tumor, Abb. 31–4). Relativ späte Metastasierung in Lymphknoten, Leber und Peritoneum. Geschlechtsverteilung gleichmäßig. Etwa 30 % der Gallengangskarzinome entwickeln sich im Bereich der Papilla Vateri, hier größere Chance einer frühen Diagnosestellung durch Entwicklung eines Ikterus.

Klinik: Beim Gallenblasenkarzinom unspezifische Beschwerden im Sinne eines chronischen Steinleidens, Gewichtsverlust, evtl. zunehmender Ikterus. Beim Gallengangskarzinom schleichender, schmerzloser Ikterus, Gallenblase gestaut (Courvoisier-Zeichen). *Diagnostik*: ERC, Sonographie, CT.

Differentialdiagnose: Pankreaskopfkarzinom, gutartige Tumoren der Gallenwege z. B. Adenome, Fibrome, Myome, Myxome, entzündliche Prozesse.

Therapie: *1. Gallenblasenkarzinom*: Cholezystektomie evtl. mit angrenzender Leberresektion nur im Frühstadium sinnvoll. *2. Gallengangskarzinom*: Hepatikusgabelresektion mit Hepaticojejunostomie oder Pankreaskopfresektion bei distalem Sitz des Tumors.
Beide Tumorarten sind wenig strahlen- und chemotherapiesensibel.

Komplikationen: Gallenfistel, Anastomosenstenosen.

Nachbetreuung: Tumornachsorgeprogramm.

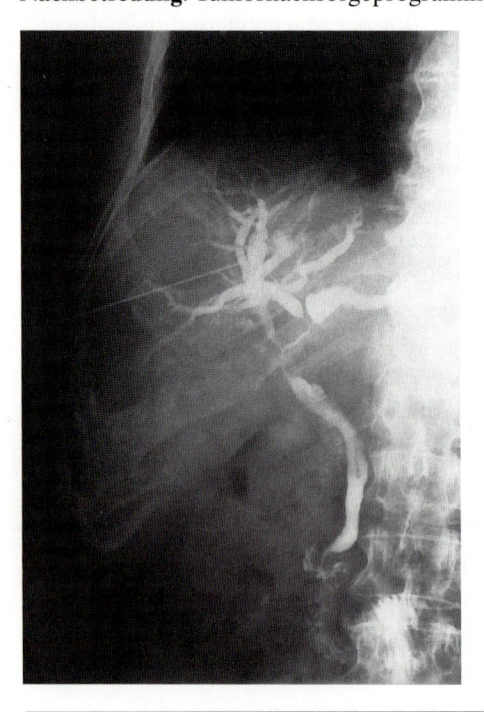

Abb. 31–4: Darstellung des Gallengangsystems durch perkutane, transhepatische Cholangiografie (PTC), Gallengangskarzinom direkt vor der Hepaticusgabel mit Aufstau der intrahepatischen Gallengänge (Klatskin-Tumor)

Prognose: Überlebensraten der Patienten mit Gallenblasenkarzinom liegen im Mittel bei 4–5 Monaten, bei Papillenkarzinom bei 10 Monaten.

31.10.2 Pankreaskarzinom

Pankreaskarzinome sind überwiegend im Kopf, seltener in Corpus- und Schwanzbereich lokalisiert. Prognostisch wichtig ist die Unterscheidung zwischen **periampullärem Karzinom** (Papille, Duodenum, Ductus choledochus) und **Karzinom des Pankreas**, vom Gangepithel ausgehend. Inzidenz: 10 Fälle auf 100 000 Bundesbürger. Der Altersgipfel liegt bei den 60- bis 80jährigen.

Klinik: Typisch beim periampullären Karzinom ist der schmerzlos auftretende Ikterus mit Stauung der Gallenblase (Courvoisier-Zeichen). Darüber hinaus unbestimmte, im Epigastrium lokalisierte Schmerzen, die in den Rücken ausstrahlen. Appetitlosigkeit, Gewichtsverlust, Auftreten eines Diabetes mellitus, Durchfälle durch exokrine Insuffizienz. Rezidivierende Thrombophlebitiden als paraneoplastisches Syndrom. *Diagnostik*: Tumormarker CA 19–9 ist in 80–100 % der Fälle erhöht. Werte über 100 ng/ml sind fast beweisend. Sonographie, gegebenenfalls mit Feinnadelpunktion, CT, ERCP, Angiographie: Gefäßabbrüche, Pfortaderthrombose u. a..

Differentialdiagnose: Chronische Pankreatitis.

Therapie: Radikaloperation, wenn der Tumor begrenzt ist, keine Fernmetastasen vorliegen, kein Gefäßeinbruch vorliegt. Operabilität läßt sich häufig nur per explorativer Laparotomie klären.

Nachbetreuung: Tumornachsorgeprogramm, Diabetesüberwachung.

Prognose: Schlecht. 5-Jahres-Überlebensrate beim periampullären Karzinom etwa 25 %, beim Kopfkarzinom 3–5 %. Durchschnittliche Überlebenszeit nach Palliativoperation beträgt etwa 9 Monate.

31.11 Leitsymptom lokalisierter Bauchschmerz

31.11.1 Gürtelförmige Schmerzen im Oberbauch

31.11.1.1 Pankreaszysten

> **Echte Zysten** (mit Epithelauskleidung) sind selten. **Pankreaspseudozysten** sind entweder post-nekrotisch nach akuter Pankreatitis oder im Rahmen einer chronischen Pankreatitis entstanden.

Klinik: Kleinere Zysten bleiben oft symptomlos, große Zysten sind palpabel, verursachen Schmerzen, die in den Rücken ausstrahlen. Stärkere Beschwerden durch:
1. Blutungen, Begleitgastritis, Arrosionsblutungen der A. lienalis oder anderer Nachbarschaftsarterien. 2. Stenoseerscheinungen, Kompression des Magens und Duodenums mit Erbrechen oder Druck auf den Ductus choledochus mit Ikterus. 3. Aszites, Pleuraergüsse. 4. Ruptur und Abszeßbildung (selten).

Diagnostik: Evtl. erhöhte Serumamylase und -Lipase. Sonographie, CT, evtl. gesteuerte Punktion zur Histologiegewinnung und Bestimmung des Amylasegehalts aus dem Zysteninhalt.

Differentialdiagnose: Zystadenokarzinom, zerfallendes Pankreaskarzinom, akute und chronische Pankreatitis (siehe Kap. **27. Magen-Darmerkrankungen**).

Therapie: Absolute Operationsindikation bei Komplikationen wie Blutung, Perforation, Infektion. Bis zu 6 Wochen nach einer akuten Pankreatitis können sich postnekrotische Zysten zurückbilden. Alternative Therapie ist die interventionelle Punktion der Zyste mit Drainageneinlage. Füllt sich nach der Punktion die Pankreaszyste wieder, sollte operiert werden.

Komplikationen: Letalität um 3 %.

Nachbetreuung: Bei Beschwerden und zur Diabetesüberwachung.

Prognose: Rezidivhäufigkeit etwa 40 % für Zysten nach chronischer Pankreatitis und 8 % bei postnekrotischer Zyste.

31.11.1.2 Pankreasverletzungen

> Perforierende Verletzungen sind selten, stumpfe Verletzungen häufig. Es gibt vier Schweregrade: **1. Lokale Kontusion und Einblutung**, Pankreaskapsel intakt. **2. Oberflächliche Parenchym- und Kapseleinrisse**. **3. Tiefe Parenchymeinrisse** ohne Läsion des Ductus Wirsungianus. **4. Ruptur des Pankreas** mit Gangverletzung.

Klinik: Nach typischem freien Intervall Entwicklung der Symptome einer akuten Pankreatitis mit gürtelförmigem Oberbauchschmerz, evtl. akutem Abdomen, Übelkeit, Brechreiz, Fieber, paralytischem Ileus, Kreislaufstörungen. *Diagnostik*: Amylase und Lipase erhöht im Serum. Oberbauchsonographie, Angio-CT, selektive Arteriographie.

Differentialdiagnose: Duodenalruptur, Magenperforation, Choledochusabriß, akute Pankreatitis.

Therapie: Absolute Operationsindikation.

Komplikationen: Nachblutung, Nahtinsuffizienz, Peritonitis.

31.11.2 Schmerzen im Oberbauch

31.11.2.1 Epigastrische Hernie

Lücke in der Faszie der Linea alba, oberhalb des Nabels, in die präperitoneale Fettbürzel prolabieren. Die Hernien können sehr klein sein, entziehen sich insbesondere bei adipösen Patienten der Diagnosestellung.

Klinik: Sehr heftige, uncharakteristische Oberbauchbeschwerden. *Diagnostik*: Sonographie.

Differentialdiagnose: Ulkus ventriculi oder -duodeni (s. Kap. **27. Magen-Darm-Erkrankungen**).

Therapie: Verschluß der Bruchlücke durch Fasziendoppelung.

Komplikationen: Infektion.

Nachbetreuung: Schweres Heben, Tragen mind. 3 Monate meiden. **Prognose**: Gut.

31.11.3 Schmerzen im rechten Oberbauch

31.11.3.1 Cholezystolithiasis

Risikofaktoren: Adipositas, fettreiche Nahrung, Schwangerschaft, Kontrazeptiva, Östrogensubstitution im Klimakterium. Prävalenz der Cholezystolithiasis in Westeuropa ca. 23 %. Frauen erkranken häufiger, Zunahme der Erkrankungen im Alter. Der Verlauf des Gallensteinleidens ist nicht kalkulierbar. Meist bleiben die Steine klinisch stumm. In 30–50 % treten Beschwerden auf, davon ein Drittel mit z. T. schweren Komplikationen. Steinarten: **Cholesterinsteine** (90 %), **Pigmentsteine** (10 %), die Pigmentsteine enthalten überwiegend Bilirubin, Kombinationssteine enthalten Kalkeinlagerungen.

Klinik: Dauerschmerz oder Gallensteinkolik im rechten Oberbauch. Oft Ausstrahlung in den Rücken und in die rechte Schulter, Übelkeit, Erbrechen, evtl. flüchtiger Ikterus, Auslösung der Kolik durch fettreiche Mahlzeit, häufiger auch Schmerzen in der Magengegend. Unverträglichkeit fetter und blähender Speisen, Kaffee- und Alkoholintoleranz, evtl. rezidivierend bierbrauner Urin und acholische Stühle. Tastbarer Druckschmerz unter dem rechten Rippenbogen.

Diagnostik: Bei Cholestase Erhöhung von Bilirubin und alkalischer Phosphatase, bei Pankreasbeteiligung Anstieg der Amylase und Lipase im Serum. Bei Leberbeteiligung Erhöhung der Transaminasen, bei Entzündungen Leukozytose. Laborchemische Abgrenzung eines hepatozellulären Ikterus vom Verschlußikterus. Röntgenabdomenübersichtsaufnahme im Stehen: Nachweis von verkalkten Gallensteinen. Weitere diagnostische Verfahren: Sonographie (Abb. 31-5), orale bzw. intravenöse Cholangiographie, endoskopische retrograde Cholangio- und Pankreatikographie (ERCP), perkutane transhepatische Cholangiographie (PTC), CT.

Differentialdiagnose: Andere Oberbaucherkrankungen wie Ulcus duodeni oder Ulcus ventriculi, chronische Pankreatitis, Hiatushernie, Kolonkarzinom.

> Es besteht eine **absolute Indikation zur Cholezystektomie** bei Cholezystolithiasis, wenn rezidivierende Koliken bzw. Schmerzen auftreten, bei akuter Cholezystitis, Gallenblasenempyem, Gallenblasenperforation, Mirizzi-Syndrom, Choledocholithiasis und bei Gallenblasenhydrops.

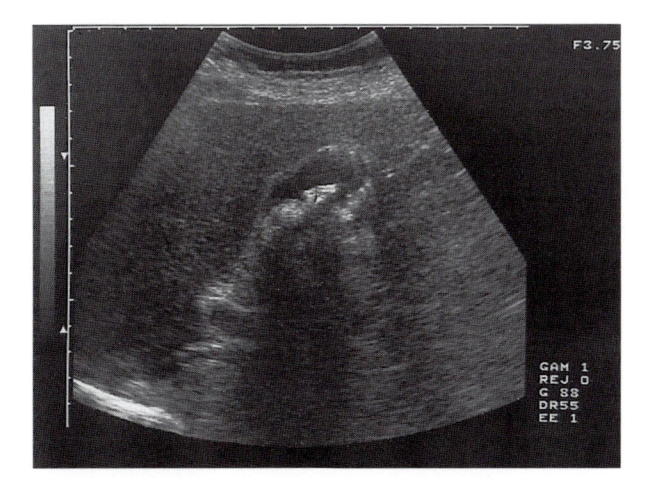

Abb. 31-5: Oberbauchsonografie mit Darstellung der Gallenblase und multiplen Konkrementen

---

Schmerzen im rechten Oberbauch

Cholezystolithiasis

Risikofaktoren: Adipositas, fettreiche Nahrung, Schwangerschaft, Kontrazeptiva, Östrogenpräparate

90 % Cholesterinsteine, 10 % Pigmentsteine
Verlauf der Erkrankung nicht kalkulierbar!

Klinik
Dauerschmerz bei Cholezystitis, Kolikschmerz bei Steinwanderung, oft Ausstrahlung in den Rücken, in die rechte Schulter
Auslösung der Kolik evtl. durch fettreiche Mahlzeit

Diagnostik
- Röntgenkontrastdarstellung- → Nachweis der Steine
- Sonographie

Differentialdiagnose

Therapie

absolute Operationsindikation

Relative Indikation zur Cholezystektomie sind sog. stumme Gallensteine, hier individuelle Entscheidung unter Berücksichtigung der Kriterien Alter, Risiko, Begleiterkrankungen, Größe und Anzahl der Gallensteine.
Die **chirurgische Therapie** ist heute zunehmend häufig die laparoskopische Cholezystektomie. (Zur konservativen Therapie bei Cholezystolithiasis Kap. 27. Magen-Darm-Erkrankungen.)

Komplikationen: Letalität bei elektiver Cholezystektomie unter 0,5 %. Bei Verschlußikterus ca. 2–5 %.

Prognose: 90 % der operierten Patienten sind später beschwerdefrei.

31.11.3.2 Akute Cholezystitis

> Die akute Cholezystitis entsteht durch Steineinklemmung im Ductus zysticus mit Schädigung der Schleimhaut und bakterieller Infektion durch Aszension, hämatogen oder lymphogen. Erreger meist E. coli, Enterokokken, Proteus, seltener Clostridium perfringens (Cholezystitis emphysematosa).

Verlauf serofibrinös, serös-eitrig, phlegmonös, ulzerös-nekrotisierend oder als Gallenblasenempyem. Bei Übergreifen auf die Umgebung Pericholezystitis. Entwicklung eines entzündlichen Konglomerattumors mit Duodenum, Magen, Querkolon. Bei Nekrose und Gallenblasenperforation Entwicklung einer galligen Peritonitis. **Besonderheit**: Eine akute Cholezystitis kann auch ohne Konkremente auftreten, insbesondere bei Patienten auf Intensivstationen und nach Polytrauma.

Klinik: Schmerzen im rechten Oberbauch mit Ausstrahlung in das Epigastrium, rechte Schulter und Rückenpartie, ggf. Zeichen der lokalen oder diffusen Peritonitis bei Penetration oder Perforation, retrosternales Brennen, Übelkeit, Erbrechen, Fieber, Schüttelfrost. Starker Druckschmerz unter dem rechten Rippenbogen ggf. mit Abwehrspannung. *Diagnostik*: Leukozytose, Sonographie.

Differentialdiagnose: Akute Pankreatitis (Amylase- und Lipasebestimmung), akute Appendizitis, penetrierendes Ulkus, akute Pyelonephritis rechts, Leberabszeß, akute Alkoholhepatitis, Myokardinfarkt, basale Pneumonie rechts.

Therapie: Sofortoperation bei drohender oder bereits eingetretener Perforation. Frühoperation innerhalb der ersten 24 Stunden. Elektivoperation, nach zunächst konservativer Therapie und nach dem Abklingen der Entzündung, bringt keine Vorteile, verlängert den Krankenhausaufenthalt, erfordert eine zusätzliche längere Antibiotikatherapie.

Komplikationen: Gallensteinileus. Durch chronisch-entzündliche Verklebungen zwischen Gallenblase und umliegenden Organen können größere biliodigestive Fisteln entstehen, über welche Steine in den Darm abwandern können. Launischer Ileus durch zu- und abnehmende Ileussymptomatik beim wandernden Stein. In der Abdomenübersichtsaufnahme zeigt sich eine Aerobilie und ggf. der Steinschatten außerhalb der Gallenblasenregion.

Letalität: Bei akuter Cholezystitis ca. 3 %, bei Gallenblasenperforation 10–20 %.

Prognose: 90 % der operierten Patienten sind später beschwerdefrei.

31.11 Leitsymptom lokalisierter Bauchschmerz

31.11.3.3 Chronische Cholezystitis

> Es handelt sich um eine chronische Entzündung, deren Ursache die mechanische Irritation der Gallenblasenwand durch Gallensteine ist. Hämatogene, lymphogene oder aszendierende Keiminvasion. Endstadium ist die **Schrumpfgallenblase** mit Verwachsungen und Verschwielungen zu den benachbarten Organen. Bei Einklemmung eines Konkrements im Gallenblasenhals bzw. Ductus zysticus Entwicklung eines **Gallenblasenhydrops**. Porzellangallenblase durch Abscheidung von Kalksalzen in der Gallenblase.

Klinik: Über Jahre bestehende uncharakteristische Oberbauchbeschwerden, gelegentlich heftige Schmerzen im Epigastrium, Völlegefühl, Aufstoßen, Fettintoleranz, Übelkeit, bei einem Drittel der Patienten typische Gallenkoliken. Durch Rückresorption von Gallensäure und Bilirubin entsteht weißlich-wäßrige Galle, welche zur Entstehung einer Porzellangallenblase Anlaß gibt. *Diagnostik*: Sonographie, intravenöse Cholangiographie, ERCP.

Differentialdiagnose: Andere Oberbaucherkrankungen wie Ulkus, chronische Pankreatitis, Hiatushernie, Kolonkarzinom.

Therapie: Cholezystektomie, ggf. laparoskopische Cholezystektomie.

Prognose: Letalität bei Patienten unter 60 Jahren 0–0,2 %, bei Patienten über 60 Jahren ca. 5–7 %. Postcholezystektomiesyndrom. 90 % der operierten Patienten sind später beschwerdefrei.

31.11.3.4 Choledocholithiasis

20 % aller Patienten mit Cholezystolithiasis entwickeln eine **Choledocholithiasis**. Gallengangssteine entstehen entweder primär im Ductus hepatocholedochus oder gelangen als kleine Gallenblasensteine über den Ductus zysticus in den Ductus choledochus. Primäre Gallengangssteine bei chronischer Hämolyse, Leberzirrhose, entzündlichen oder kongenitalen Gallengangsanomalien.

Klinik: Bisweilen klinisch stumm. Typische Symptome sind rechts betonte Oberbauchschmerzen und Koliken, intermittierender Ikterus, acholische Stühle, rezidivierende Cholangitis und rezidivierende Pankreatitis. Selten Entwicklung einer biliären Leberzirrhose.

Symptomentrias der Cholangitis: Ikterus, Fieber mit Schüttelfrost, Oberbauchschmerzen rechts. *Diagnostik*: Erhöhtes Bilirubin, Leukozytose, Cholestaseenzyme erhöht, evtl. Amylase- und Lipase-Anstieg, Sonographie, ERC, evtl. mit Papillotomie und Steinextraktion, evtl. CT.

Differentialdiagnose: Benigne oder maligne Papillenstenose, Pankreaskopfpankreatitis, Pankreaskopfkarzinom, benigne und maligne Tumoren der Leber und der Gallenwege.

Therapie: Eine schnellstmögliche Beseitigung der Gallengangssteine muß angestrebt werden, da ansonsten Komplikationen wie Cholangitis, Pankreatitis, Sepsis auftreten können. Bei gleichzeitiger Cholezystolithiasis sollte beim gut operablen Patienten die Cholezystektomie mit Gallengangsrevision durchgeführt werden. Beim cholezystektomierten Patienten oder beim älteren Patienten mit erhöhtem Operationsrisiko endoskopische Papillotomie mit Steinextraktion. Bei Cholangitis Vorbehandlung mit Antibiotika.

Komplikationen: Letalität der endoskopischen Papillotomie mit Steinextraktion unter 1 %.

Prognose: In 95 % der Fälle gelingt es durch Papillotomie die Choledochuskonkremente zu extrahieren.

31.11.4 Schmerzen im Mittelbauch

31.11.4.1 Vaskuläre Darmerkrankungen (Angina abdominalis)

Durch arteriosklerotische Gefäßstenosen und Verschlüsse kommt es zu Mangeldurchblutungen der Mesenterialarterien mit postprandialen Schmerzen.

Klinik: 4 Stadien sind zu unterscheiden:

> 1. Symptomloses Stadium, Zufallsdiagnose.
> 2. Intermittierende, postprandiale Schmerzen.
> 3. Wechselnder Dauerschmerz mit Hyperaktivität des Darmes, Meteorismus und Gewichtsverlust.
> 4. Paralytischer Darmverschluß, Durchwanderungsperitonitis, akutes Abdomen.

Diagnostik: Leukozytose, Laktaterhöhung. Angiographie.

Differentialdiagnose: Pankreatitis, Ulkus, Adhäsionen, intraabdominelle Abszesse.

Therapie: Rheologische Maßnahmen, gefäßrekonstruktive Maßnahmen zur Verbesserung der Durchblutung, z. B. aorto-mesenterialer Bypass.

Komplikationen: Darmnekrose, Peritonitis durch Darmperforation bzw -penetration.

31.11.4.2 Meckel-Divertikel

Es handelt sich um eine Hemmungsmißbildung des Ductus omphaloentericus. Vorkommen bei 1–3 % der Bevölkerung, häufiger bei Männern. Lokalisation 35–100 cm oral der Bauhin-Klappe an der kontramesenterialen Seite des Ileums. Gelegentlich mit versprengter Magenschleimhaut oder mit Pankreasgewebe.

Klinik: Rezidivierende Bauchschmerzen (Nabelkoliken), Übelkeit, Erbrechen, anorektaler Blutabgang. *Diagnostik*: Leukozytose. MDP nach Sellink, bei Blutung selektive Angiographie.

Differentialdiagnose: Appendizitis, Diverticulitis coli, Dünndarmtumoren.

Therapie: Abtragen des Divertikels.

Komplikationen: Ileus (45 %), Invagination, Entzündungen, Perforation, Blutung mit hämorrhagischem Schock.

Prognose: Gut.

31.11.4.3 Nabelhernie

Pathogenese: Bruchpforte ist der Anulus umbilicalis. Die physiologische Nabelhernie des Neugeborenen bildet sich meist bis zum 3. Lebensjahr zurück, kann jedoch in seltenen Fällen auch persistieren. Vorkommen am häufigsten bei Frauen, prädisponierend sind Schwangerschaft, Adipositas, starke Gewichtsabnahme, Aszites. Der Bruchsack kann fingerkuppen- bis kopfgroß sein und enthält vielfach einen Netzzipfel als Bruchinhalt, bei größeren Brüchen auch Dünn- oder Dickdarm. Infolge von Verwachsungen besteht meist Irreponibilität.

Klinik: Lokale Vorwölbung und lokaler Druck- und Spontanschmerz.

Therapie: Bei Kindern bis 3 Jahre Operationsindikation nur im Falle der Inkarzeration gegeben. Meist Spontanverschluß der Bruchpforte bis zum 3. Lebensjahr. Beim Erwachsenen prinzipielle Indikation zur Operation. (Verschluß der Bruchlücke durch Fasziendoppelung).

Komplikationen: Operationsrisiko der inkarzerierten Nabelhernie 10 %.

Prognose: Rezidivquote 3 %.

Nachbetreuung: Individuell. Im Erwachsenenalter schweres Tragen und Heben in den 3 postoperativen Monaten vermeiden.

31.11.5 Schmerzen im linken Unterbauch

31.11.5.1 Sigmadivertikulose und Sigmadivertikulitis

> **Divertikulose** ist eine z. T. auch ernährungsbedingte Zivilisationskrankheit. 20 % der über 60-jährigen, 60 % der über 80-jährigen sind betroffen. In 98 % ist das Sigma beteiligt, in 80 % isolierter Sigmabefall. **Ätiologische Faktoren** sind Alter, Bewegungsarmut, fettreiche, schlackenarme Kost, Tonuserhöhung im Dickdarm, präformierte Gefäßlücken in der Darmwand. In den säckchenartigen Ausstülpungen sammelt sich eingedickter Stuhl. Druckulzerationen, entzündliche Veränderungen können die Darmwand penetrieren und perforieren.

Klinik: Meist ältere, adipöse Patienten mit chronischer Obstipation. Die Divertikulose macht keine Beschwerden. Erste Zeichen einer Divertikulitis sind Stuhlverhalt, Flatulenz, gelegentlich Diarrhoen, Schmerzen im linken Unterbauch, subfebrile Temperaturen, leichte Leukozytose. Mit fortschreitender Entzündung entwickelt sich ein Ileus mit Erbrechen, hohem Fieber, Leukozytenanstieg, Pollakisurie, peritonitischen Beschwerden im linken Unterbauch. Bei der Untersuchung findet sich ein starker Druckschmerz im linken Unterbauch mit Abwehrspannung; meist ist eine walzenförmige Resistenz tastbar. *Diagnostik*: Gastrografineinlauf, ggf. Endoskopie. Keine Endoskopie im akuten Stadium wegen der Gefahr einer Perforation.

Differentialdiagnose: Kolonkarzinom.

Therapie: Bei der Divertikulose schlackenreiche Kost und Stuhlregulierung. Bei der Divertikulitis zunächst konservativer Therapieversuch mit Spasmolytika, Antibiotika, Stuhlregulierung. Bei akuten Entzündungszeichen Eisblase, Bettruhe, Nahrungskarenz, parenterale Ernährung.

Operationsindikationen: Nach rezidivierenden, auch leichteren entzündlichen Schüben prophylaktische Frühoperation, um Komplikationen zu vermeiden. Sofortoperation bei Perforation und Peritonitis oder parakolischem Abszeß.

Komplikationen: Letalität der Elektivoperation unter 1 %, der Notoperation 10–30 %, Nahtinsuffizienz Quote 2–8 %.

Nachbetreuung: Diätberatung.

31.11.6 Schmerzen im rechten Unterbauch

31.11.6.1 Appendizitis

Die Appendizitis ist die häufigste chirurgische Abdominalerkrankung, hervorgerufen durch Keime der normalen Darmflora. **Formen der Appendizitis**: Katarrhalische, phlegmonöse, ulzerierende, eitrig-abszedierende, gangränöse Appendizitis.

Sonderform ist die **rezidivierende Appendizitis** durch Vernarbungen und Verwachsungen im rechten Unterbauch. Bei Wiederholung der Beschwerden und unter Ausschluß anderer Ursachen sollte auch hier appendektomiert werden.

Klinik: Zu Beginn Schmerzen im Epigastrium, die später in den rechten Unterbauch ziehen. Schmerzverstärkung beim Gehen und Beugen des rechten Beines, Übelkeit, Brechreiz, Erbrechen, Stuhl- und Windverhaltung, leichtes Fieber mit Temperaturdifferenz von 1 °C axillär/rektal. Druck- und Klopfschmerz im rechten Unterbauch mit lokaler Abwehrspannung, Douglasschmerz.

Typische Schmerzdruckpunkte bei der Appendizitis sind (Abb. 31–6):

> **McBurney**: In der Mitte zwischen Nabel und Spina iliaca anterior superior rechts.
> **Blumberg**: Loslaßschmerz bei Druck und Loslassen der Bauchdecke auf der kontralateralen Seite.
> **Lanz**: Zwischen äußerem und mittlerem Drittel rechts auf einer Linie zwischen beiden Spinae iliacae.
> **Rovsing**: Beim retrograden Ausstreichen des Dickdarms Schmerzen im Zökumbereich.

Obligat ist die rektale Untersuchung, um eine schmerzhafte Vorwölbung des Douglas beim Douglas-Abszeß feststellen zu können.

Diagnostik: Leukozytose zwischen 10 000 und 15 000. Im Harnsediment gelegentlich Erythrozyten und Leukozyten bei retrozoekaler Lage der Appendix. Röntgenübersichtsaufnahme im Stehen zeigt häufig kleine Spiegel im rechten Unterbauch, Sonographie kann verdickte Appendix darstellen.

Differentialdiagnose: Akute Gastroenteritis, Morbus Crohn, Netztorsion, Meckel-Divertikel, Coecum mobile, Sigmadivertikulitis, Adnexitis, Tubargra-

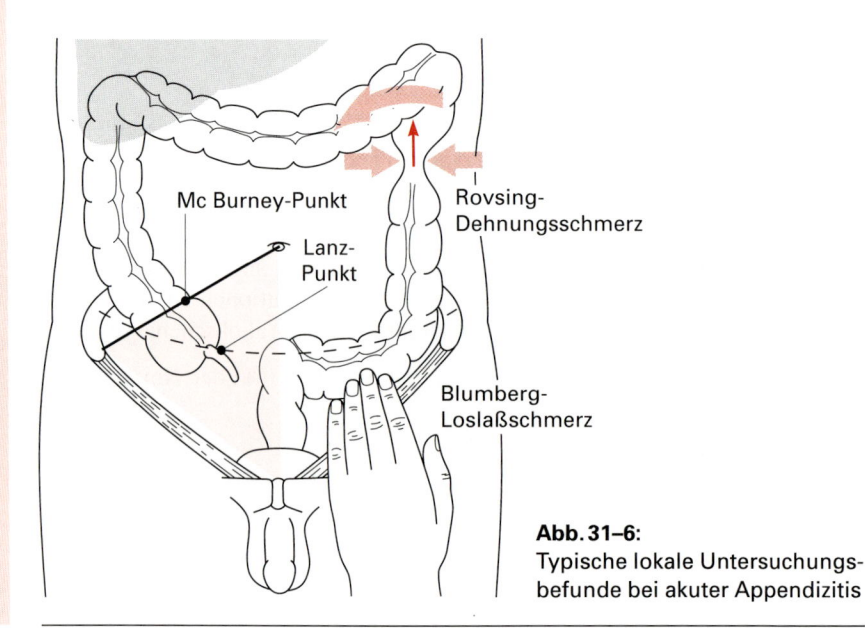

Abb. 31–6: Typische lokale Untersuchungsbefunde bei akuter Appendizitis

vidität, stielgedrehte Ovarialzyste, Corpus luteum-Ruptur, Pneumokokkenperitonitis bei kleinen Mädchen, aktue Cholezystitis, gastroduodenales Ulkus, Pankreatitis, Ureterstein, Zystitis, Pyelitis, Psoasabszeß, Spieghel-Hernie. In der Schwangerschaft wird die Appendix durch den Uterus verlagert, so daß die Druckpunkte unzuverlässig werden.

Therapie: Möglichst frühzeitige Appendektomie. Evtl. laparoskopisch. Bei perityphlitischem Infiltrat zunächst Bettruhe, Eisblase, Nulldiät mit parenteraler Ernährung. Bei Ausbildung eines perityphlitischen Abszesses Abszeßentleerung durch retroperitonealen Zugang. Ist die Appendix nicht zu entfernen, spätere Intervallappendektomie. Appendix muß immer histologisch untersucht werden, um ein Karzinoid auszuschließen.

Komplikationen: Operationsletalität unter 1 %, steigt bei Perforation und diffuser Peritonitis auf 10 % an. Wegen uncharakteristischem Beschwerdebild ist die Altersappendizitis und die Appendizitis im Säuglingsalter gefährlich.

Prognose: Im Kindesalter appendektomierte Patienten tragen ein erhöhtes Risiko eines späteren Adhäsionsileus.

Therapie frühzeitige Appendektomie perityphlitischer Abszeß: zunächst konservativ, bei Abszedierung Drainage

Komplikationen
Abszeß, Perforation mit Peritonitits, Douglas-Abszeß, Leberabszeß

Prognose
erhöhtes Risiko eines späteren Adhäsionsileus

31.12 Leitsymptom diffuse Bauchschmerzen (akutes Abdomen)

31.12.1 Ileus

Lebensbedrohliche Abdominalerkrankung durch Störung der Darmpassage unabhängig von der Ursache (Abb. 31–7). Es kommt zu lokalen und allgemeinen Funktionsstörungen, in deren Mittelpunkt die **Darmdistension** steht. Durch Flüssigkeits- und Elektrolytverluste Hypovolämie, Hämokonzentration, Herabsetzung des HZV und Entwicklung eines Schocks (Ileuskrankheit). Gefahr des Multiorganversagens.

Zu beachten ist die typische **Symptomtrias beim Gallensteinileus**: Luft in den Gallenwegen durch Aerobilie infolge der Fistel, Steinschatten außerhalb der Gallenblasenregion, Zeichen des Dünndarmileus. Zu- und abnehmende Ileussymptomatik prägt den Begriff „launischer Ileus" beim Gallensteinileus.

Klinik: Krampfartige Abdominalschmerzen, Übelkeit und Erbrechen, Stuhl- und Windverhaltung, Meteorismus, Exsikkose, Abwehrspannung. Wichtig ist die Inspektion von abdominellen Narben und Bruchpforten. Auskultatorisch hochgestellte, klingende, spritzende Darmgeräusche beim mechanischen Ileus, sog. Totstille beim paralytischen Ileus.

Leitsymptom diffuse Bauchschmerzen (akutes Abdomen)

Ileus

Definition

Symptomtrias bei Gallensteinileus

Klinik
- Krämpfe
- Übelkeit
- Erbrechen
- Stuhl- und Windverhaltung
- Meteorismus
- Exsikkose
- Abwehrspannung

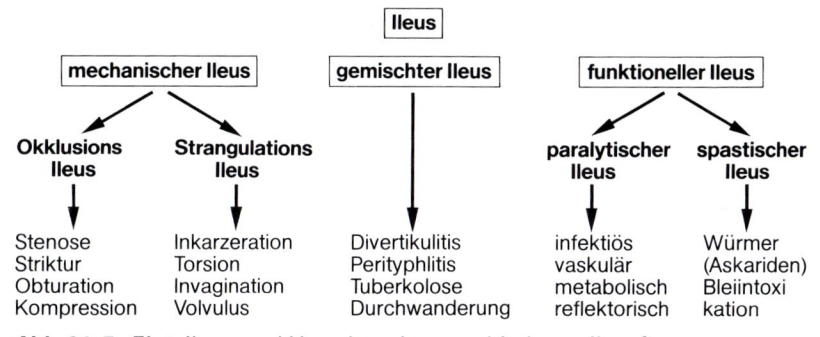

```
                              Ileus
         ┌──────────────────────┼──────────────────────┐
 mechanischer Ileus      gemischter Ileus       funktioneller Ileus
   ┌─────┴─────┐                │              ┌──────┴──────┐
Okklusions  Strangulations                 paralytischer  spastischer
  Ileus        Ileus                          Ileus          Ileus

Stenose      Inkarzeration    Divertikulitis   infektiös    Würmer
Striktur     Torsion          Perityphlitis    vaskulär     (Askariden)
Obturation   Invagination     Tuberkolose      metabolisch  Bleiintoxi
Kompression  Volvulus         Durchwanderung   reflektorisch  kation
```

Abb. 31–7: Einteilung und Ursachen der verschiedenen Ileusformen

Diagnostik: Je nach Dauer der Erkrankung zunehmende Elektrolytentgleisung, Hämokonzentration, Leukozytose, Gerinnungsstörung. Abdomenübersicht im Stehen oder in linker Seitenlage zeigt Darmspiegel. Gastrografinpassage oder Gastrografineinlauf. Sonographie.

Differentialdiagnose: Entzündliche Abdominalerkrankungen mit Meteorismus, Obstipation.

Therapie: Bei Verdacht auf Ileus dringende Klinikeinweisung. Schon außerklinisch Versuch mit Abführmaßnahmen (Peristaltika, Einläufe). Operationsvorbereitung: Magensonde zur Drainage des oberen Gastrointestinaltraktes, Elektrolyt- und Flüssigkeitssubstitution. Bei einem mechanischen Ileus (z.B. Adhäsionen, Tumoren) besteht absolute Operationsindikation.

Komplikationen: Letalität 10–25 %, ansteigend im Alter.

Prognose: Bei rechtzeitiger Operation gut. Bei malignen Tumoren zweifelhaft.

31.12.2 Mesenterialarterien- oder Venenverschluß

Durch Embolie bzw. Thrombose kommt es zum Verschluß von Mesenterialarterien oder -venen. **Perakuter** Verlauf beim Mesenterialarterienverschluß, **subakuter** Verlauf bei der Mesenterialvenenthrombose. Wegen kurzer Ischämietoleranz des Dünndarms entwickelt sich rasch eine Nekrose, daher ist die rechtzeitige Diagnosestellung und Operation lebensrettend. Mesenterialarterienverschluß durch arterielle Embolie bei absoluter Arrhythmie. Mesenterialvenenthrombose z.B. bei Kontrazeptivagabe, AT III-Mangel, posttraumatisch, bei Tumorkompression.

Abzugrenzen ist der *non-okklusive Darminfarkt* bei einer Durchblutungsminderung durch Herzinsuffizienz, z.B. nach akutem Myokardinfarkt. Diagnose häufig nur durch selektive Angiographie möglich, da auch der non-okklusive Darminfarkt ein akutes Abdomen mit Laktatazidose verursacht.

> **Klinische Einteilung in 3 Stadien**:
> **1. Initialstadium**: Heftige, diffuse Leibschmerzen, bisweilen kolikartig, periumbilical. Dabei geringer Druckschmerz, keine Abwehrspannung. Fieber, Unruhe, Schweißausbruch, Erbrechen, auskultatorisch lebhafte Darmperistaltik. Dauer ca. 6 Stunden.
> **2. Intervallstadium** (Stadium des „faulen Friedens"): Symptomatik rückläufig.
> **3. Endstadium**: Peritonitis, Darmparalyse, fortschreitende Schocksymptomatik, Meteorismus, blutige Durchfälle.

Diagnostik: Leukozytose 20–30 000 G/l, metabolische Azidose und Laktatazidose. Sonographie, selektive Angiographie, CT.

Differentialdiagnose: Non-okklusiver Darminfarkt, Angina abdominalis.

Therapie: Bei Verdacht auf Mesenterialinfarkt sofortige Laparotomie indiziert.

Komplikationen: Letalität 70–80 %.

Prognose: Sehr ungünstig.

31.12 Leitsymptom diffuse Bauchschmerzen (akutes Abdomen)

31.12.3 Magen- und Duodenalperforation

Pathogenese: Posttraumatisch oder als Ulkuskomplikation. Traumatische Magenperforation sehr selten, traumatische Duodenalperforation relativ häufig.

Klinik: Plötzlicher, messerstichartiger Schmerz im Oberbauch, brettharte Abwehrspannung, kahnförmig eingezogenes Abdomen, Entwicklung einer Schocksymptomatik, fortschreitende Peritonitis, Tachykardie, Fieber, Darmparalyse mit Totenstille über dem Abdomen, Übelkeit, Erbrechen. *Diagnostik*: Hohe Leukozytose, metabolische Azidose, bei Penetration in die Bauchspeicheldrüse Erhöhung von Amylase und Lipase. In 75 % der Fälle subdiaphragmale Luftsichel bei der Abdomenübersichtsaufnahme im Stehen bzw. in Linksseitenlage. Nachweis von freier Flüssigkeit bei der Sonographie, Nachweis eines Extraintestinats beim Gastrografinschluck.

Differentialdiagnose: Akute Pankreatitis, akute Cholezystitis, Appendizitis, Herzinfarkt, Boerhaave-Syndrom.

Therapie: Übernähung der Magen- oder Duodenalperforation, ggf. Magenresektion nach Billroth-II zur Ausschaltung des Duodenums aus der Speisepassage, evtl. kombiniert mit selektiver Vagotomie und Magenresektion bei Ulkusanamnese.

Komplikationen: Letalität 2–10 %. Bei Duodenalverletzungen Möglichkeit der Entwicklung von Gallefisteln durch Beteiligung von Papille und Gallengang.

Prognose: Ernst.

31.12.4 Dünn- und Dickdarmperforation

Ursachen posttraumatisch und als Komplikation transmuraler Entzündungsprozesse (Divertikulitis, toxisches Megakolon, Ischämie, Appendizitis, Tumornekrosen).

Klinik: Heftige, diffuse Bauchschmerzen mit Abwehrspannung i. S. eines Peritonismus, Übelkeit/Erbrechen, paralytischer Ileus, hohes Fieber, toxische Kreislaufreaktion. Bei der Dünndarmruptur meist schleichende Symptomatik. *Diagnostik*: Leukozytose. Abdomenleeraufnahme im Stehen zeigt freie Luft unter den Zwerchfellen, Sonographie zeigt freie Flüssigkeit intraabdominell. Gastrographinschluck oder Gastrographineinlauf stellt im Zweifelsfall die Perforationsstelle dar. Peritoneallavage fördert Darminhalt im Spülwasser.

Differentialdiagnose: Alle Hohlorganperforationen, Pankreatitis, Mesenterialinfarkt.

Therapie: Dringliche Laparotomie! Übernähung, Darmresektion und Lavage der Bauchhöhle, Drainage, Antibiotikatherapie.

Komplikationen: Multiorganversagen.

Prognose: Ernst.

31.12.5 Nekrotisierende Enterokolitis (NEC)

Definition: Meist langstreckige Nekrose des Darmes bei nicht ganz geklärter Ätiologie. Auftreten gehäuft postoperativ nach großen abdominellen und extraabdominellen Eingriffen oder bei Säuglingen nach kompliziertem postpartalem Verlauf. Häufig fulminanter Verlauf mit hoher Mortalität. Gefahr des progredienten toxischen Schocks!

Klinik: Akutes Abdomen, toxischer Schock, Darmparalyse, rapider Verfall der Patienten, Multiorganversagen. *Diagnostik*: Leukozytose oder Leukopenie, Laktatazidose, Thrombozytopenie. Röntgen-Abdomenübersicht.

Differentialdiagnose: Peritonitis anderer Ursache.

Therapie: Sofortige Laparotomie, Darmresektion, Anlage eines protektiven Anus praeter. Intensivmedizinische prä- und postoperative Betreuung.

Komplikationen: Letalität über 90 %.

Nachbehandlung: Späterer Verschluß des protektiven Dünndarmstomas

Prognose: Schlecht.

31.13 Leitsymptom gastrointestinale Blutungen

31.13.1 Obere gastrointestinale Blutung

> In 85 % der Fälle handelt es sich um Blutungsquellen aus *Ösophagus*, *Magen* und *Duodenum*. Chronische Sickerblutungen verursachen eine sekundäre Anämie, massive Blutungen verlaufen meist dramatisch und sind lebensbedrohend. Erbrochenes Blut kann kaffeesatzartig oder hellrot sein.

Die **häufigsten Blutungsursachen** bei der oberen gastrointestinalen Blutung sind: Ösophagusvarizen, Ösophaguskarzinom, Refluxösophagitis, Ulcera ventriculi, Ulcera duodeni, erosive Gastritis, Exulceratio simplex Dieulafoy, Mallory-Weiss-Syndrom, Teleangiektasien, benigne und maligne Tumoren, Divertikel, Hiatushernien, Hämobilie.

Klinik: Hellrotes oder kaffeesatzartiges Bluterbrechen (Hämatemesis) oder Blutstuhl (Melaena, Hämatochezie), bei oberer gastrointestinaler Blutung meist Absetzen von schwarzem, glänzenden, klebrigem Teerstuhl. Ausmaß der Blutung läßt sich am Aussehen des Patienten, Herzfrequenz, Blutdruck und Schockindex abschätzen. Bei massiver Blutung ist die Haut kalt, blaß, zyanotisch gefleckt, schweißbedeckt. Schleimhäute blaß, Patient apathisch, unruhig, agitiert. Peripherer Arterienpuls flach, gespannt und frequent, schlechte Venenfüllung. Systolischer Blutdruck unter 100 mmHg, bei kleiner Amplitude, Herzfrequenz liegt über 100 Schlägen pro Min. Schockindex ist der Quotient aus Pulsfrequenz und systolischem Blutdruck. 0,5 = normal, 1,0 = Blutverlust von ca. 20–30 %, 1,5 = Blutverlust von ca. 50 %.

Diagnostik: Blutbild, Zentraler Venendruck (ZVD), Messung der Urinausscheidung. Notfallgastroskopie, Sonographie, Röntgen-Thorax in 2 Ebenen, ggf. selektive Angiographie.

Therapie: Massive Blutungen erfordern ein entschiedenes und klares therapeutisches Konzept: *Schockbekämpfung* durch intravenöse Volumenzufuhr und Notfalltransport zur Klinik, *Diagnostik* und *Blutstillung* endoskopisch (Sklerosierung), operativ oder medikamentös (Säurehemmung, Vasokonstriktion). Zur *Festlegung des Therapiekonzeptes* sind wichtig: 1. der endoskopische Befund, 2. die Intensität der Blutung, 3. die Blutungsdauer, 4. rezidivierende Blutungen, 5. Allgemeinzustand und Alter des Patienten.

Komplikationen: Beim blutenden Ulcus ventriculi Letalität von 5–30 %, beim blutenden Ulcus duodeni Letalität von 4–20 %. Operationsletalität der Notoperation bei akuter Varizenblutung 30–35 %.

Nachbetreuung: Nach portosystemischer Shuntoperation ist eine regelmäßige Nachsorge sehr wichtig, um eine Enzephalopathie rechtzeitig zu erkennen und zu behandeln. Eiweißbeschränkung von 30–40 g täglich, Gabe von Bifiteral und Neomycin. Regelmäßige Elektrolytkontrolle, Aszites- und Ödemausschwemmung, absolute Alkoholabstinenz.

31.13.2 Untere gastrointestinale Blutung

> **Blutungsquellen im Dünndarm** sind Meckel-Divertikel, benigne und maligne Tumoren, Teleangiektasien, Aneurysmen, Invagination, Enteritis. **Blutungsquellen im Dickdarm**: Divertikulose, Angiodysplasie, Polypen, maligne Tumoren, Colitis ulcerosa, M. Crohn. Blutungsquellen im Rektum und Anus: Hämorrhoiden, Tumoren, Ulzerationen, Traumen, Strahlenproktitis, Endometriose.

Klinik: Sichtbarer Blutabgang per anum. Bei massiver Blutung Kreislaufinsuffizienz durch Hypovolämie. *Diagnostik*: rektal digitale Untersuchung, Rektoskopie, Blutbild beachten, Gerinnungsparameter. Koloskopie nach orthograder Spülung, selektive Angiographie und Szintigraphie mit Technetium.

Therapie: Nach außerklinischer Kreislaufstabilisation dringende klinische Weiterbehandlung. Chirurgische Verfahren von der Grunderkrankung abhängig.

31.14 Leitsymptom Blut im Stuhl

31.14.1 Gutartige kolorektale Tumoren

> Zu unterscheiden sind **neoplastische** (Adenome) und **nichtneoplastische** (juveniler Polyp, Peutz-Jeghers-Polyp, tumorähnliche Läsionen) Tumoren im Bereich von Kolon und Rektum. Darüber hinaus entzündliche Polypen bei Colitis ulcerosa, Morbus Crohn (s. Kap. **27. Magen-Darm-Erkrankungen**). Nur die **Adenome** haben eine Tendenz zur malignen Entartung.

Einteilung der neoplastischen Adenome:
1. *Tubuläres Adenom*: Gestielt oder breitbasig wachsend, sehr häufig, Malignisierungsrate 1 %, bei größeren 10 %.
2. *Villöses Adenom* (Zottenpolyp): Lokalisation vorwiegend im Rektum. Eindeutige Präkanzerose. Entartungsrate 40–70 %. Hohe Rezidivrate.
3. *Tubulo-villöses Adenom*: Übergangsform zwischen tubulärem und villösen Adenom.
4. *Familiäre Polyposis*: Autosomal dominant vererbt. Tausende von Polypen im gesamten Kolon. Erstmanifestation im 2.–3. Lebensjahrzehnt. Obligate Präkanzerose! Untersuchung sämtlicher Familienangehörigen erforderlich.

Klinik: Mehr oder weniger starker Blut- und Schleimabgang, in der Steigerungsform bis zur Diarrhoe mit Protein-und Elektrolytverlusten. *Diagnostik*: Hypalbuminämie, Hypokaliämie, Hypokalzämie, Anämie, Tumormarker beachten (CEA). Koloskopie mit Biopsie, Kolonkontrasteinlauf.

Therapie: Endoskopische Abtragung der Polypen in toto (d.h. mit Stiel). Bei großen, sehr breitbasigen Polypen Entfernung durch Kolotomie oder Resektion. Bei der familiären Polyposis coli ist die totale Koloproktektomie mit Ileostomie oder ileoanaler Anastomose und Reservoirbildung indiziert.

Komplikationen: Postoperativer Ileus, Nachblutung, Wundinfektion.

Nachbetreuung: Regelmäßige Koloskopie.

Prognose: Ernst, wenn bereits ein Karzinom vorlag.

31.14.2 Bösartige kolorektale Tumoren

Epidemiologie: Deutliche Zunahme der kolorektalen Karzinome in den letzten 2 Jahrzehnten. Der Altersgipfel liegt zwischen dem 50. und 70. Lebensjahr. Häufig Entwicklung eines Adenokarzinoms aus Adenomen. 1 % aller Dickdarmkarzinome entstehen aus einer Colitis ulcerosa oder einem Morbus Crohn. **Ätiologie**: Wahrscheinlich diätetische Einflüsse: fettreiche Nahrung, karzinogene Substanzen. Überwiegend aus Adenomen entstehend.
Pathologisch-anatomische Unterscheidung in **4 Wachstumsformen**: 1. *Polypös-blumenkohlartig*, häufig blutend. 2. *Manschettenförmig stenosierend*, überwiegend im linken Kolon. 3. *Schüsselförmig ulzerierend*, überwiegend im Rektum. 4. *Diffus infiltrierend*, frühzeitiges Übergreifen auf umgebende Strukturen, meist Gallertkarzinome.
Lokalisation: 4 % Zoekum, 5 % Colon ascendens, 6 % Colon transversum, 3 % Colon descendens, 20 % Sigma, 62 % Rektum. Multiple Lokalisation in 4–7 %. Hämatogene Metastasierung vor allem in Leber und Lunge.
Stadieneinteilung nach Dukes ist weitgehend durch die TNM-Klassifizierung abgelöst (Hermanek).

Klinik: Abgang von dunkel- bis hellrotem Blut per anal, mit dem Stuhl vermischt. Chronische Anämie, besonders beim Colon ascendens-Karzinom, Stuhlunregelmäßigkeiten, paradoxe Diarrhoen, Meteorismus, Schmerzen, bisweilen akuter Darmverschluß, evtl. palpabler Tumor bei der rektalen Untersuchung. *Diagnostik*: Erhöhung der Tumormarker (besonders CEA). Hämoccult-Teste haben nur geringe Trefferquote. Rektoskopie, Koloskopie mit Biopsie, Kolon-Kontrasteinlauf, Endosonographie.

Differentialdiagnose: Divertikeltumor, villöses Adenom, Angiodysplasie des Kolons.

Therapie: Beim Rektumkarzinom heute überwiegend kontinenzerhaltende Operation durch anteriore Resektion nach Dixon. Karzinome im oberen und mittleren Rektumdrittel werden kontinenzerhaltend reseziert (bis zur extraanalen Anastomose), Karzinome des distalen Drittels werden abdominoperineal exstirpiert mit Anlage eines permanenten Anus Praeter.

Komplikationen: Nahtinsuffizienz (3–8 %), Wundheilungsstörungen (etwa 5 %). Gründliche präoperative Darmreinigung durch orthograde Spülung und perioperative Antibiotika-Prophylaxe können infektiöse Komplikationen reduzieren. Anus praeter- Komplikationen wie Nekrose des Anus praeter und Prolaps. Blasenentleerungs- und Sexualstörungen vor allem nach abdominoperinealer Rektumexstirpation durch Lageveränderung der Blase. Die Störungen sind meist temporär, der Patient muß jedoch über mögliche Sexualstörungen schon präoperativ aufgeklärt werden (Impotenz, retrograde Ejakulation). Operationsletalität 2–6 %.

Prognose: 5-Jahres-Überlebensrate abhängig vom Tumorstadium. T1–2 N0M0: 60–80 %, T2 N1 M0: 40–60 %, T3 N1–2 M0: 20–30 %. Bei Tumorkomplikationen wie Ileus und Perforation verschlechtert sich die Prognose erheblich. Rezidivquote in den ersten 2 Jahren 20–50 %. 5-Jahres-Überlebensrate nach Resektion von Lebermetastasen 30 %.

31.14 Leitsymptom Blut im Stuhl

Nachbetreuung: Regelmäßige Tumornachsorgeuntersuchungen in vierteljährlichen Abständen innerhalb der ersten 2 Jahre sind notwendig (jeweils CEA, Lebersonographie, Röntgen-Thorax, Koloskopie oder Kolonkontrast-Einlauf). Nach Ablauf von 2 rezidivfreien Jahren halbjährliche Untersuchungsintervalle, nach 5 postoperativen Jahren ohne Rezidiv einjährige Kontrollen. Bei Stomapatienten Zusammenarbeit mit Selbsthilfegruppen vor und nach der Operation.

31.14.3 Endometriose

(S. auch Kap. **35. Gynäkologische Erkrankungen**).
Endometrioseherde treten am häufigsten im Bereich von Sigma und Rektum auf.

Klinik: Zyklusabhängige, peranale Blutabgänge bei der Frau, krampfartige Bauchschmerzen. *Diagnostik*: Anämie, Koloskopie.

Therapie: Segmentäre Darmresektion.

Komplikationen: Nahtinsuffizienz, Wundinfektion.

31.14.4 Hämorrhoiden

> Hyperplasie des Korpus cavernosum recti durch Bindegewebsschwäche, chronische Obstipation, Analsphinkterachalasie (ASA). Typische Lokalisation im Bereich der arteriellen Versorgung durch die Äste der A. rectalis superior bei 3,7 und 11 h in Steinschnittlage.

Klinik: Stadieneinteilung:
Stadium I: Nur proktoskopisch zu erkennen und nicht zu tasten. Häufig anorektale, hellrote Blutauflagerungen auf dem Stuhl, Pruritus, keine Schmerzen.
Stadium II: Prolaps beim Pressen, selten Blutungen, häufig Brennen und Nässen.
Stadium III: Prolaps nach Bauchpresse oder Defäkation, keine spontane Reposition. Fibrosierung. Keine Blutung, Schleimabgänge, Schmerzen, Pruritus.
Stadium IV: Nicht reponible, prolabierte Hämorrhoiden, stark schmerzhaft, oberflächlich ulzeriert oder gar thrombosiert.

Diagnostik: Rektoskopie, Koloskopie, Analdruckmessung.

Differentialdiagnose: Karzinomausschluß.

Therapie: *Konservativ*: Stuhlregulierung, evtl. milde Laxanzien, Analhygiene, entzündungshemmende, analgetische Salben, Diät (keine scharfgewürzten Speisen).
Sklerosierung: Im Stadium I und II. Umspritzung der Hämorrhoidenknoten mit sklerosierender Lösung über ein Anoskop. Infrarotkoagulation, Kryotherapie.
Operative Therapie: Ab Stadium II submuköse Hämorrhoidektomie nach Milligan-Morgan oder nach Parks.

Komplikationen: Sphinkterschwäche.

Nachbetreuung: Tägl. Sitzbäder, Salbenvorlagen bis zur Abheilung.

Prognose: Gut.

31.15 Leitsymptom perianale Schmerzen

31.15.1 Analfissur

> Schmerzhafter, längsverlaufender Einriß der Analkanalhaut bis zur Linea dentata, überwiegend bei 6 Uhr Steinschnittlage. Folge sind Sphinkterspasmus und Sphinkterfibrosierung.

Klinik: *Typische Trias*: Schmerz, Blutung, Sphinkterkrampf, besonders nach der Defäkation. Digitale Untersuchung wegen der starken Schmerzen ohne Lokalanästhesie nicht möglich. *Diagnostik*: Proktoskopie in Lokalanästhesie.

Differentialdiagnose: Hämorrhoiden, Fistel, Analkarzinom.

Therapie: Subkutane Injektion eines Lokalanästhetikums und Applikation anästhesierender Salben und Suppositorien. Indikation zur Operation bei chronischer Fissur.

Komplikationen: Sphinkterschwäche.

Nachbetreuung: Lokale Wundbehandlung.

Prognose: Gut.

31.15.2 Perianale Thrombose

Die perianale Thrombose wurde früher als äußere Hämorrhoide bezeichnet. Sie entsteht durch Ruptur von subkutanen Venen mit Blutungen unter die Perianalhaut nach starkem Pressen bei der Defäkation. Nach Schrumpfung dieser Knoten entwickeln sich Marisken.

Klinik: Akute, starke perianale Schmerzen, dunkelrot- bis bläulicher, gespannter Knoten an der Linea anocutanea, nicht reponibel. *Diagnostik*: Im Akutstadium wird jede apparative Diagnostik vom Patienten abgewehrt.

Differentialdiagnose: Perianalabszeß, Hämorrhoiden III. Grades.

Therapie: Feuchte Umschläge, analgetische Salben, besser und sofort wirksam ist eine Stichinzision in Lokalanästhesie und Ausräumung des Blutkoagels.

Komplikationen: Rezidive, Nachblutung.

Nachbetreuung: Wundbehandlung.

Prognose: Rezidivneigung.

31.15.3 Perianalabszeß

Meist von einer kryptoglandulären Entzündung ausgehend (Proktodäaldrüsen). Entwickelt sich zwischen den Muskelpartien oder bricht durch den Muskel hindurch nach außen vor. Nach **topographisch-anatomischen** Gesichtspunkten unterscheidet man (Abb. 31–8): *subkutane, submuköse, intermuskuläre, ischiorektale pelvirektale Abszesse*. Ischiorektalabszesse können doppelseitig auftreten als sog. Hufeisenabszeß.

Klinik: Schmerzen, evtl. tastbare und sichtbare Vorwölbungen mit Fluktuation, Fieber, evtl. Schüttelfrost. *Diagnostik:* Im Akutstadium ist eine Rektoskopie meist nicht möglich.

Therapie: Eröffnung des Abszesses durch großzügige Schnittführung, ausreichende Drainage. Stets Suche nach einer Analfistel und Fistelspaltung.

Leitsymptom perianale Schmerzen

Analfissur

Definition
⇒

Klinik
- Schmerz
- Blutung
- Sphinkterkrampf

Differentialdiagnose

Therapie
Injektion, Salben, Suppositorien

Komplikationen

Nachbehandlung

gute **Prognose**

Perianale Thrombose

Pathogenese
Ruptur subkutaner Venen der Perianalhaut

Klinik
stärkste, perianale Schmerzen, blauroter Knoten

Differentialdiagnose

Therapie
- feuchte Umschläge
- Inzision und Entfernung des Koagels

Perianalabszeß

Formen
- subkutane
- submuköse
- intermuskuläre
- ischiorektale
- pelvirektale Abszesse

Klinik
- Schmerzen
- Vorwölbung
- Fieber

Therapie: Inzision und Eiterentleerung, Drainage

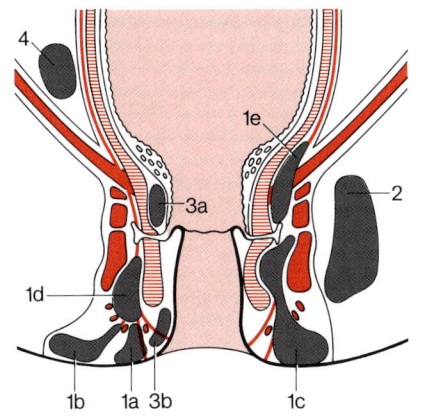

31.15 Leitsymptom perianale Schmerzen

Abb. 31-8: Einteilung der anorektalen Abszesse: **1.** Intermuskuläre Abszesse: a = subkutaner, marginaler Abszeß, b = subkutaner perianaler Abszeß, c = intermuskulärer perianaler Abszeß, d = tiefer intermuskulärer Abszeß, e = hoher intermuskulärer Abszeß; **2.** Ischiorektaler Abszeß; **3.** a = Submuköser Abszeß, b = subkutaner Abszeß; **4.** Pelvirektaler Abszeß

Komplikationen: Verletzungen des Schließmuskels mit konsekutiver Inkontinenz, Nachblutung, Rezidivabszeß.

Nachbetreuung: Sitzbäder, Spülung der Abszeßhöhle, lockere Streifendrainage. Keine Antibiotika. Durch sorgfältige Nachbehandlung kann eine Fistelentstehung verhindert werden.

Prognose: Gut.

31.15.4 Perianale Fistel

Von Entzündungen der Proktodäaldrüsen ausgehend. **Topographisch-anatomische Einteilung** im Bezug zum Sphinkterorgan (Abb. 31–9):

- innen offene oder außen offene Fisteln
- partielle oder komplette Fisteln
- ischiorektale Fisteln
- pelvirektale Fisteln
- extrasphinktäre Fisteln
- subkutane Fisteln

Klinik: Nässen, Sekretion und Verschmutzung der Wäsche, Pruritus, Inkontinenz. Bei Sekretverhaltung Abszeßentwicklung. Evtl. äußerlich sichtbare Fistelöffnung. *Diagnostik:* Leukozytose, BSG-Erhöhung. Rektoskopie, Injek-

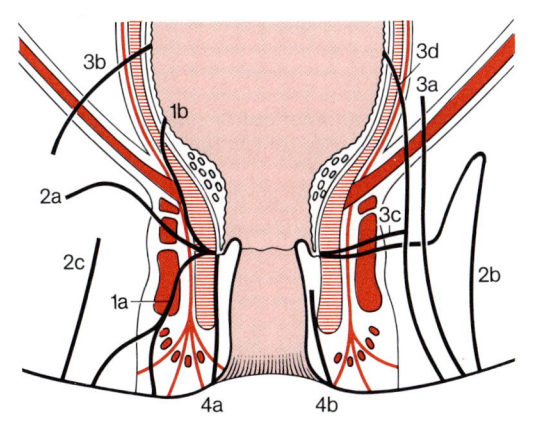

Abb. 31-9: Einteilung der anorektalen Fisteln: 1a = Tiefe äußere vollkommene intermuskuläre Fistel mit langem und kurzen Gang 1b = Hohe innere vollkommene intermuskuläre Fistel 2a = Blinde innere ischiorektale Fistel 2b = Vollkommene ischiorektale Fistel 2c = Blinde äußere ischiorektale Fistel 3a = Blinde äußere pelvirektale Fistel 3b = Blinde innere pelvirektale Fistel 3c = Ischiorektale Fistel 3d = Vollkommene pelvirektale Fistel mit ischiorektaler Fistel 4a = Vollkommene subkutane Fistel 4b = Blinde äußere subkutane Fistel

---

Komplikationen
Inkontinenz

Nachbetreuung

gute **Prognose**

Perianale Fistel

topographisch-anatomische **Einteilung**
←

Klinik
- Nässen
- Sekretion
- Pruritus
- Inkontinenz

tion von Farbstofflösung in die Fistelöffnung, Kontrastmitteldarstellung des Fistelverlaufs.

Differentialdiagnose: Fisteln beim Morbus Crohn, Fisteln bei zerfallenden Tumoren.

Therapie: Konservative Therapie sinnlos. Einseitige Spaltung der Fistel bis ins Darmlumen hinein, so daß eine weit offene Rinne entsteht. Sekundäre offene Wundbehandlung. Häufig Rezidive. Nachbehandlung sehr wichtig

Nachbetreuung: Tägliche Sitzbäder und Spülungen.

Prognose: Insgesamt langwieriger Krankheitsverlauf, nicht selten Rezidive bei unsachgemäßer Operation und Nachbehandlung.

31.15.5 Analkarzinom

1–3 % aller Dickdarmtumoren sind Analkarzinome. Unterschieden wird in **Analrand**- und **Analkanalkarzinom**. Histologisch Plattenepithelkarzinome. 60 % aller Analkarzinome treten nach dem 50. Lebensjahr auf. Lymphogene Metastasierung erfolgt über die perirektalen und iliakalen Lymphknoten. Selten hämatogene Metastasierung.

Klinik: Perineale Schmerzen, Blutungen, Fremdkörpergefühl, Pruritus, Stuhlunregelmäßigkeiten, sicht- und tastbarer perianaler Tumor. *Diagnostik*: Tumormarker erhöht. Proktoskopie mit Biopsie, Koloskopie, CT.

Differentialdiagnose: Hämorrhoiden, schlecht heilende Fissuren, Buschke-Löwenstein-Tumor, Kondylome.

Therapie: Multimodale Therapie: Lokale Exzision, Zytostatika (Mitomycin, 5FU), Strahlentherapie. Nur bei sehr ausgedehnten Karzinomen im Analkanal ist nach Vorbestrahlung eine abdomino-perineale Rektumamputation erforderlich. Ausräumung tastbarer Leistenlymphknoten.

Komplikationen: Wundinfektion.

Nachbetreuung: Tumornachsorge.

Prognose: 5-Jahres-Überlebensrate 50–85 %.

31.15.6 Analprolaps

Pathogenese: Bei mangelnder Fixation der Analhaut auf der muskulären Unterlage, z. B. bei Hämorrhoiden oder Analsphinkterschwäche.

Klinik: Schmerzen, Pruritus, Wäscheverschmutzung durch Inkontinenz, typischer Schleimhautprolaps mit radiärer Fältelung. *Diagnostik*: Proktoskopie und Rektoskopie.

Differentialdiagnose: Hämorrhoiden.

Therapie: Bei Kindern Sklerosierungstherapie. Bei ausgeprägter Symptomatik Hämorrhoidektomie.

Komplikationen: Sphinkterschwäche, Analstenose.

Nachbetreuung: Wundbehandlung.

Prognose: Gut.

31.15.7 Rektumprolaps

Es handelt sich um einen Prolaps aller Wandschichten des Rektums durch eine Schwäche des Beckenbodens mit Schädigung des Sphinkterapparates und Inkontinenz. Betroffen sind vor allem alte Frauen und Multipara. Prolaps von 10 cm und mehr möglich.

Klinik: Schmerzen, Inkontinenz, Nässen, Blut- und Schleimabgänge, typischer zirkulärer Faltenverlauf (Bienenkorbmuster).

Differentialdiagnose: Analprolaps.

Therapie: Im akuten Stadium Reposition. Dauerhaft kann der Prolaps nur operativ beseitigt werden.

Komplikationen: Rezidiv, Inkontinenz.

Nachbetreuung: Bei Inkontinenz.

Prognose: Gut.

Rektumprolaps

Schwäche des Beckenbodens besonders bei alten Frauen und Multipara

Klinik: Schmerzen, Inkontinenz, Nässen

Differentialdiagnose

Operationsverfahren

31.16 Leitsymptom Leistenschmerz

31.16.1 Leistenhernie

> Man unterscheidet zwischen **direkter** und **indirekter** Leistenhernie (Abb. 31–10). Direkte Leistenhernie: Medial gelegen und immer erworben. Indirekte Leistenhernie: Kongenital oder auch erworben, tritt aber aus dem äußeren Leistenring aus.

Klinik: Vorwölbung in der Leistengegend, vergrößertes Skrotum, leichte ziehende Schmerzen bis hin zu akuten Schmerzen bei Inkarzeration. *Diagnostik*: Palpation des Bruchsackes im Leistenkanal durch Einstülpung der Skrotalhaut bis vor den äußeren Leistenring mit dem Finger. Hustenanprall positiv. Evtl. Sonographie.

Differentialdiagnose: Lymphknoten, Schenkelhernie.

Therapie: Hernienreparation nach Shouldice und Bassini in Voll- oder Lokalanästhesie. Bruchbänder nicht sinnvoll, da sie eine Inkarzeration nicht verhindern können und mechanisch irritierend wirken (Ekzeme, Mykosen, Hautatrophie u. a.).

Komplikationen: Bei zu starker Einengung des inneren Leistenrings besteht die Gefahr einer Hodenatrophie durch Zirkulationsstörungen.

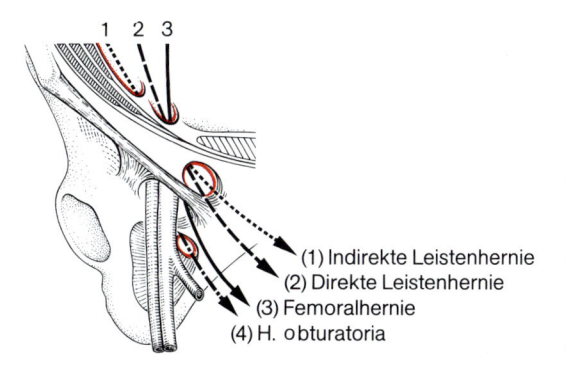

Abb. 31–10: Spezielle Hernienformen und Bruchpforten in der Leistenregion: 1 = indirekte Leistenhernie 2 = direkte Leistenhernie 3 = Femoralhernie 4 = Hernia obturatoria

(1) Indirekte Leistenhernie
(2) Direkte Leistenhernie
(3) Femoralhernie
(4) H. obturatoria

Leitsymptom Leistenschmerz

Leistenhernie

Definition
←

Klinik
Vorwölbung und Schmerz i. B. der Leiste

Differentialdiagnose

Therapie: Verstärkung der Hinterwand des Leistenkanals nach Bassini oder Shouldice

Komplikationen
Hodenatrophie

31.16.2 Schenkelhernie (Femoralhernie)

Dies ist die zweithäufigste Bruchform. Sie tritt bei Frauen häufiger auf als bei Männern. Bruchpforte liegt zwischen Leistenband und Beckenknochen, i. B. der Lacuna musculorum, d. h., medial der großen Oberschenkelgefäße. Neigung zur Inkarzeration.

Klinik: Schmerzen unterhalb des Leistenbandes. Evtl. derbe Schwellung tastbar. **Diagnostik**: Evtl. Sonographie.

Differentialdiagnose: Lymphknoten. Andere seltenere Hernien, z. B. Hernia obturatoria, Hernia ischiadica.

Therapie: Baldmöglichst Operation. Bruchlückenverschluß mit Hilfe des Cooper-Bandes.

Komplikationen: Hämatom, Wundinfektion, Rezidiv.

Nachbetreuung: Kein schweres Heben, Tragen, Bücken usw. in den ersten 3 Monaten.

Prognose: Rezidivquote 10 %.

31.17 Notfälle, die Soforttherapie verlangen

31.17.1 Herz-Kreislauf-Atem-Stillstand

Wegen unterschiedlicher **Hypoxietoleranz** lebenswichtiger Organe kann jeder Zeitverlust katastrophale Folgen haben. Hypoxietoleranz ist abhängig von Alter, Vorschäden, Temperatur. Wiederbelebungszeit des Gehirns 3–5 Minuten, des Herzens 5–10 Minuten. Nur, wenn innerhalb dieser Zeit erfolgreiche Maßnahmen einsetzen, kann die lebensbedrohliche Situation ohne bleibende Schäden beseitigt werden.

Klinik: Bewußtlosigkeit, Atemstillstand, blaßgraue Hautfarbe, nicht tastbarer Karotispuls, evtl. lichtstarre Pupillen. *Diagnostik*: Wenn vorhanden, EKG.

Therapie: Richtet sich nach dem internationalen A B C D – Schema:

A Atemwege freihalten	C Circulation wiederherstellen
B Beatmen	D Drogen verabreichen

Durchführung der Mund-zu-Nase- und Mund-zu-Mund-Beatmung: Wichtig ist die korrekte Lagerung bei Störung der Atmung: Kopf in Rückenlage nackenwärts überstrecken, den Unterkiefer bei geschlossenen Lippen anheben, wobei sich der Zungengrund von der hinteren Pharynxwand entfernt und die Atemwege freiwerden. (**Esmarch-Handgriff**) (Abb. 31–11). Eine Hand des Helfers liegt an der Stirn-Haargrenze, die andere Hand am Kinn des Patienten, der Daumen quer unter der Unterlippe drückt diese gegen die Oberlippe und verschließt dadurch den Mund (Abb. 31–12 und Abb. 31–13). Kommt in dieser Position die Atmung nicht in Gang (Verlegung der Nasenatmung),

31.17 Notfälle, die Soforttherapie verlangen

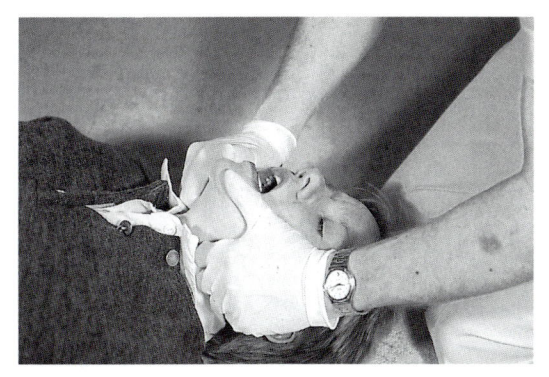

Abb. 31–11: Esmarch-Handgriff

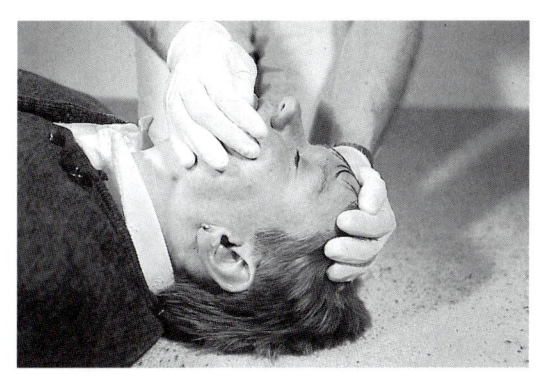

Abb. 31–12: Überstrecken des Kopfes: Richtige Position der Hände des Helfers

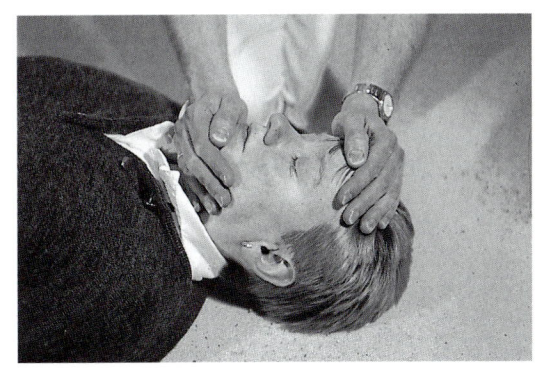

Abb. 31–13: Kopf wird stark nackenwärts gehalten

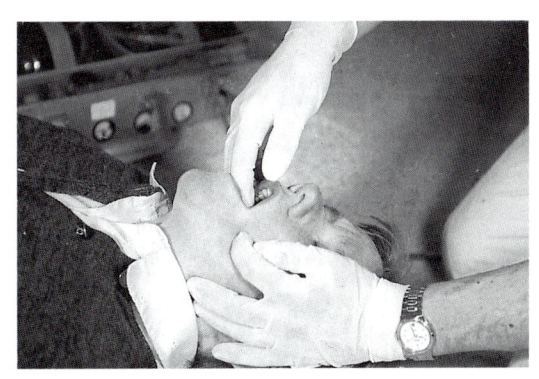

Abb. 31–14: Manuelle Entfernung von Fremdkörpern aus dem Mund des Patienten ohne Hilfsmittel

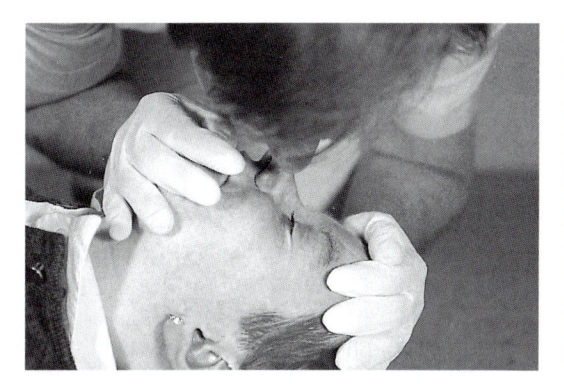

Abb. 31–15: Durchführung der Mund-zu-Nase-Beatmung

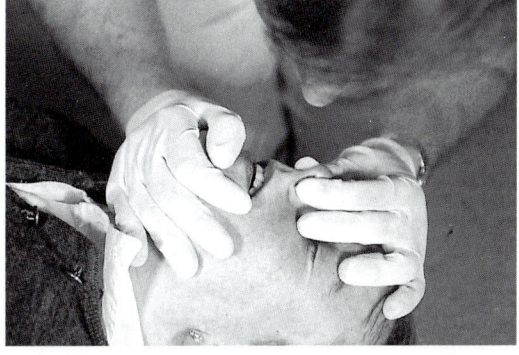

Abb. 31–16: Durchführung der Mund-zu-Mund-Beatmung

wird der Mund einen querfingerbreiten Spalt geöffnet, um einen Luftaustausch über die Mundhöhle zu ermöglichen. Kommt es hierdurch nicht zur Spontanatmung, müssen die Atemwege auf eine Verlegung durch Fremdkörper untersucht und von diesen gereinigt werden (Abb. 31–14).

Technik der Mund-zu-Nase-Beatmung: Überstrecken des Kopfes und Handhaltung des Helfers wie in Abb. 31–12 und 31–13. Die Lippen des Patienten sind geschlossen, der Helfer atmet tief ein und setzt seinen geöffneten Mund fest auf die Nasenöffnung des Patienten und insuffliert ca. 2 s seine Ausatmungsluft. Bei erfolgreicher Beatmung (Kopf abheben, zur Seite drehen und Thorax beobachten) hebt und senkt sich der Thorax oder Oberbauch des Patienten (Abb. 31–15).

Mund-zu-Nase-Beatmung

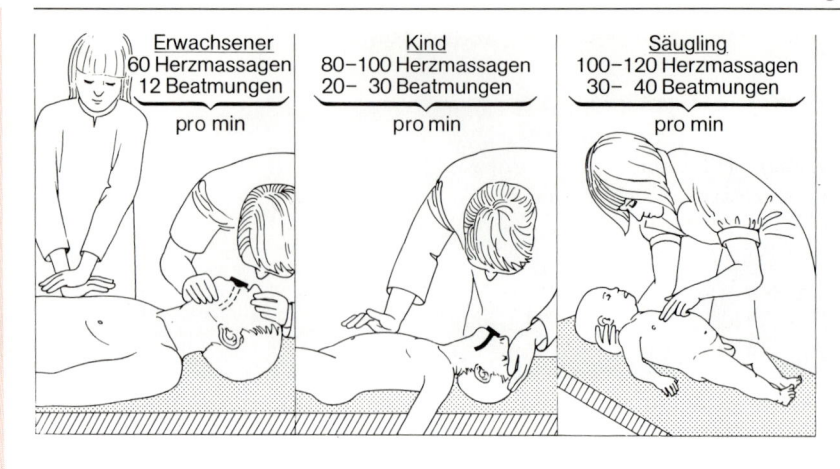

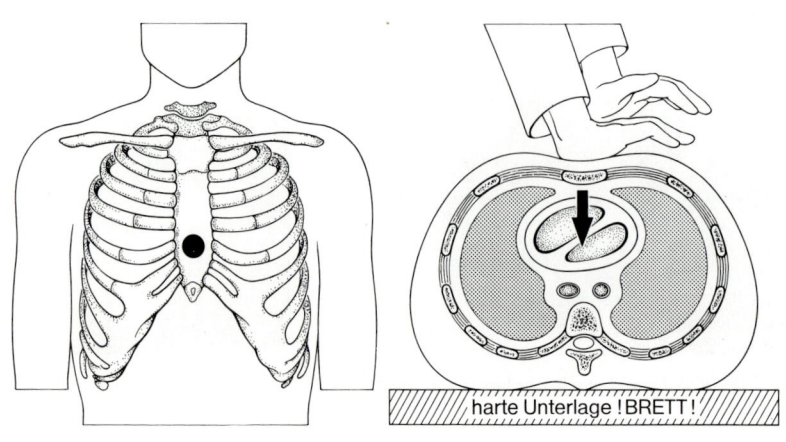

Abb. 31–17 a): Extrathorakale Herzmassage, Massagestöße und Beatmungen pro Minute richten sich nach dem Alter des Patienten **b):** bei der Herzmassage Handballen auf das distale Sternum aufsetzen, mit der anderen darüber gelegten Hand die Massage ausführen. Sternum 3–5 cm gegen die Wirbelsäule drücken

Mund-zu-Mund-Beatmung

Reanimation alleine:
15 Massagestöße : 2 Beatmungen
Reanimation zu zweit:
5 Massagestöße : 1 Beatmung

Technik der Mund-zu-Mund-Beatmung: Der Daumen der am Kinn liegenden Hand wird auf die Kinnspitze gelegt und der Mund des Patienten leicht geöffnet. Die Nase wird mit Daumen und Zeigefinger der an der Stirnhaargrenze liegenden Hand verschlossen. Weitere Beatmung wie bei der Mund-zu-Nase-Beatmung (Abb. 31–16).

15 extrathorakale Massagestöße und 2 Beatmungen pro Zyklus, wenn die Reanimation alleine durchgeführt werden muß, bei Reanimation zu zweit 5 Herzmassagen zu 1 Beatmung. Massagestöße und Beatmungen pro Minute richten sich nach dem Alter des Patienten (Abb. 31–17a). Der Patient muß auf einer harten Unterlage liegen, der Handballen wird auf das untere Drittel des Sternums aufgesetzt und die andere Hand darübergelegt. Das Sternum wird 3–5 cm gegen die Wirbelsäule gedrückt (Abb. 31–17b). Zur Kontrolle der Wirksamkeit muß der Carotis-Puls tastbar sein. Häufig ist der Atemstillstand nach 4–5 kräftigen Beatmungen beseitigt. Kontrolle der Herz-Kreislauf-Situation durch Palpation des Carotis-Pulses und Beobachtung von Zyanose und Pupillenreaktion. Bei erfolgreicher Beatmung Rückgang der Zyanose und Engerwerden der Pupillen. Wegen der Azidose Verabreichung von Natriumbicarbonat und je nach EKG-Befund bei Asystolie Gabe von Adrenalin, bei Bradykardie Gabe von Atropin, bei Kammerflimmern Xylocain.

31.17.2 Respiratorische Insuffizienz

4 Stadien der Atemstörung sind zu unterscheiden:

> **Stadium I**: Dyspnoe (CO_2-Anstieg), Tachypnoe, Unruhe, Erstickungsangst, Zyanose, Tachykardie.
> **Stadium II**: Bewußtlosigkeit, O_2-Abfall, Bradypnoe, Bradykardie, Einflußstauung, Krämpfe.
> **Stadium III**: Atemstillstand (Lähmung des Atemzentrums), Hypotonie, Tachykardie.
> **Stadium IV**: Schnappatmung

Nach dem Atemstillstand kann das Herz noch ca. 10 Min. schlagen, bis es zum irreversiblen Herz-Kreislauf-Stillstand kommt.

Therapie: Wiederbelebungsmaßnahmen wie oben beschrieben.

31.17.3 Blutung mit hypovolämischem Schock

Unterschieden wird zwischen äußeren (Gefäßverletzungen) oder inneren Blutungen (Weichteile bei Frakturen), **intrathorakale, intraabdominelle, intestinale Blutungen**. Äußere Blutungen sind leicht zu erkennen, während innere Blutungen einer speziellen Diagnostik bedürfen, z.B. Röntgen-Thorax-Aufnahme, Sonographie des Abdomens, CT, Magensonde, Endoskopie.

Differentialdiagnose: Häufige Ursache für hypovolämische Schockzustände sind: traumatische Milzruptur, Leberruptur, traumatischer Mesenterialwurzeleinriß, Ulkusblutung, große Hämatome nach Frakturen, Aneurysmablutung.

Therapie: Sofortige Volumensubstitution über großvolumige Venenverweilkanülen. Je nach Ausmaß der Blutung Substitution mit Blutersatz-Lösungen oder Bluttransfusionen. Sorgfältige Kreislaufüberwachung (Puls, Blutdruck, Urinproduktion). Eiltransport ins Krankenhaus. Venöse Blutungen und oberflächliche Wunden können meist durch einfache Kompressionsverbände und Blutleere vorübergehend zum Stehen gebracht werden. Bei intrathorakalen Blutungen ist eine Thoraxdrainage, evtl. auch eine Thorakotomie erforderlich. Bei intraabdominellen Blutungen muß laparotomiert werden.

Respiratorische Insuffizienz

Stadieneinteilung
←

Therapie

Blutung mit hypovolämischem Schock

Formen
- äußere Blutung
- innere Blutung
- intrathorakale-,
- intraabdominelle-,
- intestinale Blutung

Differentialdiagnose

Therapie
Volumensubstitution intravenös, äußere Blutstillung durch Kompressionsverbände

32. Unfallchirurgie
W. Friedl

Unfallchirurgie

Aufgabenbereiche

Zu den Aufgabenbereichen der Unfallchirurgie gehören:

1. Präklinische Notfallversorgung am Unfallort
2. primäre Behandlung in Kliniken und Praxen
3. stationäre Akutbehandlung
4. ambulante Nachbehandlung
5. Rehabilitationsmaßnahmen
6. Versicherungs- und gutachterliche Aspekte

Organisatorische Voraussetzung für die präklinische Versorgung ist ein engmaschiges Netz mit flächendeckenden Notarztwagen, Rettungswagen, Rettungshubschraubern, qualifizierte erstversorgende Mediziner. Die **ambulante Behandlung** erfolgt in der Regel durch niedergelassene Chirurgen. Bei Arbeitsunfällen ist die ambulante Behandlung nur durch entsprechend zugelassene Ärzte durchzuführen. Für die **Rehabilitation** sind in der Bundesrepublik Deutschland unfallchirurgische und orthopädische Rehabilitationskliniken vorhanden. Für querschnittgelähmte Patienten sind speziell eingerichtete Rehabilitationszentren vorhanden.

Organisation
- präklinische Versorgung durch
  - Notarztwagen
  - Rettungshubschrauber
  - Rettungswagen
- klinische Versorgung:
  - Krankenhäuser
  - Praxen
- Nachbehandlung:
  - niedergelassene Ärzte
  - unfallchirurgische Ambulanzen
  - Rehabilitationskliniken

Leitsymptom schwere Verletzung mit vitaler Bedrohung/Polytrauma

32.1 Leitsymptom schwere Verletzung mit vitaler Bedrohung/Polytrauma

Definition

Die notfallmäßige Versorgung **Schwerverletzter** erfordert die Kontrolle und Normalisierung der *Vitalfunktionen Herz, Kreislauf* und *Atmung*. Zu beachten sind Gefahren durch Blutverlust, Volumenumverteilung, Verlegung der oberen Atemwege durch Aspiration oder Gesichtsverletzungen, Herz-Kreislauf-Stillstand.

Symptome
- Wunden
- offene Frakturen
- Schocksymptomatik

Symptome: blutende Wunden, offene Frakturen, Schocksymptomatik, Bewußtseinsstörungen, lokale oder diffuse Schmerzen usw.

Diagnostik
Gesamtinspektion

Diagnostik: Gesamtinspektion, Blutdruck, Herzfrequenz, Pupillenreaktion, Auskultation von Herz und Lunge, Prüfung von Motorik, Durchblutung, Sensibilität der Extremitäten, EKG-Monitoring.

Vorgehensweise
- Alarmierung mit genauen Angaben
- Anlage von peripheren, großvolumigen Zugängen
- Punktion zentraler Venen
- frühe Volumensubstitution
- Freimachung der Luftwege

Vorgehensweise allgemein: Alarmierung der Rettungsdienste mit *genauer Angabe* von Ort, Zeit, Anzahl der Verletzten und, falls möglich, Einschätzung des Schweregrades der Verletzungen. Anlage von peripheren, großvolumigen Zugängen. Bei *Kreislaufschocksituationen* Punktion zentraler Venen (Subclavia, Jugularis, Femoralis). Frühe Volumensubstitution durch Infusion von Plasmaersatzstoffen und Elektrolytlösungen. Bei *respiratorischer Insuffizienz*, z.B. durch Verlegung der oberen Atemwege bei Aspiration oder Gesichtsverletzungen sofortige Freimachung der Luftwege, am besten durch Intubation und nachfolgende Beatmung (s. Kap. **31. Chirurgie**). Bei Verdacht auf *Wirbelsäu-*

32.1 Leitsymptom schwere Verletzung mit vitaler Bedrohung/Polytrauma

lenverletzung besonders vorsichtige Bergung ohne Änderung der Lage des Patienten, Transport auf einer Vakuummatratze. Bei bewußtlosen oder bewußtseinsgetrübten Patienten Einhaltung der stabilen Seitenlagerung, besser Intubation. *Offene Verletzungen* werden steril abgedeckt. Schienung von Frakturen mit Luftkammer- oder Schaumstoffschienen. Luxationen im Bereich von Sprunggelenk oder Kniegelenk möglichst schonend reponieren. Keine Behandlungsversuche von Wunden, besonders auch offenen Frakturen am Unfallort. Arterielle oder sonstige Gefäßverletzungen steril abdecken, Kompressionsverband direkt im Bereich der Wunde besser als zentraler Arterienkompressionsverband.

Immer an *Pneumothorax* und *Spannungspneumothorax* denken, ggf. punktieren oder Bülaudrainage einlegen (s. Abb. 32–1 und 32–2). Nach Stabilisierung der Kreislaufverhältnisse sofortiger Transport in die Klinik.

> **Reanimation** s. Kap. **31. Chirurgie** und *Dick, Schuster* (Hrsg.): Notfall- und Intensivmedizin. De Gruyter-Lehrbuch mit Repetitorium. Berlin 1992.

Komplikationen: Beim Polytrauma sind alle denkbaren Komplikationen möglich. Die wesentlichste Bedeutung spielt dabei die *kardiozirkulatorische* und

- Einhaltung der stabilen Seitenlage bei Bewußtlosigkeit
- bei Wirbelsäulenverletzungen: Bergung ohne Lageänderung, Vakuummatratze
- bei offenen Frakturen: steril abdecken, Schiene anlegen.
- bei Blutungen an den Extremitäten: lokaler Kompressionsverband

- Spannungspneumothorax: ggf. Punktion, Bülaudrainage

Komplikationen
- kardiozirkulatorische/respiratorische Insuffizienz

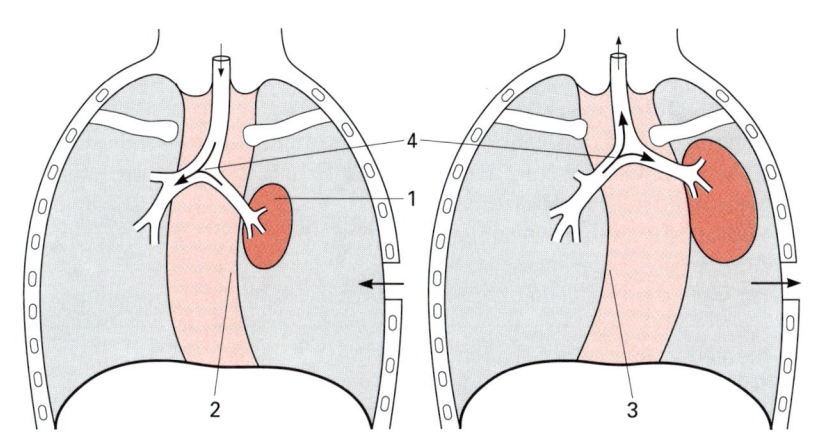

Abb. 32–1: Pathophysiologische Auswirkungen des Pneumothorax 1 = Lungenkollaps 2 = Mediastinalverdrängung nach der gesunden Seite bei der Inspiration 3 = Verlagerung des Mediastinums nach der kranken Seite (Mediastinalflattern) 4 = Pendelluft (aus Häring, R., H. Zilch: Lehrbuch Chirurgie 1988)

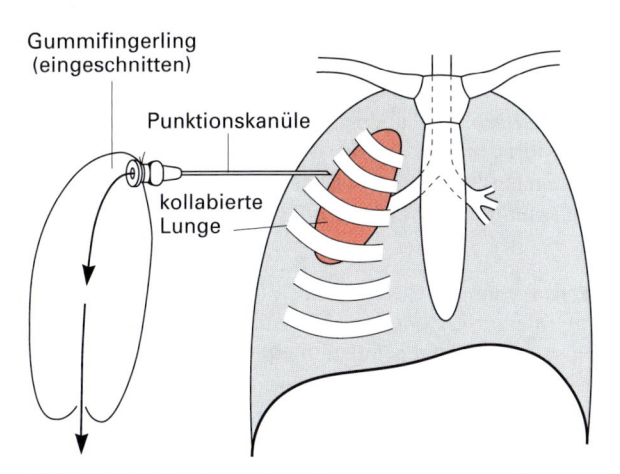

Abb. 32–2: Entlastung eines Spannungspneumothorax mit Hilfe des „Tiegel-Ventils", Punktion im 2. Interkostalraum (aus Häring, R., H. Zilch: Lehrbuch Chirurgie 1988)

- Organverletzungen im Bereich des Abdomens
- pulmonale Infektionen
- Lungenversagen
- Sepsis

Prognose abhängig von abdominalen, thorakalen und Schädel-Hirn-Verletzungen
Langzeit
– Bewegungsapparat

die *respiratorische Insuffizienz* bei hohen Blutverlusten, aber auch direkte Herz- und Lungenschädigungen durch stumpfe oder scharfe Gewalteinwirkung. Im weiteren Verlauf spielen Komplikationen durch *übersehene Organverletzungen* im Bereich des *Abdomens, pulmonale Infektionen* und *Lungenversagen* sowie *septische Komplikationen* eine entscheidende Rolle. Vermeidung durch frühzeitige Beatmungstherapie mit entsprechender verbesserter Sauerstoffversorgung, aber auch durch primäre Versorgung von stammnahen Frakturen oder von Verletzungen der Wirbelsäule, die eine gute Lagerungsmöglichkeit mit Verbesserung der Lungenfunktion ermöglicht.

Prognose: Während die *Akutphase* des Polytraumas im wesentlichen durch die Schädel-Hirn-Verletzung und schwere abdominale und thorakale Organverletzungen bestimmt wird, hängt die *Langzeitprognose* des polytraumatisierten Patienten betreffend seiner Erwerbsfähigkeit und Funktionsverlusten weitgehend von den Verletzungen des Bewegungsapparates und ihrer adäquaten primären Versorgung ab.

32.2 Leitsymptom Fraktur

Zu unterscheiden sind *offene* und *geschlossene Frakturen*. Prognostisch wichtig ist die **Einteilung offener Frakturen**:

Klassifikation der **offenen Frakturen**
⇒

I.	Durchspießung der Haut durch scharfe Knochenenden von innen. Geringe Infektionsgefahr.
II.	Durchtrennung der Haut durch eine Gewalteinwirkung von außen. Erhebliche Quetschzone der Weichteile. Erhöhte Infektionsgefahr.
III.	Weichteildefekt im Frakturbereich.
IV.	Subtotale oder totale Amputation.

Nach dem *Grad der Weichteilkontusion* ergibt sich die folgende Einteilung:

Klassifikation des **Weichteilschadens** bei geschlossenen Frakturen
⇒

0.	kein oder minimaler Schaden
I.	Schürfung oder geringer Druckschaden
II.	tiefe Schürfungen und ausgedehnte Muskelquetschung
III.	ausgedehnte Quetschungen und subkutanes Décollement

klinische Frakturzeichen
- Funktionsunfähigkeit
- Schwellung
- Fehlstellungen u. a.

Diagnostik
Gesamtinspektion

Akuttherapie
- sterile Abdeckung
- Schiene
- ggf. Kompressionsverband

konservative Frakturbehandlung
- Gips
- funktionelle Behandlung
- Extensionsbehandlung

Gipskontrolle nach 24 Stunden bei allen frischen Verletzungen
Hinweis auf mögliche neurologische und Durchblutungsstörungen

Klinik: Lokale Schmerzen, Funktionsunfähigkeit, lokale Schwellung, später Hämatomverfärbung, pathologische Beweglichkeit, Fehlstellungen, Knochenreiben.

Diagnostik: Unfallanamnese, Inspektion, Überprüfung von Motorik, Durchblutung, Sensibilität der betroffenen Extremität.

Soforttherapie: *Offene Verletzungen* steril abdecken, frakturierte Extremität in Luftkammer- oder Schaumstoffschienen lagern. Offensichtliche *Luxationen* von Sprunggelenk oder Kniegelenk möglichst schonend reponieren. Kompressionsverband über *stark blutende Wunden*. Weitere Diagnostik und ggf. Therapie in der Klinik.

Weitere Therapie: *Konservative Frakturbehandlung* durch geschlossene Reposition und Ruhigstellung in einer Gips- oder Kunststoffschiene. Später entsprechender zirkulärer Gipsverband, Extensionsbehandlung oder rein funktionelle Behandlung. Bei frischen Verletzungen ist eine erhebliche Weichteilschwellung zu erwarten, daher *nie zirkulären Gips anlegen*, sondern Lagerung der Extremität auf einer Schiene oder in einem bis auf die Haut gespaltenen Gips. Gipskontrolle nach 24 Stunden. Der Patient muß auf die Möglichkeit von neurologischen und Durchblutungsstörungen im Bereich des Gipsverbandes hingewiesen werden.

32.2 Leitsymptom Fraktur

Typische **Therapiebeispiele** für die Gipsbehandlung sind: distale Radiusfraktur, Humerusschaftfraktur, Mittelhandfraktur, Mittelfußfraktur, Phalangenfraktur.

Nachteile der Gipsbehandlung sind: Ungenügende Ruhigstellung, *Muskelatrophie* durch Inaktivität, dadurch verminderte Durchblutung, *Einschränkung der Beweglichkeit* der ruhiggestellten Gelenke, *Thrombose-* und *Emboliegefahr* bei Oberschenkelgipsruhigstellung (deshalb Marcumartherapie bei älteren immobilisierten Patienten für die Dauer der Oberschenkelgipsruhigstellung), *schlechte Durchführbarkeit einer Wund- und Weichteilpflege*, Gefahr der *Dekubitusbildung*, Gefahr von *Nervendruckschäden* insbesondere am Fibulaköpfchen, in der Frühphase nach Verletzungen *Störung der Durchblutung und Innervation durch Gipsdruck*.

Operative Frakturbehandlung (Osteosynthese): *Vorteile*: Anatomische Wiederherstellung, frühfunktionelle Behandlung möglich, so Vermeidung von Immobilisationsschäden. *Nachteile*: Das grundsätzliche Risiko einer Infektion beträgt im Durchschnitt 1 % bei geschlossenen Frakturen.

Komplikationen: *sekundäre Weichteilschäden* mit Infektion, Kompartmentsyndrom, Pseudarthrose. (Therapie der Komplikationen s. *Häring, R., H. Zilch* (Hrsg.), Chirurgie. De Gruyter Lehrbuch mit Repetitorium. Berlin 3/1993.)

Nachbehandlung: Zur Erzielung eines guten funktionellen Behandlungsergebnisses ist neben einer korrekten primären operativen oder konservativen Versorgung eine angepaßte *krankengymnastische Übungsbehandlung* erforderlich. Die Art der durchzuführenden Maßnahmen hängt von der Verletzungsart, der Verletzungslokalisation, dem Muster einer evtl. Kombinationsverletzung, aber auch vom Allgemeinzustand und sonstigen Erkrankungen des Patienten ab. In der Regel erfolgt die Nachbehandlung ambulant unter Kontrolle des Allgemeinarztes mit krankengymnastischen Maßnahmen. Bei Kombinationsverletzungen, schweren Verletzungen und alten Patienten ist eine *Anschlußheilbehandlung* in *Rehabilitationseinrichtungen* angezeigt.

Prognose: Bei der großen Mehrzahl der Verletzungen ist heute eine anatomische und funktionelle Wiederherstellung zu erreichen. Bei komplexen Gelenkverletzungen und offenen Frakturen muß im Durchschnitt mit ungünstigeren Ergebnissen gerechnet werden.

32.2.1 Wirbelsäulenfrakturen

Ätiologie: Wirbelsäulenfrakturen sind die Folge von *axialen Stauchungstraumen*, z.B. Sturz vom Dach oder plötzlicher maximaler Beuge- oder Überstrecktraumen der Wirbelsäule. Entsprechend der höheren Belastung im Krümmungsscheitelpunkt treten die meisten Wirbelsäulenverletzungen im Bereich des 1. Lendenwirbelkörpers und der benachbarten Wirbelkörper auf. Im Bereich der *Halswirbelsäule* muß bei einem *Dezelerationstrauma*, z.B. PKW-Auffahrunfall, an knöcherne Verletzungen oder Luxation der Wirbelsäule gedacht werden (z.B. Densfraktur!).

Diagnostik: Körperliche Untersuchung, klassische Röntgendiagnostik in 2 Ebenen, Zielaufnahmen, CT, Kernspintomographie.

Präklinische Therapie: Bei Verdacht auf Wirbelsäulenverletzung möglichst erschütterungsfreier Transport ohne Änderung der Lage des Patienten (Vakuummatratze). Die Mehrzahl der Wirbelsäulenfrakturen ist stabil und wird konservativ behandelt.

Nachbehandlung: *Bei stabilen Wirbelsäulenverletzungen* erfolgt die Mobilisation mit krankengymnastischer Hilfe nach Abklingen der akuten Verletzungsschmerzen. Eine äußere Stabilisierung, z. B. durch ein Korsett, ist weder notwendig, noch sinnvoll. Bei *Halswirbelverletzungen* Tragen einer Schanzschen Krawatte für 3 bis 6 Wochen, zur Vermeidung von Beugebewegungen. Nach operativer Versorgung einer Wirbelsäulenfraktur ist ebenfalls eine frühe Mobilisation möglich. Bei *Brust- und Lendenwirbelsäulenverletzungen* ist dabei jedoch das Sitzen in den ersten 6 Wochen zu vermeiden. Unbedingt krankengymnastische Kräftigung der Rückenmuskulatur. Aufstehen über die Bauchlage.

32.2.2 Beckenfrakturen

> Es werden drei *Frakturformen* unterschieden: **Beckenrandfraktur** (Darmbeinkamm, Sitzbeinhöcker, Spina iliaca anterior superior), **Beckenringfraktur** und **Azetabulumfraktur**. Beckenrandfrakturen sind immer stabil, Beckenringfrakturen, Azetabulumfrakturen führen zu einer vorderen wie hinteren Unterbrechung des Beckenringes und sind instabil.

Therapie: *Konservative Therapie* bei stabilen Verletzungen s. o. und bei isolierten Frakturen im Bereich des vorderen Beckenrings z. B. Sitz-Schambeinfrakturen bei alten Frauen. *Operative Therapie* bei instabilen Beckenverletzungen und Azetabulumfrakturen mit Gelenkstufenbildung. Nach Beginn der knöchernen Heilung erfolgt dann die belastungsfreie Mobilisation.

Nachbehandlung: Bei instabilen Beckenfrakturen intensive krankengymnastische Übungsbehandlung des Knie- und Hüftgelenkes. Begleitende adäquate Schmerztherapie, um Übungsbehandlung tolerabel zu machen. Belastung des Beines auf der verletzten Beckenseite etwa 9–10 Wochen nach Osteosynthese erlaubt. Sitzen ist sowohl bei Azetabulumfrakturen wie instabilen Beckenringfrakturen nach 6–8 Wochen möglich.

32.2.3 Claviculafraktur

> Die Mehrzahl der Claviculafrakturen treten im mittleren Drittel, also im Schaftbereich auf. Laterale Claviculafrakturen entsprechen funktionell Schulter-Eckgelenkverletzungen und werden wie diese behandelt.

Therapie: Claviculaschaftfrakturen werden nahezu alle konservativ behandelt mittels Rucksackverband, der regelmäßig auf korrekten Sitz kontrolliert werden muß.

Komplikationen: Plexuskompressionsschäden, Perforation durch die Haut, venöse Stauung des abhängigen Armes durch den Verband.

Nachbehandlung: Rucksackverbandfixation für etwa 5 Wochen. Radiologische Kontrolle der Kallusbildung. Bei der Krankengymnastik sollte eine Abduktion des Schultergelenkes über 90° erst nach Kallusbildung erfolgen.

32.2.4 Scapulafraktur

Therapie und Nachbehandlung: Scapulafrakturen werden meist funktionell behandelt. Während der akuten Schmerzphase wird ein *Gilchristverband* für wenige Tage angelegt. Anschließend *krankengymnastische Behandlung* des Schultergelenkes ohne Einschränkung. Ausnahme: Scapulaverletzung mit Beteiligung der Scapulapfanne. Hier ist *operative Therapie* erforderlich.

- sofortige Krankengymnastik
- kein Korsett
- postoperativ bei BWS und LWS
  - frühe Mobilisation
  - 6 Wochen nicht sitzen
  - Kräftigung der Rückenmuskulatur
- HWS
- Flexion vermeiden

Beckenfrakturen

Definition
⇨

Therapie
- konservativ bei:
  - Beckenrandfrakturen
  - isolierten vorderen Beckenringfrakturen
- operativ bei:
  - instabilen Beckenringfrakturen
  - dislozierten Azetabulumfrakturen
- Nachbehandlung
  - Krankengymnastik für Knie und Hüftgelenk
  - Gangschulung
  - Sitzen nach 6–8 Wochen
  - Belastung nach 9–10 Wochen

Claviculafraktur

Definition
⇨

Therapie der Claviculaschaftfraktur: konservativ Rucksackverband

Komplikationen
Plexusläsion, Perforation, venöse Stauung durch Verband
Nachbehandlung
Abduktion über 90° erst nach Kallusbildung

Scapulafraktur

konservative **Therapie**
- Gilchristverband
- Krankengymnastik

32.2.5 Humerusfraktur

Therapie und Nachbehandlung:
1. **Trans-** und **subkapitale Humerusfrakturen** sind häufig Einstauchungsverletzungen und können somit funktionell behandelt werden. Ruhigstellung mit einem Gilchristverband für 5–7 Tage, anschließend aktive krankengymnastische Übungsbehandlung.
2. **Dislozierte trans-** und **subkapitale Humerusfrakturen** und Luxationsfrakturen sind eine Operationsindikation.
3. **Humerusschaftfrakturen** sind prinzipiell konservativ zu behandeln. Operative Therapie nur bei gelenknahen Frakturen, offenen Frakturen oder Frakturen, bei denen ein Nervus radialis-Schaden auftritt. Konservative Behandlung durch eine primäre Ruhigstellung mit einem Hängegips oder Abduktionsschiene für 2 Wochen, dann Sarmientokunststoffhülse des Oberarmes.
4. **Trans-** und **suprakondyläre Humerusfrakturen** sind fast ausnahmslos operativ zu behandeln.
Spätestens nach 2 Wochen muß eine krankengymnastische Übungsbehandlung ggf. aus einer Oberarmschiene heraus eingeleitet werden.

32.2.6 Unterarmfraktur

Therapie und Nachbehandlung: Operative Therapie bei den meisten Unterarmschaftfrakturen und bei dislozierten, nicht reponiblen distalen Radiusfrakturen. Frühe krankengymnastische Übungsbehandlung. Bei distalen Radiusextensionsfrakturen, z.B. Einstauchungsfraktur: Unterarmgipsruhigstellung für 5 Wochen.

32.2.7 Femurfraktur

Therapie: Operativ bei allen Femurfrakturen, sofern der Patient in einem operablen Zustand ist. Verletzungen des proximalen Femurendes sind typische Verletzungen des *hohen Lebensalters*, daher belastungsstabile Versorgung, um eine schnelle Mobilisierung zu erreichen.

1. **Schenkelhalsfrakturen:** Prothesenimplantation. 2. **Per-** und 3. **subtrochantären Frakturen:** Gamma-Nagelung, DHS (Dynamische Hüftschraube) oder Gleitnagel (GN). Bei jungen Patienten grundsätzlich anatomische Reposition und gelenkerhaltende Osteosynthese. 4. **Femurschaftfrakturen:** Verriegelungsnagelosteosynthese. 5. **Trans-** und **suprakondyläre Femurfrakturen:** Kondylenplattenosteosynthese oder, im hohen Lebensalter, Doppelplattenverbundosteosynthese.

Nachbehandlung: Frühe *Mobilisation* und Übungsbehandlung des Knie- und Hüftgelenkes, Gehschulung für gute funktionelle Ergebnisse und zur Vermeidung von Liegeschäden wie Thrombosen und Pneumonien.

32.2.8 Unterschenkelfraktur

Therapie: Grundsätzliche *Operationsindikation* bei Unterschenkelfrakturen, mit Ausnahme einfacher Tibiaschaftquerfrakturen und isolierter Fibulaschaftfrakturen.

Nachbehandlung: Aktive oder passive *Mobilisation* des Knie- und Sprunggelenkes. Mit Ausnahme der Verriegelungsnagelung des Unterschenkels besteht eine primäre Belastungsstabilität. Die Gehschulung erfolgt daher unter Verwendung von Unterarmgehstützen. Dies trifft auch für die große Mehrzahl der sehr häufigen Sprunggelenksfrakturen zu.

Humerusfraktur

Therapie und Nachbehandlung
- trans- und subkapitale Humerusfraktur meist konservativ

- stark dislozierte Frakturen und Luxationsfrakturen: operativ
- Humerusschaftfrakturen prinzipiell konservativ durch primäre Ruhigstellung

- trans- und suprakondyläre Humerusfrakturen fast immer operativ

Unterarmfrakturen

Therapie meist operativ, konservativ bei distalen Radiusextensionsfrakturen. Frühe krankengymnastische **Nachbehandlung**

Femurfraktur

Therapie: operativ
– typische Verletzung des alten Menschen
– übungsstabile Versorgung notwendig
- Schenkelhalsfraktur
- per- und subtrochantäre Fraktur

- Femurschaftfraktur
- trans- und suprakondyläre Femurfrakturen

Nachbehandlung
– Gehschulung
– Krankengymnastik für Knie und Hüftgelenk

Unterschenkelfraktur

Therapie
- grundsätzlich operativ
- konservativ nur bei Fibulafraktur

Nachbehandlung
- Krankengymnastik
- Gehschulung

32.3 Leitsymptom Gelenkverletzung

> Gelenkverletzungen sind Verletzungen von **Bändern**, ggf. mit *knöchernem Ausriß* und *Gelenkkapselverletzung*. Bei Kniegelenksverletzungen treten häufig begleitende Meniskusverletzungen auf.

Ein unkorrigierter Bandschaden führt zu sekundärer Gelenkschädigung durch instabile Gelenkführung. Besonders bedeutsam sind Bandverletzungen an *Gelenken ohne knöcherne Führung* (z. B. Kniegelenk).

Klinik: Gelenkerguß als Zeichen einer Gelenkbinnenverletzung. Ein fehlender Erguß spricht jedoch nicht gegen das Vorliegen eines solchen Schadens. Bei Verletzungen peripherer Bandstrukturen, ohne Synovialisbedeckung, bei schweren Bandverletzungen mit breiter Eröffnung der Gelenkkapsel und bei Luxationen ist kein Gelenkerguß vorhanden. Instabile Gelenkführung mit schmerzhafter Bewegungseinschränkung, Fehlstellung des Gelenks.

Diagnostik: *Präklinische Prüfung* der Motorik, Instabilität, Erguß, Stellung, Durchblutung und Sensibilität. *Klinische Untersuchung* durch Röntgenaufnahmen der betroffenen Extremität, Sonographie, Untersuchung in Narkose, Arthroskopie.

32.3.1 Kniebandverletzungen

Sie sind neben den Bandverletzungen im Bereich des Sprunggelenkes (s. u.) die häufigsten Bandverletzungen überhaupt. Von wesentlicher Bedeutung ist dabei die Verletzung des *vorderen Kreuzbandes* sowie *Kombinationsverletzungen*. Durch die posttraumatisch veränderte Biomechanik des Kniegelenkes ist mit einer frühzeitigen *Arthrose* zu rechnen.

Therapie: Bei jungen aktiven Patienten ist auch bei isolierter Verletzung immer die Indikation zu einer *operativen Versorgung* gegeben durch *Rekonstruktion* oder *Bandersatzplastik*. Dieses Vorgehen ist auch bei älteren Patienten mit einer Kombinationsverletzung angezeigt. Ab dem 2. postoperativen Tag aktive *krankengymnastische Übungsbehandlung*.

Nachbehandlung: Der Bewegungsumfang in den ersten 6 postoperativen Wochen 0–0–110°. Von der 6. bis 9. postoperativen Woche weitere Mobilisation. Ab zweiter Woche volle Belastbarkeit. *Thromboseprophylaxe* ist wichtig.

32.3.2 Außenbandverletzungen des Sprunggelenkes

Ätiologie: Verletzungen des Außenbandapparates des Sprunggelenkes treten beim Supinationstrauma auf.

Konservative Therapie mittels Ruhigstellung für 5 bis 6 Wochen mit einem Tape-Verband des Sprunggelenkes, einer Aircast-Schiene oder anderer Orthesen, die eine Supinationsbewegung und stärkere Plantarflexion des Sprunggelenkes vermeiden. Wegen der guten knöchernen Führung des Gelenkes ist eine **operative Indikation** nur bei komplexen Verletzungen mit Ruptur von 2 oder 3 Bandanteilen bei jüngeren körperlich aktiven Patienten gegeben.

Nachbehandlung: Während der Ruhigstellungsphase von 5–6 Wochen, sowohl bei konservativer Therapie als auch nach operativer Versorgung, sollte die krankengymnastische Behandlung aus einem *Training der Dorsalflexion* und *Pronation des oberen und unteren Sprunggelenkes* bestehen. Die *Plantarfle-*

Leitsymptom Gelenkverletzung

Ätiologie

⇒

unkorrigiert resultieren Gelenkschädigungen

Klinik
- Erguß (Gelenkbinnenverletzung) fehlender Erguß schließt einen komplexen Schaden nicht aus!
- instabile Gelenkführung
- schmerzhafte Bewegungseinschränkung
- Fehlstellungen

Diagnostik
Klinik, Röntgen, Sonographie, Untersuchung in Narkose, Arthroskopie

Kniebandverletzungen

durch veränderte Biomechanik → frühzeitige Arthrose

Therapie
- operativ bei:
  - vorderen Kreuzbandverletzungen
  - Kombinationsverletzungen
- Krankengymnastik

Nachbehandlung
zunehmendes Belastbarkeitstraining

Außenbandverletzungen

Ätiologie
Supinationstrauma

- **konservative Therapie**
  Tape-Verband, Orthesen

- Op-Indikation
  - 2–3 Bandrupturen,
  - junge aktive Patienten

Nachbehandlung
- Training der Dorsalflexion
- Pronation des oberen und unteren Sprunggelenkes

32.3.3 Bandverletzungen im Bereich des Schultergelenkes

> Es handelt sich hierbei um die dritthäufigsten Verletzungen im Gelenkbereich. Zu unterscheiden sind die habituelle, nicht traumatische Schulterluxation und die posttraumatische Schulterluxation.

Nach primär traumatischer Schulterluxation ist mit einer *Rezidivhäufigkeit* von 30–90 % zu rechnen. Für den weiteren Verlauf ist das Ausmaß der Schädigung des vorderen unteren Pfannenrandes und das Vorliegen eines Humerusimpressionsschadens ausschlaggebend.

Diagnostik: Durch den Facharzt. Röntgenuntersuchung, Sonographie, Kernspintomographie, Computertomographie mit Doppelkontrasttechnik. Nach jeder ersten traumatischen Schulterluxation sollte eine Diagnostik von Luxationsschäden eingeleitet werden.

Therapie: Konservativ bei nicht rezidivierenden Luxationen ohne Begleitschäden durch Ruhigstellung auf einem Briefträgerkissen für 3–4 Wochen; operativ, wenn größere Läsionen nachweisbar sind.

Nachbehandlung: Nach operativer Stabilisierung erfolgt nach 2 Wochen krankengymnastische Übungsbehandlung mit Mobilisation des Schultergelenkes bis zu einer Abduktion von 60° und Außenrotation von 45°. Nach 6 Wochen soll eine 90° Abduktion erreicht werden.

32.4 Leitsymptom Sehnenverletzung

Ätiologie: Häufig tritt diese Verletzungsart im Bereich der Hand durch scharfe Gewalteinwirkungen auf.

Klinik: Verlust der aktiven Beweglichkeit.

Diagnostik: Bewegungsprüfung, Röntgenaufnahmen zum Frakturausschluß.

Soforttherapie: Steriler Verband. Weitere Behandlung durch den Facharzt.

Komplikationen: Bewegungsverlust durch Verwachsung der Sehne mit dem Gleitlager. **Cave**: begleitende Nerven- und Gefäßverletzungen.

Nachbehandlung: Hyperextension im distalen Interphalangealgelenk bei distalen Strecksehnenverletzungen für 5 Wochen. Nach Lengemann-Naht postoperative Ruhigstellung für 2 Wochen, dann Krankengymnastik. Frischgenähte Beugesehne darf für 3 Wochen nicht aktiv angespannt werden. Es wird dazu ein sog. Kleinert-Gummizügelverband angelegt, der bei aktiver Streckung gedehnt wird und passiv zu erneuter Flexion führt.

Prognose: Bei primärer Versorgung und korrekter Nachbehandlung gut. Geringe Streckverluste von 10° im PIP-Gelenk jedoch häufig. Wegen erheblicher Vernarbungstendenz im Bereich der Sehnenscheiden auf der Beugeseite der Finger ist die Prognose von Beugesehnenverletzungen schlechter als die von Strecksehnenverletzungen (sog. Niemandsland).

32.5 Leitsymptom periphere Nervenverletzung

> Es handelt sich um Sensibilitäts-und Motorikverlust im Versorgungsgebiet eines Nerven durch scharfe oder stumpfe Gewalteinwirkung. Die **Diagnostik** erfolgt durch *Prüfung der Sensibilität und Motorik* der entsprechenden Nerven.

Soforttherapie: steriler Verband. Sofortige Weiterbehandlung durch einen mikrochirurgisch erfahrenen Unfallchirurgen.

Komplikationen: Bildung eines Neuroms, fehlende Regeneration.

Nachbehandlung: 2–3 Wochen Ruhigstellung. Danach Krankengymnastik. Bei motorischen Nerven Elektrostimulation bis zum Abschluß der Regeneration.

Prognose: Die Erfolgsaussichten der Nervenfunktionswiederherstellung sind bei rein sensiblen oder rein motorischen Nervenverletzungen wesentlich günstiger als bei gemischten Nerven. Bei genauer faszikulärer Kontaktwiederherstellung ist mit einer Regeneration der peripheren Nervenzellausläufer zu rechnen.

32.6 Leitsymptom Gefäßverletzung

> Zu unterscheiden sind **stumpfe**-, **scharfe**- und **Zugschädigungen** der Gefäße.

Klinik: Ischämie, arterielle Blutung. **Diagnostik**: Pulskontrolle, Hauttemperatur, Gefäßdoppler, Angiographie, Phlebographie.

Soforttherapie: Lokaler, steriler Kompressionsverband. Transport in die Klinik zur weiteren Versorgung.

Komplikationen: Thrombose, falsche Aneurysmabildung.

Nachbehandlung: Je nach Lokalisation sofortige Bewegungstherapie oder, z.B. bei Fingerarterien, 10–14 Tage Ruhigstellung auf einer dorsalen Schiene in Funktionsstellung (Handgelenk 30° Dorsalflexion, Fingergrundgelenke 60–90° Beugung).

Prognose: Sehr gut.

Leitsymptom periphere Nervenverletzung

Definition ⇒

Therapie mikrochirurgische Naht (Ruhigstellung)

Komplikationen
Neurom

Nachbehandlung
- Ruhigstellung
- Krankengymnastik

Prognose bei rein sensiblen und rein motorischen Nerven besser

Leitsymptom Gefäßverletzung

Definition ⇒

Klinik und **Diagnostik**

Primärtherapie
Kompressionsverband

Komplikationen

Nachbehandlung
- sofortige Bewegungstherapie
- alternativ: Ruhigstellung

sehr gute **Prognose**

33. Orthopädische Erkrankungen

H. Cotta, R. Huppertz

33.1 Allgemeine Orthopädie

33.1.1 Orthopädische Diagnostik

> Orthopädische **Diagnostik** bedeutet Analyse von Form- und Funktionsstörungen des **Stütz-** und **Bewegungsapparates.**

Der normale **Untersuchungsablauf** gliedert sich in Anamnese, klinische Untersuchung, Labordiagnostik, Röntgenuntersuchung (Aufnahmen des verdächtigen Skelettabschnittes in 2 Ebenen), Zusatzuntersuchungen wie Computertomogramm (Schichtbild mit gleichzeitiger Möglichkeit der Beurteilung von Weichteilstrukturen), Szintigramm (Darstellung von Stoffwechselaktivitäten der Gewebe), Kernspintomographie, Ultraschalldiagnostik (z. B. an Säuglingshüfte, Schultergelenk, Hüftgelenk, Weichteilen).

33.1.2 Konservative Therapie

Die konservative Therapie kann in die Komponenten **Verbände**, **physikalische Therapie** und **medikamentöse Therapie** unterteilt werden.
Verbände (elastisch, Tape, Gips etc.) haben das Ziel der Immobilisation oder Fixation.

Physikalische Therapie: *Unterteilung*: Krankengymnastik, Massage, Elektrotherapie, Hydro- und Balneotherapie.
Das Ziel aller **krankengymnastischen Anwendungen** ist eine Verbesserung des Bewegungsumfanges, eine Kräftigung der Muskulatur, eine Schulung der Koordinationsfähigkeit und eine Steigerung der allgemeinen Leistungsfähigkeit.
Medikamentös werden u. a. Analgetika, Antiphlogistika, Antiarthrotika, Antibiotika, Lokalanästhetika (Therapie und Diagnostik von Schmerz und Funktionsstörungen) eingesetzt.

33.1.3 Operative Therapie

> **Standardverfahren**: Osteotomie (Knochendurchtrennung zur Korrektur von Fehlstellungen), Osteosynthese (Verbindung von Knochenteilen), Osteoplastik (Anlagerung von Knochensubstanz bei z. B. Pseudarthrosen), Arthroskopie (Gelenkspiegelung), Arthrotomie (Gelenkeröffnung), Arthrodese (Gelenkversteifung), Arthroplastik (Rekonstruktionen eines destruierten Gelenkes), Synovialektomie (Entfernung der Gelenkinnenhaut), Weichteiloperationen (Tenotomien, Myotomien, Fasziotomien, Tenodesen, Teno- oder Myoplastiken).

33.2 Allgemeine orthopädische Erkrankungen

33.2.1 Leitsymptom lokaler Schmerz, Schwellung

Das Röntgenbild zeigt, ob es sich um einen **osteolytischen** oder **osteoblastischen** Tumor handelt. Klassifizierung in gutartig, bösartig oder semimaligne (gutartiger Tumor mit Gefahr der malignen Entartung, lokal aggressivem Wachstum, infiltrierend, jedoch ohne Metastasen). Endgültige Diagnose erst nach Biopsie zu stellen. Frühe Verdachtsdiagnose über Mehrspeicherung im Szintigramm möglich, ggf. NMR.

33.2.1.1 Enchondrom

Ätiopathogenese: Stammgewebe Knorpel.

Klinik: Gutartig. Häufigster Tumor der Röhrenknochen an Hand und Fuß. Spindelförmige Auftreibungen und Spontanfrakturen.

Diagnostik: *Röntgen*: Zystischer Tumor (Osteolysen). Kalkeinlagerungen.

Differentialdiagnose: Chondrosarkom, Knochenzyste, Riesenzelltumor, Brodie-Abszeß, fibröse Dysplasie, Tuberkulose.

Therapie: Operative Entfernung, Auffüllen des Defektes mit Eigenspongiosa. Evtl. Korrektur von Fehlstellungen.

Prognose: In der Regel vollständige Ausheilung.

33.2.1.2 Osteosarkom

Ätiopathogenese: Stammgewebe Knochen. Auftreten von osteoblastischen und osteolytischen Formen.

Klinik: Bösartiger Tumor. Vorwiegend bei Kindern und Jugendlichen. Häufiges Auftreten in Femur, Humerus, gelegentlich Fibula oder Becken. Frühes Auftreten heftiger Schmerzen, Weichteilschwellungen, lokale Überwärmungen. Bei ca. 80 % der Patienten zum Zeitpunkt der Diagnose Lungenmetastasen.

Diagnostik: *Labor*: Erhöhung der BKS und alkalischen Phosphatase. *Röntgen*: Osteoblastisch und/oder osteolytisch. Periostabhebungen. Szintigramm.

Differentialdiagnose: Osteomyelitis, Ewing-Sarkom.

Therapie: Vordringlich Ausschluß von Metastasen. Ziel ist radikale Resektion des Tumors mit vorgeschalteter und nachgeschalteter Chemotherapie. Geringe Strahlensensibilität.

Prognose: 5-Jahresüberlebensrate bei adäquater Therapie zwischen 50 und 70 %.

33.2.1.3 Ewing-Sarkom

Ätiopathogenese: Stammgewebe Knochenmark.

Klinik: Bösartiger Tumor. Vorkommen im Kindes- und Jugendalter, vorwiegend männliches Geschlecht. Hauptlokalisation lange Röhrenknochen untere

33.2 Allgemeine orthopädische Erkrankungen

Extremität. *Typische Trias*: Schmerz, Schwellung, allgemeines Krankheitsgefühl, zusätzlich Fieberschübe.

Diagnostik: Röntgen, Szintigramm, Computertomogramm. *Labor*: BKS-Beschleunigung, Leukozytose.

Differentialdiagnose: Osteomyelitis, Osteosarkom.

Therapie: Radikale operative Entfernung. Begleitende Chemotherapie und Bestrahlung.

Prognose: Häufig Organmetastasen (Lunge, Lymphknoten, Skelett und andere). Maligner Tumor mit 5-Jahresüberlebensrate von 50 % bei adäquater Therapie.

33.2.1.4 Knochenzysten (solitär, aneurysmatisch)

Klinik: Gutartige Tumoren. Auftreten meist im Kindes- und Jugendalter. Bevorzugte Lokalisation Röhrenknochen. Eher uncharakteristische Schmerzen, Spontanfrakturen.

Diagnostik: *Röntgen*: Osteolysen, Auftreibungen.

Differentialdiagnose: Osteomyelitis, fibröse Dysplasie, Riesenzelltumor (epiphysär, meist 3.–4. Lebensjahrzehnt).

Therapie: Bei Frakturgefährdung operative Therapie, die speziell den dafür eingerichteten Zentren vorbehalten bleiben sollte.

Prognose: Restitutio ad integrum nach adäquater Therapie.

33.2.2 Leitsymptom entzündliche Erkrankungen mit Lokal- und Allgemeinsymptomatik

Von den häufigeren **unspezifischen** Knocheninfektionen (z. B. durch Staphylococcus) sind die **spezifischen** Infektionen (Tbc, Typhus, Lues etc.) abzugrenzen.

33.2.2.1 Endogene (hämatogene) Osteomyelitis

Ätiopathogenese: Häufigster Erreger Staphylococcus aureus.

Klinik: Vorkommen eher im Säuglingsalter (Ursache z.B. Allgemeininfektionen). Akuter Verlauf. Oft Befall der Femurmetaphyse. Lokale Entzündungssymptome. Allgemeinsymptome (hohes Fieber).

Diagnostik: *Labor*: BKS-Erhöhung, Leukozytenanstieg, Erregernachweis über Blutkultur oder Direktpunktion. *Röntgen*. Ggf. Frühdiagnose durch Szintigramm.

Differentialdiagnose: Ewing-Sarkom (Kindesalter).

Therapie: Lokale Entzündungsbehandlung (Ruhigstellung etc.). Antibiotika, ggf. nach Bakteriogramm (häufig Penicillin). Grundsätzlich gefährliche und in der Regel durch Facharzt zu behandelnde Erkrankung. Gefahren durch Destruktionen der Wachstumsfuge mit resultierenden Deformierungen.

Prognose: Bei frühzeitiger Therapie im Säuglings- und Kindesalter gute Prognose.

- Schwellung
- allgemeines Krankheitsgefühl

Diagnostik
Röntgen, Szintigramm, CT

Differentialdiagnose

operative **Therapie**

Prognose
5-Jahresüberlebensrate 50 %

Knochenzysten

Klinik
gutartige Tumoren, bevorzugt Röhrenknochen

Diagnostik
Röntgen
Differentialdiagnose

Therapie
operativ (bei Frakturgefahr)

Prognose: gut

Leitsymptom entzündliche Erkrankungen mit Lokal- und Allgemeinsymptomatik

Endogene Osteomyelitis (hämatogene)

Erreger
Staphylococcus aureus
Klinik: akuter Verlauf

Diagnostik
- Röntgen/Szintigramm
- Erregernachweis

Differentialdiagnose

Therapie
- lokale Entzündungsbehandlung
- Antibiotika

gute **Prognose**

33.2.2.2 Exogene Osteomyelitis

Ätiopathogenese: Infektion durch äußeren Kontakt (z. B. Trauma) mit Erregern.

Klinik: Häufiger bei Erwachsenen. Typische Entzündungszeichen (Tumor, Dolor, Calor, Rubor, Functio laesa).

Diagnostik: *Labor*: Erhöhung von BKS, Leukozyten etc. *Röntgen*.

Therapie s. endogene Osteomyelitis.

Prognose: Gefahr der chronischen Osteomyelitis mit Fistelbildungen, zunehmenden Knochendestruktionen, Amyloidose.

33.2.2.3 Arthritis (Gelenkentzündung)

Ätiopathogenese: *Eitrige Arthritis* beispielsweise nach Punktion, offener Gelenkverletzung oder Operation. *Nicht-eitrige Arthritis* z. B. bei rheumatischen Erkrankungen, Viruserkrankungen.

Klinik: Klassische Entzündungszeichen (s. 33.2.2.2)

Diagnostik: *Labor*: BKS-Erhöhung, Leukozytenanstieg. *Röntgen*. *Gelenkpunktat*.

Therapie: Bei *eitriger Arthritis* chirurgische Sanierung. Frühfunktionelle Nachbehandlung. Bei *nicht-eitriger Arthritis* konservative Behandlung (lokal entzündungshemmend, ggf. Punktion zur Entlastung, physikalische Therapie). Bei starken Destruktionen operative Versteifung bzw. Ausräumung des Gelenkes, Alloarthroplastik.

33.2.3 Leitsymptom entzündlich-rheumatische Gelenkerkrankungen

Unter diesem Begriff werden sehr zahlreiche Erkrankungen der Stütz- und Bewegungsorgane mit den unterschiedlichsten Ätiopathogenesen, Lokalisationen und Ausprägungen zusammengefaßt.

33.2.3.1 Chronische Polyarthritis (CP)

Ätiopathogenese: Vermutlich immunologisch im Sinne einer autoaggressionsbedingten entzündlichen Veränderung an der Synovialmembran. Proliferative Entzündungsprozesse führen zur Destruktion des Gelenkknorpels, der knöchernen Gelenkkörper, u. U. zu fibrösen Einsteifungen, Sehnenrupturen.

Klinik: Ruheschmerz. Gehäuft zwischen 45. und 54. Lebensjahr. Familiäre Häufung. Männer : Frauen = 1 : 3. Überwiegend symmetrischer Befall kleiner Gelenke (Fingermittel- und -grundgelenke), Gelenkschwellungen. *Allgemeinsymptome*: Vermehrte Schweißneigung, rasche Ermüdbarkeit, Appetitlosigkeit. *Charakteristika*: Parästhesien, Morgensteifigkeit, Spannungsgefühl an Gelenken, schmerzhafte Empfindungen im kalten Wasser. Im weiteren Verlauf zunehmende Bewegungseinschränkungen der Gelenke, Muskelatrophie, Sehnenscheidenentzündungen, Gelenkdeformierungen mit Achsabweichungen (z. B. Ulnardeviation der Finger, Luxationen der Zehengrundgelenke), Rheumaknoten, schmerzhafte fibröse Gelenkeinsteifungen, Schwellungen.

Diagnostik: *Labor*: BKS-Erhöhung, häufig positive Rheumaserologie. *Röntgen*: Im Frühstadium meist unauffällig. Später gelenknahe Osteoporose, Ge-

33.2 Allgemeine orthopädische Erkrankungen

lenkspaltverschmälerungen, subchondrale Osteolysen, zunehmende Deformierungen, Destruktionen.

Therapie: Je nach Krankheitsverlauf und Krankheitsstadium. *Allgemeinmaßnahmen:* Vitaminreiche Kost, ggf. Anämiebehandlung. *Symptomatische Maßnahmen:* Analgetika, Antiphlogistika (z.B. Indometacin, NSAR, Salicylate, Kortikoide). *Basistherapeutika:* Goldsalze, Penicillamin, Antimalariamittel, Zytostatika, Azulfidine). *Physikalische Therapie:* Kontrakturprophylaxe, im akuten Schub kalte Wickel, im Intervall Wärmeanwendungen. *Rehabilitationsmaßnahmen:* Krankengymnastik, Hilfsmittelversorgungen, Beschäftigungstherapie. *Operative Therapie:* Früh- oder auch Spätsynovektomie. Tenosynovektomien. Korrekturosteotomien, Gelenkersatz, Arthrodesen, Tenotomien, Sehnenverlagerungen.

Gicht (Hyperurikämie) ist in Kap. 24.3 **Störungen des Purinstoffwechsels** abgehandelt).

33.2.3.2 Arthritis psoriatica

Klinik: 3–5 % der Patienten mit chronischer Polyarthritis leiden an Psoriasis. Etwa 3–5 % aller Psoriasispatienten zeigen eine Arthritis. Vorwiegender Befall der Finger- und Zehengrundgelenke. Typisch ist Befall eines Finger- oder Zehenstrahles (Wurstfinger) mit Entzündungszeichen (Erguß, Kapselschwellung, Rötung, Überwärmung, Schmerzen, Bewegungseinschränkung). Iliosakralgelenkbeteiligung.

Diagnostik: *Labor*: meist seronegative Arthritis, in ca. 20 % HLAB-27 positiv. *Röntgen*: Knochendestruktionen und Proliferationen an Finger- oder Zehenstrahl. Gelenknahe Osteoporose bei erheblicher Gelenkdestruktion.

Therapie: Vgl. Chronische Polyarthritis (33.2.3.1).

33.2.3.3 Morbus Bechterew

Ätiopathogenese: Meist an Iliosakral- und Wirbelbogengelenken beginnende entzündliche Veränderungen unklarer Genese.

Klinik: Beginn im 2.–3. Lebensjahrzehnt. Männer : Frauen = 9 : 1. Schmerzen an Fersen, Hüftgelenken, Wirbelsäule und Iliosakralgelenken, zunehmende

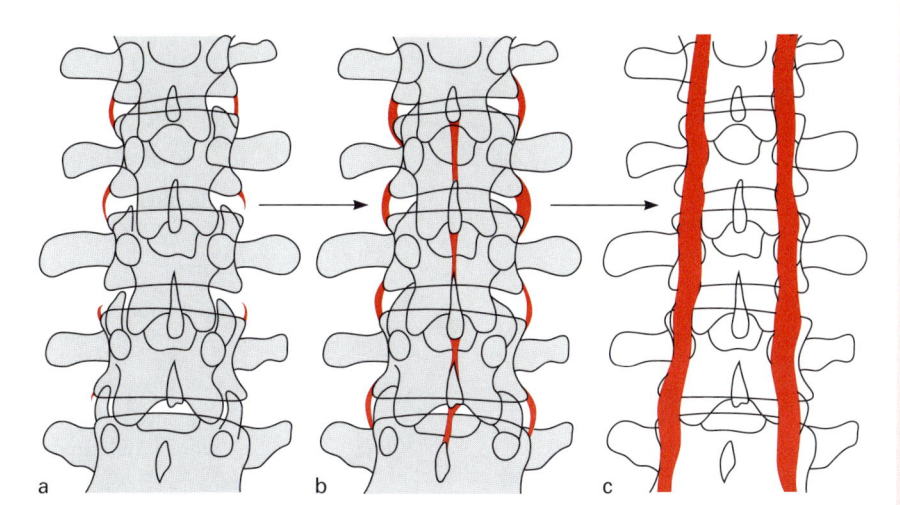

Abb. 33–1: Entstehung einer Bambusstabwirbelsäule bei ankylosierender Spondylitis der Lendenwirbelsäule

---

Therapie
- Allgemeinmaßnahmen
- symptomatische Maßnahmen
- Basistherapeutika
- physikalische Therapie
- Rehabilitationsmaßnahmen
- operative Therapie

Gicht → 24.3

Arthritis psoriatica

Klinik
- Arthritis
- Hautveränderungen (Psoriasis)
- Befall: Finger- oder Zehenstrahl
- Entzündungszeichen

Diagnostik
- Labor
- Röntgen

Morbus Bechterew

Ätiopathogenese

Klinik
- Schmerzen

- Einsteifung der Wirbelsäule
- schubweiser Verlauf

Diagnostik
- Labor: BKS-Erhöhung, HLAB-27 positiv
- Röntgen → Bambusstabwirbelsäule

Therapie
symptomatisch

Leitsymptom Gelenkverschleiß

Ätiopathogenese
- präarthrotische Deformitäten
- endogene enzymatische Vorgänge

Klinik
- Belastungs- und Bewegungsschmerz
- Knorpelreiben

Diagnostik
Röntgen

Therapie
- Allgemeinmaßnahmen

- medikamentös:
  – Antirheumatika
  – Antiphlogistika

Kyphosierung, Einsteifung der Wirbelsäule aufgrund Atrophie des Gelenkknorpels, Verkalkung des Bandapparates. Schubweiser Verlauf. Extravertebrale Arthritiden in 50–70 %.

Diagnostik: *Labor*: HLAB-27 in 80 % positiv, häufig negative Rheumaserologie, BKS-Erhöhung. *Röntgen*: Ankylosierende Vorgänge der Iliosakralgelenke. Im fortgeschrittenen Stadium klassische Bambusstabform der Wirbelsäule (s. Abb. 33–1) mit Verkalkung des Bandapparates.

Therapie: Symptomatisch Krankengymnastik, Atemtherapie, Thermalbad-Kuren. Im entzündlichen Schub antirheumatische Behandlung (vgl. *Chronische Polyarthritis*).

33.2.4 Leitsymptom Gelenkverschleiß

Arthrosen können in allen Gelenken des Körpers auftreten (s. Abb. 33–2).

Ätiopathogenese: *Präarthrotische Deformitäten* (z. B. durch Trauma, Achsabweichungen) oder endogene *enzymatische Vorgänge* (z. B. Stoffwechselstörungen) führen zum initialen Knorpelschaden. Stärkere mechanische Belastungen führen zu Sklerosierungen des subchondralen Knochens, zu Synovialitiden, Entstehung von gelenknahen Zysten und von Gelenkflächeninkongruenzen, Fehlstellungen sowie knöchernen Anbauten an Gelenkrändern (Osteophyten).

Klinik: Bewegungs- und Belastungsschmerzen (Einlaufschmerz), Knorpelreiben, Krepitationen, zunehmende Bewegungseinschränkungen (Kontrakturen), Veränderungen in periartikulären Weichteilen, Muskelatrophie, Knorpelschrumpfung, Ergußbildung.

Diagnostik: *Röntgen*: Gelenkspaltverschmälerung, verwaschene Gelenkstrukturen, Usurierungen, Zystenbildungen, Sklerosierungen, zunehmende Deformierungen.

Therapie: *Allgemeinmaßnahmen* wie Entlastung, Beseitigung von Risikofaktoren (Diabetes mellitus, Varikosis, Übergewicht), Vermeiden von Kälte und Nässe, Krankengymnastik, Bewegungsübungen, Traktionsbehandlungen der Gelenke.
Medikamentös: Primär nicht steroidale Antirheumatika (NSAR), lokal antiphlogistische und hyperämisierende Salben, Muskelrelaxanzien bei schmerz-

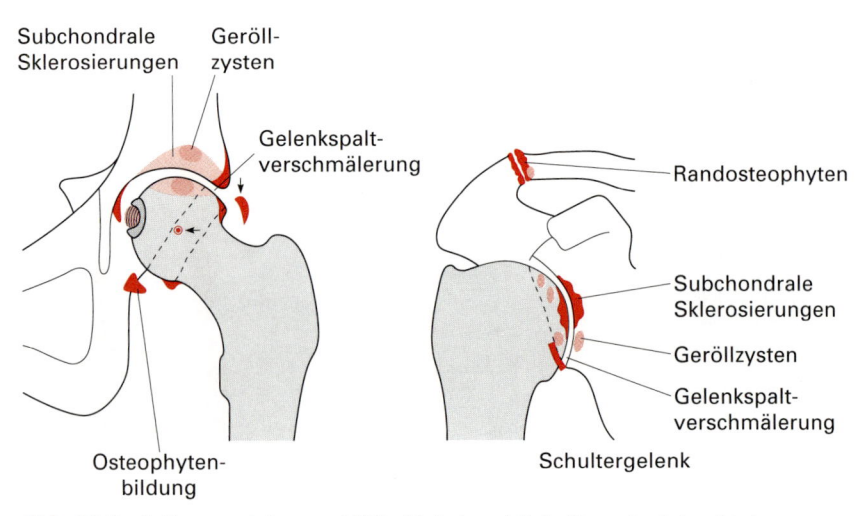

Abb. 33–2: Arthrosezeichen an Hüfte (links) und Schultergelenk (rechts)

haften Kontrakturen. Infiltrationsbehandlungen (Anspritzen der druckdolenten Punkte mit Lokalanästhetika, intraartikuläre Injektionen).
Physikalische Therapie: Ziel ist Schmerzlinderung, Entzündungshemmung, Durchblutungsförderung und Kontrakturprophylaxe mit Steigerung der Gelenkbeweglichkeit. Im akuten Stadium Kälte-, im chronischen Stadium Wärmeanwendungen (vgl. Kap. **10. Physikalische Therapie**). Kontrakturen werden durch krankengymnastische Dehnungsübungen, Widerstandsübungen angegangen.
Hilfsmittel: Bandagen, entlastende Apparate, Einlagenversorgungen, Schuhzurichtungen (z.B. Gummisohlen zur Dämpfung), orthopädische Schuhversorgungen.
Operativ: Durch den Facharzt.

33.3 Spezielle Orthopädie

33.3.1 Leitsymptom Wirbelsäulenschmerzen

> Ursachen sind muskuläre Insuffizienz, Osteoporose, Metastasen, Spondylitis, angeborene oder erworbene Skeletterkrankungen, Tumoren, Erkrankungen der Genital-, Bauch-, Brust- oder Harnorgane.

33.3.1.1 Muskuläre Insuffizienz

Jede **Formveränderung** (aktiv nicht ausgleichbare Skoliose, Rundrücken, Hohlkreuz) oder **Fehlhaltung** (aktiv ausgleichbar) der Wirbelsäule kann zu Insuffizienz der Rückenmuskulatur mit Schmerzen führen.

Therapie: Wärmeanwendungen, Massagen, Bewegungstherapie, lokale Infiltrationen (Lokalanästhetika), Korrektur der Fehlhaltungen (z.B. Verkürzungsausgleich, Hilfsmittelversorgung mit Bandagen etc.).

33.3.1.2 Osteoporose

Ätiopathogenese: Primär (z.B. postklimakterisch, senil) oder sekundär (u.a. durch Immobilisation, Steroideinnahme etc.) verursachter *Spongiosaverlust* (s. Abb. 33-3).

Klinik: Skelettschmerzen, zunehmende Wirbelsäulendeformierungen (BWS-Kyphose).

Diagnostik: Osteodensitometrie. Knochenbiopsie. Röntgen: Aufgrund Belastbarkeitsminderung typische Wirbelkörperverformungen (Keilwirbel, Fischwirbel, Flachwirbel).

Differentialdiagnose: Metastasen (Nachtschmerz, umschriebener Klopfschmerz), Osteomalazie, Plasmozytom.

Therapie: Physikalische, krankengymnastische Maßnahmen zur Verbesserung der Leistungsfähigkeit der Wirbelsäulenmuskulatur. Evtl. Mieder- oder Korsettversorgung. Analgetisch/antiphlogistische Kombinationsbehandlung. Knochenabbauhemmende Substanzen (Östrogene, Calcitonin) sowie den Knochenbau stimulierende Substanzen (Natriumfluorid, Vitamin D3, Vitamin C). (vergl. Kap. **25.3.2 Endokrinolog. Erkrankungen**)

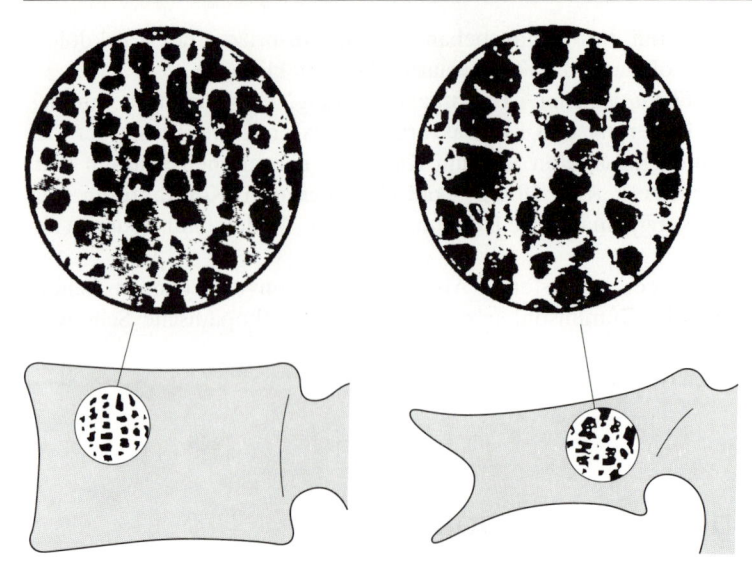

Abb. 33–3: Normale Knochenstruktur (links), Osteoporose (rechts)

33.3.1.3 Spezifische Spondylitis (Spondylitis tuberculosa)

Ätiopathogenese: Hämatogene Streuung von Primärherd (z.B. Lunge). Sekundärer Befall der Wirbelsäule mit Tuberkelbakterien.

Klinik: Verlauf über Monate bis Jahre. Im Frühstadium uncharakteristische, grippeähnliche Symptome. Später zunehmende lokale Rückenbeschwerden.

Diagnostik: Direkter *Bakteriennachweis* durch Punktion, Knochenstanze, Frühdiagnose über Knochenszintigramm, ergänzende Untersuchungen (Röntgenschichtaufnahmen, Computertomogramm). *Labor*: positiver Tine-Test, Tbc-Nachweis in Blutkultur, Urin und Magensaft. Erhöhung der Entzündungsparameter.

Therapie: *Stationär*: Konservativ (Ruhigstellung). Operativ (Herdausräumung). Tuberkulostatische, medikamentöse Behandlung.

33.3.1.4 Unspezifische Spondylitis

Ätiopathogenese: Staphylokokken, Pseudomonas etc. Hämatogene Streuung oder exogen (z.B. postoperativ nach Bandscheiben-OP).

Klinik: Verlauf erheblich schneller als bei tuberkulöser Form. Vergleichbare klinische Symptomatik.

Diagnostik: *Labor*: deutliche Erhöhung der Entzündungsparameter. Röntgen.

Therapie: Stationär (s. Kap. 33.3.1.3). Medikamentöse Antibiotikatherapie nach Bakteriogramm.

33.3.2 Leitsymptom zervikale Schmerzen

Ursachen sind Zervikalsyndrom, zervikaler Bandscheibenvorfall, chronische Polyarthritis, entzündliche Veränderungen, Metastasen.

Marginalien

Spezifische Spondylitis (Spondylitis tuberculosa)
Ätiologie
hämatogene Streuung von Tuberkelbakterien
Klinik
- langsamer Verlauf
- lokale Rückenbeschwerden

Diagnostik
- Bakteriennachweis
- Tine-Test positiv
- Röntgen
- CT

stationäre **Therapie**
– konservativ
– operativ

Unspezifische Spondylitis

Erreger
Staphylokokken u. a.

Klinik
schneller Verlauf, sonst wie spezifische Spondylitis
Diagnostik: Labor, Röntgen

stationäre **Therapie**

Leitsymptom zervikale Schmerzen

Ursachen

33.3 Spezielle Orthopädie

33.3.2.1 Zervikalsyndrom (akut oder chronisch)

Ätiopathogenese: Folgen degenerativer Veränderungen der Halswirbelsäule (Osteochondrosen, Spondylosen, Spondylarthrosen, Uncovertebralarthrosen mit Kompression der Nervenwurzeln). Myogene Ursachen (muskuläre Überbelastungen), vaskuläre Störungen (partielle Gefäßeinengungen), neurogene Veränderungen (z. B. durch Bandscheibenvorfälle).

Klinik: HWS-Schmerzen mit oder ohne Ausstrahlung in den Kopf und/oder die Arme. Bewegungseinschränkungen der HWS, Fehlhaltungen, Kopfschmerzen, Schwindel, Sehstörungen. Radikuläre Schmerzen in die Arme, meist als Folge einer Nervenwurzelirritation (z. B. durch Bandscheibenvorfall, Einengung der Austrittstelle des Nervs an HWS).

Diagnostik: *Neurologische Abklärung*. Ggf. Computertomogramm (Nachweis Bandscheibenvorfall). *Röntgen*: Degenerative Veränderungen (s. oben). Gelegentlich auch unauffälliger Röntgenbefund.

Therapie: Im *akuten Stadium* Ruhigstellung (z. B. Schanz-Krawatte), lokale Wärmeanwendungen, Analgetika, Antiphlogistika, Muskelrelaxantien. Infiltrationsbehandlung als therapeutische Lokalanästhesie. Traktionsbehandlungen. Im *subakuten Stadium* physikalische Maßnahmen (Elektrotherapie, Massagen etc.). Nur bei therapieresistentem Bandscheibenvorfall und zunehmenden Lähmungen operative Maßnahmen.

33.3.3 Leitsymptom thorakale Schmerzen

> **Ursachen** sind Thorakalsyndrom, Metastasen, Spondylitis, Herzinfarkt, Lungentumoren, Bauchraumprozesse.

33.3.3.1 Thorakalsyndrom

Ätiopathogenese: Degenerative Veränderungen im Bereich der BWS und der Kostotransversalgelenke (Spondylarthrosen, Kostotransversalarthrosen, Spondylosen, Osteochondrosen).

Klinik: Lokale oder in den Thorax ausstrahlende Schmerzen, Bewegungseinschränkungen, Fehlhaltungen infolge örtlicher oder ausgedehnter Kontrakturen, Tendomyopathien.

Diagnostik: *Röntgen*: Degenerative Veränderungen (s. o.).

Therapie: s. Zervikalsyndrom (33.3.2.1). Miederversorgung.

33.3.4 Leitsymptom lumbale Schmerzen

70 % der Wirbelsäulenschmerzen treten lumbal auf.

> Der Kreuzschmerz kann sehr vielfältige Ursachen haben wie **innere** (Darm und Leber), **urologische** (Niere und Blase), **gynäkologische** (Uterus) und **orthopädische** Erkrankungen.

Orthopädisch muß der lokale Kreuzschmerz von Schmerzen mit radikulärer Ausstrahlung unterschieden werden.

Zervikalsyndrom

Ätiopathogenese
- degenerative Veränderungen der HWS
- myogen
- vaskulär
- neurogen

Klinik
- Schmerzen
- Bewegungseinschränkung
- Fehlhaltungen

Diagnostik
- neurologisch
- Röntgen
- CT

Therapie
- akutes Stadium: Ruhigstellung, medikamentös
- subakutes Stadium: physikalische Therapie

Leitsymptom thorakale Schmerzen

Ursachen
←

Thorakalsyndrom

Ätiopathogenese
degenerative Veränderungen der BWS

Klinik
- Schmerzen
- Bewegungseinschränkung

Diagnostik

Therapie s. 33.3.2.1

Leitsymptom lumbale Schmerzen

Ursachen
←

33.3.4.1 Akuter Lumbago (Hexenschuß)

Akuter Lumbago

Ätiopathogenese

degenerative Veränderung der Bandscheiben

Ätiopathogenese: Durch Bandscheibendegeneration bedingte Asymmetrien (Fehlbelastungen) im Bereich der Zwischenwirbelgelenke verursachen segmentale Bewegungseinschränkungen (Blockierungen), Schwellungszustände mit *Reizung sensibel versorgter Strukturen* (Anulus fibrosus, Gelenkkapsel, hinteres Längsband, Nervenwurzeln).

Klinik
- plötzliche Rückenschmerzen
- Ausstrahlung in Gesäßhälften
- keine radikulären Ausfälle

Klinik: Durch Verdrehbewegungen, Kältereize oder einseitige Haltungen hervorgerufener *plötzlicher* Rückenschmerz mit Ausstrahlung in die Gesäßhälften. Fehlhaltung, Bewegungsbehinderung, Druckschmerz, Stauchungsschmerz, muskulärer Hartspann. Keine radikulären Ausfälle.

Therapie
- akutes Stadium:
  - Lagerung
  - Antiphlogistika
- subakutes Stadium: physikalische Therapie

Therapie: Im *akuten Stadium* Lagerung (Bettruhe, Stufenbett). Analgetika, nicht-steroidale Antiphlogistika, Muskelrelaxantien. Therapeutische Lokalanästhesie. Im *subakuten Stadium* Wärmeanwendungen, Massagen, Krankengymnastik. Haltungsverbesserung auch am Arbeitsplatz, Verordnung von Lenden-Kreuz-Stützbandagen. In der Regel keine OP-Indikation.

33.3.4.2 Ischialgie

Ischialgie

Ätiopathogenese
Bandscheibenprotrusion oder -vorfall

Ätiopathogenese: Durch Druck auf Nervenwurzel ausgelöstes Schmerzbild (L4–S2). Ursächlich kommen Bandscheibenprotrusionen oder -vorfälle in Betracht (Abb. 33–4).

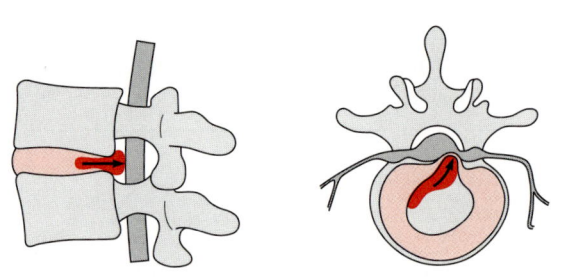

Abb. 33–4: Bandscheibenvorfall mit Druck auf Nervenwurzel

Klinik
- Rückenschmerz
- segmentale Ausstrahlung
- radikuläre Läsionen
- Nervendehnungsschmerz

Klinik: Rückenschmerz mit segmentaler Ausstrahlung ins Bein, radikuläre Läsionen (Sensibilitäts-, Reflex-, Bewegungsstörungen). Druckschmerzen über Nervenwurzel, druckschmerzhafte Ischiaspunkte, Nervendehnungsschmerz (positiver Lasègue). Fehlhaltung, Bewegungsschmerz, Stauchungsschmerz, muskuläre Verspannung, schmerzhafter reflektorischer Harnverhalt möglich.

Diagnostik
Röntgen, CT, EMG

Diagnostik: *Röntgen*. EMG, Computertomogramm, Myelographie, evtl. NMR.

Differentialdiagnose Kaudasyndrom

Differentialdiagnose: Kaudasyndrom mit Reithosenanästhesie und Blasen-Mastdarmlähmung ausschließen.

Therapie
- konservativ
- operativ

Therapie: Primär *konservativ* (vgl. Lumbago). Bei Therapieresistenz, Progredienz, Lähmungen und nachgewiesenem Bandscheibenvorfall *operatives* Vorgehen (perkutane Diskotomie, Chemonukleolyse).

33.3.4.3 Spondylolisthesis (Wirbelgleiten)

Spondylolisthesis (Wirbelgleiten)

Es handelt sich um eine Wirbelkörperverschiebung nach vorne aufgrund eines Wirbelbogendefektes.

konservative **Therapie**

Therapie: Meist konservativ (Krankengymnastik)

33.3 Spezielle Orthopädie

33.3.4.4 Kokzygodynie

Klinik: Spontan- und Druckschmerzen im Bereich des Steißbeines.

Therapie: Konservativ. Sitzbäder. Therapeutische Lokalanästhesie, Akupunktur, Sitzkissenversorgung (Steißbeinentlastung). Selten operativ.

33.3.5 Leitsymptom Formfehler der Wirbelsäule

> Bei einer **Fehlform** handelt es sich um eine aktiv nicht ausgleichbare Achsabweichung, bei einer **Fehlhaltung** um eine aktiv ausgleichbare Achsabweichung.

33.3.5.1 Morbus Scheuermann (Adoleszentenkyphose)

Häufigste Erkrankung der **jugendlichen** Wirbelsäule.

Ätiopathogenese: Ursache ungeklärt. Bandscheibenmaterial bricht durch weiche Wirbelkörperabschlußplatten in Wirbelkörper ein (Schmorl-Knötchen).

Klinik: Wirbelsäulenschmerzen in 15–20 %. Unterscheidung in *thorakale* Form (Ausbildung eines Rundrückens) und *lumbale* Form (Flachrücken) (Abb. 33-5).

Diagnostik: *Röntgen*.

Differentialdiagnose: *Rundrücken* bei muskulärer Insuffizienz, bei Osteoporose, Wirbelkörperfehlbildungen, Muskelerkrankungen, Morbus Bechterew.

Therapie: Krankengymnastik, in Extremfällen Korsettversorgung.

Prävention: Bei Untersuchungen nach dem Jugendarbeitsschutzgesetz auf gesundheitsgefährdende Arbeiten achten.

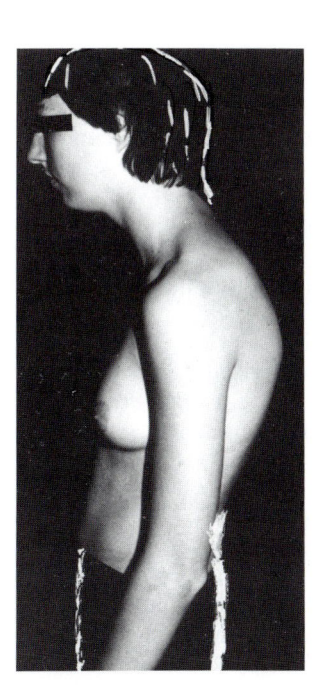

Abb. 33-5: Adoleszentenkyphose (Morbus Scheuermann)

Kokzygodynie

Klinik

Therapie
konservativ

Leitsymptom Formfehler der Wirbelsäule

Definition
←

Morbus Scheuermann (Adoleszentenkyphose)

ungeklärte **Ätiologie**

Klinik
Wirbelsäulenschmerzen

Differentialdiagnose
Rundrücken

Therapie
konservativ

33.3.5.2 Hohlkreuz

Ätiopathogenese: Fehlhaltung infolge muskulärer Insuffizienz, vermehrte Beckenkippung nach ventral aufgrund Hüftgelenkdysplasie/-luxation.

Therapie: Ursachenabklärung. Krankengymnastik.

33.3.5.3 Skoliose

Epidemiologie: Erkrankungshäufigkeit ca. 1%, Jungen : Mädchen = 1 : 3 (bei idiopathischen Skoliosen).

Ätiopathogenese: Idiopathisch (90 %), kongenital (z. B. Wirbelfehlbildungen), paralytisch (z. B. Poliomyelitis, spastische Hemiparese).

Klinik: Fixierte Wirbelsäulenseitverbiegung mit Torsion der Wirbel und Rotation des Achsorganes (echte Skoliose) oder skoliotische Fehlhaltungen (keine Torsions- und Rotationskomponente). Bei idiopathischen Skoliosen rechtskonvexe thorakale Krümmungen häufiger. Wirbelsäulenbeschwerden, Tendopathien. Ggf. Einschränkung der pulmonalen Leistungsfähigkeit, Magen-, Darm- und Nierenfunktionsstörungen durch Rumpfdeformierungen.

Diagnostik: *Röntgen*: Skoliosewinkelbestimmung anhand Wirbelsäulenganzaufnahme im Stehen (Abb. 33–5).

Therapie: Abhängig von Ätiologie, Alter, Gesamtausmaß der Deformierung. Bei Skoliosewinkel bis 20 Grad Krankengymnastik (neurophysiologisch, z. B. Vojta), bei 20–50 Grad Korsettversorgung, bei Winkelgraden über 50 Grad korrigierende operative Spondylodese nach präoperativer Traktionsbehandlung zwecks Ausgradung der Skoliose.

Prognose: Abhängig von Ätiologie. Schlechte Prognose (Verstärkung der Skoliose) bei z. B. Mißbildungsskoliosen, Lähmungsskoliosen. Günstige Prognose bei z. B. Säuglingsskoliosen (80 % Ausheilung bei rechtzeitiger Diagnose und Therapie).

33.3.5.4 Schiefhals

Ätiopathogenese: *Muskulär* (Verkürzung des Musculus sternocleidomastoideus), *ossär* (Wirbelkörperfehlbildungen), *okulär*, *neurogen*.

Klinik: Kopf wird zu erkrankter Seite geneigt und zur gesunden gedreht. Später Gesichtsasymmetrie möglich.

Diagnostik: *Röntgen*: zum Ausschluß von Wirbelkörperfehlbildungen. Ggf. augenärztliche, neurologische Abklärung.

Therapie: Bei muskulärem Schiefhals frühzeitig *konservativ* (passive Korrektur, Krankengymnastik, Lagerung). Bei Therapieresistenz oder Progredienz *operative* Durchtrennung des Musculus sternocleidomastoideus.

33.3.6 Leitsymptom Schmerzen in Schulter und Arm

> **Ursachen** sind Nervenwurzelirritation, Omarthrose, Entzündung der Sehnenansätze bzw. Gelenkkapsel, Verletzungen (Rotatorenmanschettenruptur, AC-Gelenksprengung, Bizepssehnenriß, Schultergelenksluxation), Metastasen.

33.3 Spezielle Orthopädie

33.3.6.1 Schulter-Arm-Syndrom

Ätiopathogenese: Degenerative Veränderung am Schultergelenk mit Kapselreizungen.

Klinik: Schulter-Armschmerzen, schmerzhafte Bewegungseinschränkung am Schultergelenk (Kapselmuster s. 33.3.6.2), keine neurologischen Ausfälle.

Diagnostik: *Röntgen*: Omarthrose, Akromioklavikulargelenkarthrose, Verkalkungen (Bursa, Supraspinatussehne).

Therapie: Vgl. Arthrosebehandlung (33.2.4).

33.3.6.2 Schmerzhafte Schultersteife

Ätiopathogenese und Befund: Durch evtl. Überbelastung ausgelöste Insertionstendopathien im Bereich der Rotatorenmanschette mit ausgeprägter Bewegungseinschränkung der gesamten Schulter. Kapselmuster (maximale Einschränkung Abduktion, Außenrotation). Druck- und Anspannungsschmerz am Supraspinatussehnenansatz.

Therapie: *Akutes Stadium*: kurzfristige Ruhigstellung, lokal Eis, Antiphlogistika, Analgetika. Therapeutische Lokalanästhesie, intraartikuläre Injektionen. Im *subakuten Stadium* vorsichtige Mobilisation (Krankengymnastik). Bei Therapieresistenz Narkosemobilisation.

33.3.7 Leitsymptom Schmerzen im Ellenbogen

Ursachen sind Epicondylitis radialis et ulnaris, Supinatorsyndrom, Subluxation des Radiusköpfchens.

33.3.7.1 Epicondylitis humeri radialis et ulnaris

Ätiopathogenese: Durch z.B. Überbelastung verursachte Insertionstendopathien an Sehnenansätzen der Streckmuskeln (radial) oder Beugemuskeln (ulnar).

Klinik: Schmerzen an entsprechendem Epicondylus, Druck- und Anspannungsschmerz der ansetzenden Muskulatur.

Differentialdiagnose: Supinatorsyndrom (Supinationsschmerz am Unterarm, Druckschmerz in Supinatorloge).

Therapie: Im akuten Stadium lokal Eis, Antiphlogistika, später Oberarmgips unter Einschluß der Langfinger. Krankengymnastik, Quermassagen nach Cyriax, Elektrotherapie (Ultraschall, Iontophorese), therapeutische Lokalanästhesie, Epicondylitis-Bandagen, Akupunktur. Bei Therapieresistenz Operation nach Hohmann.
Bei Sportlern Überprüfung des Sportgerätes (z.B. Tennisschläger), Trainingsberatung.

33.3.7.2 Pronatio dolorosa (M. Chassaignac)

Ätiopathogenese: Durch Zug am ausgestreckten, pronierten Unterarm Subluxation des Radiusköpfchens (Kleinkind).

Klinik: Betroffener Arm wird nicht bewegt, in Pronationsstellung gehalten. Schmerzen im Ellenbogengelenk.

Diagnostik: *Röntgen*: Luxationsstellung des Radiusköpfchens.

Therapie: Manuelle Einrenkung (gleichzeitige schnelle Supination und Streckbewegung im Ellenbogengelenk, zusätzlicher Druck auf das Radiusköpfchen). Problemlose Ausheilung ist die Regel.

33.3.8 Leitsymptom Schmerzen im Handgelenk

> **Ursachen** sind z. B. Karpaltunnelsyndrom, Sehnenscheidenentzündung, Ganglion, Arthrosen, Kahnbeinverletzungen, perilunäre Luxation des Mondbeines, Lunatumnekrose.

33.3.8.1 Sehnenscheidenentzündung

Ätiopathogenese: Mechanische Irritation oder Überbelastung.

Klinik: Druck- und Bewegungsschmerz über Sehne. Entzündung des Sehnengleitgewebes mit ödematöser Schwellung des Peritendineums, ggf. Weichteilschwellung. Ggf. greifbares Krepitieren im Sehnengleitgewebe.

Diagnostik: Sonographie (Darstellen der Peritendinitis).

Therapie: Ruhe (ggf. Gipsruhigstellung), Eis, lokal und systemisch Antiphlogistika. Meist vollständige Ausheilung.

33.3.8.2 Ganglion

Ätiopathogenese: Von Sehnenscheiden oder Gelenkkapseln ausgehende zystische Ausstülpung aufgrund z. B. mechanischer Druckbelastung.

Klinik: Meist dorsoradial gelegene Schwellung am Handgelenk; prallelastischer, z. T. druckdolenter Tumor.

Diagnostik: Sonographie

Therapie: Operative Entfernung.

33.3.8.3 Daumensattelgelenkarthrose (Rhizarthrose)

Ätiopathogenese: Degenerativ.

Klinik: Schmerzhafte Bewegungseinschränkung im Daumensattelgelenk, Reiben, Schwellung etc. (vgl. Arthrose-Kapitel).

Diagnostik: *Röntgen* (Arthrosenachweis).

Therapie: Übliche *lokale Arthrosebehandlung* (vgl. dort). Häufig Indikation zu operativer Entfernung des Multangulum majus, ggf. Arthrodese des Daumensattelgelenks.

Klinik
- Schmerzen
- Pronationsstellung des Unterarms

Diagnostik
Röntgen

Therapie
manuelle Einrenkung

Leitsymptom Schmerzen im Handgelenk

Ursachen
⇒

Sehnenscheidenentzündung

Ätiopathogenese

Klinik
- Druck-, Bewegungsschmerz
- ggf. Krepitieren über Sehne

Diagnostik

Therapie
- Ruhe, Eis
- Antiphlogistika

Ganglion

Ätiopathogenese

Klinik
dorsoradiale Schwellung

Diagnostik

operative **Therapie**

Daumensattelgelenkarthrose

Klinik
schmerzhafte Bewegungseinschränkung

Diagnostik

Therapie
- lokale Arthrosebehandlung
- operativ

33.3 Spezielle Orthopädie

33.3.9 Leitsymptom Schmerzen in der ganzen Hand

Ursachen sind Morbus Sudeck, Gefäßerkrankungen, Stoffwechselerkrankungen, Entzündungen.

33.3.9.1 Morbus Sudeck

Klinik: *Stadium 1 (akute Entzündung)*: Rötung, Schwellung, Überwärmung, Hyperhidrose. Röntgenologisch unauffällig.
Stadium 2 (chronische Entzündung mit Dystrophie): Herabgesetzte Durchblutung und reduzierter Gesamtstoffwechsel, Glanzhaut, Tüpfelnägel, Gelenkversteifungen, röntgenologisch fleckige Entkalkung.
Stadium 3 (Atrophie): Stark reduzierte Stoffwechselleistung, Haut blaß und zyanotisch, deutliche Bewegungseinschränkung der Gelenke, Muskelatrophie. Röntgenologisch grobmaschige Spongiosastruktur mit verschmälertem Kompaktasaum, meist in Gelenknähe.

Therapie: *Sudeck-Prophylaxe*: schonende Primärversorgung der Verletzung. Oberstes Ziel ist stets Reduktion der Schmerzen (Analgetikagabe). Zusätzlich unterschiedliche Therapie je nach Stadium:
1. Ruhe, Antiphlogistika, Valium, Hydergin, ggf. Calcitonin, lokale Eisapplikationen.
2. Aktive Krankengymnastik, Bewegungsbäder, medikamentös (s. Stadium 1).
3. Funktionelle Behandlung (z. B. Beschäftigungstherapie). OP-Indikation nur bei verbleibenden Funktionsdefiziten.

33.3.10 Leitsymptom Schmerzen in den Fingern

Ursachen sind Arthrosen, schnellender Finger, chronische Polyarthritis, Gicht, Tumoren.

Chronische Polyarthritis s. 33.2.3.1

33.3.10.1 Heberden-Arthrose

Klinik: Tastbare Verdickungen an Fingerendgelenken streckseitig, Bewegungsschmerzen.

Diagnostik: *Röntgen* (Arthrosenachweis).

Therapie: *Konservativ* (Bewegungsübungen, Antiphlogistika). OP-Indikation nur bei unerträglichen Beschwerden.

33.3.10.2 Schnellender Finger

Ätiopathogenese: Stenosierende Veränderungen der Sehnenscheide der Fingerbeuger bzw. des Ligamentum anulare in Höhe der Grundgelenke.

Klinik: Bei Fingerbewegungen ruckartiges Schnappen aufgrund behinderter Sehnenpassage. Gelegentlich druckdolenter Sehnenknoten. In Extremfällen aufgehobene Beweglichkeit.

Therapie: Operative Spaltung der Sehnenscheide bzw. des Ligamentum anulare (Ringband).

33.3.11 Leitsymptom Deformierungen und Fehlbildungen der Hände

33.3.11.1 Morbus Dupuytren

Ätiopathogenese: Idiopathische Proliferation der Palmaraponeurose.

Klinik: Hypertrophe, schmerzlose Schrumpfung der Palmaraponeurose. Knoten, Strangbildungen in Hohlhand. Schubweiser Verlauf, zunehmende Beugestellung der betroffenen Finger.

Therapie: In fortgeschrittenen Fällen *operativ*.

33.3.12 Leitsymptom Schmerzen und Fehlbildungen der Hüftgelenke

> **Ursachen** sind Epiphysiolysis capitis femoris, Morbus Perthes, Hüftkopfnekrose, Koxitis, Hüftgelenkdysplasie, Hüftgelenkluxation, Schenkelhalsanomalien, schnappende Hüfte, Koxarthrose.

33.3.12.1 Epiphysiolysis capitis femoris

Ätiopathogenese: Diskutiert werden hormonelle Faktoren, die zur Lösung im Bereich der Epiphysenfuge führen.

Klinik: Vorwiegend Knaben (oft eunuchoider Hochwuchs, Dystrophia adiposogenitalis) zwischen 9. Lebensjahr und Wachstumsabschluß. In 50 % doppelseitiger Befall. Verlauf selten akut, häufiger langsam (Epiphysiolysis capitis femoris lenta). Charakteristisch ist Knieschmerz, Außenrotationsstellung des betroffenen Beines (positives Drehmann-Zeichen), Belastungsschmerz. Akutform vergleichbar dem Bild einer Schenkelhalsfraktur im Kindesalter.

Diagnostik: *Röntgen* (Richtungsweisend ist orthograde Aufnahme des Schenkelhalses nach Lauenstein).

Therapie: Operativ.

Prognose: Hüftkopfnekroserate bei Akutform bis zu 80 %.

33.3.12.2 Morbus Perthes

Ätiopathogenese: Vaskularisationsstörung des Hüftkopfes (aseptische Osteochondrose) unklarer Ursache zwischen dem 5. und 7. Lebensjahr. Häufigste aseptische Knochennekrose im Kindesalter.

Klinik: Hinken, Knieschmerz. Seltener Bewegungsschmerzen des Hüftgelenkes. Positives Viererzeichen (Abspreizung und Außenrotation im Hüftgelenk ist schmerzhaft eingeschränkt bei gleichzeitiger Kniebeugung).

Diagnostik: *Röntgen*.

Therapie: *Konservativ* (entlastende Apparate wie Thomas-Splint, Mainzer Orthese) oder *operativ*. Indikationsstellung durch den Facharzt. Therapieziel ist Verhinderung der Hüftkopfdeformierung, Wiederherstellung der Gelenkkongruenz.

Prognose: Präarthrotische Deformität häufig als Folge der Deformierungen.

Randnotizen

Leitsymptom Deformierungen und Fehlbildungen der Hände

Morbus Dupuytren

Ätiopathogenese

Klinik
- Strangbildung in der Hohlhand
- Beugestellung der Finger

Therapie operativ

Leitsymptom Schmerzen und Fehlbildungen der Hüftgelenke

Ursachen ⇨

Epiphysiolysis capitis femoris

unbekannte Ätiologie

Klinik
- überwiegend bei Knaben
- meist langsamer Verlauf
- Knieschmerz
- positives Drehmann-Zeichen

Diagnostik
Röntgen (Lauenstein-Aufnahme)

Therapie
operativ

Morbus Perthes

Ätiologie
Vaskularisationsstörung des Hüftkopfes

Klinik
- Hinken,
- Knieschmerz
- positives Viererzeichen

Diagnostik

Therapie
- konservativ
- operativ

33.3 Spezielle Orthopädie

33.3.12.3 Hüftkopfnekrose

Ätiopathogenese: Gehäuft nach Cortison-Einnahme, Schenkelhalsbrüchen, Hüftgelenksluxationen, Alkoholabusus, Fettstoffwechselstörungen, Zytostatika-Behandlung, Bestrahlung; meist Ursache nicht bekannt.
Auftreten von Durchblutungsstörungen des Hüftkopfes mit Absterben von Knochengewebe. Hüftkopfnekrose des Erwachsenen ist vergleichbar mit Morbus Perthes des Kindes.

Klinik: Gehäuft Männer zwischen 25. und 45. Lebensjahr. In 50 % doppelseitiger Befall. Anfangs uncharakteristische Belastungsschmerzen, Ruheschmerzen, zunehmende schmerzhafte Bewegungseinschränkungen des Hüftgelenkes.

Diagnostik: Frühdiagnose durch Angiographie, Kernspintomographie (sensitivste Methode), Szintigraphie. Röntgen (Einteilung in 4 Stadien nach Ficat).

Therapie: Entlastung. Operatives Vorgehen entsprechend dem vorliegenden Stadium.

33.3.12.4 Hüftgelenkluxation
(Dezentrierung des Hüftkopfes aus der Pfanne)

Ätiopathogenese: Genetische Ursachen, Lageanomalien, räumliche Enge im Uterus, neuromuskuläre Störungen, MMC, ICP.

Klinik: Hüftgelenkdysplasie (Häufigkeit 2–4 %). Hüftgelenkluxation (Häufigkeit 0,4–0,7 %). Mädchen : Jungen = 8 : 1. In 40 % doppelseitige Erkrankung. *Wichtigste Zeichen*: Positiver Ortolani-Test (Subluxierbarkeit des Hüftgelenkes, Abb. 33–6), Abduktionshemmung im Hüftgelenk. *Unsichere Zeichen* sind Faltenasymmetrie des Gesäßes und der Oberschenkel, Beinverkürzungen, watschelndes Gangbild bei Laufbeginn.

Diagnostik: *Sonographie* (Einteilung der Hüften in 4 Stadien nach Graf). *Röntgen*: Sichere Beurteilung erst nach 3. Lebensmonat (ausreichende Ossifikation) möglich. Dann typische Befunde.

Therapie: Zunächst konservativ (frühzeitiger Beginn). Bei *Pfannendysplasie* Spreizhose, Bandagen (Abb. 33–7). Bei verbleibenden Ossifikationsdefiziten an Pfanne operative Korrekturen. Bei *Hüftgelenkluxation* abgestufte Behandlung durch den Facharzt. Gelingt in Vorbehandlungsphase (z.B. Therapie nach Vojta, Kontrakturbehandlung) eine Reposition des Hüftgelenkes, so

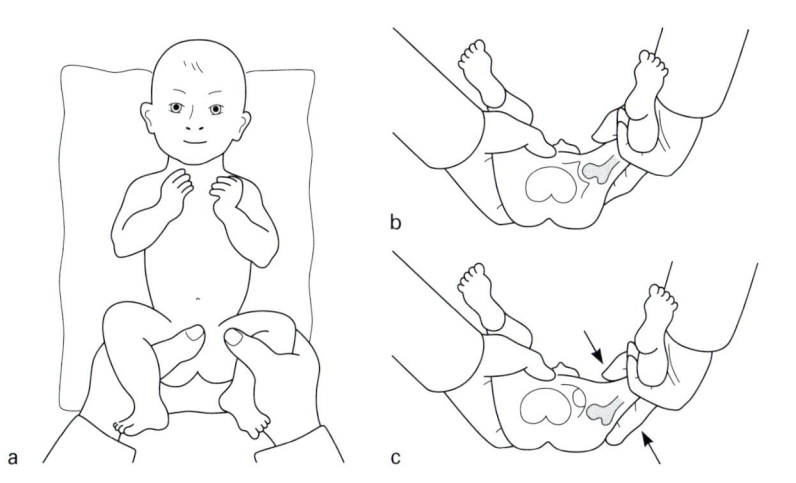

Abb. 33–6: Stabilitätsprüfung des Hüftgelenkes nach Ortolani

Hüftkopfnekrose

Ätiopathogenese
- Cortisonbehandlung
- Alkoholabusus
- Zytostatika
- Durchblutungsstörungen des Hüftkopfes

Klinik
Belastungs-, Ruheschmerz, gehäuft bei Männern

Diagnostik
- Angiographie
- Röntgen

Therapie
- Entlastung
- operativ

Hüftgelenkluxation
(Dezentrierung des Hüftkopfes aus der Pfanne)

Ätiopathogenese

Klinik
- wichtige Zeichen:
  - Ortolani-Test positiv
  - Abduktionshemmung
- unsichere Zeichen: Beinverkürzung u. a.

Diagnostik
- Röntgen
- Sonographie

Therapie
- konservativ (Spreizhose, Bandagen)
- operativ (Korrekturosteotomien)
bei Hüftgelenkluxation:
- Vorbehandlungsphase

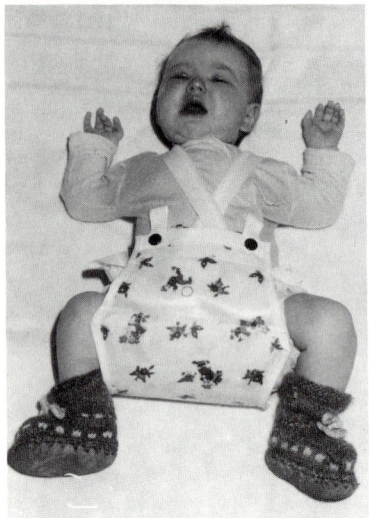

Abb. 33–7: a) Spreizhose b) Pavlik-Bandage nach Becker

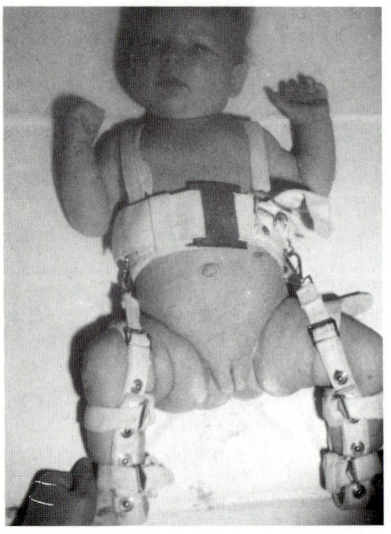

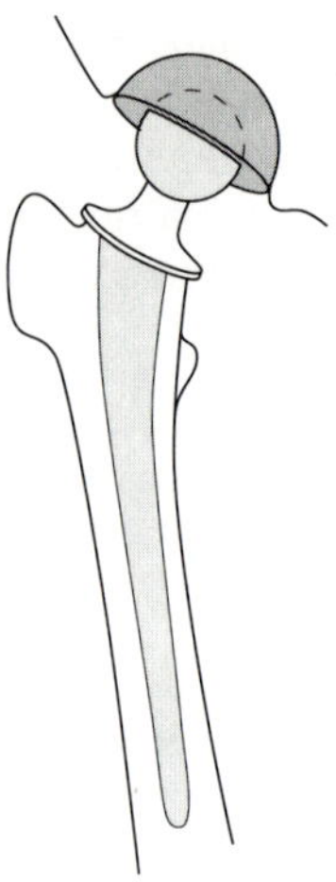

Abb. 33–8: Implantation eines künstlichen Hüftgelenkes

– Repositionsphase
– Retentionsphase

kann auf operative Maßnahmen verzichtet werden. Oberstes Ziel ist korrekte Einstellung des Hüftgelenkes. Selten ist hierzu operative, offene Reposition erforderlich. Postoperativ Retention des Hüftgelenkes in Gips (Becken-Bein-Fußgips), Bandage (Pavlik-Bandage). Nach Reposition verbliebene Restdysplasien der Hüften werden frühestens nach 2. Lebensjahr operativ korrigiert (s. oben).

33.3.12.5 Coxarthrose

Coxarthrose

Ätiopathogenese
- degenerativ
- Entzündungen

Ätiopathogenese: Degenerativ, Fehlanlagen (z. B. Hüftdysplasien), Erkrankungen im Kindesalter (z. B. Morbus Perthes, Epiphysiolysis capitis femoris etc.), Entzündungen.

Klinik
- Bewegungseinschränkugen
- Schmerzen
- Muskelatrophien

Klinik: Zunehmende schmerzhafte Bewegungseinschränkungen (vgl. Arthrose-Kapitel). Insertions-, Beuge- und Adduktionskontraktur (Kapselmuster). Muskelatrophien. Eingeschränkte Gehstrecke. Behinderung im Alltag (z. B. Schuhanziehen).

Diagnostik: Röntgen

Diagnostik: Röntgen.

Therapie
- konservativ
- operativ

Therapie: *Konservativ* (vergl. Arthrose-Kapitel). Gewichtsabnahme, Pufferabsätze, weiche Schuhsohlen, Schwimmen etc. *Operativ* bei Therapieresistenz und Zunahme der Deformierungen (Umstellungsosteotomie, Hüftgelenkersatz (Abb. 33–8), Tenotomien, Hüftgelenkversteifung).

33.3.13 Leitsymptom Schmerzen im Knie

Leitsymptom Schmerzen im Knie

Ursachen

Ursachen sind Kniegelenkerguß, femoropatellares Schmerzsyndrom, Patellaspitzensyndrom. Morbus Osgood-Schlatter, Gonarthrose, Meniskusläsionen. Baker-Zyste, Kapselbandverletzungen, Patellaluxation.

33.3 Spezielle Orthopädie

33.4.13.1 Kniegelenkerguß

Ätiopathogenese: Vielfältig (Trauma, Entzündung, Tumor etc.).

Klinik: Verstrichene Kniegelenkkonturen, tanzende Patella, schmerzhafte Bewegungseinschränkung, ggf. lokale Entzündungszeichen.

Diagnostik: Sonographie (Ergußnachweis), Punktion.

Therapie: Entlastende Punktion, Abklärung der Ursache. Bei Hämarthros Indikation zur Arthroskopie. Ansonsten Behandlung je nach Ursache.

33.3.13.2 Osteochondrosis dissecans

Ätiopathogenese: Ursache unklar. Zunächst Entstehung einer subchondralen Nekrose, eines osteochondralen Dissekates. Dissekat kann in Gelenkfläche verbleiben oder aus seinem Lager (Mausbett) in den Gelenkraum ausgestoßen werden (Gelenkmaus).

Klinik: Gehäuft bei Kindern und jungen Erwachsenen. Häufig im Kniegelenk. Belastungsabhängige Gelenkschmerzen, Ergußbildungen, Gelenksperren (Einklemmen der Gelenkmaus). Früharthrose durch Gelenkflächenschädigung.

Diagnostik: Röntgen.

Therapie: Im Frühstadium kurzfristige Entlastung, Ruhe. Bei zunehmender Demarkierung operativ. Arthroskopische Operationen sind möglich.

33.3.13.3 Femoropatellares Schmerzsyndrom (FPS)

Ätiopathogenese: Patellafehlformen, mechanische Überbelastung, Reizzustände der an die Patella inserierenden Strukturen, idiopathisch.

Klinik: Belastungs-, evtl. Ruheschmerz parapatellär. Schmerzen bei Kniebeugung, beim Treppabgehen, nach längerem Sitzen mit angebeugten Knien und anschließendem Aufstehen (Kinobesuch). Retropatellarer Druck- und Verschiebeschmerz (positives Zohlen-Zeichen).

Diagnostik: *Röntgen*: Gelegentlich Patelladysplasie.

Therapie: Bei Akutform kurzfristige Entlastung. Schonung. Therapeutische Lokalanästhesie. Mittelfristig Auftrainieren des Vastus medialis, muskuläre Stabilisierung des Kniegelenkes. Selten operativ.

33.3.13.4 Morbus Osgood-Schlatter

Ätiopathogenese: Durchblutungsstörungen. Im Wachstumsalter ein Ungleichgewicht zwischen Belastung und Belastbarkeit führen zu Verknöcherungsstörungen der knorpeligen Tibiaapophyse.

Klinik: Schwellung, Druckschmerzen über Tuberositas. Bewegungsschmerzen.

Therapie: Entlastung, vorübergehende Sportbefreiung. Bei persistierenden Schmerzen operative Entfernung der sequestrierten Ossifikationsherde.

Prognose: Meist Ausheilung nach Wachstumsabschluß.
Gonarthrose vergl. Arthrose-Kapitel 33.2.4.

33.3.13.5 Meniskusläsionen

Ätiopathogenese: Traumatisch, degenerativ.

Klinik: Innenmeniskus häufiger verletzt. Druck-, Kompressionsschmerz über Meniskus (vgl. Meniskuszeichen), Meniskusschnapp-Phänomene (z.B. bei Korbhenkelriß). Schmerzhafte Bewegungseinschränkungen im Kniegelenk, Einklemmungserscheinungen, intraartikuläre Reizzustände.

Diagnostik: *Röntgen. Sonographie, NMR* (Meniskusdarstellung). *Arthroskopie* ist diagnostische und therapeutische Methode der Wahl.

Therapie: Meist operativ. Bei akuter Meniskuseinklemmung sofortige manuelle Reposition ggf. unter Lokalanästhesie.

33.3.13.6 Baker-Zyste

Ätiopathogenese: Aufgrund z.B. Kniebinnenerkrankung (Arthrose, Synovialitis etc.) auftretender erhöhter Kniebinnendruck, Entstehung einer Kapselausstülpung in der Kniekehle.

Klinik: Prallelastische Zyste in Kniekehle, Druck, Belastungsschmerzen. Ggf. Zunahme bei Belastung (z.B. Laufen).

Diagnostik: Sonographie. NMR.

Therapie: Arthroskopie. Operative Entfernung der Zyste von dorsal.

33.3.13.7 Verletzungen des Kapselbandapparates

Ätiopathogenese: Kniebinnentrauma.

Klinik: Im Seitenvergleich vermehrte Instabilität des Kniegelenkes in entsprechender Ebene. Akute Schmerzen, Schwellungen (z.B. Hämarthros). Sekundäre Folgen sind Gangunsicherheit, intraartikuläre Schäden (Meniskus, Knorpel, Synovialitis, Arthrose).

Diagnostik: Röntgen. Sonographie (Nachweis der Bandruptur). Kernspintomogramm.

Therapie: Konservativ bzw. operativ durch den Facharzt. Postoperativ Rehabilitationsprogramm (Krankengymnastik, Elektrotherapie etc.).

33.3.13.8 Kniescheibenluxation

Ätiopathogenese: Traumatisch oder habituell. Prädisponierend sind X-Beine, hochstehende Patella, Patellafehlformen, Kapselbandschwächen.

Klinik: Luxation meist nach lateral. Knieschmerz, ggf. massiv schmerzhafte Bewegungseinschränkung, Hämarthros, Apprehension-Test Kniescheibe positiv (passive Lateralisierung der Kniescheibe bewirkt massives Gegenspannen des Patienten).

Diagnostik: *Röntgen*: Patella alta, Patelladysplasie.

Therapie: Sofortige manuelle Reposition falls erforderlich. Arthroskopische Abklärung und weitere Therapie durch den Facharzt.

33.3 Spezielle Orthopädie

33.3.14 Leitsymptom Schmerzen im Unterschenkel

> **Ursachen** sind Wadenkrämpfe, statische Beschwerden bei z.B. Fußdeformitäten, Nervenwurzelirritationen, Gefäßerkrankungen (arteriell, venös, Varizen), Tumoren.

33.3.15 Leitsymptom Schmerzen in Knöchel und Ferse

> **Ursachen** sind Achillodynie, Haglund-Ferse, Fersensporn, Traumafolgen (Kapselbandläsionen, Frakturen).

33.3.15.1 Achillodynie

Ätiopathogenese: Z.B. rheumatische Erkrankungen, Stoffwechselstörungen, degenerativ.

Klinik: Belastungs-, Ruhe-, Druckschmerz an Achillessehne. Schwellung des Sehnengleitgewebes (Peritendinitis), reflektorische Spitzfußhaltung.

Diagnostik: Sonographie, Ursachenabklärung.

Therapie: Behandlung der Grunderkrankung. Im akuten Stadium Eis, Ruhigstellung (z.B. Gips, Tape-Verbände). Analgetika, Antiphlogistika, keine lokale Kortikoid-Infiltration (Gefahr Sehnenruptur), lokal Elektrotherapie (Iontophorese, Ultraschall), Absatzerhöhung. Krankengymnastik (Stretching, Quermassage der Sehne), bei Sportlern kurzfristige Trainingsreduzierung, Überprüfung des Sportgerätes (Negativabsätze nicht indiziert).

33.3.15.2 Fersensporn

Ätiopathogenese: Ansatztendinose der Plantaraponeurose an Calcaneus bei z.B. rheumatischen Erkrankungen.

Klinik: Schmerzen beim Auftreten, Druckschmerz.

Diagnostik: Röntgen.

Therapie: Einlagenversorgung (Aussparung des Fersensporns). Ultraschall, therapeutische Lokalanästhesie, selten operative Entfernung indiziert.

33.3.16 Leitsymptom Schmerzen im Fuß

> **Ursachen** sind Fußfehlformen (z.B. Plattfuß), Arthrosen, Marschfraktur, dorsaler Fußhöcker, Nervenwurzelreizung, Gefäßerkrankungen etc.

33.3.17 Leitsymptom Schmerzen im Zehenbereich

> **Ursachen** sind: Hallux rigidus, Gicht, eingewachsener Zehennagel, Durchblutungsstörungen, Tumoren.

33.3.17.1 Hallux rigidus

Ätiopathogenese: Z. B. endogen, posttraumatisch, Gicht, rheumatische Erkrankungen, Teilerscheinung eines Senk-Spreizfußes.

Klinik: Auftreten und Abrollen des Fußes durch Schmerzen im Großzehengrundgelenk behindert. Schwellung, Rötung im Zehengrundgelenk (aktivierte Arthrose).

Diagnostik: *Röntgen*: Arthrose Großzehengrundgelenk

Therapie: Lokale Arthrosebehandlung (vgl. Arthrose-Kapitel), Fußbäder. Einlagenversorgung, vordere Schuhabrollung. Im fortgeschrittenen Stadium OP (Brandes).

33.3.18 Leitsymptom Deformierungen und Fehlbildungen im Bereich von Knie, Unterschenkel und Fuß

33.3.18.1 Genu valgum (X-Bein)

Ätiopathogenese: z. B. angeboren, konstitutionelle Bänderschwäche, Lähmungen, posttraumatisch.

Klinik: Innenknöcheldistanz über 8 cm (Erwachsene).

Therapie: Behandlung der Grunderkrankung. Konservativ mit achskorrigierenden Einlagen (Schuhinnenranderhöhung, Supinationskeil), Krankengymnastik. Bei Beschwerdepersistenz im Erwachsenenalter Umstellungsosteotomie.

33.3.18.2 Genu varum (O-Bein)

Ätiopathogenese: s. Genu valgum.

Klinik: Vergrößerter Abstand der medialen Femurkondylen.

Therapie: Konservativ (Nachtschienenlagerung bei Kindern, achskorrigierende Schuhaußenranderhöhung, Krankengymnastik). Bei Therapieresistenz Umstellungsosteotomie.

33.3.18.3 Senk-/Plattfuß

Ätiopathogenese: Angeboren oder erworben (Bindegewebsschwäche, posttraumatisch, Lähmungen).

Klinik: Aufhebung des Längsgewölbes, häufig auch des Quergewölbes mit Knickfußstellung. Senkfuß ist aktiv noch gering korrigierbar, Plattfuß aktiv nicht korrigierbar. Selten Beschwerden im Kindesalter. Im Jugend- und Erwachsenenalter Belastungsschmerzen, präarthrotische Deformität (Abb. 33–9).

Therapie: Bei Kindern Fußgymnastik, Einlagenversorgung. Bei Erwachsenen Einlagen, orthopädische Schuhe, selten operative Korrektur mit Versteifung.

Hallux rigidus

endogene **Ätiologie**

Klinik
Schmerzen im Großzehengrundgelenk beim Gehen

Diagnostik
Röntgen

Therapie
- Arthrosebehandlung
- Einlagen

> Leitsymptom Deformierungen und Fehlbildungen im Bereich von Knie, Unterschenkel und Fuß

Genu valgum (X-Bein)

Ätiologie angeboren

Therapie
- konservativ
- operativ

Genu varum (O-Bein)

Therapie
- konservativ
- operativ

Senk-/Plattfuß

Ätiopathogenese
angeboren

Klinik
- Aufhebung Fußlängsgewölbe
- präarthrotische Deformität

Therapie
Gymnastik, Einlagen

33.3 Spezielle Orthopädie

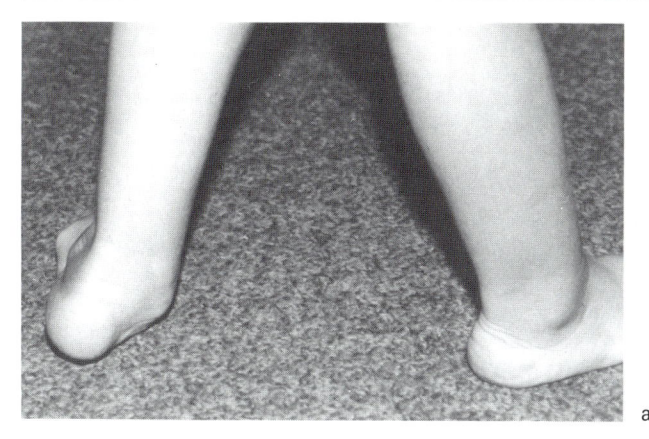

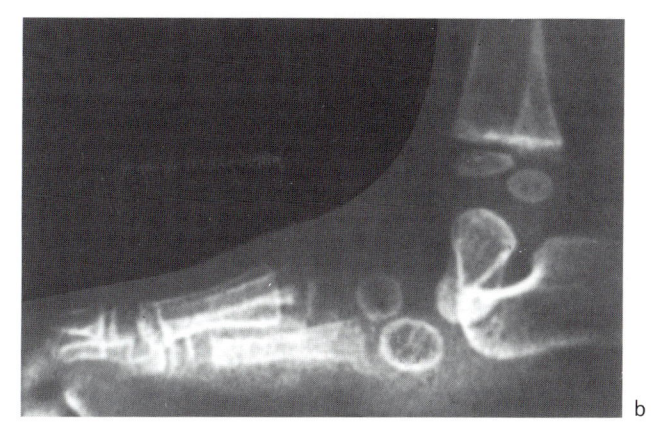

Abb. 33–9: Angeborener Knick-Plattfuß; **a)** klinisches Bild, **b)** Röntgenbefund: Der Talus steht senkrecht zum Kalkaneus.

33.3.18.4 Knickfuß

Ätiopathogenese: Insuffizientes Stütz- und Bindegewebe, Muskelungleichgewicht, Lähmungen.

Klinik: Valgusstellung des Rückfußes.

Therapie: Vgl. Senk-/Plattfuß. Zusätzlich fersenumfassende Detorsionseinlagen mit verstärkter Rückfußsupination.

33.3.18.5 Spitzfuß

Ätiopathogenese: Selten angeboren. Häufiger erworben (z. B. Polio, ICP, posttraumatisch).

Klinik: Fuß steht plantarflektiert, passive Dorsalextension im oberen Sprunggelenk stark behindert. Genu recurvatum (Überstreckbarkeit des Unterschenkels im Knie von mehr als 10 Grad) als sekundäre Deformierung.

Therapie: Konservativ (krankengymnastische Dehnung, korrigierende Schalen, Gipsredressionen). Bei Therapieresistenz operativ.

33.3.18.6 Spreizfuß

Ätiopathogenese: Bindegewebeschwäche, erhöhte Vorfußbelastung, enges Schuhwerk.

Klinik: Abgeflachtes Quergewölbe, Verbreiterung des Vorfußes. Vermehrte Schwielenbildung plantar über Metatarsaleköpfchen II-III.

Therapie: Fußgymnastik, Massagen, Einlagen mit retrokapitaler Abstützung. Bei Reizzuständen kurzfristige Entlastung, Antiphlogistika, Fußbäder, entlastende Verbände.

33.3.18.7 Sichelfuß

Ätiopathogenese: Angeboren.

Klinik: Vorfußadduktion (Abb. 33–10).

Therapie: Bei Säuglingen und Kleinkindern Redressionen (manuell und Gips), Einlagen mit vorgezogenem Innenrand, selten operative Korrekturosteotomien erforderlich.

Knickfuß

Ätiopathogenese

Klinik: Valgusstellung

Therapie → 33.3.18.3

Spitzfuß

Ätiopathogenese

Klinik
Fuß plantarflektiert

Therapie
- konservativ
- operativ

Spreizfuß

Ätiopathogenese

Klinik
Quergewölbe abgeflacht

Therapie
- Gymnastik
- Einlagen

Sichelfuß

Ätiopathogenese

Klinik
Vorfußadduktion
Therapie
Einlagen

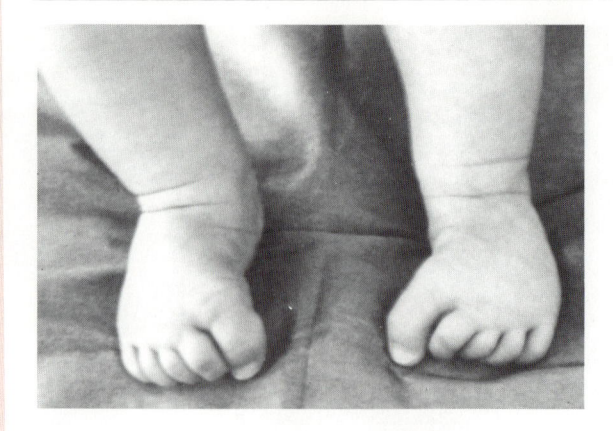

Abb. 33–10: Sichelfuß

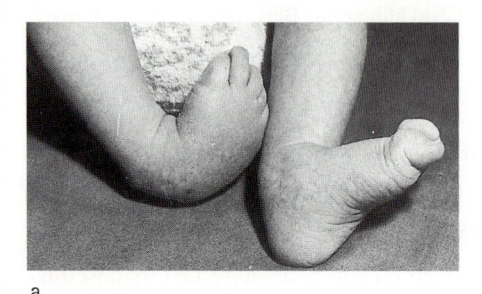

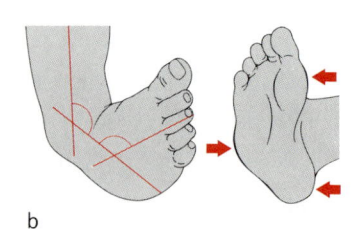

Abb. 33–11: Angeborener Klumpfuß beidseits; **a)** klinisches Bild, **b)** Redressionspunkte

33.3.18.8 Hohlfuß

Ätiopathogenese: Angeboren, Lähmungen.

Klinik: Vermehrte Ausprägung des Fußlängsgewölbes.

Therapie: Krankengymnastik, Einlagenversorgung. In Extremfällen operative Korrektur.

33.3.18.9 Klumpfuß

Ätiopathogenese: Angeboren oder erworben (z. B. Spina bifida, ICP, Verletzungen). Durch Übergewicht der medialseitigen Fußmuskulatur (Tibialis posterior) wird Fuß in Supinationsstellung gezogen (Abb. 33–11).

Klinik: Häufigkeit ca. 0,3 %. Jungen : Mädchen = 2 : 1. Vier Komponenten, passiv nicht voll korrigierbar (Spitzfuß, Rückfußvarus, Hohlfuß, Sichelfuß). Atrophie der Wadenbeinmuskulatur, Verkürzung der Tibialis posterior- und anterior-Sehne.

Differentialdiagnose: Klumpfußhaltungen (passiv voll korrigierbare Fehlstellung).

Therapie: Durch den Orthopäden. Frühbehandlung entscheidend (ab Tag der Geburt).

33.3.18.10 Hackenfuß

Ätiopathogenese: Angeboren.

Klinik: Steilstellung der Ferse (Abb. 33–12).

Therapie: Konservativ (krankengymnastische Redressionsübungen, ggf. Bandage).

Hohlfuß

Ätiopathogenese

Klinik
Fußlängsgewölbe ausgeprägt
Therapie

Klumpfuß

Ätiopathogenese

Klinik
4 Komponenten:
Spitzfuß, Rückfußvarus, Hohlfuß, Sichelfuß

Differentialdiagnose

Therapie
ab Tag der Geburt

Hackenfuß

Ätiopathogenese

Klinik
Steilstellung der Ferse
Therapie
konservativ

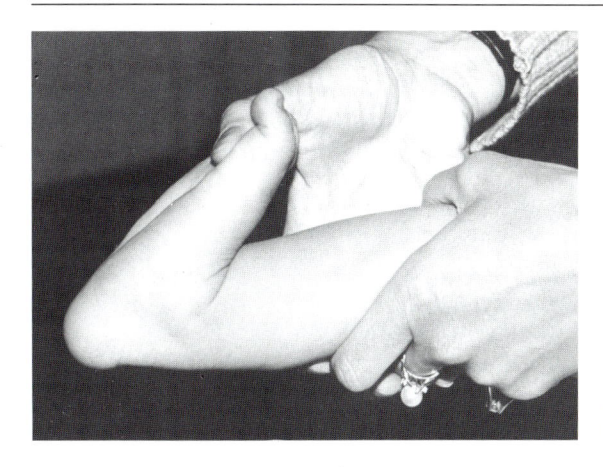

Abb. 33–12: Hackenfuß

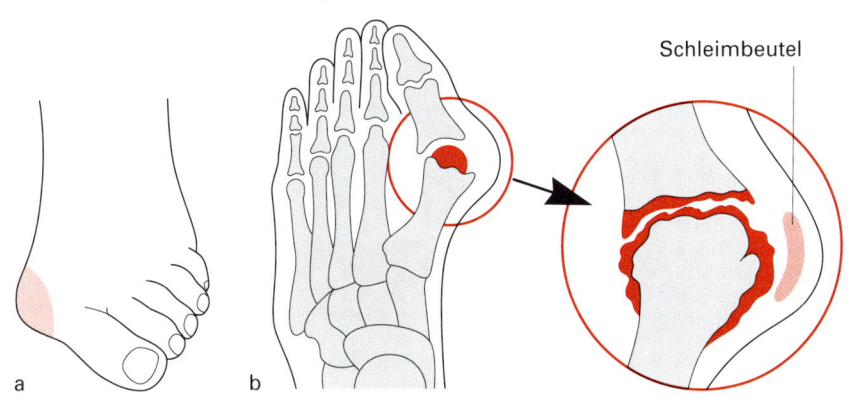

Abb. 33–13: a) Spreizfuß mit Hallux valgus und medialem Großzehenballen, **b)** Verschleiß des Großzehengrundgelenkes und Entstehung eines Schleimbeutels medialseitig.

33.3.18.11 Hallux valgus

Ätiopathogenese: Häufig Begleitdeformierung des Spreizfußes. Falsches Schuhwerk.

Klinik: Valgusfehlstellung der Großzehe bei varischer Einstellung des Metatarsale I (Abb. 33–13). Schmerzen am Großzehenballen, Schleimbeutelentzündung über dem Ballen, behinderte Fußabrollung.

Therapie: In leichten Fällen konservativ (Nachtschienen, Einlagen, weites Schuhwerk). Methode der Wahl ist Operation (z. B. OP nach Brandes).

33.3.18.12 Krallenzehen

Ätiopathogenese: Häufige Begleitdeformierung bei Hallux valgus, Spreizfuß, Ballenhohlfuß.

Klinik: Überstreckung im Grundgelenk bei gebeugtem Mittel- und Endgelenk. Clavusbildung über Knochenvorsprüngen. Subluxationen und Luxationen der Zehengelenke mit entsprechenden Schmerzen.

Therapie: Konservativ (weites Schuhwerk, Verbesserung der Zehenbeweglichkeit). Bei Therapieresistenz Operation (OP nach Hohmann).

Hallux valgus

Ätiopathogenese

Klinik
Valgusfehlstellung der Großzehe

Therapie:
meist Operation (Brandes)

Krallenzehen

Ätiopathogenese

Klinik
Überstreckung im Grundgelenk bei gebeugtem Mittel- und Endgelenk

Therapie
- konservativ
- operativ (Hohmann)

33.3.18.13 Hammerzehe

Ätiopathogenese: Vgl. Krallenzehe.

Klinik: Fixierte Beugung im Zehenendgelenk bei gestreckter Haltung im Zehengrundgelenk.

Therapie: Vgl. Krallenzehe

34. Urologische Erkrankungen
U. Wetterauer

34.1 Leitsymptom Störungen des Harntransports

Eine Störung des Harnabflusses führt zur Druckerhöhung im darüberliegenden harnableitenden System und zu einer vorübergehenden Funktionseinbuße oder, bei einem langfristigen Harnrückstau, zu einem bleibenden Funktionsausfall. Behinderungen des Harnflusses, die zu einer *„obstruktiven Uropathie"* führen, können mechanisch bedingt oder funktionell sein. Reversible Erweiterungen des Nierenhohlsystems werden als **Ektasie**, nicht mehr rückbildungsfähige Erweiterungen als **Hydronephrose** (Wassersackniere) bezeichnet. Harntransportstörungen können angeboren oder erworben sein. Aus klinischer Sicht unterscheidet man zwischen *supravesikalen*, *vesikalen* und *infravesikalen* Harnentleerungsstörungen.

Die **pathophysiologischen Auswirkungen** eines gestörten Harntransports auf die Niere werden als *obstruktive Nephropathie* bezeichnet.

Nach einer mehrwöchigen vollständigen Obstruktion kommt es zu einer ischämischen Atrophie des Nierenparenchyms und zum Sistieren der Nierenfiltration.

Über einen Anstieg der Reninsekretion kann es bei einer akuten und chronischen Stauung zur Ausbildung eines Bluthochdrucks kommen.

34.2 Leitsymptom Hämaturie

> Unter einer **Hämaturie** versteht man mikroskopisch oder makroskopisch erkennbare Blutbeimengungen im Urin.

Eine Erythrozyturie von täglich etwa 1 Million Erythrozyten ist physiologisch. Bei der Mikroskopie des Harns von Gesunden findet man 0 bis 2 Erythrozyten pro Gesichtsfeld. Eine **Mikrohämaturie** ist erst dann abklärungsbedürftig, wenn mehr als 2 Erythrozyten pro Gesichtsfeld bei der mikroskopischen Untersuchung mit einer Vergrößerung von 400 mal sichtbar sind.

Eine **Makrohämaturie** ist durch einen sichtbar rot verfärbten Urin gekennzeichnet. Man unterscheidet eine *schmerzlose* von einer *schmerzhaften* Hämaturie.

Eine Hämaturie ist immer ein Alarmsignal, welches eine sofortige Abklärung erfordert. Abzugrenzen von einer echten Hämaturie, bei der definitionsgemäß Erythrozyten mikroskopisch nachgewiesen werden, ist die sog. **scheinbare Hämaturie**, bei der durch Farbstoffe eine Rotfärbung des Urins hervorgerufen wird, z. B. nach Genuß von roter Beete und Speisefarbstoffen. Eine *Hämoglobinurie* aufgrund hämolytischer Symptome kann ebenfalls den Urin durchscheinend rot färben.

Orientierend kann zum **Nachweis** einer Hämaturie ein Indikatorstreifen (z. B. Sangur-Test) eingesetzt werden. Hiermit wird jedoch auch eine Hämoglobin-

---

Urologische Erkrankungen

Leitsymptom Störungen des Harntransports

Harnstauung bedingt Druckerhöhung in der Niere und vorübergehende Funktionseinbuße oder bleibenden Funktionsausfall

Erweiterung des Nierenhohlsystems:
- **Ektasie**, wenn reversibel
- **Hydronephrose**, wenn nicht rückbildungsfähig

obstruktive Nephropathie

komplette Obstruktion führt zu ischämischer Atrophie des Nierenparenchyms

renale Hypertonie

Leitsymptom Hämaturie

Definition
←

Mikrohämaturie:
Mikroskop. oder durch Teststreifen nachweisbare Blutbeimengung im Urin

Makrohämaturie:
sichtbare Rotfärbung des Urins

scheinbare Hämaturie: Rotfärbung des Urins ohne mikroskopischen Nachweis von Erythrozyten, z. B. durch Nahrungsmittel, Medikamente

Nachweis
- Teststreifen

- mikroskop. Untersuchung

schmerzhafte Hämaturie:
- Urolithiasis
- Entzündung

schmerzlose Hämaturie:
- Tumor

Ursachen der Hämaturie
- Nierenparenchymerkrankungen:
  - Glomerulonephritis,
  - interstitielle Nephritiden
- Tumoren des oberen Harntraktes:
  - Urothelkarzinome des Nierenbeckens,
  - Nierenzellkarzinom
- Nierentuberkulose

- Niereninfarkt
- Nierenvenenthrombose
- Uretersteine:
  mit Koliken kombinierte Hämaturien
- Harnblasensteine:
  Hämaturie kombiniert mit Miktionssymptomen und Harnwegsinfekt

urie oder Myoglobinurie erfaßt. Zum Nachweis einer echten Hämaturie muß immer die mikroskopische Untersuchung des Harns angeschlossen werden. Die *schmerzhafte* Makrohämaturie ist meist durch eine Urolithiasis oder bakterielle Entzündung des Harntraktes bedingt. Eine *schmerzlose* Makrohämaturie läßt in erster Linie an einen Tumor denken, auch wenn z. B. eine Blutung aus Randvenen bei einer Prostatahyperplasie eine der häufigsten Ursachen ist. Andererseits kann aber auch ein Tumor des oberen Harntraktes durch Koagelbildung und -abgang kolikartige Schmerzen hervorrufen und eine Fehleinschätzung des Symptoms bedingen.

Ursachen der Hämaturie (Abb. 34–1): Nierenparenchymerkrankungen, besonders erwähnt seien die *Glomerulonephritis* und die *interstitiellen Nephritiden*. Tumoren des oberen Harntraktes, z. B. Urothelkarzinome des Nierenbeckens, die häufig zu rezidivierenden Makrohämaturien bei einer konstant vorhandenen Mikrohämaturie führen (s. Kap. 34.8.2.). Tritt bei einem *Nierenzellkarzinom* (sog. Hypernephrom) eine Makrohämaturie auf, muß man bereits einen weiter fortgeschrittenen Tumor vermuten, der das Nierenhohlsystem arrodiert hat. Auf eine *Nierentuberkulose* weist eine mit einer sterilen Pyurie kombinierte Hämaturie hin. Typische Veränderungen im Ausscheidungsurogramm und eine mehrfache Urinkultur sichern die Diagnose eines Nierenbefalls. Ein *Niereninfarkt* mit einem sektorförmigen Ausfall des Nierenparenchyms (Diagnosesicherung durch Computertomographie) sind wie eine *Nierenvenenthrombose* seltene Ursachen einer Hämaturie. Typisch für *Uretersteine* sind zusammen mit Koliken auftretende Hämaturien. *Harnblasensteine* führen durch eine direkte Irritation der Blasenschleimhaut zu Blutbeimengungen im Urin. Im Vordergrund stehen hier jedoch Miktionssymptome, wie Harnstottern

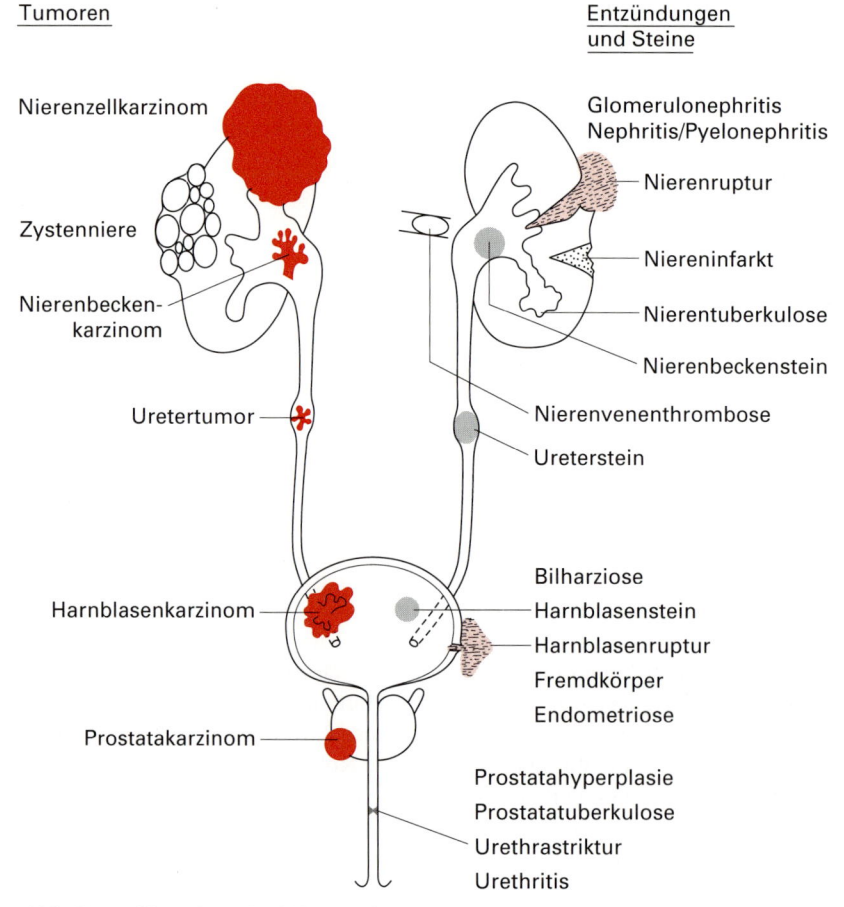

Abb. 34–1: Ursachen der Hämaturie

oder eine Harnsperre und ein häufig gleichzeitig bestehender Harnwegsinfekt. Insbesondere bei jüngeren Menschen können auch einmal Fremdkörper, die in masturbatorischer Absicht in die Harnröhre und Harnblase eingebracht werden, Ursache von Hämaturien und Harnwegsinfekten sein.

Die Hämaturie ist ein *Kardinalsymptom der Harnblasentumoren*. Durch den ständigen Wechsel des Füllungszustandes der Harnblase sind die meist papillären Tumoren mechanischen Irritationen ausgesetzt und bluten intermittierend. Trotz dieses verläßlichen Alarmsignals dauert es in der Regel mehrere Monate, bis diese Patienten einen Arzt aufsuchen.

Bei älteren Männern mit einer *benignen Prostatahyperplasie* können bei einer ohnehin erschwerten Miktion durch das Pressen gestaute Randvenen platzen und für eine Makrohämaturie bis hin zur Koagelbildung verantwortlich sein. Bei einem *Prostatakarzinom* tritt eine Hämaturie erst im fortgeschrittenen Stadium auf.

Schmerzhafte, von starken Miktionsbeschwerden im Sinne einer Pollakisurie begleitete Makrohämaturien sind typisch für eine *Urozystitis*. Sind die oberen Harnwege von der bakteriellen Infektion mitbetroffen, treten zur Hämaturie noch Fieber und Flankenschmerz hinzu. Seltene Ursachen einer Hämaturie sind die *Prostata-Tuberkulose* und die *Bilharziose* der Harnblase.

- Fremdkörper

- Harnblasenkarzinom: Kardinalsymptom Hämaturie

- benigne Prostatahyperplasie: Platzen gestauter Randvenen

- Urozystitis: von starken Miktionsbeschwerden (Pollakisurie) begleitete Makrohämaturie

seltene Ursachen:
- Prostatatuberkulose
- Bilharziose der Harnblase

34.3 Leitsymptom Schmerzen

Ein weiteres häufiges Leitsymptom urologischer Erkrankungen ist der Schmerz. Im Urogenitalsystem tritt er besonders dann auf, wenn es zu einer Dehnung parenchymatöser Organe kommt (z. B. **Dehnungsschmerz** der Capsula fibrosa der Niere oder der Tunica albuginea des Hodens) oder Hohlorgane verlegt sind (z. B. Ureterstein oder akuter Harnverhalt).

Man unterscheidet den **lokalen** Schmerz und den **ausstrahlenden** Schmerz. Typische Beispiele für einen *lokalen Schmerz*, der im oder nahe beim befallenen Organ auftritt, sind die *Pyelonephritis* mit Schmerzen in der Niere bzw. Flanke oder eine *Epididymitis* mit Schmerzen in der Gonade. Als Beispiel für *ausstrahlende Schmerzen* sei die *Ureterkolik* erwähnt: Bei einem hochsitzenden Ureterstein kann es zu starken Schmerzen im ipsilateralen Hoden kommen, bedingt durch die gemeinsame Innervation dieser beiden Strukturen (Th 11 bis 12).

Leitsymptom Schmerzen

Dehnungsschmerz parenchymatöser Organe (Capsula fibrosa Niere, Tunica albuginea Hoden)
akute Abflußbehinderung aus Hohlorganen (Ureterstein, Harnverhalt)

Unterscheidung zwischen:
lokalem Schmerz, z. B. Pyelonephritis, Epididymitis

- ausstrahlendem Schmerz, z. B. Ureterkolik

34.3.1 Nierenschmerz

> Der typische Nierenschmerz wird als ein **dumpfer** und **konstanter Druck** im kostovertebralen Winkel und in der Flanke direkt unterhalb der 12. Rippe empfunden. Er kann zum Nabel hin und in den Unterbauch ausstrahlen.

Voraussetzung für den Nierenschmerz ist eine plötzliche Druckzunahme in dem mit einer straffen Kapsel umgebenen Organ. Dieses konstante lumbale Druckgefühl tritt bei einer *akuten Pyelonephritis* (mit einem plötzlichen Ödem), einer *Ureterobstruktion* (mit einem akuten Harnrückstau) oder selten z. B. bei einer *Nierenvenenthrombose* auf. Das betroffene Nierenlager weist eine erhöhte Klopfempfindlichkeit auf. Es muß jedoch betont werden, daß viele urologische Nierenerkrankungen wegen ihrer langsamen Entwicklung und des Fehlens einer plötzlichen Kapselspannung **schmerzlos** bleiben: Nierenkarzinome, Nierenausgußsteine, Zystennieren, Nierentuberkulose und Hydronephrose aufgrund einer chronischen Ureterobstruktion, z. B. durch einen gynäkologischen Tumor.

Nierenschmerz

Definition

←

Schmerz durch plötzliche Druckzunahme bei
- akuter Pyelonephritis
- Ureterobstruktion
- Nierenvenenthrombose
klopfschmerzhaftes Nierenlager

viele urologische Nierenerkrankungen bleiben schmerzlos, z. B.
- Nierenkarzinome
- Nierenausgußsteine
- Zystennieren
- Nierentuberkulose

chronische Rückenschmerzen →
orthopädische Abklärung!

Harnleiterkolik, Nierenkolik

Kolikschmerz
⇨

Allgemeinsymptome
Übelkeit, Erbrechen, Darmlähmung,
Kollaps, Tachykardie

Ursachen
- eingeklemmter Stein
- Blutkoagel
- abgestoßene Nierenpapillen

Ureterstein:
Schmerzausstrahlung in Unterbauch
und Hoden, evtl. Dysurie

Differentialdiagnose
- Appendizitis
- Divertikulitis
- Adnexitis u. a.

Diagnostik bei akuter Kolik:
- Nierenlager: klopfschmerzhaft
- Urinuntersuchung: Hämaturie

Chronische Rückenschmerzen sind selten durch urologische Erkrankungen bedingt! Wenn diese Beschwerden lage- und bewegungsabhängig sind, sollte eine orthopädische Abklärung veranlaßt werden.

34.3.2 Harnleiterkolik, Nierenkolik

> Der Kolikschmerz (Nierenkolik, Ureterkolik, Steinkolik) tritt **akut ohne Prodromalsymptome** auf und wird vom Patienten als wellenförmig verlaufender, einseitiger, vernichtender **Dauerschmerz** beschrieben, verbunden mit Übelkeit, Erbrechen und Darmlähmung.

Durch eine vagovasale Reaktion kommen Kreislaufreaktionen mit Schweißausbruch, Kollaps, Blutdruckabfall und Tachykardie hinzu. Die typische Steinkolik wird in die Flankengegend, den Unterbauch oder das Genitale projiziert (Abb. 34–2).

Ursache der Ureterkolik ist typischerweise eine akute Obstruktion durch Steine, Blutkoagel oder abgestoßene Nierenpapillen. Über die Hälfte aller Steine führen zu Koliken, bedingt durch Hyperperistaltik und Spasmus der glatten Muskulatur. Große unbewegliche Nierenbeckensteine oder ruhende Kelchsteine verursachen keine Koliken, sondern können einen dumpfen Druck im Nierenlager auslösen.

Aufgrund der Schmerzausstrahlung kann sowohl der Arzt wie auch ein Patient mit mehreren Steinabgängen in der Anamnese ein Konkrement „lokalisieren". Ein eingeklemmter Stein im oberen Ureter führt zu einer Schmerzausstrahlung in den Hoden. Bei einer Lokalisation im mittleren Harnleiter wird der Schmerz auf den McBurney-Punkt lokalisiert. Ist das Konkrement im distalen Ureter bzw. an der Einmündungsstelle zur Harnblase lokalisiert, kann es Dysurien wie imperativen Harndrang, Pollakisurie oder stechende Schmerzen in der vorderen Harnröhre auslösen.

Differentialdiagnose: Bei Schmerzen im Oberbauch: Gallenkolik, Pankreatitis, Ulcus ventriculi. Bei Schmerzen im Unterbauch und kleinen Becken ist an eine akute Appendizitis, Divertikulitis, Adnexitis oder Morbus Crohn zu denken.

Diagnose: Das akute Stadium erfordert unverzüglich folgendes Vorgehen: Die *klinische Untersuchung* zeigt ein klopfschmerzhaftes Nierenlager bzw. einen druckschmerzhaften Ureterverlauf. Die *Urinuntersuchung* mit Teststreifen und Mikroskopie zeigt eine Hämaturie (Mikrohämaturie, selten Makrohämat-

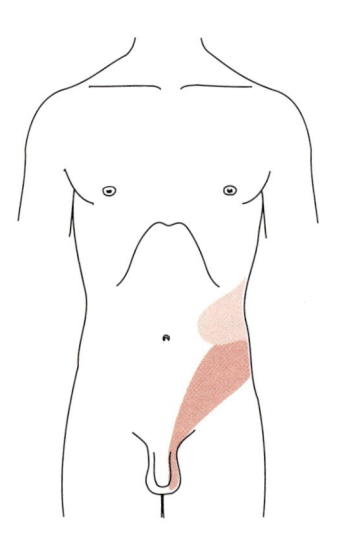

Abb. 34–2:
Schmerzausstrahlung von der Niere (hellrot) und vom Harnleiter (mittelrot)

34.3 Leitsymptom Schmerzen

urie). *Sonographisch* läßt sich ein einseitig gestautes Nierenhohlsystem nachweisen. Eine *Nierenleeraufnahme* zeigt bei einem kalkdichten Konkrement eine Verschattung in Projektion auf den Harnleiterverlauf.

Therapie: Sofortige intravenöse Gabe von *Spasmoanalgetika* z. B. Scopolamin und Metamizol, die nach Kupierung der Kolik (Patient ist meist innerhalb weniger Minuten kolikfrei) als bedarfsgesteuerte Infusion fortgesetzt werden kann.

- Sonographie: dilatiertes Nierenhohlsystem
- Nierenleeraufnahme: kalkdichte Verschattung

Soforttherapie bei Ureterkolik: Spasmoanalgesie mit z. B. Scopolamin und Metamizol

34.3.3 Harnblasenschmerzen

> Die häufigste Ursache von Blasenschmerzen ist die **bakterielle Infektion**, die *Urozystitis*. Die Schmerzen sind in der Regel auf die Miktion beschränkt, wobei die Algurie bis zu unerträglichen Blasenkrämpfen und quälender Harndrang im Vordergrund steht.

Bei der **akuten Harnverhaltung** verursacht die überdehnte Harnblase vernichtende Schmerzen in der suprapubischen Region. Abdominell ausstrahlende Schmerzen und Allgemeinsymptome mit Kreislaufreaktionen zusammen mit dem tastbaren „Unterbauchtumor" und einer Darmatonie können ein akutes Abdomen vortäuschen. Die Sonographie oder ein Einmalkatheterismus klären die Ursache. Bei einer **chronischen Harnverhaltung** werden nur geringe oder gar keine Blasenschmerzen empfunden, selbst wenn die Harnblase bis zum Nabel reicht. Ursache: Blasenhalsobstruktion oder neurogene Blasenentleerungsstörung.

Mißempfindungen in der Blasengegend, die insbesondere bei stärkerer Füllung ausgelöst werden, können ihre Ursache auch einmal in seltenen Krankheitsbildern wie interstitieller Zystitis, Tuberkulose oder Bilharziose haben.

Harnblasenschmerzen

häufigste Ursache:
Urozystitis

akute Harnverhaltung
- Unterbauchtumor
- Kreislaufreaktion
- vernichtender suprapubischer Schmerz

chronische Harnverhaltung
oft symptomlos

34.3.4 Prostataschmerz

> Von der **Prostata** ausstrahlende Schmerzen werden als Druckgefühl im Dammbereich, Defäkationsschmerz, Dysurie sowie Ejakulationsschmerz empfunden.

Bedingt durch die Topographie der Prostata haben krankhafte Veränderungen nicht nur Auswirkungen auf die Miktion, sondern auch auf die Sexualsphäre. **Verursacht** werden derartige Schmerzzustände im kleinen Becken mit Ausstrahlung in die Lumbosakralgegend durch die *akute bakterielle Prostatitis*, den *Prostataabszeß* oder durch die *„chronische Prostatitis"*, die auch als Prostatose oder vegetatives Urogenitalsyndrom bezeichnet wird.

Prostataschmerz

Definition

Ursachen
- Prostatitis
- vegetatives Urogenitalsyndrom

34.3.5 Hodenschmerzen

> Eine *Hodentorsion*, *Infektion* oder ein direktes *Trauma* äußert sich als eine heftige **Berührungs-** und **Druckschmerzhaftigkeit**. Der teilweise als vernichtend empfundene lokale Schmerz kann in die Leiste und den Unterbauch ausstrahlen und eine peritoneale Reizung mit Erbrechen und Kreislaufreaktion hervorrufen.

Die *Hydrozele* (Wasserbruch des Hodens), die *Spermatozele* oder der *Hodentumor* verursachen aufgrund der langsamen Volumenzunahme nur selten Schmerzen. Sie sind, wie die *Varikozele* (Krampfaderbruch des Hodens),

Hodenschmerz

Definition

selten Schmerzen bei
- Hydrozele
- Spermatozele
- Hodentumor
- Varikozele

Hodentorsion Hydatidentorsion Epididymitis Mumps-Orchitis Hodentrauma

Hodentumor Hydrozele Spermatozele Varikozele

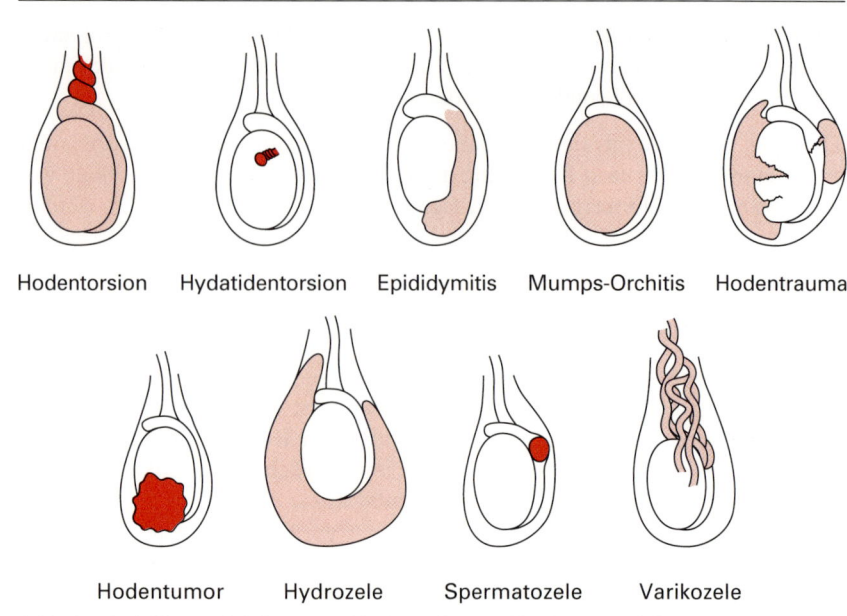

Abb. 34–3: Differentialdiagnose Hodenschmerz/Hodenvergrößerung

meist mit einem dumpfen Ziehen verbunden. **Differentialdiagnostisch** kann auch ein *hoher Ureterstein* Hodenschmerzen verursachen.

Bei einer *Epididymitis* (Nebenhodenentzündung) ist der Nebenhoden druckschmerzhaft und in seinem kaudalen Teil entzündlich angeschwollen. Die Skrotalhaut ist berührungsempfindlich, geschwollen und gerötet. Im fortgeschrittenen Stadium ist der Nebenhoden vom Hoden palpatorisch nicht mehr abgrenzbar, so daß die Differentialdiagnose zur Hodentorsion große Schwierigkeiten bereiten kann (Abb. 34–3).

Therapie: Bei starken Hodenschmerzen ist eine sofortige Vorstellung beim Urologen bzw. eine Klinikeinweisung erforderlich, da insbesondere bei der Hodentorsion lediglich eine adäquate operative Therapie innerhalb der ersten Stunden das Organ retten kann.

Differentialdiagnose
hoher Ureterstein

Epididymitis:
oft schwierige Differentialdiagnose zur Hodentorsion

Therapie
Im Zweifelsfall immer sofortige operative Hodenfreilegung!

34.4 Leitsymptom Miktionsstörungen

Die **Dysurie** bezeichnet als Überbegriff Mißempfindungen beim Wasserlassen oder eine schmerzhafte Miktion. Sie ist in der Regel das erste Symptom von *Harnwegsinfektionen*. Unter **Algurie** versteht man eine schmerzhafte, krampfartige Blasenentleerung. Bei einer Erhöhung der Miktionsfrequenz am Tag spricht man von einer **Pollakisurie**. Die normale Blasenkapazität beträgt ca. 400 ml. Ursachen einer **Pollakisurie** können ein erhöhter Restharn oder eine verminderte funktionelle Kapazität der Harnblase sein. Bei einer Entzündung der Schleimhaut nimmt die Blasenkapazität aufgrund des Dehnungsschmerzes und des entzündlichen Ödems ab. Beim Erreichen dieser oft extrem eingeschränkten Kapazität bedeutet hier die weitere Dehnung einen starken Schmerz mit imperativem Harndrang und teils unfreiwilligem Urinabgang. Unter Tenesmen werden lediglich wenige Milliliter Urin abgegeben. Eine Pollakisurie ist seltener auch Symptom einer Fibrose der Harnblase. Beispiele hierfür sind die radiogene Zystitis, die interstitielle Zystitis oder eine Tuberkulose.

Die **Nykturie** (gehäufte nächtliche Miktion) kann durch abnorme Trinkgewohnheiten mit übermäßiger Flüssigkeitszufuhr am späten Abend oder durch eine Herzinsuffizienz mit Flüssigkeitseinlagerung in den Beinen und nächtliche Rückverteilung in den Kreislauf bei horizontaler Lage bedingt sein. Häu-

Leitsymptom Miktionsstörungen

Dysurie
schmerzhafte Miktion

Algurie
krampfartige Blasenentleerung

Pollakisurie bei
- erhöhtem Restharn
- verminderter Kapazität
- Harnwegsinfekt

Schmerzursachen der Pollakisurie
extrem eingeschränkte Blasenkapazität → Dehnungsschmerz mit imperativem Harndrang

Nykturie
häufigstes Symptom bei benigner Prostatahyperplasie mit Restharnbildung

figste Ursache ist jedoch die *benigne Prostatahyperplasie* mit Restharnbildung, die zu einer verminderten funktionellen Kapazität der Harnblase führt.

Der unwillkürliche und unkontrollierte Urinabgang wird als **Harninkontinenz** bezeichnet. Sie beruht auf einer Störung der Reservoir- und Entleerungsfunktion der Harnblase. Eine sog. *komplette Inkontinenz*, bei der konstant Urin abgeht und die Harnblase keine Reservoirfunktion mehr besitzt, tritt z. B. bei *Epispadien*, *vesikovaginalen Fisteln* und fortgeschrittener *Zerebralsklerose* mit nervaler Insuffizienz des Blasenverschlusses auf.

Zu einer **Streßinkontinenz** kommt es bei einer mehr oder weniger ausgeprägten Schwäche des Sphinktermechanismus bei gleichzeitiger körperlicher Anstrengung (Husten, Lachen, Bücken). Die Streßinkontinenz ist typisch für Frauen, die mehrfach geboren und eine Beckenbodenschwäche haben (s. Kap. **35. Gynäkologische Erkrankungen**).

Die **Urge-** oder **Dranginkontinenz** bezeichnet einen nicht unterdrückbaren Urinabgang. Die Patienten verspüren zwar Harndrang, erreichen jedoch die Toilette nicht mehr. Ursache ist eine nicht hemmbare Blasenmotorik bei intaktem Verschlußmechanismus der Harnblase. Sie ist ein häufiges Symptom einer *Läsion des oberen Motoneurons*, aber auch eine häufige Begleiterscheinung einer *akuten Zystitis*.

Eine infravesikale Obstruktion (z. B. *Prostatahyperplasie*) mit großen Restharnmengen und einer muskulären Dekompensation führt zu einer **Überlaufinkontinenz**. Der Residualurin entspricht der Blasenkapazität. Der noch hinzukommende Urin überschreitet die Kapazität und „läuft über".

Enuresis bedeutet Bettnässen. Während der ersten zwei bis drei Lebensjahre ist ein Einnässen physiologisch. Die Enuresis ist durch eine verzögerte neuromuskuläre Reifung bedingt oder aber Symptom einer organischen Erkrankung wie Infektion, Harntraktmißbildung oder neurogener Blasenentleerungsstörung. Persistiert sie über das 5. Lebensjahr hinaus, muß eine urologische Abklärung erfolgen.

Harninkontinenz
unkontrollierter Urinabgang
komplette Inkontinenz bei
- Epispadien
- vesikovaginalen Fisteln
- Zerebralsklerose

Streßinkontinenz:
Sphinkterschwäche mit Urinverlust
Ursache: Beckenbodenschwäche, Senkung

Dranginkontinenz:
unkontrollierte Detrusorkontraktionen bei
- akuter Zystitis
- Fremdkörpern
- Blasentumoren
- Blasensteinen

Überlaufinkontinenz:
Urinabgang bei hohen Restharnmengen

Enuresis
- E. diurna: Einnässen bei Tag
- E. nocturna: nächtliches Bettnässen

urologische Abklärung bei Persistenz über das 5. Lebensjahr

34.5 Leitsymptom urethraler Ausfluß

Eine **Urethritis** des Mannes ist mit Ausfluß, Stechen in der Harnröhre und Brennen bei der Miktion verbunden. Bei einer *Gonorrhoe* tritt vor allem morgens gelblich-rahmiger Eiter, bei einer Infektion mit *Chlamydien* oder *Mykoplasmen* eher weißliches glasiges Sekret aus. Harnröhrenabstriche sichern die Diagnose. Eine Partnerbehandlung ist notwendig (s. 34.9.3)!

Leitsymptom urethraler Ausfluß

Urethritis
Erreger: Gonokokken, Chlamydien, Mykoplasmen
Diagnosesicherung:
Abstrich und Kultur
Partnerbehandlung notwendig!

34.6 Leitsymptome aus dem Sexualbereich

Ein blutiges Ejakulat (**Hämospermie**) wird meist durch eine *Entzündung der Prostata* oder *Bläschendrüsen* verursacht. Selten ist die Hämospermie Begleiterscheinung einer *Prostatatuberkulose*, eines *Prostatakarzinoms* oder einer *Prostatahyperplasie*. Eine urologische Abklärung sollte immer veranlaßt werden, auch wenn sich dahinter in den meisten Fällen ein gutartiges Leiden verbirgt.

Eine **fehlende** oder **retrograde Ejakulation** wird häufig nach radikalen retroperitonealen Lymphknoten-Ausräumungen bei Hodentumor-Patienten gesehen. Sie ist mit einer Infertilität verbunden. Nach einer *transurethralen Prostataresektion* oder einer *Enukleation der Prostata* tritt wegen des mangelnden Verschlusses des Blasenhalses in der Regel eine retrograde Ejakulation auf. Sie beeinträchtigt jedoch in keiner Weise die Orgasmusfähigkeit und wird von den meisten Paaren als nicht störend empfunden.

Leitsymptome aus dem Sexualbereich

Hämospermie bei
- Prostatitis, Vesikulitis
- selten bei Prostatakarzinom, Prostatatuberkulose, Prostatahyperplasie

Retrograde Ejakulation
mangelnder Verschluß des Blasenhalses
nach transurethraler Prostataresektion, retroperitonealer Lymphadenektomie

34. Urologische Erkrankungen

> **Sexualstörungen**
> erektile Impotenz
>
> Risikofaktoren:
> - arteriosklerotische Gefäßveränderungen
> - Diabetes mellitus
> - Fettstoffwechselstörungen
> - Nikotinabusus

Bei über 10 % aller Männer liegen **Sexualstörungen** vor, die sich in einem Libidoverlust, einer ungenügenden Erektion, eines zu schnellen Erektionsverlustes oder einer vorzeitigen Ejakulation äußern. Nur selten gestehen diese Männer selbst einem Arzt gegenüber einen Potenzverlust ein; vielmehr suchen sie die Sprechstunde mit „Prostatabeschwerden" auf und hoffen, daß der Arzt versteht, daß in Wirklichkeit sexuelle Beschwerden vorliegen. Die häufigsten Ursachen einer erektilen Impotenz sind *arteriosklerotische Gefäßveränderungen*, *Diabetes mellitus* und *Fettstoffwechselstörungen*. Ein Hauptrisikofaktor ist der *Nikotinabusus*.

Bei Frauen mit einer sog. Reizblase läßt sich häufig ein unerfülltes Sexualleben eruieren. Es wird über uncharakteristische Blasen-, Harnröhren- und Vaginalschmerzen geklagt.

34.7 Urologische Diagnostik

Das diagnostische Vorgehen bei häufig auftretenden urologischen Symptomen zeigt Tab. 34–1.

34.7.1 Harnuntersuchung

> **Harnuntersuchung**
>
> wichtigste **Basisuntersuchung** bei urologischen Erkrankungen
> - beim Mann: Mittelstrahlurin
> - bei der Frau: Mittelstrahl- oder Katheterurin
> - beim Säugling: Klebebeutel
>
> suprapubische Blasenpunktion nur in Ausnahmefällen
> chemische Untersuchung von pH, Glukose, Eiweiß, Hämoglobin, Nitrit durch Teststäbchen

Die Urinuntersuchung ist die wichtigste Basisuntersuchung bei urologischen Erkrankungen. Sie hat nur dann eine optimale Aussagekraft, wenn der Urin sachgemäß gewonnen und frisch analysiert wird. Der Urin wird beim **Säugling** mit einem *sterilen Plastikklebebeutel* aufgefangen, beim **Mann** als *Mittelstrahlurin* (Auffangen der zweiten Urinportion in einem sterilen Gefäß nach Verwerfen der ersten Urinportion) gewonnen und bei der **Frau** als *Mittelstrahlurin nach vorheriger Genitalreinigung* oder als Katheterurin mittels eines passageren transurethral eingeführten dünnen Einmalkatheters abgenommen. Eine suprapubische Blasenpunktion zur Uringewinnung ist nur in besonderen Ausnahmefällen indiziert. Mit Hilfe von Schnelltestverfahren (Teststäbchen) können der pH-Wert bestimmt und Glukose, Eiweiß, Hämoglobin und Nitrit nachgewiesen werden.

Tab. 34-1: Diagnostik-Schema bei häufigen urologischen Symptomen

Steinkolik	Makrohämaturie		Mikrohämaturie	Anurie
Anamnese: wellenförmiger Schmerz, Klopfschmerz des Nierenlagers, Druckschmerz im Ureterverlauf	*Mikroskopische Untersuchung*		*Mikroskopische Urinuntersuchung* mit Erythrozytenmorphologie	*Sonographie Harnblase*
	Infekt	kein Infekt		volle Blase ↙↘ leere Blase
	↓	↓	Die weitere Diagnostik wie	↓ ↓
	antibiotische Therapie	Zystoskopie	– *Ausscheidungsurographie*,	*Einmalkatheter* oder *suprapubischer Katheter*
Urinuntersuchung: Mikrohämaturie	↓	↓	– *Zystoskopie*,	*Sonographie Nieren*
Sonographie: gestautes Nierenhohlsystem	später weitere Abklärung durch den Spezialisten	Ausscheidungsurographie	– nephrologische Abklärung erfolgt durch den Spezialisten	↙↘ gestaut nicht gestaut
Nierenleeraufnahme: kalkdichte Verschattung				↓
				je nach Kreatinin-Wert: Ausscheidungsurographie oder Nieren-Sonographie
Ausscheidungsurogramm erst im beschwerdefreien Intervall				Die weitere Abklärung erfolgt durch den Spezialisten

34.7 Urologische Diagnostik

Mikroskopische Urinuntersuchung: Ein Tropfen des frisch gelassenen Nativurins wird in einer Zählkammer (Fuchs-Rosenthal) bei 400facher Vergrößerung im Phasenkontrastmikroskop beurteilt. Hiermit ist eine quantitative Erythrozyten- und Leukozyten-Zählung möglich. Neben Blutzellen und Bakterien wird auf Epithelien, Zylinder und Kristalle (z.B. Kalziumoxalat, Harnsäure, Zystin) geachtet. Der erfahrene Untersucher kann mit hoher Treffsicherheit durch Beurteilung der *Erythrozyten-Morphologie* zwischen einer renalen Blutung (z.B. Glomerulonephritis) und einer Blutung aus den ableitenden Harnwegen unterscheiden.

3-Gläser-Probe: Beim Mann dient sie zur Unterscheidung der Herkunft pathologischer Urinbeimengungen aus den oberen Harnwegen, der Prostata und der Harnröhre. Bei voller Blase werden zunächst wenige Milliliter Urin in ein steriles Auffangglas abgegeben (Bestandteile aus der Harnröhre). In einem zweiten Glas wird der „Mittelstrahlurin" aufgefangen, wobei die Blase nicht gänzlich entleert wird (Harnblasenurin). Anschließend erfolgt die digitale Prostatamassage, wobei aus der Harnröhre in der Regel Sekret austritt (Prostataexprimat), welches auf einem Objektträger aufgefangen werden kann. Im dritten Glas wird nun der restliche Urin aufgefangen, der evtl. pathologische Bestandteile aus der prostatischen Harnröhre enthält (Exprimaturin).

Sekretuntersuchungen z.B. bei Verdacht auf das Vorliegen einer Urethritis sind vom Spezialisten durchzuführen.

Kulturelle Untersuchung: Mit der Kultur von Urin oder Sekreten werden Zahl und Art der Erreger bestimmt und ihre Resistenz gegenüber Antibiotika getestet. Ein signifikanter und behandlungsbedürftiger Infekt liegt vor, wenn die Keimzahl über 100000 pro ml liegt. In der Regel wird für die Urinkultur ein mit verschiedenen Nährböden überzogener Spezialträger (z.B. Uricult) mit Urin übergossen und bei 37°C über 24 Stunden inkubiert. Bei klinischem und röntgenologischem Verdacht auf Tbc-Bakterien (sterile Pyurie, Hämaturie, Veränderung der Kelche oder Prostatakavernen) muß der Urin zur Tuberkulosekultur an ein bakteriologisches Institut eingesandt werden, wobei an drei aufeinanderfolgenden Tagen jeweils 100 ml Morgenurin verwendet werden sollen.

Zytologische Untersuchungen zur Diagnostik und Verlaufskontrolle von Uroteltumoren des Nierenhohlsystems, des Ureters und der Harnblase gehören in die Hand des Spezialisten.

34.7.2 Bildgebende diagnostische Verfahren

Ultraschalluntersuchung: Die Sonographie hat heute als nicht invasive Methode bei der urologischen Erstdiagnostik die Ausscheidungsurographie weitgehend verdrängt. Ihr Routineeinsatz in allgemeinmedizinischen und internistischen Praxen läßt sehr früh neoplastische Veränderungen erkennen und einer urologischen Therapie zuführen. Sie stellt eine schmerzlose und jederzeit wiederholbare Untersuchungsmethode dar.

Mit den heute verfügbaren 3,5 und 5 MHz-Schallköpfen ist eine aussagekräftige Diagnostik von Nieren, Harnblase und Prostata möglich. Hoch auflösende Schallköpfe mit 7,5 MHz sind für die Sonographie des Skrotalinhaltes und die transrektale Sonographie der Prostata verfügbar.

Im Bereich der Nieren können Zysten sicher von soliden Tumoren unterschieden werden. Steine im Hohlsystem weisen einen typischen Schallschatten auf. Da die Sonographie jederzeit wiederholbar ist, eignet sie sich insbesondere auch zur Verlaufskontrolle von Harnstauungsnieren (Abb. 34-4a und b).

Nierenleeraufnahme: Die Abdomenübersicht in Rückenlage oder Nierenleeraufnahme bildet die Region vom Zwerchfell bis zum Symphysenoberrand ab.

Mikroskopische Urinuntersuchung
mit Zählkammer quantitative Bestimmung von Erythrozyten und Leukozyten

Erythrozyten-Morphologie:
Unterscheidung der Blutungsquelle

3-Gläser-Probe
Hinweis auf Lokalisation einer Blutung oder Entzündung beim Mann
1. Initialstrahl
2. Mittelstrahl
Prostataexprimat durch rektale Prostatamassage
3. Exprimaturin

Sekretuntersuchung
bei Verdacht auf Urethritis

Kulturelle Untersuchung
Bestimmung von Art, Zahl und Resistenz der Erreger
signifikanter Infekt bei über 10^5 Keime pro Milliliter Urin

bei Tuberkuloseverdacht (Hämaturie, sterile Pyurie, röntgenolog. Veränderungen)
Urinkultur auf Tbc

Bildgebende diagnostische Verfahren

Ultraschalluntersuchung
nicht-invasiv und jederzeit wiederholbar
hoher Stellenwert bei der urologischen Erstdiagnostik

Diagnostik von Nieren, Harnblase, Prostata, Skrotum möglich

Nierensonographie zur Diagnostik (Zyste/Tumor) u. Verlaufskontrolle von Harnstauungsnieren

Nierenleeraufnahme

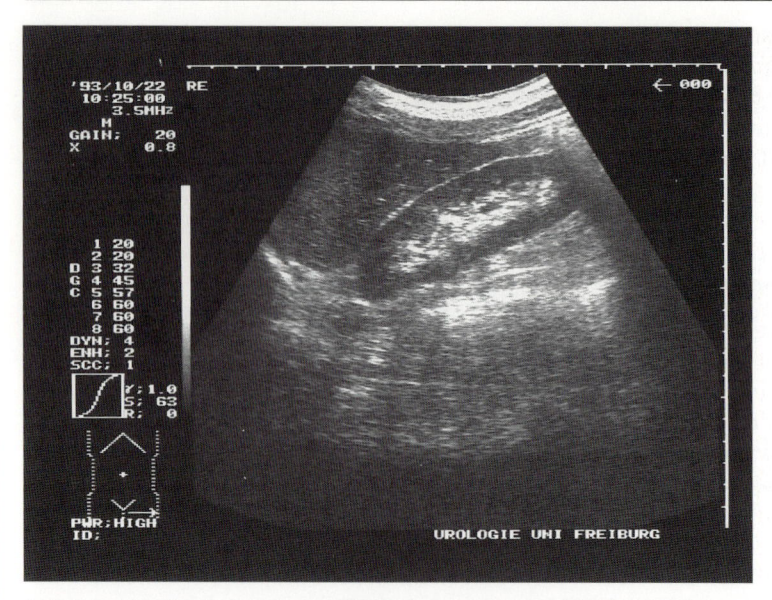

Abb. 34–4 a: Sonographisches Bild einer normalen Niere im Längsschnitt. Am linken Bildrand erkennt man die Leber. Das Nierenparenchym ist normal dick, das zentrale Reflexband nicht aufgespreizt

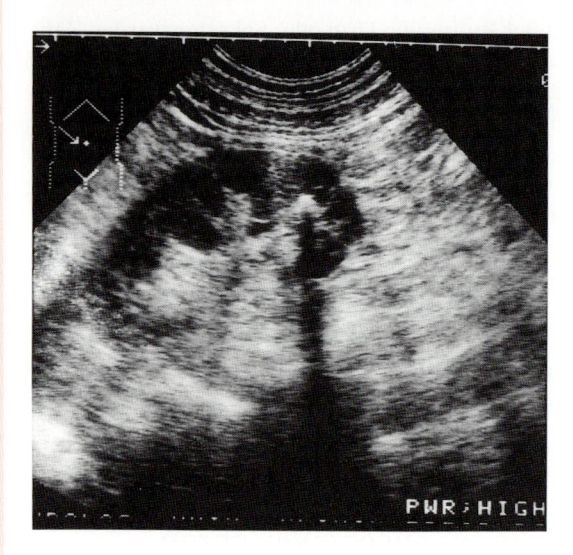

Abb. 34–4 b: Nierenkelchstein. Der ca. 1 cm große Stein in der unteren Kelchgruppe hat typischerweise eine dorsale Schallauslöschung

Nachweis spontan schattengebender Konkremente

Ausscheidungsurographie (AUG)
Indikationen:
- Tumor
- Stein
- entzündliche Erkrankungen
- Mißbildungen der Harnwege

Miktionszystourethrographie
Indikationen:
- rez. Harnwegsinfektionen
- Blasenentleerungsstörungen

Nierenarteriographie
Indikationen:
- Nierenarterienstenosen

Sie dient zum Nachweis *spontan schattengebender* (kalkdichter) *Konkremente* in Projektion auf die Nieren und ableitenden Harnwege. Erkennbar sind ferner Osteolysen und Veränderungen der mitabgebildeten Knochen.

Ausscheidungsurographie (AUG): ist indiziert bei Verdacht auf tumoröse, steinbildende oder entzündliche Erkrankungen sowie Mißbildungen der Harnwege. Mit zunehmender Einschränkung der Nierenfunktion muß auf eine AUG zugunsten anderer diagnostischer Verfahren verzichtet werden. Hier ist der Spezialist zu Rate zu ziehen.

Miktionszystourethrographie: Sie dient der Darstellung von Strikturen, Divertikeln, Blasenkapazität, vesikoureteralem Reflux und Harnblasenentleerungsstörungen. Sie ist indiziert bei rezidivierenden Harnwegsinfekten, subvesikalen Obstruktionen, neurogenen bzw. funktionellen Blasenentleerungsstörungen.

Nierenarteriographie: Die Gefäßdarstellung ist sinnvoll zur Diagnostik und Beurteilung der Abgrenzbarkeit großer Nierentumoren, vor geplanten organ-

34.7 Urologische Diagnostik

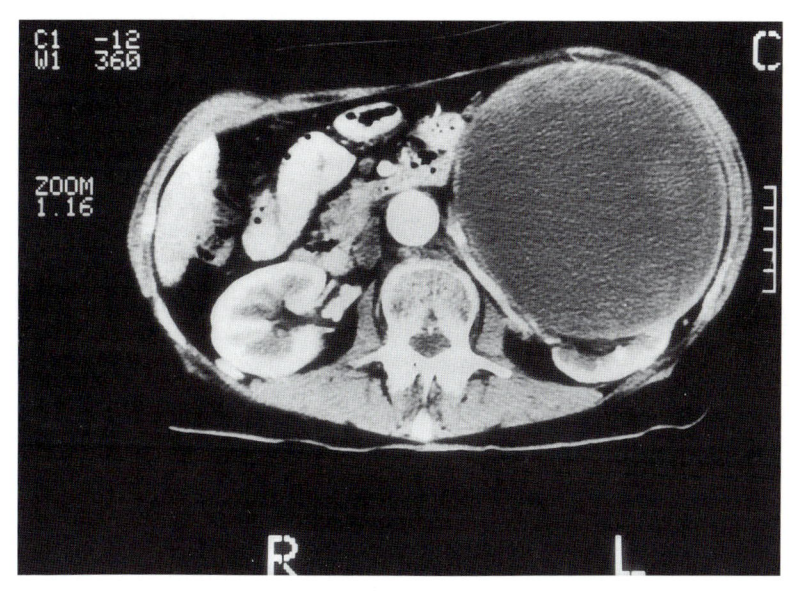

Abb. 34–5: Computertomographie bei monströser linksseitiger Nierenzyste

erhaltenden Nierenteilresektionen, bei schweren traumatischen Nierenverletzungen und zum Nachweis von Nierenarterienstenosen.

Computertomographie und Magnet-Resonanztomographie: Die Computertomographie des Retroperitonealraumes ist heute unverzichtbar zum Nachweis von Raumforderungen der Nieren sowie der Lymphknotenbeteiligung. Sowohl in der Primärdiagnostik retroperitonealer Lymphknotenmetastasen eines Hodenkarzinoms als auch in der Nachsorge hat sie die pedale Lymphographie fast vollständig ersetzt (Abb. 34–5). Alternativ kann zur Bildgebung urologischer Tumoren die Magnet-Resonanztomographie (MRT) eingesetzt werden.

- große Nierentumoren u.a.

Computertomographie/Magnet-Resonanztomographie
Indikationen:
- Raumforderung der Nieren
- retroperitoneale LK beim Hodentumor

34.7.3 Transurethrale Resektion (TUR)

Die transurethrale Resektion ist die am häufigsten angewendete Methode zur Entfernung einer *Prostatahyperplasie* und oberflächlicher *Harnblasentumoren*. Sie wird vom Spezialisten durchgeführt.

Transurethrale Resektion (TUR)

34.7.4 Katheterismus

Bei jedem Katheterismus müssen bestimmte Regeln beachtet werden: Strenge Asepsis (Desinfektion des äußeren Genitale, sterile Handschuhe, steril verpackte Katheter), Instillation von anästhesierendem Gleitmittel in die Harnröhre, vorsichtiges Einführen des Katheters, wobei durch Streckung des Penisschaftes die Biegungen der Harnröhre ausgeglichen werden, und Abbruch des Katheterismus bei Widerstand zur Vermeidung einer Via falsa.

Zum Katheterismus liegt der Patient auf dem Rücken; das Genitale wird mit einem sterilen Schlitztuch abgedeckt. Nach Reinigung der Glans penis mit Desinfektionsmittel und Einbringen von mindestens 10 ml eines Gleitmittels über eine handelsübliche steril abgefüllte Spritze in die Harnröhre wird der Katheter mit der freien Hand mit sterilem Handschuh oder einer sterilen Pinzette mit leichtem Druck durch die Harnröhre geschoben. Die andere Hand fixiert den Penis im Sulcus coronarius und streckt ihn.

Beim **Einmalkatheterismus** wird das Abtropfen des Urins bis zur vollständigen Entleerung der Harnblase (evtl. fraktioniertes Ablassen) abgewartet, der Ka-

Katheterismus

Einlage eines Katheters in die Harnblase zur transurethralen Harnableitung
strenge Asepsis notwendig!

Abdeckung mit Schlitztuch
Reinigung der Glans mit Desinfektionsmittel
Einbringen von 10 ml Gleitmittel

Einmalkatheterismus

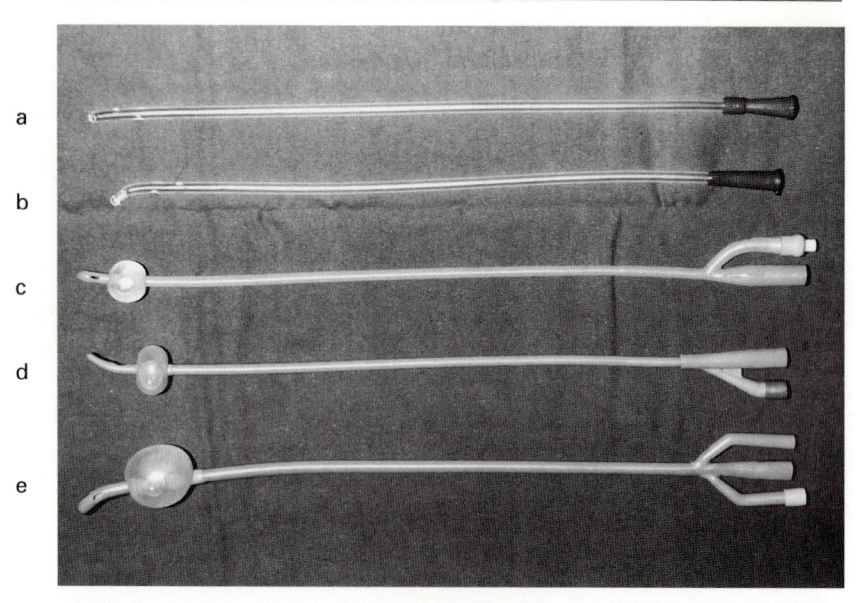

Abb. 34–6: Verschiedene Kathetertypen: **a)** Nelaton – Einmalkatheter **b)** Tiemann – Einmalkatheter (mit gebogener Spitze) **c)** Verweilkatheter (Nelaton) **d)** Verweilkatheter (Tiemann, gebogene Spitze) **e)** Hämaturie – Katheter (3-Wege-Dauerspülkatheter mit Wasserzulauf und -ablauf)

theter anschließend wieder entfernt (verschiedene Kathetertypen s. Abb. 34–6). Soll der Katheter als **Dauerkatheter** belassen werden, wird der Gummiballon mit 10 ml physiologischer Kochsalzlösung in der Harnblase aufgeblockt und gegen den Blasenhals gezogen. Der Ballon verhindert ein Zurückgleiten des Katheters in die prostatische Harnröhre.

Gefahren beim Blasenkatheterismus sind eine Keimverschleppung durch unsterile Einbringung und eine Verletzung der Harnröhrenschleimhaut durch gewaltsame Manipulationen.

34.7.5 Suprapubische Harnableitung

Eine ideale temporäre Harnableitung beim Mann ist die suprapubische Harnableitung (Zystofix®). Die gefüllte Harnblase wird hierbei etwa 2 cm oberhalb der Symphyse punktiert. Durch den Punktionstrokar wird ein an seinem Ende mit mehreren Löchern versehener dünner Kunststoffschlauch in die Harnblase geschoben. Diese Form der Harnableitung *reduziert die Infektionsgefahr* signifikant, erlaubt problemlos eine weitere transurethrale Diagnostik und vermeidet die Entstehung von Harnröhrenstrikturen.

34.8 Tumoren der Urogenitalorgane

34.8.1 Nierentumoren

Das Kardinalsymptom der Nierentumoren ist die *Makro-* oder *Mikrohämaturie*. In der Regel ist sie jedoch kein Frühsymptom, sondern Ausdruck eines fortgeschrittenen malignen Tumors. Die **klassische Symptomentrias** *Hämaturie, Flankenschmerz* und *palpabler Tumor* findet sich nur bei jedem 10. Patienten mit einem Nierentumor. Paraneoplastische Syndrome sind *Hyperkalziämie, Polyglobulie, Hypertonie* und das *Stauffer-Syndrom*.

Dauerkatheter

Komplikation
Keimverschleppung
Verletzung der Harnröhrenschleimhaut

Suprapubische Harnableitung

transkutane Punktion der vollen Harnblase und Einlage eines Blasenfistel-Katheters vermeidet Harnröhrenstrikturen, reduziert Infektionsgefahr signifikant

Tumoren der Urogenitalorgane

Nierentumoren

Kardinalsymptom **Hämaturie**, jedoch selten Frühsymptom
Klassische Symptomentrias
- Hämaturie
- Flankenschmerz
- palpabler Tumor
nur bei jedem 10. Patienten

34.8 Tumoren der Urogenitalorgane

Maligne Nierentumoren machen etwa 1,5 % aller Malignome aus. Männer erkranken doppelt so häufig wie Frauen. Über 80 % aller Nierentumoren sind *Nierenzellkarzinome* (sog. Hypernephrome); *gutartige Nierentumoren* oder Mischtumoren wie *Angiomyolipome* sind selten. Im Kindesalter stellt der *Wilms-Tumor* (Nephroblastom) etwa 25 % aller Malignome dar.

Die Tumorausdehnung wird nach dem TNM-System angegeben. Das zusätzliche Grading bezeichnet den Differenzierungsgrad. Je unreifer ein Nierentumor ist, desto schneller ist sein Wachstum und desto schlechter die Prognose. Die Metastasierung erfolgt überwiegend hämatogen in Lunge, Knochen und Leber.

> Zum **präoperativen Staging** sind erforderlich:
> - Sonographie und/oder Ausscheidungsurographie
> - Computertomographie
> - evtl. zusätzlich Arteriographie
> - Röntgen-Thorax, Knochenszintigraphie.

Therapie der Wahl bei Nierenkarzinomen ist die *radikale Tumornephrektomie*. Eine *Nierenteilresektion* ist nur bei einer Einzelniere oder bei einer eingeschränkten Funktion der kontralateralen Niere indiziert. Eine *adjuvante Strahlentherapie* (Vor- und/oder Nachbestrahlung) bringt keine Verbesserung der Überlebensrate mit sich. Das Nierenzellkarzinom ist weitgehend chemoresistent; *Zytostatika* werden in der Regel nicht eingesetzt. Eine *Hormontherapie* (z.B. mit Gestagen) zeigt ebenfalls keine Wirkung auf den Tumor. Eine geringe Ansprechrate besteht auf eine *Immuntherapie* mit Interferon und Interleukin.

Die **Prognose** des Nierenzellkarzinoms ist abhängig von der Ausdehnung des Tumors und seinem Grading. Die mittlere Überlebenszeit ist bei lokal begrenzten Tumoren gut und sinkt bei nachgewiesenen Fernmetastasen auf etwa 12 Monate ab.

34.8.2 Urotheltumoren

34.8.2.1 Nierenbecken- und Harnleiterkarzinome

Risikofaktoren für die Entstehung sind Anilinfarbstoffe, chronischer Phenazetinabusus und Tryptophanmetaboliten im Harn von Rauchern. Eine mechanische Irritation, chronische Infekte und Harnabflußstörungen sind weitere ätiologische Cofaktoren.

Hauptsymptom von Urotheltumoren des oberen Harntraktes ist mit einer Inzidenz von 70 bis 100 % die Hämaturie; seltener findet man Flankenschmerz und Koliken (durch abgehende Blutkoagel).

Die **Diagnostik** erfolgt durch die Ausscheidungsurographie, Zytologie, retrograde Pyelographie und Computertomographie. Sie wird vom Spezialisten durchgeführt.

Therapie der Wahl bei hochdifferenzierten nicht-invasiven Tumoren ist die *organerhaltende Exzision* oder *ureterorenoskopische Laserung*. Bei weniger differenzierten und fortgeschrittenen Karzinomen ist eine *Nephroureterektomie* notwendig. Wegen der Rezidivneigung auch an anderen Stellen des Urothels ist eine engmaschige Nachsorge erforderlich.

34.8.2.2 Harnblasenkarzinome

Sie machen ca. 3% aller bösartigen Tumoren aus und stellen damit den häufigsten urologischen Tumor dar. Die Inzidenz nimmt nach dem 40. Lebensjahr zu und hat ihren Gipfel bei 70 Jahren. Männer erkranken dreimal so häufig wie

---

überwiegend **Nierenzellkarzinome**
selten gutartige Nierentumoren
Männer doppelt so häufig betroffen wie Frauen
Wilms-Tumor im Kindesalter

Klassifizierung maligner Tumoren nach dem **TNM-System**

Metastasierung hämatogen und lymphogen

präoperatives Staging
←

Therapie
- radikale Tumornephrektomie
- Nierenteilresektion bei Einzelniere oder eingeschränkter Funktion der kontralateralen Niere
- auf Immuntherapie (Interferon/Interleukin) besteht geringe Ansprechrate

Prognose
bei Frühdiagnose mit radikaler Operation gut, bei Fernmetastasen schlecht

Urotheltumoren

Nierenbecken- und Harnleiterkarzinome

Risikofaktoren
- Anilinfarbstoffe
- Phenazetinabusus

Symptome
- Makro- und Mikrohämaturie
- selten Koliken

Diagnostik
durch Spezialisten

Therapie
- Exzision
- Laserung
- evtl. Nephroureterektomie
- engmaschige Nachsorge wegen Rezidivneigung

Harnblasenkarzinome

häufigster urologischer Tumor, Erkrankungsverhältnis Männer:Frauen = 3:1

histologisch: Übergangsepithelkarzinom (über 90 %)
„gutartige" Papillome sind selten

Symptome
- Hämaturie
- Dysurie

Diagnostik und **Therapie** durch den Spezialisten

Frauen. Histologisch findet sich in über 90 % der Fälle ein Übergangsepithelkarzinom. Plattenepithel- und Adenokarzinome sind selten. „Gutartige Papillome" sind eine Rarität.

Hauptsymptome eines Harnblasentumors sind *rezidivierende Hämaturie* (Makrohämaturie) und *Dysurie*.

Die **Diagnostik** und **Therapie** sollte vom Spezialisten durchgeführt werden.

34.8.3 Tumoren der Prostata

34.8.3.1 Benigne Prostatahyperplasie (BPH, Prostataadenom)

Tumoren der Prostata

Benigne Prostatahyperplasie (BPH)

mehr als 50 % aller Männer über 60 Jahre befallen
häufigste **Ursache** der Blasenentleerungsstörung des Mannes
Definition
⇒

Etwa 50 % aller Männer über 60 Jahre sind davon befallen. Sie ist die häufigste Ursache der Blasenentleerungsstörung des Mannes.

> Unter hormonellem Einfluß kommt es zu einer **Wucherung der paraurethralen Drüsen**, so daß das eigentliche Prostatagewebe das Adenom schalenförmig umgibt. Dieses über dem Adenom ausgespannte Gewebe wird als chirurgische Kapsel bezeichnet und verbleibt bei der transurethralen Resektion bzw. Adenomenukleation.

Die mit einer benignen Prostatahyperplasie einhergehenden **Symptome** bilden die Grundlage für eine Stadieneinteilung:

Stadium I: *Reizstadium*. Stadium der Kompensation mit Zunahme der Miktionsfrequenz, Verzögerung des Miktionsbeginns und Nykturie. Nennenswerter Restharn fehlt.

Stadium II: *Restharnstadium*. Beginn der Dekompensation mit Restharnwerten über 80 ml. Zunahme von Dysurie und Nykturie.

Stadium III: Stadium der *Dekompensation*. Überlaufblase mit ständigem Harnträufeln oder totale Harnsperre, Harnstauungsnieren und Niereninsuffizienz.

Diagnose: Bei der rektalen Palpation tastet man typischerweise eine vergrößerte, prall elastische und glatt begrenzte Prostata, deren Sulcus verstrichen ist. Die weitere Diagnostik wie *Uroflowmetrie*, sonographisch bestimmter *Restharn* und *Ausscheidungsurogramm* gehört in die Hand des Spezialisten.

Therapie: Ab dem Stadium II stehen je nach Größe des Adenoms zwei Methoden zur Auswahl: Die *transurethrale Resektion* oder die *transvesikale Adenomenukleation*. Bei stark erhöhtem Operationsrisiko kann die Blasenentleerung durch konservative Maßnahmen wie einem transurethralen Dauerkatheter oder einer suprapubischen Harnableitung gesichert werden.

Symptome:
- Stadium I:
  Reizstadium, Miktionsbeschwerden und Nykturie ohne nennenswerten Restharn
- Stadium II:
  Restharnstadium, Restharnwerte über 80 ml
- Stadium III:
  Stadium der Dekompensation

Diagnose
rektaler Tastbefund:
vergrößerte prallelastische Prostata mit verstrichenem Sulcus

Therapie
ab Stadium II operative Behandlung:
– transurethrale Resektion
– transvesikale Adenomenukleation

34.8.3.2 Prostatakarzinom

Prostatakarzinom

häufige urologische Tumorerkrankung

zur Früherkennung jährliche **Vorsorgeuntersuchung**!

Symptome
im Frühstadium selten, evtl. Dysurien und Hämatospermie

Das Prostatakarzinom ist der zweithäufigste Tumor des Mannes über 40 Jahre. Es entsteht in der peripheren Zone der Prostata und ist deshalb meist rektal zu palpieren. Zur Früherkennung ist deshalb die jährliche Vorsorgeuntersuchung des Mannes ab dem 40. Lebensjahr sinnvoll. Derzeit weisen in Deutschland rund 75 % aller Patienten mit einem Prostatakarzinom bei der Erstdiagnose ein nicht mehr kurativ zu behandelndes Spätstadium auf.

Symptome: Im Frühstadium zeigen sich nur selten Symptome. Dysurien und Hämatospermie können einen Hinweis geben. Später treten obstruktive Miktionsbeschwerden hinzu. Häufig aber stehen Symptome seitens der Knochenmetastasen im Vordergrund.

34.8 Tumoren der Urogenitalorgane

> Jede palpable Verhärtung im Bereich der Prostata ist **tumorverdächtig** und muß biopsiert werden!

Der wichtigste Tumormarker, auch im Frühstadium, ist das *prostataspezifische Antigen* (PSA). Die *saure Phosphatase* und *Prostata-Phosphatase* sind weniger sensitiv und weisen bei einer Erhöhung auf eine bereits vorhandene Metastasierung hin.

Bei der Erstdiagnostik ist neben dem *Ausscheidungsurogramm* eine *Knochenszintigraphie* zum Nachweis oder Ausschluß von Skelettmetastasen erforderlich.

Therapie: Das *lokal begrenzte Prostatakarzinom* kann durch eine radikale Prostatektomie kurativ therapiert werden. Alternativ bietet eine externe Hochvoltbestrahlung nur wenig schlechtere Heilungsraten und sollte bei Patienten mit hohem Operationsrisiko in Erwägung gezogen werden. Das *metastasierte Prostatakarzinom* wird systemisch behandelt. In der Regel verschwinden die Knochenschmerzen sehr rasch nach Einleiten einer Hormontherapie. In Abhängigkeit vom Differenzierungsgrad des Tumors hält dieser Effekt wenige Monate bis einige Jahre an. Wichtig in der Folgezeit ist dann eine adäquate Schmerztherapie, die medikamentös oder durch lokale Schmerzbestrahlung erfolgen kann.

34.8.4 Hodentumoren

Über 90 % der Hodentumoren gehen vom Keimepithel aus (Seminom, Teratokarzinom, embryonales Karzinom, Chorionkarzinom). Tumoren des Zwischengewebes (z.B. Leydigzell-Tumor) sind selten. Nahezu alle Hodentumoren sind bösartig. Ein kryptorcher Hoden (Hodenhochstand) entartet 20 bis 40 × häufiger als ein normal deszendierter Hoden.

Typisch ist die einseitige Hodenschwellung bzw. Größenzunahme des Hodens. Sie ist in der Regel schmerzlos und wird lediglich als Schweregefühl wahrgenommen.

Diagnose: Sie erfolgt durch Palpation und Sonographie mit einem hoch auflösenden 7,5 MHz-Schallkopf.

Differentialdiagnose: Eine Hydrozele, Spermatozele, chronische Epididymitis, Nebenhodentuberkulose und eine alte Hodentorsion muß ausgeschlossen werden. Im Zweifelsfall muß jeder vergrößerte und tumorverdächtige Hoden operativ freigelegt werden.

Die Metastasierung folgt entlang der Hodengefäße zu den paraaortalen Lymphknoten im Bereich des Nierenhilus.

Labor: Die wichtigsten Tumormarker bei Hodenkarzinom sind das Alpha-Fetoprotein (AFP) und Beta-HCG. Retroperitoneale Lymphknotenmetastasen werden durch die Computertomographie nachgewiesen.

Die **Therapie** erfolgt durch den Spezialisten, wobei die inguinale Ablatio testis der erste Schritt ist. Das weitere Vorgehen hängt von der Histologie und dem Lymphknotenstaging ab.

Die **Prognose** ist stadienabhängig, insgesamt jedoch sehr gut. Die Heilungsrate beträgt im Stadium I über 98 %, im Stadium II (mit Lymphknotenmetastasierung) noch über 90 %.

Beachte!

Tumormarker
- PSA (prostataspezifisches Antigen)
- saure Prostataphosphatase

Diagnose
- Knochenszintigraphie
- Ausscheidungsurogramm

Therapie
- kurativ beim lokal begrenzten Karzinom durch radikale Prostatektomie
- externe Hochvolttherapie
- bei metastasiertem Prostatakarzinom systemische Therapie

wichtig: adäquate Schmerztherapie

Hodentumoren

fast immer bösartig!

Symptome
einseitige schmerzlose Hodenvergrößerung

Diagnostik
Palpation und Sonographie

Differentialdiagnose
jeder tumorverdächtige Hoden sollte operativ freigelegt werden!

Metastasierung:
lymphogen zu paraaortalen Lymphknoten

Tumormarker
- Alpha-Fetoprotein (AFP)
- Beta-HCG
- CT bei Lymphknotenmetastasen

Therapie
erfolgt durch den Spezialisten

sehr gute **Prognose**

34.9 Harnwegsinfektionen

Harnwegsinfektionen

Unterscheidung zwischen
- Entzündungen parenchymatöser Organe mit hohem Fieber und
- Entzündungen der Hohlorgane meist fieberfrei und gut therapierbar

Entzündungen der **oberen** und **unteren** Harnwege

primäre Entzündung bei normalen anatomischen Verhältnissen („einfacher" Harnwegsinfekt)
sekundäre Entzündung bei urolog. Erkrankung mit Abflußstörung (komplizierter Harnwegsinfekt)
häufigste Erreger gramnegative Bakterien der Darmflora

Infektionsweg meist aszendierend
prädisponierende Faktoren für Harnwegsinfektionen

Die Harnwegsinfektion ist eine der häufigsten *bakteriellen Erkrankungen*. Hinsichtlich der Symptomatik und Therapie unterscheidet man Entzündungen der **parenchymatösen Organe** (Niere, Prostata, Nebenhoden) und der **Hohlorgane** (Harnröhre, Harnblase, Nierenbecken). Hohlorganentzündungen verlaufen meist ohne Fieber, heilen gelegentlich spontan aus und sind gut therapierbar. Bakterielle Entzündungen der parenchymatösen Organe verursachen in der Regel hohes Fieber und Allgemeinsymptome.

In der Praxis hat sich eine Unterteilung in Entzündungen der **oberen Harnwege** (Niere und Nierenbecken) und der **unteren Harnwege** (Harnröhre und Harnblase) bewährt.

Von *primärer Entzündung* spricht man bei normalen anatomischen Verhältnissen („einfacher" Harnwegsinfekt). Eine *sekundäre Entzündung* oder ein komplizierter Harnwegsinfekt liegt vor, wenn zu einer urologischen Erkrankung mit Abflußstörung (z.B. Obstruktion des Ureters bei Stein oder hoher Restharn bei Prostatahyperplasie) eine Infektion hinzukommt.

Häufigste Erreger sind *gramnegative Bakterien* der Darmflora (E. coli, Proteus mirabilis, Pseudomonas aeruginosa, Klebsiella pneumoniae), seltener *grampositive Keime* (Enterokokken, Staphylococcus aureus). In der Regel erfolgt die Infektion aszendierend.

Prädisponierende Faktoren für Harnwegsinfektionen sind Stoffwechselerkrankungen wie *Diabetes mellitus*, *anatomische Anomalien* mit Obstruktion und *Harnabflußstörungen* (Prostatahyperplasie, Harnröhrenstriktur) und der vesikoureterale Reflux.

34.9.1 Pyelonephritis

Pyelonephritis

Symptome
- Fieber
- Schüttelfrost
- Flankenschmerz
- Dysurie

Diagnose
- Anamnese
- klinischer Untersuchungsbefund
- Urinkontrolle

Komplikationen
bei gleichzeitiger Obstruktion drohende Urosepsis und septischer Schock

Destruktionen des Parenchyms führen zu pyelonephritischer Schrumpfniere

chronische Pyelonephritis
- Folge unsachgemäßer antibiotischer Behandlung
- bei persistierenden Risikofaktoren

Sekundärsymptome
Hypertonie, terminales Nierenversagen

Die *akute Pyelonephritis* ist die häufigste Nierenerkrankung. **Symptomatisch** ist ein plötzlicher Beginn mit hohem Fieber, Schüttelfrost, Flankenschmerz. Meist bestehen gleichzeitig oder vorausgehend Blasenbeschwerden mit Dysurie und Pollakisurie.

Die **Diagnose** erfolgt durch die Anamnese, den klinischen Untersuchungsbefund und durch die Urinuntersuchung mit kultureller Anzüchtung der Keime. Obligat sind eine Leukozyturie, Bakteriurie, meist eine Mikrohämaturie und Leukozytenzylinder. Besonderheiten sind die *Pyelonephritis im Kindesalter*, der häufig Harnwegsanomalien oder Blasenentleerungsstörungen zugrundeliegen, und die Pyelonephritis in der Schwangerschaft, die oft afebril und klinisch stumm verläuft.

Lebensbedrohlich kann eine Entzündung der oberen Harnwege werden, wenn gleichzeitig eine Obstruktion, z.B. durch einen Harnleiterstein, besteht. Es kann sich eine *Urosepsis* und ein *septischer Schock* ausbilden.

Bei der Pyelonephritis handelt es sich **histologisch** um eine *interstitielle bakterielle Nephritis*. Destruktionen des Nierenparenchyms können bei rezidivierenden Infekten zu röntgenologisch sichtbarer Narbenbildung, zur Niereninsuffizienz und zur Schrumpfung des Organs führen (pyelonephritische Schrumpfniere).

Eine **chronische Pyelonephritis** entsteht bei unsachgemäßer antibiotischer Behandlung aus einer akuten Pyelonephritis oder bei persistierenden Risikofaktoren (Diabetes, Obstruktion, Reflux). Etwa 10 % der Bevölkerung weisen eine *chronische interstitielle Nephritis* auf, die jedoch in den meisten Fällen nicht erkannt wird. Erst Sekundärsymptome wie Hypertonie, terminales Nierenversagen führen retrospektiv zur Diagnose (s. Kap. **26. Krankheiten der Niere**).

Wegen der deletären Spätfolgen sollte jede Pyelonephritis ernst genommen werden; neben einer suffizienten antibiotischen Therapie ist eine Abklärung des Harntraktes notwendig.

Sonderformen sind die *abszedierende Pyelonephritis*, die *Pyonephrose* und der *paranephritische Abszeß*.

Therapie
Antibiotika, Abklärung des Harntrakts

Sonderformen

34.9.2 Urozystitis

Wegen der kurzen Harnröhre neigen besonders Frauen zu aufsteigenden bakteriellen Entzündungen der Harnblasenschleimhaut. Die typischen Erreger sind Kolibakterien, Enterokokken, Proteus oder Staphylococcus aureus.
Symptome sind Dysurie, Pollakisurie und Unterbauchschmerzen. Oft ist der Urin blutig (hämorrhagische Zystitis).

Diagnostik: Die *mikroskopische Urinuntersuchung* zeigt Leukozyten, Bakterien und Erythrozyten. Unkomplizierte Blaseninfektionen der Frau sind häufig und erfordern erst bei mehrmaligem Auftreten eine erweiterte Diagnostik. Prädisponierende Faktoren sind sexuelle Aktivität und das Halten des Harns trotz längerdauerndem Harndrang. Rezidivprophylaxe: Blasenentleerung nach dem Geschlechtsverkehr und bei Harndrang kein Hinauszögern der Miktion.

Therapie: Die bakterielle Zystitis wird nach Keimanzüchtung und Resistenztestung antibiotisch behandelt. Bei akuter Symptomatik ist oft eine *sofortige Antibiotikagabe* notwendig, wobei Trimethoprim-Sulfamethoxazol Mittel der ersten Wahl ist. Die antibiotische Therapie bei unkomplizierter Zystitis erfolgt 3–5 Tage lang; die Einzeittherapie mit einer vollen Tagesdosis ist möglich. Reichliche Flüssigkeitszufuhr ist notwendig, Spasmoanalgetika in der Initialphase sind gelegentlich sinnvoll. Bei therapieresistenten Infekten und bei Rezidiven muß an prädisponierende Faktoren und Begleiterkrankungen gedacht werden (funktionelle Blasenentleerungsstörungen, Obstruktion, Restharn, Steine, Fremdkörper, Urethraldivertikel oder Tumoren).

Immer *wiederkehrende Zystitiden* machen eine komplette Diagnostik durch den Spezialisten notwendig. Neben einer dreimonatigen antibiotischen Langzeitprophylaxe mit einem Viertel der Tagesdosis eines geeigneten Antibiotikums, welches am Abend nach der letzten Miktion vor dem Schlafengehen eingenommen wird, ist eine Änderung des Miktionsverhaltens wichtig.

Urozystitis

meist aszendierende Infektion

Symptome
- Dysurie
- Pollakisurie
- Hämaturie

Diagnose
mikroskopische Urinuntersuchung
prädisponierende Faktoren
Rezidivprophylaxe

Therapie
bei unkomplizierter Zystitis 3–5 Tage Antibiotikagabe,
evtl. Einzeittherapie
reichliche Flüssigkeitszufuhr

bei therapieresistenten **Infekten** und **Rezidiven** prädisponierende Faktoren ausschließen

rezidivierende Zystitiden
antibiotische Langzeitprophylaxe mit 1/4 der Tagesdosis am Abend

34.9.3 Urethritis

Urethritiden werden zu 30 % durch Neisseria gonorrhoeae hervorgerufen. Eine Mitbehandlung des Partners ist erforderlich. Die unspezifische nichtgonorrhoische Urethritis (NGU) ist derzeit in Mitteleuropa die häufigste venerische Erkrankung. Sie wird überwiegend durch Chlamydien und Mykoplasmen hervorgerufen (s. 34.5).
Hauptsymptome einer Urethritis sind: Ausfluß und Brennen in der Harnröhre. Bei der Frau sind die Symptome häufig diskret.
Die **Diagnose** wird durch Harnröhrenabstriche gesichert.

Therapie: Voraussetzung ist die Kenntnis der Ätiologie der Urethritis. Die Gonorrhoe wird mit Penizillin, die Mykoplasmen- und Chlamydien-Urethritis mit Tetrazyklinen und die Trichomonaden-Urethritis mit Metronidazol behandelt. Um eine Reinfektion durch den Partner (ping-pong-Effekt) auszuschließen, ist immer eine gleichzeitige Partnerbehandlung notwendig.

Urethritis

Erreger:
- Gonokokken
- Chlamydien
- Mykoplasmen

Symptome
Harnröhrenausfluß
Brennen bei Miktion
Diagnose
Harnröhrenabstriche
Therapie
richtet sich nach der Ätiologie

Partnerbehandlung!

34.9.4 Prostatitis

Symptom der akuten bakteriellen Prostatitis sind hohes Fieber, Schüttelfrost, Algurie, Pollakisurie, Dammschmerz und Defäkationsschmerz. Bei der rektalen Untersuchung besteht stärkste Druckschmerzhaftigkeit und eine weiche Konsistenz; eine Fluktuation deutet auf einen Prostataabszeß hin.

Die **bakteriologische Diagnostik** erfolgt aus der ersten Portion der 3-Gläser-Probe (34.7)

Therapie: Hochdosierte Antibiotikagabe. Bei Entwicklung eines Prostataabszesses ist fachärztliche Behandlung notwendig.

Die **chronische Prostatitis** weist selten mikrobielle Erreger auf. Meist liegt eine Prostatapathie oder ein vegetatives Urogenitalsyndrom vor, welches lediglich subjektiv Symptome einer Entzündung verursacht, bei dem aber keine Keimanzüchtung gelingt. Dieses Krankheitsbild befällt vorwiegend Männer zwischen 25 und 45 Jahren und äußert sich in Miktionsproblemen mit Dysurie, Pollakisurie und Blasentenesmen sowie einem anorektalen Beschwerdebild mit Druckgefühl im After, Schmerzen in der Inguinalregion und zum Kreuzbein ausstrahlend sowie Störungen im Sexualbereich.

34.9.5 Epididymitis

Die akute Epididymitis entsteht überwiegend aszendierend über den Ductus deferens nach akuter Prostatitis, Urethritis und nach Operationen an der Prostata.

Innerhalb weniger Stunden kommt es zu einer hochgradigen Schwellung und Rötung einer Skrotalhälfte. Der Skrotalinhalt ist druck- und berührungsempfindlich, die Schmerzen strahlen in den Samenstrang aus. Meist besteht Fieber; im Urin sind Keime und Leukozyten nachweisbar.

Therapie: Antibiotische Behandlung mit Tetrazyklinen oder Gyrasehemmern sowie Ruhigstellung und Hochlagerung des Hodens.

Die **Differentialdiagnose** der Hodentorsion ist oft schwierig. Im Zweifelsfall sofortige Klinikeinweisung!

34.10 Urolithiasis und moderne Steintherapie

Kaum ein Gebiet in der Medizin unterlag in den letzten Jahren einem so raschen Wandel wie die Steintherapie. Die extrakorporale Stoßwellenlithotripsie (ESWL) und andere moderne Steinzertrümmerungsverfahren haben dazu geführt, daß die „Volkskrankheit" Urolithiasis mit einer Prävalenz von ca. 5% heute komplikationsarm und patientenfreundlich therapiert werden kann. Die Chance eines Steinträgers, im Laufe seines weiteren Lebens einen zweiten Stein zu bilden, liegt bei etwa 50 %. Eine **Rezidivprophylaxe** ist sinnvoll. Wichtig ist eine *ausreichende Flüssigkeitszufuhr*, wobei eine Harnmenge von über 2 l erreicht werden soll. *Diätetische Maßnahmen* (purinreiche Nahrungsmittel meiden) und *Gewichtsreduktion* ist bei Harnsäuresteinbildnern angeraten. Eine Alkalisierung des Harns wird zur Litholyse von Uratsteinen verwendet und vermindert deren Neubildung. Oxalatsteinträger sollten kalzium- und oxalatreiche Speisen und Getränke (Milchprodukte und kalziumreiche Mineralwässer) meiden. Bei Struvitsteinen (Infektsteine) ist die Elimination der Infektursache und eine komplette Steinsanierung notwendig.

Das heute dominierende Verfahren ist die *berührungsfreie Nierenstein-Zertrümmerung durch Stoßwellen* (extrakorporale Stoßwellen-Lithotripsie,

---

Prostatitis

Symptome der akuten **bakteriellen Prostatitis**:
- hohes Fieber
- Miktionsstörungen
- Defäkationsschmerz

Diagnostik

Therapie
hochdosiert Antibiotika

chronische Prostatitis
(vegetatives Urogenitalsyndrom)

Symptome
- Miktionsstörungen
- Störungen im Sexualbereich
- anorektales Beschwerdebild

Epididymitis

häufig nach
- Prostatitis
- Urethritis
- Prostataoperation

Symptome
Schwellung, Rötung, extreme Druckschmerzhaftigkeit des vergrößerten Nebenhodens mit
- Fieber
- Leukozytose
- Keimnachweis im Urin

Therapie
Antibiotikagabe

Differentialdiagnose
Hodentorsion!

Urolithiasis und Steintherapie

moderne Steinzertrümmerungsverfahren ESWL

Rezidivrate liegt bei 50 %

Rezidivprophylaxe
- ausreichend Flüssigkeit
- diätetische Maßnahmen
- Gewichtsreduktion

Therapie
berührungsfreie Nierensteinzertrümmerung durch Stoßwellen (ESWL)

ESWL). Sie wird in Sedoanalgesie durchgeführt und eignet sich in ausgesuchten Fällen auch für eine ambulante Behandlung. Die nach einer Behandlung entstandenen Steinfragmente müssen über den Harnleiter abgehen und verursachen in 10 bis 20 % der Fälle Koliken. Nicht selten sind wegen einer ungenügenden Steindesintegration, insbesondere bei größeren Konkrementen, Mehrfachbehandlungen notwendig.

Bei Nierenausgußsteinen hat sich ein kombiniertes Vorgehen bewährt, bei dem zunächst durch die **perkutane Nephrolitholapaxie** die Hauptmasse des Steins endoskopisch entfernt und anschließend kleinere, nicht zugängliche Rest- und Kelchsteine mittels ESWL zertrümmert werden.

perkutane Nephrolitholapaxie

35. Gynäkologische Erkrankungen

G. Bastert, S. D. Costa

35.1 Anamnese und Untersuchung

Bei Erhebung der gynäkologischen Anamnese sollte die Patientin zunächst ihre Beschwerden mit eigenen Worten schildern.

Wenn eine **vaginale Blutung** vorliegt, muß die Regelanamnese erfragt werden: Daten der letzten Perioden, Stärke, Dauer, Blutungsintervalle, Regelmäßigkeit (Zwischenblutungen), Schmerzhaftigkeit. Bei **Schmerzen im Unterleib** soll Charakter, Stärke und Dauer erfragt werden und ihr Zusammenhang mit Periodenblutung, Miktion, Defäkation und Kohabitation. Man fragt nach der **Parität**, den **Geburtsverläufen**, ferner nach vorausgegangenen **Fehlgeburten**, **Schwangerschaftsabbrüchen** oder **Extrauteringraviditäten**. Eine **Harninkontinenz** wird häufig erst auf Befragen angegeben. Vorausgegangene **Operationen** im Unterleib sollten erfragt werden. Die erweiterte Eigen-, Familien-, Sozialanamnese und die Frage nach **Medikamenteneinnahme** (Hormone) und **Allergien** runden das Gespräch ab.

Die gynäkologische Untersuchung muß in Anwesenheit einer Hilfsperson stattfinden. Die Patientin muß vorher die Blase entleeren (Untersuchung des Mittelstrahlurins häufig erforderlich) und muß ganz entspannt auf dem Untersuchungsstuhl (Steinschnittlage) liegen.

Beginnen sollte man immer mit der **Inspektion** und **Palpation** des Abdomens und der Leisten, wobei man seitlich von der Patientin (nicht vor der Vulva) steht. Es folgt die Inspektion des äußeren Genitales, des Dammes und des Anus. Nach Spreizen der Labien mit der linken Hand wird das hintere Spekulum schräg und dann das vordere Spekulum unter Schonung des Urethralwulstes (schmerzhaft) eingeführt. Durch Zug an den Spekula entfaltet sich die Vagina, und die Portio kann dargestellt werden. Nach Inspektion, ggf. zytologischem Abstrich und Kolposkopie erfolgt die bimanuelle Palpation zunächst vaginal, dann rektal bzw. rektovaginal, wobei der Uterus (Lage, Form, Größe, Konsistenz), die Parametrien und die Adnexe (Normalbefund: nicht tastbar!), die Beckenwände, der Douglas und die Rektumschleimhaut beurteilt werden.

35.2 Leitsymptom Amenorrhö

> Die **primäre Amenorrhö** wird definiert durch fehlende Monatsblutung trotz vollendetem 15. Lebensjahr.

Ursachen sind destruktive (entzündlich, tumorös) Prozesse im Hypothalamus und der Hypophyse, genitale Fehlbildungen (Uterus-Vaginalaplasie beim Mayer-Küster-Rokitansky-Syndrom, adrenale Hyperplasie beim Adrenogenitalen Syndrom), Chromosomenanomalien (z. B. Turner-Syndrom 45-XO), Intersexualität, etc.

Symptome: Kein pubertärer Wachstumsschub, fehlende sekundäre Geschlechtsmerkmale (Thelarche, Pubarche, Adrenarche), etc.

Gynäkologische Erkrankungen

Anamnese und Untersuchung

Fragen nach:
- Regelanamnese bei vaginaler Blutung
- Art der Schmerzen im Unterleib
- Schwangerschaften
- Harninkontinenz
- Operationen
- Medikamente
- Allergien

Untersuchung in Anwesenheit einer Hilfsperson, Patientin mit leerer Blase

- Inspektion und Palpation
- Spekulum-Untersuchung
- bimanuelle Palpation

Leitsymptom Amenorrhö

primäre Amenorrhö
⇒

Ursachen
meist angeborene oder erworbene Mißbildungen

Symptome
keine sekundären Geschlechtsmerkmale

Befund: Kleinwuchs oder Hochwuchs, Infantilismus, Virilismus, Pterygium colli, Unterentwicklung der Brüste, fehlende Schamhaare oder männlicher Behaarungstyp, Klitorishypertrophie, Vaginal-, Uterusaplasie, Hymenalatresie.

Untersuchung: Meistens nur rektale Palpation möglich, dabei Beurteilung des kleinen Beckens (Uterus und Adnexe).

Diagnose: 1. Hormonbestimmungen. 2. Karyotypisierung; 3. Funktionstests für Hypothalamus/Hypophyse, für Uterus/Endometrium; 4. Röntgen der Sella, NMR des Kopfes; 5. Ultraschall des kleinen Beckens (transabdominal bei voller Blase oder transvaginal).

Therapie: Je nach Syndrom Operation (z. B. Neovagina) und/oder Hormonsubstitution.

> Die **sekundäre Amenorrhö** ist definiert durch das Ausbleiben der Periode über 6 Monate und mehr nach spontanem Zyklus bei Frauen im gebärfähigen Alter.

Ursachen sind meistens Schwangerschaft (80 %), Stillen, Ovarialinsuffizienz (polyzystische Ovarien = PCO-Syndrom), Chemotherapie (reversibel), Radiotherapie (Kastration, irreversibel), Destruktion des Endometriums durch Infektionen/Kürettagen, Hypophysentumoren (Prolaktinome), Unterfunktion der Hypophyse, Hypothyreose, Anorexia nervosa, Streß, starke Gewichtsschwankungen, Psychopharmaka.

Diagnose: *Schwangerschaftszeichen* (s. Kap. **36. Geburtshilfe**), Galaktorrhoe (bei Prolaktinom meist beidseits), Akne, Behaarungszunahme, Pigmentveränderungen der Haut, Myxödem. Bei der bimanuellen Untersuchung vergrößerte, nicht druckschmerzhafte Ovarien. Uterus sehr klein (bei lange bestehendem Östrogenmangel). Weitere Diagnostik: *Ultraschall* des kleinen Beckens, *NMR-Diagnostik* der Sella und *Hormonbestimmungen*.

Therapie: Nach Ausschluß einer Schwangerschaft (an EUG denken!) fachärztliche Behandlung.

35.3 Leitsymptom Sterilität

> Von **primärer Sterilität** spricht man, wenn trotz regelmäßigem, ungeschütztem Geschlechtsverkehr bei bestehendem Kinderwunsch nach 1 Jahr keine Schwangerschaft vorliegt. **Sekundäre Sterilität** besteht, wenn keine Konzeption bei bestehendem Kinderwunsch nach vorausgegangenen Schwangerschaften (unabhängig von deren Verlauf) eintritt. **Infertilität** bezeichnet die Unmöglichkeit, eine Schwangerschaft auszutragen.

Ursachen sind fehlende oder zu seltene Ovulationen (polyzystische Ovarien = PCO), Corpus-luteum-Insuffizienz, hypophysäre Insuffizienz, Hyperprolaktinämie (Prolaktinome), Endometriose (s. 35.5), Schädigung der Tuben durch abgelaufene Entzündungen (Adnexitis, Salpingitis, Peritonitis) und Adhäsionen im kleinen Becken nach Operationen, Störungen der Zervixfunktion (durch eine Ovarialinsuffizienz), anatomische Veränderungen nach Operationen, Geburten, Entzündungen. Auch endokrine Erkrankungen wie Diabetes mellitus, M. Cushing, M. Addison, Hyper- oder Hypothyreose, Drogen, Alkohol, Nikotin sowie psychogene Faktoren kommen als Ursachen in Betracht.

35. Gynäkologische Erkrankungen

Diagnostik
- gynäkologische Untersuchung
- Abklärung des Ehemannes

Nachweis der Ovulation
- Basaltemperatur
- Zervixsekret

Ausschluß einer zervikalen Sterilität und einer immunologischen Unverträglichkeit → Sims-Huhner-Test
invasive Diagnostik:
- Kürettage
- Hysteroskopie

Therapie

Prognose der Sterilitätstherapie

Die **Diagnostik** erfolgt durch eine *gynäkologische Untersuchung* zur Feststellung der Sterilitätsursache. *Spermiogramm* beim Ehemann bzw. andrologische Abklärung (daran denken!).

Der **Nachweis einer Ovulation** wird durch *Messung der Basaltemperatur* (Anstieg der morgendlichen Temperatur um 0.4–0.8° in der Zyklusmitte) über 3 Monate und durch Untersuchung des Zervixsekrets auf Spinnbarkeit, Kristallisation (Farnkrautphänomen) in Zyklusmitte erbracht. **Ausschluß einer zervikalen Sterilität** und einer **immunologischen Unverträglichkeit** durch den Sims-Huhner-Postkoital-Test, Spermatozoenpenetrationstest. **Klärung einer uterinen Sterilität**: Endometrium-Strich-Kürettage, Hysteroskopie (ambulant). **Durchgängigkeit der Tuben:** Hysterosalpingographie, Pertubation, Pelviskopie (Laparoskopie).

Die **Therapie** erfolgt durch den Gynäkologen. Ggf. ist eine Psycho- oder Familientherapie angezeigt.

Prognose: Schwangerschaftsraten unter Ovulationsauslösung 25–80 % je nach Störung, nach IVF mit Embryotransfer 20 %, nach Sterilitätsoperationen 30–40 %.

35.4 Leitsymptom abnorme vaginale Blutung

35.4.1 Vaginale Blutung bei Mädchen < 10 Jahren

Leitsymptom abnorme vaginale Blutung

Vaginale Blutung bei Mädchen < 10 Jahren
Ursachen
- akzidentell
- Pubertas praecox
- Tumoren
- Kindesmißhandlung

Vaginale Blutungen im Kindesalter werden am häufigsten durch Kolpitis nach *Fremdkörperinokulation* (oft Murmeln, Mensch-ärgere-dich-nicht-Männchen) in die Vagina oder durch Abbruchblutung nach *akzidenteller Einnahme von Ovulationshemmern* („Smarties"), seltener durch *Pubertas praecox*, durch *Genitaltumoren, Verletzungen, Kolpitis* verursacht. Bei Verdacht auf eine Pubertas praecox sollte ein gynäkologischer Endokrinologe hinzugezogen werden. Auch die Behandlung eines Genitaltumors (Sarcoma botryoides, Östrogen-produzierende Ovarialtumoren = Pseudo-Pubertas praecox) und einer Genitalverletzung sollte von Spezialisten durchgeführt werden. Eine Kolpitis wird häufig durch Candida albicans, Trichomonaden, seltener durch Bakterien oder Oxyuren hervorgerufen und gezielt behandelt.

35.4.2 Abnorme vaginale Blutung bei Frauen in der Altersgruppe zwischen 10 und 50 Jahren

Abnorme vaginale Blutung bei Frauen zwischen 10 und 50 Jahren

Ursachen
- dysfunktionell
- organisch

Verursacht werden diese in den ersten Jahren nach der Menarche meist durch ovarielle Dysfunktion (anovulatorische Abbruchblutungen durch unausgereiftes hypothalamisch-hypophysäres System), Defloration. Sie werden seltener durch Tumoren hervorgerufen. Später unterscheidet man zwischen *dysfunktionellen* (Störungen des Blutungsrhythmus oder des Blutungstypus) und *organischen* Blutungsstörungen.

- **Polymenorrhö**
  Zyklus < 25 Tage

Polymenorrhö: Zyklusintervalle < 25 Tage, Blutungsstärke meist normal. Zyklen sind häufig anovulatorisch, die Follikelphase oder die Corpus-luteum-Phase oder beide können verkürzt sein.

- **Oligomenorrhö**
  Zyklus > 35 Tage

Oligomenorrhö: Zyklusintervalle > 35 Tage, Blutungsstärke oft schwach oder verstärkt. Meistens besteht eine Ovarialinsuffizienz, die Follikelreifungsphase ist verlängert.

- **Dauerblutung**
  meist durch Follikelpersistenz

Dauerblutung: anhaltende Blutung unterschiedlicher Stärke. Meist durch Follikelpersistenz verursacht, jedoch Ca-Blutung (Endometrium-/Zervixkarzinom) unbedingt ausschließen.

Hypermenorrhö (Menorrhagie): verstärkte Regelblutung. Meist durch submuköse Myome, Adenomyosis, Endometrium-Hyperplasie, Uterushypoplasie, Polypen verursacht. Seltener bei arterieller Hypertonie, Gerinnungsstörungen, Herz- und Nierenerkrankungen. Ein Karzinom (Endometrium-/Zervixkarzinom) muß ausgeschlossen werden.

Metrorrhagie: unregelmäßige Blutungen. Meist auf Follikelreifungsstörungen beruhend, seltener Karzinome, submuköse Myome, Polypen, Endometritis.

Diagnostik: Basaltemperaturmessung, gynäkologische Abklärung.

Therapie: Behandlung der Oligo-/Polymenorrhö nur bei Kinderwunsch oder Anämie. Bei verkürzter Follikelphase Östrogene post-menstruell, bei Lutealinsuffizienz Gestagene prä-menstruell. Bei Dauerblutung und bei Metrorrhagie Substitution mit Östrogen-Gestagen-Präparaten („Pille"), falls keine Blutstillung, fraktionierte Kürettage. Bei Menorrhagie Behandlung des Grundleidens, ggf. kontinuierliche Gabe von Gestagenen (therapeutische Amenorrhö).

Uterus myomatosus: Myome sind gutartige Geschwülste des Myometriums und bei fast 1/3 aller Frauen dieser Altersgruppe zu finden. Die Myome werden nach ihrer Lokalisation als *subserös*, *submukös*, *intramural*, *gestielt*, *zervikal*, *intraligamentär* bezeichnet.

Diagnose: Symptome sind Blutungsanomalien, leichte bis wehenartige, kolikartige Druckschmerzen im Unterleib, Dysmenorrhö (s. u.), durch Verdrängung Störungen der Miktion und Defäkation, Fehl-, Frühgeburten und Sterilität. Typischer Tast- bzw. Ultraschallbefund. *In der Schwangerschaft* nimmt die Größe der Myome in der Regel zu und sie führen gehäuft zu vorzeitigen Wehen, irregulären Wehen sub partu und zur mangelhaften Rückbildung im Wochenbett.

Therapie nur bei Symptomen! Bei kleinen Myomen können Gestagene oder GnRH-Agonisten verabreicht werden. Operativ können Myome bei bestehendem Kinderwunsch durch Enukleation (oft auch laparoskopisch) entfernt werden, ansonsten wird eine vaginale oder abdominale Hysterektomie durchgeführt.

35.4.3 Vaginale Blutung bei Frauen >50 Jahren

Ursachen: Am häufigsten werden sie durch *Hormoneinnahme* wegen klimakterischer Beschwerden verursacht, allerdings muß immer ein Karzinom (Zervix, Endometrium, Ovar) ausgeschlossen werden. Ferner bei Vulva- und Vaginalatrophie, seniler Kolpitis, Lichen sclerosus.

Diagnose: Bei der Spekulumeinstellung können Epithelläsionen (senile Vulva- und Vaginalatrophie), ferner Entzündungen gesichtet werden. Zytologische und bakterielle Abstriche, Ultraschall (Endometriumdicke/Adnexe), fraktionierte Kürettage (großzügige Indikation) und weitere Diagnostik erfolgt durch den Gynäkologen.

Therapie: Bei perimenopausalen Blutungsstörungen stellt die *fraktionierte Kürettage* auch die Therapie dar. Weiteres Vorgehen nach Erhalt der Histologie. (Tumoren s. Kap. **35.9**).

- **Hypermenorrhö**
  meist durch submuköse Myome etc.

- **Metrorrhagie**
  meist Follikelreifungsstörungen

Diagnostik

Therapie
nur bei Kinderwunsch oder Anämie

Uterus myomatosus
– bei 1/3 aller Frauen vorhanden
– gutartig

Diagnose
– Blutungsanomalien
– Dysmenorrhö
– Fehl- oder Frühgeburten
Diagnose wird durch Palpation und Ultraschall gestellt
Myome in der Schwangerschaft

Therapie
nur bei Symptomen:
– medikamentös
– operativ

Vaginale Blutung bei Frauen > 50 Jahren
Ursachen
- Hormoneinnahme
- genitale Malignome
- atrophische Vulva
- atrophische Vagina

Diagnose durch den Gynäkologen

Therapie
fraktionierte Kürettage

35.5 Leitsymptom Unterbauchschmerzen

Leitsymptom Schmerzen im Unterbauch

Ursachen
- Dysmenorrhö
- Ovulationsschmerz
- PMS
- Ovarialzysten
- Adnexitis u. a.

Charakterisierung der Schmerzen
- Typ
- zeitliches Auftreten
- Zyklusabhängigkeit
- EUG?
- Abort?

Diagnose
- klinisch: Fluor, Rötung, Portio-Schiebeschmerz, tastbare Adnexe
- Abstriche: Bakteriologie, Mykologie
- Labor: β-HCG i. U., BSG, Blutbild
- Ultraschall: Adnexe, freie Flüssigkeit im Douglas, EUG

Differentialdiagnose

Therapie
- bei Entzündungen: Antibiotika, Antimykotika
- bei Peritonitis, EUG: Laparoskopie, ggf. Laparotomie
- bei Dysmenorrhö: symptomatisch, ggf. Hormonsubstitution
- bei Endometriose: GnRH-Agonisten, laparoskopische Operationen

Ursachen sind schmerzhafte Menstruation (Dysmenorrhö), Ovulationsschmerz (Mittelschmerz), prämenstruelles Syndrom (PMS), stielgedrehte oder blutende Ovarialzysten, Adnexitis, Pelveoperitonitis, Douglasabszeß, Tuboovarialabszeß, Zervizitis, Kolpitis, Endometriose, Extrauteringravidität, Uteruspolypen, Myome, seltener Ovarialkarzinom. Kolpitiden werden am häufigsten durch Candida albicans oder Trichomonaden, Adnexitiden durch Chlamydien, Mykoplasmen oder auch Gonokokken hervorgerufen.

Symptome sind Schmerzen im Unterbauch ein- oder beidseitig, dumpf (Adnexitis), kolikartig (Stieldrehung), ständig oder nur bei Geschlechtsverkehr, Miktion oder Defäkation (Endometriose), Brennen und Jucken (Vulvitis, Kolpitis). Wichtig ist der *Zusammenhang mit dem Zyklus*. Immer eine gestörte Frühgravidität ausschließen (Abort, EUG)! Beim PMS Ödeme, Blutdruckanstieg, Nervosität in der zweiten Zyklushälfte.

Diagnostik: *Spekulum:* Rötung der Vulva/Vagina evtl. mit weißen Belägen, weißlich-käsigem (Candida) oder schaumigem, übel riechendem (Trichomonaden, Gardnerella vaginalis) Fluor. Mikroskopische Untersuchung des Fluors (nativ mit NaCl und mit KOH versetzt), Abstriche auf Bakterien und Pilze abnehmen. *Bimanuelle Untersuchung:* Portioschiebeschmerz, schmerzhafte, teigige oder zystische Adnexe, leichte Abwehrspannung im Unterbauch. Subfebrile Temperaturen, erhöhte BSG und Leukozytose sprechen für eine Adnexitis. Urinuntersuchung auf Bakterien, ß-HCG routinemäßig. *Ultraschall* bei Adnextumoren, bei Abwehrspannung zum Nachweis freier Flüssigkeit im Douglas, Ausschluß einer EUG oder eines Frühabortes. Bei Verdacht auf Endometriose und beim Nachweis freier Flüssigkeit im Abdomen Laparoskopie.

Differentialdiagnose: Zystitis, Pyelonephritis, Appendizitis, Urolithiasis, Subileus, Mesenterialinfarkt, blutendes Aortenaneurysma.

Therapie bei *Entzündungen:* Ansäuerung des Scheidenmilieus mit Laktobazillen, Antimykotika lokal (Candida) und systemisch: Tetrazykline (Chlamydien, Mykoplasmen), Metronidazol (Trichomonas, Anaerobier bei fast jeder Adnexitis mitbeteiligt). Bei *Verdacht auf Stieldrehung oder Pelveoperitonitis*, bzw. *Tuboovarial-/Douglasabszeß* umgehend Klinikeinweisung. *Primäre Dysmenorrhö:* Acetylsalicylsäure, Ibuprofen, orale Kontrazeptiva, zyklische Gestagene (16.–25. Tag). Die *Endometriose* wird vom Facharzt behandelt. Bei *PMS:* Gestagensubstitution prämenstruell.

35.6 Leitsymptom Fluor

Leitsymptom Fluor

Epidemiologie
oft kein Krankheitswert, da individuell verschieden

Ursachen
- bei jungen Frauen: meist Entzündungen
- nach der Menopause: Östrogenmangel, Malignom

Therapie

Epidemiologie: Fast jede dritte Patientin in einer gynäkologischen Praxis klagt über vermehrten Ausfluß. Man unterscheidet zwischen **Fluor vaginalis** und **Fluor cervicalis**. Eine krankhafte Veränderung liegt nicht immer vor, weil die normale Menge der zervikalen/vaginalen Sekretion individuell verschieden ist. Der vermehrte Ausfluß wird bei **jungen Frauen** am häufigsten durch spezifische Entzündungen der Vulva, Vagina und Zervix hervorgerufen und ist mit Schmerzen, Blutungsstörungen vergesellschaftet (Diagnose und Therapie s. 35.5). **Nach der Menopause** führt der Östrogenmangel zu Vulva-/Vaginalatrophie und vermehrtem Ausfluß, allerdings muß immer eine maligne genitale Erkrankung ausgeschlossen werden, die sich durch Fluor erstmals manifestiert.

Therapie: Bei atrophischer Kolpitis lokale Östriolpräparate, bei zervikalem Fluor Entzündungsbehandlung (s. 35.5).

35.7 Leitsymptom Harninkontinenz (HIK)

> Harninkontinenz bezeichnet den unwillkürlichen Harnabgang.

Ursachen: *1. Streßinkontinenz* (fast 50 % aller Frauen): Ein gestörter Harnblasenverschluß infolge einer Senkung des Beckenbodens (konstitutionell bedingte Bindegewebsschwäche), durch Geburtstraumen (Multiparität, protrahierte Geburten, große Kinder), bei Adipositas, körperlicher Überbelastung, bei Tonus- und Turgorverlust des Gewebes infolge postmenopausalen Östrogenmangels.
2. Urge-Inkontinenz: starker Harndrang bei intakten anatomischen Verhältnissen und Sphinkterfunktion mit Detrusorhyperreflexie bei Harnwegsinfekten, radiogener Zystitis, Schrumpfblase, Blasen-/Urethrasteinen.
3. Überlaufblase infolge einer passiven Überdehnung bei neurologischen und internistischen Erkrankungen, postpartal, postoperativ (z.B. neurogene Blasenentleerungsstörung nach ausgedehnter Lymphonodektomie bei Karzinomoperationen).
4. Extraurethrale Inkontinenz bei Fisteln (radiogen, operativ, tumorbedingt).

Symptome: Harnabgang bei Husten, Lachen, Niesen, schwerer körperlicher Belastung (*Streßinkontinenz 1. Grades*), beim Laufen, Tragen, Treppensteigen (*2. Grades*), in Ruhe und im Liegen (*3. Grades*). Imperativer Harndrang, Pollakis- und Nykturie mit oder ohne Dysurie (*Urge-Inkontinenz*).

Diagnose: *Inspektion:* Senkung des Uterus (Descensus uteri): Uterus in der klaffenden Vulva sichtbar=partieller Prolaps, gesamter Uterus vor der Vulva (oft mit Druckulzera)=totaler Prolaps. Immer begleitet von einer Senkung der Vaginalwände (Descensus vaginae anterior = Zysto- mit/ohne Urethrozele, posterior = Rektozele, bzw. Enterozele = Douglaszele mit Darmschlingen im Bruchsack). Zunahme der Senkung und unwillkürlicher Harnabgang bei Aufforderung der Patientin zum Pressen oder Husten. Zur Unterscheidung zwischen Streß- und Urge-Inkontinenz ist eine gynäkologische/urologische Abklärung notwendig.

Prävention: Vermeidung eines Descensus durch Wochenbett- bzw. Beckenbodengymnastik, keine rasche Geburtenfolge, keine schweren körperlichen Belastungen post-partal, konsequente Behandlung der Harnwegsinfekte.

Therapie: Bei leichten Formen von Descensus *Beckenbodengymnastik*, in der Postmenopause *Östrogensubstitution* (v.a. lokale Applikation), ansonsten *operative Raffung der Vaginalwände* (Kolporrhaphie). Oft ist die Exstirpation des Uterus nötig (v.a. beim Prolaps). Die Einlage eines Ring- oder Schalenpessars ist selten und bei inoperablen Frauen im hohen Alter indiziert. Bei Urge-Inkontinenz sind operative Maßnahmen nicht indiziert, die Behandlung muß die Ursache der Störung berücksichtigen: *antibiotische Therapie* der Harnwegsinfekte, Parasympathikolytika, Spasmoanalgetika. Bei Therapieresistenz kann eine pharmakologische oder chirurgische Blasendenervierung erforderlich sein.

35.8 Leitsymptom klimakterische Beschwerden

> In der **Perimenopause** („Wechseljahre") treten vegetative Symptome auf, die als *Klimakterisches Syndrom* zusammengefaßt werden.

Leitsymptom Harninkontinenz

Definition
←

Ursachen
- Streßinkontinenz
  - veränderte anatomische Verhältnisse (Descensus, Östrogenmangel)
- Urge-Inkontinenz
  - Entzündungen
  - Steine
  - Hyperreflexie (neurogen, radiogen)
- Überlaufblase
  passive Überdehnung
- extraurethrale Inkontinenz
  Fisteln

Symptome
Einteilung in Schweregrade 1–3 (Streßinkontinenz)

Diagnose
- Inspektion:
  - Descensus
  - Prolaps
  - Zysto-Rekto-Enterozele
- weitere Diagnostik:
  - Gynäkologe
  - Urologe

Prävention

Therapie
- Beckenbodengymnastik
- Östrogenapplikation
- operativ nur bei Streß-HIK indiziert
- medikamentös
bei Urge-HIK:
- Antibiotika
- Spasmolytika

Leitsymptom klimakterische Beschwerden

Definition
←

35. Gynäkologische Erkrankungen

Symptome
- dysfunktionelle Blutungen
- Hitzewallungen
- vegetative Symptome

Ursachen/Diagnose
- komplexe hormonell-vegetative Störung
- Sistieren der Ovarialfunktion
- Überwiegen der Androgene

Therapie
Hormonsubstitution

Vorteile einer dauerhaften Hormonsubstitution
- Beschwerdebesserung
- weniger Infarkte
- keine Osteoporose
- niedrigeres Risiko gynäkologischer Malignome

Kontraindikationen
- Lebererkrankungen
- Thrombose
- Mammakarzinom (?)

Symptome: *Blutungsanomalien* (fast alle Formen der dysfunktionellen Blutungen), *Hitzewallungen* mit Schweißausbrüchen, periphere Durchblutungsstörungen (v. a. an den Händen) und *vegetative Symptome* mit Kopfschmerzen, Depression, Schlaflosigkeit, Nervosität, Herz-/Kreislaufbeschwerden, usw.

Ursache und Diagnose: Störung des hormonell-vegetativen Gleichgewichtes durch Östrogenmangel beim Sistieren der Ovarialfunktion mit Eintritt der Menopause. Die Androgene überwiegen und es kommt zur Involution der Zielorgane der Östrogene: Atrophie der Brüste, Vulva, Vagina, Uterus mit Kolpitis, Craurosis vulvae, Pruritus, Kohabitationsbeschwerden, Zunahme der Inkontinenz (s.a. 35.7), Turgorverlust und Atrophie der Haut, Adipositas, Hypertonie, Osteoporose. **Labor**: Anstieg von LH, FSH, Abfall der Östrogene und des Progesterons, Überwiegen der Androgene.

Therapie: *Hormonsubstitution* möglichst langfristig. Je nach Beschwerdeprofil: Östrogen-Gestagen-Sequenzpräparate (Nachteil: häufig Fortbestehen der Blutungen), Östriol (Nachteil: keine Verhütung der Osteoporose), Östrogen-Gestagen-Kombination (Dosis bleibt gleich, durchgehend) und Östrogendepotpräparate mit Dehydroepiandrosteronönanthat (alle 3–6 Monate Gestagentest zur Vermeidung einer Endometriumhyperplasie).
Vorteile einer dauerhaften Hormonsubstitution sind: Beseitigung der subjektiven und objektiven klimakterischen Beschwerden, Verhütung der Osteoporose, Verringerung des Myokardinfarktrisikos, der Alzheimer'schen Erkrankung, der Harninkontinenz, der Vulva-/Vaginalatrophie, ferner des Risikos eines Endometrium-, Ovarial- und Mammakarzinoms (v. a. mit Gestagenzusatz), Senkung der allgemeinen Morbidität und Mortalität.
Kontraindikationen sind: schwere akute oder chronische Leberkrankheiten, bestehende Thromboembolie, nicht ausbehandeltes Mammakarzinom (?). Gestagenbetonte Präparate können bei Endometriumkarzinom, Myomen, Endometriose und Mastopathie gegeben werden.

Gynäkologische Onkologie

Vorsorgeuntersuchung der Frau

weiterführende Vorsorgeuntersuchungen

35.9 Gynäkologische Onkologie

Außer den gesetzlich angebotenen gynäkologischen Vorsorgeuntersuchungen (Vorsorgeuntersuchungen s. Kap. **5. Prävention von Krankheiten**) sollten als weiterführende Vorsorgeuntersuchungen immer eingesetzt werden: die *Kolposkopie*, die *Mammographie* bei verdächtigem klinischem Befund und bei Risikofaktoren (s.a. im Kap. **Chirurgische Erkrankungen**: *31.6*) obligatorisch und ggf. die *Galaktographie*. Der erstuntersuchende Arzt ist dafür verantwortlich, im Falle eines krankhaften Befundes im Rahmen der Vorsorge die weiteren Schritte zur Abklärung und Therapie einzuleiten (Dokumentation im Krebsvorsorgevordruck!).

Zervixkarzinom (Kollumkarzinom)

Ätiologie/Epidemiologie
Initiatoren:
- HP-Viren
- Kokarzinogene Faktoren im Sexualverhalten

Staging
Ausbreitung in die
- Parametrien, Vagina, Corpus
- Lymphknoten
- Fernmetastasen

35.9.1 Zervixkarzinom (Kollumkarzinom)

Ätiologie/Epidemiologie: Als Initiatoren der Karzinogenese beim Zervixkarzinom werden humane *Papilloma-Viren* genannt. Als Promotoren bzw. kokarzinogene Faktoren gelten: frühzeitige erste Kohabitation, häufiger Partnerwechsel, Einnahme von Ovulationshemmern, Rauchen, frühe Schwangerschaft, mangelhafte Sexualhygiene des Partners (Smegma), Herpes genitalis-Infektion (Epidemiologie s. Tab. 35–1).

Staging: *Ausbreitungswege*: Zervix, Parametrien, Vagina, Corpus (vor allem bei Karzinomen der Endozervix), die Lymphknoten im kleinen Becken und paraaortal. Metastasen meist durch kontinuierliches Wachstum in die Harnblase (incl. Ureter) und Rektum. Selten Fernmetastasen (Knochen, Lunge,

35.9 Gynäkologische Onkologie

Tab. 35-1: Inzidenz, Mortalität und Altersverteilung bei gynäkologischen Malignomen

Organ	Inzidenz 10^6/Jahr	% aller Malignome bei Frauen	Mortalität 10^6/Jahr	Erkrankungs- gipfel (Alter)
Mamma	100	29	40	50–70
Corpus	20–25	6	3	> 50
Zervix	20–25	6	6–8	30–60
Ovar	15–20	5	12	40–65
Vagina	< 1	< 1	< 1	50–70
Vulva	2	< 1	< 1	> 50

Tab. 35–2: TNM-Klassifikation des Zervixkarzinomes

Tx	Primär-TU kann nicht beurteilt werden (z. B. nicht in sano entfernt)
T_0	Kein Anhalt für Primär-TU
Tis	Carcinoma in situ
T_1	Begrenzt auf den Uterus
T_{1a}	Präklinisches, mikroskopisches, invasives Karzinom
T_{1a1}	– minimale Stromainvasion
T_{1a2}	– Invasion < 6 mm in die Tiefe und < 8 mm horizontal
T_{1b}	– TU größer als in T_{1a2}
T_2	Ausdehnung jenseits des Uterus, aber nicht zur Beckenwand und nicht zum unteren $^1/_3$ der Vagina
T_{2a}	– Parametrium frei
T_{2b}	– Parametrium befallen
T_3	Ausdehnung bis zur Beckenwand und/oder unteres $^1/_3$ der Vagina und/ oder Hydronephrose/stumme Niere
T_{3a}	– Befall des unteren $^1/_3$ der Vagina
T_{3b}	– Ausdehnung bis zur Beckenwand und/oder Hydronephrose/stumme Niere
T_4	Infiltration der Schleimhaut der Blase oder des Rektums und/oder Überschreitung der Grenzen des kleinen Beckens

Lymphknotenbefall beim Zervixkarzinom

Nx	regionale Lymphknoten* können nicht beurteilt werden (z. B. keine Operation)
No	kein Befall der regionalen Lymphknoten
N_1	Befall der regionalen Lymphknoten

* **regionale Lymphknoten** sind: parazervikale, parametrane, hypogastrische (obturatoria), iliakale (interna, externa, communis), präsakrale und sakrale Lymphknoten.

Metastasenstatus beim Zervixkarzinom

Mx	Metastasenstatus nicht beurteilbar (z. B. paraklinische Untersuchungen fehlen)
Mo	keine Fernmetastasen
M_1	Fernmetastasen

Histopathologisches Grading beim Zervixkarzinom

Gx	Differenzierungsgrad kann nicht bestimmt werden
G 1	gut differenziert
G 2	mäßig differenziert
G 3/4	schlecht differenziert/undifferenziert

Metastasen und Grading beim Endometriumkarzinom
s. Zervixkarzinom

Leber, usw.). Die Stadieneinteilung erfolgt nach UICC (TNM-Einteilung s. Tab. 35–2)

Symptome: *Präkanzerosen* und *invasive Frühfälle* sind meist symptomlos. Eine intermittierende, schmerzlose Metrorrhagie, eine leichte Kontaktblutung (typisch) kann auftreten. Das *Fortschreiten der Erkrankung* kann eine Hyper-, Polymenorrhoe, oder eine Dauerblutung verursachen. *Spätsymptome* sind Flankenschmerz (Nierenstau), ischialgiforme Schmerzen (Befall der Beckenwand), Dysurie, Hämaturie und Defäkationsbeschwerden (Befall der Blase, des Rektums), Fistelbildung und Anschwellung der unteren Extremitäten (Befall der Beckenwand).

Befund/Diagnostik: präklinische Fälle sind höchstens durch eine Ektopie/Erosion der Zervix gekennzeichnet (zytologischer PAP-Abstrich und/oder Kolposkopie). Exophytische, karzinomatöse Befunde imponieren als Ulkus bzw. Krater, blumenkohlartige, auf Berührung leicht blutende Tumoren. Ein intrazervikal wachsendes Karzinom kann zu einer klobigen Auftreibung der Zervix führen (Tonnenkarzinom). Bei der bimanuellen, rekto-vaginalen Untersuchung muß die Größe und Beweglichkeit des Uterus, die Beschaffenheit der Parametrien und der Beckenwände beurteilt werden (am besten in Narkose).

Invasive Diagnostik nur bei Verdacht auf eine höhergradige Dysplasie oder Ca in situ durch den Gynäkologen.

Therapie in Abhängigkeit von den zytologischen Befunden: Bei PAP III, III D: zytologische Kontrollen in 3 Monatsintervallen (evtl. Behandlung der Entzündung). Falls bei 3maliger Kontrolle keine Änderung, sollte die Weiterbehandlung dem Gynäkologen überlassen werden wie auch die Behandlung bei CIN I/II und bei PAP IVa/b und PAP V.

Beim invasiven Karzinom *in den Stadien I-IIb* ist die Therapie der Wahl die erweiterte Hysterektomie nach Wertheim-Meigs-Okabayashi. *In den Stadien IIIa und IIIb* ist meist eine primäre kombinierte Radiotherapie indiziert. Im *Stadium IV* sind operative Maßnahmen meist palliativ (Anus praeter, Eviszeration).

Prognose: Die absolute 5-Jahresüberlebensrate ist 53,5 % und beträgt im Stadium I 75,7 %, II 54,6 %, III 30,6 % und IV 7,3 %.

35.9.2 Endometriumkarzinom (Korpuskarzinom)

Ätiologie/Epidemiologie: Begünstigender Faktor ist eine lang dauernde Östrogenwirkung ohne Progesteroneinfluß auf das Endometrium. Als *Risikofaktoren* gelten Adipositas, Diabetes, arterielle Hypertonie, frühe Menarche, späte Menopause und Nulliparität. Die Ätiologie ist unbekannt. (Zur Epidemiologie s. Tab. 35–1.)

Staging: Lymphogene Metastasierung vollzieht sich über die Mesosalpinx und Ligg. infundibulopelvica bis zur Beckenwand und in die paraaortalen Lymphknoten. Die hämatogene Metastasierung in Lunge, Leber und Knochen. Die Stadieneinteilung erfolgt nach UICC (TNM-Stadien s. Tab. 35–3).

Diagnose: Bei *jeder irregulären uterinen Blutung* in der Prämenopause und bei jeder Blutung in der Postmenopause muß ein Endometriumkarzinom ausgeschlossen werden: Schmerzen, Dysurie und Stuhlunregelmäßigkeiten stellen Spätsyndrome dar. Mit der Inspektion und Palpation können lediglich fortgeschrittene Stadien des Endometriumkarzinoms erfaßt werden (Befall der Zervix, Vagina, deutlich vergrößerter Uterus). Das entscheidende diagnostische Mittel beim Endometriumkarzinom ist die *fraktionierte Kürettage*. Bei gleichzeitiger Anwendung der Hysteroskopie kann die Sensibilität der Kürettage auf 100 % gesteigert werden.

Symptome
- im Frühstadium
  - leichte Kontaktblutung
- bei fortschreitender Erkrankung
  - Hyper-Polymenorrhoe
  - Dauerblutung
- Spätsymptome
  - Nierenschmerzen
  - Dysurie
  - Fistelbildung
  - Beinschwellung

Befunde
- PAP-Abstrich der Zervix
- Exophyten
- Endophyten
- **Palpation**

invasive Diagnostik

Therapie
PAP III und III D: Kontrolle und ggf. Knipsbiopsie

- Karzinom I-IIb: Operation nach Wertheim
- Karzinom IIIa-b: Radiotherapie
- Karzinom IV: palliativ

Prognose

Endometriumkarzinom (Korpuskarzinom)

Epidemiologie
Risikofaktoren:
- Adipositas
- Diabetes
- arterielle Hypertonie etc.

unbekannte **Ätiologie**

Staging

Diagnose
Warnzeichen ist jede irreguläre Blutung prämenopausal, jede Blutung postmenopausal!

entscheidendes diagnostisches Mittel: fraktionierte Kürettage

35.9 Gynäkologische Onkologie

Tab. 35-3: TNM-Klassifikation des Endometriumkarzinomes

Tx	Primär-TU kann nicht beurteilt werden
T_0	Kein Anhalt für Primär-TU
Tis	Carcinoma in situ
T_1	Begrenzt auf das Corpus uteri
T_{1a}	– begrenzt auf das Endometrium
T_{1b}	– Infiltration $< 1/2$ des Myometriums
T_{1c}	– Infiltration $> 1/2$ des Myometriums
T_2	Tumor infiltriert die Zervix, keine Ausdehnung jenseits des Uterus
T_{2a}	– ausschließlich endozervikaler Drüsenbefall
T_{2b}	– Infiltration der zervikalen Stroma
T_3	Ausdehnung jenseits des Uterus aber noch innerhalb des kleinen Beckens
T_{3a}	– Tumor erreicht die Serosa und/oder die Adnexe und/oder positive intraperitoneale Zytologie
T_{3b}	– Tumor erreicht die Vagina
T_4	Infiltration der Schleimhaut der Blase oder des Rektums und/oder Überschreitung der Grenzen des kleinen Beckens

Lymphknotenbefall beim Endometriumkarzinom

Nx	regionale Lymphknoten* können nicht beurteilt werden (z. B. keine Operation)
N0	kein Befall der regionalen Lymphknoten
N_1	Befall der regionalen Lymphknoten

* **regionale Lymphknoten** sind: pelvine und/oder paraaortale Lymphknoten

Therapie: *Adenomatöse Hyperplasie* (Grad I) bei jungen Frauen: Herbeiführen ovulatorischer Zyklen oder Gestagenbehandlung und Kontrollkürettage nach 3–4 Monaten. Eine Hyperplasie Grad II und III wird *operativ* vom Gynäkologen behandelt. Ebenso ist die Therapie der Wahl beim Endometriumkarzinom Stadium I die *abdominale Hysterektomie* mit beiden Adnexen. Beim Stadium II (Übergang auf die Zervix) *Wertheim-Operation* mit Entfernung beider Adnexe. Eine Hormonrezeptoranalyse (Östrogen-/Progesteronrezeptor) vom frischen Tumorgewebe ist unbedingt anzustreben. Rezidive eines Endometriumkarzinoms treten häufig am Vaginalende auf.

Bei **Rezidiv** und **Metastasierung** lassen sich durch eine Gestagentherapie (z. B. Medroxyprogesteronacetat 250–1000 mg tgl. oder Megestrolacetat 160 mg tgl.) Remissionsraten in 20–40 % erreichen, v. a. wenn es sich um einen Progesteronrezeptor-positiven Tumor handelt. Die adjuvante postoperative Kontakttherapie des oberen Drittels der Vagina mit Afterloading-Technik gehört zur Standardtherapie des Endometriumkarzinoms. Eine primäre kombinierte Strahlentherapie (perkutane Hochvoltbestrahlung mit intrakavitärer Kontakttherapie im Afterloading-Verfahren) wird bei klinisch und lokal nicht operablen Patientinnen durchgeführt, ist jedoch den operativen Heilungsraten eindeutig unterlegen.

Prognose: Die absolute 5-Jahresüberlebensrate ist 65,1 %, im Stadium I ist sie 72,3 %, im Stadium II 56,4 %, im Stadium III 31,5 %, im Stadium IV 10,5 %.

35.9.3 Ovarialkarzinom

Das Ovarialkarzinom ist die *prognostisch ungünstigste genitale Neoplasie* der Frau. Trotz der Krebsvorsorgeuntersuchung werden ca. 70 % der Ovarialkarzinome erst in einem Spätstadium III-IV diagnostiziert.

Therapie
- adenomatöse Hyperplasie:
  - Gestagene
  - Kontroll-Kürettage
- Karzinom: Hysterektomie mit Adnexektomie bds. bzw. Wertheim-Operation

- Rezidiv und Metastasen: hochdosierte Gestagene

Prognose

Ovarialkarzinom

= prognostisch ungünstigste genitale Neoplasie

35. Gynäkologische Erkrankungen

Epidemiologie
- familiäre Häufung
- Nulliparae
unbekannte **Ätiologie**

Ätiologie/Epidemiologie: In einigen Fällen *familiäre Häufung* mit autosomal dominantem Übertragungsmodus. Den *oralen Kontrazeptiva* wird ein protektiver Effekt zugesprochen, *Nulliparae* haben ein erhöhtes Risiko, an einem Ovarialkarzinom zu erkranken. Ätiologie ist unbekannt. (Epidemiologie s. Tab. 35–1.)

Staging

Staging: Die Ausbreitung eines Ovarialkarzinoms wird *intraoperativ* ermittelt. Das Ergebnis des Stagings setzt das Vorliegen histologischer und zytologischer Befunde voraus. Die Einteilung erfolgt nach UICC (TNM s. Tab. 35–4).

Diagnose/Befund
- keine Frühsymptome
- später Aszites, Blutungsanomalien
- höckerige, derbe Raumforderung im Adnexbereich

Diagnose/Befunde: Es gibt *keine Frühsymptome* einer Ovarialneoplasie. Zunächst treten leichte und unspezifische Symptome auf: diskrete Abdominalschmerzen, Fremdkörpergefühl, Pollakisurie. Im fortgeschrittenen Stadium Zunahme des Leibesumfanges (Aszites), Blutungsanomalien (in ca. 25 % der Fälle) und im Spätstadium Gewichtsabnahme, Ileuserscheinungen und Dyspnoe (Aszites, Pleuraerguß). Für ein Karzinom spricht bei der *bimanuellen vaginalen Untersuchung* eine schlechte Beweglichkeit, höckerige Oberfläche, unterschiedliche Konsistenz, multiple Resistenzen im Douglas, Doppelseitigkeit. Eine Ultraschalluntersuchung (einschl. Leber) und ggf. CT- bzw. NMR-Untersuchung des Abdomens, Zysto-Rektoskopie und eine Magen-Darm-Passage oder eine Koloskopie sollten präoperativ zur Einschätzung des Ausmaßes der Erkrankung durchgeführt werden.

präoperative Diagnostik:
– Ultraschall
– Zysto-Rektoskopie
– Magen-Darm-Passage
– Koloskopie

Tumormarker
– Ca-125, CEA, TPA, CA 15–3, CA 74–2
– AFP bei Keimzelltumoren
– ß-HCG bei Teratomen und Chorionkarzinomen

Bei Ovarialkarzinomen sind mehrere Tumormarker erhöht: CEA (in ca. 35 % der Fälle), TPA (ca. 60 %), CA 15–3 (30 %), CA 74–2 (50 %) und CA 125 (85 %). Das *alfa-Fetoprotein* reagiert sehr spezifisch nur bei Keimzelltumoren (Dottersacktumoren), während das *ß-HCG* bei embryonalen Karzinomen und beim Chorionkarzinom positiv ist. Bei malignen Teratomen können alle gängigen Tumormarker positiv sein. Der beste Marker für seröse Adenokarzinome und für undifferenzierte Karzinome ist CA 125, der in 80–90 % der Fälle richtig positiv ist.

Tab. 35-4: TNM-Einteilung des Ovarialkarzinomes

Tx	Primär-TU nicht beurteilbar
To	Kein Anhalt für Primär-TU
T_1	TU begrenzt auf Ovarien
T_{1a}	– TU auf **ein** Ovar begrenzt. Kapsel intakt. Kein TU auf der Ovaroberfläche
T_{1b}	– TU auf **beide** Ovarien begrenzt. Kapsel intakt. Kein TU auf der Ovaroberfläche
T_{1c}	– TU auf ein **oder** beide Ovarien begrenzt mit **Kapseldurchbruch** oder TU auf Ovaroberfläche oder maligne Zellen in Aszites/Peritonealspülung
T_2	TU-Befall eines oder beider Ovarien mit **Ausbreitung im Becken**
T_{2a}	– Ausbreitung auf Uterus und/oder Tube(n)
T_{2b}	– Ausbreitung auf andere Beckengewebe
T_{2c}	– wie 2a oder 2b **und** maligne Zellen im Aszites oder in der Peritonealspülung
T_3	TU-Befall eines oder beider Ovarien, mikroskopisch nachgewiesene **Peritonealmetastasen außerhalb** des Beckens und/oder Metastasen an der Leber**kapsel**
T_{3a}	– **mikroskopische** Peritonealmetastasen außerhalb des Beckens
T_{3b}	– **makroskopische** (< 2 cm) Peritonealmetastasen außerhalb des Beckens
T_{3c} (N_{1*})	– Peritonealmetastasen außerhalb des Beckens > 2 cm und/oder **befallene** regionäre **Lymphknoten**
M_1	Fernmetastasen (ausschließlich Peritonealmetastasen), z. B. Leber**parenchym**metastasen, positiver Pleuraerguß (zytologisch **nachgewiesen**)

* **regionäre Lymphknoten** sind: retroperitoneale (iliakale und paraaortale) und inguinale Lymphknoten

35.9 Gynäkologische Onkologie

Tab. 35-5: TNM-Klassifikation der Vaginalkarzinome

T_x	Primär-TU kann nicht beurteilt werden
T_0	Primär-TU unbekannt
T_{is}	Carcinoma in situ
T_1	TU begrenzt auf die Vagina
T_2	TU infiltriert paravaginales Gewebe, reicht nicht bis zur Beckenwand
T_3	TU erreicht die Beckenwand
T_4	TU infiltriert die Mukosa der Blase und/oder des Rektums und/oder überschreitet die Grenze des kleinen Beckens
M_1	Fernmetastasen
N_x	regionäre LK nicht beurteilbar
N_0	keine regionären LK befallen
N_1	TU in oberen $^2/_3$ der Vagina mit befallenen Becken-LK oder: TU im unteren $^1/_3$ der Vagina mit unilateral befallenen inguinalen LK
N_2	TU im unteren $^1/_3$ der Vagina mit bilateral befallenen inguinalen LK

Therapie: Mit der Operation wird eine Entfernung aller bzw. aller erreichbarer Tumoren sowie ein exaktes Staging angestrebt. Operabel sind die Stadien I und II, seltener Stadium III. Die postoperative adjuvante Chemotherapie erfolgt durch den Gynäkologen/Onkologen.

Therapie
- Operation
- post-operativ Chemotherapie

Prognose: Die 5-Jahres-Überlebensrate des Ovarialkarzinoms ist im Stadium I 80–90 %, Stadium II 40–60 %, Stadium III 10–15 % und im Stadium IV < 5 %.

Prognose

35.9.4 Tumoren der Vagina

Tumoren der Vagina

Ätiologie/Epidemiologie: Für das *Plattenepithelkarzinom* der Vagina gelten dieselben ätiologischen Überlegungen wie beim Zervixkarzinom (s. 35.9.1.). Zur Epidemiologie s. Tab. 35–1. Wie beim Zervixkarzinom gibt es auch hier vaginale intraepitheliale Neoplasien (VIN), nämlich Dysplasie und Carcinoma in situ.

Ätiologie/Epidemiologie
Präkanzerosen
= VAIN I-III

Staging: Die Klassifikation (UICC-/TNM-Einteilung) gilt nur für primäre Vaginalkarzinome (s. Tab. 35–5). Aus therapeutischen Gründen soll ein Karzinom, das den äußeren Muttermund erreicht, den Zervixkarzinomen und eines, das die Vulva mitbefällt, den Vulvakarzinomen zugerechnet werden.

Staging

Diagnose: Am häufigsten sind Fluor und vaginale (Kontakt-) Blutungen. Unterleibsschmerzen und Blasen-/Darmsymptomatik deuten auf eine fortgeschrittene Erkrankung hin. Das Vaginalkarzinom ist einer Früherkennung gut zugänglich. Besonders wichtig ist der Zellabstrich nach Papanicolaou und die Kolposkopie. Bei der Spekulumuntersuchung können exophytische, infiltrierende, ulzerierende oder papillomatöse Läsionen gesichtet werden. Die rektovaginale Palpation gehört obligatorisch zum Staging. Die weitere Diagnostik (Zystourethroskopie, Rektosigmoidoskopie, Ultraschalluntersuchung u.a) erfolgt durch den Gynäkologen.

Diagnose
Früherkennung: vaginaler zytologischer Abstrich

Therapie: Die Operation ist die Behandlung der Wahl bei *präinvasiven* Neoplasien der Vagina (Laserabtragung). Eine radikale Operation des Vaginalkarzinomes ist technisch nur in Stadium I und II bei portio- bzw. introitusnahen Karzinomen möglich und sinnvoll. Bei den meisten Vaginalkarzinomen stellt die Strahlentherapie die Behandlung der Wahl dar.

Therapie
- operativ
- Laserabtragung
- Strahlentherapie

Prognose: Die absolute 5-Jahres-Überlebensrate ist 39 %, im Stadium I 53 %, im Stadium II 43 % im Stadium III 28 %, im Stadium IV 13 %.

Prognose

Tab. 35-6: TNM-Klassifikation der Vulvakarzinome

Tis	Carcinoma in situ, M. Bowen, M. Paget (prä-invasiv)
T_1	Tumor auf Vulva und/oder Perineum beschränkt, < 2 cm
T_2	Tumor auf Vulva und/oder Perineum beschränkt, > 2 cm
T_3	Tumor beliebiger Größe mit Befall der unteren Urethra und/oder Vagina und/oder Anus
T_4	Tumorbefall der oberen Urethra und/oder Blasenmukosa und/oder Rektummukosa und/oder Beckenwand
N_0	keine regionären Lymphknoten* befallen
N_1	Befall der regionären Lymphknoten einseitig
N_2	Befall der regionären Lymphknoten beidseits
M_1	Fernmetastasen

* **regionale Lymphknoten** sind: oberflächliche und tiefe inguinale Lymphknoten

35.9.5 Tumoren der Vulva

Ätiologie/Epidemiologie: Als begünstigende, kokarzinogene Faktoren gelten *chronische Reize* wie mechanische Irritation bei Pruritus vulvae (z.B. bei einem schlecht eingestellten Diabetes mellitus oder senil-atrophischer Vulva). Zur Epidemiologie s. Tab. 35–1. Neuere Untersuchungen deuten darauf hin, daß Infektionen mit *human-papilloma-Viren* (HPV) bei der Entstehung eines *Vulvakarzinoms* eine wesentliche Rolle spielen könnten.

Staging: Es sollte das histopathologische Staging herangezogen werden, wobei die Stadienangabe nach TNM bzw. pTNM zu bevorzugen ist (s. Tab. 35–6).

Diagnose: Sowohl die VIN als auch das Vulvakarzinom sind in über 50 % der Fälle symptomlos. Das häufigste Symptom ist *Pruritus vulvae*, der viele Jahre den sichtbaren Vulvaveränderungen vorausgehen kann. Bei der *Inspektion* der Vulva ist auf Hautfarbe, Rhagaden, Exkoriationen, ekzematöse Veränderungen, keratinisierte Krusten, exophytische Wucherungen, Ulzerationen und Schwellungen zu achten. Durch *Palpation der Vulva* können Verdichtungen, Verhärtungen und Niveaudifferenzierungen, durch die *Palpation der Leisten* vergrößerte LK festgestellt werden. Zur (Früh-)Erkennung, Lokalisierung und zur Bestimmung der topographischen Ausdehnung der VIN und des Vulvakarzinoms eignet sich am besten die *Kolposkopie*. Die *Biopsie* der Vulva ist das entscheidende diagnostische Mittel.

Therapie: Operative Verfahren haben in der Behandlung der Vulva-Präkanzerosen und -Karzinome gegenüber einer Strahlentherapie Vorrang auch bei älteren Patientinnen, da die Heilungsraten nach Operationen höher ausfallen. Die Therapie der Wahl der VIN ist die Lasertherapie. Die Standardtherapie des Vulvakarzinoms ist die radikale Vulvektomie mit En-bloc-Ausräumung der Inguinal- und Femoralis-LK. Die Morbidität einer radikalen Vulvektomie bleibt hoch. Die **Komplikationen** dieser Operation sind Wundheilungsstörungen (50 %), Lymphödeme der Beine (sofort oder als Spätfolge), Parästhesien im Innervationsgebiet des Nervus femoralis, Serombildungen/Lymphozelen, Harnwegsinfekte (lange Liegedauer der Blasenkatheter), Thromboembolien, Nachblutungen (selten) und sexuelle Dysfunktion. Die primäre Strahlentherapie eines Vulvakarzinoms sollte nur bei Inoperabilität eingesetzt werden.

Prognose: Die absolute 5-Jahres-Überlebensrate beträgt 51 %, im Stadium I 83 %, im Stadium II 63 %, im Stadium III 41 % und im Stadium IV 15 %.

Tumoren der Vulva

Ätiologie/Epidemiologie
- chronische Reize
- HPV-Viren

Staging

Diagnose
- häufigstes Symptom: Pruritus vulvae
- Inspektion

Palpation
- Vulva
- Leisten

- Kolposkopie
- Biopsie der Vulva ist entscheidend

Therapie
Operation hat Vorrang gegenüber Radiotherapie

- Lasertherapie
- radikale Vulvektomie

Komplikationen
- Lymphödeme
- Parästhesien
- Harnwegsinfekte
- sexuelle Dysfunktion

Prognose

35.9.6 Tumornachsorge

Die gynäkologische Tumornachsorge sollte idealerweise alternierend vom einweisenden Arzt und dem Onkologen der Klinik, in der die Primärtherapie und die weiterführende, spezifische Therapie erfolgt, durchgeführt werden.

> Für alle **gynäkologischen Malignome** gilt, daß die meisten **Rezidive** in den ersten 2–3 Jahren nach der Primärtherapie auftreten.

Routineuntersuchungen s. Kap. **14. Onkologische Aufgaben in der Allgemeinmedizin**.
Die Nachsorgeuntersuchung sollte bei asymptomatischen Patientinnen im ersten Jahr alle 3, im 2. und im 3. Jahr alle 4 Monate durchgeführt werden. Bei Rezidivfreiheit kann die Nachsorge ab dem 4. Jahr in 6-monatigen Abständen stattfinden.

Tumornachsorge

alternierend zwischen dem einweisenden und dem Klinik-Arzt

Auftreten von Rezidiven

⇐

Routine-Termine

35.10 Empfängnisverhütung

Wenn die Empfängnisverhütung **aus medizinischer Indikation** empfohlen werden soll (eine Schwangerschaft würde die Gesundheit und das Leben der Mutter gefährden), muß der Arzt eine sichere Methode anraten. Sowohl eine *Tubensterilisation* als auch eine *hormonelle Kontrazeption* sind annähernd gleich zuverlässig.
Wenn **keine** medizinische Indikation besteht, sollte individuell vorgegangen werden. **Unzuverlässige** Methoden wie Coitus interruptus und Kalendermethoden können ärztlicherseits nicht empfohlen werden. Methoden **mittlerer Zuverlässigkeit und mäßiger Verträglichkeit** sind Schaum-Ovula, Portiokap-

Empfängnisverhütung

Methode bei
- med. Indikation
  - Tubensterilisation
  - hormonelle Kontrazeption

- ohne med. Indikation individuelle Vorgehensweise

Tab. 35-7: Kontraindikationen hormoneller Kontrazeptiva

absolute Kontraindikationen	relative Kontraindikationen
Gravidität	starke Varikosis
schwere tiefe Venenthrombosen	Zustand nach Thrombophlebitis
Lungenembolien	Diabetes mellitus
Zustand nach Herzinfarkt	Epilepsie
Zustand nach Schlaganfall	multiple Sklerose
zerebrale und retinale Gefäßleiden	Porphyrie
Hypertonie > 160/100 mm Hg	Otosklerose
starke Raucherinnen > 35 J	Uterus myomatosus
Leberzellmalignome	Endometriose (keine östrogenbetonten Präparate)
nach Schwangerenikterus	Adipositas
insulinpflichtiger Diabetes mellitus (mit Gefäßveränderungen)	starke Pigmentierungen (Chloasma)
Sichelzellanämie	Laktation
chronische Hepatopathien	
schwere Nebenwirkungen (z. B. exzessive Gewichtszunahme)	
nach Herpes gestationis	
Migräne	

- relativ sicher und unschädlich sind
  - Mini-Pille
  - Temperaturmethode
  - Kondome
  - Intrauterinpessare
  - Scheidendiaphragma

- sicherste Methode → hormonelle Ovulationshemmer

Verordnung oraler hormonaler Kontrazeptiva an Jugendliche

Verordnungsbeginn
Menarche plus 1–3 Jahre

Kontrazeptiva

Vorteile der Pille bei Jugendlichen

pe, Vaginal-Schaum-Spray und Vaginaltabletten oder -creme. Als **relativ sicher und als unschädlich** gelten die *Mini-Pille*, die *Temperaturmethode* (nur bei disziplinierten Paaren und regelmäßigen Zyklen anwendbar), *Kondome*, *Intrauterinpessare* (nicht geeignet für Nulliparae, in ca. 10 % der Fälle Entzündungen, Spontanausstoßungen) und *Scheidendiaphragma* plus Creme (Einführung muß erlernt werden).
Die sicherste Kontrazeption kann mittels hormoneller Ovulationshemmer erreicht werden, dabei sollten jedoch die Kontraindikationen beachtet werden (s. Tab. 35–7).

35.10.1 Verordnung oraler hormonaler Kontrazeptiva an Jugendliche

Verordnungsbeginn: *Menarche plus 1–3 Jahre*. Das junge Mädchen sollte darüber aufgeklärt werden, wenigstens einen Elternteil zu informieren, da bei der Verordnung von oralen Kontrazeptiva an unter 16-jährige rechtliche Probleme auftreten können. Allerdings ist der Schutz der Gesundheit des jungen Mädchens das höhere Rechtsgut. Eine Krankenblattdokumentation ist unbedingt erforderlich.

Kontrazeptiva: Es werden niedrigdosierte Pillen verordnet. Bei gleichzeitiger Seborrhoe und Akne (30 bis 40 % unter Jugendlichen) Verordnung von antiandrogenhaltigen Präparaten. Aufklärung, daß in 10–20 % der Fälle Zyklusstörungen auftreten können. Einnahmebeginn ist der 1. Zyklustag. Aufklärung über Warnsymptome (Nebenwirkungen). Weiterhin Hinweis, daß die Pille nicht vor Geschlechtskrankheiten (speziell AIDS) schützt und daß die Wirksamkeit bei Applikation verschiedener Medikamente (Antibiotika) unsicher ist.

Vorteile der Pille bei Jugendlichen: Zyklusnormalisierung, weniger Dysmenorrhoe. Abnahme von Akne und Seborrhoe, von Brustspannen. Schutz vor Aszensionen und Entzündungen im Adnexbereich.

36. Geburtshilfe, geburtshilfliche Erkrankungen

G. Bastert, S. D. Costa

Durch die Spezialisierung in der Medizin liegt die Betreuung der Schwangeren und die Leitung der Geburt nicht mehr in der Hand des Hausarztes, sondern wird meist vom Gynäkologen übernommen. Da aber nach wie vor die psychosoziale Betreuung der Patientin und ihrer Familie die Domäne des Hausarztes ist, sollte er entsprechende Kenntnisse über die Physiologie der Schwangerschaft, Untersuchungsmethoden und Zeichen einer drohenden Komplikation haben. Eine interdisziplinäre Zusammenarbeit mit Humangenetikern, Perinatologen und spezialisierten Geburtshelfern ist unabdingbar.

36.1 Anamnese, Untersuchung

Die **erste Untersuchung** einer Schwangeren sollte möglichst früh nach Ausbleiben der Periode stattfinden. Gefragt wird nach Befinden: Morgendliche Übelkeit/Erbrechen, Schmerzen im Abdomen, Spannen in den Brüsten. Die Zyklusanamnese sollte Datum, Dauer und Stärke der beiden letzten Perioden erfragen. Wichtig sind Parität, vorangegangene Aborte, Extrauteringraviditäten (=EUG), Schwangerschaftsabbrüche, Frühgeburten/Totgeburten, Mehrlingsschwangerschaften, vorangegangene Lageanomalien, Erkrankungen in den abgelaufenen Schwangerschaften (Gestationsdiabetes, Hypertonie) und die Entbindungsarten wie auch der Gesundheitszustand der Kinder. Die Eigenanamnese umfaßt Fragen nach Allgemeinerkrankungen, durchlebte Infektionskrankheiten, Operationen, Allergien, Medikamenteneinnahme, Rauchen und Alkohol. Für die Einstufung als Risikoschwangerschaft sind Fragen nach der Arbeits-, Sozial- und Familienanamnese notwendig.

Kenntnisse über das **Mutterschutzgesetz** und die **Mutterschaftsrichtlinien** sind notwendig. Nach Feststellung einer Schwangerschaft (klinisch, laborchemisch, ultrasonographisch) erhält die Gravida einen **Mutterpaß**.

Die **klinische Untersuchung in der Frühschwangerschaft** entspricht der gynäkologischen Untersuchung (s. Kap. **35.1 Gynäkologische Erkrankungen**). *Schwangerschaftszeichen* (unsicher!) sind: livide Verfärbung und Auflockerung von Introitus, Vagina, Zervix und Uterus. Frühzeitig an eine EUG denken (Symptome s. 36.2.2)! Das *Gestationsalter* wird in Schwangerschaftswochen (= SSW) meist nach dem 1. Tag der letzten Periode (abgekürzt: p.m. = post menstruationem) angegeben. Die *Terminbestimmung* mittels Ultraschall wird heute im allgemeinen vom Gynäkologen durchgeführt. Vorgeschrieben sind je eine Ultraschalluntersuchung zwischen der 16.–20. SSW (evtl. Fehlbildungsdiagnostik) und der 32.–36. SSW.

Folgende **Zusatzuntersuchungen** sind vorgeschrieben (Mutterschaftsrichtlinien): Gewicht, Blutdruck, Mittelstrahlurin, Blutgruppe einschl. Rhesus-Faktor D, Antikörpersuchtest (auch bei einer Primigravida!), Rötelnhämagglutinationshemmtest, Luessuchreaktion (TPHA-Test), serologische Untersuchung auf Hepatitis B (gefährdete Person), Toxoplasmose und ggf. HIV (keine Eintragung in den Mutterpaß).

Geburtshilfe, geburtshilfliche Erkrankungen

Anamnese Untersuchung

Erstuntersuchung
Fragen nach:
- Übelkeit, Erbrechen
- Spannen in den Brüsten
- Ablauf der letzten beiden Perioden
- vorausgegangene Geburten, Aborte, Mehrlingsschwangerschaften
- Schwangerschaftserkrankungen
- Entbindungsarten
- Allgemeinerkrankungen
- Medikamenteneinnahme
- Genußmittel
- Arbeits-, Sozial- und Familienanamnese (→ Risikoschwangerschaft?)

Mutterschutzgesetz Mutterpaß

Untersuchung in der Frühschwangerschaft
- unsichere Schwangerschaftszeichen
- Bestimmung des Gestationsalters
- Terminbestimmung durch Ultraschall (→ Gynäkologe)

Zusatzuntersuchungen lt. Mutterschaftsrichtlinien

36. Geburtshilfe, geburtshilfliche Erkrankungen

Beratung der Schwangeren

- genetische Beratung

- evtl. Chorionbiopsie, Amniozentese

Routine-Untersuchungen:
- 20. SSW
- 28. SSW
- vaginale Untersuchung

Kardiotokographie
ab 28. SSW

Die Beratung der Schwangeren umfaßt die Notwendigkeit regelmäßiger Kontrollen, Ernährung, Genußmittel, Sport, Reisen, Sexualverhalten und Medikamenteneinnahme. Eine *genetische Beratung* ist erforderlich, wenn strukturelle Chromosomenanomalien oder familiäre Erbleiden eines Elternteils vorliegen oder wenn bereits ein Kind mit Anomalien geboren wurde. In solchen Fällen und bei Schwangeren über 35 Jahre oder bei sonographischem Verdacht auf eine Mißbildung sollte eine *Chorionbiopsie* oder eine *Amniozentese* durchgeführt werden.

Routineuntersuchungen: Alle 4 Wochen, in den letzten zwei Monaten alle 2 Wochen. Ab der 20. SSW wird der Leibesumfang und der Symphysen-Fundus-Abstand gemessen, ab der 28. SSW kommt die Palpation des Abdomens hinzu. Bei der *vaginalen Untersuchung* wird die Zervix, der Muttermund und der Höhenstand des vorangehenden Teils = „Leitstelle" beurteilt. Die intrauterine Beziehung des Kindes zur Mutter wird durch 4 Grundbegriffe definiert: Lage, Stellung, Haltung und Einstellung (s. Abb. 36–1).

Die **Kardiotokographie** (CTG) dient der Überwachung des Foeten. Sie registriert die kindlichen Herztöne und die Uteruskontraktionen simultan und kontinuierlich. Laut Mutterschaftsrichtlinien sind ab der 28. SSW CTG-Kon-

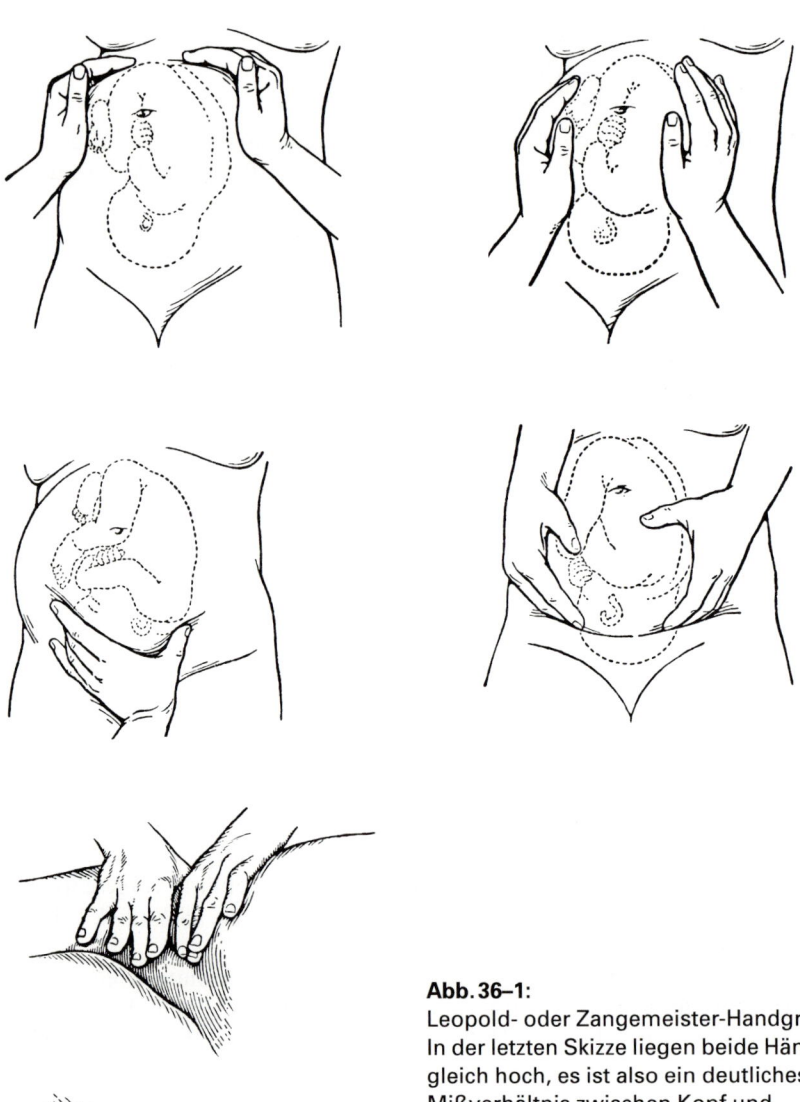

Abb. 36–1:
Leopold- oder Zangemeister-Handgriff. In der letzten Skizze liegen beide Hände gleich hoch, es ist also ein deutliches Mißverhältnis zwischen Kopf und Becken vorhanden.

trollen beim Verdacht auf vorzeitige Wehen oder Plazentainsuffizienz oder bei auskultatorisch schlechten Herztönen und bei jeder Risikoschwangeren indiziert. Vor der 28. SSW ist ein Tokogramm bei vorzeitiger Wehentätigkeit angezeigt.

36.2 Leitsymptom vaginale Blutung in der Frühschwangerschaft

Blutungen in der Frühschwangerschaft stellen immer ein Warnsignal dar. Sie treten in ca. 20 % aller Schwangerschaften auf.

Ursachen sind Implantationsblutung (harmlos), Fehlgeburt (Abort), EUG (cave: leichte Blutung nach außen, schwere Blutung intraperitoneal!), Kontaktblutung bei bestehender Portioektopie nach Kohabitation, Trophoblasttumor (Blasenmole, Chorionkarzinom).

36.2.1 Abort

> Hierbei handelt es sich um die häufigste Schwangerschaftskomplikation (ca. 15–20 %). **Abort** bezeichnet die Beendigung der Schwangerschaft vor Erreichen der Lebensfähigkeit, laut WHO vor der 22. SSW post conceptionem (p.c.) oder unter 500 g. Nach dieser Zeit gilt ein Lebendgeborenes bis zur vollendeten 37. SSW als **Frühgeburt**.

Ursachen: Genetische Faktoren, mütterliche Infektionen und Erkrankungen, Blutgruppeninkompatibilität, Mißbildungen des Uterus, Uterus myomatosus, psychische und andere Ursachen.
Die Einteilung der Aborte ist geburtshilflichen Lehrbüchern zu entnehmen.

Diagnose: *Leitsymptom ist Blutung* aus dem Zervikalkanal bei positivem Schwangerschaftstest (Ausnahme missed abortion: keine Blutung). Der Ultraschall zeigt einen noch intakten oder einen abgestorbenen Fötus oder eine leere bzw. entrundete Fruchtblase.

Therapie durch den Gynäkologen.

36.2.2 Extrauteringravidität (EUG)

In 1 % aller Schwangerschaften nistet sich das Ei ektopisch ein, in 99 % in den Eileitern (Tubargravidität).

Ursachen: Tubare, ovarielle, hormonelle Faktoren oder Anomalien der Zygoten, iatrogen (Sterilitätsbehandlung – Operation!).

Diagnose: Bei jeder Frau im gebärfähigen Alter mit Unterleibsschmerzen muß daran gedacht werden. Die Symptomatik ist abhängig von der Implantationsstelle des Eies: Schwache uterine Blutung, leichte Unterbauchschmerzen, allmähliche Anämie = *Tubarabort*; plötzliche Schmerzattacken mit Ausstrahlung in Oberbauch und Schulter, akutes Abdomen, hämorrhagischer Schock = *Tubarruptur*.

Differentialdiagnose: Intrauterine Gravidität, akute Salpingitis, Ruptur/Stieldrehung einer Ovarialzyste, akute Appendizitis, akute Pelveoperitonitis, Meteorismus.

Therapie: Umgehende Operation.

36.3 Leitsymptom vaginale Blutung in der Spätschwangerschaft

Bei jeder vaginalen Blutung in der Spätschwangerschaft sollten zwei Prinzipien befolgt werden:

> 1. **Einweisung der Patientin in eine Klinik**, in der optimale Bedingungen für die Mutter und das möglicherweise gefährdete Neugeborene gewährleistet sind. 2. **Keine vaginale oder rektale Untersuchung** der blutenden Schwangeren! Alle spezifischen Blutungen gefährden höchstgradig das Leben von Foet und Mutter.

Plazenta praevia: *Leitsymptom*: Schmerzlose, helle Blutung nach der 28. SSW ohne Wehen. Typisch sind Lageanomalien, anamnestisch leichte Schmierblutung und evtl. leichte Wehen. Die *Diagnose* wird ultrasonographisch gestellt.

Vorzeitige Plazentalösung (VPL): *Leitsymptom*: Starke Abdominalschmerzen, Dauerwehe, Abgang von dunklem Blut (Koageln). *Diagnose* klinisch.

Therapie: Sofortige stationäre Einweisung, meist Not-Sectio.

36.4 Leitsymptom Erbrechen in der Schwangerschaft

50–70 % aller Schwangeren entwickeln das sog. Schwangerschaftserbrechen (*Emesis gravidarum*). Diese Symptome dauern selten über die 16. SSW an. Bei Übelkeit und Erbrechen während des ganzen Tages (*Hyperemesis gravidarum*) kommt es zu Gewichtsverlust und metabolischen Störungen. Ohne Behandlung kann eine Leberverfettung oder ein Nierenschaden entstehen.
Die **Ursachen** der Emesis und Hyperemesis gravidarum sind ungeklärt.

Diagnose: *Anamnese*: Häufigkeit des Erbrechens, Frage nach Aufnahme von Flüssigkeit und Speisen, psychosoziales Umfeld. Eine gestörte Schwangerschaft muß ultrasonographisch ausgeschlossen werden. Gewichtskontrolle, Dehydratationszeichen.

Therapie: *Emesis gravidarum*: Aufklärung der Patientin, keine oder kleine morgendliche Mahlzeiten. *Hyperemesis gravidarum*: stationäre Aufnahme für mindestens 1 Woche (oft therapeutisch ausreichend), psychische Abschirmung, Bettruhe, Infusionen, Antiemetika i. v. oder Supp., Sedativa.

36.5 Leitsymptom abdominale Schmerzen in der Schwangerschaft

Bei allen abdominalen Schmerzen in der Schwangerschaft muß zwischen *schwangerschaftsspezifischen* und *schwangerschaftsunabhängigen* Ursachen unterschieden werden.
In der **Frühschwangerschaft** immer an eine *EUG* denken! Beschwerden bei einer normalen, intrauterinen Gravidität können durch die Größenzunahme des Uterus („*Dehnungsschmerz*") und durch Auflockerung des Symphysenapparates entstehen und bedürfen keiner Behandlung. Andere Ursachen: *Ovarialzysten* mit oder ohne Stieldrehung, das ovarielle Überstimulationssyndrom nach Clomiphen oder Gonadotropinen im Rahmen einer Sterilitätsbehandlung.
Therapie: stationäre Einweisung. Die Prognose ist gut.

Leitsymptom vaginale Blutung in der Spätschwangerschaft

grundsätzlich gilt
⇒

Plazenta praevia
schmerzlose, helle Blutung
Ultraschallbefund

vorzeitige Plazentalösung
- Schmerzen
- Blutung
stationäre Einweisung!

Leitsymptom Erbrechen in der Schwangerschaft

bei 50–70 % aller Schwangeren
- Emesis gravidarum
- Hyperemesis gravidarum

ungeklärte **Ursachen**

Diagnose
– Anamnese
– Ultrasonographie

Therapie
– Beratung
– stationäre Behandlung

Leitsymptom abdominale Schmerzen in der Schwangerschaft

Ursachen in der Frühschwangerschaft
– EUG
– „Dehnungsschmerz" durch Uterusvergrößerung
– Ovarialzysten

Therapie
stationär

In der **Spätschwangerschaft** sind Abdominal-/Rückenschmerzen am häufigsten durch *vorzeitige Wehen* verursacht (s. 36.7). Epigastrische Schmerzen können Vorboten eines beginnenden *HELLP-Syndromes* sein, (H = hemolysis, EL = elevated liver enzymes, LP = low platelets) einer bedrohlichen Form der SIH (s. 36.6). Schmerzen in den Flanken können auf einen Nierenstau (häufiger rechts) hindeuten. (Weitere Ursachen s. gynäkologische Lehrbücher.)

Ursachen in der Spätschwangerschaft
- vorzeitige Wehen
- HELLP-Syndrom
- Nierenstau
- andere Ursachen

36.6 Leitsymptom Hypertonie in der Schwangerschaft

Der arterielle Hochdruck in der Schwangerschaft ist das **Kardinalsymptom** eines komplexen Krankheitsbildes unklarer Ätiologie, das in den letzten Jahrzehnten viele Namen trug: *Schwangerschaftstoxikose*, *EPH-Gestose* (engl. **E**dema, **P**roteinuria, **H**ypertension), *Präeklampsie* und zuletzt *schwangerschaftsinduzierte Hypertension* (SIH).

Für die Prognose von Mutter und Kind sind die Hypertonie und Proteinurie entscheidend, deshalb wird von der WHO (1986) folgende Einteilung empfohlen:
1. **Schwangerschaftshypertension**: diastolischer Blutdruck > 90 mm Hg bei vorher normotensiven Frauen.
2. **Schwangerschaftsproteinurie**: Eiweiß > 0.3 g/l im 24h-Urin oder > 1 g/l in zwei Urinproben im Mindestabstand von 6h (Streifentest).
3. **Präeklampsie**: Schwangerschaftshypertension und Proteinurie.
4. **Eklampsie**: tonisch-klonische Krämpfe.

Diagnose: Das erste Kardinalsymptom ist meist der *erhöhte Blutdruck*, die *Proteinurie* tritt später auf. *Ödeme* in den abhängigen Körperpartien sind in der Schwangerschaft normal. Pathologisch sind morgendliche Ödeme der Hände und des Gesichts sowie eine Gewichtszunahme von > 1kg/Woche oder eine plötzliche Gewichtszunahme. Die Präeklampsie und die Eklampsie können auch ohne Ödeme auftreten. *Labor*: Hämokonzentration oder hämolytische Anämie, Thrombopenie, Gerinnungsstörungen, Erhöhung der Harnsäure. *Zentralnervöse Symptome* können hinzutreten: Kopfschmerzen, Hyperreflexie, Augenflimmern, Ohrensausen, Schwindel, motorische Unruhe. Die tonisch-klonischen Krämpfe der Eklampsie gleichen einem Grand-Mal-Anfall. *Akute Lebensgefahr* bei jeder Eklampsie durch Aspiration, Laryngospasmus, Atemstillstand.

Therapie: 1. *Ambulant*: Nur bei der leichten Form der Präeklampsie und bei einer zuverlässigen Patientin vertretbar: Bettruhe, täglich Blutdruckmessung, Urinstreifentest. Auf Warnsymptome achten (Kopfschmerzen, epigastrische Schmerzen, Augensymptome), orale Magnesiumsulfatgabe. Praxis-/Arztbesuch mindestens 2x wöchentlich mit Gewichtskontrolle/-reduktion, CTG-Kontrollen, Ultraschalluntersuchungen alle 10–14 Tage. Prophylaktisch kann niedrig dosiert Acetylsalicylsäure (50 mg/die) verabreicht werden. 2. *Stationäre Behandlung* ist bei den meisten Patientinnen angezeigt. Therapie der Wahl bei mittelschwerer und schwerer Präeklampsie ist die schnelle Entbindung.

Leitsymptom Hypertonie in der Schwangerschaft

Definition
←

Einteilung (WHO)
- Schwangerschaftshypertension
- Schwangerschaftsproteinurie
- Präeklampsie
- Eklampsie

Diagnose
- erhöhter Blutdruck
- Proteinurie
- Ödeme

- Laborbefunde

- zentralnervöse Symptome

bei Eklampsie akute **Lebensgefahr**!

Therapie
- ambulant nur bei der leichten Form der Präeklampsie und bei zuverlässiger Patientin

- stationär in den meisten Fällen

36.7 Leitsymptom vorzeitige Wehen, Frühgeburt

> **Vorzeitige Wehen** = regelmäßige Wehen vor der vollendeten 37. SSW, > 30 Sekunden Dauer, alle 5 Minuten und über 30 Minuten anhaltend mit Verkürzung der Zervix und Weiterstellung des Zervikalkanales; Fruchtblase intakt, keine Plazenta praevia bzw. keine VPL. Bis zu 10 Kontraktionen/24h, die von der Schwangeren bemerkt werden, gelten als physiologisch. **Frühgeburt** ist Geburt vor der vollendeten 37. SSW. Häufigkeit in Deutschland 6%. Eine **Zervixinsuffizienz** liegt bei Zervixverkürzung und Muttermundseröffnung **ohne** Wehen vor.

Ursachen: Vielfältig, zumeist spielen mehrere ätiologische Faktoren gleichzeitig eine Rolle (s. Fachliteratur).

Diagnose: Klinisch „Hartwerden des Bauches", Wehentätigkeit.
Weitere Diagnostik und Therapie durch den Gynäkologen.

36.8 Leitsymptom vorzeitiger Blasensprung

Ein vorzeitiger Blasensprung ist durch Fruchtwasserabgang **vor** Beginn der Eröffnungswehen gekennzeichnet; er kann jederzeit in der Schwangerschaft auftreten. **Häufigkeit**: In ca. 10% aller Schwangerschaften, in 94% der Fälle ist der Fötus reif.

Ätiologie: Meist durch mütterliche Infektionen des Urogenitaltraktes und durch intrauterine Infektionen verursacht.

Diagnose: Schwallartiger wäßeriger oder kontinuierlicher Flüssigkeitsaustritt aus der Scheide, Oligohydramnion, Infektzeichen. Diagnosesicherung: Fruchtwasser färbt Lackmuspapier blau (pH 7.0–7.25).

Therapie: Stationäre Einweisung

36.9 Leitsymptome zu niedriger/zu hoher Fundusstand

Einem *Fundusstand niedriger als der SSW entsprechend* kann eine Verminderung der Fruchtwassermenge (**Oligohydramnion**) zugrundeliegen. Es ist zu überprüfen, ob die *Schwangerschaft intakt* ist und ob der *Termin richtig errechnet* wurde. Bei intakter Schwangerschaft ist nach fetalen Mißbildungen und Wachstumsretardierung infolge einer Plazentainsuffizienz bzw. im Rahmen einer SIH zu fahnden.

Hinweise für *intrauterine Mangelentwicklung* liefert das Untergewicht bzw. die ungenügende Gewichtszunahme der Mutter in der Schwangerschaft – vor allem bei Vorliegen eines Zigaretten- und/oder Alkoholabusus. In solchen Fällen sollte die Schwangere einem Facharzt vorgestellt werden.

Ist der *Fundusstand höher als der SSW entsprechend,* muß der Termin überprüft und eine Mehrlingsschwangerschaft ausgeschlossen werden. Weitere Ursachen: Vermehrung des Fruchtwassers (**Hydramnion**) bei Diabetes mellitus, bei einer mütterlichen oder fetalen Infektion. Bei einem zu großen Kind für die SSW muß eine diabetische Makrosomie und ein Hydrops fetalis infolge Rh- oder sonstiger Blutgruppeninkompatibilität ausgeschlossen werden.

Sowohl bei niedrigem als auch bei hohem Fundusstand: Überwachung und Behandlung durch den Gynäkologen evtl. gemeinsam mit einem Diabetologen.
Diabetes mellitus in der Schwangerschaft: Als *Gestationsdiabetes* bezeichnet man jede Manifestation eines Diabetes mellitus, der in der Schwangerschaft auftritt und auf diese beschränkt bleibt. Bei jeder 7. Schwangeren wird ein *genuiner Diabetes mellitus* in der Schwangerschaft erstmals manifest. Bei bekanntem Diabetes mellitus sollte die Schwangerschaft idealerweise geplant werden. Die Normoglykämie vor und in der Schwangerschaft ist für das Schicksal des Kindes entscheidend. Eine genetische Beratung sollte durchgeführt werden, die ärztliche Betreuung muß interdisziplinär zwischen Hausarzt, Geburtshelfer, Diabetologen und Ernährungsberater erfolgen. **Prognose**: Bei beständiger Normoglykämie gute Prognose für Mutter und Kind. Blutgruppenunverträglichkeit s. Fachliteratur.

36.10 Normale Geburt

Das Assistieren einer Geburt setzt umfassende Kenntnisse über die Physiologie und Pathologie der Entbindung voraus, deren Beschreibung den Rahmen dieses Lehrbuches sprengen würde.
- Die **Vorboten der Geburt** sind: Senkung des Fundus uteri, Eintritt des Kopfes ins Becken, unregelmäßige, nicht schmerzhafte Wehen, Reifung der Zervix (Verkürzung, Weichwerden, Zentrierung), Muttermundseröffnung, erstes Zeichnen (Ausstoßung des Schleimpfropfes, der leicht blutig tingiert ist) und der Druck auf die Blase.
- Der **Beginn der Geburt** ist durch regelmäßige, meist schmerzhafte Wehen (alle 10 Minuten), eine aufgebrauchte Zervix mit zunehmender Eröffnung des Muttermundes und Blasensprung gekennzeichnet.
- Die **Geburtsvorbereitung** wird von der Hebamme vorgenommen und besteht in Blasen-, Darmentleerung und Reinigung des Körpers.

Die Geburt kann in **3 Phasen** eingeteilt werden: *Eröffnungsperiode* (EP), *Austreibungsperiode* (AP) und *Plazentarperiode*.
1. Die EP kann mehrere Stunden dauern (v.a. bei Erstgebärenden). Sie ist durch Eröffnung des Muttermundes und Tiefertreten des Kopfes bis auf den Beckenboden gekennzeichnet.
2. Die AP beginnt, wenn der Muttermund vollständig eröffnet ist, und endet mit der Geburt des Kindes. Reflektorisch setzen die Preßwehen ein, die das Herauspressen des Kopfes vom Beckenboden um die Symphyse herum und die Aufweitung der Weichteile auf Kopfdurchgängigkeit bewirken.
3. In der Plazentarperiode löst sich die Plazenta mit den ersten Nachgeburtswehen.

Die **Vitalitätsbeurteilung des Neugeborenen** erfolgt nach klinischen Gesichtspunkten durch die Anwendung des *APGAR-Indexes* und unter Zuhilfenahme der Nabelschnur-pH-Bestimmung.

36.11 Pathologie der Geburt

Der Verlauf der normalen Geburt hängt sowohl von mütterlichen als auch fetalen anatomischen und funktionellen Faktoren ab, die sich gegenseitig beeinflussen. Man unterscheidet die **verkürzte Geburtsdauer (selten)**: eine sehr schnelle Geburt (überstürzte Geburt oder Sturzgeburt), die **protrahierte Geburt**: ab 12 Stunden bei einer Erst- und ab 8 Stunden bei einer Mehrgebärenden.

Tab. 36-1: Infektionen in der Schwangerschaft

Infektion	Zeitpunkt	Risiko der Schädigung	Art der Schädigung	Diagnose	Therapie/Vorgehen
Röteln	< 12. SSW	35 %	Mikrozephalie, Debilität, Innenohrtaubheit, Katarakt, Herzfehler	IgM, IgG-Antikörper, HAH-Test	Abruptio
	12–17. SSW	< 4 %	spätere Hörschäden?	wie oben	Abruptio oder Mißbildungsdiagnostik und Nabelschnurpunktion in der 23. SSW, dann neu entscheiden
	> 17. SSW	0–4 %	spätere Hörschäden?	wie oben	keine Abruptio, Beobachtung
Ringelröteln	1. Trimenon	?	Abort	Virusnachweis, alfa-Fetoprotein i. S., IgG + IgM-Antikörper	keine bekannt
	2. Trimenon	40 %	Anämie, Hydrops fetalis	wie oben	keine bekannt
	3. Trimenon	40 %	intrauteriner Fruchttod	wie oben	keine bekannt
Zytomegalie (CMV)	gesamte Schwangerschaft	40 %	in 90 % Fälle Spätschäden: geistige Retardierung, Sprach-/Hörstörungen, Taubheit	KBR, IgG + IgM-Antikörper, evtl. IgM im Nabelschnurblut – 23. SSW	< 23. SSW: Abruptio; > 23. SSW: CMV-Diagnostik beim Neugeborenen
Herpes simplex (HSV)	gesamte Schwangerschaft (bis kurz vor der Geburt)	kein Risiko	keine	klinisch, ELISA IgM, (IgA), IgG-Antikörper, KBR.	keine
	kurz vor der Entbindung	Primär-Infektion der Mutter: 40–50 %. Rekurrierende Infektion der Mutter: 5–10 %	Neonatale HSV-Infektion mit multiplem Organbefall, Letalität: 60 %	wie oben	primäre Sectio caesarea
Varizellen	1. (+ 2.?). Trimenon	1–2 %	kongenitales Varizellensyndrom: multiple Mißbildungen, Letalität 47 %	ELISA-IgG zur Feststellung der Immunitätslage, akute Infektion: IgM + IgG bis 4–6 Tage nach Exanthembeginn	24–72 h nach Kontakt: Zosterimmunglobulin; akute Infektion: keine Therapie (keine Abruptio)
	30–5 Tage vor Entbindung	25 %	leichte Form der Erkrankung, Letalität = 0	wie oben	24–72 h nach Kontakt: Zosterimmunglobulin; Geburt verzögern
	4 Tage vor und 2 Tage nach Geburt	30 %	kongenitales Varizellensyndrom Letalität = 30 %	wie oben	auf jeden Fall Zosterimmunglobulin (IgG für das Kind)
Hepatitis A	gesamte Schwangerschaft	?	Frühgeburten	anti-HAV	Standardimmunglobulin
Hepatitis B	während der Schwangerschaft	keine	keine	HBsAg- und anti-HBc, evtl. HBeAg	aktive und passive Impfung
	unter der Geburt	70–80 % der HBs- und HBeAG-positiven Mütter	20–30 %: chronische Träger	wie oben	wie oben (auch beim Neugeborenen)

Tab. 36-1: Fortsetzung

Infektion	Zeitpunkt	Risiko der Schädigung	Art der Schädigung	Diagnose	Therapie/Vorgehen
Masern und Mumps	gesamte Schwangerschaft	keines	keine	klinisch + ELISA IgG + IgM	Immunglobulin
	um den Geburtstermin	erhöht	schwere neonatale Infektion	wie oben	Immunglobulin bzw. Mumpsimmunglobulin
AIDS	gesamte Schwangerschaft	30–60 %	geistige und körperliche Retardierung, Infektionen, Immundefekte, Letalität 60 %	Ak-Nachweis mittels ELISA und IFL, Immunoblot	Abruptio in der Frühschwangerschaft; ansonsten symptomatisch; Sectio caesarea angeraten aber nicht Bedingung; absolutes Stillverbot
Toxoplasmose	1. Trimenon	16 %	Hepatitis, Myokarditis, Enzephalitis	IFT, IgM, KBR (Titer-Kontrolle nach 2 Wochen), Ultraschall: Hydrozephalus, intrakranielle Verkalkungen	Abruptio (oder Therapie s. u.)
	2. Trimenon	45 %	wie oben	wie oben	(Abruptio) Therapie mit Pyrimethamin, Sulfamethoxydiazin, Spiramycin
	3. Trimenon	68 %	wie oben	wie oben	Therapie wie oben
Listeriose	gesamte Schwangerschaft	erhöht	Aborte, Totgeburt, Pneumonie, Meningitis, Sepsis, Letalität: 33–70 %	Erregernachweis: Blut, Rachen, Vagina, Urin, Fruchtwasser, Mekonium.	Ampicillin, Penicillin, Erythromycin
Chlamydien	gesamte Schwangerschaft	30–60 % 10–20 %	Konjunktivitis Pneumonie	Erregernachweis aus Abstrichen	Erythromycin ab 36. SSW
Lues (Syphilis)	gesamte Schwangerschaft	Lues Stadium I + II: 50 %	Totgeburt	Erregernachweis, TPHA-Test (IgG), FTA-Abs-Test	Penicilline, Cephalosporine
		Lues Latenz-Stadium: 40 %	Frühgeburt, Totgeburt, Lues connata:	wie oben	wie oben
		Spätsyphilis: 30 %	Frühgeburt, Totgeburt, Lues connata	wie oben	wie oben

36.12 Wochenbett

Das Wochenbett beginnt nach der Entbindung und dauert **6 Wochen**. Der Uterus bildet sich zurück, wobei Zellen, Proteine, Muskelgewebe und Dezidua als Lochien (Wochenfluß) während etwa 3 Wochen abgestoßen werden. Die überdehnte Beckenboden- und Bauchdeckenmuskulatur bildet sich innerhalb von 6 Wochen ebenfalls zurück. Die Laktation (Milcheinschuß) beginnt etwa am 3. Tag p. p. Die erste Ovulation bzw. Menstruation erfolgt bei nicht-stillenden Müttern nach 8–12 Wochen, bei stillenden Müttern erst nach Abschluß der Stillperiode.

Blutungen und Infektionen im Wochenbett stellen die häufigsten Ursachen der mütterlichen Mortalität dar. **Blutungen** können durch eine mangelhafte Rückbildung des Uterus, Plazentareste, Plazentapolypen, Endometritis puerperalis

---

Wochenbett

Dauer 6 Wochen
Uterusrückbildung
Wochenfluß

Laktation

Ursache von
• Blutungen

- Infektionen
  - Endometritis puerperalis
  - Endomyometritis

Therapie
- Kontraktionsmittel
- Antibiotika

Mastitis puerperalis

Symptome

Therapie

Pränatale und perinatale Infektionen, Impfungen

(s.u.) hervorgerufen werden. **Infektionen** im Wochenbett werden überwiegend von Anaerobiern aus der Vagina, aus dem Dammbereich und aus der Analregion verursacht. Sie können zu einer *Endometritis puerperalis* oder einer *Endomyometritis* = Wochenbettfieber (früher gefürchtete Todesursache der Mütter), septischem Schock, Verbrauchskoagulopathie und Schocklunge führen. Die **Soforttherapie** besteht aus Kontraktionsmitteln (Oxytocin-Infusion), Antibiotika.

Im Wochenbett ist das Risiko thromboembolischer Erkrankungen erhöht, die sofort erkannt und rigoros behandelt werden müssen. Die *Mastitis puerperalis* ist eine akute Staphylococcus aureus-Infektion der laktierenden Brust (meist einseitig). Die Brust ist gerötet, geschwollen, schmerzhaft (DD: Milchstau), es besteht Fieber und Leukozytose. Gefahr: Abszeßbildung, die Inzision und Drainage erforderlich macht. **Therapie**: Hochbinden der Brust, Eisblase, ggf. Abpumpen, Flucloxacillin, Oxacillin.

36.13 Pränatale und perinatale Infektionen, Impfungen

In der obigen Tabelle sind die wichtigsten Infektionen mit der entsprechenden Diagnostik und Therapie dargestellt (Tab. 36–1). Diese tabellarische Darstellung soll zur raschen Orientierung dienen, in Einzelfällen ist die Konsultation von spezialisierten Infektiologen unabdingbar.

37. Augenerkrankungen
M. Reim

37.1 Untersuchungsmethoden

Die **Analyse der Augenbewegungen** erfolgt durch Führungsbewegungen. Mit dem **Abdecktest** kann man Motilitätsstörungen leicht feststellen. Man läßt den Probanden eine punktförmige Lichtquelle in 5 m Entfernung oder 30–50 cm vor den Augen fixieren. Der Reflex des Lichtes erscheint auf der Hornhaut. Wenn die Augen richtig fixieren, liegt der Lichtreflex jeweils in der Mitte der Pupille. Beim Schielen befindet er sich exzentrisch auf der Hornhaut oder ganz außerhalb.

Die **Prüfung der Sehschärfe** und des binokularen Sehens hat große soziale Bedeutung, da 4% der Bevölkerung durch Schielen schwachsichtig sind und 8–12 % an Motilitätsstörungen leiden (Abb. 37–1 bis 37–3).

Die **Lider** und **vorderen Abschnitte des Augapfels** werden am besten mit dem gebündelten Licht einer Taschenlampe untersucht, die das Auge schräg oder von der Seite beleuchtet. Man erkennt die Oberfläche der Cornea, die klar, spiegelnd und glatt sein muß. Die Hornhaut muß sich über der Iris wölben. Eine Vorwölbung der Iris mit der Hornhaut weist auf eine flache Vorderkammer hin und zeigt die Gefährdung des Auges für ein Winkelblockglaukom (s. 37.5.4.1).

Die **Konjunktiva** und die **Sklera** werden betrachtet, indem man die Lider abzieht und den Patienten nach oben und unten blicken läßt. Um die Conjunctiva tarsi des Oberlides zu erkennen, muß man *ektropionieren*. Man fordert den Patienten auf, nach unten zu schauen, faßt die Wimpern des Oberlides und zieht sie nach unten. Man erkennt 8 mm oberhalb der Lidkante die Kontur des oberen Tarsusrandes. Dort wird ein Glasstab angelegt und über diesem das Oberlid umgedreht (Abb. 37–4).

Die **tieferen Augenabschnitte** und der **Augenhintergrund** werden mit dem Ophthalmoskop untersucht. Der Untersucher schaut parallel und zusammen

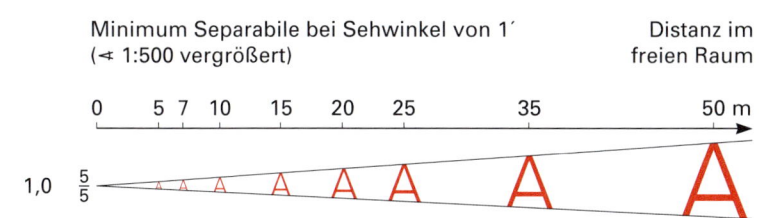

Abb. 37–1: Darstellung zum Verständnis der Sehschärfenprüfung (Visusbestimmung). Die Sehzeichen müssen mit zunehmendem Abstand vom Auge größer werden, um mit dem kleinstmöglichen Sehwinkel noch erkannt zu werden. Die auf diese Weise in ihrer Größe definierten Sehzeichen werden dem Probanden bei der Visusprüfung in 5 m Abstand angeboten. Die vom Probanden in der Prüfentfernung von 5 m noch erkannten Sehzeichen definieren seine Sehschärfe. Für die Formulierung des Ergebnisses in Zahlen wird die Prüfdistanz durch die Distanz dividiert, in der die vom Probanden gerade noch erkannten Sehzeichen von normalen Augen erkannt werden

---

Augenerkrankungen

Untersuchungsmethoden

- **Analyse der Augenbewegungen** durch Führungsbewegungen
- **Abdecktest** → Feststellung von Motilitätsstörungen

- **Sehschärfeprüfung**
4% der Bevölkerung sind amblyop
8–12% schielen

- **Inspektion vom Lid und vorderen Augapfel** durch fokale Beleuchtung: Cornea klar, spiegelnd und glatt über der Iris gewölbt

- **Inspektion von Konjunktiva u. Sklera**
ektropionieren

- **ophthalmoskopische** Untersuchung

a Brechungsmyopie

b Achsenmyopie

"Kurzsichtigkeit"
c bei Myopie

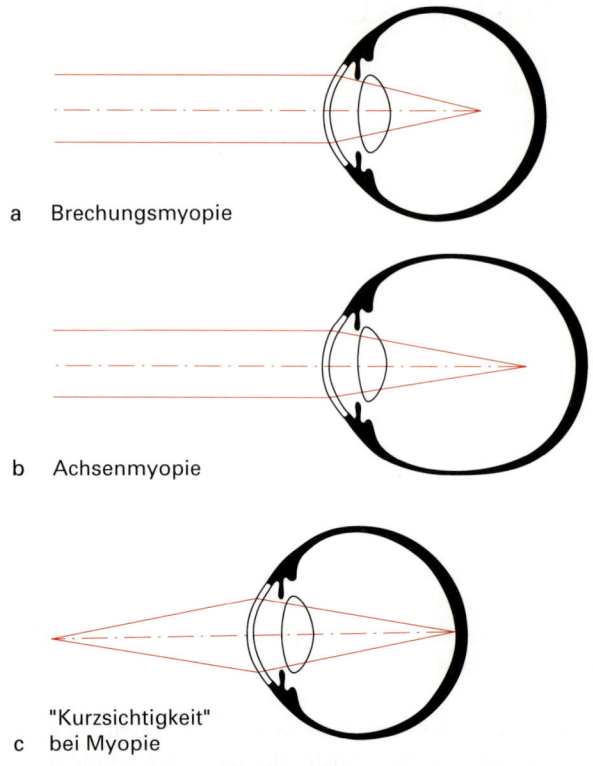

Abb. 37-2: Strahlengang bei Myopie (Kurzsichtigkeit). **a)** Brechungsmyopie: Für parallel aus der Ferne einfallende Lichtstrahlen liegt das vom optischen System des Auges erzeugte Bild vor der Netzhaut. Die Brechkraft des Auges ist zu stark. Da bereits wieder divergierende Strahlen die Netzhaut treffen, ist dort das Bild verschwommen. **b)** Achsenmyopie: Bei normaler Brechkraft ist der Augapfel zu lang gebaut. Deshalb liegt auch hier das vom optischen System des Auges erzeugte Bild vor der Netzhaut. **c)** Wenn ein kurzsichtiges (myopes) Auge nahe Gegenstände betrachtet, gelangen divergierende Strahlen in das Auge, die eine stärkere Brechkraft erfordern

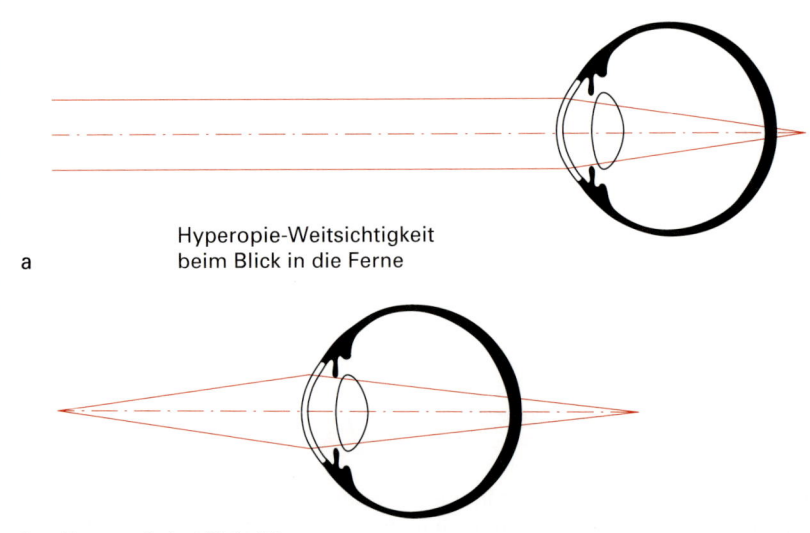

a Hyperopie-Weitsichtigkeit beim Blick in die Ferne

b Hyperopie bei Nahsicht

Abb. 37-3: Strahlengang bei Hyperopie (Weitsichtigkeit). **a)** Für parallel aus der Ferne einfallende Lichtstrahlen liegt das vom optischen System des Auges erzeugte Bild hinter der Netzhaut. Die Brechkraft des Auges ist zu schwach. Da der Brennpunkt der einfallenden Strahlen hinter der Netzhaut liegt, ist dort das Bild verschwommen. **b)** Wenn bei Nahsicht divergierende Strahlen einfallen, wirkt sich das Defizit des optischen Brechungssystems noch stärker aus

37.1 Untersuchungsmethoden

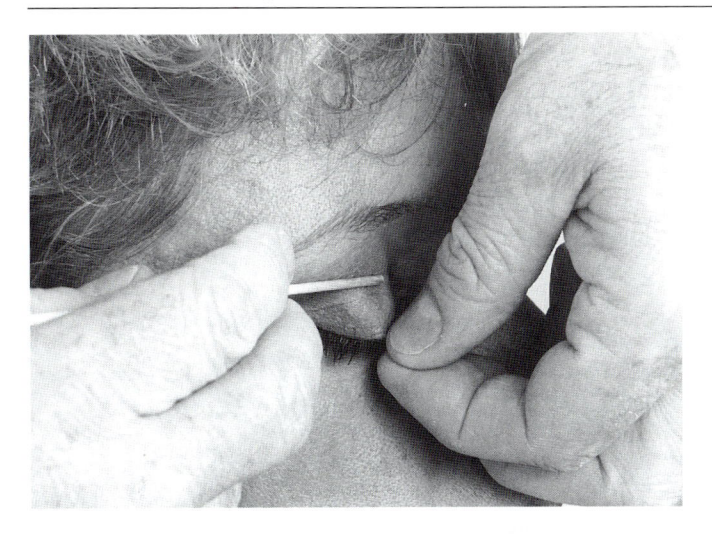

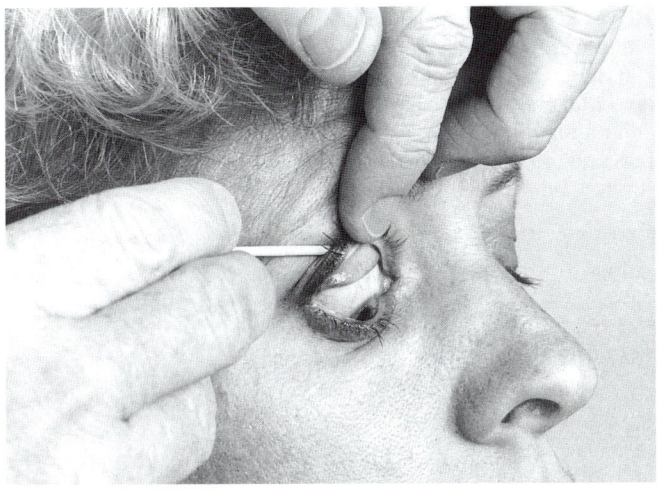

Abb. 37–4: a) Ektropionieren des Oberlides. Man erkennt unter dem Holzstäbchen an der Kontur und feinen Linie den proximalen Tarsusrand. **b)** Vollendete Ektropionierung des Oberlides. Der Patient muß weiter nach unten blicken. Der Finger des Untersuchers hält die Wimpern und die Lidkante

mit dem beleuchtenden Lichtstrahl in das Auge des Patienten hinein (Abb. 37–5).

Die **Untersuchung des Augenhintergrunds** erfolgt bei weiter Pupille. Die diagnostische Pupillenerweiterung wird am besten mit einem kurz wirkenden Mydriatikum vorgenommen, z. B. Tropicamid. Bei einer flachen Vorderkammer kann die Pupillenerweiterung mit der im Kammerwinkel zusammengeschobenen Iris eine Blockierung der Abflußwege des Kammerwassers herbeiführen und damit eine akute Steigerung des Augeninnendrucks, einen Glaukomanfall (s. 37.5.4.1), auslösen. Deshalb muß man vor der diagnostischen Pupillenerweiterung die Tiefe der Vorderkammer abschätzen und im Zweifelsfall den Augeninnendruck messen.

Tonometrie: Die Messung des Augeninnendruckes ist zwar eine spezifisch ophthalmologische Tätigkeit. Eine grobe Schätzung kann man jedoch durch die Palpation mit den Fingern erreichen (Abb. 37–6).

- **Untersuchung des Augenhintergrunds:**
  diagnostische Pupillenerweiterung mit Mydriatikum, zuvor auf Tiefe der Vorderkammer achten

- **Messung des Augeninnendrucks:**
  – Tonometrie
  – Palpation

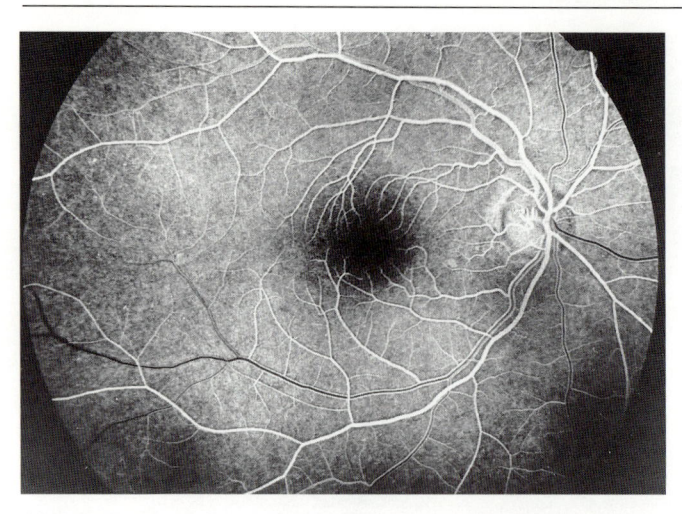

Abb. 37–5: Normaler Augenhintergrund im Fluoreszeinangiogramm. Die Arteriolen leuchten hell, die Venolen sind noch nicht vollständig mit dem Farbstoff gefüllt und zeigen in dieser Phase (frühvenös) teilweise noch eine laminare Strömung. Die Papille ist deutlich dargestellt, die Makula erscheint als dunkler Fleck, weil hier das dunkle Makulapigment die Fluoreszenz maskiert und im Foveabereich die retinalen Kapillaren fehlen. Der helle Hintergrund entsteht durch die Füllung der retinalen und der chorioidalen Kapillaren

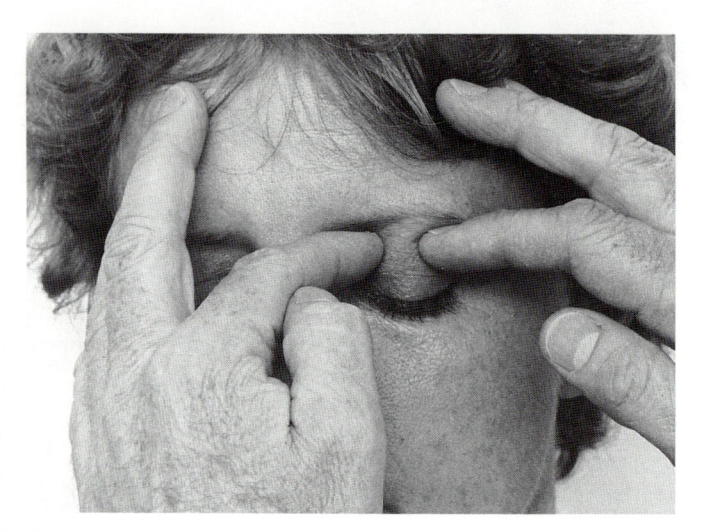

Abb. 37–6: Palpation des Augeninnendrucks

37.2 Leitsymptom Fehlstellung der Lider

37.2.1 Ptosis

Pathogenese: Isolierte Lähmung des Levator palpebrae oder komplette Parese des N. oculomotorius.

Klinik: Das Lid hängt herab. Wenn das Oberlid die Pupille bedeckt, kann bei Kindern das Auge durch die Ausschaltung der Sinneseindrücke schwachsichtig werden (Abb. 37–7). Man unterscheidet die *Ptosis congenita* bei Kindern und die *Altersptosis*. Eine erworbene Ptosis kann Ausdruck einer neurologischen Störung sein.

Therapie: Levator palpebrae kürzen.

Leitsymptom Fehlstellung der Lider

Ptosis

Pathogenese

Klinik
Herabhängen des Lides
bei Kindern: cave Amblyopie
Formen:
- Ptosis congenita
- Altersptosis

Therapie: Operation

37.2 Leitsymptom Fehlstellung der Lider

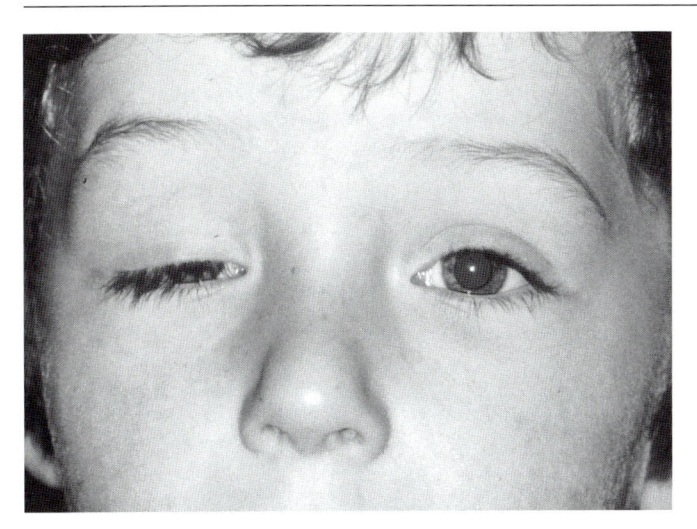

Abb. 37–7: Ptosis congenita. Die Deckfalte des Oberlides ist verstrichen

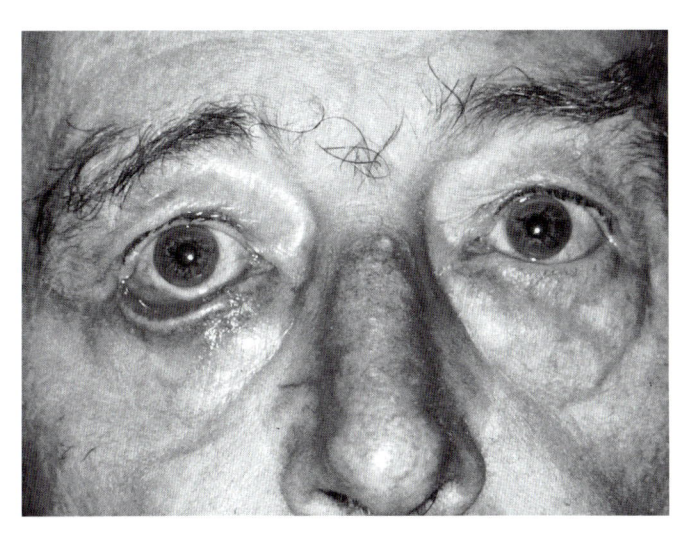

Abb. 37–8: Ektropium senile

37.2.2 Ektropium/Entropium

Pathogenese/Befund: Erschlaffung des Unterlid-Bindegewebes im Alter oder Narben der Lider.

Beim **Ektropium** hängt die Lidkante herab, die Tränen träufeln (Abb. 37–8). Beim **Entropium** ist die Lidkante gespannt, die Wimpern nach einwärts gedreht, sie reiben auf der Cornea (Trichiasis) und rufen schmerzhafte Erosionen hervor.

Therapie: In beiden Fällen Operation durch den Augenarzt.

37.2.3 Lagophthalmus

Pathogenese/Befund: Versagen des M. orbicularis oculi. Häufig Nervus Facialisparese. Die Lider können nicht oder nur unvollständig geschlossen werden. Die Cornea ist exponiert. Daraus resultieren Epitheldefekte und Ulzerationen.

Therapie: Uhrglasverband, antibiotische Augensalbe. Operative Blepharorrhaphie.

Ektropium/Entropium

altersbedingt

Ektropium
Auswärtsdrehung des Lides
Entropium
Trichiasis/Keratopathie

Therapie: Operation

Lagophthalmus

Pathogenese
häufig Nervus Facialisparese
Lidschlußdefekt

Therapie: Operation

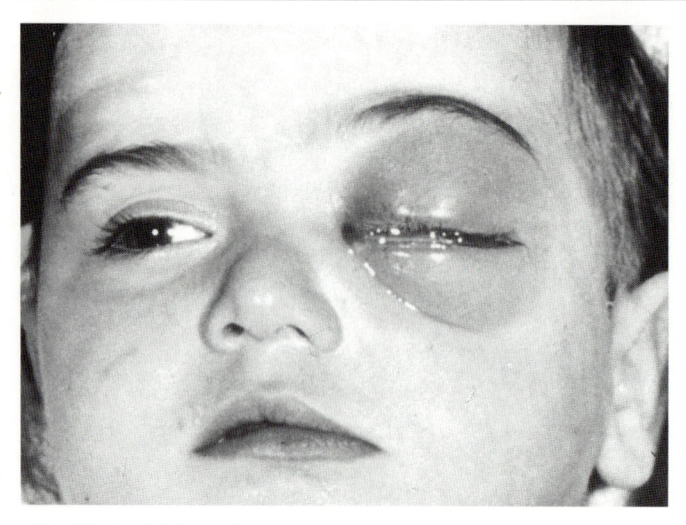

Abb. 37-9: Orbitaphlegmone

37.3 Leitsymptom Schwellung der Lider

> Eine **diffuse** Schwellung entsteht als *Quincke-Ödem* (s. Kap. **39. Hauterkrankungen**) bei allgemeinen allergischen Reaktionen oder bei Erkrankungen der Nieren. Bei *endokriner Orbitopathie* (Exophthalmopathie, s. 37.4.1) sind die Lider **teigig** geschwollen. Die **kollaterale** Schwellung tritt als Verdickung und Rötung der Lider auf bei Entzündungen der *Lidkanten*, der *Konjunktiva* und *Cornea*.

37.3.1 Orbitaphlegmone

Pathogenese/Befund: Orbitaphlegmone entsteht durch Sinusitiden, seltener durch äußeres Trauma. Einseitig und doppelseitig auftretend; stark geschwollene, häufig auch schmerzhafte, gerötete Lider. Eine aktive Lidöffnung ist oft nicht möglich (Abb. 37-9). Durch eine begleitende Infiltration der äußeren Augenmuskeln sind die Bewegungen der Augen schmerzhaft und eingeschränkt. Es besteht die Gefahr einer *Sinus-cavernosus-Thrombose*. **Notfall**!

Sofortmaßnahmen: Systemische antibiotische Therapie, Röntgenaufnahmen oder CT und sofortige HNO-ärztliche Konsultation, ggf. Operation.

37.3.2 Lidabszeß

Pathogenese/Befund: Eine zunächst lokalisierte Entzündung einer Wunde oder einer infizierten Lidranddrüse (*Hordeolum*) kann sich ausbreiten. Das ganze Lid ist gerötet und schmerzhaft geschwollen.

Therapie: Lokal und systemisch Antibiotika.

Differentialdiagnose: Erysipel, Orbitaphlegmone

Leitsymptom Schwellung der Lider

Definition und Ursachen
⇒

Orbitaphlegmone

Befund
- eitrige Infiltration der Orbita
- einseitig/doppelseitig
- starke Lidschwellung
- Einschränkung der Motilität

Notfall!

Sofortmaßnahmen

Lidabszeß

Pathogenese
Infektion

Therapie: Antibiotika

37.3 Leitsymptom Schwellung der Lider

37.3.3 Hordeolum (Gerstenkorn)

Pathogenese/Befund: Entzündung der kleinen Lidranddrüsen oder der Haarbälge der Wimpern durch Strepto- oder Staphylokokken.
Beginn mit schmerzhafter diffuser Lidschwellung und -rötung, ähnlich wie beim Lidabszeß (beginnendes Hordeolum). Nach der initialen Phase markiert sich lokal der kleine Abszeß eines Haarbalges der Wimpern (reifes Hordeolum).

Therapie: Antibiotische Augensalbe, ggf. wärmender Augenverband; möglichst nicht inzidieren.

37.3.4 Blepharitis (Lidrandentzündung)

Pathogenese/Befund der *Blepharitis ulcerosa*: akuter Infekt (Streptokokken) mit Rötung und Schwellung der Lider, meist beider Augen, rascher Ulzeration der Lidkanten und irreversiblem Verlust der Wimpern.

Therapie: Sofortige Gabe von gentamycin- oder cephalosporinhaltigen Augensalben.
Blepharitis squamosa: seborrhoisch mit harmloser Schuppung und Rötung der lidkantennahen Haut.

37.3.5 Zoster Ophthalmicus

Pathogenese: *Erreger*: Varizellen-/Zostervirus.

Klinik: Beginn mit Schmerzen und einseitiger Rötung der Lider und der Stirn, im Bereich des oberen N. trigeminusastes. Nach einigen Tagen typische Bläschen: Bei Erkrankung des *N. ophthalmicus* auf Stirn und Oberlid, bei Beteiligung des *N. nasociliaris* auch auf der Nasenspitze. Dann tritt auch eine intraokulare Zoster-Infektion ein mit *Keratitis* und *Iritis* (s. 37.5.5, 37.5.6), manchmal auch eine *Neuritis nervi optici* (s. 37.10.2). Die stark schmerzenden und juckenden Bläschen verkrusten und heilen nach einigen Wochen ab. Oft bleiben über Monate und Jahre anhaltende schmerzhafte Trigeminusneuralgien.

Therapie: Acyclovir initial eine Woche lang i. v. 3x tägl. 10 mg pro kg KG, dann mindestens weitere 2 Wochen oral 5x täglich 200 mg Acyclovir Tabletten, lokal Acyclovir Augensalbe und evtl. antibiotische Augensalbe. Gegen Schmerzen ggf. 2–3x tägl. 50 mg Indometacin Tabl.

37.3.6 Chalazion (Hagelkorn)

Pathogenese/Befund: Entzündung der Meibom-Drüsen. Da das Sekret nicht nach außen abfließen kann, bildet sich eine zunächst rote und später blasse indolente, aber harte umschriebene Schwellung des Lides.

Differentialdiagnose: Karzinom!

Therapie: Operation durch Augenarzt.
(Akute und chronische Dakryozystitis s. 37.6)

37.3.7 Gutartige Tumoren der Lider

Man erkennt außer der Schwellung des Lides die Tumoren selbst: Warzen, Fibrome, Zysten der Moll'schen Drüsen, Molluscum contagiosum.

Therapie: Exzision und histologische Untersuchung.

Gerstenkorn (Hordeolum)

Pathogenese
lokale Infektion durch Strepto-/Staphylokokken
Befund
- kollaterales Ödem
- beginnendes Hordeolum
- reifes Hordeolum

Therapie möglichst konservativ

Blepharitis (Lidrandentzündung)

Blepharitis ulcerosa
Pathogenese/Befund
eitrige Infektion der Lidränder

Therapie: lokal

Blepharitis squamosa

Zoster ophthalmicus

Pathogenese
neurale Infektion
Klinik
- Schmerzen
- Rötung
- Bläschen
- einseitige Ausdehnung entsprechend der Ausbreitung des N. trigeminus

Komplikationen
Keratitis, Iritis, Neuritis n. optici

Therapie
Acyclovir
i.v., oral, lokal

Chalazion (Hagelkorn)

Pathogenese
retinierter Abszeß im Tarsus

Differentialdiagnose

Therapie: Operation
(Akute und chronische Dakryozystitis → 37.6)

Gutartige Tumoren der Lider

Therapie
durch Augenarzt

37.3.8 Basalzellkarzinom, Basaliom

Definition/Befund: Es handelt sich um einen malignen Tumor der Epidermis. Man findet eine umschriebene, oft kleine Schwellung, mit wallartig erhöhtem Rand. Sie fühlt sich derb an und ist mit der darüber liegenden Haut fest verbacken. Auf dem Tumor zeigt sich atypische Vaskularisation. Die Wimpern fallen aus oder werden verlagert. Nicht selten Ulzeration.

Differentialdiagnose: Konjunktivitis, Chalazion.

Therapie: Exzision (*Histologie!*) und plastische Rekonstruktion durch den Augenarzt.

37.4 Leitsymptom Dislokation des Bulbus oculi

37.4.1 Endokrine Orbitopathie (Exophthalmopathie)

Pathogenese: Autoimmunkrankheit. Immunologische Entzündung des Orbitagewebes und der äußeren Augenmuskeln. 80 % der Patienten mit endokriner Orbitopathie haben eine Hyperthyreose.

Klinik: Sie tritt meist beidseitig, jedoch auch einseitig auf. *Typische Zeichen*: Protrusio bulbi, teigige Schwellung der Lider, Retraktion der Lider, Erweiterung der Lidspalte, seltener Lidschlag (Basedow-Trias). Die Bindehaut sezerniert ein schleimiges Sekret, das die Corneaoberfläche verschleiert. Die Schwellung der Augenmuskeln führt oft zum Schielen mit Doppelbildern, in der hinteren Orbita kann sie den Sehnerven komprimieren und Gesichtsfelddefekte mit Optikusatrophie hervorrufen.

Differentialdiagnose: Orbitatumor

Therapie: Gemeinsam mit Endokrinologen, Immunologen, Radiologen und Ophthalmologen.

37.4.2 Enophthalmus

Pathogenese: Der Augapfel kann zurücksinken, wenn die Knochen der Augenhöhle brechen und Orbitagewebe in die Kiefernhöhle oder die Siebbeinzellen entweicht (Golf-, Tennisbälle oder Faustschläge).

Klinik: Verkleinerung der Lidspalte, Doppelbilder, typische Motilitätsstörungen. Bei Lähmungen des N. sympathicus zeigen sich Enophthalmus mit Ptosis, Miosis und pathologische Pupillenreaktion auf Sympathikomimetika (Horner-Symptomenkomplex).

Diagnose und **Therapie** durch den Facharzt.

37.4.3 Tumoren der Orbita

> Eine Verdrängung des Bulbus aus der Achse wird häufig durch Tumoren hervorgerufen. In Frage kommen **Lymphome**, **Tränendrüsentumoren**, **Keilbeinmeningiom**, **Sarkome** und **Mukozele**. **Hämangiome** und **Neuroblastom** sind bei Kindern häufig.

Diagnose: Das CT zeigt Lokalisation, Ausdehnung und Verdrängung des Augapfels und der orbitalen Gewebe.

Therapie: Durch den Facharzt.

Diagnose
Dislokation des Bulbus oculi

37.5 Leitsymptom Rötung der Augen

37.5.1 Konjunktivitis

Pathogenese/Befund: Reize verschiedenster Art, auf die die Bindehaut sehr schnell mit Gefäßerweiterung reagiert, die als Rötung erscheint. Gleichzeitig zeigen sich weitere **Symptome**: Fremdkörpergefühl, Oberflächenschmerz, Tränen, Lichtscheu (Photophobie), Schwellung der Subkonjunktiva (Chemosis), Sekret (schleimig oder eitrig), Blepharospasmus. Bei dauerhaftem Reiz, d. h. langdauernden Entzündungszuständen ist die Konjunktiva insgesamt oder an umschriebenen Stellen verdickt (Abb. 37–10).

37.5.2 Spezielle Konjunktivitiden

37.5.2.1 Konjunktivitis simplex

Pathogenese/Befund: Unspezifischer Reizzustand verursacht durch Staub, chemische Dämpfe, Rauch, helles Licht, unkorrigierte Refraktionsfehler u. a.; meist beidseitig, geringe Symptomatik, harmlos.

Therapie: Gefäßverengende Mittel, vitaminhaltige Augentropfen, richtige Brille, die immer vom Augenarzt verordnet werden sollte, um andere Augenkrankheiten auszuschließen.

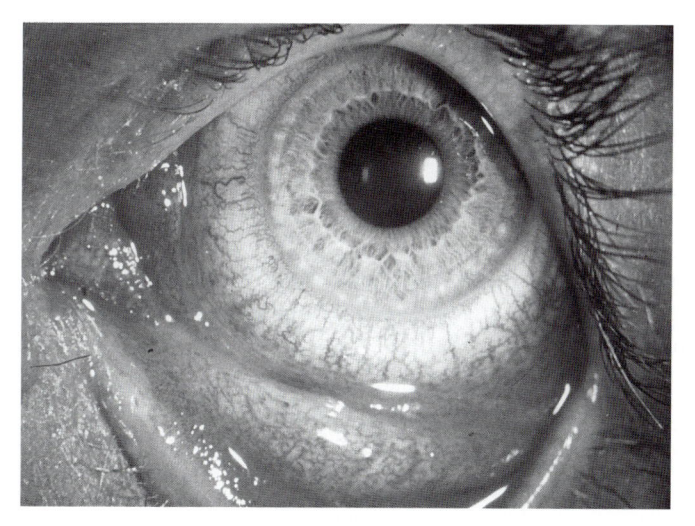

Abb. 37–10: Akute Konjunktivitis. Schwellung der Konjunktiva im nasalen Bereich (Plica semilunaris) und unten im Fornix. Die Rötung stellt sich im Schwarzweißbild als dunkle verstärkte Gefäßzeichnung dar

Leitsymptom Rötung der Augen

Konjunktivitis

Konjunktiva tarsi, K. bulbi, Fornices

Symptome
- Rötung
- Schmerz
- Tränen
- Fremdkörpergefühl
- Lichtscheu

Spezielle Konjunktivitiden

Konjunktivitis simplex

Pathogenese
Einwirkung von außen
unspezifische Reizzustände

Therapie
gefäßverengende Mittel, richtige Brille

37.5.2.2 Viruskonjunktivitis – Konjunktivitis epidemica

Klinik: Meist erkranken beide Augen nacheinander mit starker konjunktivaler Rötung, glasiger Sekretion, mäßiger Chemosis. Bei APC-Viren (Adeno-pharyngokonjunktivaler Befall) sind die präaurikulären Lymphknoten verdickt. Hohe Ansteckungsgefahr und Epidemien!

Differentialdiagnose: Herpes simplex, Zoster, Masern u.a. zeigen ähnliche Symptome, oft mit Hornhautbeteiligung.

37.5.2.3 Bakterielle Konjunktivitis

Pathogenese/Befund: Erreger sind Staphylo-, Strepto-, Pneumo-, Gonokokken u.a., augenspezifisch Bakterium Morax-Axenfeld. Starke Rötung der Konjunktiven mit Schwellung und eitrigem Sekret.

Diagnose: Bindehautabstrich, Kulturen und Resistenzbestimmung.

Therapie: Antibiotische Augentropfen 3–5x tägl., z.B. Erythromycin, Gentamycin.
Die **Blennorrhoe** der Neugeborenen tritt nach der Geburt auf. Inkubationszeit bei Infektion durch Gonokokken 3 Tage, durch Chlamydozoen 10 Tage post partum, sie zeigt eine starke eitrige Sekretion. Erblindungsgefahr!

Therapie: Stationär in Augenklinik einweisen!

37.5.2.4 Konjunktivitis durch Chlamydozoen

Pathogenese/Befund: Chronische Entzündung mit akuten Schüben. In der Conjunctiva tarsi subepitheliale Knötchen verschiedener Größe. Häufig auch Infektion der genitalen Schleimhaut. Wenig Sekretion.

Diagnose: Bindehautabstrich.

Therapie: Tetracyclin- oder Erythromycin-Augentropfen 3–5x tägl. mehrere Monate. Systemisch gleiche Substanz 3–5 Wochen oral.

Das **Trachom** (ägyptische Körnerkrankheit), eine schwer verlaufende Form der Chlamydozoeninfektion, ist in warmen Ländern häufigste Erblindungsursache.

37.5.2.5 Allergische Konjunktivitis

Pathogenese: Pollen und andere Allergene

Klinik: Bei sensibilisierten Individuen kommt es bei Antigenkontakt rasch zu Rötung und samtartiger Schwellung der Konjunktiven (akute Konjunktivitis).

Therapie: Antihistaminika und/oder kortikosteroidhaltige Augentropfen.

Die *chronische allergische Konjunktivitis* (atopische Konjunktivitis, Conjunctivitis vernalis) entsteht durch dauernden Antigenreiz und tritt beidseitig auf. Die *Konjunktiva tarsi* bildet typische „Papillen".

Therapie: Chromoglykat-Augentropfen, vorübergehend auch lokal Kortikosteroide.
Bei Unverträglichkeit von weichen Kontaktlinsen tritt gleiche Symptomatik auf.

Viruskonjunktivitis

Kontaktinfektion
Klinik
konjunktivale starke Rötung, glasige Sekretion
ansteckend!
Differentialdiagnose

Bakterielle Konjunktivitis

Pathogenese
Schmierinfektion

Diagnose
Bindehautabstrich
Therapie
antibiotische Augentropfen
Blennorrhoe der Neugeborenen:
Infektion im Geburtskanal

Therapie: stationär

Konjunktivitis durch Chlamydozoen

Befund
überwiegend Konjunktiva tarsi

Diagnose
Bindehautabstrich
Therapie
intensiv u. langdauernd

Trachom

Allergische Konjunktivitis

Pathogenese
Antigenkontakt
Klinik
Rötung, Schwellung

Therapie
Antihistaminika
Formen
- chronische allergische Konjunktivitis
- typische „Papillen" in Konjunktiva tarsi

Therapie
Chromoglykat-Augentropfen

37.5 Leitsymptom Rötung der Augen

37.5.2.6 Konjunktivitis sicca

Pathogenese/Befund: Mangelnde Tränensekretion (häufig bei älteren Frauen, rheumatoider Arthritis). Mäßige Rötung und Verdickung der Bindehaut, unverhältnismäßig starke Beschwerden mit Brennen und Fremdkörpergefühl.

Therapie: Z. B. Methylzellulose oder Polyvinylpyrrolidon als Augentropfen.

37.5.3 Trauma des Auges

37.5.3.1 Erosio corneae

Durch Läsionen des Epithels entsteht ein gemischter Reiz, starke Schmerzen, Lichtscheu und Tränen. Diagnostik und Therapie durch den Spezialisten. Cave Sekundärinfektionen!

37.5.3.2 Fremdkörper

Initial Linderung der Schmerzen durch Kerakain-Augentropfen. Dann Inspizieren der Conjunctiva bulbi et tarsi durch Ektropionieren. Oberflächliche Fremdkörper kann man mit einem Wattestab oder Spatel abwischen. Fremdkörper in der Hornhaut müssen vom Spezialisten entfernt werden. Cave: Hornhautulzeration und Narben.

37.5.3.3 Ultraviolett-Keratitis (UV-Keratitis)

Pathogenese: UV-Licht beim Elektroschweißen (Verblitzung), aus Höhensonnen, Desinfektions- oder Laboratoriumsstrahlern oder auf hohen Bergen (Schneeblindheit). Sehr schmerzhaft.

Therapie: Einmalig Kerakaintropfen a manu medici. Verband mit antibiotischen Augensalben. 12–24 Std. Bettruhe. Spontanheilung in wenigen Stunden.

37.5.3.4 Kontaktlinsenschäden

Sie treten mit allen Typen auf. Einfache Epithelläsionen heilen in wenigen Tagen, wenn die Kontaktlinse nicht getragen wird. Bei längerem Tragen von weichen Linsen setzt von oben eine pannusartige Vaskularisation der Cornea ein. Entwicklung einer Konjunktivitis (37.5.1). Bei Dauertragelinsen besteht erhöhte Infektionsgefahr. Auf Infiltrate und Ulzera der Cornea achten!

Therapie: Kontaktlinsen weglassen, Antibiotika, spezialärztliche Behandlung.

37.5.3.5 Contusio bulbi

Ursache/Befund: Bei Prellungen wird der Bulbus erheblich verformt. Es treten nicht nur Rötung der Konjunktiva, sondern je nach Schwere und Art der Gewalteinwirkung Schäden im Augeninnern auf: Iridodialyse, Linsenluxation, Netzhautödem und -riß.

Therapie: Fachärztliche oder fachklinische Behandlung.

Konjunktivitis sicca

häufige Alterskrankheit

Therapie
künstliche Tränen

Trauma des Auges

Erosio corneae

Klinik
starke Schmerzen, Lichtscheu, Tränen

Fremdkörper

- **oberflächlich** auf Konjunktiva: abwischen
- **in der Cornea**: durch Facharzt entfernen

UV-Keratitis

Pathogenese
UV-Licht
Zerfall der Epithelien

Therapie
- Ruhigstellen
- antibiotische Augensalben

Kontaktlinsenschäden

bei Dauertragelinsen Infektionsgefahr!

auf Ulzera achten
oft keine subjektiven Beschwerden

Therapie

Contusio bulbi

Ursache: Prellungen
Befund
- Iridodialyse
- Luxatio lentis
- Netzhautödem u.-riß

fachärztliche **Therapie**

37.5.3.6 Perforierende Verletzungen

Ursachen: Einwirkung einer stumpfen Gewalt (z. B. Faustschlag), häufiger scharfe Gegenstände (Scherben von Brillengläsern, Windschutzscheiben u. a.).

Klinik: Prolaps von Iris und Ziliarkörper, von Aderhaut, Netzhaut und Glaskörper; Blutungen, Dislokation der Linse.

37.5.3.7 Intraokulare Fremdkörper

> Kleine Metallsplitter (z. B. beim Arbeiten mit Hammer und Meißel) erreichen eine so hohe Geschwindigkeit, daß sie perforieren und erst im Glaskörper oder an der Retina gebremst werden.

Diagnostik: Sorgfältige Anamnese, da kleine Splitter oft übersehen werden.

Therapie: Lockerer steriler Verband, systemisch Antibiotika, Tetanusprophylaxe, umgehend in Augenklinik überweisen!

37.5.3.8 Verätzungen und Verbrennungen

Je nach Intensität und Ausdehnung Nekrose von Subkonjunktiva, Sklera und Cornea. Auch Schäden von Iris, Linse und Ziliarkörper sind nicht selten. Schweregrad und Ausmaß ist erst nach Tagen erkennbar.

Erste Hilfe: So schnell wie möglich Entfernen des ätzenden Agens durch Spülen mit 0,9 %iger NaCl, aber auch jeder anderen neutralisierenden Flüssigkeit. *Ausnahme*: Ungelöschter Kalk wird trocken mit Öl und einem Wattetupfer entfernt (mechanisch reinigen). Danach erst Spülen. Lider sorgfältig ektropionieren, evtl. verbliebene Kalkbröckel oder andere ätzende Reste entfernen. Weiter alle 15 Min. spülen. Umgehend augenärztliche Behandlung!

37.5.4 Akutes und kongestives Glaukom

37.5.4.1 Akutes Glaukom (Glaukomanfall, Winkelblockglaukom)

Pathogenese: Bei flacher Vorderkammer können die Abflußwege des Kammerwassers im Kammerwinkel verlegt werden, dadurch steigt der Augendruck schnell und auf hohe Werte an.

Klinik: Es entsteht ein Corneaepithelödem was die typischen subjektiven Symptome hervorruft: Nebelsehen, Wahrnehmung von Newton-Ringen um Lichter, Rötung des Auges.

Diagnostik: Die Sehschärfe ist erheblich vermindert. Die Pupille meist weit und entrundet (Abb. 37–11). Erblindungsgefahr, wenn der Zustand nicht innerhalb von Stunden beseitigt wird.

> **Soforttherapie**: 2 % Pilocarpin Augentropfen, 500 mg Diamox, 250 ml Osmofundin. Dringend fachärztliche Behandlung! Über einem akuten Glaukom darf die Sonne nicht untergehen!

37.5 Leitsymptom Rötung der Augen

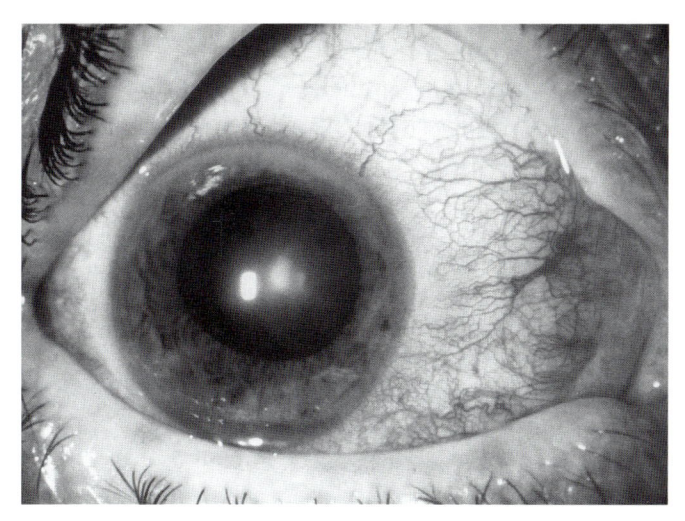

Abb. 37-11: Akutes Glaukom. Man erkennt eine vermehrte Injektion der konjunktivalen Gefäße, die sich im Schwarzweißbild als dunkle verstärkte Gefäßzeichnung darstellt. Die Pupille ist erweitert und entrundet. Das Corneaepithelödem ist in dieser Aufnahmetechnik – wie auch oft mit bloßem Auge – nicht zu sehen

37.5.4.2 Chronisch kongestives Glaukom

Wenn sich ein Glaukomanfall nicht voll entwickelt oder die Blockierung des Kammerwinkels sich spontan löst, kommt es zu **intermittierenden Perioden eines erhöhten Augeninnendrucks** mit meist abgeschwächten Symptomen des akuten Glaukoms, aber häufig geröteten Augen (Kongestion).

37.5.4.3 Sekundärglaukom

Häufig bei Zentralvenenthrombosen der Retina, Retinopathia diabetica proliferans, Iritis und Kontusionen.

37.5.5 Keratitis

Pathogenese: Entzündungen des Corneaepithels, -endothels oder des Stromas. Keratitiden können durch verschiedene Erreger (*Viren, Bakterien, Pilze*) hervorgerufen werden, die zu unterschiedlichen klinischen Bildern führen.

Klinik: Die Hornhaut ist getrübt durch ein Corneaödem, vor allem aber durch eine leukozytäre Infiltration. Die Leukozyten wandern von den Blutgefäßen am Limbus und aus der Iris in die Cornea und erreichen über das Kammerwasser und das Endothel den Krankheitsherd (*sekundäre Iritis*). Mit bloßem Auge ist die sekundäre Iritis nur in ihrem schlimmsten Stadium zu sehen, wenn soviele Leukozyten in die Kammer ausgetreten sind, daß ihre Massen sich auf dem Boden der Vorderkammer als Hypopyon absetzen. Bei länger bestehenden Keratitiden bilden sich in der Cornea neue Gefäße, die ebenfalls entzündlich erweitert sind. Oberflächliche Keratitiden führen zu Epitheldefekten (Erosionen), die sich zu Ulzerationen ausweiten können.

Therapie: Überweisung in eine Augenklinik. Augenärztlicher Notfall!

Chronisch kongestives Glaukom

intermittierende Perioden von erhöhtem Augeninnendruck mit abgeschwächten Symptomen

Sekundärglaukom

Keratitis

Pathogenese
Entzündung durch Viren, Bakterien, Pilze

Klinik
- Trübung der Cornea
- sekundäre Iritis als Hypopyon sichtbar

Komplikationen
- Vaskularisation der Cornea
- Erosionen
- Ulzerationen

Therapie in Augenklinik
Notfall!

37.5.6 Iritis

Pathogenese: Entzündung der Regenbogenhaut bei *Autoimmunerkrankungen* (primäre endogene Iritis), bei *Keratitiden* oder auch in Verbindung mit *bakteriellen Infektionen* im Augeninneren, z.B. nach Trauma und Operation (sekundäre Iritis).

Klinik: Hyperämie der Iris, Trübung des Kammerwassers durch Leukozyten und Fibrin (Exsudation) und leukozytären Präzipitaten an der Hornhautrückfläche, in schweren Fällen Hypopyon und Sekundärglaukom. Die Pupille ist eng (Reizmiosis). Ohne Therapie entstehen entzündliche Verklebungen zwischen Iris und Linsenvorderfläche (Synechien).

Therapie: Durch den Augenarzt. Wenn bekannt, Behandlung der Grundkrankheit, sonst Kortikosteroide.

37.6 Leitsymptom Tränen – Tränenträufeln

Tritt das Symptom ohne Rötung des Auges und bei richtiger Lidstellung auf, ist eine Erkrankung der ableitenden Tränenwege anzunehmen.

37.6.1 Verschluß des Ductus nasolacrimalis

Pathogenese/Befund: Bei Erwachsenen nach akuter oder chronischer Dakryozystitis, bei Neugeborenen meist angeborener Verschluß des Ductus nasolacrimalis.
Bei Druck auf den Saccus lacrimalis läßt sich eitrig-schleimiges Sekret auf die Konjunktiva zurückdrücken.

Therapie: Operative Behandlung durch den Facharzt.

37.6.2 Akute Dakryozystitis

Befund: Rötung und sehr schmerzhafte Schwellung im nasalen Lidwinkel über dem Saccus lacrimalis (Abb. 37–12).

Therapie: Systemisch Antibiotika, Gefahr einer Sinus Cavernosus-Thrombose. Fachärztliche Behandlung.

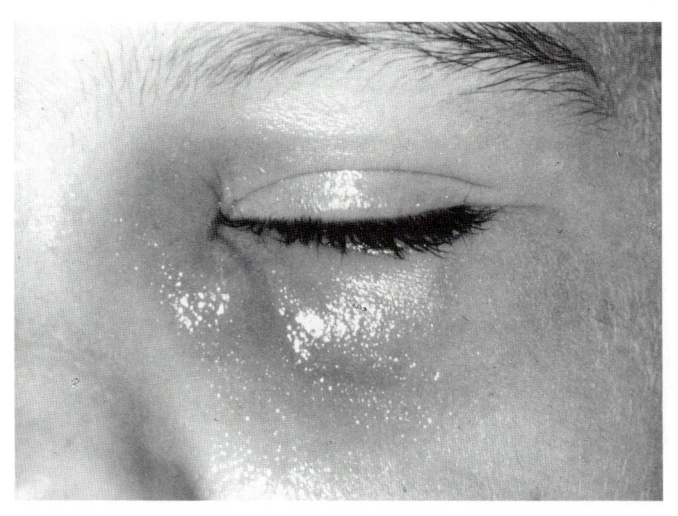

Abb. 37–12: Akute Dakryozystitis mit starker Schwellung und Rötung der ganzen Region. Das Maximum der Schwellung liegt deutlich über dem Saccus lacrimalis

---

Iritis

Pathogenese
- endogene Immunkrankheit
- selten Infektion

Klinik
Entzündungssymptome in der Vorderkammer

Therapie durch Augenarzt

Leitsymptom Tränen – Tränenträufeln

Verschluß des Ductus nasolacrimalis

Pathogenese
- nach Dakryozystitis
- angeboren

Therapie
Operation

Akute Dakryozystitis

Befund
Rötung der Haut, schmerzhafte Schwellung

Therapie
möglichst konservativ

37.7 Leitsymptom Lichtscheu, Photophobie

Diese vordergründigen Symptome können **viele Ursachen** haben, z.B. Konjunktivitis, Keratitis, Iritis, Epithelödem bei akutem Glaukom (37.5), Trübung der brechenden Medien (37.8), nichtauskorrigierte Refraktionsfehler, trockene senile Makuladegenerationen (s. 37.9.3).

37.7.1 Mydriasis

Weite Pupillen entstehen durch Medikamente und Traumen. Sie führen zu Schmerzen bei Lichteinfall.

Diagnostik: Die medikamentöse Mydriasis ist durch die Anamnese zu klären, die traumatische wird durch die meist sichtbare Entrundung der Pupille erkannt.

37.8 Leitsymptom Trübung der brechenden Medien

37.8.1 Linsentrübungen (Katarakt, grauer Star)

Sie liegen hinter der Irisebene. Diese wirft bei seitlicher Beleuchtung einen Schatten in die grau-weißliche Linsentrübung (Abb. 37–13).

37.8.1.1 Altersstar (Cataracta senilis)

Der Altersstar ist eine häufige Erkrankung; morphologisch kann man verschiedene Formen differenzieren: Trübungen der Linsenrinde sind typisch im Alter. Sie entwickeln sich langsam im Laufe von Jahren. Der Kernstar tritt

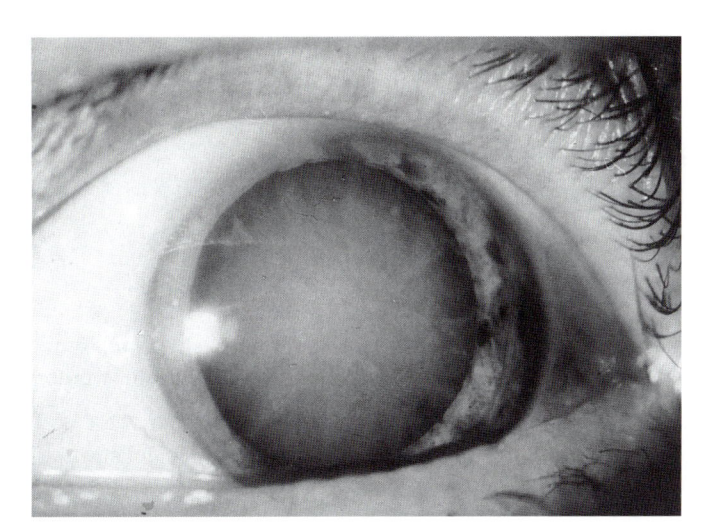

Abb. 37–13: Katarakta senilis. Graue Trübung des Linsenkerns, die peripheren Teile der Linse erscheinen in der medikamentös erweiterten Pupille dunkler, also weniger trübe. Die radiäre graue Zeichnung kommt durch die über dem Zellkern liegenden Speichentrübungen in der tiefen Rinde zustande

---

Leitsymptom Lichtscheu, Photophobie

Ursachen ←

Mydriasis

Blendungsempfindlichkeit

Diagnostik
Anamnese, Inspektion

Leitsymptom Trübung der brechenden Medien

Linsentrübungen (Katarakt, grauer Star)

Altersstar (Cataracta senilis)

- Rindenstar
- Kernstar

häufig zusammen mit einer Myopie, chronischem Glaukom, Iritis, nach Trauma und Augenoperationen auf.

Klinik: Myopisierung, monokulare Doppelbilder. Visusabnahme, grau-braune Pupille.

Therapie: Entfernung der Katarakt, Implantation einer Kunstlinse.

37.8.1.2 Angeborener grauer Star (kongenitale Katarakt)

Die Linsentrübung kann hereditär, meist dominant erblich oder als Folge einer Virusinfektion der Mutter im 2. bis 3. Schwangerschaftsmonat auftreten (Röteln oder andere Virusinfektion; Embryopathie). Die Pupillen sind grau-weiß.

Therapie: Operation innerhalb der ersten drei Lebensmonate, da durch die Deprivation eine später nicht mehr zu behebende Amblyopie eintritt.

37.8.1.3 Cataracta traumatica

Pathogenese/Befund: Exogene Linsentrübung nach Trauma. Nach leichten Traumen gefiederte Trübungen (Kontusions-, Perforations-Rosette); bei größerer Zerstörung der Linsenkapsel vollständige Trübung innerhalb weniger Tage.

Therapie: Operative Entfernung der Trübung, Kunstlinse.

37.8.2 Glaskörpertrübungen

Pathogenese/Befund: Ursache sind entzündliche Infiltrationen des Glaskörpers oder Blutungen in den Glaskörper durch Netzhautrisse, bei Retinopathia diabetica proliferans, Zentralvenenthrombose u. a. Das Sehvermögen ist meist herabgesetzt. Die Pupille zeigt im rückfallenden Licht Schatten oder bleibt dunkel (Leitsymptom!). Der Augenhintergrund ist verschleiert oder nicht zu sehen.

Diagnostik und **Therapie**: Ultraschall, gegebenenfalls Vitrektomie durch Fachklinik.

37.9 Leitsymptom langsame Visusminderung

37.9.1 Presbyopie (Alterssichtigkeit)

Die Akkommodation nimmt im Laufe des Lebens kontinuierlich ab und ist mit 60 Jahren praktisch ganz verschwunden. Nach dem 40. Lebensjahr werden Naharbeit und Lesen schwierig.

Therapie: Brillenverordnung durch den Augenarzt (Lesebrille, Gleitstärkenbrille), der damit wichtige Vorsorgeuntersuchungen verbindet.

Klinik
Visusabnahme, grau-braune Pupille

Therapie: Operation

Angeborener grauer Star (kongenitale Katarakt)

Pathogenese
- erblich
- mütterliche Virusinfektion

grau–weiße Pupillen

Therapie
Früh-Operation

Cataracta traumatica

Pathogenese
exogene Linsentrübung nach Trauma

Therapie: Operation

Glaskörpertrübungen

Leitsymptom
Pupille bleibt dunkel im rückfallenden Licht

Therapie: Vitrektomie

Leitsymptom langsame Visusminderung

Presbyopie (Alterssichtigkeit)

Therapie
- Lesebrille
- Gleitstärkenbrille

37.9.2 Zentralvenenthrombose der Retina

Risikofaktoren sind arterielle Hypertonie, Rauchen, Hyperlipidämie und Ovulationshemmer bei jüngeren Frauen.

Differentialdiagnose: Retinale Vaskulitis z.B. bei Kollagenosen, Morbus Boeck, Morbus Behcet.

Klinik: Anfangs Wahrnehmung uncharakteristischer Schatten. Nach Wochen Abfall der Sehschärfe, durch Makulaödem und Blutungen.

Diagnose und Therapie: Behandlung der Grundkrankheit. Isovolämische und hypervolämische Hämodilution.

37.9.3 Makuladegenerationen

Die **trockene senile Makuladegeneration** mit hyalinen Einlagerungen in der Netzhautmitte (Drusen) führt meist nicht zur Einschränkung der Sehschärfe. Übergang in die **feuchte senile Makuladegeneration** ist möglich. Subretinale Neovaskularisation führt zu Exsudationen und Blutungen, welche die Makula innerhalb von 6–8 Wochen zerstören.

Klinik: Der Abfall der Sehschärfe beginnt mit Verzerrtsehen. Beide Augen erkranken oft nacheinander, dadurch oft praktische Erblindung. Das periphere Gesichtsfeld bleibt erhalten, somit wird keine völlige Erblindung eintreten.

Therapie: Frühzeitig durch den Facharzt (Laserkoagulation).
(Diabetische Makulopathie s. 37.13.5)

37.9.4 Atrophie des Sehnervs

Sie wird verursacht durch
1. **Kompression**: Häufig sind Tumoren an der Sella mit typischen bitemporalen Hemianopsien oder Knochenfragmente und Blutungen durch Verletzungen.
2. **ischämische Ophthalmopathie**: Bei Verschluß der Arteria carotis bzw. der ophthalmica können eine schleichende Visusminderung, Einengung des Gesichtsfeldes, später Sekundärglaukom und Katarakt auftreten.
3. **chronische Stauungspapille** (vgl. 37.13.2).
4. **toxische Einwirkungen** (toxische Optikusatrophien): Bei Abusus von Tabak und Alkohol (Tabak-Alkohol-Amblyopie) häufig mit Resorptionsstörungen für Vitamin B12, irreversibel bei Methanolvergiftungen und bei Myambutoltherapie mit Tagesdosen über 25 mg/kg KG, wobei frühzeitig Farbsinnstörungen eintreten.

Klinik: Blasse, in schweren Fällen porzellanweiße Papille.

Diagnostik: Differenzierte augenärztliche Untersuchungen, einschließlich CT. Frühdiagnose vermeidet Erblindung.

37.10 Leitsymptom plötzliche Visusminderung

37.10.1 Ablatio retinae (Netzhautablösung)

37.10.1.1 Rhegmatomatogene (idiopathische) Ablatio (mit Netzhautloch)

Pathogenese/Befund: Häufig bei Myopie. Nach typischen Lichtblitzen im Dunkeln (Prodromi), verschiedenartig geformten Schatten vor den Augen, z.B. „Rußregen", „Vogelschwärme" und „Wolken", fällt von oben „ein Vorhang" herab oder steigt von unten „eine Mauer" hoch. Diese Schilderungen beschreiben den Gesichtsfeldausfall, welcher der Fläche der abgelösten Netzhaut entspricht. Sobald die Makula einbezogen ist, fällt der Visus auf Handbewegungen ab.

Therapie: Operation durch den Facharzt.
Bei der **nicht rhegmatomatogenen Ablatio** findet man proliferativ-entzündliche Prozesse in der Netzhaut und Glaskörper. Es handelt es sich um komplizierte Fälle mit schlechter Prognose.

37.10.2 Neuritis nervi optici

Klinik: Einseitiger akuter Abfall der Sehschärfe (*Zentrozoekalskotom*) und Papillenödem, oft auch periphere Gesichtsfeldausfälle. Übergang in Atrophie (37.9.4).

Therapie: Hochdosiert Kortikosteroide. Augenärztliche oder -klinische Behandlung.
(*Schwere Glaskörperblutung* s. 37.8.2, *Akutes Glaukom* s. 37.5.4)

37.11 Leitsymptom plötzliche Erblindung

37.11.1 Amaurosis fugax

Pathogenese: Meist inkompletter Verschluß der A. carotis interna (vgl. 37.9.4).

Klinik: Plötzliche Verdunklung eines oder beider Augen für Sekunden oder Minuten. Danach spontan Wiederkehr normaler Sehfunktionen. Bedrohliche Symptomatik.

Diagnostik: Dopplersonographie der Halsgefäße.

Komplikationen: Bei Wiederholung kann irreversibel ein Verschluß der A. centralis retinae oder ein zerebraler Insult eintreten.

Therapie: Fachärztliche, evtl. gefäßchirurgische Behandlung.

37.11.2 Embolie der Zentralarterie der Retina

Klinik: Totale Verdunklung eines Auges, Verlust von Visus und Gesichtsfeld.

Diagnose: Am Fundus ischämisches Ödem der Retina mit Aussparung der Makula (kirschroter Fleck). Retinale Gefäße ophthalmoskopisch und angio-

---

Leitsymptom plötzliche Visusminderung

Ablatio retinae (Netzhautablösung)

Rhegmatomatogene Ablatio (mit Netzhautloch)

Prodromi typisch
Funktionsausfall

Therapie: Operation
nicht rhegmatomatogene Ablatio → komplizierte Fälle, schlechte Prognose

Neuritis nervi optici

Klinik
- akuter Abfall der Sehschärfe
- Papillenödem

Therapie durch Augenarzt

Leitsymptom plötzliche Erblindung

Amaurosis fugax

Pathogenese
Arteriosklerose
Klinik
plötzliche Verdunkelung für Sekunden/Minuten

Diagnostik

Komplikationen
irreversibler Verschluß der A. centralis, zerebraler Insult
fachärztliche **Therapie**

Embolie der Zentralarterie der Retina

augenärztlicher Notfall!

Diagnose mit Augenspiegel

graphisch zunächst ohne Blutströmung, nach Stunden oder Tagen spontan Rekanalisation.

Therapie: Sofortige fachärztliche Behandlung (innerhalb von 6 Stunden). Thrombolyse, Hämodilution. Augenärztlicher Notfall!

37.11.3 Ischämische Optikusneuropathie

Pathogenese: Verschluß von kleinen Gefäßen im Nervus opticus in der Nähe der Papille durch Arteriosklerose.

Klinik: Plötzlicher mehr oder weniger starker Abfall des Visus.

Diagnose: Hyperämie und Ödem der Papille, zunächst eher rötlich, nach einigen Tagen deutlich blaß. Typisch sind horizontale Gesichtsfelddefekte.

Therapie: Hämodilution, Aggregationshemmer, fachärztliche Behandlung.

37.11.4 Arteriitis temporalis (Morbus Horton)

> Es handelt sich um eine schwere ischämische Optikusneuropathie infolge einer Riesenzellarteriitis.

Klinik: Sofort sehr schlechter Visus, weitgehender Ausfall des Gesichtsfeldes, heftige Kopfschmerzen, oft begleitet von Schulterschmerzen und Kaubeschwerden.

Diagnostik: An den Schläfen sind die Arterien hart, geschlängelt und oft pulslos. Die BSG ist stark beschleunigt. *Histologische Diagnose* durch Biopsie der Arteria temporalis.

Therapie: Durch den Facharzt, sofort Kortikosteroide! (s. Kap. 21.4.1 *Gefäßkrankheiten*)

Prognose: Nach Absetzen der Kortikosteroidbehandlung kann das andere Auge auch erblinden oder eine tödliche zerebrale Gefäßinsuffizienz eintreten.

37.12 Leitsymptom Motilitätsstörungen

37.12.1 Strabismus (Schielen)

37.12.1.1 Strabismus concomitans convergens und divergens (Begleitschielen)

> Zugrunde liegt eine Störung der Koordination der Augenbewegungen. Beginn ist meist in der frühkindlichen Entwicklungsphase des visuellen Systems.

Diagnose: Die Abweichungen der Augenachsen (Schielwinkel) sind in allen Blickrichtungen annähernd gleich groß. Doppelbilder werden bei Beginn der Schielstellung im Kindesalter weitgehend unterdrückt, das jeweils schielende Auge wird funktionell ausgeschaltet (*Suppression*). Häufig wird die Schielstellung vom Gehirn als normal empfunden und hemmt die Entwicklung eines Binokularsehens (anomale Netzhautkorrespondenz). Beim streng einseitigen

Schielen kann sich eine Schwachsichtigkeit (*Amblyopie*) ausbilden (s. 37.1), die nach dem 5. Lebensjahr kaum noch zu beseitigen ist.

Therapie: Durch den Augenarzt. Brille, Okklusion. Sie muß im frühen Kindesalter beginnen und über Jahre konsequent durchgeführt werden!

37.12.1.2 Strabismus paralyticus (Fehlstellung bei Augenmuskellähmungen)

Pathogenese: Ischämische Insulte, Trauma oder Tumoren, im Kindesalter kongenitale Abduzens oder Trochlearis-Paresen sowie entzündliche Erkrankungen (z. B. Virusenzephalitis).

Klinik: Doppelbilder mit wechselndem Abstand voneinander.

Diagnostik: Abweichungen der Blickrichtungen entsprechend dem Funktionsausfall durch den gelähmten Muskel. Der Schielwinkel ist in den verschiedenen Blickrichtungen unterschiedlich, der Kopf wird oft in die Richtung gedreht, in welcher der gelähmte Muskel am wenigsten gebraucht wird (*Kopfzwanghaltung*).

37.12.2 Nystagmus (Augenzittern)

Man unterscheidet physiologische und pathologische Formen des Nystagmus. Sind sie angeboren, dann besteht oft gleichzeitig eine Motilitätsstörung. Einem erworbenen Nystagmus liegt in der Regel eine ernste neurologische Erkrankung zugrunde, die fachärztlich abgeklärt werden muß.

37.12.3 Diplopie (Doppeltsehen)

Man unterscheidet monokulare Doppelbilder, sie beruhen auf Veränderungen im Augapfel selbst, z. B. einer Kernkatarakt. Binokulare Doppelbilder sind ein typisches Symptom von Augenmuskelparesen.

37.13 Krankheiten ohne auffallende subjektive Symptomatik

37.13.1 Chronisches Glaukom

Pathogenese: Störung des Kammerwasserabflusses, dadurch Steigerung des intraokularen Druckes. Schädigung des Sehnerven. Frequenz bei 40–45 jährigen 1–1,5 %, zunehmend im höheren Lebensalter bis 3,5 %, familiär gehäuft.

Klinik: Gelegentlich asthenopische Beschwerden. Im Tagesrhythmus wechselnde Steigerung des Augeninnendrucks. Irreversible Gesichtsfelddefekte entwickeln sich langsam im Verlauf von Jahren (Abb. 37–14). Typische Exkavation der Papilla nervi optici.

Diagnostik: Durch den Facharzt, der auch die Vorsorgeuntersuchungen durchführt, um die Krankheit rechtzeitig zu erkennen. Deshalb sollten Brillen, besonders Lesebrillen vom Augenarzt ausgemessen werden!
Beim **kindlichen Glaukom** (kongenitales Glaukom) ist meist von Geburt an der Augeninnendruck erhöht, was zu einer Vergrößerung des Hornhautdurch-

---

Gefahr
- Amblyopie
- anomale Netzhautkorrespondenz

Therapie durch Augenarzt

Strabismus paralyticus

Pathogenese
neurologisch

Klinik
Doppelbilder
Diagnostik
typische Abweichung eines Auges

Nystagmus (Augenzittern)

augenärztlich und neurologisch klären!

Diplopie (Doppeltsehen)

meist Parese äußerer Augenmuskeln

Krankheiten ohne auffallende subjektive Symptomatik

Chronisches Glaukom

Pathogenese
Störung des Kammerwasserabflusses

Klinik
- Gesichtsfelddefekte (irreversibel)
- Glaukompapille

Diagnostik
Augeninnendruckmessung
Vorsorgeuntersuchung bei Brillenverordnung
kindliches Glaukom

37.13 Krankheiten ohne auffallende subjektive Symptomatik

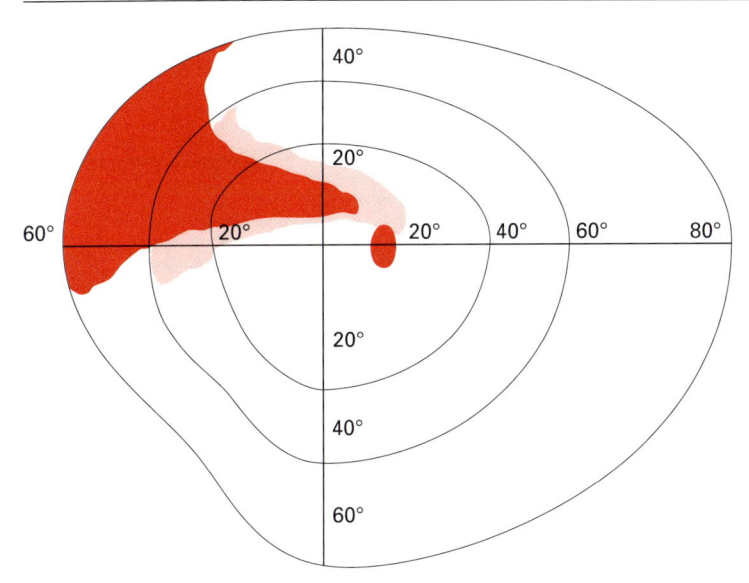

Abb. 37–14: Typischer Gesichtsfeldausfall bei Glaukom. Er bricht von nasal ein und läuft parazentral zum blinden Fleck

messers führt (>11 mm). Es entsteht eine starke Lichtscheu, die Kinder spielen gern im Schatten. Ohne Behandlung erblinden sie in den ersten Lebensjahren; bei rechtzeitiger Therapie (Operation) ist die Prognose gut.

Leitsymptom:
Hornhautdurchmesser > 11mm

37.13.2 Stauungspapille

Pathogenese: Ödematöse Vorwölbung der Papille durch Steigerung des intrakraniellen Drucks, meist durch raumfordernde intrakranielle Prozesse.

Diagnostik: Tritt meist beidseitig auf. Die Papille ist vorgewölbt, unscharf begrenzt und hyperämisch. Der Visus bleibt dabei lange gut. Ophthalmoskopie, neurologische Diagnostik und CT!

Differentialdiagnose: Neuritis. Eine Stauungspapille kommt auch bei arterieller Hypertonie vor (37.13.4).

Stauungspapille

Pathogenese
Steigerung des intrakraniellen Drucks

Diagnostik
- Ophthalmoskopie
- Neurologe
- CT

Differentialdiagnose

37.13.3 Tumoren der Netz- und Aderhaut

Wenn intraokulare Tumoren zu einer merklichen Sehstörung führen, sind sie meist sehr groß und haben bereits weite Teile der Retina zerstört. Kleine Tumoren am Augenhintergrund werden in den Frühstadien eher zufällig bei einer prophylaktischen Ophthalmoskopie entdeckt.
Das hereditäre oder sporadische **Retinoblastom** ist im frühen Kindesalter häufig, bei Erwachsenen das **maligne Melanom** der Aderhaut. Mamma- und Bronchialkarzinome metastasieren häufig in die Aderhaut.

Tumoren der Netz- und Aderhaut

in jedem Lebensalter

- Retinoblastom
- malignes Melanom
- Metastasen

37.13.4 Gefäßveränderungen bei arterieller Hypertonie

Klinik: Bei länger bestehender arterieller Hypertonie sind die Kaliber der retinalen Arteriolen verengt (Fundus hypertonicus). Parenchymschäden der Retina zeigen sich als Ektasien von Kapillaren, kleine Blutungen in die Retina. Infolge lokaler Ischämien entstehen *Cotton wool -Herde* (weiche Exsudate) und

Gefäßveränderungen bei arterieller Hypertonie

Klinik
- enge Arterien
- Parenchymschäden der Retina

Retinopathia diabetica

Klinik

Abfall der Sehschärfe

lange Zeit beschwerdearm, später Erblindungsgefahr!

Therapie
- Diät
- fachärztliche Behandlung
  - Laserkoagulation
  - Vitrektomie

Verlauf/Prognose
abhängig vom Zeitpunkt der Behandlung

Verfettungen (harte Exsudate): *Retinopathia hypertensiva*. Wenn diese Veränderungen die Fovea centralis einbeziehen, fällt die Sehschärfe ab.

Therapie: Behandlung der Grundkrankheit.

Prognose: Bei erfolgreicher Therapie der arteriellen Hypertonie reversibel.

37.13.5 Retinopathia diabetica

Klinik: Sie tritt spätestens nach 10 jähriger Krankheit auf. Lange Zeit geringe subjektive Beschwerden. In der Retina bilden sich Kapillaraneurysmen, kleinere Blutungen, Verfettungen (harte Exsudate). Die diabetische Makulopathie erscheint mit Makulaödem und harten Exsudaten, dann fällt der Visus ab. Später entstehen Neovaskularisationen, aus denen es in den Glaskörper blutet. Die Blutungen werden bindewebig organisiert. Es entsteht die gefürchtete Retinopathia proliferans.

Therapie: Wichtig ist diätetische Führung der Patienten. Regelmäßige Kontrollen der Netzhaut und die spezielle Therapie müssen durch den Facharzt durchgeführt werden. Cave: Vor allem beim juvenilen Diabetes mellitus (Typ I), bei interkurrenten Erkrankungen und bei Gravidität können explosionsartige Verschlechterungen eintreten, die später therapeutisch nicht mehr zu beeinflussen sind.

Verlauf/Prognose: Bei rechtzeitiger Behandlung kann man eine Erblindung vermeiden. In Spätstadien kann ein hämorrhagisches Glaukom starke Schmerzen hervorrufen.

38. Hals-, Nasen-, Ohren-Erkrankungen

H.-G. Boenninghaus

38.1 Anamnese, Status praesens

38.1.1 Anamnese

Bei der Anamneseerhebung eines Kranken mit Beschwerden an Hals, Nase, Ohren oder Kehlkopf ergeben sich durch Berücksichtigung des **Patientenalters** häufig bereits diagnostische Hinweise. Kleinkinder sind schwerhörig meist durch Tubenventilationsstörungen infolge einer vergrößerten Rachenmandel, größere Kinder durch entzündliche Ohrkrankheiten, Erwachsene durch Hörsturz, Lärm, Otosklerose oder Morbus Menière und ältere Menschen durch Altersabbau des Hörvermögens (Presbyakusis). Je rascher sich die Schwerhörigkeit entwickelt, desto dringlicher ist die Therapie.

38.1.2 Untersuchung

38.1.2.1 Äußere Inspektion

Die äußere Inspektion erstreckt sich auf
- Ohrbereich: Rötung, Schwellung, Absonderung;
- Gesicht: Form des Nasengerüstes, Gesichts- und Lidschwellung;
- Hals: Lymphknotenvergrößerung;
- Kopfspeicheldrüsen: Verdickung der Gl. parotidea oder der Gl. submandibularis.

38.1.2.2 Palpation

Die Palpation soll feststellen:
- Druckschmerz am Tragus oder Zugschmerz an der Ohrmuschel (Furunkel);
- Druckschmerz auf dem Warzenfortsatz (Mastoiditis);
- Druck- oder Klopfschmerz im Bereich der Nasennebenhöhlen (Sinusitis);
- Konsistenz, Größe und Schmerzhaftigkeit von *Lymphknoten* und *Speicheldrüsen*;
- Befund im Nasenrachenraum (*Rachenmandel*) durch den tastenden Finger, falls eine Spiegeluntersuchung nicht möglich ist.

38.1.2.3 Instrumente zur Untersuchung der Organe

Benötigt werden zur Spiegeluntersuchung: eine *Lichtquelle* und ein perforierter Stirnspiegel (sog. *Ohrenspiegel*), Ohrtrichter, Nasenspekulum, Spatel und verschieden große Spiegel zur indirekten Betrachtung des Kehlkopfes und evtl. des Nasenrachenraumes. Das Trommelfell läßt sich auch durch ein *Otoskop* mit eingebauter Lichtquelle beurteilen.

- Ohrspülung
- Tubendurchblasung

- Stimmgabelprüfung

Differentialdiagnose: Mittelohrschwerhörigkeit
Innenohrschwerhörigkeit

Rinne-Versuch → Vergleich: Luftleitung/Knochenleitung

Dem Allgemeinarzt sollen eine *Ohrenspritze* und eine *Nierenschale* zur **Ohrspülung** (Abb. 38–1), ein *Politzerballon* zur **Tubendurchblasung** (Abb. 38–2) und einige *Salbenmullstreifen* sowie eine *Nasenpinzette* zur Nasentamponade zur Verfügung stehen.

Eine a^1 Stimmgabel ist zur orientierenden **Hörprüfung** erforderlich, um eine Schalleitungsschwerhörigkeit (*Mittelohrschwerhörigkeit*) von einer Schallempfindungsschwerhörigkeit (*Innenohrschwerhörigkeit*, seltener *neurale Schwerhörigkeit*) zu unterscheiden.

Dem Hals-Nasen-Ohrenarzt stehen zur genaueren Überprüfung einer Schwerhörigkeit audiometrische und tympanometrische Untersuchungsverfahren zur Verfügung, deren Anwendung bei jeder auftretenden Schwerhörigkeit zu fordern ist. Nach Feststellung einer Schwerhörigkeit, die besteht, wenn Umgangs- oder Flüstersprache nur aus weniger als 6 m Entfernung zu verstehen sind, werden zwei Stimmgabelprüfungen durchgeführt:

Rinne-Versuch (Abb. 38–3): Beim Innenohrschwerhörigen (und beim Normalhörigen) wird die Stimmgabel vor dem Ohr über Luftleitung länger und lauter

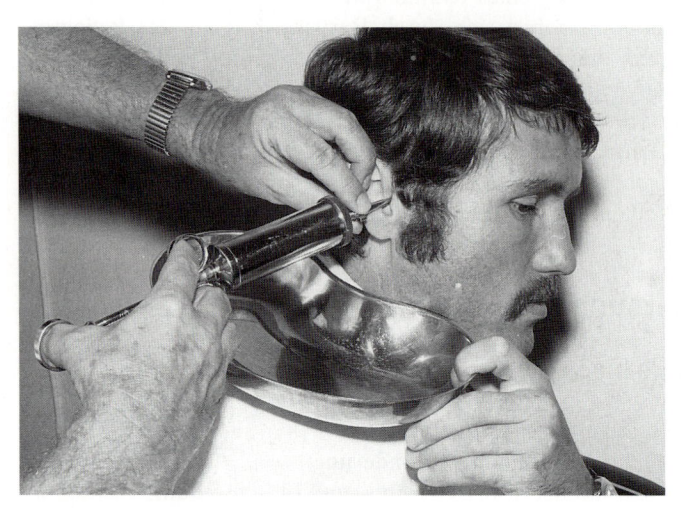

Abb. 38–1: Ohrspülung

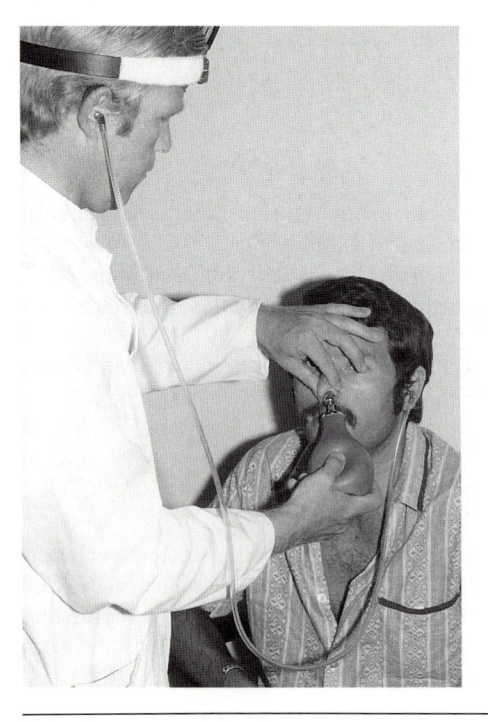

Abb. 38–2: Luftdusche (Politzer-Verfahren)

38.1 Anamnese, Status praesens

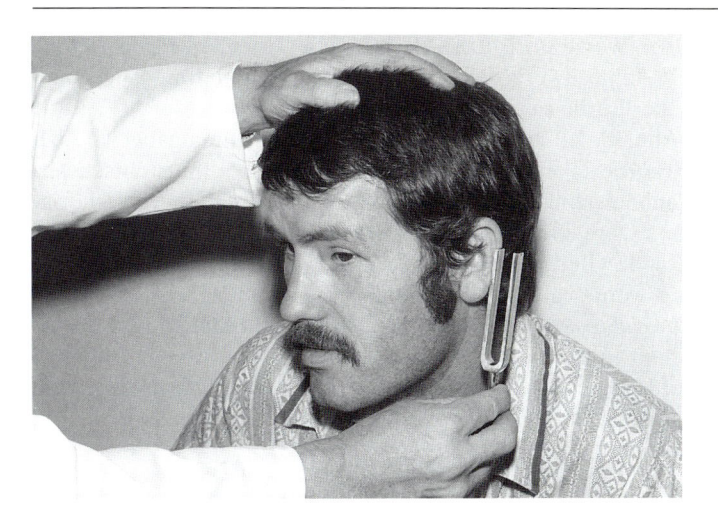

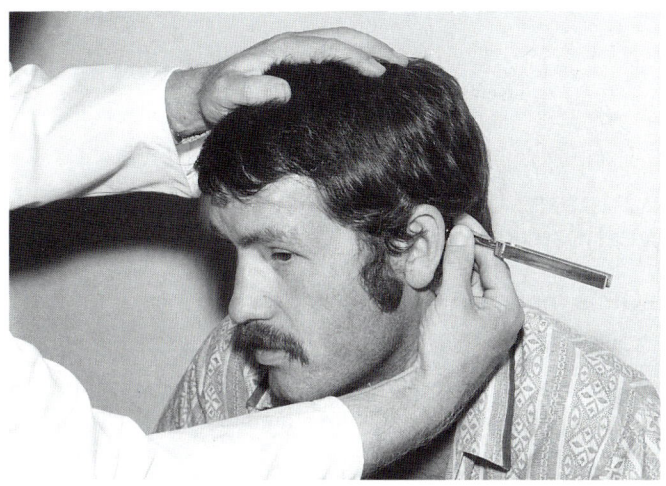

Abb. 38–3: Rinne-Versuch. a) Prüfen der Luftleitung, b) Prüfen der Knochenleitung

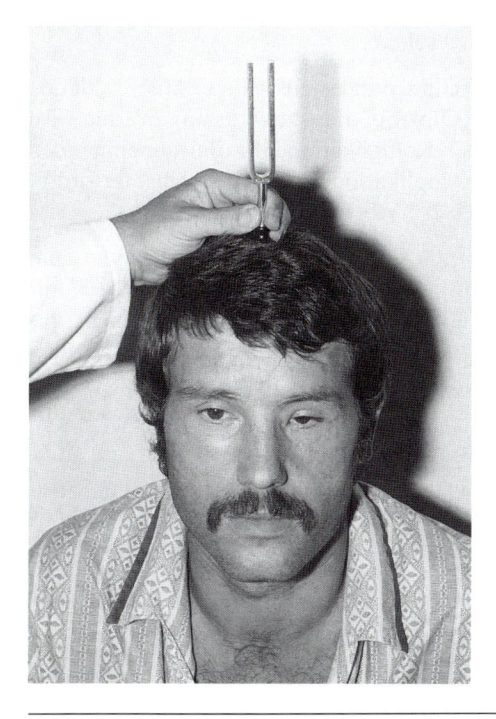

Abb. 38–4: Weber-Versuch

gehört als die auf den Warzenfortsatz aufgesetzte über Knochenleitung (Rinne positiv). Beim Mittelohrschwerhörigen wird über Knochenleitung länger und lauter gehört als über Luftleitung (Rinne negativ).

Weber-Versuch (Abb. 38-4): Die auf die Stirn aufgesetzte Stimmgabel wird bei seitengleicher Schwerhörigkeit in der Mitte des Kopfes, bei Innenohrschwerhörigkeit (oder Taubheit) im besser hörenden Ohr, bei Mittelohrschwerhörigkeit im schlechteren Ohr gehört.

Weber-Versuch → Lateralisation über Knochenleitung

Für eine **orientierende Gleichgewichtsprüfung** bei Verdacht auf Vestibularisfunktionsstörungen werden zur Untersuchung vorgenommen:

orientierende Gleichgewichtsprüfung

- Abweichreaktionen

- Nystagmusprüfung (Leuchtbrille)

- Prüfung der *Abweichreaktionen* (Romberg-Versuch mit Stehen und Unterberger-Tretversuch mit Marschieren auf der Stelle).
- Die Prüfung auf Vorhandensein eines *krankhaften Nystagmus* geschieht am besten unter einer beleuchteten vergrößernden Brille, der Frenzel-Brille, im verdunkelten Raum.

38.2 Ohr

Ohr

(Schema 38–1)

38.2.1 Leitsymptom Ohrschmerz mit Schwerhörigkeit

Leitsymptom Ohrschmerz mit Schwerhörigkeit

38.2.1.1 Akute Otitis media

Akute Otitis media

Symptome sind stechende, klopfende Ohrschmerzen in der Tiefe und Schwerhörigkeit. Das Allgemeinbefinden ist gestört. Fieber, Kopfschmerzen treten auf. Ein Nachlassen der Ohrschmerzen und Ohrenlaufen weisen auf Trommelfellperforation hin.

Symptome
klopfender Schmerz, der nach Trommelfellperforation nachläßt

Befund: Das Trommelfell ist gerötet, später vorgewölbt. Nach der Trommelfellperforation zunächst seröse, dann eitrige Sekretion aus dem Gehörgang, „pulsierender Reflex" im unteren Trommelfellbereich. Schalleitungsschwerhörigkeit. Bei Grippeotitis sind Blutblasen auf dem Trommelfell oder im Gehörgang und blutig gefärbtes Sekret zu sehen.

Befund
- Trommelfellrötung
- serös-eitriges Sekret
- Schalleitungsschwerhörigkeit
- Blutblasen bei Grippe

Therapie: Antibiotikum, z. B. Amoxycillin, mindestens 4 Tage. Abschwellende Nasentropfen bei rhinogener Otitis (Ohrtropfen nicht wirksam). Wärme wird oft angenehm empfunden (nicht bei Komplikationen!). Bei zunehmenden Ohrschmerzen oder beginnenden Komplikationen ist Parazentese erforderlich. Die akute Otitis media muß nach 2–3 Wochen abgeheilt sein.

Therapie
- Antibiotikum
- Nasentropfen
- Wärme
- evtl. Parazentese

Komplikationen: *Labyrinthbeteiligung*: Auftreten von Drehschwindel und Nystagmus, Innenohrschwerhörigkeit. *Meningitis*: Hohes Fieber, starke Kopfschmerzen, Benommenheit, Erbrechen, Nackensteife. *Mastoiditis*: Nach 2 bis 3 Wochen nicht abgeheilter Otitis media kommt es zusätzlich zu Druckschmerz auf dem Warzenfortsatz und Senkung der hinteren oberen Gehörgangswand durch Knocheneinschmelzung. Bei Durchbruch der Mastoiditis nach außen abstehende Ohrmuschel (Therapie: Mastoidektomie).

Komplikationen
- Labyrinthbeteiligung
- Meningitis
- Mastoiditis
- Sinusthrombose

Differentialdiagnose: *Otitis externa*: Dabei Schmerzen bei Druck auf den Tragus und bei Zug an der Ohrmuschel.

Differentialdiagnose
Otitis externa

38.2 Ohr

Schema 38-1

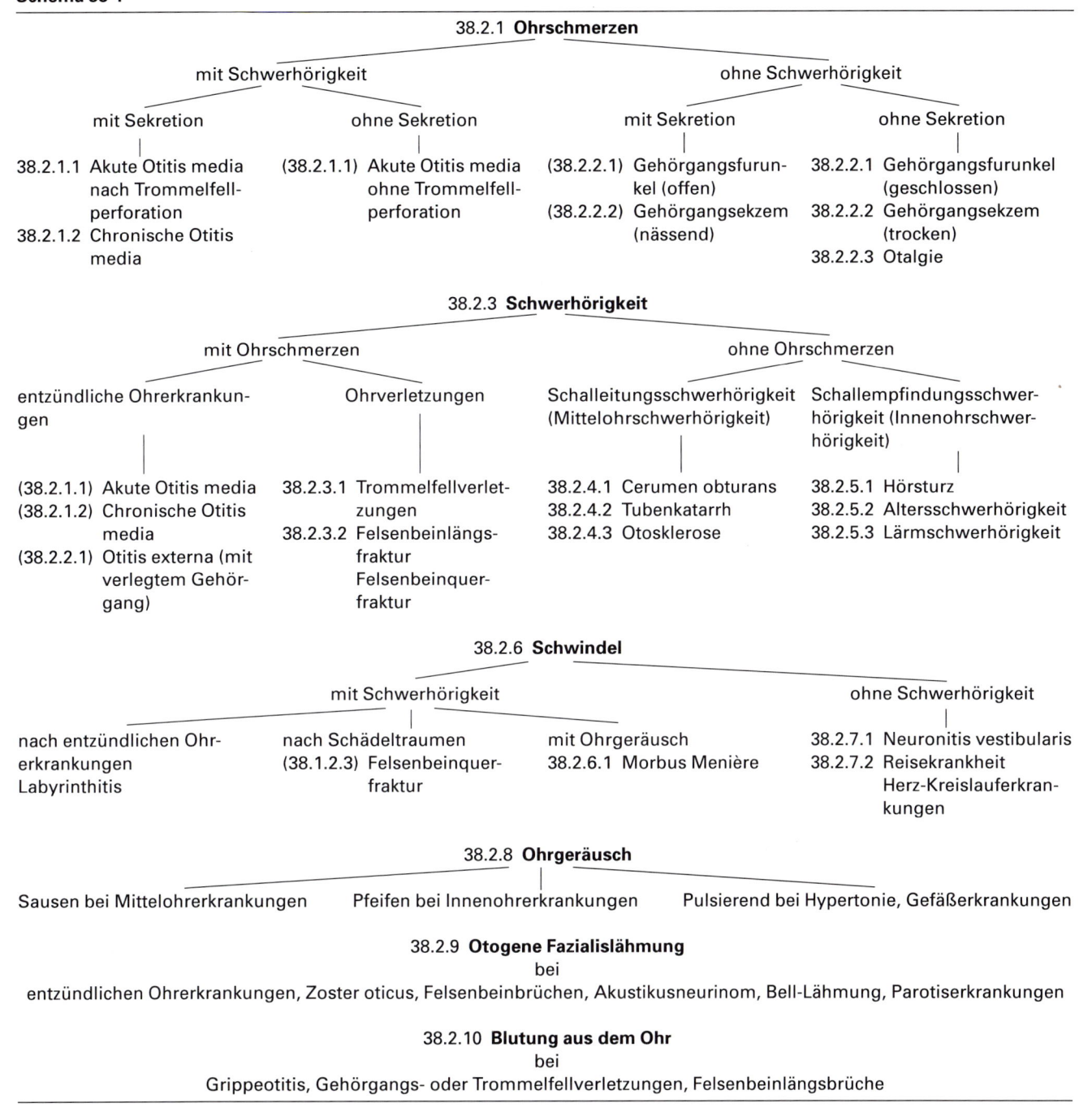

38.2.1 Ohrschmerzen

mit Schwerhörigkeit

- mit Sekretion
  - 38.2.1.1 Akute Otitis media nach Trommelfellperforation
  - 38.2.1.2 Chronische Otitis media
- ohne Sekretion
  - (38.2.1.1) Akute Otitis media ohne Trommelfellperforation

ohne Schwerhörigkeit

- mit Sekretion
  - (38.2.2.1) Gehörgangsfurunkel (offen)
  - (38.2.2.2) Gehörgangsekzem (nässend)
- ohne Sekretion
  - 38.2.2.1 Gehörgangsfurunkel (geschlossen)
  - 38.2.2.2 Gehörgangsekzem (trocken)
  - 38.2.2.3 Otalgie

38.2.3 Schwerhörigkeit

mit Ohrschmerzen

- entzündliche Ohrerkrankungen
  - (38.2.1.1) Akute Otitis media
  - (38.2.1.2) Chronische Otitis media
  - (38.2.2.1) Otitis externa (mit verlegtem Gehörgang)
- Ohrverletzungen
  - 38.2.3.1 Trommelfellverletzungen
  - 38.2.3.2 Felsenbeinlängsfraktur, Felsenbeinquerfraktur

ohne Ohrschmerzen

- Schalleitungsschwerhörigkeit (Mittelohrschwerhörigkeit)
  - 38.2.4.1 Cerumen obturans
  - 38.2.4.2 Tubenkatarrh
  - 38.2.4.3 Otosklerose
- Schallempfindungsschwerhörigkeit (Innenohrschwerhörigkeit)
  - 38.2.5.1 Hörsturz
  - 38.2.5.2 Altersschwerhörigkeit
  - 38.2.5.3 Lärmschwerhörigkeit

38.2.6 Schwindel

mit Schwerhörigkeit

- nach entzündlichen Ohrerkrankungen Labyrinthitis
- nach Schädeltraumen (38.1.2.3) Felsenbeinquerfraktur
- mit Ohrgeräusch 38.2.6.1 Morbus Menière

ohne Schwerhörigkeit

- 38.2.7.1 Neuronitis vestibularis
- 38.2.7.2 Reisekrankheit Herz-Kreislauferkrankungen

38.2.8 Ohrgeräusch

Sausen bei Mittelohrerkrankungen — Pfeifen bei Innenohrerkrankungen — Pulsierend bei Hypertonie, Gefäßerkrankungen

38.2.9 Otogene Fazialislähmung

bei
entzündlichen Ohrerkrankungen, Zoster oticus, Felsenbeinbrüchen, Akustikusneurinom, Bell-Lähmung, Parotiserkrankungen

38.2.10 Blutung aus dem Ohr

bei
Grippeotitis, Gehörgangs- oder Trommelfellverletzungen, Felsenbeinlängsbrüche

---

38.2.1.2 Chronische Otitis media

38.2.1.2.1 Chronische Schleimhauteiterung (chronische mesotympanale Otitis media)

Symptome: Ohrschmerzen nur bei akuter Exazerbation nach Schnupfen oder Reinfektion durch Gehörgang und Trommelfelldefekt. Die Stärke der Schwerhörigkeit hängt ab vom Mittelohrbefund und der Größe des Trommelfelldefektes. Rezidivierende schleimig-eitrige Sekretion, nicht übelriechend.

Chronische Otitis media

Chronische Schleimhauteiterung

Symptome
- Schmerzen bei Exazerbation
- rezidivierend schleimig-eitrige Sekretion

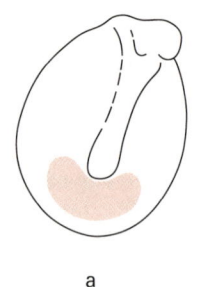

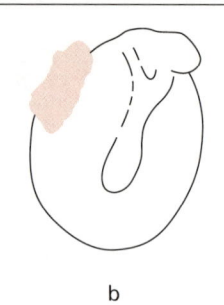

Abb. 38–5: Trommelfelldefekte: **a** Zentraler Defekt, Schleimhauteiterung **b** Randständiger Defekt, Knocheneiterung

Befund: Zentraler Trommelfelldefekt (Abb. 38–5a). Paukenschleimhaut blaß, trocken; bei akuter Exazerbation rot, feucht. Schalleitungsschwerhörigkeit.

Therapie: Operative Behandlung (Trommelfellverschlußplastik = Tympanoplastik). Bei Eiterung systemische Antibiotikatherapie. Keine Ohrtropfen mit ototoxischen Substanzen! Zur Verhinderung weiterer Eiterungen Gehörgang vor Wasser schützen.

Komplikationen sind bei Schleimhauteiterungen nicht zu erwarten.

38.2.1.2.2 Chronische Knocheneiterung (chronische epitympanale Otitis media)

Sie ist fast immer verbunden mit der Entwicklung eines Mittelohrcholesteatoms (ins Mittelohr eingewachsenes Plattenepithel des Gehörganges).

Symptome: Nur geringe Ohrbeschwerden. Ständige übelriechende – oft nicht sehr starke – Ohreiterung.

Befund: Randständiger Trommelfelldefekt mit weißlichen Cholesteatommassen und Granulationen, Schalleitungsschwerhörigkeit, die mit dem Ausmaß der Zerstörung der Gehörknöchelchen zunimmt (Abb. 38–5b).

Therapie: Operative Behandlung wegen Komplikationsgefahren angezeigt. Nach einer Radikaloperation des Mittelohres mit Tympanoplastik bedarf die Ohroperationshöhle ständiger Pflege durch Reinigung mit Säuberung und Entfernen von Zerumen und Epithelansammlungen durch den Facharzt.

Komplikationen durch die Knochenzerstörungen: *Fistelbildung* mit Drehschwindel, *Labyrinthitis* durch Einbruch ins Innenohr, *Fazialisparese, Thrombose des Sinus sigmoideus, Meningitis, Hirnabszeß*.

38.2.2 Leitsymptom Ohrschmerz ohne Schwerhörigkeit

38.2.2.1 Gehörgangsfurunkel (Otitis externa circumscripta)

Symptome: Starke bohrende Ohrschmerzen, vermehrt beim Kauen.

Befund: Schmerzen bei Druck auf den Tragus und bei Zug an der Ohrmuschel sowie bei Einführen des Ohrtrichters. Die Lymphknoten vor und hinter der Ohrmuschel können geschwollen und druckschmerzhaft sein. Der äußere Gehörgang im häutigen Teil ist verdickt oder zugeschwollen.

Therapie: Einlage von Alkoholstreifen, später von Streifen mit antibiotikahaltiger, gegen Staphylokokken wirksamer Salbe, eventuell mit Cortisonzusatz, u. U. auch Antibiotika per os. Bei rezidivierender Furunkulose an Diabetes mellitus denken!

Befund
- zentraler Trommelfelldefekt
- Schalleitungsschwerhörigkeit

Therapie
- Tympanoplastik
- evtl. Ohrtropfen

Komplikationen
keine zu erwarten

Chronische Knocheneiterung

Cholesteatom

Symptome
übelriechende Eiterung

Befund
- randständiger Trommelfelldefekt
- Schalleitungsschwerhörigkeit

Therapie
Operation

Komplikationen
- Fistelbildung
- Labyrinthitis
- Sinusthrombose

| Leitsymptom Ohrschmerz ohne Schwerhörigkeit |

Gehörgangsfurunkel (Otitis externa circumscripta)

Symptome
starke Schmerzen

Befund
- Tragusdruckschmerz
- Ohrmuschelzugschmerz
- Lymphknotenschwellung
- Gehörgang verschwollen

Therapie
- Alkoholstreifen
- Antibiotika-Salbe

38.2 Ohr

38.2.2.2 Gehörgangsekzem (Otitis externa diffusa)

Symptome und Befund: Juckreiz, geringe Schmerzen. Bei der nässenden Form fötide, schmierige Absonderung und Verschwellung des Gehörganges. Bei der trockenen Form Schüppchenbildung, Gehörgang eher zu weit.

Diagnose: Durch Abstrichuntersuchung Nachweis der Erreger bzw. Pilze.

Therapie: Bei bakterieller Infektion antibiotikahaltige Salbeneinlage entsprechend dem Erregernachweis. Bei Pilzbefall (Otomykose) antimykotische Creme oder Salbe.

Komplikation: *„Maligne" Otitis externa*: Geht bei Diabetikern im hohen Alter mit Schmerzen, fötider Sekretion, Granulationsbildung und fortschreitender Knochenzerstörung im Gehörgang einher (Erreger: Pseudomonas aeruginosa). Bei Gehörgangsverlegung Schalleitungsschwerhörigkeit.

38.2.2.3 Otalgie

Bei ausstrahlenden Schmerzen ins Ohr ohne Erkrankung des Ohres ist differentialdiagnostisch zu denken an Erkrankungen des **Kiefergelenkes** und der **Zähne** (Dentitio difficilis), des **Rachens** (Tonsillitis, Tonsillentumor), des **Zungengrundes** (Entzündung, Tumor), der **Parotis** (Parotitis), des **Kehlkopfes** (Perichondritis, Tumor), der **Halslymphknoten** (Lymphadenitis, Tumormetastasen), der **Halswirbelsäule** und an **Neuralgien** der Nn. V, IX und X.

38.2.3 Leitsymptom Schwerhörigkeit mit Ohrschmerz

> Bei **Schwerhörigkeit und Ohrschmerzen** ist zunächst an die *entzündlichen Ohrerkrankungen* (38.2.1.1 bis 38.2.2.3) zu denken. Darüber hinaus kann ein Unfallgeschehen mit Ohrverletzungen vorausgegangen sein.

38.2.3.1 Trommelfellverletzungen

Zu unterscheiden sind direkte Trommelfelldefekte durch Pfählungsverletzungen mit Streichholz, Stricknadel oder Ohrreiniger von indirekten Trommelfellrupturen durch Überdruck (Ohrfeige).

Symptome: Kurzer Schmerz und dumpfes Gefühl im Ohr. Eventuell geringe Blutung aus dem Gehörgang.

Befund: Schlitzförmige Trommelfellperforation mit gezacktem Rand und Blutspuren. Schalleitungsschwerhörigkeit.

Therapie: Ohr steril abdecken. HNO-ärztliche Weiterbehandlung.

Komplikationen: Bei direkten Trommelfellverletzungen ist Gehörknöchelchenluxation und Innenohreröffnung mit Drehschwindel (Nystagmus) und Schallempfindungsschwerhörigkeit oder Taubheit möglich.

38.2.3.2 Felsenbeinfrakturen

Bei Schädelbasisfrakturen kann es zu **Felsenbeinlängs-** oder **-querbrüchen** kommen.

Symptome und Befund: *Längsbruch*: Bruch durch das Mittelohr mit Trommelfellzerreißung. Blutung aus dem Gehörgang, Schalleitungsschwerhörigkeit. In 20 % der Fälle Fazialisparese.
Felsenbeinquerbruch: Bruch durch das Innenohr bis in die Paukenhöhle ohne Blutung aus dem Gehörgang, aber Bluterguß in der Paukenhöhle (Hämatotympanon). Durch Labyrinthausfall Taubheit, Drehschwindel und Nystagmus zur Gegenseite. In 50 % der Fälle Fazialisparese.

Therapie: Antibiotikaschutz, steriler Ohrverband. Fachärztliche Behandlung.

Komplikationen: Meningitisgefahr!

38.2.4 Leitsymptom Mittelohrschwerhörigkeit ohne Ohrschmerz

38.2.4.1 Cerumen obturans (Ohrschmalzpfropf)

Symptome und Befund: Nach dem Baden oder dem – nicht zu empfehlenden – Ohrreinigen mit Wattestäbchen ist der Gehörgang durch gequollenes oder zusammengeschobenes Zerumen verstopft. Die Folge ist ein dumpfes Gefühl oder Druck im Ohr. Schalleitungsschwerhörigkeit. Beim Spiegeln bräunliche Massen vor dem Trommelfell.

Therapie: Ohrspülung mit Ohrspritze und körperwarmem Wasser (siehe Abb. 38–1). Bei verhärtetem Ohrschmalz vorher Einträufeln von Cerumenex®. Keine Spülung nach Schädelbasisbrüchen oder bekanntem Vorliegen eines trockenen Trommelfelldefektes, dann Kürette benutzen.

38.2.4.2 Tubenmittelohrkatarrh

Ursachen: Nach Schnupfen Anschwellen der Tubenschleimhaut und Resorption der Luft aus der Paukenhöhle. Bei Kindern oft vergrößerte Rachenmandel. Bei einer Flugzeuglandung (Barotrauma) entsteht ein Unterdruck im Mittelohr durch plötzliche Druckerhöhung in der Außenluft. (*Nasenrachentumor* s. 38.3.3.2).

Symptome und Befund: Druck im Ohr. Schalleitungsschwerhörigkeit. Trommelfell eingezogen, bei gleichzeitigem Paukenerguß Spiegelbildung zu sehen. Das Sekret kann insbesondere bei Kindern eindicken („Leimohr", Seromukotympanon).

Therapie: Abschwellende Nasentropfen und Tubendurchblasung mit dem Politzerballon. Bei Erguß Parazentese, bei Leimohr Einsetzen eines Paukenröhrchens in das Trommelfell für einige Monate (Paukendrainage) durch den HNO-Arzt. Bei vergrößerter Rachenmandel Adenotomie.

Differentialdiagnose: „Offene" Tube mit Autophonie (Patient hört sein eigenes Sprechen im Ohr).

Felsenbeinfrakturen

Symptome und Befund
- Längsbruch:
  – Blutung
  – Schalleitungsschwerhörigkeit
- Querbruch
  – Hämatotympanon
  – Taubheit
  – Nystagmus

Therapie
Antibiotika

Komplikation
Meningitis

Leitsymptom Schwerhörigkeit ohne Ohrschmerz

Cerumen obturans (Ohrschmalzpfropf)

Symptom
Druck im Ohr

Befund
- Zerumen im Gehörgang
- Schalleitungsschwerhörigkeit

Therapie
Ohrspülung (bei intaktem Trommelfell)

Tubenmittelohrkatarrh

Ursachen
- Schwellung der Tubenschleimhaut
- vergrößerte Rachenmandel
- Barotrauma

Symptome/Befund
- Druck im Ohr
- Schwerhörigkeit
- Trommelfell eingezogen
- bei Mittelohrerguß Spiegelbildung

Therapie
- abschwellende Nasentropfen
- Tubendurchblasung
- Paukendrainage

Differentialdiagnose

38.2.4.3 Otosklerose

Ursache: Verknöcherung im ovalen Innenohrfenster mit zunehmender Bewegungseinschränkung (Fixation) des Steigbügels.

Symptome und Befund: Zunehmende Schalleitungsschwerhörigkeit und Ohrensausen bei normalem Trommelfellbefund und gut durchgängiger Tube. Beginn einseitig meist bei Frauen zwischen dem 20. und 40. Lebensjahr.

Therapie: Hörgerät. Bei ausreichender Innenohrleistung und Schalleitungsschwerhörigkeit besser operative Gehörverbesserung (Stapesplastik). Gute Ergebnisse.

38.2.5 Leitsymptom Innenohrschwerhörigkeit ohne Ohrschmerz

38.2.5.1 Hörsturz (Akuter Hörverlust)

Ursache ist wahrscheinlich eine plötzliche Minderdurchblutung des Innenohres z. B. infolge Blutdruckänderung, vasomotorischer Störungen, Stoffwechselstörungen, HWS-Gefügestörungen, „Streß".

Symptome und Befund: Schlagartig auftretendes dumpfes (Watte-) Gefühl im Ohr. Innenohrschwerhörigkeit (ohne Schwindel). Gelegentlich Ohrgeräusch.

Therapie: Möglichst rasch (in den ersten Krankheitstagen) Durchblutungsförderung durch Infusionen mit HAES® und Dusodril® o. ä. Bei zeitigem Therapiebeginn sind die Aussichten auf Besserung des Hörvermögens gut.

Differentialdiagnose: Cerumen obturans, Tubenmittelohrkatarrh.

38.2.5.2 Altersschwerhörigkeit (Presbyakusis)

Ursache: Degenerative Prozesse im Innenohr und im Hörnerven.

Symptome und Befund: Ab dem 60. oder 70. Lebensjahr allmählich zunehmende Schallempfindungsschwerhörigkeit beiderseits. Hohe Töne (Klingel, Frauenstimmen, Vögel) werden nicht mehr oder schlecht gehört. Schwierigkeiten, bei Nebengeräuschen Sprache zu verstehen (Konferenz, mehrere Personen sprechen gleichzeitig, „Cocktailparty"). Nicht selten Ohrgeräusche.

Therapie: Hörgerät, bei seitengleicher Schwerhörigkeit binaurale Versorgung.

Differentialdiagnose: Toxische Innenohrschäden mit Schwerhörigkeit durch Infektionskrankheiten, Kohlenmonoxyd oder Medikamente (Chinin, Etacrynsäure, Aminoglykosidantibiotika). Bei manchen Medikamenten zusätzlich Ohrgeräusche und Schwindel.

38.2.5.3 Lärmschwerhörigkeit (Akustisches Trauma)

Ursache und Symptom: Nach jahrelanger Lärmarbeit bei über 85 dB (A) Lärmpegel allmähliche Innenohrschwerhörigkeit im Hochtonbereich (Anfangs c5-Senke). Berufskrankheit! Nach Aufgabe der Lärmarbeit keine fortschreitende Schwerhörigkeit. Durch einmaligen Knall, Explosion oder stumpfes Schädeltrauma ebenfalls Hochtonverlust, der sich zurückbilden kann. Bei Explosionen zusätzlich Trommelfellrupturen mit Schalleitungsschwerhörigkeit.

Otosklerose

Ursache

Symptome/Befund:
- zunehmende Schalleitungsschwerhörigkeit
- Ohrensausen

Therapie
- Hörgerät
- Stapesplastik

Leitsymptom Innenohrschwerhörigkeit ohne Ohrschmerz

Hörsturz

Ursache
Durchblutungsstörungen des Innenohrs

Symptome
plötzliche Schwerhörigkeit

Therapie
rasche durchblutungsfördernde Infusionen

Differentialdiagnose

Altersschwerhörigkeit (Presbyakusis)

Ursache

Symptome/Befund
- nachlassendes Hörvermögen
- Ohrgeräusche

Therapie → Hörgerät

Differentialdiagnose
toxische Innenohrschäden

Lärmschwerhörigkeit (Akustisches Trauma)

Symptome
- allmählicher Hörverlust nach jahrelanger Lärmarbeit
- plötzlicher Hörverlust nach Knall oder Explosion

38.2.6 Leitsymptom Schwindel mit Schwerhörigkeit

38.2.6.1 Morbus Menière

Ursache: Drucksteigerung und Erweiterung des häutigen Labyrinthes (Hydrops) durch fehlerhafte Produktion oder gestörte Resorption der Endolymphe. Ruptur des Endolymphschlauches.

Symptome und Befund: Plötzlich auftretender Drehschwindelanfall mit Übelkeit und Erbrechen (Nystagmus), Innenohrschwerhörigkeit mit Hörverlust im tiefen und mittleren Frequenzbereich, oft zusätzlich Diplakusis (Töne werden im kranken Ohr höher empfunden), Ohrgeräusch (Sausen). Die Anfälle dauern mehrere Minuten bis Stunden und wiederholen sich in den folgenden Tagen. Phasenweise Besserung der Schwerhörigkeit und des Ohrensausens. Bei fortgeschrittenem Krankheitsbild mit häufigen Anfällen kommt es schließlich zur Taubheit des Ohres und zum Ausfall des Gleichgewichtsorgans.

Therapie: Im Anfall Bettruhe und Antivertiginosa oder Sedativa. Danach Infusionen mit HAES und durchblutungsfördernde Medikamente wie bei Hörsturz (38.2.5.1). Zur Nachbehandlung Betahistinpräparate. Vermeiden von Streßsituationen, Nikotin und Alkohol. Bei immer wieder rezidivierenden Anfällen Innenohrausschaltung durch HNO-Arzt.

Differentialdiagnose: Akustikusneurinom: Neurale Schallempfindungsschwerhörigkeit, Schwindel nur bei Belastung, u. U. Fazialisparese. Ausschluß durch Computertomogramm oder – besser – Kernspintomogramm.

38.2.7 Leitsymptom Labyrinthschwindel ohne Schwerhörigkeit

38.2.7.1 Neuronitis vestibularis

Symptome und Befund: Plötzlicher Drehschwindel mit Übelkeit und Erbrechen. Dabei Nystagmus (zur gesunden Seite). Einseitige periphere Erregbarkeitsminderung des Vestibularorgans, die sich vollständig zurückbilden kann.

Therapie: Antivertiginosa. Da neben einer Virusgenese vor allem eine Durchblutungsstörung des vestibulären Anteils des Innenohres angenommen wird, Durchblutungsförderung wie bei Morbus Menière (38.2.6.1) oder Hörsturz (38.2.5.1).

38.2.7.2 Reisekrankheit (Seekrankheit, Kinetosen)

Symptome: Übelkeit durch unkoordinierte Reizung des Vestibularapparates bei unphysiologischen Beschleunigungsvorgängen. Auswirkungen auf das vegetative Nervensystem. Erbrechen.

Therapie: Antivertiginosa (machen müde!) oder Scopolaminpflaster.

Therapie: Hörgerät bei stärkerem Hörverlust. Prophylaxe durch Schallschutz (Watte, Ohrstöpsel, Ohrkappen, Helm) während der Lärmarbeit. Regelmäßige audiologische Kontrollen.

Therapie
- Hörgerät
- persönlicher Schallschutz

Leitsymptom Schwindel mit Schwerhörigkeit

Morbus Menière

Ursache

Symptome/Befund
- Drehschwindelanfall
- Schwerhörigkeit
- Ohrgeräusch

im fortgeschrittenen Stadium
- Taubheit
- Ausfall des Gleichgewichtsorgans

Therapie
- Antivertiginosa
- durchblutungsfördernde Infusionen
- zur Nachbehandlung Betahistin

Differentialdiagnose
Akustikusneurinom

Leitsymptom Labyrinthschwindel ohne Schwerhörigkeit

Neuronitis vestibularis

Symptome/Befund
- Drehschwindelanfall
- Nystagmus
- Untererregbarkeit des Vestibularorgans

Therapie
- Antivertiginosa
- Durchblutungsförderung

Reisekrankheit (Seekrankheit)

Symptome
- Schwindel
- Übelkeit
- Erbrechen

Therapie
Antivertiginosa

38.2.8 Leitsymptom Ohrgeräusche (Tinnitus)

- **Sausen**, tiefes Rauschen, Brausen bei Mittelohrerkrankungen, Otosklerose, Morbus Menière. Therapeutisch durch Behandlung der Grundkrankheit zu beeinflussen.
- **Pfeifen**, hohe Geräusche, Zischen, Singen bei Innenohrerkrankungen. Therapeutisch schwer zu beeinflussen. Verdeckung des subjektiven Ohrgeräusches am besten durch Verdrängung oder Gewöhnung.
- **Pulsierendes** Ohrgeräusch bei akuten Mittelohrentzündungen, Hypertonie, Gefäßerkrankungen und dem seltenen Glomustumor. Therapeutisch durch Behandlung der Grundkrankheit zu beeinflussen.

38.2.9 Leitsymptom otogene Fazialislähmung

Die otogene Fazialislähmung kommt vor bei entzündlichen Ohrerkrankungen (38.2.1.1, 38.2.1.2), Zoster oticus, Felsenbeinbrüchen (38.2.3.2), Akustikusneurinom (s. bei 38.2.6.1), BELL-Lähmung (idiopathische Fazialisparese, die sich in 95 % der Fälle zurückbildet) und bei Parotiserkrankungen (Malignom, Verletzung).

38.2.10 Leitsymptom Blutung aus dem Ohr

Tritt auf bei Grippeotitis (s. bei 38.2.1.1), Gehörgangs- oder Trommelfellverletzungen (38.2.3.1) oder Felsenbeinlängsbruch (38.2.3.2).

Leitsymptom Ohrgeräusche (Tinnitus)

- **Sausen** u. a. bei Mittelohrerkrankungen
- **Pfeifen** bei Innenohrerkrankungen
- **Pulsieren** bei Mittelohrentzündung, Gefäßerkrankungen

Leitsymptom otogene Fazialislähmung

Ursachen

Leitsymptom Blutung aus dem Ohr

Ursachen

Nase, Nasennebenhöhlen

38.3 Nase, Nebenhöhlen

(Schema 38–2)

Schema 38-2

38.3.1 „Schnupfen"

- Sekret serös-schleimig
  - 38.3.1.1 Rhinitis
  - 38.3.1.2 Sinusitis
- Sekret rein serös
  - 38.3.1.3 Allergische Rhinopathie
  - 38.3.1.4 Vasomotorische Rhinopathie
- Sekret eingetrocknet

38.3.2 „Verstopfte Nase" – behinderte Nasenatmung – (ohne Rhinitis)

- bei Kleinkindern
  - 38.3.2.1 Rachenmandelhyperplasie
- bei Erwachsenen
  - 38.3.2.2 Septumdeviation

38.3.3 Nasenbluten

- ohne Trauma
  - 38.3.3.1 Symptomatisches Nasenbluten
  - 38.3.3.2 Malignome
- nach Trauma
  - 38.3.3.3 Nasenbeinfraktur
  - 38.3.3.4 Nebenhöhlenverletzungen

38.3.4 Schmerzen

- Schmerzen äußere Nase
  - 38.3.4.1 Naseneingangsfurunkel
- Rhinogene Kopfschmerzen
  - (38.3.1.1) Rhinitis
  - (38.3.1.2) Sinusitis
- Kopfschmerzen ohne Ursache im HNO-Gebiet
  - 38.3.4.2 Differentialdiagnose nicht rhinogener Kopfschmerzen

38. Hals-, Nasen-, Ohren-Erkrankungen

38.3.1 Leitsymptom Schnupfen (Nasensekretion, Rhinorrhoe)

38.3.1.1 Rhinitis acuta

Symptome und Befund: Niesreiz, wässrige, später schleimige Sekretion aus der Nase. Nasenschleimhaut geschwollen, gerötet.

Therapie: Abschwellende Nasentropfen (nicht länger als eine Woche, sonst Gewöhnung und Muschelhypertrophie „Privinismus", Rhinopathia medicamentosa) oder orale Schnupfenmittel. Kamillendampfinhalationen nach vorheriger Schleimhautabschwellung. Bei Grippe Bettruhe.

Komplikationen: Gelegentlich aufsteigende Infektion über die Tube ins Mittelohr.

Differentialdiagnose: Einseitiger Schnupfen bei Kindern kann Hinweis auf Fremdkörper sein.

38.3.1.2 Sinusitis (Nebenhöhlenentzündung)

Meist Siebbein- und Kieferhöhlenentzündung fortgeleitet in wenigen Tagen von einer akuten Rhinitis.

Symptome und Befund: Schleimig-eitrige Sekretion, Kopfschmerzen, vor allem in den Vormittagsstunden. Druckschmerz über der Nebenhöhle, bei Stirnhöhlenbeteiligung auch Klopfschmerz auf der Stirnhöhlenvorderwand. Bei der chronischen Nebenhöhlenentzündung kann sich polypöse Schleimhaut bilden. Die Spiegeluntersuchung zeigt Nasenpolypen – meist im mittleren Nasengang unter der mittleren Muschel. Sonographie (A-Mode). Röntgenuntersuchung oder CT sichern die Diagnose.

Therapie: Im akuten Stadium abschwellende Nasentropfen, Kamillendampfinhalationen, Antibiotika bei bakterieller Mischinfektion, Kieferhöhlenspülung, bei Polyposis operative Behandlung.

Komplikationen: Orbitaphlegmone (Oberlidödem), Meningitis, Stirnbeinosteomyelitis. (Differentialdiagnose der Kopfschmerzen s. unter 38.3.4.2).

38.3.1.3 Allergische Rhinopathie

Saisonal Heuschnupfen, periennial Hausstaub-, Nahrungsmittelallergie (Milch, Fisch), berufsbedingte Allergien (Müller, Apotheker) oder Tierhaarallergie.

Symptome und Befund: Juckreiz in der Nase, Niesanfälle, Augentränen, wäßrige Sekretion und Muschelschwellung. Diagnosesicherung durch Haut- und Intranasalteste.

Therapie: Wenn möglich Allergieausschaltung, sonst Antihistaminika oder Kortikosteroide. Örtlich Cortison-Nasenspray oder Cromoglicinsäure. Bei Heuschnupfen evtl. Hyposensibilisierung im Herbst und Winter.

Differentialdiagnose: Analgetikaintoleranz (anaphylaktoide Reaktion).

Leitsymptom Schnupfen

Rhinitis acuta

Symptome/Befund
- Niesreiz
- Sekretion
- Schleimhautschwellung

Therapie
- abschwellende Nasentropfen
- orale Schnupfenmittel

Komplikationen
Mittelohrinfektion

Differentialdiagnose
Fremdkörper bei Kindern

Sinusitis

Symptome/Befund
- schleimig/eitrige Sekretion
- Kopfschmerzen
- Nebenhöhlendruck- oder Klopfschmerz
- Nasenpolypen

Therapie
- abschwellende Nasentropfen
- evtl. Antibiotika

Komplikationen

Allergische Rhinopathie

Erscheinungsformen

Symptome/Befund
- Juckreiz
- Niesanfälle
- wäßrige Sekretion

Therapie
- Allergenkarenz
- Antihistaminika
- Kortikosteroide

Differentialdiagnose
Analgetikaintoleranz

38.3 Nase, Nebenhöhlen

38.3.1.4 Vasomotorische Rhinopathie

Hyperreflektorisch, Überwiegen des Parasympathikus, nicht IgE-abhängig. Unspezifische Überempfindlichkeit. Medikamentös bedingt: Antiepileptika und Antihypertonika („Reserpinschnupfen").

Symptome und Befund: Wie allergische Rhinopathie (38.3.1.3), aber weniger stark ausgeprägt.

Therapie: Versuch mit Antihistaminika, u. U. in Kombination mit Kortikosteroiden. Evtl. operative Muschelverkleinerung.

Differentialdiagnose: Wäßrige Sekretion bei frontobasalen Brüchen (Rhinoliquorrhoe 38.3.3.4).

38.3.2 Leitsymptom Behinderung der Nasenatmung (ohne Rhinitis)

38.3.2.1 Rachenmandelhyperplasie

Symptome und Befund: Die Kinder atmen durch den geöffneten Mund, schnarchen nachts und neigen zu Tubenkatarrhen mit Seromukotympanon (Mittelohrschwerhörigkeit) und Nebenhöhlenentzündungen. Die vergrößerte Rachenmandel (Adenoide) füllt den Nasenrachenraum fast aus. Bei Entzündung Schleimabsonderung aus der Nase und in den Rachen.

Diagnose und Therapie: Spiegeluntersuchung oder Palpation. Adenotomie durch den Facharzt.

38.3.2.2 Septumdeviation

Symptome und Befund: Angeboren oder durch Nasenbeinfraktur Schiefstand und Leistenbildungen der Nasenscheidewand mit schlechter Luftdurchgängigkeit einer oder beider Nasenseiten. Chronische Rhinitiden oder Nebenhöhlenentzündungen heilen schlecht ab. Gelegentlich Kopfschmerzen. Schnarchen.

Therapie: Operativ (Septumplastik).

38.3.3 Leitsymptom Nasenbluten (Epistaxis)

38.3.3.1 Symptomatisches Nasenbluten

Ursachen: Bei fieberhafter Infektion geringfügige Blutung, oft vom vorderen Septumabschnitt (Locus Kiesselbach). Bei Gefäß- und Kreislaufkrankheiten (Hypertonie) heftige Blutungen aus hinteren Nasenabschnitten. Bei hämorrhagischer Diathese (Leukämie, Thrombopathie, Lebererkrankungen) flächenhafte Schleimhautblutungen.

Therapie: Aufrechtsitzen, Nasenflügel fest über 5 Minuten zusammendrücken. Eiskrawatte. Blut nicht schlucken sondern ausspucken. Blutdruckkontrolle. Wenn möglich umschriebene Ätzung des blutenden Gefäßes mit Trichloressigsäure bzw. Chromsäure oder bipolare Koagulation. Sonst vordere Tamponade beider Nasenseiten mit Salbenstreifen. Bei starken Blutungen aus den hinteren Nasenabschnitten oder aus dem Nasenrachenraum HNO-ärztliche Behandlung.

Vasomotorische Rhinopathie

Ursachen

Symptome/Befund
allergische Rhinopathie

Therapie
Antihistaminika

Differentialdiagnose
Rhinoliquorrhoe

Leitsymptom „verstopfte Nase" (ohne Rhinitis)

Rachenmandelhyperplasie

Symptome (bei Kindern)
- Nasenatmung behindert
- Schnarchen
- Tubenkatarrh
- Nebenhöhlenentzündung

Diagnose und Therapie
Adenotomie

Septumdeviation

Symptome/Befund
- behinderte Nasenatmung
- gelegentlich Kopfschmerzen
- Schnarchen

Therapie
operativ

Leitsymptom Nasenbluten

Symptomatisches Nasenbluten

Ursachen
- fieberhafte Infekte
- Gefäß- und Kreislaufkrankheiten
- hämorrhagische Diathese

Therapie
- Aufrechtsitzen
- Nasenflügel zusammendrücken
- Ätzen des Gefäßes
- vordere Tamponade

38.3.3.2 Maligne Tumoren

Symptome und Befund: Tumoren der Nase und der Nebenhöhlen (meist Karzinome) werden spät erkannt, weil sie zunächst wenig Symptome machen. Verdächtig sind anfangs blutig tingierte Schleimabsonderungen aus der Nase, später bei Tumorwachstum und Durchbruch Protrusio bulbi oder Lockerung der Zähne bzw. des Prothesensitzes.

> Bei **Nasenrachentumoren** treten frühzeitig Tubenkatarrh mit Lymphknotenmetastasen im Nacken und seitlich am Hals auf.

38.3.3.3 Nasenbeinfraktur

Symptome und Befund: Deformierung des knöchernen Nasengerüstes mit Schwellung und Hämatomen. Blutung aus der Nase.

Therapie: Reposition durch den Facharzt.

Komplikationen: Septumhämatom mit aufgehobener Nasenatmung. Nach Infektion: Septumabszeß.
Erfolgt die Nasenreposition nicht innerhalb weniger Tage, bleiben Septum- oder Nasendeformierung zurück, die durch eine korrektive Nasenplastik später zu behandeln sind.

38.3.3.4 Nebenhöhlenverletzungen

Kieferhöhlendachfrakturen = *Orbitabodenfrakturen* (s. Kap. **37. Augenerkrankungen**) führen zu Doppelbildern, Bewegungseinschränkung bzw. Absinken des Bulbus (Blow-out-Fraktur), **Mittelgesichtsfrakturen** zu Gesichtsasymmetrie und zur Einschränkung der Unterkieferbeweglichkeit, bei **Siebbeinfrakturen** Luftemphysem der Lider, bei **Jochbeinfrakturen** Kieferklemme oder Kiefersperre. **Frontobasale Frakturen** (Schädelbasisbrüche am Nasen- oder Nebenhöhlendach) zeigen Blutung aus Mund und Nase und Brillenhämatom. Bei Abriß der Fila olfactoria Anosmie. Bei Durazerreißung zusätzlich Rhinoliquorrhoe (Abtropfen wäßriger Flüssigkeit aus der Nase). Meningitisgefahr durch aufsteigende rhinogene Infektion! Häufig zusätzlich Commotio oder Contusio cerebri.

Diagnose: Röntgen oder CT.

38.3.4 Leitsymptom Schmerzen

38.3.4.1 Naseneingangsfurunkel

Symptome und Befund: Staphylokokkeninfektion der Haarbälge mit Schmerzen im Bereich der knorpligen Nase. Rötung und Schwellung der Nasenspitze. Die Schmerzen lassen nach, sobald sich der Furunkel öffnet.

Therapie: Hochdosiert gegen Staphylokokken wirksame Antibiotika. Örtlich entsprechende Salbe und feuchte Alkoholumschläge. Niemals Furunkel ausdrücken!

Komplikationen: Gefahr der Thrombophlebitis der Vena angularis (Druckschmerz im Nasenaugenwinkel) mit nachfolgender lebensbedrohlicher Thrombose des Sinus cavernosus (septische Temperaturen, Chemosis, Protrusio bulbi. Liquorbefund!).

Maligne Tumoren

Symptome/Befund
- blutiger Schleim bei Nasen- und Nebenhöhlentumor
- Tubenkatarrh bei Nasenrachentumor

Hinweis
⇨

Nasenbeinfraktur

Symptome/Befund
- Nasenblutung
- Deformierung

Therapie: Reposition

Komplikationen
- Septumhämatom
- Septumabszeß

Nebenhöhlenverletzungen

- Kieferhöhlendachfrakturen → Doppelbilder
- Mittelgesichtsfrakturen → Gesichtsasymmetrie
- Siebbeinfrakturen → Lidemphysem
- Jochbeinfrakturen → Kieferklemme
- frontobasale Frakturen:
  – Blutung aus Mund und Nase
  – Brillenhämatom

Diagnose

Leitsymptom Schmerzen

Naseneingangsfurunkel

Symptome/Befund
- Rötung und Schwellung der Nasenspitze
- Schmerzen

Therapie
- Antibiotika parenteral
- Antibiotikasalbe lokal

Komplikationen
- Thrombophlebitis der Vena angularis
- Sin. cavernosus-Thrombose

38.3.4.2 Differentialdiagnose nicht rhinogener Kopfschmerzen

- **Trigeminusneuralgie**: Attackenartige Kopfschmerzen, Schmerzen bei Druck auf die Nervenaustrittspunkte.
- **Zervikalsyndrom**: Nacken- und Hinterkopfschmerz, Schmerzen bei Druck auf den Austrittspunkt des N. occipitalis.
- **Migräne**: Stechender Halbseitenschmerz mit Übelkeit.
- **Arteriitis temporalis**: Bohrender, pulsierender Schläfenkopfschmerz.
- **Blutdruckdysregulation**: Hypertonie, Hypotonie.
- **Augenerkrankungen**: Glaukomanfall.
- **Intrakranielle Erkrankungen**: Meningitis, intrakranielle Drucksteigerung, Commotio cerebri.
- **Medikamentenmißbrauch**: „Phenacetinkopfschmerz".
- **Okklusionsstörungen** bei Bißanomalien (Costen-Syndrom).

> **Differentialdiagnose nicht rhinogener Kopfschmerzen**
> Trigeminusneuralgie
> Zervikalsyndrom
> Migräne
> Arteriitis temporalis
> Blutdruckdysregulation
> Augenerkrankungen
> intrakranielle Erkrankungen
> Medikamentenmißbrauch
> Okklusionsstörungen

38.4 Mund, Rachen, Ösophagus

(Schema 38–3)

38.4.1 Leitsymptom Beschwerden in der Mundhöhle

Ursachen: Zungenbrennen ist ein Symptom, keine Diagnose. Es kann Ausdruck einer systemischen Krankheit sein (Diabetes mellitus, perniziöse Anämie oder gastrointestinale Erkrankungen) oder örtlich durch eine Glossitis, Zahnschäden, verschiedene in der Mundhöhle verwendeten Metalle, Allergien (Prothesenmaterial), Pfeifenrauchen oder durch Mundsoor verursacht werden. Zungenbrennen tritt auch im Klimakterium, bei larvierter Depression im Alter und oft psychogen verstärkt auf. Häufig ist damit eine Xerostomie (Mundtrockenheit) verbunden.

> **Mund, Rachen, Ösophagus**
>
> **Leitsymptom Beschwerden in der Mundhöhle**
>
> **Ursache des Zungenbrennens**
> - systemische Krankheit
> - lokale Schädigung
>
> **Differentialdiagnose** organische Krankheiten ausschließen!

Schema 38-3

38.4.1 Beschwerden in der Mundhöhle

Zungenerkrankungen	Stomatitis	Verletzungen	Malignome
38.4.1.1 Glossitis, Veränderungen der Zungenoberfläche	38.4.1.2 Stomatitis aphthosa 38.4.1.3 Stomatitis ulcerosa 38.4.1.4 Soor	38.4.1.5 Verbrühungen, Verätzungen	38.4.1.6 Lippenkarzinom 38.4.1.7 Karzinom der Zunge und des Mundbodens

38.4.2 Halsschmerzen (Rachen)

Rachenerkrankungen	Tonsillenerkrankungen	Hyperplasien des lymphatischen Gewebes	Malignome
38.4.2.1 Pharyngitis acuta 38.4.2.2 Pharyngitis chronica 38.4.2.3 Globus pharyngicus	38.4.2.4 Angina lacunaris (akute Tonsillitis) 38.4.2.5 Peritonsillarabszeß 38.4.2.6 Sepsis nach Angina 38.4.2.7 Chronische Tonsillitis	38.4.2.8 Gaumenmandelhyperplasie 38.4.2.9 Seitenstranghypertrophie	38.4.2.10 Tonsillen- und Zungengrundtumoren

38.4.3 Schluckstörungen (Ösophagus)

| Verätzungen | Fremdkörper | Divertikel (Zenker) | Schlucklähmung |

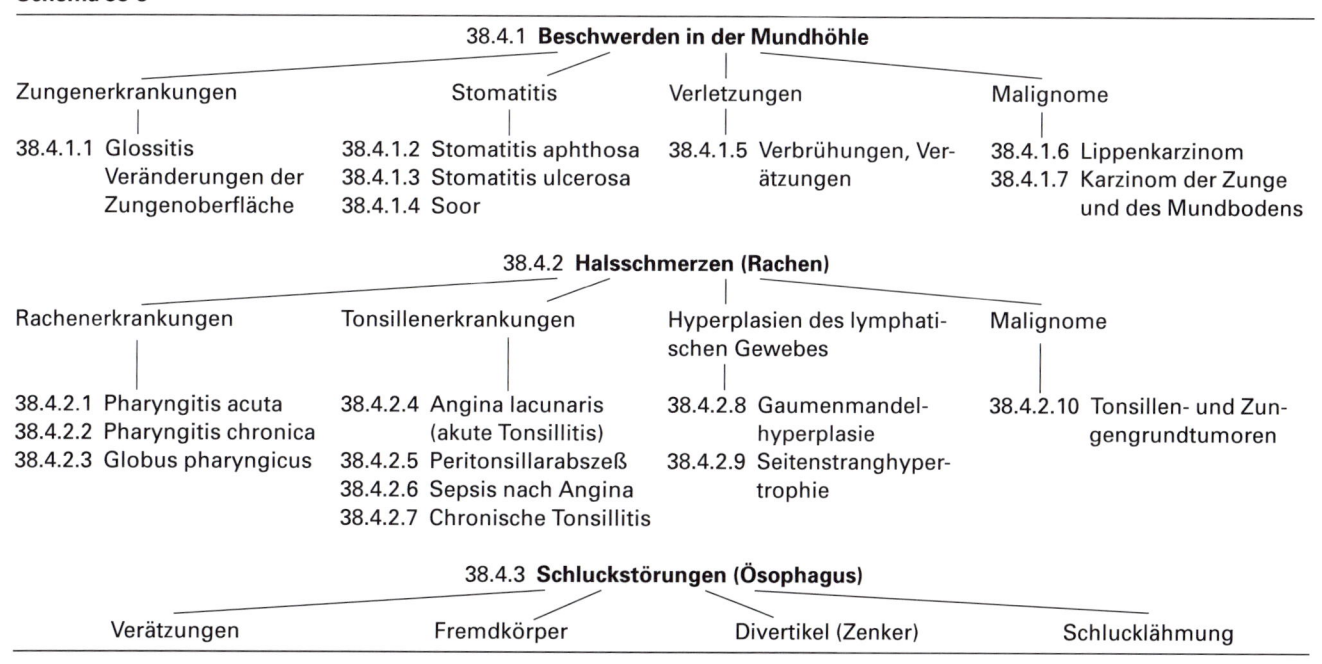

Glossitis

Symptome
Zungenbrennen

Befund
- vergrößerte Papillen
- ödematöse Schwellungen

Diagnose

Therapie
Spülungen

Differentialdiagnose
andere Veränderungen der Zungenoberfläche

Stomatitis aphthosa

Ursache
Herpes simplex-Virus

Symptome
- Schmerzen
- Bläschen
- Fieber

Therapie
Spülungen

Differentialdiagnose
habituelle Aphthen

Stomatitis ulcerosa

Ursache
Bakterien

Symptome/Befund
- Schmerzen
- Schleimhautulzerationen

Differentialdiagnose
Karzinom

Soor

Symptome
- Zungenbrennen
- Schluckbeschwerden

Befund
weißliche Flecken

Therapie
Mundspülung

Differentialdiagnose
Leukoplakie

38.4.1.1 Glossitis

Symptome: Zungenbrennen, vor allem an Rändern und Zungenspitze, Schmerzen und Speichelfluß. Oft Geschmacksstörungen oder Parästhesien.

Befund: Anfangs vergrößerte hochrote später atrophierte Papillen. Bei Soor weißliche Flecke. Bei allergischer Glossitis evtl. erhebliche ödematöse Schwellungen.

Diagnose: Nach örtlichen oder systemischen Ursachen fahnden (s. Zungenbrennen).

Therapie: Mund spülen. Bei Soor Moronalsuspension-Spülungen. Bei allergischer Glossitis Kortikosteroide, örtlich Haftsalbe. Örtliche Reize vermeiden.

Differentialdiagnose: Veränderungen der Zungenoberfläche, z.B. Lingua plicata, Lingua geographica, Glossitis rhombica mediana (harmlos). Belegte Zunge bei gastrointestinalen oder fieberhaften Erkrankungen. Haarzunge.

38.4.1.2 Stomatitis aphtosa

Ursache: Herpes simplex-Virus

Symptome: Brennende Schmerzen. Mundgeruch. Speichelfluß. Anfangs Bläschen, später kleine Erosionen mit Fibrinbelägen. Halslymphknotenschwellung. Fieber.

Therapie: Mundspülen. Betupfen der Aphthen mit 5 %iger Chromsäure oder Virustatika.

Differentialdiagnose: Chronisch rezidivierende habituelle Aphthen (keine Virusinfektion, kein Fieber). Herpangina: Aphthen vorwiegend auf den vorderen Gaumenbögen (Coxsackie-A-Virus-Infektion).

38.4.1.3 Stomatitis ulcerosa

Ursachen: Stäbchenbakterien und Spirillen.

Symptome und Befund: Starke Schmerzen. Fötor ex ore. Speichelfluß. Mit Fibrin bedeckte Schleimhautulzerationen an Mundschleimhaut und Zahnfleisch, leicht blutend. Fieber und Krankheitsgefühl.

Therapie: Auswischen der Ulzeration mit Antibiotikalösung.

Differentialdiagnose: Bei jeder Schleimhautulzeration ist ein Plattenepithelkarzinom auszuschließen.

38.4.1.4 Soor

Symptome: Schmerzhaftes Brennen auf der Zunge und in der Mundhöhle. Schluckbeschwerden.

Befund: Weißliche Flecken und Rasen, die sich abwischen lassen.

Therapie: Mundspülen mit Moronal bzw. Ampho-Moronalsuspension oder Lutschtabletten.

Differentialdiagnose: Bei Therapieresistenz Verdacht auf HIV-Infektion. Leukoplakie: Nicht abwischbare Epithelverdickungen (verruköse Leukoplakien können Präkanzerosen sein)
Zu Soor s. auch Kap. **39. Hauterkrankungen**: *Candidamykosen*.

38.4 Mund, Rachen, Ösophagus

38.4.1.5 Verbrühungen, Verätzungen

Symptome und Befund: Brennende Schmerzen im Mund. Schluckbeschwerden. Speichelfluß. Anfangs Rötung der Schleimhaut, Stunden später Fibrinbeläge.

Komplikationen: Bei Beteiligung des Kehlkopfes Glottisödem (38.5.1.1), Cave Ösophagusverätzung mit Stenose oder Fistelgefahr.

Therapie: Mundspülen, Anaesthesin-Pastillen. Evtl. Kortikosteroide.

38.4.1.6 Lippenkarzinom

Bei Pfeifenrauchern, Landarbeitern bzw. Seefahrern (UV-Belastung) Plattenepithelkarzinome meist auf der Unterlippe.

Symptome und Befund: Langsames Wachstum. Wenig Beschwerden. Ulkus mit hartem Rand und Infiltration der Umgebung.

Diagnose durch Probeexzision, **Therapie** durch den Facharzt.

38.4.1.7 Karzinome der Zunge und des Mundbodens

In der Vorgeschichte häufig Alkohol- und Nikotinabusus. Schlechte Mundpflege.

Symptome und Befund: Nahrungsaufnahme schmerzhaft, Artikulation erschwert. Fötor ex ore. Ulzeration und Verhärtung von Zungenrand oder -körper mit Übergang in den Mundboden. Lymphknotenmetastasen oft **beiderseits** am Hals.

Diagnose und Therapie durch den Facharzt.

38.4.2 Leitsymptom Halsschmerzen

38.4.2.1 Pharyngitis acuta

Symptome und Befund: Kratzen und Brennen im Hals. Gelegentlich Stiche ins Ohr. Bei Virusinfektion Fieber, vor allem bei Kindern. Schleimhaut an der Rachenhinterwand gerötet mit Lymphfollikelschwellungen.

Therapie: Warmer Halswickel. Heiße Getränke. Antibiotikafreie Lutschtabletten (Emser Salz) oder Gurgelmittel. Ölige Nasentropfen in den Rachen laufen lassen.

38.4.2.2 Pharyngitis chronica
(meist trockene Form = Pharyngitis sicca)

Ursachen: Staubeinwirkung. Trockene Luft. Nikotinabusus. Mundatmung. Nicht selten hormonelle Umstellung im Klimakterium.

Symptome und Befunde: Trockenheitsgefühl, Räusperzwang, zäher Schleim. Beschwerden beim Leerschlucken (Globusgefühl). Rachenschleimhaut trocken, firnisartig, blaß.

Therapie: Vermeiden örtlicher Reize (scharfe Getränke, Gewürze, Rauchen). Wasserdampf- oder Emser-Salz-Inhalationen. Emser Pastillen. Nasenöle in den Rachen laufen lassen. Milde Lutschtabletten (kein Eukalyptus, kein Pfefferminz o. ä.).

Verbrühungen, Verätzungen

Symptome/Befund
- Schmerzen
- Schluckbeschwerden

Komplikationen
Glottisödem

Therapie
Spülungen

Lippenkarzinom

meist Unterlippe

Symptome/Befund
- langsames Wachstum
- wenig Beschwerden

Karzinome der Zunge und des Mundbodens

Symptome/Befund
- Fötor ex ore
- Ulzeration
- Verhärtung

Leitsymptom Halsschmerzen

Pharyngitis acuta

Symptome/Befund
- Kratzen im Hals
- Schleimhaut gerötet
- evtl. Fieber

Therapie
- Wärme
- Lutschtabletten

Pharyngitis chronica (sicca)

Ursachen
- exogene Noxen
- hormonell

Symptome/Befunde
- Räusperzwang
- Trockenheitsgefühl

Therapie
- Vermeiden örtlicher Reize
- Inhalationen

38.4.2.3 Globus pharyngicus (nervosus)

Symptom: Kloßgefühl (Globusgefühl) im Hals, besonders beim Leerschlucken.

Befund: Organisch kein krankhafter Befund. Evtl. etwas trockene Rachenschleimhaut. Psychosomatisches Krankheitsbild, nicht selten verbunden mit Karzinophobie.

Differentialdiagnose: Organische Krankheiten ausschließen: Pharyngitis chronica. Tonsillenhyperplasie. Rachenmalignome. Osteochondrose der Halswirbelsäule. Zenker-Divertikel. Struma. Speicheldrüsenerkrankungen mit Xerostomie.

Therapie: Psychische Führung. Evtl. symptomatisch wie bei Pharyngitis sicca.

38.4.2.4 Angina lacunaris (akute Tonsillitis, Angina tonsillaris)

Erreger: Meist Beta-hämolysierende Streptokokken.

Symptome und Befund: Halsschmerzen, vor allem beim Schlucken. Stiche ins Ohr, Fieber, Halslymphknotenschwellungen. Rötung, später stippchenartige Fibrinbeläge auf den Gaumenmandeln; bei Angina lingualis am Zungengrund, bei Angina retronasalis auf der Rachentonsille und bei Seitenstrangangina seitlich an der Rachenhinterwand.

Therapie: Penicillin. Analgetika. Halswickel. Mundspülen. Bei Fieber Bettruhe. Nach häufig rezidivierenden Anginen Indikation zur Tonsillektomie.

Differentialdiagnose: *Angina Plaut Vincenti*: Schleimhautulzerationen auf der Tonsille. Cave Tonsillenkarzinom (38.4.2.10). *Diphtherie*: Über die Tonsille hinausgehende weißliche, süßlich riechende Beläge. *Pfeiffersches Drüsenfieber* (Monozytenangina): s. Kap. **29. Infektionskrankheiten.**

Komplikationen: Folgekrankheiten: Endo-, Myo-, Perikarditis. Rheumatisches Fieber. Nephritis. Örtliche Komplikationen: Peritonsillarabszeß (38.4.2.5). Allgemeine Komplikationen: Sepsis (38.4.2.6).

38.4.2.5 Peritonsillarabszeß

Symptome und Befund: Einseitig sich verstärkende Schluckbeschwerden und Stiche ins Ohr nach einer Angina lacunaris. Kloßige Sprache. Kieferklemme. Einseitige Rötung und Vorwölbung des vorderen Gaumenbogens. Zäpfchen ödematös und nach der anderen Seite verdrängt. Schwellung der Kieferwinkellymphknoten.

Therapie: Inzision nach vorheriger Punktion durch den Facharzt.

38.4.2.6 Sepsis nach Angina

Hämatogen, lymphogen oder phlegmonöser Prozeß mit infizierter Thrombophlebitis der Vena jugularis interna. Bakterielle Metastasen in Lunge und Leber.

Symptome und Befund: Septische Temperaturen. Schüttelfrost. Blutbildveränderungen. Druckschmerz entlang der Vena jugularis interna. Halslymphknoten.

Therapie: Stationäre Behandlung des lebensbedrohlichen Krankheitsbildes.

Globus pharyngicus

Befund
- organisch unauffällig
- psychosomatisches Beschwerdebild

Differentialdiagnose
Ausschluß organischer Erkrankungen

Therapie
symptomatisch

Angina lacunaris (akute Tonsillitis, Angina tonsillaris)

Erreger: Streptokokken

Symptome/Befund
- Halsschmerzen
- Fieber
- Lymphknotenschwellung

Therapie
- Penicillin
- Analgetika
- bei Fieber Bettruhe

Differentialdiagnose
- Angina Plaut Vincenti
- Diphtherie
- Pfeiffersches Drüsenfieber

Komplikationen
- Karditis
- Nephritis
- Peritonsillarabszeß
- Sepsis

Peritonsillarabszeß

Symptome/Befund
- Schluckbeschwerden
- Stiche ins Ohr
- Kieferklemme
- Zäpfchenödem
- Lymphknoten

Therapie: Inzision

Sepsis nach Angina

Ursachen

Symptome/Befund
- septische Temperaturen
- Jugularisdruckschmerz

Therapie
stationär

38.5 Kehlkopf, Luftröhre

38.4.2.7 Chronische Tonsillitis

Symptome: Wenig Beschwerden. Herdwirkung der Streptokokken bei rheumatischem Fieber (akuter fieberhafter Gelenkrheumatismus). Glomerulo- und Herdnephritis, entzündliche Herz- und Gefäßkrankheiten, Pustulosis palmaris et plantaris.

Befund: Zerklüftete narbige Tonsillenoberfläche. Schlecht luxierbare Tonsillen, aus deren Krypten sich Detritus und übelriechendes Sekret (Eiter) ausdrücken läßt. Vordere Gaumenbögen gerötet. Tonsillengröße nicht entscheidend.

Therapie: Indikation zur Tonsillektomie durch Facharzt.

38.4.2.8 Gaumenmandelhyperplasie

Hyperplasien des lymphatischen Gewebes im Rachen finden sich bei Kindern (immunologische Aufgaben, Antikörperbildung). Örtlicher Krankheitswert nur bei extremer Größe der Tonsille mit Behinderung der Nahrungsaufnahme und der Atmung, dann Tonsillektomie (*Rachenmandelhyperplasie 38.3.2.1*).

38.4.2.9 Seitenstranghypertrophie

Gelegentlich nach Tonsillektomie kompensatorische Hypertrophie des lymphatischen Gewebes beiderseits an der Rachenhinterwand. Blaßrote Wülste. Bei Beschwerden Ätzen oder Abtragen des Gewebes, z. B. Lasertherapie.

38.4.2.10 Maligne Tumoren

Plattenepithelkarzinome der Tonsillen verursachen Schluckbeschwerden mit Stichen ins Ohr, Kieferklemme, Fötor ex ore, kloßige Sprache. Es kommt zu geschwürigem Zerfall der Tonsille und Infiltration der Umgebung bis in den Zungengrund.

Maligne Lymphome wachsen mehr tumorös, ehe sie ulzerieren. Frühzeitige Halslymphknotenmetastasen. HNO-ärztliche **Therapie.**

38.4.3 Leitsymptom Schluckstörung (Dysphagie)

Sie tritt auf bei: Verätzung des Ösophagus, Ösophagusfremdkörpern, Divertikeln (Zenker-Divertikel) (s. Kap. **31. Chirurgische Erkrankungen**) und neurologisch bedingten Schlucklähmungen.

38.5 Kehlkopf, Luftröhre

(Schema 38–4)

38.5.1 Leitsymptom Heiserkeit

> Bei jeder länger als zwei bis drei Wochen anhaltenden Heiserkeit ist eine Kehlkopfinspektion **unbedingt** erforderlich, um ein Kehlkopfkarzinom auszuschließen (Abb. 38–6).

Chronische Tonsillitis

Symptome
- kaum Beschwerden
- „Herdwirkung"

Befund
- zerklüftete Tonsillen
- Detritus
- Gaumenbögen gerötet

Therapie
ggf. Tonsillektomie

Gaumenmandelhyperplasie

bei Kindern Antikörperbildung
Krankheitswert nur bei extremer Größe

Seitenstranghypertrophie

Vorkommen nach Tonsillektomie

Maligne Tumoren

Plattenepithelkarzinom der Tonsillen

maligne Lymphome

Leitsymptom Schluckstörung

Kehlkopf, Luftröhre

Leitsymptom Heiserkeit

Hinweis
←

Schema 38-4

```
                        38.5.1 Heiserkeit
   ┌─────────────────────────┼─────────────────────────┐
Entzündliche Kehlkopferkrankungen  Störungen der Stimmlippenschwingung bzw.   Kehlkopftumoren
                                   Beweglichkeit
38.5.1.1 Laryngitis acuta          38.5.1.3 Recurrenslähmung          38.5.1.6 Gutartige Geschwülste
         Laryngitis subglottica    38.5.1.4 Berufsbedingte Stimmstörungen   38.5.1.7 Kehlkopfkrebs
38.5.1.2 Laryngitis chronica       38.5.1.5 Funktionelle Aphonie

                        38.5.2 Atemnot (Dyspnoe)
38.5.2.1 Verletzungen des Kehlkopfes   38.5.2.2 Fremdkörper   38.5.2.3 Tracheastenosen   38.5.2.4 Rhonchopathie
```

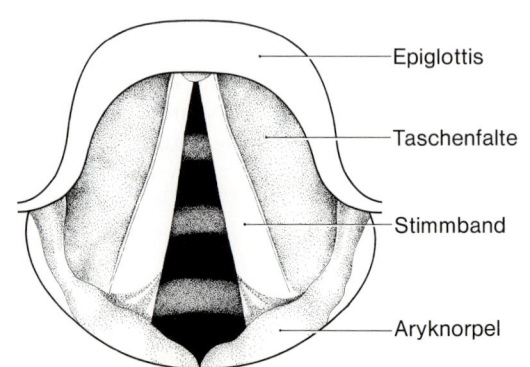

Abb. 38–6: Kehlkopfspiegelbild in Respirationsstellung (Epiglottis, Taschenfalte, Stimmband, Aryknorpel)

38.5.1.1 Laryngitis acuta

Symptome und Befund: Heiserkeit bis zur Aphonie, Kitzeln und Brennen im Hals, Hustenreiz. Die Stimmlippen (Stimmbänder) sind gerötet, aber beweglich.

Therapie: Stimmschonung, Rauchverbot. Heiße Umschläge und Inhalationen. Mittel gegen Husten.

Komplikationen: *Epiglottitis*: Im Rahmen eines Virusinfektes bei Kindern. Erhebliches *Epiglottisödem*, Atemnot. **Therapie:** Antibiotika, evtl. Intubation.

38.5.1.2 Laryngitis chronica

Ursache: Aus Laryngitis acuta, Staub am Arbeitsplatz, Nikotinabusus, behinderte Nasenatmung.

Symptome und Befund: Stimmlippen verdickt, Schleimhaut rosa und trocken, zäher Schleim.

Therapie: Rauchverbot, Inhalationen, Seeklima.

Differentialdiagnostische Abklärung (Karzinom!) und Therapie durch den Facharzt.
Laryngitis subglottica (Pseudokrupp) s. Kap. **30. Kinderkrankheiten** und Kap. **45. Hausärztliche Notfälle.**

Laryngitis acuta

Symptome/Befund
- Heiserkeit
- Hustenreiz

Therapie
Stimmschonung

Komplikationen
- Epiglottitis
- Epiglottisödem

Laryngitis chronica

Ursachen
exogene Noxen

Symptome/Befund
verdickte Stimmlippen

Therapie
Inhalationen
Differentialdiagnose
Karzinom

38.5 Kehlkopf, Luftröhre

38.5.1.3 Rekurrenslähmung

Ursachen: Schilddrüsenoperation, insbesondere Rezidivoperation. Struma maligna. Linksseitige mediastinale Prozesse.

Symptome und Befund: Bei einseitiger Lähmung geringe Heiserkeit, in Ruhe keine Atemnot. Bei doppelseitiger Lähmung erhebliche Atemnot mit inspiratorischem Stridor.

Therapie: Durch den Facharzt.

38.5.1.4 Berufsbedingte Stimmstörungen

Ursache: Stimmüberlastung (z.B. Lehrer). Falsche Stimmtechnik (hyper- oder hypofunktionelle Dysphonie), Schwerhörigkeit.

Symptome und Befund: Heiserkeit bereits nach geringer Stimmbelastung. Rauhe Stimme. Kratzen im Hals. Druckgefühl im Kehlkopf.

Therapie: Stimmübungsbehandlung (Logopädie).

Komplikationen: Entstehung von Stimmlippenknötchen (Schreiknötchen, Sängerknötchen): Epithelverdickungen am Übergang vom vorderen zum mittleren Drittel der Stimmlippen.

Differentialdiagnose: Mutationsstörungen: „Stimmbruch" bei Knaben während des Stimmwechsels, Malignome.

38.5.1.5 Funktionelle Aphonie

Symptome und Befund: Nach psychischem Trauma tonlose Stimme, dagegen klangvoller Husten. Stimmlippen sind beweglich ohne Veränderung, jedoch kein Stimmlippenschluß.

Therapie: Logopädie, psychische Führung.

Differentialdiagnose: Phonasthenie: Anlagebedingte Stimmschwäche oder Nachlassen der Stimmlippenspannung im Alter.

38.5.1.6 Gutartige Geschwülste

Stimmlippenpolyp, Kehlkopfpapillomatose des Kindes: virusbedingt, rezidivierend!

Symptome und Befund: Heiserkeit, bei Glottiseinengung inspiratorischer Stridor.

Therapie: Durch den Facharzt.

38.5.1.7 Kehlkopfkrebs

Symptome: Vorkommen vorwiegend bei Rauchern. Druckgefühl und Schluckbeschwerden, Heiserkeit erst bei Stimmlippenbefall. Räusperzwang. Inspiratorischer Stridor und Atemnot bei ausgedehnten Tumoren.

> Man unterscheidet: **Stimmlippenkarzinom** (Prognose bei früher Diagnose und Therapie günstig). **Supraglottisches Karzinom** (Prognose wegen Metastasenneigung ungünstiger). **Hypopharynxkarzinom** (Pro-

---

Rekurrenslähmung

Ursachen
Schilddrüsenoperation

Symptome/Befund
- Heiserkeit
- ggf. Atemnot

Berufsbedingte Stimmstörungen

Ursache
Stimmüberlastung

Symptome/Befund:
Heiserkeit

Therapie Logopädie

Komplikationen
Stimmlippenknötchen

Differentialdiagnose
„Stimmbruch"

Funktionelle Aphonie

Symptome/Befund
nach psychischem Trauma tonlose Stimme

Therapie: Logopädie

Differentialdiagnose
Phonasthenie

Gutartige Geschwülste:

- Fibrom
- Fibroepitheliom

Symptome/Befund
Heiserkeit

Kehlkopfkrebs

Symptome
- Druckgefühl
- Heiserkeit

Formen
←

gnose wegen früher Halsmetastasierung und zunächst geringer Beschwerden, d. h. später Diagnosemöglichkeit, schlecht).

Diagnose und Therapie: Möglichst frühzeitige fachärztl. Kontrolle (Probeexzision) und Behandlung.

Nachbehandlung: Regelmäßige Tumornachsorge! Nach Kehlkopfentfernung bleibendes Tracheostoma über dem Jugulum mit oder ohne Trachealkanüle (Stomapflege, Kanülenwechsel, Dampfinhalationen gegen die Krusten). Stimmrehabilitation durch Ösophagusstimme (Rülpssprache), Stimmprothese (Ventil zwischen Luft- und Speiseröhre) oder elektronische Sprechhilfe (Elektrolarynx).

38.5.2 Leitsymptom Atemnot (Dyspnoe)

Dyspnoe tritt außer bei obigen Kehlkopferkrankungen auf bei den folgenden Erkrankungen:

38.5.2.1 Verletzungen des Kehlkopfes

Ursache: Intubationsschäden. Stumpfe oder scharfe Gewalteinwirkung.

Therapie: Durch den Facharzt.

Komplikationen: Bei scharfer Gewalteinwirkung (Schnittwunden), Gefahr der Einblutung in die eröffneten Luftwege mit Aspiration. Hustenanfall.

Therapie: Stationäre Notfalleinweisung.

Spätfolgen: Larynx- oder Trachealstenosen (s. u.).

38.5.2.2 Fremdkörper

Meist vollzieht sich die Aspiration während einer Schreckreaktion. Die Fremdkörper können im Kehlkopf steckenbleiben oder – häufiger – in die Trachea und die Hauptbronchien – meist rechts – gelangen (Zahnkronen, Nadeln, bei Kindern Erdnußkerne, Perlen).

Symptome: Heftiger Hustenanfall unmittelbar nach der Aspiration. Stridoröse Atmung und einseitig aufgehobenes Atemgeräusch. Stechender Schmerz bei Kehlkopffremdkörpern. Bei weitgehender Verlegung von Kehlkopf und Trachea Atemnot oder Erstickungsgefahr. Bei Verlegung eines Bronchus Atelektase oder Überblähung (bei Ventilverschluß) des Lungenabschnittes. Verlagerung des Mediastinum.

Diagnose und Therapie: Schon bei Verdacht fachärztliche Behandlung.

38.5.2.3 Trachealstenosen

Ursachen: Einengung des Tracheallumens durch Narbenbildung nach Intubationstraumen (Langzeitbeatmung), nach Verletzung oder nach Tracheotomie; Tracheomalazie; Trachealtumoren; Druck von außen (retrosternale Struma, Mediastinal- oder Ösophagustumoren).

Symptome: Zunehmende Atemnot, in- und exspiratorischer Stridor.

Diagnose und Therapie: Durch den Facharzt.

38.6 Gesicht und Hals

38.5.2.4 Rhonchopathie (Schnarchen)

Ursache: Enge der oberen Luftwege und/oder Erschlaffen von Gaumensegel und Zungengrundmuskulatur im Schlaf.

Therapie: Bei adipösen Patienten Gewichtsreduktion. Vermeiden von Alkohol oder Sedativa vor dem Schlafengehen. Nasenatmungsbehinderung beseitigen. Bei Schlafapnoe und Herzkreislaufbelastung Nasenmaske und Überdruckbeatmung. In verzweifelten Fällen operative Erweiterung des Rachenraumes durch Resektion von Zäpfchen und Teilen des weichen Gaumens.

Rhonchopathie (Schnarchen)

Therapie
ggf. operativ

38.6 Gesicht und Hals

(Schema 38–5)

38.6.1 Leitsymptom Speicheldrüsenschwellungen

38.6.1.1 Mundtrockenheit (Xerostomie)

Ursachen: Örtliche Speicheldrüsenerkrankung, Sialose, Medikamente und Strahlentherapie (Strahlensialadenitis) im Kopf- und Halsgebiet. Mundtrockenheit ist ein Symptom, keine Diagnose.

Therapie: Grundleiden behandeln. Symptomatisch „künstlicher Speichel" (Glandosane®). Kaugummi, Zitronenstückchen bzw. -bonbons.

38.6.1.2 Speicheldrüsenentzündungen (Sialadenitis)

Ursachen: Bakterien, Viren (Parotitis epidemica).

Symptome: Schwellung und Schmerzhaftigkeit der gesamten Drüse (rezidivierend bei chronischer Sialadentitis). Bei eitriger Entzündung läßt sich trübes Sekret aus der Drüse durch den Gang ausdrücken.

Therapie: Bei bakterieller Infektion Antibiotika. Speichelfluß anregen.

38.6.1.3 Speichelsteinbildungen (Sialolithiasis)

Symptome und Befund: Unmittelbar vor und während der Nahrungsaufnahme Anschwellen der Drüse und Spannungsschmerz. Vorwiegend in der Gl. submandibularis (Abb. 38–7).

Diagnose: Steinnachweis durch Palpation und Ultraschall. Weitere Diagnostik und Therapie durch den Facharzt.

Komplikationen: Durch Speichelstau sekundäre Entzündung der Drüse.

Gesicht und Hals

Leitsymptom Speicheldrüsenschwellung

Mundtrockenheit (Xerostomie)

Ursachen
- Speicheldrüsenerkrankung
- Medikamente

Therapie
symptomatisch

Speicheldrüsenentzündungen (Sialadenitis)

Ursachen
Bakterien, Viren
Symptome
- Schwellung
- Schmerzen

Therapie: Antibiotika

Speichelsteinbildungen (Sialolithiasis)

Symptome/Befund:
- Drüsenschwellung
- Schmerz beim Essen

Diagnose
Palpation
Komplikationen
sekundäre Entzündung

Schema 38-5

	38.6.1 **Speicheldrüsenschwellungen**		
38.6.1.1 Mundtrockenheit	38.6.1.2 Entzündungen	38.6.1.3 Steinbildungen	38.6.1.4 Tumoren

	38.6.2 **Zervikale Lymphknotenvergrößerungen**			
38.6.2.1 Hyperplasie	38.6.2.2 Unspezifische Entzündungen	38.6.2.3 Spezifische Entzündungen	38.6.2.3 Maligne Lymphome	38.6.2.4 Karzinommetastasen

38. Hals-, Nasen-, Ohren-Erkrankungen

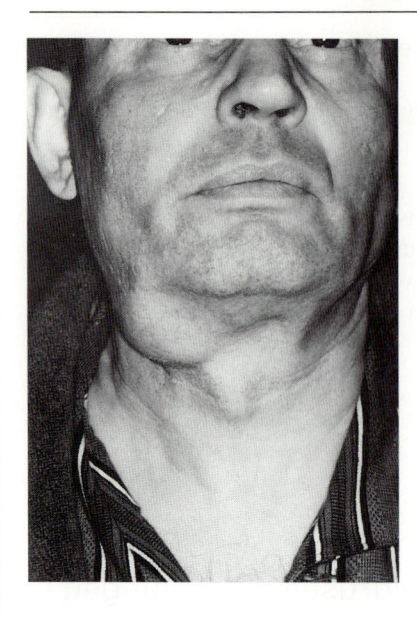

Abb. 38–7:
Schwellung der Gl. submandibularis bei Speichelstein

38.6.1.4 Speicheldrüsentumoren (Sialome)

Speicheldrüsentumoren (Sialome)

Symptome
umschriebene Verdickung

Symptome: Umschriebene Verdickungen in der Speicheldrüse, vorwiegend der Gl. parotidea.

gutartig: Pleomorphes Adenom

Gutartiger Tumor: *Pleomorphes Adenom* (Mischtumor): Sehr langsam wachsende, gut abgegrenzte, gegen die Haut verschiebliche, kugelige oder knollige Verhärtung.

bösartig:
- Plattenepithelkarzinom
- adenoidzystisches Karzinom

Bösartiger Tumor: *Plattenepithelkarzinom* schneller, *adenoidzystisches Karzinom* langsamer wachsend. Spontanschmerz. Schlecht abgegrenzter, mit der Haut verbackener Tumor. Fazialisparese, Durchbruch nach außen und Metastasierung verschlechtern die Prognose.

operative **Therapie**

Therapie: operativ.

Leitsymptom zervikale Lymphknotenvergrößerung (Halslymphome)

38.6.2 Leitsymptom zervikale Lymphknotenvergrößerungen (Halslymphome)

38.6.2.1 Lymphknotenhyperplasie

Lymphknotenhyperplasie

bei lymphatischen Kindern harmlos

Befund: Am Hals von Kindern mit Hyperplasie des lymphatischen Gewebes im Rachenring (38.4.2.8) finden sich nicht selten auch sichtbare oder palpable Lymphknoten. Rückbildungsfähig. Harmlos.

38.6.2.2 Unspezifische Entzündungen (Lymphadenitis)

Unspezifische Entzündungen (Lymphadenitis)
bei entzündlichen Rachenerkrankungen Miterkrankung der Lymphknoten

Befund: Im Rahmen entzündlicher Erkrankungen des Rachenringes (z. B. Angina lacunaris, Peritonsillarabszeß, Pfeiffersches Drüsenfieber) kommt es zur Miterkrankung der Lymphknoten im Lymphabflußgebiet im Hals, vorwiegend unterhalb des Kieferwinkels.

38.6.2.3 Spezifische Entzündungen (Spezifische Lymphadenitis)

Spezifische Entzündungen (Spezifische Lymphadenitis)
Begleitsymptom vieler Allgemeinerkrankungen

Befund: Eine spezifische Lymphadenitis mit Lymphknotenvergrößerung wird bei einer Reihe von Allgemeinerkrankungen beobachtet.

38.6 Gesicht und Hals

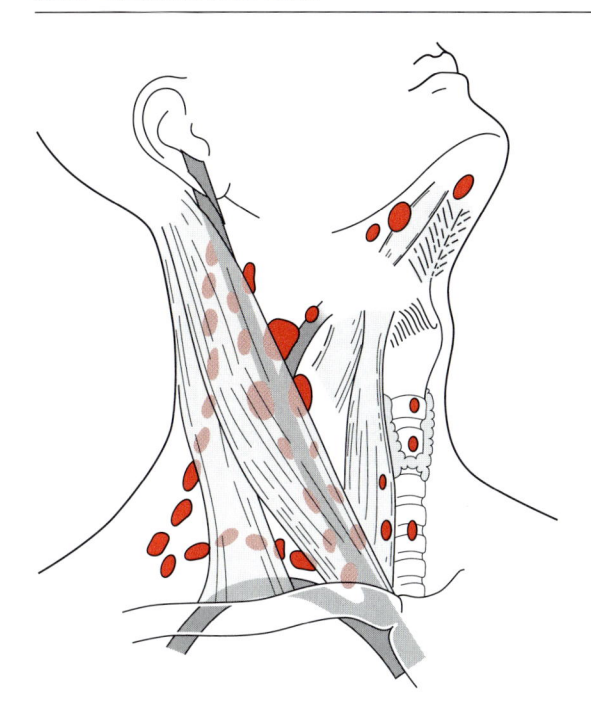

Abb. 38–8: Halslymphknoten

Diagnose: Durch den Facharzt (Probeexzision).
Abzuklären sind: *Tuberkulose* (Primärkomplex oder sekundär). *Sarkoidose* (Granulome meist in den präskalenischen Lymphknoten). *Lues* (indolente Lymphknoten nach Primäraffekt oder im Sekundärstadium). *Katzenkratzkrankheit* (Viruserkrankung durch Tiere). *Toxoplasmose* (häufiger bei jugendlichen Erwachsenen). *AIDS* (Adenopathie-Syndrom einige Monate nach der HIV-Infektion). *Diphtherie*.

Differentialdiagnose: Laterale Halszyste
(Maligne Lymphome s. Kap. **23. Hämatologische Erkrankungen** und Kap. **31. Chirurgische Erkrankungen**.)

38.6.2.4 Karzinommetastasen

Befund: Zervikale Lymphknotenmetastasen der im Kopf-Halsbereich nicht selten auftretenden Plattenepithelkrebse. Sie verschlechtern die Prognose des Primärtumors, insbesondere wenn sie bereits mit der Gefäßscheide verbacken sind. Metastasen können gelegentlich bemerkt werden, ehe der Primärtumor Symptome macht. Metastasen sind zu suchen (Abb. 38-8):
- **submental** und **submandibulär** bei Karzinomen der Lippen, der Lunge, des Mundbodens und der Gl. submandibularis;
- **vor dem M. sternocleidomastoideus**, unterhalb des Kieferwinkels und entlang der Gefäßscheide, bei Karzinomen der Nasennebenhöhlen, der Tonsillen, der Gl. parotidea, des Zungengrundes, des Hypopharynx, des Kehlkopfes und der Schilddrüse;
- im **Nacken** bei Karzinomen des Nasenrachenraumes;
- **supraklavikulär** auch bei Karzinomen der Lunge, der Brust, des Abdominalraumes und des Genitalbereiches. Die Metastasen der beiden letzteren Karzinome finden sich vorwiegend links supraklavikulär in der Nähe der Einmündung des Ductus thoracicus in die Vena jugularis interna (Virchow-Drüse).

Diagnose: Primärtumorsuche! Biopsie durch den Facharzt.

Diagnose
Probeexzision
Differentialdiagnosen
- Tuberkulose
- Sarkoidose
- Lues
- Katzenkratzkrankheit
- Toxoplasmose
- AIDS
- Diphtherie
- Laterale Halszyste

Karzinommetastasen

Lokalisation zervikaler Lymphknotenmetastasen ist abhängig vom **Primärtumor**

- submental
- vor dem M. sternocleidomastoideus
- im Nacken
- supraklavikulär

Primärtumorsuche!

39. Hauterkrankungen
N. Sönnichsen

39.1 Leitsymptom Rötung, Schuppung (erythemato-squamöse Erkrankungen)

39.1.1 Psoriasis

> Es handelt sich um eine entzündliche Hauterkrankung bei ererbter Disposition. In Europa sind 2–3 % der Bevölkerung betroffen. Neben der **erblichen Disposition** führen verschiedene **peristatische Einflüsse** (Infekte, Traumen u.a.) zur Manifestation und Unterhaltung der Krankheit.

Klinik: Psoriasisherde zeigen scharf begrenzte Papeln mit festhaftender Schuppenbildung bei freiem rotem Randsaum. Je nach Größe unterscheidet man: *Psoriasis punctata*, *guttata* oder *numularis*. Das Zusammenfließen der Herde führt zur *Psoriasis geographica*. Die Psoriasis tritt entweder exanthematisch oder als chronisch-stationäre Form an bestimmten Prädilektionsstellen auf: Knie, Ellenbogen, Sakralregion, behaarter Kopf, gelegentlich am gesamten Integument (*Psoriasis erythrodermica*). Meist kommt es nach Auftreten der Hautveränderungen auch zu psoriatischen Nagelveränderungen, den Tüpfelnägeln (kleine trichterförmige Einsenkungen der Nagelplatte). Gelbe oder bräunliche Veränderungen unter der Nagelplatte werden als Ölflecke bezeichnet.

Neben der *Psoriasis vulgaris* (Abb. 39–1) gibt es noch besondere Verlaufsformen mit Pustuleruptionen und/oder Gelenkbeteiligung: *Psoriasis pustulosa* und *Psoriasis arthropathica*.

Die Diagnose erfolgt durch Anamnese und klinisches Bild. Die einzelnen psoriatischen Effloreszenzen zeigen einige typische Merkmale: Streicht man mit einer Küvette über die schuppende Psoriasispapel, so entsteht eine bröckelige Masse: *Kerzenfleckphänomen*. Wird die Hornschicht weiter entfernt, so erscheint ein glänzendes Häutchen (*Phänomen des letzten Häutchens*) und schließlich tropfenförmige Blutungen: *Phänomen des blutigen Taus* (Auspitz).

Differentialdiagnose: Andere erythematosquamöse Dermatosen. Die akrolokalisierte Psoriasis pustulosa muß von der Pustulosis palmaris et plantaris und von chronischen Ekzemen unterschieden werden. Psoriasis arthropathica: Rheumatoid-Arthritis, M. Bechterew, M. Reiter, degenerative Gelenkleiden.

Die Therapie erfolgt durch Sanierung aller unterhaltenden Faktoren (chronische Infektionen!). Topische, systemische UV-Strahlenbehandlung oder deren Kombination. *Topische Behandlung*: Entfernung der Schuppen durch salicylsäure- oder harnstoffhaltige Salben oder Bäder. Stärkstes topisch appliziertes Antipsoriatikum ist Dithranol. Glukokortikoide dürfen nur kurzfristig zur Anwendung kommen. Neu ist der Einsatz von Vitamin D3-Analoga. *Systemisch*: Retinoide, Methotrexat und neuerdings auch Ciclosporin (strenge Indi-

---

Leitsymptom Rötung, Schuppung (erythemato-squamöse Erkrankungen)

Psoriasis

Definition ⇒

Klinik
scharf begrenzte erythematöse Herde mit weißlicher Schuppung
Varianten:
– Psoriasis punctata
– Psoriasis guttata
– Psoriasis numularis
– Psoriasis geographica
Prädilektionsstellen:
– Knie
– Ellenbogen
– behaarter Kopf

Sonderformen
• Ps. pustulosa
• Ps. arthropathica

Diagnose
• Anamnese
• typische Merkmale:
  – Kerzenfleckphänomen
  – Phänomen d. letzten Häutchens und
  – des blutigen Taus

Differentialdiagnose
andere erythematosquamöse Dermatosen

Therapie
• topisch

• systemisch

39.1 Leitsymptom Rötung, Schuppung (erythemato-squamöse Erkrankungen)

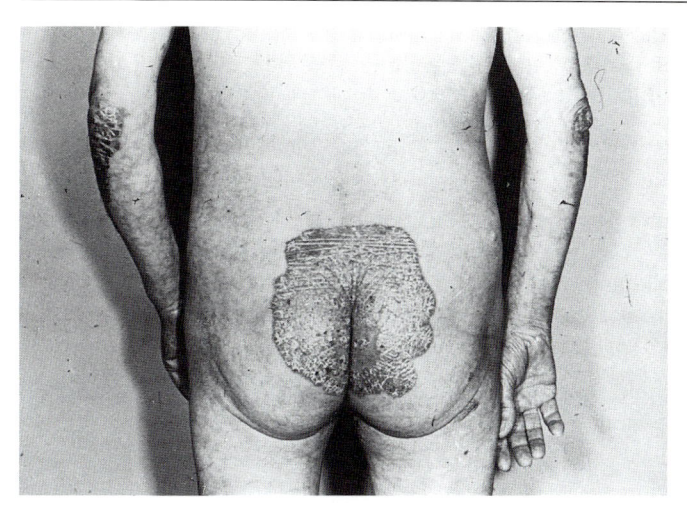

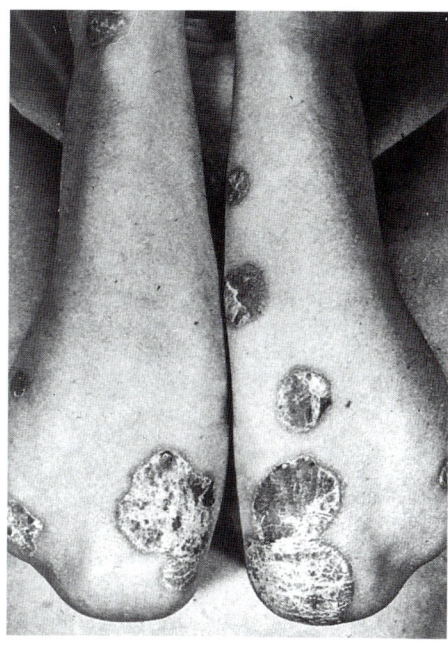

Abb. 39-1: Psoriasis vulgaris in typischer Lokalisation

kationsstellung bei schweren Formen). Die Phototherapie wird vom Facharzt durchgeführt.

Nachbehandlung und Prognose: Mit Rezidiven ist zu rechnen; Meidung aller provozierenden Faktoren.

39.1.2 Seborrhoisches Ekzem

> Das seborrhoische Ekzem ist eine chronisch-entzündliche Erkrankung der Haut mit Erythemen und fettiger Schuppenbildung. Es ist bevorzugt in seborrhoischen Arealen lokalisiert.

Ätiologie: Vermutlich *multifaktorielles Geschehen*. Im Zusammenhang mit gesteigerter Talgdrüsenaktivität kommt es zu subklinischen Infektionen.

Klinik: Beginn mit peripilären Rötungen, die sich bald mit fettigen Schuppen bedecken. Es kann zu großflächiger Ausdehnung mit massiver Exsudation kommen. Lokalisation: Häufig behaarter Kopf mit exzessiver Schuppenbil-

- Photo-, Photochemo-, Balneo-Phototherapie

Nachbehandlung und Prognose

Seborrhoisches Ekzem

Definition
←

Ätiologie
multifaktorielles Geschehen

Klinik
- Erythem
- fettige Schuppen

dung. Typisch ist die Ausdehnung von kranial nach kaudal: behaarter Kopf, retroaurikulär, vordere und hintere Schweißrinne. Weitere Prädilektionsstellen: Achselhöhlen, Genitalregion.

Differentialdiagnose: Ekzeme anderer Genese, Pilzinfektionen, Pityriasis rosea.

Therapie: Bei Befall des behaarten Kopfes zunächst Abschuppung mit salicylsäurehaltigem Öl (5 %). Wegen meist vorhandener Besiedlung mit Pityrosporon ovale Behandlung mit Azolderivaten in Salbengrundlagen bzw. im Kopfbereich mit Gelen. Bei stark entzündlichen Varianten kurzfristig auch topisch mittelstarke Glukokortikoide.

Nachbehandlung und Prognose: Besonders im Bereich des behaarten Kopfes besteht Rezidivneigung; Verwendung zweckmäßiger Shampoos.

39.1.3 Dermatomykosen

In der ärztlichen Praxis unterscheidet man zwischen **Dermatophyten**, **Hefen** und **Schimmel** (sog. *DHS-System*).

39.1.3.1 Dermatophytosen (Tinea)

> Diese Erkrankung der Haut wird hervorgerufen durch **Fadenpilze** der Gattungen *Trichophyton*, *Mikrosporon* und *Epidermophyton*.

Ätiologie: Die Übertragung erfolgt durch *infektionsfähige Pilzelemente*. Begünstigt durch Defekte der Haut (*Mazeration*) bei zusätzlicher lokaler Resistenzminderung sowie allgemein geminderter Immunitätslage des Wirtes. Eine Pilzinfektion ist immer ein komplexes Geschehen, wobei die einzelnen Komponenten unterschiedlich sein können.

Klinik: *Tinea corporis* beginnt als schuppendes Erythem mit zentraler Abheilung und peripherem Wachstum. Es entstehen anulär schuppende, häufig peripher mit Pusteln besetzte Erytheme, die eine deutliche Randbetonung zeigen und scharf zur gesunden Haut abgesetzt sind.
Häufigste Form der *Tinea pedis* ist die Mykose der Zwischenzehenräume, gekennzeichnet durch Rötung, Schuppung, Mazeration und Juckreiz. Wie bei der *Tinea manus* können hyperkeratotisch-rhagadiforme Veränderungen entstehen oder auch dyshidrosiforme Bläschen.
Ein besonderes Problem stellt die *Onychomykose* oder *Tinea unguis* dar. Sie beginnt meist mit Gelbfärbung der Nagelplatte vom distalen, seltener proximalen Rand her. Die Nagelplatte zerfällt allmählich bröcklig. Der Prozeß ist extrem chronisch, aber schmerzlos.
Die Tinea im Kopf- und Bartbereich zeigt einige Besonderheiten: Die *Mikrosporie* befällt besonders den behaarten Kopf von Kindern. Die *Tinea capitis superficialis* ist durch oberflächliche, schuppende, wenig entzündliche Herde charakterisiert.
Die Diagnose liefert das klinisches Bild, zusammen mit dem mikroskopischen oder kulturellen Nachweis der Erreger.

Differentialdiagnose: Je nach Lokalisation vor allem Ekzeme, Psoriasis, Pityriasis rosea, auch Lupus erythematodes und Erythrasma. Die Onychomykosen sind von psoriatischen Nagelveränderungen sowie Onychodystrophien verschiedener Genese abzugrenzen. Die Therapie setzt die exakte Bestimmung der Erreger voraus.

39.1 Leitsymptom Rötung, Schuppung (erythemato-squamöse Erkrankungen)

Therapie: Oberflächliche Dermatomykosen werden ausschließlich *topisch* behandelt. In intertriginösen Arealen sind Farbstofflösungen (z. B. Brillantgrün, Pyoktanin) indiziert, sonst Antimykotika in Salben- oder Cremeform. Für die topische Therapie stehen Azolderivate, Allylamine, Thiocarbamate, Ciclospiroxolamine zur Verfügung. Eine *systemische Therapie* wird nur bei sehr ausgedehnten Formen vorgenommen. Bei Onychomykosen erfolgt atraumatische Nagelentfernung, z. B. mit Harnstoff oder kombinierte topische und systemische Behandlung.

Therapie
- topisch:
  - Farbstoffe
  - Azolderivate
  - Allylamine u. a.
- systemisch nur in ausgedehnten Fällen

39.1.3.2 Candidamykosen

> Candidamykosen sind entzündliche, durch **Sproßpilze** hervorgerufene Erkrankungen. Erreger ist meist *Candida albicans*.

Candidamykosen

Definition ←

Klinik: Häufigste Manifestation erfolgt in feuchtwarmen Bereichen (Schwitzen, Mazeration) als *Candidaintertrigo*. Die Herde zeigen eine glänzend wirkende Rötung mit Pustulation. Typisch ist eine periphere, nach innen gerichtete Schuppenkrause mit peripherer Aussaat einzelner Pusteln. Besonders chronisch ist die *Candidaparonychie*, begünstigt durch Arbeiten im feuchten Milieu. Bei Neugeborenen und alten Menschen (Prothesen-Träger) tritt häufig eine *orale Candidose* auf: weißliche konfluierende Plaques auf geröteter Schleimhaut, die sich abwischen lassen und Erosionen hinterlassen. Bei oraler Candidose in anderen Lebensaltern muß an eine zehrende oder zur Immundefizienz führende Krankheit (HIV-Infektion) gedacht werden. Weitere Manifestationen sind die *vulvo-vaginale Candidose* sowie die *Candido-Balanoposthitis*.

Diagnose durch charakteristisches klinisches Bild, Erregernachweis mikroskopisch oder kulturell.

Differentialdiagnose: Ekzeme, Pyodermien, Psoriasis vulgaris, Dermatophytosen.

Therapie: Bei lokalisiertem Befall Farbstofflösungen und austrocknende Tinkturen. Als spezifische Antimykotika für Haut und Schleimhaut Polyenpräparate (z. B. Nystatin) oder Azolderivate. Bei ausgedehnten Formen systemische Therapie mit Ketokonazol oder Triazolen (Flukonazol und Itrakonazol). Ferner sind die Grundleiden und disponierenden Faktoren zu behandeln.

klinische Formen
- Candidaintertrigo
  Herde glänzend rot mit Pustulation
- Candidaparonychie
  stark chronisch
- orale Candidose
  häufig bei Neugeborenen und alten Menschen
- vulvo-vaginale Candidose
- Candido-Balanoposthitis

Diagnose
- Klinik
- Erregernachweis

Differentialdiagnose

Therapie
- topisch:
  - Farbstofflösungen
  - austrocknende Tinkturen
  - Polyene
- systemisch:
  - Ketokonazol
  - Triazole

39.1.3.3 Pityriasis versicolor

> Diese nicht entzündliche, oberflächlich mit Pigmentverschiebungen einhergehende **Pilzerkrankung** wird hervorgerufen durch die *Pityrosporon-Spezies* in Zusammenhang mit Schwitzen, Wärme und Feuchtigkeit der Haut.

Pityriasis versicolor

Definition ←

Klinisch manifestiert sich die Erkrankung durch überwiegend am oberen Stamm lokalisierte, scharf begrenzte bräunliche Flecken, die landkartenartig konfluieren und häufig an der Oberfläche eine kleieartige Schuppung zeigen. Streicht man über den Herd, verbleibt eine weißliche zersplitterte Schuppe: Hobelspanphänomen. Bei der Pityriasis versicolor alba sind die befallenen Stellen infolge Depigmentierung weiß.

Die Diagnose wird gestellt durch das charakteristische Bild, die rötlich-bräunliche Fluoreszenz im Woodlicht und das Nativpräparat. Abzugrenzen sind seborrhoisches Ekzem, Pityriasis rosea, Vitiligo.

Therapie: Topische Behandlung mit Imidazol-Antimykotika oder Azolpräparaten.

Klinik
- Befall seborrhoischer Regionen
- bräunlich schuppende Flecken (weiß bei Pityriasis versicolor alba)
- Hobelspanphänomen

Diagnose/Differentialdiagnose

Therapie
topisch

39.1.4 Rosacea

> Es handelt sich um eine entzündliche **Gesichtsdermatose** mit charakteristischem morphologischem Bild bei unklarer Ätiologie. Pathogenetisch spielen verschiedene Faktoren wie Temperaturschwankungen, Sonnenexposition, gastrointestinale Störungen eine Rolle.

Klinik: Manifestation erfolgt meist in der zweiten Lebenshälfte. Im Gegensatz zur Akne treten keine Komedonen auf. Hauptsitz ist der zentrofaziale Bereich, insbesondere Nase, Wangen, Stirn und Kinn. Extrafaziale Lokalisation ist möglich. Beginn mit schubweise auftretenden Erythemen, die langsam persistieren und von Teleangiektasien durchsetzt sind. Im weiteren Verlauf entwickeln sich Papeln und Pusteln, so daß verschiedene Formen unterschieden werden können: *Rosacea erythematosa, Rosacea papulosa, Rosacea pustulosa*. Gelegentlich tritt gleichzeitig eine Konjunktivitis auf. Vorzugsweise bei Männern kann durch Talgdrüsenhypertrophie, Bindegewebshyperplasie sowie Gefäßerweiterung eine starke Vergrößerung der Nase mit knollenförmiger Auftreibung entstehen: *Rhinophym*.

Die Diagnose liefert das klinisches Bild. Zur differentialdiagnostischen Abgrenzung evtl. zusätzliche histologische Untersuchung.

Differentialdiagnose: Periorale Dermatitis, Akne vulgaris, Lupus miliaris faciei.

Therapie: Meidung auslösender oder aggravierender Faktoren: heiße Getränke, Kaffee, Alkohol, Sonnenexposition. Topische Therapie mit 1 % Metronidazol-haltigen Salben. In schweren Fällen systemische Therapie mit Metronidazol oder Tetrazyklinen.

39.2 Leitsymptom Knötchen, Schuppen (papulo-squamöse Erkrankungen)

39.2.1 Ekzem

Die verschiedenen Ekzeme lassen sich in drei Gruppen einteilen:
1. durch äußere Faktoren (allergisch, toxisch) verursachte Ekzeme: **Kontaktekzeme**
2. Ekzeme im Rahmen der Atopie: **atopisches Ekzem**, Neurodermitis
3. Ekzeme vorwiegend durch Veränderungen der lokalen Hautbeschaffenheit bedingt: **seborrhoisches Ekzem** (s. 39.1.2).

39.2.1.1 Kontaktekzem

> Kontaktekzeme sind entzündliche Hauterkrankungen, die entweder über einen **immunologischen Mechanismus** (allergisches Kontaktekzem) oder durch **direkte Schädigung** der Haut durch Einwirken von Säuren oder Basen (toxisch, degeneratives Ekzem, Abnutzungsdermatose) ausgelöst werden. Dem ursprünglichen toxischen Ekzem kann eine Kontaktsensibilisierung folgen.

Klinik: Das akute Kontaktekzem (Abb. 39–2) beginnt am Ort der einwirkenden Noxen mit Rötung, Ödem, Papulovesikeln, Nässen und Schuppenbildung. Durch immer wieder neuaufschießende Effloreszenzen entsteht die für

---

Rosacea

Definition ⇒

Klinik
- zentrofaziale Lokalisation
- schubweise auftretende Erytheme
- Papeln, Pusteln, Teleangiektasien

Varianten:
Rosacea erythematosa,
– papulosa,
– pustulosa
- gelegentlich begleitende Konjunktivitis
- Rhinophym vorrangig bei Männern

Diagnose
– Klinik
– histologische Untersuchung

Differentialdiagnose

Therapie
- topisch
- systemisch
- Meidung auslösender Faktoren

Leitsymptom Knötchen, Schuppen (papulo-squamöse Erkrankungen)

Ekzem

Formenkreis des Ekzems
- Kontaktekzem
- atopisches Ekzem
- seborrhoisches Ekzem

Kontaktekzem

Definition ⇒

Klinik
- Rötung
- Ödem
- Papulovesikel

39.2 Leitsymptom Knötchen, Schuppen (papulo-squamöse Erkrankungen)

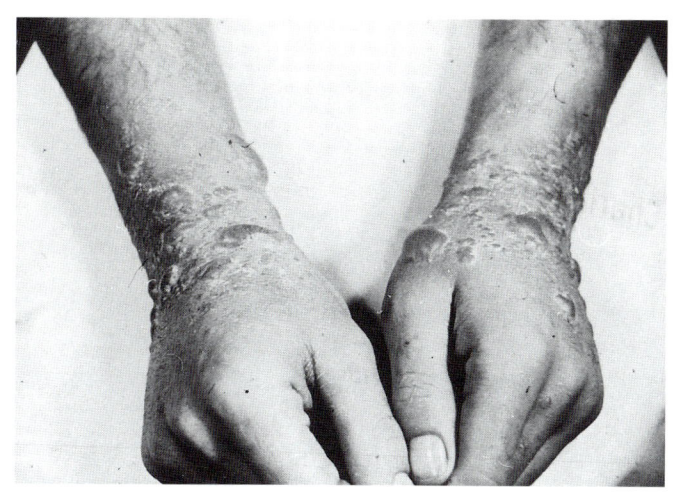

Abb. 39–2: Akutes Kontaktekzem

das Ekzem charakteristische Polymorphie. Bei längerer Einwirkung (mangelnde Elimination der Noxen) kommt es zu sog. *Streuphänomenen*, z. B. periorbital bei akutem Händeekzem, und schließlich zu einem *chronischen Ekzem* mit Infiltration, Hyperkeratose, Rhagadenbildung und Lichenifikation.

Die Diagnose liefern klinisches Bild und Anamnese. Bei allergischer Genese erfolgt die Verifizierung des vermuteten Allergens im *Epikutantest* (wichtigstes diagnostisches Verfahren beim allergischen Kontaktekzem).

Differentialdiagnose: Wichtig ist die Differenzierung der verschiedenen Ekzemformen untereinander. Besonders an Handtellern und Fußsohlen müssen *Dermatomykose* und *Psoriasis* abgegrenzt werden.

Therapie: Topische *Kortikosteroide*. Beginn mit stark wirksamem Kortikosteroid, im Verlauf der Besserung Übergang auf schwächere Präparate (Hydrokortison). Wichtig ist die Wahl der richtigen Grundlage: In der akuten Phase bei Nässen Lotiones (feucht auf feucht); chronische Ekzeme mit trockener Haut erfordern fettige Grundlage. Neben der symptomatischen medikamentösen Therapie Elimination der auslösenden Noxen.

39.2.1.2 Atopisches Ekzem

> Beim atopischen Ekzem handelt es sich um eine entzündliche Erkrankung der Haut im Rahmen des **Atopie-Syndroms** mit ausgesprochener Chronizität und starkem Juckreiz.

Ätiologie: Polygene oder auch autosomal dominante *Vererbung*, klinische Manifestation durch unterschiedliche *Umwelteinflüsse*. Pathogenetisch sind immunologische Abweichungen vordergründig.

Klinik: Der Verlauf ist phasenhaft *extrem chronisch* und von äußerst quälendem Juckreiz begleitet (Abb. 39-3). Im Kleinkindesalter (*Phase I*) befällt das Ekzem bevorzugt die lateralen Gesichtspartien, aber auch Stirn und behaarten Kopf, in ausgedehnten Fällen auch Stamm und Extremitäten, häufig sind auch Handgelenke und Handrücken befallen. Im Schulalter (*Phase II*) manifestiert sich das Ekzem besonders in den großen Gelenkbeugen (Eccema flexurarum). Infiltration und Lichenifikation sind vordergründig. Im Erwachsenenalter (*Phase III*) sind Gesicht, Hals sowie obere Thoraxpartie die Hauptlokalisationen.

- Nässen
- Schuppung
- später Streuphänomene, evtl. auch chronisch

Diagnose
- Klinik
- Anamnese
- Epikutantest

Differentialdiagnose
- Dermatomykose
- Psoriasis

Therapie
- topische Glukokortikoide
- Elimination der auslösenden Noxen
- bei generalisierten Fällen kurzfristig systemisch Glukokortikoide

Atopisches Ekzem

Definition
⇐

Ätiologie
- Vererbung
- Umwelteinflüsse

Klinik
phasenhafter Verlauf
– Phase I (Kleinkindesalter)

– Phase II (Schulalter)

– Phase III (Erwachsenenalter)

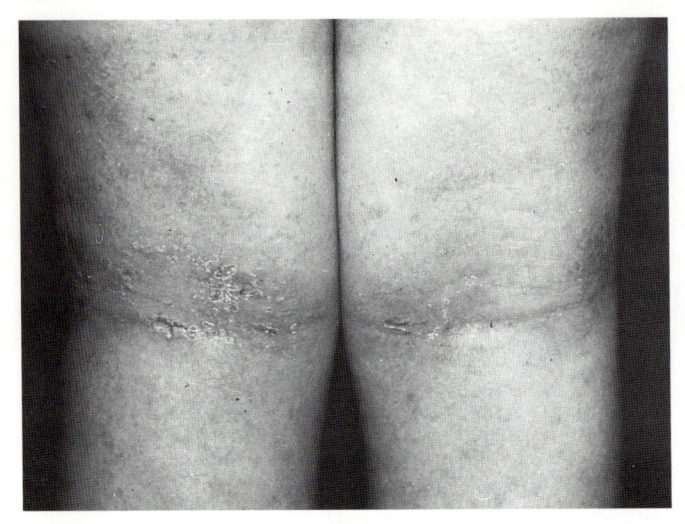

Abb. 39–3: Atopisches Ekzem (Neurodermitis, Eccema flexurarum)

Diagnose durch Anamnese und klinisches Bild. Probleme ergeben sich bei den Minimal- und Extremvarianten, deshalb müssen die vier Hauptkriterien zur Diagnosesicherung herangezogen werden:

> 1. Juckreiz
> 2. charakteristische Morphologie und Anordnung
> 3. chronischer, auch rezidivierender Verlauf
> 4. Atopie-Anamnese

Differentialdiagnose: Ekzemformen anderer Genese. Kontaktekzeme können ein atopisches Ekzem imitieren.

Therapie: Bei akuten Ekzemschüben topische Anwendung starker Glukokortikoide. Wegen möglicher Nebenwirkungen und der Chronizität des Leidens sollte bald auf schwache Steroide übergegangen werden, evtl. in Kombination mit Harnstoff. In schweren Fällen Teerpräparate. Systemische Glukokortikoid-Gaben sind auf Extremvarianten zu beschränken. Andere Möglichkeiten: Phototherapie, heilklimatische Kuren (z. B. Nordseereizklima).

Nachbehandlung und Prognose: Starke Rezidivneigung; Meidung auslösender Faktoren, Hautpflege, frühzeitige Berufsberatung.

39.3 Leitsymptom Quaddel: Urtikaria und Quincke-Ödem

> Die **Urtikaria** (Nesselfieber) zeigt flüchtige, meist juckende Quaddeln infolge Ödembildung durch Freisetzung von Histamin.
> Das **Quincke-Ödem** tritt isoliert oder gleichzeitig im Rahmen einer Urtikaria auf. Durch ein massives Ödem kommt es besonders im Gesicht zu monströsen Schwellungen (z. B. Augenlider, Lippen).

Ätiologie: Die Ursachen der Urtikaria können vielfältig sein. Bei der *IgE-vermittelten Urtikaria* sind allergische Mechanismen häufig: Nahrungsmittelallergene, mikrobielle Allergene, Arzneimittel (Penizillin). Die Immunkomplex-vermittelte Urtikaria tritt bei Serumkrankheit oder Autoimmunerkrankungen auf. *Pharmakologisch* kann eine Urtikaria durch Histaminliberatoren ausgelöst werden: Röntgenkontrastmittel, Plasmaexpander, Muskelrelaxantien.

39.4 Leitsymptom Knötchen, Bläschen (Papula, Vesikula)

Der chronischen Urtikaria liegt häufig eine sog. Acetylsalicylsäure-Additiva-Intoleranz zugrunde: Konservierungs- und Farbstoffe der Nahrungsmittel. *Physikalisch ausgelöste Urtikaria*: mechanischer Druck, Kälte, Wärme, Licht. Vielfach ist die Ursache nicht zu eruieren (idiopathische Formen).

Diagnose: Entscheidend ist die Anamnese (= Ursache), nicht die Symptomatik. Schwieriger ist die Klärung chronischer Formen: Ausschluß von Nahrungsmitteln (spez. IgE-Bestimmung), Aspirin und Nahrungsmitteladditiva, Medikamenten sowie physikalischen Auslösern. Ausschluß von latenten Infektionen und Magen-Darm-Erkrankungen.

Therapie: Bei akuter Urtikaria besteht immer die Gefahr eines Larynxödems, deshalb *Kortikosteroide* in hoher Dosierung und Beseitigung der Ursachen; symptomatisch Antihistaminika.

39.4 Leitsymptom Knötchen, Bläschen (Papula, Vesikula)

39.4.1 Papillomvirus-Infektionen

Papillomviren verursachen an Haut und Schleimhaut besonders Viruswarzen. Die Veränderungen sind in der Regel gutartige epitheliale oder fibroepitheliale Hyperplasien.

39.4.1.1 Verrucae vulgares

> Es handelt sich um benigne infektiöse Epitheliome, reaktive geschwulstartige, jedoch rückbildungsfähige Epithelhyperplasien.

Ätiologie: Humane Papillomviren sowie zusätzliche disponierende Faktoren wie z. B. Akrozyanose, Immundefizienzen u. a.

Klinik: Die Veränderungen beginnen mit hautfarbenen, sich vorwölbenden Knötchen. Durch Verhornung wird die Oberfläche immer rauher, zerklüftet und nimmt einen grauen Farbton an (Abb. 39-4). Je nach Lokalisation entste-

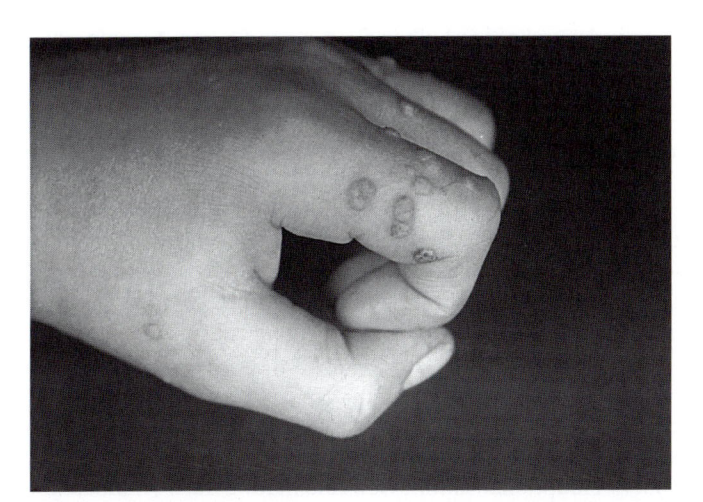

Abb. 39–4: Verrucae vulgares

hen unterschiedliche morphologische Varianten, z.B. filiforme Warzen im Bartbereich, mosaikartige Warzen an Handballen und Fingerbeeren.
Die **Diagnose** liefert das klinische Bild. Histologische Untersuchung nur in Ausnahmefällen.

Differentialdiagnose: Seborrhoische Warzen, Tuberculosis cutis verrucosa, Lichen ruber verrucosus, Morbus Darier.

Therapie: Kürettage mit scharfem Löffel, Elektrokoagulation, Kryotherapie, keratolytische Salben.

39.4.1.2 Verrucae plantares

> Die sog. **Sohlen-** oder **Dornwarze** ist eine reaktive rückbildungsfähige Epithelhyperplasie der Fußsohlen durch besondere Kallusschicht bedeckt, die ebenfalls durch Papillomviren hervorgerufen wird..

Klinik: Im Fußgewölbe sehen sie wie Verrucae vulgares aus. Im Sohlen- bzw. Zehenbereich bleiben sie durch den ständigen Druck flach und erscheinen als *Mosaikwarzen*. Charakteristisch sind Druckschmerzhaftigkeit (besonders bei Dornwarzen) sowie die Warzenhämorrhagien (schwarze Punkte bzw. Streifen).
Diagnose durch klinisches Bild. Wichtig sind die Warzenhämorrhagien.

Differentialdiagnose: Klavus (keine Hämorrhagien), Lichen ruber verrucosus, Tuberculosis cutis verrucosa, Spinaliom evtl. auch Melanom.

Therapie: Salicylhaltige Pflaster, Kürettage, Kryotherapie, Elektrokauter, chirurgische Entfernung in Vollnarkose, Beseitigung der Cofaktoren.

39.4.1.3 Verrucae planae juveniles

Klinik: Diese multipel auftretenden benignen Epitheliosen finden sich vorwiegend im Gesicht, sind aber auch an Händen und Armen lokalisiert und treten immer in Vielzahl auf als flache, hautfarbene bis etwa 4 mm im Durchmesser große Papeln von runder oder ovaler Konfiguration. Spontanheilung nach längerer Zeit.

Differentialdiagnose: Lichen ruber planus, Lichenifikation, seborrhoische Warzen.

Therapie: Spontanheilung abwarten (besonders bei Kindern), Vitamin A-säurehaltige Externa, salicylsäurehaltige Salben (0,05 %ige Creme, Lösung oder Gel), andere Schälmittel (Salicylsäure 2 %, Resorcin 2 %).

39.4.1.4 Condylomata acuminata (Feigwarzen)

> Diese Infektion durch **humane Papillomviren** verschiedener Typen kommt besonders in den intertriginösen Hautregionen vor. Begünstigend wirken unterschiedliche Cofaktoren: feuchtes Milieu, Epithelläsionen, Phimose, Urethritis, Fluor vaginalis, Intertrigo, Proktitis, Oxyuriasis.

Klinik: Anfangs entstehen kleine Papeln, die langsam wachsen und zu tumorösen Gebilden (blumenkohl- oder hahnenkammartig) konfluieren mit himbeerartigem Aussehen. Hauptlokalisation: Genitale, häufig auch Analbereich (Abb. 39–5).

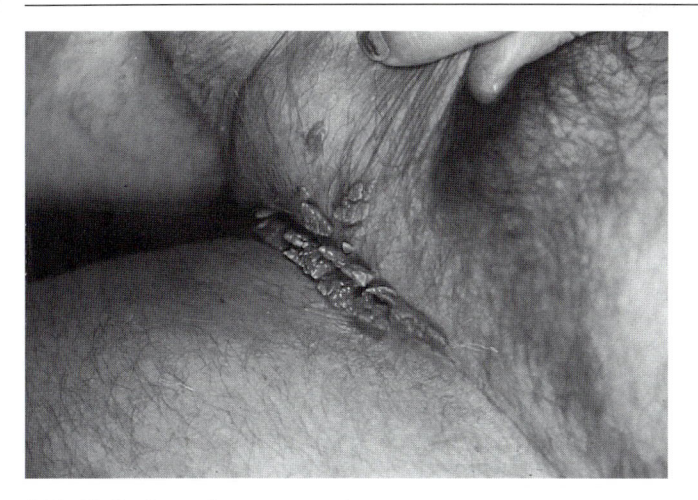

39.4 Leitsymptom Knötchen, Bläschen (Papula, Vesikula)

Abb. 39-5: Condylomata acuminata

Varianten: Condylomata plana, sichtbar durch Betupfen mit 5 %iger Essigsäurelösung. Destruierend wachsend sind die Condylomata gigantea (Buschke-Loewenstein).

Diagnose: Soweit die Diagnose klinisch nicht sicher gestellt werden kann, sind zusätzliche Untersuchungen (Histologie, Nachweis der Human-Papillom-Viren-DNA) notwendig.

Differentialdiagnose: Condylomata lata (Syphilis-Serologie), Stachelzellkarzinom, Morbus Bowen, Morbus Paget, Pemphigus vegetans. In Zweifelsfällen Histologie!

Therapie: Ätzbehandlung mit Podophyllinlösung (5–25 %), Elektrokoagulation, Kryotherapie, CO_2-Laser. Größere Condylome werden chirurgisch abgetragen. Sanierung der Begleitkrankheiten.

Nachbehandlung und Prognose: Alle Papillomvirus-Infektionen neigen zu Rezidiven. Nach der Entfernung ist eine von der jeweiligen Lokalisation abhängige Behandlung der disponierenden Faktoren notwendig (z. B. Förderung der peripheren Durchblutung, Vermeidung übermäßiger Schweißsekretion u. a.).

39.4.2 Pockenvirus-Infektionen

Die **Variola vera** haben ihre ehemals große Bedeutung verloren. Auch vaccinale Erkrankungen treten nur selten auf. Jedoch gibt es einige Viren aus der heterogenen Pockenvirus-Gruppe, die unveränderte Bedeutung haben.

39.4.2.1 Molluscum contagiosum

Der Erreger dieser viralen epidermotropen Infektion ist *Pox virus mollusci*. Die Übertragung erfolgt von Mensch zu Mensch über Epitheldefekte.

Klinik: Etwa stecknadelkopf- bis erbsgroße kugelige Papeln mit zentraler Delle. Die Mollusken stehen stets einzeln. Beim Anritzen entleert sich eine weißliche, bröcklige Masse.

Diagnose: Charakteristisches klinisches Bild.

Differentialdiagnose: Verschiedene Verrucae-Formen, Milien, Basaliome, Xanthome; bei Riesenformen Keratoakanthome.

---

klinische Varianten:
- Condylomata plana
- Condylomata gigantea

Diagnose
- klinisch
- Erregernachweis

Differentialdiagnose: im Zweifel histologische Untersuchung

Therapie
- Ätzbehandlung
- evtl. chirurgisch

Nachbehandlung und Prognose
Neigung zu Rezidiven, deshalb Behandlung der disponierenden Faktoren

Pockenvirus-Infektionen

einige Viren aus der Pockenvirus-Gruppe haben unverändert große Bedeutung!

Molluscum contagiosum

Ätiologie: Pox virus mollusci

Klinik
Mollusken enthalten weißliche, bröcklige Masse

Diagnose durch Klinik

Differentialdiagnose
verschiedene Verrucae-Formen

Therapie
Ausdrücken mit Desinfektion

Therapie: Abtragen mit scharfem Löffel, Anritzen und Ausdrücken (Pinzette), anschließende Desinfektion.

39.4.3 Herpesvirus-Infektionen

Herpesvirus-Infektionen

Besonders charakteristisch für diese Gruppe ist der Übergang in ein latentes Infektionsstadium.

39.4.3.1 Herpes simplex

Herpes simplex

Definition
⇒

> Herpes simplex ist Ausdruck der **Sekundärinfektion** mit dem Herpes simplex-Virus im Zusammenhang mit unterschiedlichen **Provokationsmechanismen**.

Ätiologie
- HSV-I: vorwiegend oberhalb der Gürtellinie
- HSV-II: im Genitoanalbereich und bei Neugeborenen

Ätiologie: Erreger: Herpes-simplex-Virus (HSV). *HSV-I* wird vorwiegend aus Läsionen oberhalb der Gürtellinie und *HSV-II* bei Infektionen im Genitoanalbereich sowie bei Neugeborenen nachgewiesen (s. Abb. 39–6). Infektionsweg: Tröpfchen- oder Schmierinfektion. Typ II wird überwiegend durch Sexualkontakte übertragen.

Klinik
- Erstmanifestation klinisch inapparent
- sekundäre Manifestation: meist konfluierende Bläschen

Klinik: Man muß zwischen *primären* und *sekundären* Manifestationen unterscheiden. Die Durchseuchung der Bevölkerung mit Herpes-Virus ist nahezu 100 %. Die Erstmanifestation verläuft aber zu 99 % klinisch inapparent. Die wichtigsten *sekundären Herpes-Manifestationen* sind: Herpes simplex oder genitalis (recidivans), Eccema herpeticatum, Keratokonjunktivitis herpetica recidivans (s. Kap. **37. Augenerkrankungen**). Das multifaktorielle Erythema exsudativum multiforme kann auch durch HSV hervorgerufen werden. Bei Herpes simplex entwickeln sich schnell kleine polyzyklisch begrenzte, meist konfluierende Bläschen.

Diagnose
durch charakteristisches klinisches Bild

Diagnose: Charakteristisches klinisches Bild. Der serologische Titernachweis hat für die Verlaufskontrolle Bedeutung.

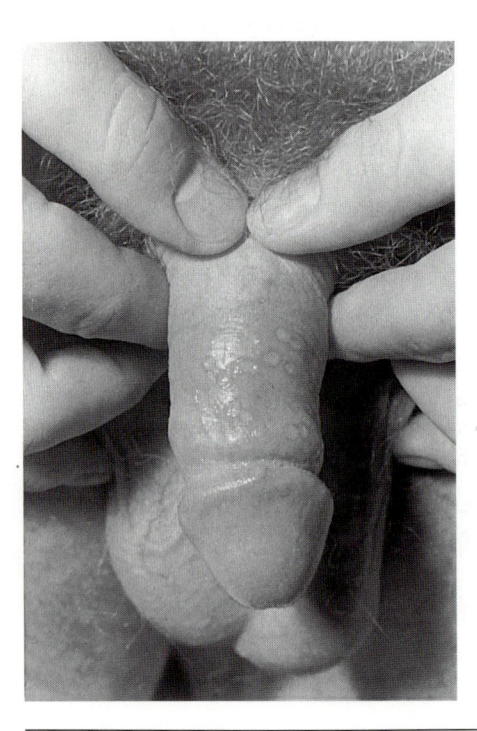

Abb. 39–6:
Herpes simplex genitalis

39.4 Leitsymptom Knötchen, Bläschen (Papula, Vesikula)

Differentialdiagnose: Angulus infectiosus, Impetigo, Ulcus durum, Ulcus molle.

Therapie: Lokal austrocknende und desinfizierende Maßnahmen; in schweren Fällen Aciclovir.

39.4.4 Varizellen-Zoster-Virus

Das Varizellen-Zoster-Virus ruft zwei unterschiedliche Erkrankungen hervor: **Varizellen** und **Zoster**. Die Durchseuchung der Bevölkerung mit diesem Virus ist nahezu 100 %. Der Erstkontakt verläuft in 30 % der Fälle klinisch inapparent. 70 % erkranken klinisch mit Varizellen. Nach Erstinfektion verweilen die Viren als infektiöse DNS in den regionären Spinalganglien.

39.4.4.1 Zoster

> Zoster ist die **Zweitinfektion** mit dem Varizellen-Zoster-Virus, charakterisiert durch gruppiert stehende Bläschen im Bereiche eines oder mehrerer Hautsegmente.

Klinik: Der Zostereruption (Abb. 39–7) geht ein *Prodromalstadium* voraus: allgemeines Krankheitsgefühl und neuralgiforme Schmerzen. Dem Verlaufe eines oder mehrerer Hautsegmente folgend entwickeln sich streng einseitig Erytheme, auf denen in gruppierter Anordnung Bläschen oder Blasen entstehen. Der Inhalt trübt sich, es kommt zur Krustenbildung und schließlich zur Abheilung der Hautbefunde. In Abhängigkeit von der Immunitätslage des Betroffenen können sich besondere Verlaufsformen wie *Zoster necroticans*, *Zoster gangraenosus* oder *haemorrhagicus* entwickeln. Das Auftreten von aberrierenden Bläschen oder gar eines *Zoster generalisatus* ist immer Hinweis auf eine geminderte Abwehrlage (Tumor, Immundefizienz oder HIV-Infektion u. a.).

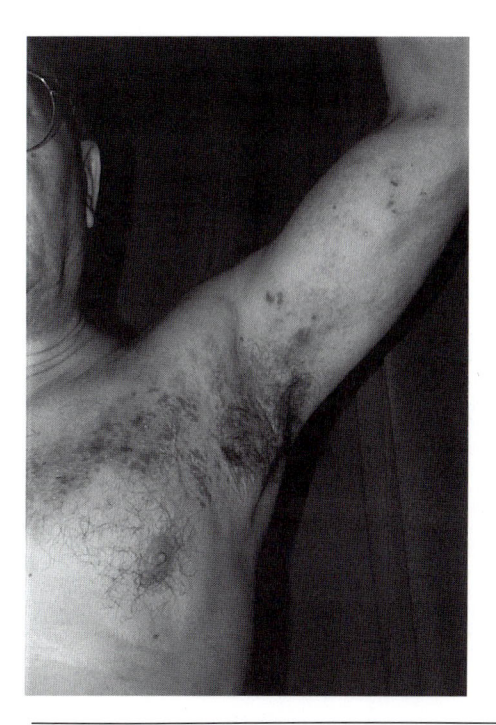

Abb. 39–7: Zoster

Differentialdiagnose

Therapie durch Austrocknung und Desinfektion

Varizellen-Zoster-Virus

Erstinfektion:
Varizellen (70 %)

Zoster

Definition
←

Klinik
nach Prodromalstadium einseitig Erytheme und Bläschen

besondere Verlaufsformen:
- Zoster necroticans
- Zoster gangraenosus
- Zoster haemorrhagicus
- Zoster generalisatus

Komplikationen: Zoster ophthalmicus, Zoster oticus und langwierige postzosterische Neuralgien.

Diagnose: Typische Anamnese und klinisches Bild.

Differentialdiagnose: Varizellen, Herpes simplex, Erysipel.

Therapie: *Leichte Verläufe* werden symptomatisch lokal desinfizierend oder antimikrobiell behandelt. Bei *schweren* und vor allem *kopflokalisierten Fällen* wird intern Aciclovir verabreicht (5 Tage alle 8 h 5 mg/kgKG, oral oder als Infusion, bei immunsupprimierten Patienten doppelte Dosierung), lokal austrocknende Therapie, später Salben mit antiseptischem oder antibiotischem Zusatz; Analgetika. Bei Neuralgien Amantadin-Tabletten.

39.5 Leitsymptom Eiterbläschen (pustulöse Erkrankungen)

39.5.1 Pyodermien

39.5.1.1 Impetigo contagiosa

> Impetigo (Abb. 39–8) ist eine oberflächliche, an die Epidermis gebundene Infektion durch **Streptokokken** und/oder **Staphylokokken**, die besonders bei Kindern auftritt.

Ätiologie: Erreger: ß-hämolysierende *Streptokokken* oder *Staphylokokken*. Kontaktinfektion.

Klinik: Man unterscheidet eine kleinblasige (*streptogene*) und eine großblasige (*staphylogene*) Form. Die Infektion beginnt mit umschriebenen Rötungen (Erytheme) besonders im Gesicht, es bilden sich Blasen, die platzen und verkrusten.

Diagnose: Charakteristisches klinisches Bild, evtl. zusätzlich Erregernachweis aus den befallenen Hautarealen.

Differentialdiagnose: Herpes simplex, numuläre Ekzeme.

Therapie: Bei lokalisierten Formen Ablösung der Krusten durch feuchte Umschläge oder Clioquinol-Vaseline, antibiotikahaltige Salben. Bei ausgedehnten Fällen empfiehlt sich eine systemische Antibiotika-Gabe.

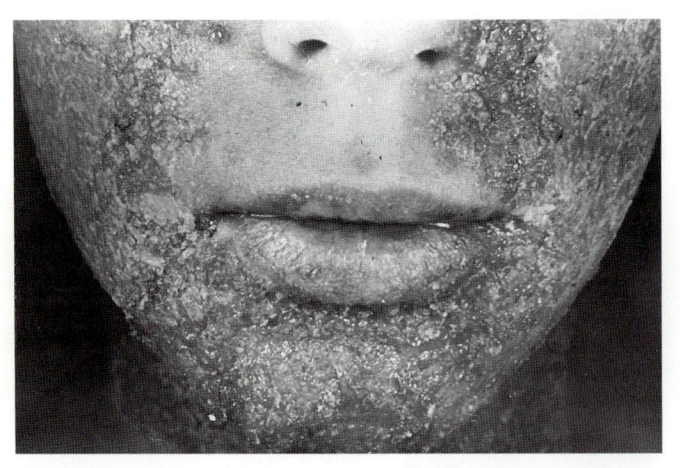

Abb. 39–8: Impetigo contagiosa

39.5 Leitsymptom Eiterbläschen (pustulöse Erkrankungen)

39.5.2 Staphylogenes Lyell-Syndrom

> Durch Staphylokokkenexotoxin hervorgerufene schwere Erkrankung mit Ablösung der oberen Epidermisschichten. Erreger ist *Staphylococcus aureus*.

Klinik: Nach staphylogener Impetigo oder anderen Infektionen tritt zunächst ein skarlatiniformes, häufig periorifiziell beginnendes Exanthem mit rascher Ausdehnung auf. Dann entwickeln sich am gesamten Integument große schlaffe, schnell rupturierende *Blasen* mit rotem erodiertem Grund. Es bestehen *Schmerzen*, *Fieber*. Das Bild erinnert an eine Verbrennung II. Grades.

Diagnose: Charakteristisches klinisches Bild. Durch Schnellschnitt (Kryoschnitt) ist die Diagnose sofort zu verifizieren.

Differentialdiagnose: Das medikamentös ausgelöste Lyell-Syndrom (z. B. Acetylsalicylsäure) mit anderer Anamnese und meist vorhandener Schleimhautbeteiligung. Die Differenzierung erfolgt im Kryoschnitt.

Therapie: Sofortige Antibiotikagabe, auch ohne Resistenzbestimmung (z. B. penizillinasefeste Penizilline, Erythromycin, Cephalosporine). Je nach Schwere des Verlaufs Intensiv-Therapie.

39.5.3 Pyodermien der Haarfollikel

39.5.3.1 Follikulitis

> Es handelt sich um eine meist durch **Staphylokokken** hervorgerufene Infektion der oberen Anteile der Haarfollikel. Erreger ist *Staphylococcus aureus*, seltener gramnegative Bakterien.

Klinik: Follikulär gebundene Pusteln mit einem Terminalhaar im Zentrum.

Diagnose: Typisches klinisches Bild. Sicherung durch Erregernachweis.

Differentialdiagnose: Im Bartbereich ist eine Mykose auszuschließen: Nachweis der Erreger aus den epilierten Haaren. Bei Therapie-Versagern an andere Erreger denken, z. B. Pityrosporon.

Therapie: Lokale antiseptische oder antibiotische Therapie, systemische Antibiotika-Gabe nur in ausgedehnten Fällen.

39.5.3.2 Furunkel, Karbunkel

> **Furunkel** ist eine tiefe Follikulitis mit Perifollikulitis und eitriger Einschmelzung. Weitere Größenzunahme und phlegmonöse Entzündung führt zum **Karbunkel**. Erreger ist überwiegend *Staphylococcus aureus*, manchmal auch *Streptokokken*.

Klinik: Druckschmerzhafte, perifolliculäre Entzündung mit Fluktuation und evtl. Spontanentleerung. Lymphogene Aussaat führt zu *Lymphangitis* und *Lymphadenitis* mit Fieber. Bei Furunkeln im Gesichtsbereich (Oberlippe, Nase) kann es über die Venae angulares zu *septischen Sinus cavernosus-Thrombosen* kommen. Bei immundefizienten Patienten, Stoffwechselstörungen (Diabetes mellitus) und schlechten hygienischen Verhältnissen entwickelt sich schließlich eine *Furunkulose*. Karbunkel zeigen meist foudroyantes Fortschreiten mit diffuser brettharter phlegmonöser Entzündung.

Diagnose: Typisches klinisches Bild, Erregernachweis aus dem Eiter.

Differentialdiagnose: Follikulitiden anderer Genese, im Bartbereich Trichophytie.

Therapie: Lokale *Ichthyolverbände* zum Einschmelzen initialer Furunkel. Bei Fluktuation *Stichinzision* und Nachbehandlung mit ansiseptischen und antibiotischen Salben. In schweren Fällen und Lymphangitis *systemische Antibiotika-Gabe*, möglichst nach Antibiogramm. Bei Gesichtsfurunkeln zusätzlich Bettruhe, weiche Kost und Einschränkung des Sprechens. Karbunkel erfordern immer eine sofortige systemische antibiotische Behandlung (hochdosiert penizillinasefestes Penizillin, Antibiogramm!).

39.5.4 Pyodermie der Schweißdrüsen (Hidradenitis suppurativa)

> Hidradenitis suppurativa ist eine chronische furunkelartige, zur Einschmelzung und Vernarbung führende Entzündung im Bereich der Axillen, Inguinalregion, der Analfalte und Mons pubis. Erreger sind koagulasepositive *Staphylokokken* und andere Keime (*Proteus, Klebsiella, E. coli*).

Klinik: Follikuläre entzündliche Knoten führen durch Zusammenfließen zu druckschmerzhaften Infiltrationen, Fluktuation, Einschmelzung, eitrigen Fistelgängen und Vernarbungen. Schmerzen und Bewegungseinschränkung treten auf.

Diagnose: Charakteristisches klinisches Bild und Erregernachweis aus dem Eiter.

Differentialdiagnose: Acne conglobata (s. 39.5.6).

Therapie: Systemische *Antibiotika-Gabe* (Antibiogramm) und antibiotische Lokaltherapie. Bei Abszeßbildung *Stichinzision*. Desinfizierende Behandlung der Umgebung. Bei Acne conglobata-Tetrade systemische Aknetherapie. In schweren Fällen *chirurgische Behandlung*.
Erysipel (s. Kap. 31. Chirurgische Erkrankungen)

39.5.5 Erythrasma

> Diese intertriginöse Erkrankung wird durch *Corynebacterium minutissimum*, Vermehrung der Standortflora bei Mazeration, Hyperhidrose, Adipositas, unzweckmäßige Kleidung u. a. hervorgerufen

Klinik: Tritt besonders bei Männern im Inguinalbereich auf, seltener axillär, submammär oder lokalisiert als bräunliche makulöse gelegentlich schuppende Herde ohne Randwall und ohne Juckreiz.

Diagnose: Charakteristisches klinisches Bild.

Differentialdiagnose: Intertriginöses Ekzem, intertriginöse Mykose.

Therapie: *Topisch* Miconazol-Creme, bei ausgedehnten Fällen *systemische* Erythromycin-Gabe, Beseitigung der disponierenden Faktoren.

39.5 Leitsymptom Eiterbläschen (pustulöse Erkrankungen)

39.5.6 Acne vulgaris

> Acne vulgaris ist eine sehr häufige, in der Adoleszenz auftretende multifaktorielle entzündliche Erkrankung des Talgdrüsen-Haarfollikelkomplexes.

Ätiologie: Aufgrund *genetischer Disposition* kommt es im Infundibulum des Haarfollikelausgangs zur Hyperkeratose mit Verschluß und Veränderungen der Talgdrüse durch *mikrobielle, hormonelle* und *entzündliche Faktoren*.

Klinik: Vermehrter Talgfluß (*Seborrhoe*) läßt die Haut fettig und glänzend erscheinen. Typische Effloreszenz ist der *Komedo-Hornpfropf* im Follikel. Er erscheint als schwarzer Punkt und läßt sich ausdrücken, kann aber auch weiß oder hautfarben erscheinen. Infolge der perifollikulären Entzündungen entwickeln sich Papeln und Pusteln (s. Abb. 39–9). Je nach dem Vorherrschen der verschiedenen Effloreszenzen unterscheidet man folgende Akne-Formen: *Acne comedonica, Acne papulopustulosa, Acne nodulocystica*.

Eine schwere Verlaufsform stellt die *Acne conglobata* dar. Neben den klassischen Effloreszenzen der Acne vulgaris entwickeln sich tiefliegende entzündliche Knoten mit Abszeßbildung und Fistelgängen. Lokalisation: gesamter Rücken einschl. Nackenregion und Analbereich. Sind Nacken- und Achselhöhlen (Hidradenitis suppurativa) mitbefallen (s. 39.5.4), so spricht man von *Acne-Triade*. Verschiedene exogene Faktoren können eine Akne induzieren, z.B.

- *Acne medicamentosa*: Androgene, anabolische Steroide, systemische oder lokale Kortikosteroide, Halogene, INH, Ciclosporin, Barbiturate.
- *Acne neonatorum*: mütterliche Hormone
- *Berufsbedingte Akne*: Teer, Öle, Petroleum, Chlorphenol u.a.

Diagnose: Sie ist allein klinisch möglich.

Differentialdiagnose: Sie ist unproblematisch. Wichtig ist die Erkennung evtl. auslösender Faktoren besonders bei Sonderformen der Akne.

Therapie: Individuell je nach Schweregrad und Form der Akne; *topische* und *systemische Therapie* ist möglich. Milde Verlaufsformen werden ausschließ-

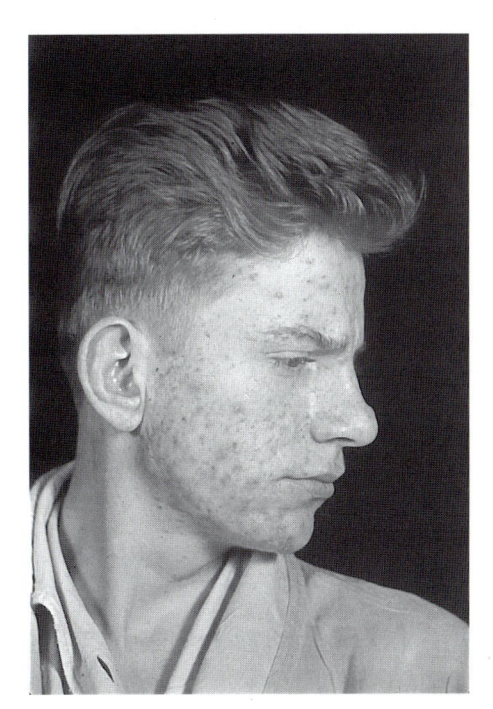

Abb. 39–9: Acne papulo-pustulosa

Acne vulgaris

Definition
⇐

Ätiologie
- genetische Disposition
- mikrobielle u.a. Faktoren

Klinik
- Seborrhoe
- Komedopfropf
- Papeln, Pusteln

Varianten:
- Acne comedonica
- Acne papulopustulosa
- Acne nodulocystica
- Acne conglobata: entzündliche Knoten mit Abszeßbildung

Faktoren, die eine Akne induzieren können

Diagnose nur klinisch

Differentialdiagnose

Therapie

- Reinigung der Haut
- Schälbehandlung
- systemisch mit Antibiotika

lich topisch behandelt. Die Therapie richtet sich gegen die verschiedenen pathogenetischen Faktoren: antiseborrhoisch, antimikrobiell, antientzündlich. *Lokalbehandlung*: Reinigung der Haut (Syndets, alkalische Lösungen), Schälbehandlung (Benzoylperoxid, Vitamin-A-Säure) sowie antimikrobielle Therapie (lokale Antibiotika, Azelainsäure). Systemische Therapie erfolgt mit Antibiotika (Tetracycline, Minocyclin) und 13-cis-Retinsäure.

39.6 Leitsymptom Tumor

Leitsymptom Tumor

Beschränkung auf häufige maligne Tumoren der Haut

Hier erfolgt eine Beschränkung auf **häufige** maligne Veränderungen an der Haut und auf Tumoren mit **hohem Malignitätsgrad**.

39.6.1 Aktinische Keratosen (Präkanzerosen)

Aktinische Keratosen (Präkanzerosen)

= keratotische Veränderungen → evtl. **Spinaliom**

Sie treten auf leicht geschädigter Haut auf, bevorzugt an sonnenexponierten Stellen bei hellhäutigen Menschen in höherem Lebensalter. Es handelt sich um *keratotische Veränderungen*, die in ein **Spinaliom** übergehen können.

39.6.2 Basaliom

Basaliom

Definition
⇨

> Ein Basaliom (Abb. 39–10) ist ein von den basalen Schichten der Epidermis und dem Follikel ausgehender, invasiv und destruierend, jedoch sehr langsam wachsender Tumor, der nicht metastasiert und als **semimaligne** eingeordnet wird.

Klinik
kleines, hautfarbenes Knötchen, dann kleiner glasiger Tumor mit Teleangiektasien

Klinik: Häufigster Tumor der Haut mit zunehmendem Auftreten im Alter. Lokalisation meist im zentrofazialen Bereich oberhalb der Linie zwischen Mundwinkel und Haaransatz, aber auch an anderen Partien von Kopf und Gesicht. Nur etwa 5 % der Basaliome treten an Extremitäten und Stamm auf. Anfangs kleines, zunächst hautfarbenes Knötchen oder Induration, woraus sich langsam ein glasiger, an der Oberfläche mit Teleangiektasien besetzter Tumor entwickelt.

Diagnose histologisch gesichert

Diagnose: Sie wird klinisch gestellt und histologisch verifiziert.

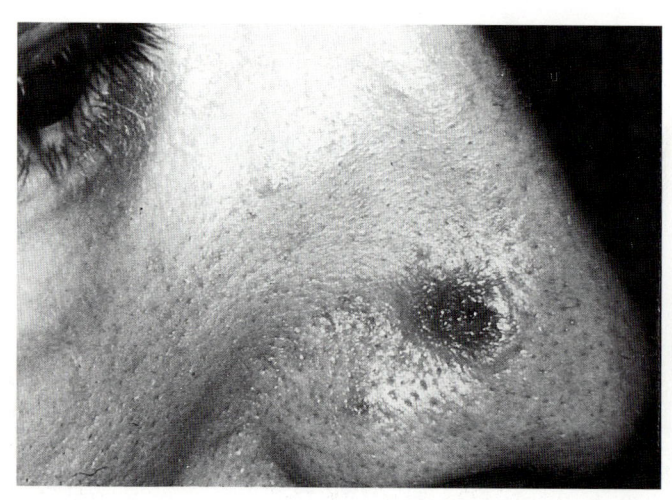

Abb. 39–10: Zentral ulzerierendes Basaliom

39.6 Leitsymptom Tumor

Differentialdiagnose: Seborrhoische Keratosen, Spinaliom, Morbus Bowen.

Therapie: Chirurgische Exzision, Kryotherapie, Röntgenstrahlen, topische Zytostatika.

39.6.3 Spinaliom

> Es handelt sich um einen **bösartigen Tumor** epidermalen Ursprungs mit destruierendem Wachstum und lymphogener und hämatogener Metastasierung.

Ätiologie: Sonneneinwirkung, chemische, thermische oder auch mechanische Noxen.

Klinik: Beginn als umschriebene Verhärtung oder kleiner Knoten. Die Veränderung zeigt sowohl exo- als endophytisches Wachstum bei meist stärkerer entzündlicher Umgebungsreaktion. Bei stärkerem Wachstum kommt es zu zentraler Ulzeration. *Häufigste Lokalisation*: Lippen, besonders Unterlippe. Weitere Lokalisationen: Penis, Vulva, Zunge, Anal- und Perianalregion.

Diagnose: Ausgehend vom klinischen Verdacht frühzeitige Probeexzision.

Differentialdiagnose: Je nach Lokalisation Präkanzerosen, Basaliome, Adnextumoren, Melanome, Hautmetastasen verschiedener maligner Tumoren.

Therapie: *Radikale operative Entfernung*, evtl. Radiotherapie. In inoperablen oder metastasierenden Fällen Chemotherapie.

39.6.4 Malignes Melanom

> Ein von den melaninbildenden Zellen (Melanozyten) ausgehender **hochgradig maligner Tumor**, der frühzeitig lymphogen und hämatogen metastasiert.

Ätiologie: In etwa 60 % der Fälle Entwicklung aus einem seit langer Zeit bestehenden *Naevuszellnaevus*. Ein pathogenetischer Faktor für die Entstehung eines Melanoms ist die UV-Strahlung. Dabei hat weniger die kumulative lebenslange UV-Exposition, sondern die überstarke UV-Exposition in der Ju-

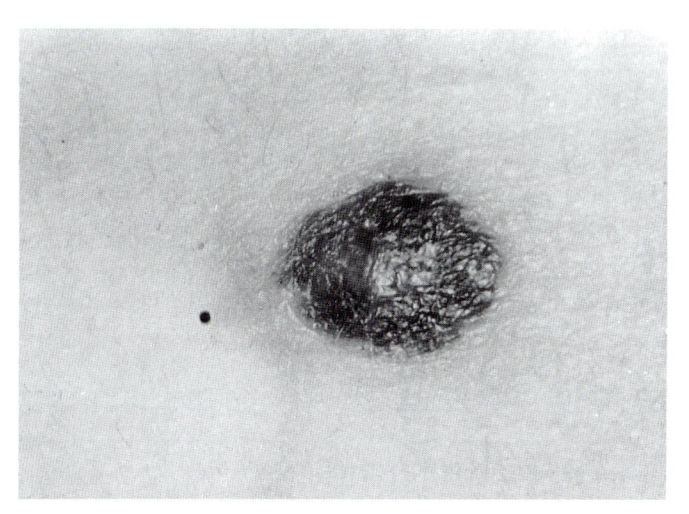

Abb. 39–11: Noduläres Melanom

Differentialdiagnose

Therapie chirurgisch, topisch

Spinaliom

Definition
⇐

Ätiologie

Klinik
- umschriebene Verhärtung
- entzündliche Reaktion
- evtl. zentrale Ulzeration

Lokalisation: bevorzugt Lippen

Diagnose durch Probeexzision

Differentialdiagnose

Therapie radikal operativ

Malignes Melanom

Definition
⇐

Ätiologie
- pathogenetischer Faktor übermäßige UV-Belastung besonders bei häufigem Sonnenbrand in der Jugend

- genetische Disposition der dysplastischen Naevi

Klinik
tiefbrauner bis blauschwarzer Tumor
Neigung zu Blutung und Ulzeration
pigmentfreier Tumor: amelanotisches Melanom

Diagnose
- Wachstum des Naevus
- unregelmäßige Pigmentierung
- Entzündung
- Juckreiz
- Blutung

keine Probeexzision sondern Exzision mit Schnellschnittdiagnose!

Differentialdiagnose
benigne oder maligne Hautveränderungen mit ähnlicher Pigmentierung

Therapie chirurgisch

Prognose
abhängig von früher Diagnose

Epizootien (Hautveränderungen durch tierische Parasiten)

Scabies

Definition
⇨

Klinik
- Milbengänge
- papulöses Exanthem
- Juckreiz
sekundär Impetigenisation und Ekzematisation
Therapie
Hexachlorcyclohexan, Benzoylbenzoat

Pediculosis capitis

Definition
⇨

gend als Promotor der Melanomentstehung Bedeutung. Eine genetische Disposition für die Entwicklung des malignen Melanoms ist das autosomal-dominant vererbte Syndrom der *dysplastischen Naevi*, bei dem sich aus dysplastischen Naevi multiple maligne Melanome entwickeln können.

Klinik: Maligne Melanome sind in der Regel als tiefbraune bis blauschwarze Tumoren charakterisiert (s. Abb. 39–11). Unterschiedliches Wachstum sowie Veränderungen wie Erosion, Ulzeration oder Blutung führen zu unterschiedlichen Bildern. Der Tumor kann auch pigmentfreie Areale haben oder ganz pigmentfrei sein: *amelanotisches Melanom*.
(Zur Unterscheidung verschiedener Melanomtypen s. Czarnetzky, Kerl, Sterry (Hrsg.); Dermatologie und Venerologie mit Repetitorium. De Gruyter Verlag, Berlin 1992).

Diagnose: Der Verdacht, daß ein Naevus sich in ein Melanom umwandelt, ist bei *folgenden Symptomen* gegeben: Wachstum, dunklere oder auch unregelmäßige Pigmentierung, entzündlicher Randsaum, Juckreiz, Neigung zur Sekretion und Blutung. In 20 % der Fälle entsteht das Melanom auf klinisch gesunder Haut, in weiteren 20 % auf dem Boden einer melanotischen Präkanzerose. In *fortgeschrittenen Fällen* als schwarzer Tumor ist die Diagnose schon klinisch zu stellen. Initiale Stadien sind nur histologisch zu klären. Bei Verdachtsfällen sollte keine Probeexzision vorgenommen werden, weil dadurch eine frühe Metastasierung nicht ausgeschlossen werden kann. Es empfiehlt sich eine totale Exzision des verdächtigen Herdes mit histologischer Schnellschnittdiagnose.

Differentialdiagnose: Benigne oder auch maligne Hautveränderungen, die infolge Pigmentierung dem Melanom ähneln, müssen abgegrenzt werden. Sicherheit gibt nur die histologische Untersuchung.

Therapie: Tumorentfernung.

Die Prognose hängt ganz entscheidend von einer frühen Diagnose ab.

39.7 Epizootien (Hautveränderungen durch tierische Parasiten)

39.7.1 Scabies

> Scabies ist eine infektiöse Hauterkrankung, bedingt durch die Krätzemilbe *Sarcoptes scabiei*.

Klinik: Juckreiz, besonders abends bei Bettwärme. *Prädilektionsstellen*: Interdigitalfalten, Handgelenke, vordere Axillarlinie, Mamillenregion und Genitale, besonders der Penisschaft. Die typischen Gänge sind als flache Papeln erkennbar, die Milbe als dunkler Punkt am Gangende.

Therapie: *Hexachlorcyclohexan* an drei aufeinanderfolgenden Tagen, anschließend Bad und Wäschewechsel. Alternativ: *Benzoylbenzoat* und Permethrin.

39.7.2 Pediculosis capitis

> Befall des behaarten Kopfes mit Kopfläusen (*Pediculus capitis*). Bei Kindern häufig endemisches Auftreten z. B. in Schulklassen.

39.7 Epizootien (Hautveränderungen durch tierische Parasiten)

Klinik: Beginn mit Juckreiz. Durch Kratzen kommt es zu Exkoriationen mit sekundärer bakterieller Infektion und Lymphknotenschwellungen sowie Ekzematisation im Nackenbereich (sog. Läuseekzem).

Diagnose: Nachweis der weißen Nissen oder der Läuse.

Differentialdiagnose: Pyodermie, Ekzem.

Therapie: *Hexachlorcyclohexan* oder *Benzoylbenzoat*. Auswaschen nach einigen Stunden. Einwirkung und Wiederholung der Behandlung nach 3–5 Tagen.

Klinik
- Juckreiz
- Exkoriationen
- Impetigenisation
- Nackenekzem

Diagnose

Differentialdiagnose

Therapie
Hexachlorcyclohexan, Benzoylbenzoat

40. Neurologische Erkrankungen

K. Poeck

40.1 Körperliche und apparative Untersuchung

Anamnese: Der Patient soll seine Beschwerden und deren Entwicklung möglichst anschaulich beschreiben. Daraus sollen eine klare *Hypothese* und einige *Differentialdiagnosen* entwickelt werden.

Orientierende neurologische Untersuchung: Hirnnerven incl. Spiegelung des *Augenhintergrunds*, ggf. Hinzuziehung eines Fachkollegen bei begründetem Verdacht auf Veränderungen am Augenhintergrund.

Prüfung von Motilität und Reflexen: Freie Beweglichkeit der großen Gelenke, Unterschiede im Muskeltonus, Inspektion auf Muskelatrophien, Prüfung der groben Kraft, Prüfung der Feinbeweglichkeit, Auslösung der wichtigsten Eigen- und Fremdreflexe. Alle pathologischen Reflexe (Babinski-Gruppe) sind Fremdreflexe.

Sensibilitätsprüfung im Seitenvergleich mit zwei Wattetupfern und an den Extremitätenenden mit der C128-Stimmgabel.

Zeichen nach Lasègue: Positiver Ausfall, wenn es nach dem Anheben des gestreckten Beines im Liegen zur reflektorischen muskulären Gegenspannung kommt. Hinweis auf eine Läsion der 5. Lendenwurzel/1. Sakralwurzel. **Umgekehrter Lasègue:** Positiv, wenn das Becken zur Entlastung einseitig angehoben wird, nachdem in Bauchlage das Knie des Patienten passiv gebeugt und der Unterschenkel soweit wie möglich an den Oberschenkel herangeführt wird. Bei Läsionen im Verlauf des N. femoralis oder der 4. Lendenwurzel kommt es zu einem Dehnungsschmerz an der Vorderseite des Oberschenkels, verbunden mit reflektorischer Abwehrspannung.

Prüfung der Bewegungskoordination: Der Patient soll rasch aufeinanderfolgende Bewegungen ausführen, z.B. Klavierspielen, eine Birne einschrauben. *Romberg-Test*: Positiver Ausfall, wenn der Patient mit offenen Augen sicher steht, beim Schließen der Augen jedoch mit dem Rumpf zu schwanken beginnt. *Gangprüfung*: Gestört, wenn gradliniger Gang auf einer Linie nicht ohne Schwierigkeiten möglich ist.

Prüfung der psychischen Verfassung: Während der Anamneseerhebung Beobachtung des Verhaltens und der Reaktionen des Patienten.

Apparative Untersuchungen: Technische Zusatzuntersuchungen müssen gezielt eingesetzt werden. Spezielle Indikationen und Leistungsfähigkeiten der einzelnen Maßnahmen müssen bekannt sein. Die Erfahrung lehrt, daß apparative Untersuchungen zu häufig eingesetzt werden. Namentlich bei Patienten mit psychosomatischen Beschwerden oder somatisierter Depression sollten diese nicht das Eingehen auf den Patienten ersetzen.

Neurologische Erkrankungen

Körperliche und apparative Untersuchung

- **Anamnese** → klare Hypothese, z. T. Differentialdiagnose

- **orientierende neurologische Untersuchung** mit Augenhintergrundspiegelung

- **Motilität und Reflexe**
  - Gelenke
  - Muskeltonus
  - Feinbeweglichkeit
  - Reflexe

- **Sensibilitätsprüfung** im Seitenvergleich

- **Lasègue-Zeichen**

  umgekehrter Lasègue

- **Bewegungskoordination**
  - Prüfung rasch aufeinanderfolgender Bewegungen
  - Romberg-Test
  - Gangprüfung

- **psychische Verfassung**

- **apparative Untersuchung**
  Voraussetzung ist spezielle Indikation

40.2 Leitsymptom akute Halbseitenlähmung

Anamnese: Bestehen vaskuläre Risikofaktoren? Hat der Patient schon früher flüchtige Halbseitenlähmungen gehabt? Wenn ja, waren diese von Kopfschmerzen begleitet, und besteht eine Migräneanamnese? Hat der Patient über längere Zeit ständig Kopfschmerzen gehabt? Hat sich sein Verhalten in den letzten Monaten oder Wochen verändert? Sind bei ihm epileptische Anfälle bekannt? Ist ein Diabetes bekannt? Hat der Patient früher Schübe von anderen neurologischen Symptomen gehabt?

Befunde: Patient in mittlerem oder höherem Lebensalter mit Halbseitenlähmung und Zeichen vaskulärer Risikofaktoren bzw. jüngerer Patient ohne Risikofaktoren bzw. verlangsamter Patient mit Halbseitenlähmung und pathologischen Greifreflexen bzw. bewußtseinsgetrübter Patient, dessen Bewußtsein sich über Minuten bis Stunden aufhellt bei sich zurückbildender Halbseitenlähmung. Hyper- oder Hypoglykämie. Zusätzlich andere neurologische Symptome des Zentralnervensystems.

Diagnostik: EEG: Einseitiger Herdbefund. CT: Normal, nach 24 Stunden Zeichen des Hirninfarktes bzw. raumfordernde Läsion in einer Großhirnhemisphäre bzw. Zeichen der chronischen vaskulären Enzephalopathie bzw. nicht gefäßabhängige Demyelinisierungsherde.

Differentialdiagnose: Schlaganfall, Migraine accompagnée, Hirntumor, Zustand nach epileptischem Anfall, diabetische Stoffwechselstörung, akuter Schub einer multiplen Sklerose.

Maßnahmen: Bei leichter Symptomatik und klarer Diagnose (leichter Schlaganfall bei Risikopatient), hausärztliche Behandlung mit Rheologica. Sonst Einweisung in die Fachklinik zur zerebralen Computertomographie und weiteren Diagnostik.

Therapie: Schlaganfall: Internistisch und rheologisch. Migraine accompagnée: Acetylsalicylsäure i.v.. Hirntumor: Neurochirurgisch. Postparoxysmale Lähmung: Optimierung der antiepileptischen Therapie. Diabetes mellitus: Insulin- oder Glukoseinfusion. MS: „Pulstherapie", d.h. für 5 Tage 500 mg Methylprednisolon i.v., Antazida-Therapie.

Rehabilitation: Die Halbseitenlähmung wird bis zum Erreichen eines stabilen Zustandes krankengymnastisch, eine bei linksseitiger Hemisphärenschädigung bestehende aphasische Sprachstörung wird logopädisch behandelt.

Prognose: Bei vaskulär bedingter Halbseitenlähmung abhängig von der Kontrolle der Risikofaktoren, bei Migräne und Epilepsie gut, bei MS: weitere Schübe zu erwarten.

40.3 Leitsymptom akuter Kopfschmerzanfall

40.3.1 Akute Subarachnoidalblutung

Befunde: *Klinik*: Akute, erstmalig auftretende, unerträgliche Kopfschmerzen im Nacken oder im ganzen Kopf. Nackensteifigkeit, häufig positiver Lasègue, keine oder nur geringe Temperaturerhöhung, häufig Bewußtseinseintrübung und Desorientiertheit, Augenmuskellähmungen, seltener Halbseitenzeichen.

Maßnahmen: Sofortige Einweisung in das nächstgelegene, größere Krankenhaus.

Diagnostik: *Lumbalpunktion*: Ist der Liquor blutig, muß er zentrifugiert werden, um eine artefizielle Blutbeimengung von einer Blutbeimengung bei SAB zu unterscheiden. Sofortige *Computertomographie* und *Angiographie*.

Therapie: Bei Unruhe 5 mg Valium intramuskulär. Bei Verdacht auf Subarachnoidalblutung sofortige Verlegung in eine Fachklinik für Neurologie oder Neurochirurgie. Bei Nachweis eines Aneurysmas der großen Hirnarterien Frühoperation (spätestens 2. oder 3. Tag nach dem Ereignis, wegen der Gefahr von Rezidivblutungen, Gefäßspasmen und Liquorzirkulationsstörungen).

Rehabilitation: Meist bestehen keine neurologischen Ausfälle, die eine Anschlußheilbehandlung notwendig machen. Stattdessen über Wochen zunehmende Belastung in häuslicher Umgebung.
Prognose abhängig von Diagnosestellung.

40.3.2 Migräne

Anamnese: In der Vorgeschichte wiederholte ähnliche Kopfschmerzanfälle, häufig erbliche Belastung mit Kopfschmerzen.

Befunde: *Klinik*: Der akute Schmerzanfall tritt halbseitig oder im ganzen Kopf auf. In der Regel normale neurologische Untersuchung, keine Zusatzuntersuchungen notwendig.

Maßnahmen und Therapie: Bei schwerem Kopfschmerzanfall Acetylsalicylsäure intravenös oder 10 ml Dimenhydrinat am liegenden Patienten sehr langsam intravenös injizieren (cave Blutdrucksenkung und Müdigkeit. Patient darf danach für wenigstens 1 Stunde nicht Auto fahren). Alternativ 6 mg Sumatriptan subkutan. Überprüfung der medikamentösen Einstellung: Ist Anfallstherapie ausreichend oder ist prophylaktische Behandlung notwendig?

Prognose: Besserung durch geeignete Behandlung (Medikamente, Autogenes Training, Akupunktur). Man muß dennoch mit weiteren Migräneanfällen rechnen.

40.3.3 Migraine accompagnée

Klinik: Patient mit bekannter Migräne oder familiärer Migränebelastung bekommt akut Herdsymptome des Gehirns (besonders Aphasie, Hemianopsie, Halbseitenlähmung), an die sich Kopfschmerzen anschließen. Keine Nackensteifigkeit, keine Stauungspapille, evtl. Aphasie, evtl. Halbseitenzeichen.

Maßnahmen: Bei unklarer Vorgeschichte Einweisung in die Fachklinik zum Ausschluß einer Gefäßmißbildung, einer Hirnblutung oder einer Enzephalitis. Sonst Acetylsalicylsäure oder Dimenhydrinat i.v. oder Sumatriptan (s. 40.3.2).

Rehabilitation und Nachbehandlung: Aufklärung über die Gutartigkeit, Optimierung der prophylaktischen Migränetherapie.

Prognose: Man muß mit weiteren Anfällen rechnen.

40.3.4 Hirnnerven-Neuropathie bei diabetischer Polyneuropathie

Anamnese: Bekannter Diabetes mellitus.

Befunde: *Klinik*: Akutes Auftreten von einseitigen Kopfschmerzen mit Doppeltsehen. Keine Nackensteifigkeit, äußere, oft nur partielle Okulomotorius-

40.4 Leitsymptom akuter Visusverlust

lähmung, manchmal Abduzenslähmung, Nervenaustrittspunkte nicht schmerzhaft, häufig fehlende Achillessehnenreflexe.

Differentialdiagnose: Bei Stauungszeichen im Auge und pulsierendem Geräusch im Kopf: Verdacht auf arteriovenöse Fistel zwischen Arteria carotis interna und Sinus cavernosus.

Maßnahmen: Einweisung in die Fachklinik zum diagnostischen Ausschluß entzündlicher Prozesse hinter der Augenhöhle (Tolosa-Hunt-Syndrom), zum Ausschluß von Granulom, Tumor, Gefäßfehlbildungen neben der Sella.

Rehabilitation und Nachbehandlung: Optimierung der Diabetes-Behandlung, oft Einstellung auf Insulin notwendig.

Prognose: gut, Rückbildung über längstens 3 Monate.

40.3.5 Arteriitis cranialis

Anamnese: Älterer Patient bekommt subakut über Tage zunehmende bohrende einseitige Schläfenkopfschmerzen, die unerträglich werden und auf konventionelle Analgetika nicht reagieren.

Befunde: Patient älter als 60 Jahre, schwerkranker Eindruck, neurologischer Status meist normal, keine Nackensteifigkeit. A. temporalis superficialis häufig verdickt, manchmal pulslos. *Diagnostik*: Beschleunigte BSG, Laborkonstellation der akuten Entzündung.

Differentialdiagnose: Zoster ophthalmicus, dessen Schmerzen dem Auftreten von Bläschen mehrere Tage vorangehen können. Arterielle Hypertonie. Nasennebenhöhlenentzündung (Computertomographie in Knochentechnik). Bei chronischem Verlauf an somatisierte Depression denken.

Maßnahmen und Therapie: *Einweisung ins Krankenhaus* zur Computertomographie, zum Ausschluß retroorbitaler oder parasellärer Läsionen. Bei starkem Verdacht auf Arteriitis cranialis hochdosierte Therapie mit 100 mg *Methylprednisolon* pro Tag, darunter deutliche Besserung der Beschwerden innerhalb von wenigen Tagen. Nicht sinnvoll sind Röntgenaufnahmen oder CT der Halswirbelsäule, da degenerative Veränderungen in den mittleren und unteren Segmenten der HWS häufig vorkommen, deren Nervenwurzeln aber Schulter und Arm, nicht dagegen Nacken und Kopf versorgen.

Rehabilitation und Nachbehandlung: Medikamentöse Therapie mit *Glukokortikoiden* muß 2 Jahre fortgesetzt werden. Manche Autoren empfehlen Azathioprin für Monate. Die **Prognose** ist gut.

40.4 Leitsymptom akuter Visusverlust

40.4.1 Verschluß beider Aa. cerebri posteriores mit akuter Ischämie in beiden Okzipitallappen

Anamnese: Häufig Zustand nach Herzinfarkt, absolute Arrhythmie mit Vorhofflimmern oder andere Zeichen der arteriellen Verschlußkrankheit.

Befunde: Der akute Visusverlust tritt auf beiden Augen auf. Patient verhält sich nicht wie ein Blinder. Er wendet sich auf Ansprache zu, blickt aber am Sprecher häufig etwas vorbei. Pupillenreaktionen erhalten. Folgebewegungen der Augen auf visuellen Stimulus werden nicht korrekt ausgeführt. Willkürliche Blickbewegungen sind in der Regel erhalten. Auf die Frage nach seinem

---

- Okulomotoriuslähmung
- evtl. Abduzenslähmung

Differentialdiagnose

Maßnahmen
Einweisung in Fachklinik zum Ausschluß anderer Erkrankungen

Rehabilitation: optimale Diabetes-Einstellung

gute **Prognose**

Arteriitis cranialis

Anamnese
subakut einsetzender Kopfschmerz, meist in der Schläfenregion

Befunde
- Patient älter als 60 Jahre
- schwerkranker Eindruck
- beschleunigte BSG

Differentialdiagnose
- Zoster ophthalmicus
- arterielle Hypertonie
- Nasennebenhöhlenentzündung

Maßnahmen und Therapie
- Klinikeinweisung
- Methylprednisolon hochdosiert

Rehabilitation und Nachbehandlung
durch Glukokortikoide

Leitsymptom akuter Visusverlust

Verschluß beider Aa. cerebri posteriores

Anamnese
häufig nach Herzinfarkt

Befunde
- Visusverlust auf beiden Augen
- erhaltene Pupillenreaktion
- Zeichen der Kleinhirnataxie
- oft absolute Arrhythmie

Sehvermögen antwortet der Patient ausweichend, z. B., er habe seine Brille nicht bei sich oder es sei im Raum etwas dunkel. Zeichen der Kleinhirnataxie, nicht selten absolute Arrhythmie.

Differentialdiagnose: *Psychogene Blindheit.* Auch hier ist die Pupillenreaktion erhalten.

Die Patienten wirken dabei erstaunlicherweise nicht stark betroffen, Folgebewegungen auf visuelle Stimuli werden nicht korrekt ausgeführt, oft werden Willkürbewegungen der Bulbi nur in Andeutung ausgeführt, die Patienten wenden nicht den Blick der Stimme des Untersuchers zu, sie leugnen die Blindheit nicht, können sie aber auch nicht beschreiben. In der Dopplersonographie sind die Befunde am hinteren Hirnkreislauf normal, im EEG stellt sich nach Augenöffnen eine Alphablockade ein als Zeichen dafür, daß visuelle Eindrücke im Gehirn verarbeitet werden. Diese Patienten sollten in einer psychosomatischen Fachklinik weiterbehandelt werden.

Maßnahmen und Therapie: Sehr *dringender Notfall*, da auch andere Äste der A. vertebralis und basilaris verschlossen sein können. Bei einseitigen Kleinhirninfarkten kann es zu lebensbedrohlichem Ödem in einer Kleinhirnhemisphäre kommen. Gefahr der wiederholten Embolie, mit Verschluß der A. basilaris und Gefahr eines letalen Brücken- oder Mittelhirninfarktes. Daher rasche Einweisung in eine hochqualifizierte Fachklinik zur Computertomographie und Angiographie des vorderen (Karotisstromgebiet) und hinteren, vertebrobasilären Hirnkreislaufs. Dann lokale intraarterielle oder systemische Fibrinolyse, danach Antikoagulation.

Rehabilitation: Medikamentöse Dauerbehandlung der internistischen Grundkrankheit. Meist Anschlußheilbehandlung notwendig.

Prognose: ungünstig, in mehr als 30 % treten erneute Gefäßinsulte im hinteren Hirnkreislauf auf.

40.4.2 Amaurosis fugax

Anamnese: Häufig vaskuläre Risikofaktoren, Zeichen der arteriellen Verschlußkrankheit.

Befunde: Akuter Visusverlust *auf einem Auge* durch akute Embolie in die A. centralis retinae aus einem ulzerierten Plaque im Halsteil der gleichseitigen A. carotis. Auf dem betroffenen Auge fehlt die direkte und kontralateral die konsensuelle Lichtreaktion bzw. sie ist vermindert. Die konsensuelle Lichtreaktion, ausgelöst vom kontralateralen Auge, ist auf dem amblyopen Auge normal. Starke Visusminderung, es wird nur noch Lichtschein gesehen. Am folgenden Tag ist der ophthalmologische Befund wieder normal. *Diagnostik*: Ultraschalluntersuchung der A. carotis zeigt meist eine gleichseitige, hochgradige, ulzerierte Stenose an der A. carotis interna im Halsabschnitt.

Differentialdiagnose: *Ophthalmische Migräne*:

Jüngerer Patient mit Kopfschmerzanamnese, plötzlicher, einseitiger Visusverlust. Augenbefunde gewöhnlich normal. Unauffällige Ultraschalldopplersonographie der Halsgefäße, im zerebralen CT unter besonderer Berücksichtigung der Orbitae und der parasellären Region Normalbefunde, im Ultraschallkardiogramm ebenfalls Normalbefunde. Hier Optimierung der Migränebehandlung.

Maßnahmen und Therapie: Rasche Einweisung in eine Fachklinik zur Angiographie und zum Nachweis eines ulzerierten Plaque an der A. carotis interna, danach gefäßchirurgische Operation weil großes Risiko eines Schlaganfalls.

Rehabilitation und Nachbehandlung: Hausärztliche Behandlung der Risikofaktoren, sehr strenge Führung.

Prognose: Langfristig Rezidive.

Differentialdiagnose
psychogene Blindheit

Maßnahmen und Therapie
wegen dringenden Notfalls Einweisung in Fachklinik
– CT
– Angiographie des vertebrobasilären Hirnkreislaufs

Rehabilitation
Dauerbehandlung der Grunderkrankung
ungünstige **Prognose**

Amaurosis fugax

Anamnese
häufig vaskuläre Risikofaktoren

Befunde
Visusverlust auf einem Auge, normaler ophthalmologischer Befund am Folgetag

Differentialdiagnose
ophthalmische Migräne

Maßnahmen und Therapie
• Einweisung in Fachklinik
• gefäßchirurgische OP → Schlaganfallrisiko

40.5 Leitsymptom akute Gesichtslähmung (periphere Fazialisparese)

Anamnese: Patient bekommt über Stunden eine einseitige Lähmung lediglich der mimischen Muskulatur, häufig von einem „fremden Gefühl" in der betroffenen Gesichtsseite begleitet. Keine weitere Lähmung.

Befunde: Bei der peripheren Fazialislähmung sind alle drei Äste des N. facialis, also auch alle mimischen Muskeln einer Gesichtsseite betroffen: Die Stirn kann nicht gut gerunzelt, das Auge nicht gut geschlossen werden, die Nase wird einseitig nicht kräftig gerümpft, der Mund kann auf der betroffenen Seite nicht gut breitgezogen werden. Beim Herausstrecken der Zunge wird die Asymmetrie der Mundkulisse deutlich. Selten einseitige Hyperakusis, gleichseitige Geschmacksstörung.

Differentialdiagnose: Bei der sog. *zentralen Fazialisparese* findet man eine Innervationsschwäche nur beim Augenschluß, beim Naserümpfen, beim Breitziehen des Mundes, nicht aber beim Stirnrunzeln, ferner Abweichung der ausgestreckten Zunge zur Seite der Lähmung, leichte Halbseitenzeichen wie Dysdiadochokinese, Reflexsteigerung auf derselben Seite. Internistisch häufig Blutdruckerhöhung, vaskuläre Risikofaktoren. Manchmal horizontale Blicklähmung mit Abweichung der Bulbi. *Fazialisparese* bei Felsenbeinfraktur, lokalen entzündlichen Prozessen, bei diabetischer Polyneuropathie oder einer viralen oder *parasitären* Infektion. *Bilaterale Fazialisparesen* bei Karzinose der Meningen, bei Guillain-Barré-Polyneuritis. *Einseitige Gesichtslähmung* beim Schlaganfall, immer mit Lähmung anderer als mimischer Muskeln.

Diagnostik: *Computertomographie* von Felsenbein und Mastoid mit der Frage nach entzündlichen oder destruierenden Prozessen, Felsenbeinfraktur. *HNO-Untersuchung* mit der Frage nach Zeichen einer Mittelohrentzündung, Zoster oticus, posttraumatischen Veränderungen. *Glukosebelastungstest* zur Aufdeckung einer diabetischen Stoffwechsellage mit diabetischer Polyneuropathie. *Liquoruntersuchung* auf Viren, Borreliose. Bei Schwangerschaft keine radiologischen Zusatzuntersuchungen. Bei bilateraler Fazialisparese (Verdacht auf Karzinose der Meningen) wiederholte *Lumbalpunktionen* zur zytologischen Untersuchung mit der Frage nach Eiweißerhöhung und Zuckerreduktion, da Tumorzellen die Zuckerkonzentration im Liquor reduzieren. Ausschluß einer Meningitis durch die *Untersuchung des Zellbilds* auf Erreger, Pleozytose (lymphozytär oder granulozytär), Eiweißerhöhung und Zucker (Bakterien reduzieren Zucker).

Maßnahmen und Therapie: Konsultation eines Neurologen und eines HNO-Arztes. Die „idiopathische Fazialisparese" heilt mit und ohne Therapie in den meisten Fällen gut aus. Häufig werden 3–4 Wochen *Glukokortikoide* gegeben. Aufwendige Infusionsschemata sind m. E. entbehrlich. Bei Mittelohr- oder Mastoideiterung *operative ohrenärztliche Therapie*. Felsenbeinlängsfrakturen müssen nicht, Felsenbeinquerfrakturen müssen häufig operiert werden. Bei Borreliose *antibiotische Behandlung* mit Cephalosporinen. Bei Schwangerschaft und Diabetes mellitus konservative Therapie.

Nachbehandlung: Die oft lange dauernde und häufig unvollständige Rückbildung der Lähmung wird durch spezielle Übungen der mimischen Bewegungen unterstützt. Elektrotherapie ist sinnlos.

Prognose: In über 95 % der Fälle von idiopathischer Lähmung vollständige Rückbildung. Selten Restlähmung mit pathologischen Mitbewegungen.

40.6 Leitsymptom Parästhesien

40.6.1 Karpaltunnelsyndrom

Anamnese: Mißempfindungen auf der Beugeseite des ersten bis dritten Fingers. Nächtliches Aufwachen durch Schmerzen und Mißempfindungen, die nachlassen, wenn die Hand geschüttelt wird.

Befunde: Der neurologische Befund ist häufig normal. Manchmal Sensibilitätsstörung volar in den ersten 3 Fingern und in den angrenzenden Hautgebieten der Handfläche. Freie Beweglichkeit des Nackens.

Diagnostik: Nachweis der Kompression des N. medianus unter dem Ligamentum carpi volare durch *elektrophysiologische Methoden* (Messung der sensiblen Nervenleitgeschwindigkeit). *Nadelmyographie* zeigt eine begleitende Schädigung motorischer Axone an. Computertomographie der Halswirbelsäule nicht angezeigt.

Differentialdiagnose: *Sulcus-ulnaris-Syndrom* (mechanische Schädigung des Ellennerven in Höhe des Sulcus ulnaris am Olecranon).

Hierbei leichte Herabsetzung der Berührungsempfindung dorsal und volar in den Fingern 4 und 5 und im angrenzenden Hautgebiet der Handfläche und des Handrückens. Die Parästhesien machen sich nicht besonders nachts bemerkbar und bessern sich nicht durch Schütteln der Hand. Diagnosestellung durch elektrophysiologische Messung der Nervenleitgeschwindigkeit über den Sulcus ulnaris. Auch hier ist CT der Halswirbelsäule nicht angezeigt. Therapie beim Sulcus-ulnaris-Syndrom ist mikrochirurgisch (Dekompression).
Weitere Differentialdiagnosen sind selten: Skalenussyndrom (Kompression der A. subclavia), Pancoast-Tumor: Diagnose durch Röntgenuntersuchungen der Lungenspitze und Thorax-CT, andere raumfordernde, spinale Läsionen in Höhe C6/C7/C8, nachgewiesen durch bildgebende Verfahren, wenn Nervenleitgeschwindigkeit normal ist.

Therapie: In leichteren Fällen dorsale Schiene am Handgelenk für einige Wochen während der Nacht. In schweren Fällen handchirurgischer operativer Eingriff.

Prognose: Bei konservativer Behandlung unsicher, bei mikrochirurgischer Dekompression gut.

40.6.2 Polyneuropathie

Anamnese: Langsame Entwicklung von Kribbelparästhesien der Füße und Unterschenkel („eingeschlafenes Gefühl"). Kraft der Füße und Beine häufig normal, keine Rückenschmerzen. Frage nach Diabetes, Alkoholabusus, Gewichtsabnahme, regelmäßiger Einnahme von Medikamenten.

Befunde: Häufig intakte Motorik, evtl. leichte Muskelatrophien der prätibialen und der Wadenmuskulatur. Abschwächung oder Fehlen der Eigenreflexe. Patellarsehnenreflexe können normal sein. Strumpf- und handschuhförmige Gefühlsstörungen an den Extremitäten. Keine Dehnungszeichen (Lasègue oder umgekehrter Lasègue), keine Lendensteife.

Diagnostik: Nachweis der Polyneuropathie durch *elektrophysiologische Messung* der Nervenleitgeschwindigkeit, *Nadelmyographie*. *Schilling-Test* bei Verdacht auf funikuläre Strangerkrankung des Rückenmarks. Bildgebende Verfahren sind nicht angezeigt.
Nach Sicherung der Diagnose Polyneuropathie muß nach den **Ursachen** gesucht werden. Häufigste Ursache ist der *Diabetes mellitus*, auch bei subklinischem Verlauf, daher nicht nur postprandiale Zuckerbestimmung und Tages-

---

Leitsymptom Parästhesien

Karpaltunnelsyndrom

Anamnese
Mißempfindungen im 1. bis 3. Finger einer Hand volar

häufig normaler neurologischer **Befund**

Diagnostik
- elektrophysiologische Methoden
- Nadelmyographie

Differentialdiagnose
Sulcus-ulnaris-Syndrom

Therapie
- dorsale Schiene
- OP

gute **mikrochirurgische** Prognose

Polyneuropathie

Anamnese
betroffen sind Füße und Unterschenkel

Befunde
- intakte Motorik
- evtl. leichte Muskelatrophie und Schwäche der distalen Extremitätenmuskeln
- Gefühlsstörungen

Diagnostik
- elektrophysiologische Untersuchung
- Nadelmyographie
- evtl. Schilling-Test

Ursachen
- Diabetes mellitus

profil, sondern auch oraler Glukosebelastungstest. Zweithäufigste Ursache ist der Alkoholabusus. Daneben *chronisch entzündliche Polyneuritis* mit Eiweißvermehrung im Liquor, sowie *paraneoplastische Polyneuropathie* und Polyneuropathie bei Dysproteinämien.

Differentialdiagnose: *Multiple Sklerose*: Dabei keine ausgefallenen Achillessehnenreflexe, frühere Schübe, MS-Programm mit visuellen Reaktionspotentialen, akustischen Reaktionspotentialen, somatosensiblen Reaktionspotentialen der großen Nerven von Armen und Beinen, transkranielle Magnetstimulation. Danach erst bildgebende Verfahren, evtl. Liquor. *Konus- oder Kaudatumor*: Blasenstörungen, Stuhlentleerungsstörungen, häufig Rücken- und Beinschmerzen, Nachweis durch Kernspintomographie.

Therapie: Behandlung der Grundkrankheit, physikalische Therapie. Krankengymnastik, bei starken Schmerzen Zellenbäder, Elektrotherapie ist nicht wirkungsvoll, Massagen sind überflüssig. Auch Vitaminbehandlung ist theoretisch in fast allen Fällen nicht zu begründen, praktisch auch ineffektiv.

Nachbehandlung: Die Therapie muß über Monate fortgeführt werden. Die **Prognose** ist ungewiß.

- Alkoholabusus
- chronisch entzündliche Polyneuritis
- paraneoplastische Polyneuropathie

Differentialdiagnose
- MS
- Konus-/Kaudatumor

Therapie
- Behandlung der Grundkrankheit
- KG

monatelange **Nachbehandlung**

40.7 Leitsymptom subakut einsetzende Querschnittslähmung

40.7.1 Raumfordernde entzündliche oder vaskuläre spinale Läsion

Die Querschnittslähmung entsteht durch eine **Schädigung des Rückenmarks**. Ein Kaudasyndrom ist keine Querschnittslähmung. Ein Querschnittssyndrom kann **komplett** oder **inkomplett** sein. Es ist definiert durch *motorische*, *sensible* und *autonome* (Blasen-Darm-Entleerung) *Störungen*, die sich auf ein spinales Niveau zurückführen lassen.

Anamnese: Entwicklung innerhalb weniger Tage oder Wochen, selten auch akute Entwicklung innerhalb von Minuten oder Stunden.

Befunde: Teilweise oder vollständige *Lähmung beider Beine*, meist zunächst erhaltene Reflexe (nur bei ganz akutem Beginn Areflexie s. u.). Häufig pathologische Reflexe der Babinskigruppe. Strumpfhosenförmige sensible Ausfälle. Das sensible Niveau ist infolge der exzentrischen Lokalisation der langen Bahnen im Rückenmark häufig niedriger als der Ort der Schädigung. *Erschwerte oder verminderte Blasenentleerung*. *Spinale Automatismen*, wie: unwillkürliche Beuge- oder Streckbewegungen der Extremitäten auf sensible Reize z.B. während der Sensibilitätsprüfung.

Diagnostik: *Elektrophysiologische Untersuchung* der Leitfähigkeit der peripheren Nerven und der Strangsysteme im Rückenmark. *Nativ-Röntgenuntersuchung* der Brust- und Halswirbelsäule, ggf. *spinale Kernspintomographie*. *Lumbalpunktion* mit *Myelographie*, bei Nachweis eines Kontrastmittelstops sofort anschließend Computertomographie (sog. „Myelo-CT"). Untersuchung des Liquors, der bei raumfordernder Läsion eine Eiweißvermehrung auf das Drei- oder Vierfache des Normalen bei normaler Zellzahl aufweist. Liquoruntersuchung auf autochthone IgG-Produktion, Viren, Borrelien (z.B. Myelitis, multiple Sklerose). *Spinale Angiographie*.

Differentialdiagnose: *Akutes Kaudasyndrom*:

Leitsymptom subakut einsetzende Querschnittslähmung

Raumfordernde entzündliche oder vaskuläre spinale Läsion

Definition
←

Anamnese
meist subakute Entwicklung

Befunde
- teilweise oder vollständige Lähmung der Beine
- erschwerte oder verminderte Blasenentleerung
- spinale Automatismen

Diagnostik
- elektrophysiologische Untersuchung
- Nativ-Röntgenuntersuchung von Brust- und Halswirbelsäule
- spinale Kernspintomographie/ Angiographie
- Lumbalpunktion
- Liquoruntersuchung

Differentialdiagnose
akutes Kaudasyndrom

Schlaffe Lähmung beider Beine mit Arreflexie, Reithosengefühlsstörung, akute Blasen- und Darmlähmung: neurochirurgischer Notfall. Hier liegt meist eine Kompression der Kaudafasern durch einen großen medialen Bandscheibenvorfall oder durch die Komplikation eines Kaudatumors zugrunde. Elektrophysiologische Untersuchungen sind hier nicht indiziert, kosten zu viel Zeit.

Therapie: Sofortige Einweisung in eine Fachklinik zur weiteren Abklärung mit Hilfe von bildgebenden Verfahren und/oder Myelographie. Therapie neurochirurgisch oder antientzündlich. Bei rein vaskulären Rückenmarksläsionen Versuch mit Plasmaexpandern.

Nachbehandlung und Rehabilitation: Bei allen Ursachen ist eine Anschlußheilbehandlung mit intensiver physikalischer Therapie angezeigt.

Prognose: Nur bei rascher Therapie einer akuten Querschnittslähmung gut, sonst muß man mit spinalen Restsymptomen rechnen.

40.8 Leitsymptom erster epileptischer Anfall beim Erwachsenen

Anamnese: Frage nach früher erlittenen *Hirntraumata*, nach regelmäßigem *Alkoholkonsum*, nach chronischen Veränderungen im Verhalten, im Erleben und in der Leistungsfähigkeit.

Befunde: Beim Alkoholabusus häufig leicht gerötetes Gesicht mit Venektasien, feinschlägiger Tremor der vorgestreckten Hände, Alkoholabusus wird dabei oft verneint. Beim Zustand nach Hirntrauma oft normaler Befund. Bei Hirntumor Halbseitenzeichen, Sprachstörung oder ebenfalls normaler Befund. Bei Hirndruck Greifreflexe der Hände.

Diagnostik: Bildgebende Verfahren mit der Frage nach Hirnvolumenminderung (Alkohol), nach umschriebenen, nicht gefäßabhängigen Gewebsdefekten (Zustand nach Hirntrauma), Frage nach raumfordernder Läsion. Das EEG ist oft unergiebig. Normales EEG schließt epileptische Genese des Anfalls nicht aus.

Differentialdiagnose: Alkoholabusus, Zustand nach Schädelhirntrauma, Hirntumor.

Maßnahmen und Therapie: Ein einzelner Anfall muß weder akut noch langfristig behandelt werden. Beim Alkoholentzugskrampf Vermittlung des Patienten an die Anonymen Alkoholiker. Bei Zustand nach Schädelhirntrauma Beratung des Patienten über Notwendigkeit der Therapie bei Wiederholung des Anfalls. Bei raumfordernder Läsion Einweisung in eine Fachklinik.

Rehabilitation und Nachbehandlung: Bei Alkoholkrankheit stationäre Entzugsbehandlung.

Prognose: Bei jeder Ätiologie ungewiß.

40.9 Leitsymptom Demenz

> Hier handelt es sich um ein chronisches oder treppenartig fortschreitendes **Nachlassen kognitiver Fähigkeiten**, wie Urteilskraft, Umstellungs- und Merkfähigkeit, sprachliche Formulierung, räumliche Vorstellungskraft und Orientierung, Reaktion auf komplexe Anforderungen, oft begleitet von emotionalen Störungen wie Verflachung, Labilität oder Depressivität.

40.10 Leitsymptom Tagesschläfrigkeit (Schlafapnoesyndrom)

Anamnese: Frage nach Symptomen vorangegangener „kleiner Schlaganfälle", nach Blutdruckerhöhung und Krankheiten des Herzens.

Befunde: Bei fast der Hälfte der Patienten findet man arterielle Hypertonie und Zeichen vorangegangener Schlaganfälle. Fehlen diese Zeichen, so achte man darauf, ob bei offensichtlichem Nachlassen kognitiver Leistungen die sog. „soziale Fassade" noch gut erhalten ist.

Diagnostik: Die EEG-Untersuchung ist unergiebig. Ultraschalluntersuchung ist nur bei vaskulärer Demenz sinnvoll mit der Frage, ob eine begleitende Makroangiopathie vorliegt. Die zerebrale Mikroangiopathie als Ursache der vaskulären Demenz ist mit Ultraschalluntersuchung nicht zu erfassen. Zerebrale Computertomographie zeigt bei vaskulärer Enzephalopathie Demyelinisierungsherde im Marklager und meist lakunäre Infarkte. Bei degenerativer Demenz fehlen diese Zeichen, es zeigt sich dabei eine kortikal betonte Hirnvolumenminderung.

Differentialdiagnose: Vaskuläre Enzephalopathie bei vorangehenden vaskulären Ereignissen und bei vaskulären Risikofaktoren (auch *Multiinfarktdemenz* genannt). *Degenerative Demenz* beim Fehlen vaskulärer Symptome und Risikofaktoren. Statistisch am wahrscheinlichsten: Alzheimersche Krankheit. In etwa 25 % der Fälle treten vaskuläre und degenerative *Demenz* gemeinsam auf. Wichtigste Differentialdiagnose ist die *chronische Depression* im mittleren und höheren Lebensalter. Die Differentialdiagnose ist oft erst nach wochenlanger probatorischer antidepressiver medikamentöser Therapie zu entscheiden.

Therapie: Bei *vaskulärer Demenz* prophylaktisch: Blutdruckbehandlung, Rheologika, intermittierende Hämodilution, wenn der Hämatokrit über 0,45 % liegt. Bei *degenerativer Demenz* soziale Beratung in Bezug auf Beruf, Autofahren und Familie. Die Wirkung von sog. Nootropika ist umstritten, sie werden aber häufig verordnet. Die Beratung des Patienten und seiner Familie hat den wichtigsten Platz in der Behandlung.

Prognose: Bei allen Formen langfristig schlecht. Die vaskuläre Demenz ist nach neueren Untersuchungen weniger rasch progredient als die degenerative.

Anamnese
„kleine Schlaganfälle"

Befunde
- arterielle Hypertonie
- Schlaganfälle
in 50 % der Fälle

Diagnostik
zerebrales CT

Differentialdiagnose
- Multiinfarktdemenz
- degenerative Demenz
- Alzheimersche Krankheit
- chronische Depression

Therapie
- prophylaktisch bei vaskulärer Demenz
- soziale Maßnahmen bei degenerativer Demenz

langfristig schlechte **Prognose**

40.10 Leitsymptom Tagesschläfrigkeit (Schlafapnoesyndrom)

Anamnese: Patient und Angehörige berichten über häufiges „Einnicken" am Tag, besonders bei monotonen Tätigkeiten, zu denen auch Autofahren auf der Autobahn gehört. Nachts sehr häufige apnoische Pausen, die durch laute, schnarchende Atemzüge beendet werden.

Befunde: Meist Adipositas, Kurzatmigkeit, livide verfärbtes Gesicht, Patienten wirken langsam und etwas stumpf. Internistisch bestehen häufig Hochdruck und Polyglobulie. In der Blutgasanalyse Hypoxie und Hyperkapnie. Häufig Rechtsherzinsuffizienz und Zeichen der pulmonalen Hypertension.

Diagnostik: Untersuchung im *Schlaflabor* mit polygraphischer Registrierung von EEG, EMG, Augenbewegungen, EKG, nasalem Luftfluß, Körperlage und Blutgasen. Diagnosesicherung durch Feststellung von 10 und mehr Atempausen pro Stunde, jede wenigstens für 10 Sekunden.

Differentialdiagnose: *Narkolepsie*.

Wiederholter, imperativer Schlafdrang am Tage. Patient kann dabei aber das Schlafen um Minuten bis halbe Stunden verschieben. Schlafdrang befällt den Patienten auch bei anregender Tätigkeit. Keine begleitenden charakteristischen internistischen Krank-

Leitsymptom Tagesschläfrigkeit (Schlafapnoesyndrom)

Anamnese
häufiges Einnicken bei monotonen Tätigkeiten

Befunde
- Adipositas
- Hochdruck
- Polyglobulie
- Hypoxie
- Hyperkapnie

Diagnostik
Untersuchung im Schlaflabor

Differentialdiagnose
Narkolepsie

heitssymptome. Keine apnoischen Pausen in der Nacht, kein auffälliges Schnarchen. Manchmal Kataplexie (akute, kurzdauernde Erschlaffung der Muskulatur bei emotionaler Erregung), dissoziiertes Erwachen oder Einschlafen (Unfähigkeit, die Extremitäten und Gesichtsmuskulatur zu bewegen bei erhaltener Atmung und klarem Bewußtsein). Therapie der Narkolepsie: in erster Linie Weckamine und Schlafregulation.

Therapie: *Gewichtsabnahme*, bei der obstruktiven Form uvulo-pharyngeale Plastik zur *Erweiterung der oberen Luftwege*, im Extremfall CPAP-Beatmung, Einleitung unter stationären Bedingungen. Der Wirkungsmechanismus von Euphyllin ist nicht gut bekannt.

Rehabilitation und Nachbehandlung: Die konservative Behandlung muß häufig lebenslang erfolgen.

Prognose: Manche Patienten werden nach uvulo-pharyngealer Plastik (fast) beschwerdefrei. Gewichtsabnahme führt gelegentlich zu eindrucksvoller Besserung.

40.11 Leitsymptom rasch vorübergehende Sprachstörung

Anamnese: Risikofaktoren für arterielle Verschlußkrankheit oder Migräne in der Vorgeschichte. Selten völlig leere Anamnese. Bei Migränepatienten treten während oder nach der Sprachstörung Kopfschmerzen auf.

Befunde: Bei *vaskulären Patienten* im mittleren und höheren Lebensalter leichte Halbseitenzeichen. Bei Migränepatienten in der Regel unauffällig.

Diagnostik: *EEG*: Beim flüchtigen Gefäßinsult leichter, bei Migräne oft schwerer Herdbefund. *Zerebrale Computertomographie* im akuten Stadium unauffällig. 24 Stunden nach Gefäßinsult: Territorialinfarkt, bei Migräne CT normal trotz Fortbestehen des Herdbefundes im EEG.

Differentialdiagnose: *Linkshemisphärischer Gefäßinsult, Migraine accompagnée, Herpes simplex-Enzephalitis*. Die Herpes simplex-Enzephalitis beginnt häufig mit epileptischen Anfällen und/oder aphasischer Sprachstörung. Diese ist nicht vorübergehend, sondern bleibt bestehen, das Bewußtsein trübt rasch ein. Therapie: Aciclovir.

Therapie: Beim Gefäßinsult rheologisch, Behandlung der internistischen Risikofaktoren. Bei Migräne Optimierung der Migränetherapie. Bei Herpes simplex-Enzephalitis möglichst frühzeitige Aciclovirtherapie.

Prognose: Bei Gefäßinsulten Rezidive häufig, auch in anderen Gefäßterritorien. Bei Migräne Rezidive ebenfalls häufig, meist mit gleicher Symptomatik.

40.12 Leitsymptom Schwindel

In abgestufter Häufigkeit sind die Ursachen **vestibulär**, **psychogen**, **zerebral**.

Anamnese und Befund: Unterscheidung zwischen anfallsweisem oder ständigem, gerichtetem oder ungerichtetem Schwindel. Ist der Schwindel ungerichtet, mit allgemeiner Unsicherheit verbunden („wie betrunken"), so liegt eine *zerebrale* oder *seelische* Ursache vor. Bei Fallneigung zu einer Seite: *ipsilaterale vestibuläre* oder *Kleinhirnfunktionsstörung*. Bei kurzdauerndem Dreh- oder Schwankschwindel, durch Einnahme bestimmter Kopf- und Körperlagen provoziert, peripherer *paroxysmaler Lagerungsschwindel*. Bei Anfällen von Drehschwindel mit Übelkeit, Erbrechen und einseitigem Ohrensausen dringender

40.13 Leitsymptom Tremor der Hände

Verdacht auf *Menière-Erkrankung*. Tritt der Schwindel anfallsweise in bestimmten psychologischen Situationen auf, verbunden mit einem angstbesetzten Gefühl allgemeiner Unsicherheit, so liegt ein *phobischer Attackenschwankschwindel* vor.

Beim gutartigen, peripheren, *paroxysmalen Lagerungsschwindel* wird durch Lagerung des Patienten mit offenen Augen (Seitwärtslagerung rechts oder links, Rückwärtslagerung, Einnahme der Kopfhängelage) ein Sekunden dauernder, heftiger Drehschwindel mit Übelkeit ausgelöst, der beim Aufrichten erneut für Sekunden auftritt. Unter der Frenzelbrille kann man einen meist rotierenden Nystagmus beobachten, der zum unten liegenden Ohr schlägt. Verdacht auf *Kleinhirnbrückenwinkeltumor* bei einseitigem Hörverlust und chronischem, ungerichtetem Schwindel. Häufig ipsilaterale Fazialislähmung. *Ipsilaterale Kleinhirnläsion* bei spontaner Neigung des Kopfes zur Seite, Schwanken des Rumpfes zur selben Seite beim Sitzen, beim Vorbeizeigen im Finger-Nase-Versuch und ipsilateralem Abweichen beim Baranyschen Zeigeversuch. Verdacht auf *chronische Intoxikation* oder *multiple Sklerose* bei ungerichtetem Schwindel mit grobem Blickrichtungsnystagmus in alle Richtungen und Dysarthrie.

Diagnostik: *EEG* bei Intoxikation generalisiert verändert. *Schädel-CT* in Knochentechnik: Meatus acusticus internus ipsilateral aufgeweitet beim Akustikusneurinom. Zone verminderter Dichte in einer Kleinhirnhemisphäre beim Kleinhirninfarkt (Differentialdiagnose gegen Kleinhirntumor). Großhirntumoren, die Schwindel verursachen, sind im zerebralen Computertomogramm ebenfalls nachzuweisen. Insgesamt: Ist der neurologische Befund normal, sind EEG und zerebrales CT ebenfalls normal, dann Verdacht auf seelisch bedingten phobischen Attackenschwankschwindel.

Differentialdiagnose: Morbus Menière, Kleinhirnbrückenwinkeltumor, andere Kleinhirnläsionen, chronische Intoxikation, multiple Sklerose, Großhirntumoren, phobischer Attackenschwindel.

Therapie: *Peripherer Lagerungsschwindel*: Lagerungsübungen. *Menière-Krankheit*: Hals-Nasen-Ohren-ärztlich. *Hirnstamm/Kleinhirninfarkt*: Weitere Abklärung und Therapie fachneurologisch. *Großhirntumor*: Neurochirurgisch. *Intoxikation* und *phobischer Attackenschwankschwindel*: Psychotherapeutische/verhaltenstherapeutische Intervention.

Rehabilitation und Prognose: Der periphere paroxysmale Lagerungsschwindel setzt nach längstens 2 Wochen konsequenter Übungsbehandlung ohne medikamentöse Unterstützung aus. Rezidive sind sehr selten. Alle anderen Formen haben auch bei zweckmäßiger Behandlung eine zweifelhafte Prognose.

40.13 Leitsymptom Tremor der Hände

> **Ruhetremor** ist bei einer Frequenz von 4–6 Schlägen pro Sekunde charakteristisch für das Parkinson-Syndrom, bei höheren Frequenzen für vegetativen Tremor, Schilddrüsenüberfunktion, Alkoholismus, Intoxikation. **Haltungs- und Aktionstremor** tritt auf als essentieller Tremor, 10mal häufiger als Parkinsontremor und als Tremor bei Läsion im zerebellaren System. **Seelischer Tremor** ist unregelmäßig in Frequenz und Amplitude, während bei den anderen genannten Tremorarten die Frequenz gleich bleibt und nur die Amplitude variabel ist.

Anamnese: Verdacht auf Parkinson-Tremor: Frage nach akinetischen Symptomen. Frage nach Symptomen der Schilddrüsenüberfunktion. Alkoholabusus wird meist verneint. Bei Verdacht auf essentiellen Tremor fragt man nach Auf-

– Schilddrüsenüberfunktion
– Alkoholabusus

Befunde
Parkinson-Trias:
– Rigor
– Akinese
– Ruhetremor

durch elektrophysiologische Tremorregistrierung Unterscheidung zum essentiellen Tremor möglich

beim zerebellären Tremor zusätzlich andere Kleinhirnfunktionsstörungen

Diagnostik
- Zusatzuntersuchungen zum Ausschluß eines Morbus Wilson
- T3-T4-Test
- bildgebende Verfahren
- elektrophysiologische Untersuchung

Differentialdiagnose

Therapie
- Anticholinergika/Levodopa
- Thyreostatika
- Propranolol
- evtl. fachklinische Therapie

medikamentöse **Nachbehandlung**

mittelfristig gute **Prognose**

Leitsymptom Doppeltsehen

Innervationsstörungen der Augenmuskeln

Anamnese
Fragen nach
– begleitenden Schmerzen
– Mißempfindungen in Extremitäten
– Diabetes mellitus
– pulsierendes Geräusch im Kopf

Befunde
Augenmuskellähmung

treten des Tremors bei Familienangehörigen, sowie Besserung nach Alkoholgenuß.

Befunde: *Parkinson-Trias*: Rigor = wächserner Widerstand gegenüber passiven Bewegungen sowohl für Beugung als auch Streckung mit Zahnradphänomen. Akinese = Schwierigkeiten, Bewegungen in Gang zu setzen und in Gang befindliche Bewegungen weiterzuführen. Dabei Pulsionsphänomene wie Vorwärts- oder Rückwärtstrippeln des Patienten, wenn man ihn in der entsprechenden Richtung anstößt, Unfähigkeit, auf Kommando stehen zu bleiben, durch die Unfähigkeit zu rascher Gegeninnervation. Der Ruhetremor läßt bei Intentionsbewegungen, z.B. Zeigeversuchen, nach. Der *essentielle Tremor* ist in Ruhe nicht nachweisbar, er tritt bei Anspannung der Muskeln, beim Vorhalten und bei Bewegungen auf. Frequenz 6–12 pro Sekunde. Kein Rigor, keine Akinese. Sichere Differenzierung zwischen Parkinson- und essentiellem Tremor durch elektrophysiologische Tremorregistrierung. *Zerebellärer Tremor* ist verbunden mit anderen Kleinhirnfunktionsstörungen wie z.B. Nystagmus, skandierendes Sprechen, Rumpfataxie, zerebelläre Dysarthrie usw..

Diagnostik: Bei Parkinson-Tremor sind Zusatzuntersuchungen zum Ausschluß eines Morbus Wilson notwendig (Kayser-Fleischer-Kornealring, Kupfer- und Coeruloplasminbestimmung im Serum). T3-T4-Test zum Ausschluß einer Schilddrüsenüberfunktion. Tremorregistrierung bei essentiellem Tremor. Bildgebende Verfahren, elektrophysiologische Untersuchung mit sog. MS-Programm zum Ausschluß eines zerebellären Tremors bei MS.

Differentialdiagnose: Parkinson-Tremor, essentieller Tremor, zerebelläre Tumoren oder Kleinhirndegeneration, multiple Sklerose, chronischer Alkoholismus, Hyperthyreose.

Therapie: Beim Parkinson-Tremor *Anticholinergika* oder *Levodopa*. Bei Schilddrüsenüberfunktion *thyreostatische* Medikamente. Beim essentiellen Tremor *Propranolol* in kleinen Dosen oder *Primidon* in niedriger Dosierung (125–250 mg am Abend). Beim alkoholbedingten Tremor Vermittlung zu den Anonymen Alkoholikern. Bei zerebellärem Tremor Einweisung in eine Fachklinik.

Rehabilitation und Nachbehandlung: Alle erwähnten Krankheiten müssen ständig medikamentös weiterbehandelt werden.
Die **Prognose** ist mittelfristig bei geeigneter medikamentöser und physikalischer Therapie gut, langfristig ungünstig.

40.14 Leitsymptom Doppeltsehen

Doppeltsehen kommt fast nie durch eine Augenkrankheit zustande, sondern durch **Innervationsstörungen der Augenmuskeln**. Zuständig ist also nicht der Augenarzt, sondern der Neurologe. Akutes Doppeltsehen ist meist Zeichen einer ernstzunehmenden neurologischen Erkrankung.

Anamnese: Beginn plötzlich oder langsam? Begleitet von Schmerzen hinter dem Auge oder in der Schläfe? Begleitet von Mißempfindungen in den Extremitäten? Besteht ein Diabetes mellitus? Ist das Doppeltsehen belastungsabhängig und in Ruhe kaum oder nicht vorhanden? Starke, hartnäckige Kopfschmerzen? Hört der Patient ein pulsierendes Geräusch innerhalb des Kopfes?

Befunde: Bei einer *Augenmuskellähmung* ist der Muskel gelähmt, in dessen erwarteter Aktionsrichtung die Doppelbilder auftreten. Lähmungen mehrerer Augenmuskeln sind nur vom Fachmann zu diagnostizieren. Genaue Prüfung aller Hirnnerven. Prüfung auf Nystagmus. Belastungstests. Auskultation des Auges und der Schläfenregion. Bei der neurologischen Untersuchung achten

40.14 Leitsymptom Doppeltsehen

auf Bauchhautreflexe und Muskeleigenreflexe der Beine. Prüfung auf Nackensteifigkeit.

Diagnostik: Technische Untersuchungen sind immer notwendig, daher Überweisung zum Facharzt oder in eine Fachklinik. Z. B. Untersuchungen auf diabetische Polyneuropathie, bildgebende Verfahren, elektrophysiologische Untersuchungsprogramme, Tensilon-Test bei Verdacht auf Myasthenie, Liquoruntersuchung, periorbitale Doppleruntersuchung, zerebrale Angiographie.

Differentialdiagnose: Idiopathische Augenmuskellähmung, diabetische Augenmuskellähmung, Tolosa-Hunt-Syndrom (granulomatöse Entzündung hinter der Orbita), Myasthenia gravis, Multiple Sklerose, chronische lymphozytäre oder tuberkulöse Meningitis, karzinomatöse Meningeose, Fistelbildung zwischen A. carotis interna und Sinus cavernosus.

Therapie: Abhängig von der Grundkrankheit.

Rehabilitation und Nachbehandlung: Ebenfalls abhängig von der Grundkrankheit. Bei Myasthenie langfristige immunsuppresive Therapie, bei Fistelbildung Ballonokklusion durch einen erfahrenen Neuroradiologen.

Prognose: In den meisten Fällen gut.

Diagnostik
durch den Facharzt

Differentialdiagnose

Therapie

Rehabilitation und Nachbehandlung
abhängig von Grundkrankheit

gute **Prognose**

41. Psychiatrische Erkrankungen

K. Windgassen

Die Psychiatrie beschäftigt sich mit den *seelischen Erkrankungen* des Menschen. Stärker als in anderen medizinischen Gebieten muß daher die **Subjektivität des Patienten** beachtet werden.

Psychische Befunde sind nur sehr begrenzt quantifizierbar oder durch Abbildungen zu veranschaulichen, was eine geraffte Darstellung erschwert. Deshalb muß von vornherein darauf verzichtet werden, einen auch nur annähernden Überblick über das Gebiet der gesamten Psychiatrie zu geben. Eine Beschränkung auf einige ausgewählte Themen war also geboten, andere wichtige Krankheitsbilder blieben unberücksichtigt: *Persönlichkeitsstörungen, Sexualstörungen, Anorexia nervosa* oder *Manie*, um nur einige Beispiele zu nennen.

41.1 Der depressive Patient

41.1.1 Vorbemerkung

> „Depression" bedeutet: bedrückte Stimmung, Verlust von Lebensfreude und Vitalität, Hoffnungslosigkeit, Angst, Zweifel und Selbstvorwürfe sowie meist auch leibliche Mattigkeit und körperliche Beschwerden.

Depressive Störungen können bei **allen** seelischen Erkrankungen auftreten. Depression ist somit noch keine psychiatrische Diagnose, sondern erst der *Ausgangspunkt diagnostischer Überlegungen*. **Differentialdiagnostisch** vorrangig zu berücksichtigen sind: *depressive Konfliktreaktion, depressive Neurose, Melancholie* (endogene Depression) und *organische Depression*. Diese Krankheitsbilder werden deshalb zunächst gegenübergestellt; die verschiedenen Behandlungsansätze und Grundsätzliches zu einer differenzierenden Behandlung depressiver Patienten schließen sich an.

41.1.2 Differentialdiagnose depressiver Syndrome

41.1.2.1 Depressive Konflikt- und abnorme Trauerreaktion

Der adäquaten Traurigkeit nach Verlusterlebnissen oder belastenden Ereignissen steht die *depressive Konfliktreaktion* am nächsten. Als Beispiel ist die sog. *abnorme Trauerreaktion* zu nennen. Der Verlust eines geliebten Menschen führt hier zu einer depressiven Verstimmung, die sich jedoch in Intensität, Dauer und Begleitsymptomatik von der Trauerreaktion des Gesunden unterscheidet. Es kann zu langanhaltenden depressiven Verstimmungen, hypochondrischen Klagen, körperlichen Beschwerden, psychosomatischen Reaktionen oder einer feindseligen Haltung gegenüber der Umgebung kommen. Der normale Prozeß des Trauerns und damit die Verarbeitung des Verlustes ist ge-

---

Psychiatrische Erkrankungen

Subjektivität des Patienten muß hier stärkere Beachtung finden!

notwendige thematische Eingrenzung

Leitsymptom Depression

Vorbemerkung

Definition

⇒

Depression = Ausgangspunkt diagnostischer Überlegungen

differenzierende Diagnostik notwendig:
- depressive Konfliktreaktion
- depressive Neurose
- Melancholie
- organische Depression

Differentialdiagnose depressiver Syndrome

Depressive Konflikt- und abnorme Trauerreaktion

konflikthafte Verarbeitung eines aktuellen Verlusterlebnisses mit

- langanhaltender depressiver Verstimmung
- hypochondrischen Klagen
- körperlichen Beschwerden
- psychosomatischen Reaktionen

41.1 Der depressive Patient

stört, weil der Verlust konflikthaft erlebt wird, beispielsweise infolge ambivalenter Gefühle gegenüber dem Verstorbenen oder wegen tatsächlicher Mitschuld an seinem Tod. Auch wenn der Tote für den Patienten zwar emotional bedeutsam, aber nicht erlebbar war, wie etwa bei einer Totgeburt, wird die Trauerarbeit erschwert.

41.1.2.2 Neurotische Depression

Während bei der depressiven Reaktion besondere aktuelle Umstände die Bewältigung des Verlusterlebnisses erschweren, ist die neurotische Depression als *habituelle psychische Fehlhaltung* anzusehen. Geborgenheitswünsche und eine Tendenz zu symbiotischen Beziehungen charakterisieren die Biographie dieser Patienten; alltägliche Situationen werden von ihnen als bedrohlicher Geborgenheitsverlust erlebt. Zugrunde liegt ein unbewältigter **Autonomie-Abhängigkeitskonflikt**, die aktuellen Lebensereignisse sind als Anlässe einer Konfliktaktualisierung anzusehen, nicht als Ursache. Traurig-bedrückte Stimmung, allgemeine Mattigkeit, aber auch Klagen über vegetative Störungen treten in zeitlichem Zusammenhang mit symptomprovozierenden Lebensereignissen auf; doch zeigt die Anamnese zumeist den stillen, freudlosen Lebensstil dieser Patienten, wie er für die depressive Persönlichkeitsstruktur charakteristisch ist.

Übergänge zwischen *depressiver Reaktion* und *depressiver Neurose* sind häufig, so daß diese Differenzierung von manchen Autoren aufgegeben wird.

41.1.2.3 Melancholie

Die Melancholie (endogene Depression) ist durch *Verlauf, psychopathologischen Befund* und *charakteristische Art depressiven Erlebens* gekennzeichnet. Während der reaktiv oder neurotisch Depressive unter dem oft intensiven Gefühl traurig-bedrückter Stimmung leidet, quält den Melancholiekranken gerade, daß er nichts mehr fühlen kann, weder Freude noch Ärger oder Trauer. Er ist nicht *ver*stimmt, sondern *herab*gestimmt. Dieses Gefühl der Gefühllosigkeit unterscheidet sich – anders als die Verstimmung des neurotisch Kranken – vom Erleben Gesunder qualitativ. Damit fehlt den Patienten auch die Möglichkeit, ihr Befinden sprachlich treffend zu beschreiben. „Ich fühle mich innerlich wie versteinert, erstarrt, tot" – so oder ähnlich versuchen die Kranken, ihren Zustand in Worte zu fassen. Wohl verwenden manche Patienten auch das Adjektiv „traurig" zur Beschreibung ihrer Not, betonen aber auf Befragen zumeist nachdrücklich, daß sie gerade nicht weinen können. Das *Nichttraurigseinkönnen* gehört also unabhängig von den sprachlichen Mitteilungsversuchen der Patienten zum Kern melancholischen Erlebens. Nicht nur die Gefühle sind blockiert, auch der Antrieb ist gehemmt; einfachste Tätigkeiten gelingen nicht mehr und stehen als unüberwindliche Hürde vor dem Patienten. Die *Blockierung von Gefühl und Antrieb* wird häufig auch leiblich erlebt: Ein Stein, eine schwere Last liegt auf der Brust, Leib oder Kopf sind wie von einem Eisenring zugeschnürt. Vegetative Symptome sind häufig: Obstipation, Libido- und Potenzverlust, Schwitzen u. a., ebenso Schlafstörungen, besonders Durchschlafstörungen. Eine Tagesschwankung mit Morgentief und abendlicher Stimmungsaufhellung wird von vielen Patienten berichtet, ist aber kein differentialdiagnostisches Kriterium.

Mitunter können diese vegetativen Abweichungen und *Vitalsymptome* so sehr imponieren, daß lange Zeit ausschließlich somatische Diagnostik und Therapie durchgeführt werden, ohne an die melancholische Krankheit zu denken; die Bezeichnung **larvierte Depression** verdeutlicht die diagnostischen Schwierigkeiten, stellt aber keine Diagnose dar.

Neurotische Depression

habituelle psychische Fehlhaltung

charakterisiert durch Geborgenheitswünsche und Tendenz zu symbiotischen Beziehungen

unbewältigter Autonomie-Abhängigkeitskonflikt
Symptome
- bedrückte Stimmung
- Mattigkeit
- vegetative Störungen

bei depressiver Persönlichkeitsstruktur

Übergänge zwischen depressiver Reaktion und depressiver Neurose

Melancholie

typische Merkmale
- im Verlauf
- im psychopathologischen Befund
- in der Art des depressiven Erlebens

Herabgestimmtsein und „Nichttraurigseinkönnen" als Kern melancholischen Erlebens

Antriebsblockierung

vegetative Symptome:
– Obstipation
– Libidoverlust
– Schlafstörungen
Tagesschwankung

larvierte Depression
ist keine Diagnose

melancholischer Wahn
Versündigungs-, hypochondrischer und Verarmungswahn

Verlauf sichert die **Diagnose**
zurückliegende manische oder depressive Phasen sind wegweisend

psychoreaktive Auslösung bei 10–35%

Depression bei körperlicher Krankheit

depressive Verstimmungen
häufig bei körperlich Kranken

- als Bestandteil des organischen Symptomenkomplexes

- als pharmakogener Effekt

- als Reaktion auf körperliches Leiden

- als eigenständige Zweitkrankheit

Therapie

Psychotherapie u. Somatotherapie

Die Melancholie ist leichter zu erkennen, wenn Gefühls- und Antriebsblockierung offensichtlich sind und das Erleben des Kranken von **melancholischem Wahn** bestimmt wird, also *Versündigungs-, hypochondrischem* oder *Verarmungswahn*. Der Verlauf kann in zweifelhaften Fällen die Diagnose sichern: Anamnestisch eruierbare, evtl. schon Jahrzehnte zurückliegende depressive oder manische Phasen sowie hypomanische Nachschwankungen sind wegweisend.

Allein ein zeitlicher Zusammenhang zwischen situativer Belastung und Manifestation der depressiven Symptomatik ist differentialdiagnostisch nicht ausschlaggebend; denn eine *psychoreaktive Auslösung* ist bei 10 bis 35 % der gesicherten Melancholien anzunehmen, u. a. durch Entwurzelung oder Entlastung.

41.1.2.4 Depression bei körperlicher Krankheit

Depressive Verstimmungen sind bei körperlich Kranken sehr häufig (je nach Untersuchung bei 10–45 % der Patienten), was in der Behandlung oft nicht gebührend berücksichtigt wird. Die Entstehungsbedingungen sind bei diesen depressiven Syndromen komplex und keineswegs einheitlich: Die affektive Symptomatik kann mit *psycho-organischen Störungen* (s. 41.7.3) vergesellschaftet sein oder auch ohne Zeichen einer Hirnfunktionsstörung bei *allgemein-körperlicher Krankheit* (z. B. M. Addison oder anderen endokrinen Erkrankungen) auftreten. *Pharmakogene Effekte* können eine Rolle spielen (nicht nur bei reserpinhaltigen Antihypertonika, deren depressiogene Wirkung bekannt ist). Bei schweren körperlichen Krankheiten ist natürlich auch an eine *depressive Reaktion* im Rahmen der Auseinandersetzung mit diesem körperlichen Leiden zu denken. Die an sich schon unübersichtlichen, im Einzelfall oft miteinander verwobenen Entstehungsbedingungen werden dadurch noch komplizierter, daß die depressive Symptomatik auch durch eine *eigenständige psychische Krankheit* (z. B. Melancholie) unabhängig von der somatischen Störung bedingt sein kann.

41.1.3 Therapie

Die verschiedenen *psycho-* und *somatotherapeutischen antidepressiven Maßnahmen* sind, wie die Abb. 41–1 zeigt, bei den einzelnen depressiven Erkrankungen in unterschiedlicher Form, Gewichtung und Kombination zu berück-

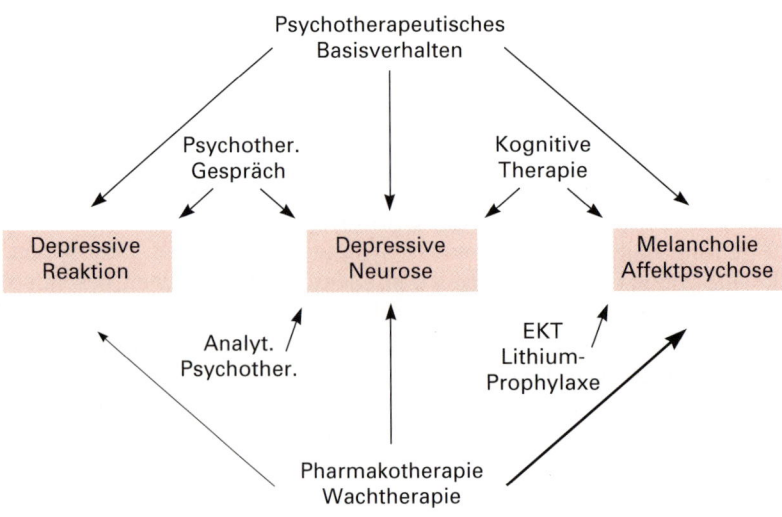

Abb. 41–1: Antidepressive Maßnahmen

41.1 Der depressive Patient

sichtigen. Bei „unkompliziertem" Krankheitsbild wird im allgemeinen der Hausarzt die Behandlung durchführen; handelt es sich aber um eine schwere depressive Verstimmung, ist die diagnostische Zuordnung unsicher oder bleibt der therapeutische Effekt unzureichend, ist der **Psychiater** zu konsultieren.

*bei schweren depressiven Verstimmungen ist der **Psychiater** zu konsultieren*

41.1.3.1 Psychotherapie

Psychotherapie

Die **speziellen psychotherapeutischen Verfahren** setzen eine fundierte Ausbildung des Arztes voraus; ihre Durchführung liegt damit in den Händen des psychotherapeutisch arbeitenden Psychiaters. Die im engeren Sinne psychodynamischen Behandlungsansätze haben sich in der Therapie reaktiver und neurotischer Depression bewährt. Kognitive Therapie kann auch bei melancholischen Patienten indiziert sein.

spezielle Psychotherapieverfahren durch psychotherapeutisch ausgebildete Ärzte

Besondere Bedeutung kommt dem **psychotherapeutischen Basisverhalten** zu. Es berücksichtigt Erfahrungen unterschiedlicher psychotherapeutischer Schulrichtungen und bietet auch dem nicht psychiatrisch-psychotherapeutisch tätigen Arzt wesentliche Hilfen in der Betreuung depressiver Patienten. Er ist in der Behandlung des depressiv-Kranken oft in der Gefahr, von dessen pessimistisch-resignativer Perspektive „angesteckt" zu werden, mit der dieser sich selbst, seine Lebenssituation und Zukunft sieht. Oberflächliche Aufmunterung des Patienten mag zwar den Arzt entlasten, hilft dem Kranken aber nicht. Der Patient braucht gerade in der Anfangsphase der Behandlung eine *akzeptierende Zuwendung*, die auch scheinbar unbegründete Klagen und Sorgen zu Wort kommen läßt. Erkrankung und Behandlungsmaßnahmen sollten *verständlich erklärt* werden. Depressive Patienten sehen häufig vorübergehende Verschlechterungen ihres Befindens, wie sie auch bei unkompliziertem Behandlungsverlauf vorkommen, als endgültig an. Der Arzt sollte nicht versuchen, sie dem Patienten „auszureden", aber er darf sich auch nicht in der realistischen Bewertung dieser Schwankungen beirren lassen. *Aktivität* und *nichtdepressives Verhalten* sind zu fördern; kleine Fortschritte und Verbesserungen des Befindens sollten dem Kranken aufgezeigt werden, der diese Veränderungen angesichts der belastenden Beschwerden oft nicht wahrnimmt. Allerdings ist auch hierbei zu vermeiden, dem Patienten Fortschritte gleichsam beweisen zu wollen, die er selbst noch nicht erleben kann. Aktive Hilfe des Arztes kann zur Änderung depressionsfördernder Lebensbedingungen beitragen. Gerade bei lang anhaltenden depressiven Verstimmungen ist es wichtig, daß der Arzt sich nicht wie der Patient entmutigen läßt und ihn als schwierigen Patienten offen oder verborgen zurückweist.

psychotherapeutisches Basisverhalten → auch dem nicht psychiatrisch tätigen Arzt möglich

aktive Hilfe des Arztes durch
- akzeptierende Zuwendung

- Erklärung von Erkrankung und Behandlungsmaßnahmen

- Förderung von Aktivität und nichtdepressivem Verhalten
- Aufzeigen von Fortschritten

41.1.3.2 Somatotherapie

Somatotherapie

Eine Behandlung mit **Antidepressiva** (Thymoleptika) ist bei depressiven Störungen unterschiedlicher Nosologie indiziert. Besonders wirksam ist sie bei *melancholischen Patienten*, aber auch bei *schwerer neurotisch-depressiver Verstimmung* mit Vitalsymptomen. Die Anwendung bei organisch-depressiv Kranken und Schizophrenen mit depressiven Verstimmungen erfordert besondere Kautelen, und die Erfolge sind weniger sicher.

Behandlung mit **Antidepressiva** bei
- melancholischen Patienten und
- schwerer neurotisch-depressiver Verstimmung

Auf eine *ausreichende Dosierung* des Antidepressivums ist zu achten; bleibt der Behandlungserfolg innerhalb eines angemessenen Zeitraums (i. allg. 2–3 Wochen) trotzdem aus, ist der *Wechsel des Antidepressivums* indiziert. Benzodiazepine können bei ängstlich-agitierter Symptomatik die thymoleptische Behandlung ergänzen, insbesondere bis zum Eintritt der antidepressiven Wirkung; eine *Monotherapie mit Tranquilizern* ist aber keine geeignete medikamentöse Behandlung depressiver Erkrankungen.

besonders zu beachten sind
- ausreichende Dosierung
- bei Erfolglosigkeit Wechsel des Antidepressivums
- keine Monotherapie mit Tranquilizern

Wachtherapie
vorübergehende Besserung bei etwa 50 % der melancholischen Patienten (weniger deutlich bei neurotischer Depression)
Vorteile:
- rasche Wirkung
- gute Verträglichkeit

Elektrokrampftherapie
(im Rahmen psychiatrischer Behandlung)
evtl. lebensrettend!

Therapieresistente Depression

Definition
⇒

situative und neurotische Faktoren können die depressive Phase verlängern

Phasenprophylaxe bei affektiven Psychosen
(Melancholie, Manie)

Phasenprophylaxe durch
- Lithiumsalze (Serumspiegel kontrollieren)

- alternativ Carbamazepin

Leitsymptom Suizidgefahr

Vorbemerkungen

Epidemiologie
Suizidtote etwa ebensoviele wie Verkehrstote
(Suizidversuche 10mal höher)
im Vorfeld häufig Aufsuchen eines Arztes
→ evtl. Möglichkeit der **Prävention**

Der **therapeutische Schlafentzug** (Wachtherapie) in der 2. Nachthälfte (einmalig oder wiederholt in Abständen durchgeführt) erzielt bei etwa der Hälfte der melancholischen Patienten eine – allerdings nur vorübergehende – mäßige bis deutliche Besserung des Befindens. Verschlechterungen oder vollständige Heilungen kommen gleich selten vor. *Rascher Wirkungseintritt* und eine im Vergleich zu anderen Behandlungen in der Medizin außerordentlich *gute Verträglichkeit* sind hervorzuheben. Bei der neurotischen Depression ist der antidepressive Effekt schwächer und weniger zuverlässig.

Die **Elektrokrampftherapie** ist zwar nur bei relativ wenig Melancholiekranken indiziert, kann dann aber lebensrettend sein. Die Durchführung erfolgt im Rahmen stationär-psychiatrischer Behandlung.

41.1.4 Therapieresistente Depression

> Hierunter werden **melancholische Erkrankungen** verstanden, die auf die lege artis durchgeführte Behandlung mit tri- oder tetrazyklischen Antidepressiva in Kombination mit Wachtherapie *nicht* oder nur sehr *unzureichend abklingen*.

Neben besonderen Modifikationen der antidepressiven Pharmakotherapie (z.B. Gabe von Monoaminoxidasehemmern, was besondere Kautelen erfordert) wird der Psychiater in diesen seltenen Fällen auch die Elektrokrampfbehandlung in Betracht ziehen. Situative und neurotische Faktoren können das „Herausgeraten" aus der melancholischen Phase ebenfalls erschweren und besondere psychotherapeutische Interventionen erforderlich machen.

41.1.5 Phasenprophylaxe bei affektiven Psychosen

Affektive Psychosen, also **Melancholie** (endogene Depression) und **Manie**, verlaufen phasisch. *Lithiumsalze* erlauben bei ca. 70 % dieser Patienten eine *effektive Phasenprophylaxe*. Ob sie indiziert ist, muß individuell anhand bestimmter Verlaufsparameter entschieden werden. Die Einstellung erfolgt – nach Ausschluß internistischer Kontraindikationen – auf der Grundlage des Serumspiegels. In regelmäßigen Abständen ist die Dosierung zu überprüfen (Serumspiegel), wegen der relativ geringen therapeutischen Breite von Lithium ist eine gute Information und Kooperation des Patienten unverzichtbar. Eine Alternative zur Prophylaxe mit Lithium stellt *Carbamazepin* dar.

41.2 Der suizidale Patient

41.2.1 Vorbemerkungen

1992 verstarben in der Bundesrepublik mehr als 13 000 Menschen durch Suizid, was ungefähr der Zahl der Verkehrstoten entspricht. Suizidversuche sind mehr als 10mal so häufig wie Suizide (Dunkelziffer!). Im Vorfeld der suizidalen Handlung suchen die Patienten häufig den Arzt (vor allem Hausarzt) auf: 40–50 % innerhalb des letzten Monats, 20–25 % innerhalb der letzten Woche vor dem Suizid oder Suizidversuch. Soweit sich hieraus *Möglichkeiten der Prävention* ergeben, kann der Arzt sie nur nutzen, wenn ihm wenigstens das Grundwissen über Suizidalität zur Verfügung steht.

41.2.2 Hinweise auf suizidale Gefährdung

Suizidale Impulse können völlig unvorhersehbar durchbrechen, insbesondere bei *schizophrenen Kranken*. Meist aber weisen **Verhaltensänderungen** auf die suizidale Gefährdung hin: Der Betroffene zieht sich zurück und kapselt sich ab; Initiative und Lebensfreude schwinden, er erlebt seine Situation mehr und mehr als unabänderlich und aussichtslos. Mag der Patient auch zunächst offen oder latent andere für seine Situation verantwortlich gemacht haben, so richten sich diese aggressiven Impulse später vor allem gegen die eigene Person. Die autodestruktiven Tendenzen drängen sich in Suizidphantasien und -impulsen auf. Diese auch als **präsuizidales Syndrom** bezeichneten Veränderungen entsprechen also im wesentlichen dem depressiven Syndrom. Nicht selten weisen ausdrückliche Bemerkungen des Patienten auf die suizidalen Tendenzen hin. Aber nicht nur bei Laien hält sich hartnäckig die Meinung: „Wer über Selbstmord spricht, bringt sich nicht um" – eine mitunter tödliche Fehleinschätzung. Es gilt vielmehr, die sich hier eröffnende Chance rechtzeitiger Behandlung entschlossen zu nutzen.

Motive und Hintergründe suizidaler Handlungen sind uneinheitlich. Bei idealtypischer Dichotomisierung unterscheiden sich **Suizid** und **Suizidversuch** in Psychodynamik und Durchführung recht deutlich; im Umgang mit dem suizidalen Patienten ergibt sich daraus aber auch die Gefahr, daß die hinter den appellativen oder manipulativen Tendenzen verborgene Hilflosigkeit einer (para-)suizidalen Handlung nicht erkannt wird und der Patient durch immer gefährlichere Manöver seine Umgebung zu alarmieren versucht.

Die **Einschätzung der Suizidalität** ist eine schwierige und verantwortliche ärztliche Aufgabe, vor die sich aber jeder Arzt immer wieder gestellt sieht. Im Zweifelsfall wird er mit dem Patienten behutsam, aber offen über die suizidale Gefährdung sprechen und nach Suizidvorstellungen oder -impulsen fragen. Ausweichende Antworten müssen ebenso zur erhöhten Vorsicht mahnen wie die Äußerung des Kranken, dazu habe er keinen Mut. Eine schützende Barriere gegen Suizidimpulse ist hingegen in den Angaben des Patienten zu sehen, Suizid aufgrund der Verpflichtungen und Bindungen an Angehörige oder religiöse Überzeugungen nicht begehen zu können.

Besondere Aufmerksamkeit hat den Gruppen zu gelten, für die eine gegenüber der Allgemeinbevölkerung deutlich erhöhte Suizidrate bekannt ist: *depressive Patienten* und *Suchtkranke, alte* und *vereinsamte Menschen* und auch *Patienten* mit einem *Suizidversuch* in der Anamnese.

41.2.3 Therapeutische Maßnahmen bei Suizidalität

Seelische Erkrankungen müssen diagnostiziert und zielgerichtet behandelt werden. Die Klärung der aktuellen Lebenssituation (situative Konflikte? partnerschaftliche und familiäre Bindungen?) liefert weitere Hinweise für die Entscheidung, ob die Behandlung **ambulant** oder **stationär** durchzuführen ist. Die weitaus meisten Suizidgefährdeten können ambulant betreut werden; Voraussetzung dafür sind klare, konkrete und verbindliche Vereinbarungen (auch für den Fall einer kritischen Zuspitzung suizidaler Impulse!), die dem Patienten Halt geben können. Die wichtigsten Bezugspersonen sind mit einzubeziehen. Bei ungünstigen Verhältnissen darf aber die rechtzeitige Einweisung in stationäre psychiatrische Behandlung nicht versäumt werden.

Hinweise auf Suizidgefährdung

präsuizidales Syndrom

- sozialer Rückzug
- Resignation

- Wendung der Aggression gegen die eigene Person
- Suizidphantasien und -impulse

Suizidankündigung ernst nehmen!

psychodynamische Unterscheidung zwischen **Suizid** und **Suizidversuch**, aber Gefahr der Fehleinschätzung!

Suizidimpulse ansprechen

relativer Schutz ist gegeben durch persönliche oder religiöse Bindungen

erhöhte Suizidrate bei
- depressiven Patienten
- Suchtkranken
- alten und vereinsamten Menschen

Therapeutische Maßnahmen bei Suizidalität

- seelische Krankheiten diagnostizieren
- aktuelle Lebenssituation klären
- Angehörige und Bezugspersonen einbeziehen

- verbindliche, konkrete Absprachen

- ggf. stationäre psychiatrische Behandlung

41.2.4 Therapeutische Maßnahmen nach einem Suizidversuch

Genauso notwendig und selbstverständlich wie die internistische oder chirurgische Therapie ist die Hinzuziehung des **Psychiaters** bei jedem Patienten nach einem Suizidversuch. Unmittelbar nach der suizidalen Handlung stehen viele Patienten dem Angebot offen gegenüber, über die Entwicklung und Motivation des Suizidversuchs zu sprechen. Das allein ist oft schon therapeutisch wirksam, noch häufiger ist ein solches Gespräch der Beginn einer psychiatrisch-psychotherapeutischen Behandlung. Manche Patienten scheinen nach einem Suizidversuch zunächst deutlich entlastet; doch oft ist ein solcher kathartischer Effekt sehr unbeständig. Umso sorgfältiger ist deshalb zu prüfen, in welches soziale Umfeld der Patient zurückkehrt, und welche Hilfen und Sicherheiten angeboten werden können.

41.3 Der schizophrene Patient

41.3.1 Vorbemerkungen und Entstehungsbedingungen

Wenn wir aus didaktischen Gründen einzelne Symptome isoliert betrachten, bleiben wesentliche Aspekte der Schizophrenie unberührt. Auch eine umfassende Auflistung schizophrener Symptome läßt nämlich kaum erkennen, wie tief und in wörtlichem Sinne existentiell der Kranke bei dieser Psychose erschüttert wird. Schizophrenie ist Angriff im Mittelpunkt der Person (Wyrsch).

Ätiologie: Schizophrene Psychosen haben eine *multifaktorielle Genese*. Eine Rolle spielen genetische Faktoren, morphologische, biochemische und neurophysiologische Abweichungen, lebensgeschichtliche Entwicklung und situative Belastungen; individuell unterschiedlich ist die Ausprägung, mit der die verschiedenen ätiopathogenetisch relevanten Faktoren zur Manifestation beitragen. Für den Verlauf der Erkrankung sind die psychosozialen Faktoren von besonderer Bedeutung.

41.3.2 Klinik

Wahn und Halluzinationen, nach Vorstellung des Laien für schizophrene Psychosen kennzeichnend, sind längst nicht bei jedem Schizophrenen anzutreffen; diagnostisch kommt ihnen sogar eine relativ geringe Bedeutung zu. Wesentlich ist vielmehr, daß das Erleben des Schizophrenen die **Einheitlichkeit** verloren hat, die für den Gesunden so selbstverständlich ist.
So entsprechen Gefühl und Affekt bei vielen Kranken nicht mehr dem, was sie erleben (*inadäquate Affektivität* oder *Parathymie*): Der Patient ist z.B. heiter und unbekümmert, obwohl er (auch für ihn!) Qualvolles oder Bedrückendes erlebt. Das Denken kann durch Wortneubildungen (Neologismen), plötzliches Abbrechen der Gedankengänge, Zerfall der begrifflichen Bedeutungen oder pathologische Verknüpfungen von Gedankenfragmenten unverständlich werden (*Zerfahrenheit*). In einer sonst nicht bekannten Radikalität treten einander widersprechende Regungen, Wünsche oder Gedanken auf, ohne daß ihre krasse Unvereinbarkeit vom Patienten registriert werden muß (*Ambivalenz*). Mitunter führen die ambivalenten Impulse dazu, daß der Patient nicht handeln oder sich entscheiden kann. Zum Teil lassen sich die vielgestaltigen Störungen von Motorik und Antrieb (*katatone Störungen*) hierzu in Bezie-

---

Therapie nach Suizidversuch

- psychiatrische Untersuchung

- Offenheit des Patienten gegenüber einer psychiatrisch-psychotherapeutischen Behandlung nutzen

- soziales Umfeld prüfen
- Hilfe und Sicherheit anbieten

Leitsymptom Schizophrenie

Vorbemerkungen und Entstehungsbedingungen

Ätiologie
multifaktorielle Genese
– genetische Faktoren
– morphologische, biochemische, neurophysiologische Abweichungen
– lebensgeschichtliche Entwicklung
– situative Belastungen
psychosoziale Faktoren sind besonders für den Verlauf bedeutsam!

Klinik

Verlust der Einheitlichkeit des Erlebens

Symptomatik
- Parathymie (inadäquate Affektivität)

- Zerfahrenheit (pathologische Verknüpfung von Gedankenfragmenten)
- Ambivalenz (radikales Aufeinandertreffen von widersprechenden Regungen)
- katatone Störungen (Störungen von Motorik und Antrieb)

hung setzen. Gelegentlich spürt ein Kranker den Verlust der Einheitlichkeit seines Erlebens auch direkt leiblich, etwa als Auseinanderfallen oder Sichauflösen des Körpers. Was dem Gesunden hier nur als Metapher erscheinen kann, wird vom Schizophrenen aber unmittelbar so gespürt. *Wahn* oder (insbesondere akustische) *Halluzinationen* können den Patienten quälen und beeindrucken auch die Umgebung häufig besonders nachhaltig. Im Kontakt fällt auf, daß der Kranke auf eine schwer beschreibbare Weise unerreichbar bleibt und in seiner eigenen, inneren Welt gefangen ist (*Autismus*).

Von Patient zu Patient bestehen große Unterschiede darin, welche Symptome vorhanden sind und in welcher Ausprägung. Schon im Querschnitt ergibt sich damit eine große **Vielgestaltigkeit des klinischen Bildes**; zudem ist der Verlauf sehr unterschiedlich.

Die **Diagnose** orientiert sich an den besonders charakteristischen Symptomen (Grundsymptome nach E. Bleuler). *Hirnkrankheiten* müssen ausgeschlossen werden, denn sie können in seltenen Fällen zu einer organischen Psychose mit typisch schizophrener Symptomatik führen.

- Wahn
- Halluzination (insbesondere akustisch)
- Autismus (der Kranke bleibt in seiner inneren Welt gefangen)

Vielgestaltigkeit des klinischen Bildes mit unterschiedlichem Verlauf

Diagnose orientiert sich an besonders charakteristischen Symptomen
Differentialdiagnose
Hirnkrankheiten

41.3.3 Therapie

Die Behandlung erfolgt in der Regel mit **Neuroleptika**, kombiniert mit **psycho-** und **soziotherapeutischen Maßnahmen**. Die *Akutbehandlung* wird der Psychiater übernehmen; dem *Hausarzt* kommt aber eine wichtige Aufgabe in der *langfristigen Betreuung* chronisch Kranker zu. Welche therapeutischen Strategien (welches Medikament in welcher Dosierung? Art und Umfang von Psycho- und Soziotherapie? Ambulante, stationäre oder tagesklinische Behandlung?) bei dem jeweiligen Patienten einzuschlagen sind, muß sorgfältig abgewogen werden und ist nur aufgrund umfangreicher Erfahrungen in der Behandlung Schizophrener zu entscheiden. (Weiterführende Hinweise sind der angegebenen Literatur zu entnehmen.)

Therapie

mehrdimensional
- Neuroleptika
- Psychotherapie
- Akutbehandlung durch Psychiater
- langfristige Betreuung auch durch Hausarzt

41.3.4 Verlauf, Prognose und Prophylaxe

Hartnäckig hält sich die Fehleinschätzung, schizophrene Psychosen verliefen grundsätzlich chronisch. Sorgfältige Katamnesen haben demgegenüber gezeigt: Die Rate der **Heilungen** beträgt 30–40 % (z. T. erst nach Rezidiven), ungünstige Verläufe mit einer Tendenz zur **Chronifizierung** erleiden ca. 30 % der Patienten. Nach einer oder wiederholten schizophrenen Wellen können *Persönlichkeitsveränderungen* zurückbleiben; dieser Residualzustand ist in seiner Ausprägung aber nicht nur von der Eigengesetzlichkeit der Erkrankung abhängig, sondern auch von den psychosozialen Bedingungen, unter denen der Patient lebt.

Sind aufgrund des bisherigen Krankheitsverlaufes Rezidive zu erwarten, ist eine *neuroleptische Rezidivprophylaxe* indiziert (oral oder mit Depotneuroleptika). Die gute rückfallverhütende Wirksamkeit dieser Medikation ist bewiesen. Die Dosierung liegt dabei deutlich unter der der Akutbehandlung. Der Arzt, der den Patienten nach Remission der schizophrenen Welle ambulant weiterbetreut, sollte wissen, welche Änderungen des Verhaltens und Erlebens zu Beginn der psychotischen Dekompensation aufgetreten sind (z. B. Schlafstörungen, Veränderungen des Leiberlebens oder der Wahrnehmung etc.). Stellen sich dann erneut diese als *Frühwarnzeichen* aufzufassenden Veränderungen ein, können bereits zuvor mit dem Patienten vereinbarte therapeutische Maßnahmen ergriffen und so vielfach das drohende Krankheitsrezidiv noch abgewendet werden.

Verlauf, Prognose und Prophylaxe

Verlauf
ca. ein Drittel Heilungen, 30 % Chronifizierung

Prognose
Persönlichkeitsveränderungen können zurückbleiben (auch abhängig von psychosozialen Bedingungen)

Prophylaxe
neuroleptische Rezidivprophylaxe (Dosierung unter der der Akutbehandlung)

Frühsymptome erkennen!

41. Psychiatrische Erkrankungen

41.4 Konversionssymptome

> Von Konversion spricht man, wenn ein **innerseelischer Konflikt** in ein **körperliches Symptom** umgesetzt (konvertiert) und symbolhaft ausgedrückt wird.

41.4.1 Häufigkeit

Über die Häufigkeit insbesondere flüchtiger Konversionssymptome in der Allgemeinbevölkerung ist wenig bekannt. Chronische, ausgeprägte Konversionssymptome sind relativ selten. Da die Patienten körperliche Beschwerden empfinden und häufig stark auf somatische Behandlung drängen, werden diese Kranken vor allem in der **somatischen Medizin** angetroffen, insbesondere der **Neurologie**. Dabei beanspruchen sie in unverhältnismäßigem Umfang ärztliche Zuwendung und kostenintensive, nicht selten auch risikobehaftete diagnostische oder therapeutische Maßnahmen.

41.4.2 Klinik

Schmerz ist ein häufiges Konversionssymptom und verleitet mitunter zu nicht indizierten Eingriffen. Desweiteren sind **funktionelle Parästhesien** und **Anästhesien** zu nennen. Als motorische Störungen können Lähmungserscheinungen und Tremor auftreten; funktionelle Anfälle, Dysarthrie oder Aphonie sind seltener. Auch Erbrechen kann ein Konversionssymptom sein, ebenso funktionelle Blindheit und Taubheit. Im weiteren Sinne werden auch psychogener Dämmerzustand (Ganser-Syndrom) und Pseudodemenz zu den Konversionssyndromen gezählt. Das Spektrum der Konversionssymptome ist also ausgesprochen bunt. Sie können „beinahe jede Krankheit vom Hirntumor bis zum Ileus, vom Gelenkrheumatismus bis zum epileptischen Anfall imitieren" (Bräutigam 1985).

Konversionssymptome folgen in der Regel *nicht den anatomisch-physiologischen Prinzipien*, sondern der Laienvorstellung vom Organismus: Sensibilitätsstörungen sind scharf begrenzt und in ihrem Verteilungsmuster nicht auf eine Störung der zentralen oder peripheren Innervation zurückzuführen. Oder der Patient beschreibt eine röhrenförmige Gesichtsfeldeinengung, wie sie sich weder ophthalmologisch noch neurologisch erklären läßt.

Konversionssymptome besitzen *Ausdrucks-* und *Symbolcharakter*; innerseelische Konflikte werden körperlich ausgedrückt: Blindheit als Konversionssymptom kann zum Ausdruck bringen, daß der Kranke etwas nicht mehr mit ansehen kann; die Gangstörung symbolisiert, daß es so nicht weitergeht. Zahlreiche Metaphern in der Umgangsprache belegen, daß der symbolhafte Ausdruck unter Rückgriff auf körperliche Funktionen dem Menschen nicht fremd ist.

Durch den Vorgang der Konversion wird eine *innerseelische Verminderung der Konfliktspannung* erzielt (sog. primärer Krankheitsgewinn). Dem Patienten sind diese Vorgänge und Zusammenhänge nicht bewußt. Er **simuliert** also **nicht** ein Krankheitssymptom, sondern **erleidet** es. Konversion ist demnach etwas anderes als Simulation; allerdings kommen Übergänge vor.

41.4.3 Diagnose und Abgrenzung

Konversionssymptome werden nicht per exclusionem diagnostiziert, sondern müssen **positiv belegt** werden. Erste Anhaltspunkte liefert bereits das klinische Bild (s.o.), der Nachweis des Zusammenhanges zwischen *individueller*

Konversionssymptome

Definition
⇒

Häufigkeit

ungeklärte **Epidemiologie**

Patienten sind häufig in der somatischen Medizin (Neurologie!) anzutreffen

Klinik

Schmerz als häufiges Konversionssymptom, des weiteren motorische, sensible und sensorische Störungen:
– Lähmungserscheinungen
– Tremor
– Dysarthrie
– Aphonie
– Erbrechen
– funktionelle Blind- und Taubheit

beinahe jede Krankheit kann imitiert werden

Konversionssymptome
- folgen **nicht** den anatomisch-physiologischen Prinzipien, sondern Laienvorstellungen vom Organismus

- besitzen Ausdrucks- und Symbolcharakter

Konversion führt zur Verminderung innerseelischer Konfliktspannung (sog. primärer Krankheitsgewinn)
keine Simulation, sondern Erleiden eines Krankheitssymptoms!

Diagnose und Abgrenzung

Diagnose
nicht per exclusionem diagnostizieren, sondern positive Diagnose stellen:

41.4 Konversionssymptome

Konfliktkonstellation und *Symptommanifestation* bestätigt die Vermutung. Vielfach lassen sich bei Konversionssymptomen geringfügige organische Beeinträchtigungen feststellen. Sie erklären aber die Symptomatik nicht, sondern können als „körperliches Entgegenkommen" bei der Symptombildung unbewußt „aufgegriffen" worden sein. Auch dies unterstreicht die Bedeutung der positiven Diagnosestellung.

Bei vielen neurotisch Kranken (und auch bei Patienten mit anderen seelischen Störungen) treten gelegentlich *passagere Konversionssymptome* auf, ohne aber die Symptomatik zu prägen. Steht das Konversionssymptom im Vordergrund des neurotischen Beschwerdebildes, wird von *Konversionsneurose* (Konversionsreaktion, Konversionshysterie) gesprochen. Mit großer Hartnäckigkeit „kämpfen" diese Patienten meist offen oder verborgen darum, daß ihre Beschwerden als körperlich begründet anerkannt und somatisch behandelt werden. Einen Zusammenhang zwischen den Beschwerden und inneren Konflikten können die Betroffenen nicht sehen und lehnen ihn oft auch vehement ab.

Differentialdiagnostisch sind hier natürlich stets entsprechende *körperliche Krankheiten* auszuschließen, insbesondere neurologische Störungen. Die Abgrenzung ist mitunter sehr schwierig; nicht selten verleitet das Drängen des Patienten den Arzt dazu, das Maß sorgfältiger Diagnostik zu überschreiten oder geringfügigen Befundabweichungen zu viel Gewicht beizumessen. Solche somatischen Minimalbefunde schließen die Diagnose Konversionsneurose keineswegs aus. Umgekehrt ist bei besonders „grober" Konversionssymptomatik, bei der sich ein abgewehrter Konflikt schon bei oberflächlicher Betrachtung geradezu aufdrängt, immer nach einer *hirnorganischen Störung* zu fahnden.

Von Konversionssymptomen sind ferner zu unterscheiden *funktionelle Störungen im engeren Sinne* (sog. Organneurosen) sowie *psychosomatische Erkrankungen*, die beide nicht als symbolischer Ausdruck intrapsychischer Konflikte aufzufassen sind.

Im Erleben des *hypochondrischen* Patienten dominiert eine ausgeprägte Krankheitsfurcht; geringfügige körperliche Sensationen haben für ihn weniger den Charakter einer Beschwerde, sondern sind ihm Zeichen eines sich erst anbahnenden körperlichen Leidens.

41.4.4 Therapie

Die Psychotherapie wird je nach individueller Situation des Patienten stärker **konflikt**- oder **symptomzentriert** durchgeführt. Manchmal ist zunächst eine übende Behandlung der gestörten körperlichen Funktion angezeigt, um dem Patienten, der ein stark somatisch geprägtes Bild von seiner Krankheit hat, eine Brücke zu bauen. Ärztlich-therapeutische Gespräche sind auch in solchen Fällen von Anfang an erforderlich.

Häufige Fehler sind:
- *„Sie haben nichts!"* – Eine solche Aussage muß den Patienten brüskieren und ihn eines Täuschungsmanövers anschuldigen. Sie ist auch medizinisch falsch, weil sie aus dem Fehlen belangvoller somatischer Störungen auf leiblich-seelische Gesundheit insgesamt schließt. So wird Behandlung verhindert und allenfalls eine Verfestigung der Symptomatik erreicht.
- Übermäßige *emotionale Verstrickung von Arzt und Patient*: Der zunächst vom scheinbar organischen Leiden des Patienten angerührte Arzt reagiert mit Enttäuschung und Zurückweisung, wenn all seine sorgfältige organische Diagnostik keine Störung zutage fördern kann. Der Patient seinerseits kämpft um so hartnäckiger um die ihn rehabilitierende Anerkennung einer körperlichen Krankheit.
- Die Erklärung der Störung als *„nur seelisch"* wird von vielen Patienten ebenfalls als zurückweisend erlebt, günstigstenfalls hinterläßt sie beim Kranken

---

Zusammenhang zwischen individueller Konfliktkonstellation und Symptommanifestation muß nachgewiesen werden

Abgrenzung
- passagere Konversionssymptome
- Konversionsneurose

Differentialdiagnose
- körperliche Krankheiten, insbesondere neurologische

- bei aufdringlicher Konversionssymptomatik hirnorganische Störungen ausschließen

- abzugrenzen sind auch
  - funktionelle Störungen (Organneurosen)
  - psychosomatische Erkrankungen
- hypochondrische Syndrome

Therapie

konflikt- und/oder symptomzentrierte Psychotherapie

häufige **Behandlungsfehler**
- Glaubwürdigkeit der Beschwerden anzweifeln

- Verstrickung des Arztes in das Agieren des Patienten

- Störung nicht als „nur seelisch" erklären

41.4.5 Prognose

Ratlosigkeit: Weil die dem Symptom zugrundeliegende Konfliktdynamik in den wesentlichen Anteilen unbewußt ist, kann der Patient allein auch keine Änderung erzielen.

Die Symptomprognose ist im allgemeinen *günstig*, oft bilden sich die Konversionssymptome spontan zurück. Ungünstige Umstände können aber auch zur *Chronifizierung* führen, etwa wenn der Patient von der Umgebung wegen der Störung ein Übermaß an Rücksichtnahme, Schonung und Bevorzugung erfährt (sog. sekundärer Krankheitsgewinn). *Iatrogene Schädigungen* können entstehen, wenn der Arzt sich durch den Patienten zu nicht indizierten Eingriffen drängen läßt. Dies zu vermeiden ist eine eminent wichtige therapeutische Aufgabe, die in der Praxis offensichtlich viel schwerer zu verwirklichen ist als in der Theorie.

41.5 Angstneurose, Phobie und Herzphobie

41.5.1 Vorbemerkungen

Angst ist keineswegs an sich pathologisch, sondern in vielen Situationen eine angemessene emotionale Reaktion des Gesunden. Das **seelisch-leibliche Phänomen Angst** wird in gleicher Weise durch den *Affekt* wie durch die *körperlichen Empfindungen* konstituiert: Herzklopfen, „weiche Knie", Zittern, Schwindel, Durchfall und Schweißausbruch sind also auch Angst. Alle seelischen Erkrankungen können mit Angst einhergehen; die Ausprägung reicht von leichter Ängstlichkeit bis zu Panik und dem Erleben, von Angst völlig überflutet zu werden. Sie kann mehr oder weniger ständig verspürt werden oder den Betroffenen plötzlich befallen. Im folgenden geht es um drei Krankheitsbilder, bei denen regelmäßig die Angst ganz im Vordergrund steht, nämlich **Angstneurose**, **Phobie** und **Herzphobie**.

41.5.2 Klinik

Psychodynamisch gesehen dient die Bildung neurotischer Symptome wesentlich dazu, Angst abzuwehren. Häufig gelingt dies jedoch nur unvollständig, und so zählt Angst auch zu den **Begleitsymptomen** der meisten Neurosen. Die Angstabwehr gelingt besonders schlecht bei der *Angstneurose* und *Phobie*; hier tritt Angst sogar als **Leitsymptom** in Erscheinung. Sie ist bei der Angstneurose nicht auf bestimmte Objekte oder Situationen bezogen. Der Patient kann nicht mehr sagen, wovor er eigentlich Angst hat. Viele sprechen zumindest im Beginn der Erkrankung kaum von dem Affekt Angst, sondern erleben „nur" die körperlichen Erscheinungen der Angst.

Bezieht sich die Angst auf bestimmte Situationen oder äußere Objekte, spricht man von **Phobie**: Angst wird ausgelöst bei dem Überqueren eines freien Platzes, dem Aufenthalt in engen Räumen, dem Anblick von Spinnen, Hunden usw. Die angstauslösenden Objekte sind **nicht** die Ursache der Phobie; auch für den Patienten selbst ist seine Reaktion unangemessen, die Angst erscheint ihm irrational. Weil sie sich auf bestimmte äußere Umstände bezieht, kann er den angstauslösenden Reizen ausweichen (Vermeidungsverhalten).

Bei der **Herzphobie** (Herzneurose) verspürt der Patient anfallsartiges Herzklopfen, ein Beklemmungsgefühl im Brustraum und Atemnot; ihn treibt die

---

Prognose

meist günstig, oft spontane Rückbildung
Chronifizierung bei ungünstigen Umständen (z. B. sekundärer Krankheitsgewinn)
iatrogene Schädigungen vermeiden

Angstneurose, Phobie, Herzphobie

Vorbemerkungen

Angst = seelisch-leibliches Phänomen

Klinik

Angst als Begleitsymptom der meisten Neurosen (Angstabwehr durch Bildung neurotischer Symptome)

Angst als Leitsymptom bei **Angstneurose** = Angst ohne Bezug zu Objekten oder Situationen

Phobie
= Angst vor bestimmten Situationen oder äußeren Objekten

Vermeidungsverhalten bei objektbezogenen Ängsten

Herzphobie (Herzneurose)
= anfallsartiges Beklemmungsgefühl mit Herzklopfen und Atemnot

41.5 Angstneurose, Phobie und Herzphobie

elementare Angst, er würde das Bewußtsein verlieren und in der nächsten Sekunde würde das Herz aufhören zu schlagen. Meist lassen die Beschwerden schon nach, wenn der notfallmäßig herbeigerufene Arzt nur erscheint.
Differentialdiagnostisch müssen Herzinfarkt und koronare Herzerkrankung ausgeschlossen werden. Doch die unauffälligen somatischen Befunde geben dem Herzphobiker keineswegs Beruhigung und Sicherheit. Die in unregelmäßigen Abständen auftretenden Angstattacken führen dazu, daß das Erleben des Patienten zunehmend von der Angst um sein Herz bestimmt wird. Aus *Angst vor der Angst* engt sich sein Aktionsradius immer stärker ein.

somatische Diagnostik vermag neurotische Ängste nicht zu beruhigen

41.5.3 Entstehungsbedingungen

Wie bei allen neurotischen Erkrankungen kann sich die Symptomatik manifestieren, wenn biographisch lange zurückliegende, *verdrängte Konflikte aktualisiert* werden. *Somatisch-vegetative Umstellungen* (Schlafmangel, exzessiver Koffeingenuß usw.) können die Symptommanifestation begünstigen (ohne ursächlich wirksam zu sein). Ob die Konzeption der sog. Panikattacke als eines besonderen, biologisch determinierten Krankheitsbildes bei klinischer Überprüfung Bestand hat, muß sich erweisen.

Ätiologie

- Aktualisierung unbewußter Konflikte
- Begünstigung der Symptommanifestation durch somatisch-vegetative Umstellungen

41.5.4 Diagnose und Differentialdiagnose

Für die Diagnose ist neben der charakteristischen Symptomatik der *Nachweis einer neurotischen Störung* mit entsprechender *Biographie* und *Konfliktaktualisierung* bei *Symptommanifestation* zu fordern. Dies setzt einige Erfahrung mit psychiatrischen Krankheitsbildern voraus; im Zweifelsfall ist der Psychiater zu konsultieren.
Die gründliche somatische Diagnostik schließt körperliche Erkrankungen aus, die von Angst begleitet werden können: z. B. *Hyperthyreose*, *Aura bei epileptischen Anfällen*. Abzugrenzen sind andere neurotische Erkrankungen mit stärkerer Angstentwicklung, vor allem *hypochondrische Neurose* oder *Zwangsneurose*. Heftige Angst bis hin zur Panik kann beim sog. *Horrortrip* nach Rauschmittelkonsum auftreten. Angst ist auch ein ausgesprochen häufiges Symptom der *Melancholie* (endogene Depression) und *Schizophrenie*; Fehldiagnosen lassen sich vermeiden, wenn stets gezielt auch auf wenig aufdringliche psychotische Symptome geachtet wird.

Diagnose und Differentialdiagnose

Diagnose
- charakteristische Symptomatik
- Nachweis einer neurotischen Störung

Differentialdiagnose
- körperliche Erkrankungen
  - Hyperthyreose
  - Aura
- neurotische Erkrankungen
  - hypochondrische Neurose
  - Zwangsneurose
- Drogenmißbrauch
- Psychosen
  - Melancholie
  - Schizophrenie

41.5.5 Therapie

Bei *Angstneurose* und *Phobie* ist **Psychotherapie** indiziert, ebenso bei *Herzphobie*. Dabei vermag **Verhaltenstherapie** insbesondere Phobien sowie chronifizierte Angstneurosen und Herzphobien günstig zu beeinflussen. Wenn die Angstsymptomatik sehr ausgeprägt ist, kann eine zeitlich befristete Therapie mit **Tranquilizern** in Kombination mit **Psychotherapie** indiziert sein. Ein Patient mit Herzphobie wird auch durch die wiederholte Bestätigung unauffälliger körperlicher Befunde nicht beruhigt; vielmehr kann eine Chronifizierung der Neurose iatrogen begünstigt werden, wenn die somatische Diagnostik irrational überzogen wird.

Therapie

- Psychotherapie
- Verhaltenstherapie

- Tranquilizer
  - nur zeitlich befristet
  - nur in Kombination mit Psychotherapie

41.6 Leitsymptom Bewußtseinsstörung

Eine Verminderung der Vigilanz (Benommenheit, Somnolenz, Sopor, Koma) gilt als zuverlässiges Zeichen einer zerebralen Schädigung. Auf diese *„quantitativen" Bewußtseinsstörungen* soll hier nicht näher eingegangen werden. Aber auch bei Patienten, deren Vigilanz unbeeinträchtigt scheint, kann die Bewußtseinslage offenkundig verändert sein. Diese *„qualitativen" Bewußtseinsstörungen* weisen ebenfalls auf eine mittelbare oder unmittelbare Schädigung der Hirnfunktionen hin. Die Bewußtseinsstörung kann damit als **Leitsymptom akuter organischer Psychosen** gelten. Im allgemeinen werden drei Syndrome unterschieden: *Verwirrtheitszustand* (amentielles Syndrom), *Delir* und *Dämmerzustand*. Allerdings lassen sie sich klinisch keineswegs immer scharf voneinander abgrenzen; insbesondere sind Übergänge zwischen Delir und Verwirrtheitszustand häufig (amentiell-delirantes Syndrom). In den neuen psychiatrischen Klassifikationssystemen ist auf eine Differenzierung der akuten organischen Psychosen mit Bewußtseinsstörungen verzichtet worden zugunsten des mit umfassender Bedeutung verwendeten Begriffs Delir.

41.6.1 Verwirrtheitszustand und Delir

Im **Verwirrtheitszustand** ist das Bewußtsein getrübt, der Patient desorientiert (vor allem hinsichtlich Zeit, Ort und Situation, seltener zur Person). Das Denken des Kranken ist unzusammenhängend (inkohärent). Weil er sich in der Umgebung nicht zurechtfindet und die Situation verkennt, ist der Patient unruhig, ratlos, manchmal aggressiv. Er kann sich kaum konzentrieren und ist im Gespräch hochgradig ablenkbar. Häufige **Ursachen** sind *Hirndurchblutungsstörungen* und *Traumata*. Bekannt sind vor allem die nächtlichen Verwirrtheitszustände bei geriatrischen Patienten.

Im **Delir** treten zusätzlich illusionäre Verkennungen und optische Halluzinationen (insbesondere in Form kleiner bewegter Objekte) auf. Die Stimmung des Deliranten erscheint manchmal unangemessen heiter, häufiger aber unruhig, ängstlich-gespannt. Seine Kritikfähigkeit ist oft deutlich eingeschränkt, die Suggestibilität erhöht. Es bestehen erhebliche *somatische*, vor allem *vegetative Störungen*: Schlaflosigkeit, Hyperhidrosis, Tremor, Fieber, Tachykardie und schwere Kreislaufstörungen. Das Delir ist ätiologisch keineswegs spezifisch für den Alkoholentzug (wie oft fälschlicherweise angenommen wird); es kann u.a. auch bei fieberhaften Hirnerkrankungen und Stoffwechselentgleisungen (Hyperthyreose!) auftreten oder nach Einnahme anticholinerg wirksamer Pharmaka.

41.6.2 Diagnose

Verwirrtheitszustand und Delir hinterlassen in der Regel eine (partielle) **Amnesie**. Sie sind *ätiologisch unspezifisch*, also nicht einer bestimmten Noxe eindeutig zuzuordnen. Entsprechend besteht die diagnostische Aufgabe vor allem darin, die *organische Grundkrankheit* festzustellen. Dabei wird auf das gesamte Spektrum der somatischen Untersuchungsverfahren, insbesondere der Hirndiagnostik, zurückgegriffen. Genauso ist beim *Dämmerzustand* zu verfahren, der sehr selten ist. Bezüglich seiner Symptomatik muß auf die weiterführende Literatur verwiesen werden.

Leitsymptom Bewußtseinsstörung

Bewußtseinsstörungen weisen auf Schädigung der Hirnfunktionen

Bewußtseinsstörung = Leitsymptom akuter organischer Psychosen
Syndrome
- Verwirrtheitszustand (amentielles Syndrom)
- Delir
- Dämmerzustand

Verwirrtheitszustand und Delir

Verwirrtheitszustand
Symptome:
- Bewußtseinstrübung
- Desorientiertheit
- inkohärentes Denken

Ursachen:
- Hirndurchblutungsstörungen
- Traumata

Delir
Symptome:
- illusionäre Verkennung
- optische Halluzinationen
- somatische und vegetative Störungen
- Desorientiertheit
- inkohärentes Denken

Ursachen z.B.:
- Alkoholentzug
- fieberhafte Hirnerkrankung
- Stoffwechselentgleisung

Diagnose

organische Psychosen sind ätiologisch unspezifisch

deshalb:
organische Grundkrankheit feststellen!

41.6.3 Therapie

Die **Behandlung der Grundkrankheit** steht im Vordergrund. Daneben ist häufig eine *symptomatische psychiatrische Therapie* notwendig, um den Patienten oder die Umgebung vor Schaden zu bewahren. Mitunter ist die Behandlung in einer geschlossenen psychiatrischen Station deshalb nicht zu vermeiden. Auf *sedierende Psychopharmaka* können diese hirnkranken Patienten besonders empfindlich reagieren. Neuroleptika sind deshalb viel niedriger zu dosieren als bei Patienten mit sog. endogenen Psychosen. Es können zudem paradoxe Effekte auftreten, d. h. bei dem Patienten bewirkt die Gabe eines sedierenden Psychopharmakons verstärkte Erregung.

Therapie

- Behandlung der Grundkrankheit
- symptomatische psychiatrische Therapie

- Psychopharmaka
  - niedrig dosieren
  - paradoxe Reaktion möglich

41.7 Leitsymptom Demenz im Alter

41.7.1 Vorbemerkungen und Definition

Wird das Gehirn unmittelbar oder mittelbar einer *akuten Schädigung* ausgesetzt, kommt es zu den durch Bewußtseinsstörungen gekennzeichneten **akuten organischen Psychosen**. Davon zu unterscheiden sind die Folgen *chronischer Hirnschädigung,* die als **organisches Psychosyndrom** bezeichnet werden; in den neueren psychiatrischen Klassifikationssystemen wird hierfür auch der Begriff **Demenz** verwendet. Demenz als Syndrom hat nach dieser Terminologie eine gegenüber früher erweiterte Bedeutung und bezeichnet ganz allgemein das organische Psychosyndrom. In einem engeren Sinne wird aber auch von Demenz als Krankheit gesprochen, und zwar als *Alzheimer Demenz* oder *vaskuläre Demenz.*

Vorbemerkungen und Definition

Folge chronischer Hirnschädigung = **organisches Psychosyndrom** oder **Demenz**

> Das **Syndrom Demenz** ist gekennzeichnet durch eine *Beeinträchtigung des Gedächtnisses*, einen fortschreitenden *Verlust intellektueller Fähigkeiten* und eine *organische Persönlichkeitsveränderung*. Bewußtseinseintrübungen fehlen.

Definition
←

Wie bereits erwähnt, wird der Begriff der Demenz heute nicht nur auf die hochgradig ausgeprägten psychoorganischen Syndrome angewandt.

41.7.2 Klinisches Bild

Durch Leistungseinbußen und Persönlichkeitsveränderung kommt es bei ausgeprägter Demenz zu einer erheblichen **Einschränkung der Alltagsbewältigung**. Die *Gedächtnisstörungen* betreffen zunächst die zeitliche Einordnung vergangener Ereignisse (Zeitgitterstörungen), weiten sich dann auf die Reproduktion jüngerer Gedächtnisinhalte aus und erfassen schließlich auch das Altgedächtnis. Es treten zunehmend *Orientierungsstörungen* und *Konfabulationen* auf. Das *Denken ist eingeengt*, wenig wendig (perseverierend) und hinsichtlich des Abstraktionsvermögens verarmt. Urteils- und Kritikfähigkeit leiden, in schweren Fällen werden auch die erheblichen Störungen gar nicht mehr realisiert (Anosognosie). Regelmäßig sind *Affektstörungen* festzustellen: Der Kranke ist ratlos, bedrückt (insbesondere, wenn er seine Defizite selbst bemerkt); die Stimmung kann mißmutig-dysphorisch erscheinen oder unkritisch-euphorisch. Kennzeichnend ist eine erhöhte *Affektlabilität* bis hin zur sog. *Affektinkontinenz*: Kleine Anlässe lösen heftige Emotionen aus, die jedoch genauso rasch aufzufangen sind. Der *Antrieb ist meist vermindert* (bis hin zur „Abulie"), manchmal können aber auch Drang- und Erregungszustände auftreten und

Klinik

psychoorganische Leistungseinbußen

- Gedächtnisstörungen

- Orientierungsstörungen
- Einengung des Denkens und Verminderung der Kritikfähigkeit

- Affektstörungen

- Affektlabilität und Affektinkontinenz

- Antriebsminderung

- Persönlichkeitsveränderung

den Umgang mit dem Patienten erheblich erschweren. Frühere Charakterzüge können infolge der organischen Persönlichkeitsveränderung nivelliert werden, aber auch verstärkt hervortreten bis zur karikaturhaften Überzeichnung.

41.7.3 Diagnose und Differentialdiagnose

Diagnose und Differentialdiagnose

Frühsymptome erkennen

Die **Frühsymptome** des organischen Psychosyndroms (z. B. erhöhte Ermüdbarkeit, nachlassende Spannkraft, Konzentrations- und Merkfähigkeitsstörungen, Umständlichkeit oder emotionale Unausgeglichenheit) werden häufig übersehen. Zwischenmenschliche Konflikte, wie sie sich aus der psychoorganischen Leistungsbeeinträchtigung im Alltag ergeben, werden dann falsch bewertet und mit ungeeigneten therapeutischen Maßnahmen angegangen. **Testpsychologische Untersuchungsverfahren** können helfen, hirnorganisch begründete Leistungseinbußen zu erfassen; wenn aber die psychoorganischen Störungen weniger kognitive Leistungen, sondern mehr die Emotionalität des Patienten betreffen, ist die Aussagekraft solcher Untersuchungen gering. Gerade hier ist das diagnostische Urteil aufgrund klinischer Erfahrung meist ausschlaggebend.

testpsychologische Untersuchung durchführen

umfangreiche somatische Diagnostik nicht nur bei jüngeren, sondern auch bei Patienten in mittlerem und höherem Lebensalter notwendig!

Tritt eine Demenz bei einem jüngeren Patienten auf, wird wohl ausnahmslos eine sehr umfangreiche **somatische Diagnostik** durchgeführt. Bei Patienten mittleren und höheren Lebensalters unterbleibt dies nicht selten, und die Demenz wird fälschlicherweise „dem Alter" zugeschrieben. Dadurch bleiben therapeutische Möglichkeiten ungenutzt, was insbesondere für Patienten mit behebbaren Demenzzuständen (immerhin etwa 10 %) fatal ist.

Differentialdiagnose
- Alzheimer-Demenz
- vaskuläre Demenz

Differentialdiagnostisch sind vor allem die *Alzheimer Demenz* und die *vaskuläre Demenz* in Betracht zu ziehen.

Alzheimersche Krankheit, zerebro-vaskuläre Demenz und gemischt vaskulär-degenerative Demenzen machen zusammen etwa 90 % der Altersdemenzen aus. Wesentlich seltener sind *Morbus Pick* und *Creutzfeldt-Jakobsche Krankheit*. Neben den unmittelbaren zerebralen Hirnschädigungen (z. B. durch vaskuläre, entzündliche oder raumfordernde Prozesse) sind auch zahlreiche, den gesamten Organismus betreffende Noxen zu bedenken, etwa *Intoxikationen*, *metabolische* oder *endokrine Störungen*. Um die Demenzformen mit behandelbarer Ursache auch bei Fehlen konkreter diagnostischer Hinweise wenigstens einigermaßen systematisch zu berücksichtigen, werden einige technische Zusatzuntersuchungen als obligat empfohlen (nach Lauter und Kurz 1989):

Seltener sind
- Morbus Pick
- Creutzfeldt-Jakobsche Krankheit
- unmittelbar zerebrale Hirnschädigung
- Intoxikation
- metabolische und endokrine Störungen

obligatorische Zusatzuntersuchungen bei ätiologisch ungeklärten Demenzerkrankungen
⇨

- Urinstatus
- Blutbild
- Elektrolyte
- Harnstoff, Kreatinin
- Leberfunktionen
- Schilddrüsenhormone
- Vitamin B12 und Folsäure
- Fettstatus
- TPHA
- EKG
- Röntgenaufnahme des Thorax
- Kraniales CT oder MRT

Selbstverständlich ist eine gründliche allgemeinkörperliche und spezielle neurologische Untersuchung. Die Anamnese wird insbesondere die zeitliche Entwicklung der Demenz herausarbeiten müssen (kurzfristige fokal-neurologische Zeichen als Ausdruck einer transitorischen ischämischen Attacke?), von nahen Angehörigen sind weitere Informationen einzuholen.

41.7.4 Therapie und Prognose

Therapie und Prognose

Restitution möglich bei Erkennen ursächlich behandelbarer Faktoren

Wenn auch die allermeisten Dementen an einer chronisch fortschreitenden, irreversiblen Hirnkrankheit leiden, bedeutet Demenz nicht grundsätzlich Irreversibilität; soweit sich ursächlich behandelbare Faktoren erfassen lassen, ist

41.7 Leitsymptom Demenz im Alter

sogar eine **Restitution** möglich. Die Behandlung besteht in diesen Fällen in der *Therapie der Grunderkrankung*, also etwa Behebung einer Stoffwechselstörung oder Operation eines Hirntumors usw.

Die Behandlung ist jedoch auch bei Patienten, die unter *chronisch fortschreitenden dementiellen Prozessen* leiden, notwendig und möglich, wenngleich hier das Therapieziel nicht in der Wiederherstellung verloren gegangener Funktionen bestehen kann. Art und Ausprägung der Symptomatik sind nämlich nicht nur eindimensional vom Umfang der zerebral-organischen Störung abhängig. In gleichem – und manchmal noch stärkerem – Umfang wird die Symptomatik durch die Lebenssituation bestimmt.

Der demente Patient reagiert affektiv auf **Über-** oder **Unterforderung**; fühlt er sich übergangen und ausgeschlossen, ohne das eigene Nicht-mehr-Können zu realisieren, können wahnhafte Fehlinterpretationen familiärer Konflikte die Folge sein.

Altersdemente Patienten leben oft noch in der **Familie** oder werden wenigstens durch die Angehörigen engmaschig betreut. Vorbestehende Konflikte können in dieser Situation aktualisiert werden. Überzogene Erwartungen und Vorwürfe der Angehörigen sind ebenso Folge wie uneingestandene Schuldgefühle. Die Behandlung des altersdementen Patienten schließt also auch eine *stützend-führende Hilfe für die versorgenden Angehörigen* ein, die sich nicht selten selbst überfordern. Der Kontakt zu anderen Betroffenen in einer Angehörigengruppe kann hier entlastend wirken.

Behandlung besteht dann in Therapie der Grunderkrankung

Behandlung aber auch bei chronisch fortschreitenden dementiellen Prozessen

Über- und Unterforderung vermeiden

Angehörige beraten und betreuen

42. Suchterkrankungen
K. Wanke, D. Caspari

42.1 Suchtbegriff, Abhängigkeit, Toleranz, Mißbrauch

Suchtbegriff: Sucht ist in erster Linie ein *psychisches Problem* mit möglichen sekundären körperlichen und sozialen Folgen.

> Sucht bezeichnet ein unabweisbares Verlangen nach einem bestimmten **Erlebniszustand**. Diesem Verlangen werden die Kräfte des Verstandes untergeordnet, es beeinträchtigt die freie Entfaltung der Persönlichkeit und zerstört die sozialen Bindungen und die sozialen Chancen des Individuums (Wanke 1987).

Suchtentwicklung und Drogenwirkung sind also voneinander zu trennen.

Abhängigkeit: Die Weltgesundheitsorganisation (WHO) hat 1964 den wertbesetzten Begriff *Sucht* durch *Drogenabhängigkeit* ersetzt. Nach Definition der WHO ist *Drogenabhängigkeit* ein Zustand seelischer oder seelischer und körperlicher Abhängigkeit von einer Substanz mit zentralnervöser Wirkung, die zeitweilig oder fortgesetzt eingenommen wird.

Es werden derzeit acht verschiedene Abhängigkeitstypen unterschieden (siehe Tab. 42–1).

Psychische Abhängigkeit äußert sich in einem unbezwingbaren, gierigen seelischen Verlangen, sich die Droge um jeden Preis zu verschaffen und weiter einzunehmen. Psychische Abhängigkeit findet sich bei allen genannten Untergruppen der Drogenabhängigkeit.

Körperliche Abhängigkeit wird nur durch bestimmte Substanzen erzeugt (z. B. durch Alkohol, Barbiturate oder Opiate) und äußert sich in *Toleranzerwerb* und im Auftreten von *Entzugserscheinungen* beim Absetzen der Substanz.

Toleranz: Fortgesetzte Einnahme von Drogen führt oft zur Toleranz. Der Organismus lernt immer größere Mengen von Drogen durch Rückgang der Emp-

Tab. 42-1: Abhängigkeitstypen gemäß der WHO

	psychische Abhängigkeit	physische Abhängigkeit	Toleranzentwicklung
Opiattyp	+++	+++	+++
Alkohol-/Barbiturat-Typ	(+) bis ++	++	++
Kokaintyp	+++	–	–
Cannabistyp	(+) bis ++	(+)	(+)
Amphetamintyp	++	(+)	++
Halluzinogentyp	(+) bis ++	(+)	++
Khat-Typ	(+) bis +	–	–
Opiat-Antagonist-Typ	– bis ++	– bis ++	– bis ++

Anmerkung: (+) schwach
+ deutlich
++ stark
+++ sehr stark

Suchtbegriff, Abhängigkeit, Toleranz, Mißbrauch

Definition
⇒

Abhängigkeit = seelische oder seelische und körperliche Abhängigkeit von einer Substanz mit zentralnervöser Wirkung

psychische Abhängigkeit
unbezwingbares, gieriges Verlangen nach der Droge

körperliche Abhängigkeit
- Toleranzbildung
- Entzugserscheinungen beim Absetzen

Toleranz
- Fähigkeit des Organismus, steigende Mengen von Drogen zu verarbeiten

42.2 Leitsymptom Alkoholismus

findlichkeit der Rezeptoren am Wirkort und durch eine Beschleunigung des Abbaues (z. B. durch Enzyminduktion) zu verarbeiten. Der Abhängige muß daher die Dosis steigern, um die gleiche Wirkung herbeizuführen. Diese Steigerung betrifft die Einzeldosis und die Einnahmefrequenz. Dabei übersteigen Einzeldosis und Gesamtdosis bald die für Personen ohne Gewöhnung tödliche Schwelle.

Bei Alkoholikern und bei Barbiturat-Abhängigen kann die Toleranz wieder absinken, wenn aufgrund der chronischen Drogenzufuhr die Leber so geschädigt ist, daß sie die gesteigerten Stoffwechselvorgänge nicht mehr bewältigen kann, was fortgeschrittene Krankheitsstadien kennzeichnet.

Mißbrauch: Auch hierbei handelt es sich um einen unscharfen Begriff. Beim Alkohol spricht man von Mißbrauch bei Trinkmengen oberhalb des Normbereiches. Mißbrauch hoher Dosen beweist noch keine Abhängigkeit, auch bei Einnahme relativ geringer Mengen kann andererseits Abhängigkeit bereits vorliegen. Mißbrauch ist nach Definition der WHO die übermäßige, regelmäßige oder auch sporadische Verwendung eines Arzneimittels ohne medizinische Indikation.

Ätiologie von Suchterkrankungen: Sucht und Abhängigkeit entwickeln sich in einem *Bedingungsgefüge* von drei Faktoren: Droge, Individuum, Umwelt.
- Faktor 1 beinhaltet die **spezifischen Wirkungen einer Droge**. Substanzen mit psychotropem Effekt beeinflussen Stimmung, Antrieb und Wahrnehmung, sie bergen die Gefahr einer Abhängigkeitsentwicklung.
- Bei der **suchtgefährdeten Person** sind neben erblicher Veranlagung und Persönlichkeitseigenschaften erlernte Mechanismen des Umgangs mit Angst- und Spannungszuständen oder Streßsituationen von Bedeutung.
- Zu den **Umweltbedingungen** zählen die Verfügbarkeit der Droge, die Einstellung zu Alkohol- oder Drogenkonsum, aber auch die konkreten Lebensbedingungen der betroffenen Personen.

42.2 Leitsymptom Alkoholismus

> Der Begriff *Alkoholismus* beinhaltet **Alkoholmißbrauch** und **Alkoholabhängigkeit**. **Alkoholiker** sind nach Definition der WHO exzessive Trinker, deren Abhängigkeit vom Alkohol einen solchen Grad erreicht hat, daß sie deutliche *geistige Störungen* oder *Konflikte in ihrer körperlichen und geistigen Gesundheit*, ihren *zwischenmenschlichen Beziehungen*, ihren *sozialen* und *wirtschaftlichen* Funktionen aufweisen oder Prodrome einer solchen Entwicklung zeigen.

Im allgemeinen werden zwei Kriterien der Alkoholabhängigkeit hervorgehoben: Die **Unfähigkeit zur Abstinenz** und der **Kontrollverlust**, d. h. das Unvermögen mit dem Trinken vor Einsetzen eines Rausches aufzuhören.
Jellinek unterscheidet fünf Alkoholikertypen (s. Tab. 42–2).
- Der **Alpha-Alkoholiker** zeigt eine starke seelische Abhängigkeit, neigt zum Konflikttrinken und ist gefährdet in Richtung Gamma-Alkoholismus.
- Der **Beta-Alkoholiker** oder Gelegenheitstrinker läßt sich in bestimmten sozialen Situationen verführen, neigt zum Geselligkeitstrinken und ist über die Gewöhnung gefährdet in Richtung Delta-Alkoholismus.
Krank im eigentlichen Sinne sind nur die Gamma- und Delta-Alkoholiker.
- Der **Gamma-Alkoholismus** ist gekennzeichnet durch süchtigen Alkoholkonsum mit zunächst seelischer, später auch körperlicher Abhängigkeit, Kontrollverlust und progredientem Verlauf.
- **Delta-Alkoholiker** sind Gewohnheitstrinker mit oft hohen täglichen Alko-

---

- führt zur Dosissteigerung

Mißbrauch
Definition der WHO:
übermäßige, regelmäßige oder sporadische Verwendung eines Arzneimittels ohne medizinische Indikation

Ätiologie der Suchterkrankung
Bedingungsgefüge:
- Droge
- Individuum
- Umwelt

Leitsymptom Alkoholismus

Definition
←

Leitsymptome der Alkoholabhängigkeit:
- Unfähigkeit zur Abstinenz
- Kontrollverlust

Typen des Alkoholismus:
Alpha-Alkoholiker

Beta-Alkoholiker

Gamma-Alkoholiker

Delta-Alkoholiker

Tab. 42-2: Alkoholikertypen nach Jellinek

	seelische Abhängigkeit	körperliche Abhängigkeit	Kontrollverlust
Alpha-Alkoholiker („Konflikttrinker")	ja	nein	nein
Beta-Alkoholiker („Gelegenheitstrinker")	nein	nein	nein
Gamma-Alkoholiker („süchtige Trinker")	ja (zuerst)	ja (später)	ja (Abstinenz möglich)
Delta-Alkoholiker („Gewohnheitstrinker")	nein	ja	nein (Abstinenz nicht möglich)
Epsilon-Alkoholiker („Quartalstrinker")	möglich (nur episodisch)	möglich (nur episodisch)	episodisch

holmengen. Sie zeigen keinen Kontrollverlust, entwickeln aber eine körperliche Abhängigkeit und eine Unfähigkeit zur Abstinenz.

- **Epsilon-Alkoholiker** oder Dipsomane zeigen einen episodischen Alkoholismus mit Kontrollverlust. Oft handelt es sich um einen symptomatischen Alkoholismus bei Vorliegen anderer seelischer Störungen. Bei affektiven oder schizophrenen Psychosen kann Alkoholmißbrauch ein frustraner Versuch der Selbstbehandlung sein.

42.2.1 Symptomatik und Verlauf

Eine Alkoholabhängigkeit entwickelt sich meist schleichend über Jahre in mehreren Stufen. Nach Jellinek ist die **präalkoholische Phase** gekennzeichnet durch das sogenannte Erleichterungstrinken. In kritischen Situationen wird der beruhigende Effekt des Alkohols als angenehm empfunden. Das anfangs gelegentliche Erleichterungstrinken geht später in ein dauerndes Trinken über, die Alkoholtoleranz kann dabei zunehmen.

In der **Prodromalphase** kommt es zu heimlichem und gierigem Trinken (Kippen der ersten Gläser), zu Schuldgefühlen während des Trinkens und zunehmend häufigeren Gedächtnislücken (den sog. Palimpsesten).

Die **kritische Phase** bildet den Übergang zur manifesten Alkoholabhängigkeit. Der Kontrollverlust ist jetzt ausgebildet. Schuldgefühle und innere Zerknirschung, die zum Weitertrinken veranlassen, wechseln mit übergroßer Selbstsicherheit nach außen und aggressivem Benehmen. Perioden völliger Abstinenz kommen vor, aber auch schwerste Trinkphasen. Trinksysteme (nur noch Gläser, nur noch abends) werden entworfen und versagen, regelmäßiges morgendliches Trinken beginnt. Es kommt zunehmend zu sozialen Belastungen und zur Vernachlässigung familiärer und beruflicher Pflichten. Das Interesse engt sich auf Alkohol ein, Vorräte werden angelegt. Die Ernährung ist nicht mehr ausreichend, erstmals wird wegen alkoholbedingter körperlicher Beschwerden medizinische Behandlung notwendig. Der Sexualtrieb nimmt ab, Eifersucht tritt auf.

In der **chronischen Phase** finden sich verlängerte Räusche. Aufgrund der fortgeschrittenen Schädigung kann die Alkoholtoleranz wieder abnehmen, Ängste und Zittern sind fast immer vorhanden, ein ethischer Abbau ist zu konstatieren. Als Folge der schweren ZNS-Schädigung können alkoholische Psychosen, Delirien und schließlich zerebrale Abbauerscheinungen auftreten.

Die **Depravation** ist theoretisch strikt von der *hirnorganischen Wesensänderung* abzugrenzen, praktisch ist dies jedoch nicht immer möglich. Depravation bedeutet eine suchtspezifische Persönlichkeitsveränderung mit Urteilsschwä-

---

Epsilon-Alkoholiker

Symptomatik und Verlauf

oft schleichende Entwicklung in vier Phasen:
- **präalkoholische Phase**
  - Erleichterungstrinken
  - Zunahme der Alkoholtoleranz

- **Prodromalphase**
  - heimliches und gieriges Trinken
  - Gedächtnislücken

- **kritische Phase**
  - Kontrollverlust
  - Schuldgefühle

  - zunehmende soziale Belastungen

  - körperliche Schäden

- **chronische Phase**
  - verlängerte Räusche
  - Abnahme der Alkoholtoleranz
  - Psychosen, Delirien, zerebraler Abbau

Depravation ist eine suchtspezifische Persönlichkeitsumwandlung mit Urteilsschwäche, Kritikminderung und affektiver Verflachung

che, Herabsetzung der Kritikfähigkeit, Egoismus, Bagatellisieren der eigenen Abhängigkeit und oft schwer nachvollziehbarer affektiver Unbeteiligtheit oder sogar gehobener Stimmungslage. Depravation wird nicht nur bei Alkoholismus, bei Medikamenten- und Drogenabhängigkeit, sondern auch bei sog. nicht-stoffgebundenen Süchten beschrieben.

42.2.2 Diagnose

Da Suchtkranke zur Bagatellisierung bzw. Verleugnung ihrer Erkrankung neigen, ist die Diagnosestellung schwierig. Andererseits suchen Abhängige häufig den Arzt auf und klagen über eine Fülle von körperlichen und seelischen Beschwerden. Für den Allgemeinarzt ist es wichtig, an einen Zusammenhang mit vermehrtem Alkoholkonsum zu denken. Hinweise geben äußere Auffälligkeiten wie *Gesichtsödeme*, *Teleangiektasien* und *Störungen der Leberfunktion*. An Laborwerten sind vor allem *Transaminasen*, *Blutbild* und *MCV* zu beachten. Im psychischen Bereich wird überwiegend über *Schlafstörungen*, *Nervosität*, *erhöhte Erschöpfbarkeit*, *Leistungsabfall*, *Depressionen* und *Wesensänderungen* geklagt. Partner- oder Arbeitsplatzprobleme können Folge einer Alkoholabhängigkeit sein. Immer ist daher nach dem Alkoholkonsum zu fragen. Erhebt sich dabei der Verdacht auf Alkoholgefährdung oder -abhängigkeit, so ist eine vertiefte Exploration und/oder ein Gespräch mit den Angehörigen notwendig.

Fragebogen wie der KFA von Feuerlein und Mitarbeitern (s. Abb. 42–1) bieten dem Betroffenen eine Hilfe zur Selbsteinschätzung, sind aber auch für den Arzt bei der Exploration eine Unterstützung.

42.2.3 Klinik

Die Folgeerkrankungen bei chronischem Alkoholismus fallen vor allem in die Gebiete *Innere Medizin*, *Psychiatrie* und *Neurologie*.

42.2.3.1 Intoxikationen

Intoxikationen sind häufig, nicht nur bei Alkoholabhängigen. Ihr klinisches Erscheinungsbild reicht vom **Rausch** bis zur tiefen **Bewußtlosigkeit** mit Atem- und Kreislaufdepression. Mit Feuerlein unterscheiden wir drei Stufen:
1. Der **leichte Rausch** mit Blutalkoholspiegeln zwischen 0,5 und 1,5 Promille ist gekennzeichnet durch Enthemmung, Stimulation, Rede- und Tätigkeitsdrang sowie Beeinträchtigung der Kritikfähigkeit.
2. Der **mittelgradige Rausch** (1,5 bis 2,5 Promille) zeigt eine Verstärkung der beschriebenen Symptome. Euphorie oder aggressive Gereiztheit treten hinzu. Die Orientierung ist noch ungestört, das Erleben auf die Befriedigung triebhafter Bedürfnisse eingeengt.
3. Der **schwere Rausch** mit einem Alkoholspiegel über 2,5 Promille ist gekennzeichnet durch Bewußtseinsstörung, Desorientierung, Erregung, schwere unmotivierte Angstzustände und schwere neurologische Ausfälle.

Cave: Der Foetor alcoholicus ist kein obligates Zeichen. Es besteht keine absolute Korrelation zwischen den Ausfällen und dem Blutalkoholspiegel.

Der **komplizierte Rausch** unterscheidet sich vor allem quantitativ vom einfachen Rausch. Es finden sich stärkere Erregung und Bewußtseinstrübung bis hin zu depressiven, paranoiden, deliranten oder maniformen Bildern.
Der (seltene) **pathologische Rausch** setzt oft nach geringen Alkoholmengen plötzlich mit Erregung, Desorientierung, Verkennung der Umgebung, Sinnes-

---

Diagnose

schwierig wegen Bagatellisierung und Verleugnung, daher an die Möglichkeit von Mißbrauch und Abhängigkeit denken!

Hinweise sind
- Gesichtsödeme, Teleangiektasien
- Störungen der Leberfunktion (Transaminasen)
- psychovegetative Beschwerden
- psychosoziale Probleme

Klinik

Intoxikationen

reichen vom Rausch bis zur Bewußtlosigkeit und zum Koma

Symptomatik des Alkoholrausches
- Euphorie oder Gereiztheit, Rede- und Tätigkeitsdrang, Denk- und Konzentrationsstörungen
- Konjunktivitis, Gesichtsröte, Pulsbeschleunigung

- neurologische Symptome (Koordinationsstörungen)

- komplizierter Rausch:
  - stärkere Erregung und Bewußtseinstrübung
  - evtl. psychotische Symptomatik
- pathologischer Rausch:
  - bereits durch geringe Alkoholmengen

KFA

Name: _____ Datum: _____

Vorname: _____ Geb.-Datum: _____

Geschlecht: männlich ☐   weiblich ☐

Vielleicht haben Sie manchmal den Eindruck, daß eine Feststellung nicht richtig paßt. Kreuzen Sie aber trotzdem **immer eine der beiden Antworten** an und zwar die, welche noch am ehesten auf Sie zutrifft.

	ja	nein
1. Leiden Sie in der letzten Zeit häufiger an Zittern der Hände?	☐	☐
2. Leiden Sie in der letzten Zeit häufiger an einem Würgegefühl (Brechreiz), besonders morgens?	☐	☐
3. Wird das Zittern und der morgendliche Brechreiz besser, wenn Sie etwas Alkohol trinken?	☐	☐
4. Leiden Sie in der letzten Zeit an starker Nervosität?	☐	☐
5. Haben Sie in Zeiten erhöhten Alkoholkonsums weniger gegessen?	☐	☐
6. Hatten Sie in der letzten Zeit öfters Schlafstörungen oder Alpträume?	☐	☐
7. Fühlen Sie sich ohne Alkohol gespannt und unruhig?	☐	☐
8. Haben Sie nach den ersten Gläsern ein unwiderstehliches Verlangen, weiter zu trinken?	☐	☐
9. Leiden Sie an Gedächtnislücken nach starkem Trinken?	☐	☐
10. Vertragen Sie z. Zt. weniger Alkohol als früher?	☐	☐
11. Haben Sie nach dem Trinken schon einmal Gewissensbisse (Schuldgefühle) empfunden?	☐	☐
12. Haben Sie ein Trinksystem versucht (z. B. nicht vor bestimmten Zeiten zu trinken)?	☐	☐
13. Bringt Ihr Beruf Alkoholtrinken mit sich?	☐	☐
14. Hat man Ihnen an einer Arbeitsstelle schon einmal Vorhaltungen wegen Ihres Alkoholtrinkens gemacht?	☐	☐
15. Sind Sie weniger tüchtig, seitdem Sie trinken?	☐	☐
16. Trinken Sie gerne und regelmäßig ein Gläschen Alkohol, wenn Sie alleine sind?	☐	☐
17. Haben Sie einen Kreis von Freunden und Bekannten, in dem viel getrunken wird?	☐	☐
18. Fühlen Sie sich sicherer, selbstbewußter, wenn Sie Alkohol getrunken haben?	☐	☐
19. Haben Sie zu Hause oder im Betrieb einen kleinen versteckten Vorrat mit alkoholischen Getränken?	☐	☐
20. Trinken Sie Alkohol, um Streßsituationen besser bewältigen zu können oder um Ärger und Sorgen zu vergessen?	☐	☐
21. Sind Sie oder/und Ihre Familie schon einmal wegen Ihres Trinkens in finanzielle Schwierigkeiten geraten?	☐	☐
22. Sind Sie schon einmal wegen Fahrens unter Alkoholeinfluß mit der Polizei in Konflikt gekommen?	☐	☐

Abb. 42–1: Kurzfragebogen für Alkoholgefährdete (KFA) nach Feuerlein et al. (Beltz-Test, Weinheim 1989). Bei der Auswertung werden die mit „ja" beantworteten Fragen aufsummiert. Die Fragen 3, 7, 8 und 14 werden mit jeweils 4 Punkten bewertet. Ab 6 Punkten kann die Diagnose Alkoholismus gestellt werden.

42.2 Leitsymptom Alkoholismus

täuschungen und Neigung zu unmotivierten Gewalttaten ein. Terminalschlaf und Amnesie sind die Regel.

Die Alkoholtoleranz ist interindividuell verschieden, ein Rausch kann auch bei relativ mäßigen Alkoholmengen auftreten. Die Alkoholtoleranz ist vor allem bei hirnorganischen Schädigungen und bei der Epilepsie herabgesetzt.

Die Behandlung der Alkoholintoxikation erfolgt symptomatisch nach den Grundsätzen der Intensivmedizin. Ein spezifisches Antidot ist nicht bekannt, in der Resorptionsphase ist evtl. eine Magenspülung erforderlich.

Immer sind andere Ursachen für eine Bewußtseinsstörung zu erwägen, eine toxikologische Analyse von Serum und Urin ist notwendig. Komplikationen: Häufig Stürze mit Frakturen oder sogar intrakranielle Blutungen.

42.2.3.2 Alkoholentzugssyndrome

Als **Abstinenzsyndrom** bezeichnet die Weltgesundheitsorganisation Krankheitserscheinungen, die nach Unterbrechung oder abrupter Verminderung der Alkoholzufuhr auftreten. Es gibt verschiedene Schweregrade mit zunächst subjektiven Störungen, wie Nervosität, vermehrte Reizbarkeit, Konzentrationsschwäche, aber auch Magen-, Darm- oder Schlafstörungen. Beim **Prädelir** treten vor allem vegetative Symptome, wie Tachykardie, Schwitzen und Tremor hinzu. Diese können sich spontan zurückbilden oder führen zum Vollbild eines **Delirium tremens**. Es ist noch umstritten, ob ein Kontinuum vorliegt, oder ob nicht das Delir eine eigenständige Krankheitseinheit ist.

Symptomatik: Hier besteht ein fließender Übergang von subjektiven Beschwerden über leichte vegetative Störungen bis zum Prädelir und Delir. Das *Delirium tremens* kann auch bei fortgesetztem Alkoholmißbrauch oder bei Gelegenheitsursachen wie Infektionen, Unfällen u. ä. auftreten. Die Symptomatik setzt gewöhnlich schnell ein, bei 30 bis 50 % der Fälle mit einem initialen Krampfanfall. Nur selten bestehen Vorzeichen über Tage und Wochen. Das voll entwickelte Krankheitsbild ist unverkennbar. Die Patienten sind bewußtseinsgestört, desorientiert, dabei psychomotorisch unruhig und meist ängstlich. Sie nesteln, zeigen stark ausgeprägte vegetative Zeichen mit Tremor und Schweißneigung, fast immer besteht eine Tachykardie, oft auch hypertone Blutdruckwerte und Fieber. Typisch sind illusionäre Verkennungen und optische Halluzinationen. Störungen des Elektrolyt- und Wasserhaushaltes sind zu beachten.

Verlauf und Behandlung: *Leichte bis mittelschwere Entzugserscheinungen* klingen meist ohne spezifische Behandlung ab. Bei Schlafstörungen sind niederpotente Neuroleptika, z.B. Dominal forte® hilfreich, bei vegetativen Störungen oder Nervosität Doxepin (z.B. 4 × 25 mg Aponal®). *Schwere Prädelirien* sollten stationär beobachtet werden. Unter intensiver Überwachung und pflegerischer Zuwendung können auch diese ohne Pharmakotherapie abklingen. Bei Zunahme der Symptomatik ist jedoch eine medikamentöse Therapie unumgänglich: Clomethiazol in einer individuell angepaßten Dosis bis maximal 8 × 2 Kps./die, ersatzweise auch ein Tranquilizer vom Benzodiazepintyp. Das voll ausgebildete *Delirium tremens* muß intensivmedizinisch überwacht und behandelt werden. Die Pharmakotherapie kann mit Distraneurin® i. v. oder Benzodiazepinen i. v. erfolgen. Erfahrung ist erforderlich. Der Kranke sollte in einem oberflächlichen Schlafzustand verweilen, dabei jederzeit weckbar sein. Die Vitalfunktionen und der neurologische Status müssen fortlaufend kontrolliert werden.

Cave: Clomethiazol und Benzodiazepine haben ein erhebliches Suchtpotential und dürfen daher nicht ambulant an Alkoholabhängige verordnet werden.

- Erregung
- Desorientierung
- Sinnestäuschungen
- Amnesie!

Therapie der Alkoholintoxikation:
- symptomatisch
- auf Begleiterkrankungen achten

Komplikationen

Alkoholentzugssyndrome

Symptomatik reicht von subjektiver Beeinträchtigung bis zu lebensbedrohlichen Krankheitsbildern

Symptomatik
fließender Übergang von leichten vegetativen Störungen über
- Prädelir bis zum
- Delirium tremens mit:
  - Bewußtseinsstörung, Desorientiertheit
  - ängstlicher Unruhe
  - illusionären Verkennungen, optischen Halluzinationen
  - vegetativer Entgleisung

Verlauf und Therapie
- in leichten Fällen keine Medikamente

- Prädelir
  - stationäre Überwachung
  - evtl. Clomethiazol oder Benzodiazepine oral

- Delirium tremens
  - Behandlung auf Intensivstation
  - Clomethiazol oder Benzodiazepine i. v. unter ständiger Kontrolle der Vitalfunktionen und des neurologischen Status

Cave!

42.2.3.3 Alkoholhalluzinose

Dieses Krankheitsbild ist selten, es entsteht nach jahrelangem Alkoholismus und verläuft häufig chronisch, auch bei späterer Abstinenz. Vegetative Zeichen fehlen, dafür dominieren Halluzinationen meist akustischer Art (Stimmenhören). Affektiv sind die Patienten oft depressiv und ängstlich.
Betroffen sind vor allem Männer zwischen 40 und 50 Jahren, die Abgrenzung gegen spät auftretende Schizophrenien ist nicht immer möglich. Auch die konsequente Behandlung mit Neuroleptika (z.B. Haloperidol®) verhindert nicht immer einen chronischen Verlauf.

42.2.3.4 Eifersuchtswahn

Der echte Eifersuchtswahn der Alkoholiker ist selten, er kann auch unter Abstinenzbedingungen bestehen bleiben. Die Beschuldigungen sind oft grotesk. Betroffen sind fast ausschließlich Männer, ein Behandlungsversuch mit Neuroleptika ist angezeigt.

42.2.3.5 Korsakow-Syndrom

> Beim Korsakow-Syndrom handelt es sich um ein **organisches Psychosyndrom** mit schwerer Störung der Merkfähigkeit (*amnestisches Syndrom*) bei Erhalt des Ultrakurzzeit- und des Altgedächtnisses.

Gedächtnislücken werden durch Konfabulationen ausgefüllt. Die Kranken sind zeitlich und örtlich desorientiert. Das Korsakow-Syndrom entwickelt sich oft schleichend, kann aber auch plötzlich nach Abklingen eines Delirs auftreten. Eine spezifische **Behandlung** ist nicht bekannt. Umstritten ist die Prophylaxe durch Gabe von Vitaminen der B-Gruppe bei schwer prädeliranten oder deliranten Patienten. Besserungen des psychopathologischen Bildes sind nach monate- bis jahrelanger Abstinenz beobachtet worden.

42.2.3.6 Weitere Folgeerkrankungen

Es gibt eine Fülle weiterer sekundärer Schäden auf internistischem und neurologischem Gebiet (s. Tab. 42–3). Erwähnt sei wegen der klinischen Bedeutung die **Wernicke-Enzephalopathie** (*Polioencephalitis hämorrhagica superior*). Sowohl klinisch als auch pathologisch-anatomisch besteht eine Verwandtschaft zur Korsakow-Psychose. Die Trias Nystagmus, Augenmuskelparese und Ataxie ist typisch. Häufig besteht eine Polyneuropathie. Psychische Veränderungen finden sich immer, entweder in Form eines amnestischen Syndroms oder in wechselnder Bewußtseinsstörung bis hin zum Koma. Pathogenetisch liegt vermutlich ein Mangel an Vitamin B1 vor.

Tab. 42-3: Wichtige Folgeerkrankungen des Alkoholismus

Innere Medizin	Neurologie
– Oesophagitis, Gastritis, Ulcera	– Polyneuropathie
– Pankreatitis	– Kleinhirnatrophie
– Fettleber, Fettleberhepatitis, Zirrhose	– Myopathien
– Kardiomyopathie	– Wernicke-Korsakow-Syndrom
– hämatologische und endokrine Störungen	– zentrale pontine Myelinolyse
	– Marchiafava-Bignami-Syndrom

(Quelle: K. Wanke/D. Caspari, Manuskript: Suchteinwirkungen, 1990)

Alkoholhalluzinose

- selten, nach langjährigem Alkoholismus
- akustische Halluzinationen

- Behandlung mit Neuroleptika
- oft chronischer Verlauf

Eifersuchtswahn

Korsakow-Syndrom

Definition:
⇒

keine spezifische **Therapie** bekannt

Besserung nach Abstinenz möglich

Weitere Folgeerkrankungen

Wernicke-Enzephalopathie

- typische Trias mit Nystagmus, Augenmuskelparese und Ataxie
- psychische Veränderungen
- ursächlich Vitamin B1-Mangel

42.2 Leitsymptom Alkoholismus

Therapie: Hochdosiert Thiamin (100 bis 300 mg täglich i. v.).

Prognose: Unsicher, die Letalität ist auch heute noch hoch.

42.2.4 Therapie

Die Behandlung Alkoholabhängiger ist langwierig; vier aufeinanderfolgende Phasen sind zu unterscheiden (s. Abb. 42–2): **Kontaktphase**, **Entgiftungsphase**, **Entwöhnung** und **Nachsorge**.
Ziel der Therapie ist eine dauerhafte Abstinenz. Je früher die Behandlung beginnt, desto günstiger sind die Erfolgsaussichten. Vor allem in der Kontaktphase und in der Nachsorge kommen dem Allgemeinarzt wichtige Aufgaben zu.

Kontaktphase: Der Beginn einer Behandlung wird oft verzögert, weil die Kranken ihre Abhängigkeit verleugnen oder dissimulieren. Viele suchen wegen vordergründig körperlicher Beschwerden zunächst ihren Hausarzt auf. Dieser sollte, wenn der Verdacht auf Alkoholismus besteht, mit dem Patienten offen über seine Vermutung sprechen. Empfohlen wird eine stützende und konsequente Haltung. Der Appell an den Willen ist zwecklos. Der Kontakt zum Kranken ist wichtig, da sich die Motivation zur Behandlung in einem dynamischen Prozeß über längere Zeit entwickelt.

Entgiftung: Die Entziehungs- oder Entgiftungsphase ist dann erforderlich, wenn eine chronische Intoxikation vorliegt oder mit Entzugserscheinungen zu rechnen ist. Eine stationäre Behandlung ist dabei oft notwendig. Ziel dieser Behandlungsphase ist Abstinenz als Voraussetzung für die weitere Betreuung. Der Alkoholentzug erfolgt abrupt. Da immer mit späteren Rückfällen gerechnet werden muß, ist möglichst schon vor der Entgiftung die weitere Betreuung sicherzustellen.
Eine ambulante Entgiftung ist nur in seltenen Fällen möglich. Dabei sollten keinesfalls Medikamente mit Mißbrauchspotential verordnet werden, um nicht iatrogen einer Polytoxikomanie Vorschub zu leisten.

Entwöhnung: Diese erfolgt im Rahmen einer mittel- bis längerfristigen stationären Behandlung in einem Fachkrankenhaus, selten auch einmal ambulant. Die Behandlung besteht in einer kombinierten Einzel- und Gruppenpsychotherapie, in soziotherapeutischen und pädagogischen Maßnahmen.

Nachsorge: Schon während der vorausgehenden Maßnahmen sollte die Nachsorge sichergestellt werden. In Frage kommen psychosoziale Beratungsstellen und Selbsthilfegruppen in Zusammenarbeit mit dem Hausarzt. In der Nachsorgephase muß das durch die vorausgegangenen Therapiemaßnahmen Erreichte stabilisiert werden. Rückfälle sind aufzufangen.

Behandlungsergebnisse: Therapeutische Bemühungen sind keineswegs hoffnungslos. Diese irrige Meinung beeinträchtigt leider immer noch die Motivation von Arzt und Patient. Einer großen amerikanischen Sammelstatistik zufolge bleibt ein Drittel der Alkoholiker nach Behandlung abstinent, ein weiteres Drittel ist gebessert, nur das letzte Drittel ist völlig ungebessert. In einer prospektiven deutschen Untersuchung fanden sich 18 Monate nach Behand-

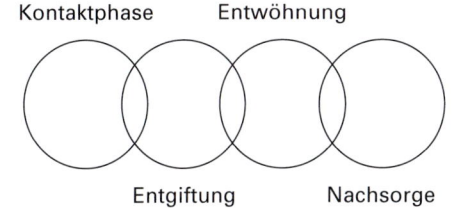

Abb. 42–2: Therapiephasen in der Behandlung Abhängiger.

Therapie: Thiamin

unsichere **Prognose**

Therapie des Alkoholismus

Behandlungskette

- **Kontaktphase**
häufig langsame Entwicklung einer Behandlungsmotivation

Kontakt zum Kranken halten

- **Entgiftung**
stationäre Behandlung bei chronischer Intoxikation oder bei der Gefahr von Entzugserscheinungen

keine ambulante Verordnung von Medikamenten mit Suchtpotential

- **Entwöhnung**
meist stationär in einer Suchtfachklinik

- **Nachsorge**
in Selbsthilfegruppen (z. B. Anonyme Alkoholiker) oder psychosozialen Beratungsstellen

Behandlungsergebnisse

lung in einer Suchtfachklinik 53 %, nach 4 Jahren immerhin noch 46 % Abstinente. Ein kontrolliertes Trinken über längere Zeiträume ist für Alkoholiker in der Regel nicht möglich, im günstigen Fall erreichen sie später Abstinenz, im ungünstigen Fall nehmen sie ihr altes Trinkverhalten wieder auf.

42.3 Leitsymptom Medikamentenabhängigkeit

> **Medikamentenmißbrauch** liegt vor, wenn Arzneimittel ohne ärztliche Verordnung oder in unangebrachter Dosierung eingenommen werden. Eine **Medikamentenabhängigkeit** besteht, wenn ein massives Verlangen nach dem Mittel zu ständiger oder zu episodischer Einnahme führt und wenn ohne dieses Mittel eine Stabilisierung des Befindens nicht möglich ist. Oft ist eine Dosissteigerung notwendig.

Ein Absetzen der Arzneimittel führt zum Wiederauftreten früherer und neuer Beschwerden. Da viele Medikamente auch zur körperlichen Abhängigkeit führen, sind *Entzugserscheinungen* und *„Rebound"-Phänomene* oft nicht zu unterscheiden.

Eine **schwere Medikamentenabhängigkeit** ist durch eine chronische Intoxikation, somatische, psychische und soziale Folgen und evtl. durch illegales Beschaffen der Medikamente gekennzeichnet. Die Entwicklung ist meist progredient, kann aber für Jahre in einem „stabilen Gleichgewicht" verharren.

Die Einnahme von Medikamenten über lange Zeit in quasi therapeutischen Dosen zur Symptomsuppression oder Befindlichkeitsmanipulation nennt man *„Low Dose Dependence"*. Dabei kann bereits eine körperliche Abhängigkeit vorliegen. Das Phänomen der „Niedrigdosis-Abhängigkeit" spielt bei den Tranquilizern eine große Rolle.

Ein **polyvalenter Mißbrauch** besteht bei mißbräuchlicher Verwendung von mehr als einem Stoff. Von **Polytoxikomanie** spricht man bei Abhängigkeit von zwei oder mehr Suchtmitteln.

Ätiologie: Eine Medikamentenabhängigkeit beginnt oft mit einer ärztlichen Verordnung. Besonders gefährdet sind Menschen mit *neurovegetativen* und *psychosomatischen Störungen*, mit *chronischen Schmerzen* und *Angsterkrankungen*. Der wichtigste Risikofaktor ist aber eine *frühere Alkohol- oder Drogenabhängigkeit*, vor allem im Hinblick auf Mißbrauch von Tranquilizern und Hypnotika.

42.3.1 Diagnose und Klinik

Die Diagnose einer Medikamentenabhängigkeit ist schwierig, da sie sich oft schleichend entwickelt und viele Kranke keine oder kaum psychosoziale Auffälligkeiten oder typische Körperbefunde zeigen. Bei sorgfältiger Anamnese und Untersuchung finden sich aber immer wieder Hinweise auf eine Sucht. *Multiple Unfälle oder Traumen*, plötzliche und *unerklärliche familiäre oder berufliche Belastungen*, *Angaben von Angehörigen* sind oft ein erster Hinweis. Der Versuch des Patienten, ein bestimmtes Medikament zu erhalten, kann den Verdacht bestärken.

Leitsymptom Medikamentenabhängigkeit

Definitionen
Medikamentenmißbrauch – Medikamentenabhängigkeit
⇒

schwere Medikamentenabhängigkeit
- chronische Intoxikation
- somatische, psychische und soziale Folgen
- progrediente Entwicklung

„Low Dose Dependence"

Polytoxikomanie
Abhängigkeit von mehreren Suchtmitteln

Ätiologie
besondere Gefährdung bei Patienten mit
- vegetativen Störungen, Angsterkrankungen und chronischen Schmerzen
- bei früherem Alkohol- oder Drogenmißbrauch

Diagnose und Klinik

schleichende Entwicklung

Hinweise:
- Unfälle, multiple Traumen
- schwer zu erklärende familiäre und berufliche Belastungen
- Fremdangaben

42.3 Leitsymptom Medikamentenabhängigkeit

42.3.1.1 Opioide

Die stark wirksamen zentralen *Analgetika vom Typ des Morphins* haben ein außerordentlich hohes Suchtpotential. Eine psychische und physische Abhängigkeit entsteht schnell, auch die Toleranzentwicklung ist rasch und kann so extrem sein, daß mehr als das 50fache der üblichen Dosis zugeführt wird. Auch die gemischten *Agonisten-Antagonisten* (Pentazocin, Buprenorphin) führen zur Abhängigkeit, sie erzeugen oft schon bei der ersten Injektion eine Euphorie. *Codein* und *Dihydrocodein* spielen vor allem bei Drogenabhängigen als Ersatzstoffe eine wichtige Rolle.

Opioide unterliegen dem BtM-Gesetz und der BtM-Verschreibungsverordnung (s. Kap. **9. Arzneimitteltherapie**).

Die **Diagnose** einer Opiatabhängigkeit ist schwierig. Die Miosis kann **Leitsymptom** sein, auf frische und vernarbte Injektionsstellen ist zu achten. Akute Intoxikationen sind immer ein Notfall, der Krankenhauseinweisung notwendig macht.

Ernstzunehmende Entzugserscheinungen treten nur nach Applikation hoher Dosen auf.

42.3.1.2 Weitere Analgetika und Kombinationspräparate

Die nicht der Betäubungsmittel-Verschreibung unterliegenden Schmerzmittel gehören zu den am meisten verordneten Medikamenten. Dabei handelt es sich überwiegend um *Mischpräparate*, die aufgrund der Zugabe von *Codein*, *Barbitursäurederivaten*, *Coffein* und anderen Stoffen ein ernstzunehmendes Abhängigkeitspotential haben, **ohne** daß diese Stoffe zur Schmerzstillung beitragen. Bei starker Abhängigkeit kann es durch die Zusatzstoffe zu chronischen Intoxikationen bis hin zu schwerwiegenden Entzugserscheinungen beim Absetzen kommen (Anfälle, Delirien). Daher sollte bei der Behandlung von Schmerzen auf Kombinationspräparate verzichtet werden.

42.3.1.3 Hypnotika

Als Schlafmittel werden heute in zunehmendem Maße **Benzodiazepine** benutzt. Hypnotika verlieren schon bald ihre Wirksamkeit, verstärken sogar bisweilen die vorbestehende Schlafstörung. Vor allem beim Absetzen tritt im Sinne eines *Rebound-Mechanismus* die Schlafstörung verstärkt auf, was zur weiteren Medikamenteneinnahme führt. Daher müssen schon vor der ersten Verordnung Alternativen erwogen werden.

Barbiturate werden vor allem von Drogenabhängigen als Ersatzstoffe geschätzt oder sie werden im Rahmen einer Polytoxikomanie mißbräuchlich eingenommen. Dabei kann es zu schwerer psychischer und physischer Abhängigkeit kommen, regelmäßig auch zu einer Toleranzentwicklung. Diese betrifft im Sinne einer Kreuztoleranz auch Stoffe mit vergleichbarem Wirkungsmechanismus (z.B. Alkohol oder Benzodiazepine). Bei fortgesetztem Mißbrauch kann eine Wirkungsveränderung bis hin zu paradoxen Reaktionen beobachtet werden. Barbiturate werden von Abhängigen dann als anregend und aktivierend empfunden. Die Induktion des Abbaues kann bei diesen Stoffen geringer sein als die Toleranzentwicklung, so daß mit fortschreitendem Mißbrauch die Gefahr lebensbedrohlicher Intoxikationen aufgrund einer „Einengung der therapeutischen Breite" steigt.

Chronische Intoxikationen zeigen sich in Dysarthrie, Nystagmus, Koordinationsstörungen mit Ataxie und Hyperreflexie. Die psychischen Symptome sind variabel, es kann eine Kombination von Euphorie und Antriebs- und Interesselosigkeit auftreten.

Opioide

Analgetika vom Morphin-Typ mit hohem Suchtpotential:
- rasche Entwicklung einer psychischen und physischen Abhängigkeit
- schnelle Toleranzbildung

Diagnose der Opiatabhängigkeit ist schwierig
Leitsymptom: Miosis

Weitere Analgetika und Kombinationspräparate

(mit Codein, Coffein, Hypnotika)
→ hohes Abhängigkeitspotential

Hypnotika

Benzodiazepine
Die Einnahme ist verbreitet, die Suchtgefahr beachtlich!
daher **vor** der Verordnung von Schlafmitteln Alternativen erwägen
„Rebound-Mechanismus"

Barbiturate

- Kreuztoleranz zu Alkohol und Benzodiazepinen beachten
- paradoxe Wirkungen möglich

- Gefahr von Intoxikationen bei Einengung der therapeutischen Breite

chronische Intoxikationen zeigen:
- Dysarthrie, Nystagmus, Koordinationsstörungen
- Euphorie und Antriebsverlust

42.3.1.4 Tranquilizer

In dieser Stoffgruppe sind vor allem die **Benzodiazepine** zu erwähnen. Sie werden überwiegend als Anxiolytika und Schlafmittel rezeptiert, sie haben aber auch muskelrelaxierende und antikonvulsive Eigenschaften. Die Benzodiazepine sind die am häufigsten verordneten und damit am häufigsten mißbrauchten Psychopharmaka. Das gesundheitspolitisch größte Problem sind die zahlreichen Fälle von **Niedrigdosis-Abhängigkeit**. Bei diesen entwickelt sich auch nach Einnahme niedriger bis mittelhoher Dosierungen ohne Tendenz zur Dosissteigerung eine physische Abhängigkeit, so daß es beim Absetzen zu gravierenden Entzugserscheinungen kommen kann: zu Schlaflosigkeit, Unruhe, Angst, gelegentlich zu Krampfanfällen und Delirien. Besonders hoch ist die Gefährdung bei kurz bis mittellang wirksamen Benzodiazepinen.

Bei psychovegetativen Beschwerden oder Angstsyndromen sollten als Alternativen zunächst **nicht-medikamentöse Behandlungsverfahren** wie Entspannungsübungen, autogenes Training, evtl. spezielle psychotherapeutische Techniken angewandt werden. Ist eine pharmakologische Behandlung unbedingt erforderlich, kann oft auf niedrigdosierte Antidepressiva mit sedierender oder anxiolytischer Komponente, kurzfristig auch auf niedrigpotente Neuroleptika zurückgegriffen werden. Die medikamentöse Behandlung sollte von vornherein zeitlich begrenzt werden. Die Maßnahmen sind mit dem Patienten ausführlich zu besprechen.

42.3.1.5 Psychostimulantien

Zur Stoffgruppe der Psychostimulantien gehören **Amphetamine** und **Appetitzügler** (Ephedrin, Norephedrin, Pseudoephedrin und Norpseudoephedrin). Ihr Indikationsgebiet ist sehr eng, Mißbrauch entwickelt sich vor allem über die Anwendung als Appetitzügler. Diese Stoffgruppe bewirkt eine Antriebssteigerung und Euphorie. Ermüdung und Schlafbedürfnis der Patienten verschwinden. Chronischer Mißbrauch von sog. *Antiadiposita* kann zu schizophrenieähnlichen Psychosen führen. Da bei Dauereinnahme von Psychostimulantien regelmäßig Schlafstörungen auftreten, kommt es oft zu einem *sekundären Schlafmittelmißbrauch*.

Beim Absetzen können **Entzugserscheinungen** auftreten: Müdigkeit, Abgeschlagenheit und depressive Verstimmungen mit Suizidalität.

42.3.2 Komplikationen

Grundsätzlich treten alle bei Suchterkrankungen beschriebenen psychischen Veränderungen auch bei Medikamentensucht auf. Hinzu kommen häufig **Depressionen**. Die Suizidgefahr ist erhöht. Zu körperlichen Folgeschäden kommt es erst spät im Rahmen der allgemeinen Verwahrlosung. **Intoxikationen** sind häufig, Suizidhandlungen sind dann auszuschließen. Intoxikationen äußern sich in Form von Bewußtseinsstörungen, oft auch mit einer produktiv-psychotischen Symptomatik.

Entzugserscheinungen bis hin zu Krampfanfällen und Delirien sind möglich

Tranquilizer

Benzodiazepine = am häufigsten verordnete und mißbrauchte Psychopharmaka

„Low Dose Dependence" psychische und physische Abhängigkeit bei Einnahme relativ niedriger Dosen und bei oft fehlender Dosissteigerung

Alternativen zur Verordnung von Beruhigungsmitteln erwägen
– autogenes Training
– Entspannungsverfahren

Psychostimulantien

- Amphetamine
- Appetitzügler

Wirkungen:
– antriebssteigernd
– euphorisierend
– subjektiv leistungssteigernd

häufig sekundärer Hypnotikamißbrauch

Entzugserscheinungen:
– Müdigkeit
– depressive Verstimmung mit Suizidgefahr

Komplikationen

Depressionen

Bei Intoxikationen an die Möglichkeit eines Suizidversuches denken!

Bei chronischen Vergiftungen können Verlangsamung des psychischen Tempos, Dysarthrie sowie Ein- und Umstellungsstörungen auftreten. Entzugserscheinungen äußern sich psychisch häufig in Angstzuständen und depressiven Verstimmungen.

42.3.3 Therapie

Bei der Therapie der Medikamentenabhängigkeit gilt, was bei allen anderen Suchtformen zutrifft. Das Abstinenzgebot muß hier aber relativiert werden, da Medikamentengebrauch auch für Abhängige nicht generell verzichtbar ist. Psychotrope Substanzen sollten aber – soweit irgendmöglich – nicht verordnet werden, nicht-medikamentöse Behandlungsalternativen sind vorzuziehen.
Eine stationäre Entgiftung ist bei Abhängigkeit von Opiaten, Hypnotika und Tranquilizern wegen der Gefahr der Komplikationen im Entzug oft unvermeidbar. Nach Abschluß der stationären Entgiftung müssen die Patienten suchtstofffrei sein. Die Weiterbehandlung, z.B. in speziellen Fachkliniken, sollte geklärt sein. Die Behandlungsergebnisse sind bei rechtzeitiger Diagnosestellung ähnlich günstig wie bei der Alkoholabhängigkeit.

42.4 Leitsymptom Drogenabhängigkeit

> **Drogen** sind Stoffe, die in den normalen Ablauf seelischer und körperlicher Vorgänge eingreifen und zu kognitiven und emotionalen Veränderungen führen.

Im weiteren Sinne sind auch Alkohol, Nikotin und Kaffee Drogen. Im engeren Sinne verstehen wir unter diesem Begriff Rauschmittel wie *Heroin*, *Kokain*, *Cannabis* u.ä., deren Erwerb, Vertrieb und auch Besitz strafbar ist.
Bezüglich der Abhängigkeit von Drogen und ihrer psychosozialen und körperlichen Begleit- und Folgeerscheinungen gelten die im 1. Abschnitt gemachten Definitionen sinngemäß.

Epidemiologie: Drogengebrauch spielt vor allem bei Jugendlichen eine Rolle.

Ätiologie und Pathogenese: Von den drei wesentlichen Einflußfaktoren hat die **Persönlichkeit** in der Entwicklung der Drogenabhängigkeit besonderes Gewicht. Empfindsame, stimmungslabile und kontaktschwache Menschen sind gefährdet, die oft schon vor Beginn des Drogenmißbrauchs eine deutliche vegetative Labilität aufwiesen.
Für den **Erstgebrauch** von Drogen spielt der Einfluß der Bezugsgruppe Gleichaltriger eine besondere Rolle, ebenso Neugier oder Protesthaltung. Im Verlauf der Abhängigkeitsentwicklung kommt es fast regelhaft zu einer **Motivverschiebung**, der Dauerkonsum wird durch die Drogenwirkung, bzw. die Vermeidung von Entzugserscheinungen oder Unlustgefühlen aufrecht erhalten. Bei regelmäßigem Konsum von Haschisch steigt die Bereitschaft, zu anderen Rauschmitteln zu greifen.
Die isolierte Abhängigkeit von einem Rauschmittel gibt es kaum noch, **Polytoxikomanie** ist zur Regel geworden.

42.4.1 Symptomatik und Diagnose

Drogeneinnahme und -abhängigkeit werden oft verheimlicht. Sichere objektive Zeichen dafür gibt es nicht. **Hinweise** sind: Verhaltensänderungen oder seelische Auffälligkeiten, für die sich keine sonstigen Erklärungen anbieten. Dazu

Hinweise
- Verhaltensänderungen
- seelische Auffälligkeiten
- Abnahme der Leistungsfähigkeit

körperliche Untersuchung
Suchen nach Injektionsstellen

Drogennachweis

Opiate

Heroin führt zu schneller Ausbildung einer Abhängigkeit

Symptome der Opiatintoxikation
- Koma
- Atemdepression
- Miosis

Therapie
Sicherung der Vitalfunktionen, evtl. Gabe von Naloxon

Entzugserscheinungen
- Angst und Panik
- vegetative Symptome
- Leibkrämpfe
- evtl. Erbrechen und Diarrhoe

Therapie bei Entzugserscheinungen
- Neuroleptika
- Antidepressiva
- frühzeitig Krankenhauseinweisung

Kokain

typischer Rauschverlauf
- euphorisches Stadium
- ängstlich-paranoides Erleben
- depressives Stadium

---

gehören plötzliche Reizbarkeit, Nachlassen früherer Interessen, Abnahme der Leistungsfähigkeit, körperliche Vernachlässigung, Wechsel des Bekanntenkreises oder soziale Isolierung.

Bei der **körperlichen Untersuchung** ist bei entsprechendem Verdacht nach Injektionsstellen zu suchen, die sich auch an ungewöhnlichen Stellen finden (Finger, Füße, Oberschenkel, sogar Zunge oder Penis).

Der **Drogennachweis** ist mit laborchemischen Methoden sicher zu führen, hierfür sind Blut und Urin zu analysieren.

42.4.1.1 Opiate

Opium oder Morphium spielen in der Drogenszene keine große Rolle mehr. Bei Fixern dominiert eindeutig **Heroin** (*Diacetylmorphin*), das illegal halbsynthetisch hergestellt wird. Heroin wird „gesnifft" oder intravenös injiziert („gefixt"). Seine Wirkung besteht in einer Analgesie, schon bei der ersten Injektion kann es zur Euphorie kommen. Eine Abhängigkeit entwickelt sich schnell, die Toleranzbildung ist häufig ausgeprägt. Komplikationen ergeben sich bei Intoxikationen und Entzugserscheinungen.

Intoxikationen äußern sich klinisch in der Trias *Koma, Atemdepression* und *Miosis*. Hinzu treten Bradykardie, Reflexabschwächung, Hypothermie, Zyanose und selten Krampfanfälle. Weitere Gefahren sind: Atemlähmung, Lungenödem, Kreislaufversagen und Aspiration.

Bei der **Behandlung** steht daher die Sicherung der Vitalfunktionen im Vordergrund. Ein rascher Transport ins Krankenhaus unter ärztlicher Überwachung ist indiziert. Bei Atemstörungen ist die Gabe von Narcanti® (Naloxon) i.v. zu erwägen. Eine reine Opiatintoxikation ist selten, in jedem Verdachtsfall sollte daher die Diagnose durch eine toxikologische Untersuchung gesichert werden.

Entzugserscheinungen setzen bei Heroinabhängigen in der Regel kurz vor der Zeit ein, zu der der Abhängige die nächste Injektion durchführen würde. Sie sind nach 36 bis 48 Stunden voll ausgebildet und äußern sich in *Angst-* und *Panikstimmung, vegetativen Erscheinungen, Leibkrämpfen,* gelegentlich auch *Erbrechen* und *Diarrhoe*. Selten kommt es über Störungen des Elektrolyt-, Säure-, Basen- und Wasserhaushalts zu einem Kreislaufversagen oder Schock.

Cave: Abhängige aggravieren oder simulieren Entzugserscheinungen, um den Arzt zur Verordnung von „Ersatzstoffen" zu bewegen. Daher gilt der Grundsatz, an Drogenabhängige keine Medikamente mit Suchtpotenz ambulant zu verordnen. In leichten bis mittelschweren Fällen haben sich bei Entzugserscheinungen Neuroleptika, wie Melleril® oder Truxal® oder Antidepressiva wie Aponal® bewährt. In schweren Fällen ist eine Krankenhauseinweisung indiziert.

42.4.1.2 Kokain

Beim Kokain handelt es sich um das Hauptalkaloid der Kokablätter. Kokain wird i.v. gespritzt oder geschnupft, was bei chronischem Mißbrauch zur schweren Schädigung der Nasenschleimhaut mit Ulzerationen führen kann.

Der „*normale Rausch*" läuft in **drei Phasen** ab, deren Symptomatik unterschiedlich ausgeprägt ist: Auf ein euphorisches Stadium mit Antriebssteigerung, Beschleunigung des Denkens und erhöhtem Selbstwertgefühl erfolgt im Stadium des Rausches ein allmähliches Umschlagen in ängstlich-paranoides Erleben mit Halluzinationen. Mit Abklingen des Rausches tritt zuletzt ein depressives Stadium mit Angst und Niedergeschlagenheit auf. Es besteht eine deutliche Suizidgefahr, gleichzeitig ein starkes Verlangen nach erneuter Stoffzufuhr.

42.4 Leitsymptom Drogenabhängigkeit

Intoxikationen äußern sich als delirantes Syndrom mit Erregung, Halluzinationen, evtl. Verfolgungswahn und raptusartigen Suizidversuchen. Körperlich finden sich als Zeichen der Sympathikusaktivierung Tachykardie, Schwitzen, Mydriasis, evtl. Krampfanfälle und Herzversagen. Bei hohen Dosen kommt es zu zentral depressorischen Effekten mit Atemlähmung. Die **Behandlung** ist symptomatisch, Katecholamine sind kontraindiziert. Bei Erregungszuständen und Krampfanfällen empfiehlt sich die Gabe von Diazepam, die Einweisung in stationäre Behandlung ist notwendig.

Körperliche Entzugserscheinungen finden sich nicht, psychisch sind vor allem prolongierte depressive Verstimmungen mit Suizidgefahr zu beachten.

Neben Intoxikationspsychosen werden auch drogeninduzierte Psychosen beobachtet, die eine paranoid-halluzinatorische Symptomatik aufweisen und von schizophrenen Psychosen oft schwer zu unterscheiden sind. Allerdings bieten Intoxikationspsychosen bei Kokainkonsumenten oft taktile Mikrohalluzinationen (kleine Lebewesen, Staub auf der Haut). Es finden sich auch Kratzeffekte. Die Behandlung erfolgt wie bei den endogenen Psychosen mit Neuroleptika.

42.4.1.3 Amphetamine

Zu den Wirkungen bei einmaligem bzw. chronischem Mißbrauch wird auf das Kap. 42.3.1.5 Psychostimulantien verwiesen. Bei i.v.-Injektion wird von den Abhängigen der sog. *„Kick"* mit plötzlicher Überwachheit, Euphorie, Antriebssteigerung und Redefluß geschildert. Amphetamine werden künstlich synthetisiert. Zu ihrer Gruppe gehören auch viele der sog. *„Designerdrugs"*, bei denen durch gezielte Veränderungen des chemischen Grundgerüstes auch Wirkungsveränderungen erzielt werden. Betroffen sind vor allem Veränderungen der sinnlichen Wahrnehmung bis hin zu Halluzinationen.

Bei **Intoxikationen** findet sich eine Steigerung der beschriebenen Symptomatik bis zu Erregungszuständen mit hektischem Bewegungsdrang. Hinzu treten fast regelhaft wahnhafte Verkennungen und Halluzinationen. Auf körperlichem Gebiet kommt es zu einer *zentralen Sympathikusaktivierung*: Tachykardie, Blutdruckanstieg mit pulsierenden Kopfschmerzen und Gefahr einer Hirnblutung. Daneben werden Schweißausbrüche, Schwindel, Brechreiz, Erbrechen und Tremor beobachtet. Wegen der Gefahr eines Kreislauf- oder Herzversagens ist stets eine **notfallmäßige Krankenhauseinweisung** erforderlich.

Die **Behandlung** erfolgt symptomatisch, bei Erregungszuständen hat sich Diazepam bewährt. Barbiturate und Reserpin sind kontraindiziert, da sie zu einer Verstärkung der Euphorie, bzw. zu einem Kreislaufkollaps führen können.

Körperliche Entzugserscheinungen gibt es nicht, psychisch kann eine prolongierte depressiv-dysphorische Verstimmung auftreten.

42.4.1.4 Cannabis

Cannabismißbrauch ist inzwischen auch in der BRD in allen Bevölkerungsschichten sehr verbreitet. Haschisch wird überwiegend geraucht (als *„Joint"* oder *„Pfeife"*), wirkt aber auch bei intestinaler Resorption. Die Wirkung von Haschisch ist wie bei vielen Drogen abhängig vom momentanen Befinden des Konsumenten, seiner Gestimmtheit, aber auch von der äußeren Situation (Set und Setting).

Der **typische Rausch** ist gekennzeichnet durch eine passive Euphorie und durch Wahrnehmungsveränderungen. Intoxikierte zeigen Konzentrations- und Denkstörungen.

Bei häufig wiederholtem Mißbrauch entwickelt sich eine **psychische Abhängigkeit**. Chronischer Konsum kann zu einem sog. *amotivationalen Syndrom*

Kokainintoxikationen
delirantes Syndrom mit erhöhtem Sympathikotonus

Therapie
symptomatisch
Katecholamine sind kontraindiziert

Komplikationen bei regelmäßigem Kokainkonsum:
– Depressionen
– paranoide Psychosen

Amphetamine

„Kick":
– Überwachheit
– Euphorie
– Antriebssteigerung

Intoxikationen
Symptome:
- Erregungszustand
- hektischer Bewegungsdrang
- wahnhafte Verkennung
- Halluzinationen
- Sympathikusaktivierung
  – Tachykardie
  – Blutdruckanstieg
  – Gefahr einer Hirnblutung

Therapie
symptomatisch, evtl. Diazepam

Cannabis

Haschisch
Marihuana

Haschischrausch
- passive Euphorie, Wahrnehmungsveränderungen
- amotivationales Syndrom

mit Passivität, affektiver Gleichgültigkeit und zunehmender Vernachlässigung alltäglicher Pflichten führen.

Schwere Intoxikationen äußern sich in Unruhe, Zunahme der kognitiven Störungen bis hin zu Desorientiertheit, zu Derealisation, optischen und akustischen Halluzinationen. Bei extrem hohen Dosen können Bewußtseinsstörungen mit der Gefahr von Atem- und Kreislaufdepression auftreten. *Körperliche Symptome* wie gerötete Konjunktiven, verstärkte Nasensekretion und Uvulaschwellung weisen auf Cannabiskonsum hin, Tachykardie, Hyperthermie und Mydriasis finden sich bei Intoxikation.

Eine Beeinflussung der Erregung ist oft durch beruhigende Zusprache möglich („*talk down*"), sonst bieten sich Diazepam und bei produktiv-psychotischer Symptomatik Haloperidol an.

Körperliche Entzugserscheinungen treten in der Regel nicht auf, aufgrund der seelischen Abhängigkeit ist die Rückfallgefahr hoch. Mehrfacher oder regelmäßiger Cannabismißbrauch fördert die Bereitschaft, auch andere Drogen einzunehmen. Somit ist Cannabis als **Einstiegsdroge** anzusehen.

42.4.1.5 Halluzinogene

Wichtigster Vertreter der Halluzinogene ist das **LSD** (*Lysergsäurediaethylamid*), das synthetisch einfach herzustellen ist.

Neben den Verzerrungen der Wahrnehmung treten im **LSD-Rausch** Veränderungen des Zeit- und Raumerlebens, der Körperwahrnehmung, Denkstörungen und in unterschiedlichem Ausmaß emotionale Störungen auf. Von den atypischen Rauschverläufen ist der „*Horror-Trip*" mit panikartigen Angstreaktionen, wahnhafter Situationsverkennung und oft erhöhter Suizidalität zu erwähnen.

Zur **Behandlung** bieten sich, wenn ein „Herunterreden" nicht möglich ist, Benzodiazepine an.

Intoxikationen mit Halluzinogenen sind selten, bei hohen Dosen besteht die Gefahr einer Atem- und Kreislaufdepression. Die Behandlung richtet sich dann nach den Regeln der Intensivmedizin.

42.4.1.6 Schnüffelstoffe

Gelegentlich wird auch das Einatmen *organischer Lösungsmittel* (Chloroform, Äther, „Pattexverdünner" etc.) zum Erzeugen eines Rausches benutzt. Als **Wirkung** finden sich Sedierung und Euphorie, oft verbunden mit Halluzinationen. Rausch und Intoxikationen sind kaum zu trennen, es kann zu Bewußtseinsstörungen, Übelkeit, Brechreiz, Erbrechen, Schwindel und Kopfschmerzen kommen. Mögliche **Komplikationen** sind neben einer Atem- und Kreislaufdepression das Auftreten eines toxischen Lungenödems.

Die **Behandlung** erfolgt symptomatisch, Katecholamine sind wegen der Gefahr des Auslösens eines Kammerflimmerns kontraindiziert. Bei chronischen Schnüfflern kann es zu Leberschäden, Polyneuropathien und Hirnatrophien mit dementiellen Bildern kommen.

42.4.2 Therapie

Das **Prinzip des Therapieverbundes** gilt sinngemäß auch für die Behandlung Drogenabhängiger. Vielerorts bestehen spezielle Drogenberatungsstellen. Die Behandlungszeiten bei der Entwöhnung Drogenabhängiger sind in der Regel länger als bei Alkoholabhängigen, da Rauschgiftsucht die psychische und soziale Entwicklung Jugendlicher massiv beeinträchtigt.

Cannabisintoxikation
- psychisch:
  - Unruhe
  - Denkstörungen
  - Desorientiertheit
  - Halluzinationen
- körperlich:
  - Mydriasis
  - Tachykardie
  - gerötete Konjunktiven
  - Uvulaschwellung

Therapie
- „talk down"
- ggf. symptomatisch mit Diazepam und Haloperidol

Einstiegsdroge

Halluzinogene

LSD

LSD-Rausch
- Verzerrung der Wahrnehmung bis hin zu Halluzinationen
- Denkstörungen
- affektive Störungen
- „Horror-Trip"

Therapie
- „Herunterreden"
- Benzodiazepine
bei Intoxikationen symptomatisch

Schnüffelstoffe

organische Lösungsmittel

Symptome
- Sedierung
- Euphorie
- Halluzinationen

Komplikationen

Therapie
symptomatisch

Therapie

Behandlungsverbund:
spezielle Drogenberatungsstellen und Langzeiteinrichtungen

Drogenabhängige wenden sich oft an den niedergelassenen Arzt wegen Komplikationen der Sucht wie Abszesse, Hepatitis oder auch Entzugserscheinungen. Der Arzt sollte die Anliegen und Beschwerden der Abhängigen ernstnehmen und ihnen Hilfe anbieten, auch ohne sofort auf eine Behandlung der Sucht zu drängen. Dies kann der erste Schritt zum Aufbau eines tragfähigen Kontaktes zum Patienten sein, der für die weiteren Therapiemaßnahmen in Richtung Abstinenz unabdingbar ist. Allerdings erhoffen sich viele drogenabhängige Patienten die Verordnung von Polamidon oder anderen Ersatzdrogen. Teilweise fordern sie dies offen vom Arzt. Eine Verschreibung von sog. Ersatzmitteln stellt aber in den allermeisten Fällen für die Betroffenen keine wirkliche Hilfe dar. Vielmehr besteht die Gefahr, daß hierdurch die Sucht nur weiter unterhalten wird. Auch die Verordnung von Schlaf- und Beruhigungsmitteln mit Suchtpotential ist nicht angezeigt, da eine Polytoxikomanie provoziert werden kann.

Bei der Verordnung von **Methadon** oder **L-Polamidon** müssen daher ganz bestimmte Indikationen eingehalten werden. Jeder Arzt, der eine Ersatzdrogenbehandlung durchführt, hat über die gesetzlichen Vorschriften hinaus auch die geltenden Richtlinien zu beachten (Bundesärztekammer, Landesärztekammern, sog. NUB-Richtlinien). Er ist zu einer ausreichenden Dokumentation und zur Kontrolle auf Beigebrauch verpflichtet. Der Arzt muß neben dem pharmakologischen Wissen auch über qualifizierte Kenntnisse in Diagnostik und Therapie der Drogensucht verfügen. Substitution ohne psychosoziale Betreuung ist in aller Regel nicht indiziert.

Bislang existiert keine empirisch überprüfte Differentialindikation zwischen Abstinenztherapie und Substitutionsbehandlung. Die Wirksamkeit einer Methadon-Substitution ist auch vor dem Hintergrund internationaler Erfahrungen umstritten, darüberhinaus sind die Auswirkungen auf Prävention und drogenfreie Behandlungsprogramme noch offen.

Kontakt aufbauen

Methadon-Gabe nur unter strenger Kontrolle und bestimmten Voraussetzungen

42.5 Nichtstoffgebundene Süchte

Die Diskussion um exzessives oder pathologisches Spielen hat in jüngster Zeit zu einer erneuten Beschäftigung mit nichtstoffgebundenen Süchten geführt. Nach dem heutigen Kenntnisstand sollte man zurückhaltend feststellen, daß es eine einheitliche Ätiologie des pathologischen Spielens nicht gibt. Vielmehr handelt es sich um ein Symptom, das im Rahmen unterschiedlicher seelischer Störungen und Erkrankungen, zumeist bei Neurosen oder Persönlichkeitsstörungen, aber auch bei endogenen Psychosen vorkommt und dabei verschiedene Funktionen besitzen kann. Vor einer zunehmenden Ausweitung des Suchtbegriffs auf alltägliche menschliche Verhaltensweisen, wie Essen, Arbeiten oder sportliche Betätigung ist zu warnen. Die globale Gleichsetzung derartiger Phänomene mit Alkoholismus, Drogen- oder Medikamentenabhängigkeit ist nicht begründet.

Nichtstoffgebundene Süchte

pathologisches Spielen: Parallelen zu Alkohol- und Drogenabhängigkeit sind umstritten

43. Psychosomatische Erkrankungen

H. H. Studt

43.1 Allgemeine psychosomatische Medizin

43.1.1 Entstehung und Einteilung psychosomatischer Krankheiten

Die Grundlage einer psychosomatischen Erkrankung sind **konstitutionelle** oder **Erbfaktoren** und prägende **Umwelteinflüsse** in der frühen Kindheit. Aus dem Zusammenspiel von Anlage- und Umweltfaktoren entstehen gewohnheitsmäßige Erlebens- und Verhaltensweisen, die unter den Begriffen der **Persönlichkeit** oder der Persönlichkeits- oder Charakterstruktur zusammengefaßt werden. Eine solche Struktur enthält eine Disposition zu bestimmten **Konflikten**, die meist unbewußt sind. Gerät der bis dahin Gesunde in eine ihn belastende Lebenssituation, so wird der latente Konflikt aktiviert. Ist eine Lösung des Konflikts durch eine angemessene Handlung nicht möglich, so wird die belastende Lebenssituation zur Erkrankungssituation oder **auslösenden Situation**: Es brechen psychosomatische oder auch psychische **Symptome** aus, entstanden aus andrängenden Triebbedürfnissen und gegensteuernden Abwehrmechanismen.

> Versteht man Krankheit allgemein als ein multikausales oder multifaktorielles Geschehen, so sind **psychosomatische Krankheiten** solche, bei deren Verursachung, Auslösung und Verlauf **seelische Faktoren** eine stärker mitgestaltende Wirkung haben.

Es werden 3 Gruppen unterschieden:
1. **Psychosomatische Krankheiten** im engeren Sinne (Syn.: *Psychosomatosen, Organneurosen* u.a.) sind durch psychische Faktoren mitbedingt und zeigen organische oder zumindest funktionelle Veränderungen, z.B. Asthma bronchiale, Ulcus pepticum und Colitis ulcerosa.
2. **Funktionelle Störungen** (Syn.: *vegetative Störungen, psycho-vegetative Syndrome* u.a.) sind körperliche Beschwerdebilder ohne organpathologische Veränderungen, die in allen Organsystemen und oft kombiniert mit psychischen Symptomen auftreten.
3. **Somato-psychische Störungen** (Syn.: *psychogene Überlagerung*) sind überwiegend seelische Reaktionen auf körperliche Leiden, beispielsweise eine depressive Verstimmung nach diagnostiziertem Karzinom.

43.1.2 Diagnose

Ausschluß einer primär organischen Krankheit und **positiver Nachweis einer Psychogenese** der Symptomatik sind gleichermaßen erforderlich. Das Ziel der Diagnose besteht darin, die *Persönlichkeit* des Kranken so detailliert wie möglich zu erfassen, die aktuellen Beschwerden und Konflikte, die gewohnheitsmäßigen Erlebens- und Verhaltensweisen sowie die Entwicklung in der

---

Psychosomatische Erkrankungen

Allgemeine psychosomatische Medizin

Entstehung und Einteilung Psychosomatischer Krankheiten

Erbfaktoren und Umwelteinflüsse prägen **Persönlichkeitsstruktur**

Disposition zu bestimmten Konflikten

belastende Lebenssituation aktiviert latenten Konflikt
bei fehlender Konfliktlösung **auslösende Situation**
→ Symptomausbruch
- Triebbedürfnisse
- Abwehrmechanismen

Definition
⇒

3 Gruppen
- psychosomatische Krankheiten: durch psychische Faktoren mitbedingte, organische oder funktionelle Veränderungen
- funktionelle Störungen: körperliche Beschwerdebilder ohne organpathologische Veränderungen
- somato-psychische Störungen: seelische Reaktionen auf körperliche Leiden

Diagnose

Nachweis einer Psychogenese der Symptomatik
Ziel der Diagnose:
Erfassung der Persönlichkeit und ihrer Entwicklung

43.1 Allgemeine psychosomatische Medizin

Kindheit und den späteren Lebensweg. Dafür bewährt haben sich **diagnostische Gespräche**, die möglichst unstrukturiert sind und durch Fragen im späteren Verlauf ergänzt werden:
- Unbestimmte Frage zur Eröffnung (z. B.: „Was führt Sie zu mir?");
- freundliche und taktvolle Zuwendung;
- Spontanverhalten beobachten;
- Spontanäußerungen abwarten;
- eventuell über den Sinn der Gespräche aufklären;
- freien Raum für die Darstellung geben;
- Aktivität und Führung der/dem Kranken überlassen;
- Übertragung beachten (in der Kindheit entstandene gefühlshafte Einstellungen der/des Kranken gegenüber Elternfiguren, die auf den Arzt übertragen werden);
- Gegenübertragung stets wahrnehmen (alle bewußten und unbewußten Reaktionen – Gefühle, Phantasien, Handlungen – des Arztes auf den Patienten);
- später ergänzende Fragen bei Lücken in der Darstellung;
- gelegentlich auf denkbare psychosomatische Zusammenhänge hinweisen (z. B. wiederholtes Auftreten von Herzschmerzen bei Ärgerreaktionen).

Auf diese Weise wird in mehreren Gesprächen von 15 bis 20 Minuten Dauer im Abstand von mehreren Tagen eine **psychosomatische Anamnese** erhoben, die im Vergleich mit der klinischen Anamnese zusätzlich *tiefenpsychologische* und *biographische Elemente* enthält. Dabei muß die Ordnung der erfaßten Mitteilungen zu 4 Bereichen eine in sich schlüssige Entwicklungslinie ergeben, damit die Psychogenese der Symptomatik positiv belegt ist: Diese Linie geht in der Rückschau von den **Symptomen** zur **auslösenden Situation**, weiter zur **Persönlichkeitsstruktur** und schließlich zur **Genese**, den psychogenetischen Einflüssen in der Kindheit und Jugend.

43.1.3 Prognose

Wenn durch die Erhebung einer psychosomatischen Anamnese eine psychosomatische Erkrankung positiv nachgewiesen wurde, so ist grundsätzlich eine **Psychotherapie** angebracht. Die Art der im Einzelfall indizierten Psychotherapiemethode ist abhängig vom **Schweregrad der seelischen Störungen**. Je stärker die seelischen Störungen sind, umso ungünstiger ist die Prognose im Hinblick auf eine Psychotherapie.

Folgende Kriterien sprechen für eine schwerere seelische Störung und damit für eine **ungünstige Prognose** einer Psychotherapie:
- lange Symptomdauer;
- nur Symptomschilderung, keine Mitteilung eigener Schwierigkeiten;
- Symptombenutzung zur Erlangung von Vorteilen;
- nur Symptomleidensdruck, kein seelisches Leidensgefühl (Leiden unter den erlebten seelischen Behinderungen);
- fehlende Krankheitseinsicht;
- Fixierung an die Vorstellung einer Symptomentstehung durch Organschaden („Organogenese");
- charakterliche Symptome wie Sucht oder Dissozialität;
- Symptomentstehung durch leichte auslösende Situation;
- starke Überempfindlichkeit und Kränkbarkeit;
- starke Rachetendenzen;
- illusionäre Erwartungsvorstellungen;
- Mangel an Realitätsprüfung, Kontaktfähigkeit, Trieb- und Affektkontrolle.

Sind von diesen 12 Kriterien 7 und mehr vorhanden, so ist die Prognose eher ungünstig, liegen dagegen nur 5 oder weniger Hinweise vor, so ist die Prognose eher günstig: Das *Verhältnis der Summen* günstiger zu ungünstiger Kriterien ergibt die zutreffende Prognoseschätzung.

43.1.4 Psychosomatische Grundversorgung

Die psychosomatische Grundversorgung besteht aus **Diagnostik** und **Psychotherapie**: Zunächst werden psychosomatische und psychische Krankheitsbilder möglichst frühzeitig durch die Erhebung einer **psychosomatischen Anamnese** diagnostiziert. Bei positiver Diagnose werden zunehmend konfliktorientierte psychotherapeutische Gespräche durchgeführt, um die Einsicht in psychosomatische Zusammenhänge und die Erkennung von aktuellen Konflikten und Beziehungsstörungen zu fördern. Begleitend werden **suggestive und übende Psychotherapiemethoden** wie *Hypnose, Autogenes Training* oder *Relaxationstherapie* angewendet, die zwei zuletzt genannten Verfahren auch als Gruppenbehandlung. Diese Psychotherapie im Rahmen der psychosomatischen Grundversorgung wird auch über einen längeren Zeitraum bei chronischen Erkrankungen angewendet, wenn eine ursachenorientierte Psychotherapie wie analytische Psychotherapie oder Verhaltenstherapie nicht indiziert ist.

43.1.5 Psychotherapie

Unter dem Begriff „Psychotherapie" werden verschiedene Therapiemethoden zusammengefaßt, die Krankheitszustände und/oder Verhaltensstörungen mit seelischen Mitteln behandeln:

> **Psychotherapie** ist eine gezielte, meist sprachliche Einflußnahme auf den Kranken, die geplant – im Rahmen einer Krankheits- und Behandlungstheorie – mittels lehrbarer und lernbarer Methoden durchgeführt wird.

Ihre Verfahren haben unterschiedliche Zielsetzungen: **Stützende Psychotherapie** hat das Ziel, die Störung des seelischen Gleichgewichts zu beseitigen, während eine **rekonstruktive Psychotherapie** das anspruchsvolle Ziel verfolgt, durch Aufdeckung und Bearbeitung der Konflikte die Persönlichkeitsstruktur zu verändern.

Die einzelnen Verfahren werden gewöhnlich in verschiedenen **Formen** – Einzel-, Gruppen-, Paar- oder Familientherapie – und unterschiedlichen **Rahmen** – ambulant oder stationär – und auch in verschiedenen Kombinationen – meist stationär – angewendet.

Neben den erwähnten suggestiven und übenden Verfahren haben sich insbesondere die **tiefenpsychologisch fundierte** und **analytische Psychotherapie** sowie die **Verhaltenstherapie** bewährt.

Die verschiedenen Psychotherapiemethoden und ihre Indikationen können in diesem Rahmen nicht dargestellt werden. Die notwendigen Kenntnisse und Erfahrungen müssen in Fort- und Weiterbildungsveranstaltungen zur psychosomatischen Medizin und Psychotherapie erworben werden.

43.2 Spezielle psychosomatische Medizin

43.2.1 Leitsymptom Herz-Kreislauf-Störungen

43.2.1.1 Funktionelle Herzstörungen – Herzneurose

(s. auch Kap. **41.5 Angstneurose, Phobie und Herzphobie**)

Symptome: Akuter Angstanfall mit Furcht vor Herzinfarkt oder Tod, Herzkrämpfe, Herzstolpern, Atemnot und Schweißausbrüche. Entweder treten

43.2 Spezielle psychosomatische Medizin

nur diese Anfälle auf oder es sind kontinuierlich psychische Symptome wie Unruhe, Angst und Phobien und funktionelle Störungen verschiedener Organsysteme vorhanden. Auffälliges Krankheitsverhalten besteht in Anklammerung an Angehörige und den Arzt und in extremer körperlicher Schonung.

Ätiopathogenese: Erziehungseinflüsse in der Kindheit führen zu *unselbständigen Persönlichkeiten*, die zu engen Beziehungen neigen und für Trennungskonflikte disponiert sind. *Auslösende Ereignisse* sind Trennungen, Krankheiten, Todesfälle oder beunruhigende Körperstörungen. Der akute Angstzustand mit der Befürchtung, allein nicht existieren zu können, geht mit einem sympathikovasalen Anfall und der Leitsymptomatik einher.

Diagnose und Differentialdiagnose: Psychosomatische Anamnese, körperliche Untersuchung und EKG sichern die Diagnose. Ausschluß einer Hyperthyreose und Phäochromozytomkrise durch psychosomatische Anamnese meist möglich.

Therapie: Ständige psychologische Führung und klärende und stützende Gespräche. Psychopharmaka sind nur kurzzeitige Hilfsmittel bei starken Ängsten, depressiven Verstimmungen oder Schlafstörungen. Belastung der Arzt-Patient-Beziehung durch Anklammerungstendenzen und Drängen auf Wiederholung von Diagnostik. Bei ausreichender Motivation ist *analytische Gruppenpsychotherapie* die Methode der Wahl.

Verlauf und Prognose: Unbehandelt chronischer Verlauf mit wechselnden psychischen und psychosomatischen Symptomen, zunehmend Phobien und hypochondrische Tendenzen. Kein Übergang in organische Herzkrankheit.

43.2.1.2 Essentielle Hypertonie

Symptome: Belastungsdyspnoe, Nervosität, Herzklopfen, Schwindel, Präkordialschmerzen und morgendliche Kopfschmerzen sind die häufigsten Symptome des Erwachsenen nach längerer Krankheitsdauer.

Ätiopathogenese: Eine angeborene Hyperaktivität des hypothalamischen sympathischen Zentrums und rigide, übermäßig einengende Erziehungseinflüsse führen zu *Persönlichkeiten*, die mangelndes Durchsetzungsvermögen, zwanghaften Leistungswillen und eine Helfereinstellung zeigen. *Auslösende Ereignisse* sind Forderungen nach mehr Durchsetzungsvermögen oder das Ausbleiben erwarteter Anerkennung. Durch mobilisierte Affekte wie Ärger, Wut und Angst reagieren Hypertoniker mit einem höheren Anstieg des Blutdrucks als Normotoniker. Die Leitsymptomatik ist teilweise auch auf die Art der Persönlichkeit zurückzuführen.

Diagnose und Differentialdiagnose: Ausschluß aller *sekundären Hypertonie-Formen* s. Kap. **26**.

Therapie: Unter psychologischer Führung *mehrdimensionale Therapie*: Medikamente, Diät, Hinwirken auf gesündere Lebensführung – mehr Bewegung und Nachtruhe, Erlernen von Entspannungsübungen wie das Autogene Training. Oft Indikation zu konfliktzentrierten Gesprächen, auch zur Motivierung für eine analytische Psychotherapie, auch Verhaltenstherapie. Tragfähige Arzt-Patient-Beziehung ist nicht leicht einzuhalten, da die Patienten in Folge des gestörten Aggressionsvermögens leicht kränkbar sind. Kritik drücken sie meist durch Behandlungsabbruch aus.

Verlauf und Prognose: s. Kap. **26. Hypertonie.**

- Herz- und Atembeschwerden
- weitere funktionelle Störungen
- Tendenzen zur Anklammerung und körperlichen Schonung

Ätiopathogenese
unselbständige Persönlichkeit
Auslösung durch Trennung, Krankheit
→ sympathikovasaler Anfall

Diagnose/Differentialdiagnose
- psychosomatische Anamnese
- körperliche Untersuchung
- EKG

Therapie
- psychologische Führung
- klärende und stützende Gespräche
- Motivierung zur ambulanten analytischen Gruppenpsychotherapie

Verlauf und Prognose
- wechselnde Polysymptomatik
- zunehmend Phobien
- chronischer Verlauf

Essentielle Hypertonie

Symptome
- Belastungsdyspnoe
- Nervosität
- Herzklopfen

Ätiopathogenese
- hyperaktives sympathisches Zentrum
- rigide Erziehungseinflüsse
- Persönlichkeit

Auslösung
Affekte → höherer Anstieg des Blutdruckes

Diagnose
Ausschluß sekundärer Hypertonie

Therapie
- psychologische Führung
- medikamentöse und diätetische Behandlung
- Beratung der Lebensführung
- Autogenes Training
- konfliktzentrierte Gespräche, auch zur Motivierung für analytische Psychotherapie

Verlauf und Prognose
→ Kap. 26

43.2.2 Leitsymptom Atemstörungen

43.2.2.1 Nervöses Atmungssyndrom (Hyperventilationstetanie)

Symptome: Hochgradiger Lufthunger verbunden mit Erstickungsangst, pektanginösen Beschwerden, Parästhesien und tonischen Krämpfen der Arme und Hände (Pfötchenstellung). Diese Anfälle treten nur bei wenigen Patienten auf, aber in der akuten Phase und in Intervallen bestehen meist funktionelle Störungen und psychische Symptome wie Angstzustände und/oder depressive Verstimmungen.

Ätiopathogenese: Unter einer willkürlich-widersprüchlichen Erziehungsatmosphäre mit feindseligen Spannungen zwischen den Familienmitgliedern entstehen *Persönlichkeiten mit gestörtem Aggressionsstreben* und ängstlichem Bemühen um Anlehnung und Abhängigkeit. *Auslösende Situationen* sind Umstände, die als Bedrohung von Abhängigkeitsbedürfnissen erlebt werden, wie Streitigkeiten. *Mobilisierte Affekte* wie Angst oder Wut gehen mit Hyperventilation und zentraler vegetativer Reizung einher. Zunehmender Kohlensäuremangel führt durch respiratorische Alkalose zur Hirnhypoxie und zur Störung der Dissoziation von Kalzium-Ionen, was die *Leitsymptomatik* auslöst: Aus den mobilisierten aggressiven Impulsen wird eine Handlungsblockade, eine Wendung der Aggression gegen die eigene Person.

Diagnose und Differentialdiagnose: Nach Erhebung einer psychosomatischen Anamnese ist der Ausschluß einer somatisch bedingten Tetanie oft unnötig. Ähnlichkeiten mit der Angst- und Herzneurose und der neurotischen Depression.

Therapie: Ruhige Führung, Aufklärung über die Wirkung der Hyperventilation und Beutelatmung. Gaben von Kalzium vermeiden, weil sie die Vorstellung einer somatischen Krankheit suggerieren können. Konfliktzentrierte Gespräche motivieren zur analytischen Einzel- oder Gruppenpsychotherapie; bei chronifizierten Atemstörungen zunächst Atemtherapie und Autogenes Training (s. auch Kap. **45. Hausärztliche Notfälle**).

Verlauf und Prognose: Tendenz zum chronischen Verlauf mit häufigem Symptomwandel, oft als angstneurotische und phobische Entwicklungen.

43.2.2.2 Asthma bronchiale

(S. auch Kap. **20.3.2 Asthma bronchiale und Status asthmaticus**)

Symptome: Anfall schwerer Atemnot bei exspiratorischer Obstruktion. *Somatische Vorboten* sind oft erneute Infekte oberer Luftwege, *psychische Vorboten* sind innere Unruhe, Angst, Wut oder Ärger. Häufige *Begleitsymptome* sind Rhinitis allergica, Neurodermitis oder Urtikaria, Sexualstörungen und weitere psychosomatische und psychische Symptome.

Ätiopathogenese: Ergänzungsreihe aus somatischen und psychischen Faktoren: Vererbbare Diathese „Atopie", hyperreaktives Bronchialsystem und Erziehungseinflüsse in der Kindheit. Diese *Persönlichkeiten* neigen zu einem Ambivalenzkonflikt zwischen Anlehnung und Selbständigkeit, zu Spannungszuständen, mangelndem Durchsetzungsvermögen, zu Mißtrauen und Rivalität und zur Überbewertung geistiger Tätigkeiten bei Abwertung von triebhaften Bedürfnissen. Die *auslösende Situation* entsteht durch Ereignisse, die als drohende oder reale Trennung von der Mutter oder ihrer Ersatzperson erlebt werden, wie Geburt eines Geschwisters, Heirat oder Tod von Angehörigen. Zusammenspiel verschiedenartiger Faktoren führt zur Obstruktion der Atemwege durch Ödem, Spasmus und Dyskrinie der Bronchien und durch Zwerch-

---

Leitsymptom Atemstörungen

Nervöses Atmungssyndrom (Hyperventilationstetanie)

Symptome
- Luftnot bis zum hyperventilationstetanischen Anfall
- weitere funktionelle Störungen und Angstreaktionen

Ätiopathogenese
- feindselige Spannungen zwischen den Familienmitgliedern
- Persönlichkeit

Auslösung

Affekte → Hyperventilation

Leitsymptomatik: Handlungsblockade

Diagnose
psychosomatische Anamnese
Ausschluß:
– Angst-Herz-Neurose
– neurotische Depression

Therapie
- Beutelatmung
- Aufklärung über Hyperventilation
- analytische Einzel- oder Gruppenpsychotherapie
- Atemtherapie, Autogenes Training

Verlauf und Prognose
- chronischer Verlauf
- häufiger Symptomwandel

Asthma bronchiale

Symptome
Anfall schwerer Atemnot
Vorboten: Infekte oberer Luftwege, Unruhe, Angst, Wut

Begleitsymptome

Ätiopathogenese
- Diathese „Atopie"
- Persönlichkeit mit Neigung zum Ambivalenzkonflikt

Auslösung

psychische/infektiöse Faktoren → Obstruktion der Atemwege

43.2 Spezielle psychosomatische Medizin

fellkrampf. Dabei sind *psychische und infektiöse Faktoren* häufiger von Bedeutung als allergische.

Diagnose und Differentialdiagnose: Multifaktorielles Krankheitsbild erfordert die Untersuchung der möglichen somatischen und psychischen Teilursachen und somit eine psychosomatische Anamnese, um Art und Gewicht der verschiedenen Einflüsse im Einzelfall beurteilen zu können.

Therapie: Durch Gespräche auf Klärung der auslösenden Situation und damit auf verstärktes Einsichtsvermögen in psychosomatische Zusammenhänge hinwirken. Bei der entstehenden Arzt-Patient-Beziehung den Ambivalenzkonflikt zwischen Nähe und Distanz berücksichtigen. Methode der Wahl ist eine *Kombination aus medikamentöser Behandlung* (Bronchospasmolytika, Kortison) *und analytischer Psychotherapie* in Einzel- oder Gruppenform, stationär durch weitere Therapiemethoden ergänzt. Die kombinierte Behandlung ist einer nur medikamentösen Behandlung eindeutig überlegen. Zusätzlich auch Atemtherapie und Entspannungsverfahren wie Autogenes Training und Funktionelle Entspannung, die den Beginn konfliktzentrierter Gespräche erleichtern können.

Verlauf und Prognose: Meist chronisch-rezidivierender, unberechenbarer Verlauf, bedingt durch die Vielfalt möglicher Auslöser. Relativ gute Prognose bei 50–80 Prozent.

43.2.3 Leitsymptom Magen-Darm-Störungen

(S. auch Kap. **27. Magen-Darm-Erkrankungen**)

43.2.3.1 Funktionelle Oberbauchbeschwerden (Reizmagen)

Symptome: Druck- und Völlegefühl im Epigastrium, auch Appetitlosigkeit, Übelkeit, Brennen und Klagen über Unverträglichkeit von fetten und gewürzten Speisen, Kaffee und Alkohol. Meist Verstärkung der Beschwerden unter psychischer Belastung.

Ätiopathogenese: Die Ursache liegt in einer Fehlverarbeitung oraler Konflikte (Aufnehmen, Bekommen) bei *depressiv-strukturierten Persönlichkeiten*, die bei trauriger Grundstimmung über Unbekömmlichkeit der Nahrung klagen, oft andere für ihre Beschwerden verantwortlich machen oder Verstöße gegen komplizierte Diätvorstellungen als Ursache annehmen. Zu *auslösenden Situationen* werden Ereignisse, durch die Versorgungswünsche frustriert werden, wie Heirat, Aufstieg im Beruf. Wünsche nach Versorgung, Anerkennung und Liebe bewirken durch überwiegende Parasympathikuserregung eine Steigerung der Magensaftsekretion, des Tonus und der Peristaltik; *Affekte* wie Angst oder Schreck führen zu entgegengesetzten Reaktionen.

Diagnose und Differentialdiagnose: Ausschluß von chronischer Gastritis, Ulcus pepticum und organischer Erkrankung im Oberbauch durch ausführliche Anamnese, Endoskopie, Saugbiopsie und Sekretionsanalyse. Differentialdiagnostisch an Aerophagie, Roemheld-Syndrom und an somatische Äquivalente depressiver Verstimmungen denken.

Therapie: Geduldig auf eine *vertrauensvolle Arzt-Patient-Beziehung* hinwirken. Psychologische Führung, Beratung der Lebensweise, gelegentliche Gabe von Antazida und allmählicher Übergang zu konfliktzentrierten Gesprächen, bei schweren Fällen auch zur Vorbereitung einer analytischen Psychotherapie. Auch Kombination aus Gruppentherapie, Verhaltenstherapie und Beratung.

Diagnose
- Untersuchung auf alle Teilursachen
- psychosomatische Anamnese

Therapie
- Vergrößerung des Einsichtsvermögens in psychosomatische Zusammenhänge
- Kombination aus medikamentöser Behandlung und analytischer Einzel- oder Gruppenpsychotherapie
- stationäre Psychotherapiekombinationen
- Atemtherapie
- Entspannungsverfahren

Verlauf und Prognose
chronisch-rezidivierender Verlauf
relativ gute Prognose bei 50–80 %

Leitsymptom Magen-Darm-Störungen

Funktionelle Oberbauchbeschwerden (Reizmagen)

Symptome
- Druck- und Völlegefühl
- Appetitlosigkeit
- Übelkeit

Verstärkung unter psychischer Belastung

Ätiopathogenese
- Fehlverarbeitung oraler Konflikte
- depressive Persönlichkeit

Auslösung

Affekte → Wirkung auf Magensaftsekretion, Tonus und Peristaltik

Diagnose
Ausschluß organischer Erkrankung im Oberbauch

Therapie
- psychologische Führung
- Beratung der Lebensweise
- Antazida
- konfliktzentrierte Gespräche
- analytische Psychotherapie
- Verhaltenstherapie

43.2.3.2 Ulcus pepticum

Symptome: Krampfartige oder drückende *Schmerzen im Oberbauch* nach der Nahrungsaufnahme (meist Ulcus ventriculi) oder vor den Mahlzeiten und nachts. In den symptomfreien Intervallen bestehen oft andere psychosomatische und psychische Symptome.

Ätiopathogenese: Somatische und psychische Faktoren wie familiäre Häufung des Ulcus duodeni durch tradierte Familienstrukturen und/oder Erbfaktoren (Erhöhung aggressiver Faktoren), Erziehungseinflüsse in der Kindheit. Es entwickeln sich *Persönlichkeiten*, deren Eigenschaften vom Grad der Abwehr oraler Wünsche (aufzunehmen, zu bekommen) abhängt: Bei starken Abwehrmaßnahmen dominieren Genügsamkeit und Bescheidenheit (mehr passive Verarbeitung) oder Ehrgeiz, Leistungswille und überbetonte Selbständigkeit (sog. „Pseudounabhängigkeit" bei mehr aktiver Verarbeitung). Bei geringer bis fehlender Abwehr werden Wünsche nach Versorgung und Zuwendung offen geäußert („offenabhängige" Patienten). *Auslösende Situationen* sind Lebensumstände, die einen Verlust an Geborgenheit und Zuwendung beinhalten, wie Trennungserlebnisse, soziale Isolierung oder neue soziale Konstellationen. Die erwähnte Zunahme aggressiver Faktoren und mobilisierte orale Wünsche führen durch Parasympathikuserregung zur Bereitstellung des Magens in Richtung „Gefüttertwerden" oder „Verdauen": Erhöhung der Schleimhautdurchblutung, der Drüsensekretion, des Tonus und der Peristaltik; speziell bewirken Neid und Ärger einen Antrumspasmus und eine Pylorusöffnung, Angst und Schreck bewirken entgegengesetzte Funktionsänderungen.

Diagnose und Differentialdiagnose: Anamnese, Röntgen-Untersuchung, Gastroskopie und Säuresekretionsanalyse klären die Diagnose. *Differentialdiagnostisch* an Gastritis, funktionelle Oberbauchbeschwerden, sekundäre Ulzera (medikamentöse, neurovaskuläre, vaskuläre), Karzinome und Komplikationen denken.

Therapie: Neben medikamentöser Behandlung stützende ärztliche Führung, Beratung der Lebenssituation und zunehmend konfliktzentrierte Gespräche. Bei der Arzt-Patient-Beziehung beachten, daß therapeutische Maßnahmen den pseudounabhängigen Patienten „empfohlen" und nicht „verordnet" werden; von offen abhängigen Magenkranken kann sich der Arzt überfordert fühlen. Nur relativ wenige Patienten sind zu einer oft indizierten analytischen Gruppenpsychotherapie bereit.

Verlauf und Prognose: Meist chronisch-rezidivierender Verlauf. Funktionelle Oberbauchbeschwerden können vor oder nach einem Ulkus auftreten. Leichte Tendenz zur Karzinombildung nur beim Ulcus ventriculi. Nach Vagotomie oder Gastrektomie treten häufig die gleichen Beschwerden oder Süchte, Depressionen oder Angstzustände auf.

43.2.3.3 Funktionelle Unterbauchbeschwerden (Reizkolon)

Symptome: Spastische, wechselnd lokalisierte Kolonschmerzen mit Obstipation und Diarrhoe im Wechsel. Als Begleitsymptome oder nach Symptomwandel verschiedene funktionelle Organstörungen und psychische Symptome wie depressive Verstimmungs- und Angstzustände sowie hypochondrische Tendenzen.

Ätiopathogenese: Ein konstitutioneller Faktor und Erziehungseinflüsse führen zu *Persönlichkeiten* mit Tendenzen zu Übergewissenhaftigkeit, Sparsamkeit und Versorgungswünschen, die für einen Konflikt zwischen Zurückhalten und Hergeben disponiert sind. Zu *auslösenden Situationen* werden Ereignisse, die aggressive, retentive oder orale Impulse mobilisieren, wie familiäre oder Ehe-

---

Ulcus pepticum

Symptome
Oberbauchschmerzen nach Nahrungsaufnahme oder vor den Mahlzeiten und nachts

Ätiopathogenese
- somatische und psychische Faktoren
- Persönlichkeit

Auslösung durch Verlust oder Trennung

Affekte → Wirkung auf Schleimhautdurchblutung, Drüsensekretion, Tonus und Peristaltik

Diagnose
- Anamnese
- Röntgen-Untersuchung
- Gastroskopie
- Säuresekretionsanalyse

Therapie
- medikamentöse Behandlung
- stützende ärztliche Führung
- Beratung der Lebenssituation
- zunehmend konfliktzentrierte Gespräche
- auch analytische Gruppenpsychotherapie

Verlauf und Prognose
- chronisch-rezidivierender Verlauf
- funktionelle Oberbauchbeschwerden vorher oder nachher
- Karzinombildung nur beim Ulcus ventriculi

Funktionelle Unterbauchbeschwerden (Reizkolon)

Symptome
- wechselnd lokalisierte Kolonschmerzen
- Obstipation und Diarrhoe im Wechsel
- häufig weitere funktionelle Organstörungen und psychische Symptome

Ätiopathogenese
- konstitutioneller Faktor und Erziehungseinflüsse
- übergewissenhafte Persönlichkeit

Auslösung

43.2 Spezielle psychosomatische Medizin

konflikte, Streitigkeiten oder Verlusterlebnisse. Affekte wie Ärger oder Vorwurf führen zu schmerzhaften Kontraktionen, depressive Gefühle zum Aussetzen der Kolontätigkeit, Bedrohung der Sicherheit bewirkt Zunahme der Kontraktilität, der Durchblutung und Schleimhautsekretion.

Diagnose und Differentialdiagnose: Ausschluß einer organischen Krankheit und Nachweis einer funktionellen Störung durch psychosomatische Anamnese. *Differentialdiagnostisch* an habituelle spastische Obstipation, habituelle emotionale Diarrhoe und akutes Reizkolon durch organische Erkrankungen, Medikamente oder Nahrungsmittel denken.

Therapie: Herstellung einer *tragfähigen Arzt-Patient-Beziehung* ist Voraussetzung für konfliktzentrierte Gespräche, auch zur Vorbereitung auf analytische Psychotherapie. Je nach der Persönlichkeit auch stützende Psychotherapie, Gruppentherapie mit Verhaltenstherapie oder Autogenes Training. *Symptomorientierte medikamentöse Behandlung* mit Spasmolytika, Antidiarrhoika oder salinischen Abführmitteln und Empfehlung von ballastreicher Kost und Körpertraining.

Verlauf und Prognose: Chronisch-rezidivierender Verlauf, ohne angemessene Behandlung über Jahrzehnte, häufig ein Wechsel zu anderen psychosomatischen oder auch psychischen Symptomen. Unkritische Verordnung von Psychopharmaka verlängert die Chronifizierung.

43.2.3.4 Colitis ulcerosa

Symptome: Oft schleichender oder auch akuter Beginn mit blutig-schleimigem Durchfall und Leibschmerzen, auch Fieber, Inappetenz, Gewichtsverlust und leichte Erschöpfbarkeit sowie depressive Verstimmungen. Außerdem entzündliche Erkrankungen an Haut, Gelenken, Augen, Niere und Leber, auch vor oder nach der Colitis ulcerosa.

Ätiopathogenese: Ergänzungsreihe aus *somatischen, psychischen und sozialen Einflüssen*: Gehäuftes familiäres Vorkommen bei einem kleinen Teil der Patienten durch Vererbung einer prädisponierenden Bildung von Autoantikörpern gegen Kolongewebe. Psychische Einflüsse in der Kindheit führen zu *Persönlichkeiten*, deren Hauptzüge ein labiles Selbstwertgefühl, allgemeine Überanpassung, karge Gefühlsäußerung, mangelndes Durchsetzungsvermögen und eine Abhängigkeit von einer Schlüssel- bzw. Mutterersatzperson sind. Zur *auslösenden Situation* führen Ereignisse, die einen drohenden oder realen Verlust einer Schlüsselperson darstellen, wie Trennungserlebnisse, hohe Leistungsforderungen oder Mißbilligungen durch Elternfiguren. Reaktive Aggressionen führen durch Wendung gegen die eigene Person zur Depression. Die provozierten Emotionen und angeborene und erworbene pathologische Veränderungen der Darmfunktion verursachen wahrscheinlich die Leitsymptomatik.

Diagnose und Differentialdiagnose: Psychosomatische Anamnese, Röntgen- und endoskopische Untersuchung führen zur Diagnose. Differentialdiagnostisch an Komplikationen, Enteritis ulcerosa (Ausbreitung auf das Ileum) und Colitis granulomatosa (auf Kolon begrenzte Enteritis regionalis Crohn) denken.

Therapie: Kombination aus *medikamentöser Behandlung* (Salazosulfapyridin, Kortison u. a.) *und Psychotherapie* ist die Methode der Wahl. Bei anbahnender Arzt-Patient-Beziehung bedenken, daß der Patient vom Arzt die Eigenschaften seiner Schlüsselperson erwartet – Zuverlässigkeit, Zuwendung und Führung. Die *Art der Psychotherapie* hängt von der Persönlichkeit des Patienten und seinem Krankheitszustand ab: Stützende Psychotherapie und Autogenes Training eher bei depressiven Patienten mit Abhängigkeitswünschen, ana-

---

Affekte → Wirkung auf Kontraktilität, Durchblutung und Schleimhautsekretion

Diagnose
- Ausschluß organischer Krankheit
- psychosomatische Anamnese

Therapie
- konfliktzentrierte Gespräche
- Vorbereitung auf analytische Psycho-/Verhaltenstherapie
- Autogenes Training
- symptomorientierte medikamentöse Behandlung

Verlauf und Prognose
chronisch-rezidivierender Verlauf mit häufigem Symptomwechsel, Psychopharmaka verlängern Chronifizierung

Colitis ulcerosa

Symptome
- blutig-schleimiger Durchfall
- Leibschmerzen
- Fieber
- Inappetenz
- Gewichtsverlust

Ätiopathogenese
- somatische, psychische und soziale Einflüsse
- labile Persönlichkeit

Auslösung durch
- Verlust
- Mißbilligung
- Leistungsdruck

Affekte → gegen die eigene Person gerichtet

Diagnose
- Psychosomatische Anamnese
- Röntgen- und endoskopische Untersuchung

Therapie
Kombination aus medikamentöser Behandlung und Psychotherapie

Art der Psychotherapie nach Persönlichkeit:
- stützende Psychotherapie
- Autogenes Training

lytische Psychotherapie eher bei aktiven, unabhängigen Patienten, entweder stationär mit möglicher Kombination verschiedener Psychotherapiemethoden oder ambulant als Einzel- oder Gruppenpsychotherapie.

Verlauf und Prognose: Prognose abhängig vom Ausmaß der körperlichen Krankheit und vom Schweregrad der psychischen Gestörtheit. Meist chronisch-rezidivierender oder kontinuierlicher Verlauf. Bei fulminant-toxischem Verlauf hochgradige Gefährdung des Patienten. Auch Symptomwandel zwischen Verstärkung der körperlichen Krankheit und Abnahme der psychischen Symptome und umgekehrt. Bei 5–6 Prozent der Patienten bricht vor oder während der Krankheit eine Psychose aus. Nach längerer Verlaufsbeobachtung sind nur etwa 25 Prozent der Patienten geheilt. Nach 25jähriger Krankheitsdauer bricht bei etwa 40 Prozent der Patienten ein Kolonkarzinom aus.

43.2.3.5 Enteritis regionalis Crohn

Symptome: Meist *kolikartige Schmerzen* im rechten Unterbauch nach Nahrungsaufnahme, Diarrhoe, Fieber und anale und perianale Läsionen. Außerdem verschiedene andere psychosomatische Symptome und *psychische Störungen* wie Depressionen, Angstzustände und Kontaktstörungen. Häufige Komplikationen sind Abszesse und innere und äußere Fisteln. Wie bei Colitis ulcerosa auch entzündliche Erkrankungen anderer Organe.

Ätiopathogenese: Somatische, psychische und soziale Teilursachen: Familiäres Vorkommen und vererbte Prädisposition zur Bildung von Antikolonantikörpern bei wenigen Patienten. Seelische und soziale Einflüsse in der Kindheit führen zu *Persönlichkeiten*, die Züge von Gewissenhaftigkeit, Ungeduld und mangelndem Durchsetzungsvermögen und andererseits ein Autonomiebedürfnis und ein eigenwilliges bis willkürliches Verhalten (Pseudounabhängigkeit) haben. Bei Disposition zu einem Konflikt zwischen Abhängigkeit und Selbständigkeit führen Ereignisse zur *auslösenden Situation*, wie z. B. bevorstehende Trennungen, reale Verluste oder Veränderungen zu größerer Unabhängigkeit. Provozierte Affekte wie Angst, Ärger und Wut bewirken zusammen mit angeborenen und/oder erworbenen Störungen der Darmfunktion und des Immunsystems die Symptombildung.

Diagnose und Differentialdiagnose: Psychosomatische Anamnese, Röntgen-Untersuchung und Endoskopie mit Schleimhautbiopsie führen zur Diagnose. *Differentialdiagnostisch* an Colitis ulcerosa, infektiöse Darmkrankheiten u. a. denken.

Therapie: *Kombinationsbehandlung* aus medikamentöser Therapie (Antidiarrhoika, Salazosulfapyridin, Kortison, auch Elementardiät) und Psychotherapie: In der Initialphase und bei passiven Patienten mit Abhängigkeitswünschen stützende Psychotherapie, auch Autogenes Training; bei mehr aktiven, selbständigen Patienten eher analytische Psychotherapie, zur Einleitung oft stationär. Art der Persönlichkeit – mehr passiv oder pseudounabhängig – beim Aufbau der Arzt-Patient-Beziehung beachten.

Verlauf und Prognose: Chronischer, phasenartiger Verlauf und kaum berechenbare, eher ungünstige Prognose, abhängig von Dauer und Schweregrad der körperlichen Erkrankung und vom Ausmaß der emotionalen Störungen. Häufiger Karzinome des Dünn- und Dickdarms als bei der Normalbevölkerung.

- analytische Psychotherapie
- stationär mit Psychotherapiekombinationen
- ambulant in Einzel- oder Gruppenform

Verlauf und Prognose
Prognose abhängig vom Ausmaß körperlicher Krankheit und Schweregrad psychischer Gestörtheit
chronisch-rezidivierender oder kontinuierlicher Verlauf
Symptomwandel zwischen körperlichen und psychischen Symptomen

Enteritis reagionalis Crohn

Symptome
- Schmerzen im rechten Unterbauch nach Nahrungsaufnahme
- Diarrhoe, Fieber
- anale und perianale Läsionen
- andere psychosomatische und psychische Symptome

Ätiopathogenese
- somatische, psychische und soziale Teilursachen:
  - vererbte Prädisposition zur Bildung von Antikolonantikörpern
  - seelische und soziale Einflüsse in der Kindheit
- „pseudounabhängige" Persönlichkeit

Auslösung
Affekte → Störungen der Darmfunktion und des Immunsystems

Diagnose
- pychosomatische Anamnese
- Rö.- und endoskopische Untersuchung
- Schleimhautbiopsie

Therapie
- Kombination aus medikamentöser Behandlung und Psychotherapie
- stützende Psychotherapie
- Autogenes Training
- analytische Psychotherapie zur Einleitung oft stationär

Verlauf und Prognose
- chronischer phasenartiger Verlauf
- kaum berechenbare, eher ungünstige Prognose
- häufiger Karzinome

43.2 Spezielle psychosomatische Medizin

43.2.4 Leitsymptom Eßstörungen

43.2.4.1 Anorexia nervosa (Pubertätsmagersucht)

Symptome: Durch Anorexie bedingte Gewichtsabnahme bis 50 % des Sollgewichts, sekundäre Amenorrhoe, Obstipation; nach heimlicher Hyperphagie Erbrechen und/oder Abführmitteleinnahme. Motorische Überaktivität durch innere Unruhe. Fehlendes Krankheitsbewußtsein.

Ätiopathogenese: Durch konstitutionelle und psychische Einflüsse in der Kindheit entstehen *Persönlichkeiten* mit einem Kernkonflikt, nach dem der Körper knabenhaft und ihr Wesen geschlechtslos, trieblos sein sollte. Haupteigenschaften sind ausgeprägte geistige Interessen, ehrgeiziges Leistungsstreben, oft höhere Intelligenz und wechselndes Kontaktverhalten von Übergefügigkeit und andererseits Eigenwilligkeit bis Trotz. Reifungsvorgänge zwischen 15 und 25 Jahren mobilisieren zärtliche und sexuelle Impulse und führen zu weiblich runden Körperformen; zu *auslösenden Ereignissen* werden Bemerkungen über runde Formen, erste Kontakte mit dem anderen Geschlecht, Liebeskonflikte oder Verlusterlebnisse. Die provozierten sexuellen Impulse und Ängste werden durch Regression auf die orale Stufe abgewehrt, so daß orales und nicht sexuelles Erleben dominiert. Verminderung der Gonadotropin-Produktion bedingt Östrogen-Mangel und dann sekundäre Amenorrhoe. Erbrechen wird anfangs manuell verursacht. Selbst herbeigeführter Hungerzustand bewirkt Gewichtsabnahme und Einstellung der Körperfunktionen auf ein vermindertes Niveau. Abführmittelabusus bedingt Hypokaliämie und Austrocknung.

Diagnose und Differentialdiagnose: Psychosomatische Anamnese zum Aufzeigen der neurotischen Entwicklung. *Differentialdiagnostisch* an Anorexie bei Psychosen, Bulimie und Hypophysenvorderlappen-Insuffizienzen (Simmonds-Krankheit, Sheehan-Syndrom) denken.

Therapie: Infolge mangelnder Krankheits- und Konflikteinsicht und oft vitaler Gefährdung meist stationäre psychosomatische Behandlung erforderlich: Nasensonde und kalorien- und vitaminreiche Nährstoffe, zusätzliche Mahlzeiten und strenge Bettruhe, zugleich analytische Psychotherapie durch anderen Therapeuten zur Aufdeckung der Entwicklungskonflikte und Förderung eines eigenständigen Lebens, auch Erweiterung zur Familientherapie, auch Verhaltenstherapie. Nach mehrmonatiger stationärer Behandlung meist ambulante Fortsetzung über längere Zeit notwendig. Durch sachgerechte Behandlung fällt die Todesrate von 6 bis 15 % auf 2 bis 4 %.

Verlauf und Prognose: Zum Teil ungünstige Prognose: 1 bis 20 Jahre nach Krankheitsbeginn sterben 6 bis 15 % der Patientinnen, 2 bis 15 % erkranken an einer Schizophrenie und 30 % haben einen chronischen Verlauf.

43.2.4.2 Bulimie

Symptome: Anfälle von gierigem Verschlingen großer Nahrungsmittelmengen (3000 bis 10000 Kalorien) einmal in 2 Wochen bis mehrmals täglich und meist anschließendes Erbrechen. Essen und Erbrechen werden aus Schamgefühl geheimgehalten. Schwankendes Körpergewicht mit leichter Tendenz zum Übergewicht. Auch Laxantienabusus, Zyklusstörungen, depressive Verstimmungen und Diebstahlshandlungen.

Ätiopathogenese: Durch konstitutionelle, familiäre und gesellschaftliche Einflüsse bilden sich *Persönlichkeiten*, deren Eigenschaften eine gestörte weibliche Identität, problematische Objektbeziehungen, starke Abhängigkeitswünsche, mangelnde Selbstbehauptung, große seelische Spannung mit Neigung zu unsteten bis aggressiven Verhaltensweisen sind. *Auslösende Ereignisse* sind

---

Leitsymptom Eßstörungen

Anorexia nervosa

Symptome
- Gewichtsabnahme bis 50 %
- sekundäre Amenorrhoe
- fehlendes Krankheitsbewußtsein

Ätiopathogenese
- konstitutionelle und psychische Einflüsse in der Kindheit
- Persönlichkeit mit Neigung zur Verdrängung von Sexualität und Überbetonung geistiger Interessen

Auslösung durch sexuelle Ängste

Affekte → Regression auf orale Stufe

Diagnose
psychosomatische Anamnese

Therapie
- meist stationäre psychosomatische Behandlung notwendig
- Nasensonde, kalorienreiche Nährstoffe, zusätzliche Mahlzeiten, Bettruhe
- analytische Psychotherapie durch anderen Therapeuten
- Erweiterung zur Familientherapie, auch Verhaltenstherapie

Verlauf und Prognose eher ungünstig: sachgerechte Behandlung senkt Todesrate

Bulimie

Symptome
- heimliches Verschlingen großer Nahrungsmittelmengen und Erbrechen
- leichtes Übergewicht
- Laxantienabusus
- Zyklusstörungen

Ätiopathogenese
- konstitutionelle, familiäre und gesellschaftliche Einflüsse
- Persönlichkeiten mit gestörter weiblicher Identität

Auslösung durch Trennung oder Diäten

Affekte → Reaktivierung kindlicher Versorgungswünsche durch Essen

Diagnose
psychosomatische Anamnese

Therapie
- Regelung der Mahlzeiten
- Zusammenhang von Gestimmtheit und Bulimie beachten
- kombinierte Einzel- und Gruppenpsychotherapie

Verlauf und Prognose
- meist chronischer Verlauf
- Wechsel zu anorektischem Eßverhalten möglich

Adipositas

Symptome
- Körpergewicht über 20–30 % des Idealgewichts
- Hyper- und Polyphagie
- Gewichtsschwankungen
- Nacht-Esser-Syndrom
- häufig Depressionen, Sexual- und Zyklusstörungen

Ätiopathogenese
- Erbfaktoren und/oder Symptomtradition
- depressive und narzißtische Persönlichkeit

Auslösung durch Leeregefühl, Langeweile, Unruhe, Angst
Affekte → Essen soll Verstimmungen dämpfen

Differentialdiagnose
- Entwicklungsfettsucht
- konstitutionelle Fettsucht
- reaktive Fettsucht
- Hunger auch bei Psychosen

Therapie
- langdauernde psychologische Führung
- zusätzliche Psychotherapie
- Selbsthilfegruppen
- Diätpläne und Fastenkuren

Ungünstige Prognose:
nur 20–40 % Langzeiterfolge

Abmagerungsdiäten oder Trennungen, auslösende Stimmungen sind Leeregefühle, Langeweile, Unbehagen oder emotionale Spannungen: Im Eßakt werden heimlich kindliche Wünsche nach Versorgung erfüllt, nach außen wird Stärke und Selbständigkeit demonstriert. Durch Leitsymptomatik und Laxantienabusus können Hypercholesterinämie und Veränderungen der Serumelektrolyte auftreten.

Diagnose und Differentialdiagnose: Psychosomatische Anamnese auch zur *Differentialdiagnose* der Anorexia nervosa und Brechneurose: Bulimische Anfälle auch bei etwa 50 % der Anorexia nervosa-Patientinnen; Frauen mit Brechneurose halten das Erbrechen nicht geheim, sondern setzen die Umwelt damit unter Druck.

Therapie: Aktive Vermittlung von Lernerfahrungen zur Regelung der Mahlzeiten, damit Aufhebung des heimlichen Essens, Beachtung des zeitlichen Zusammenhangs zwischen Bulimie und vorhergehender Gestimmtheit; Kombination mit Einzelgesprächen und Gruppensitzungen als feststrukturiertes Programm; auch Selbsthilfegruppen.

Verlauf und Prognose: Meist chronischer Verlauf, bei dem Eßanfälle und ihre Vorbereitung zunehmend Denken und Phantasieren beherrschen. Wechsel zu anorektischem Eßverhalten und vermindertem Körpergewicht möglich.

43.2.4.3 Adipositas (Fettsucht)

Symptome: Körpergewicht über 20 bis 30 % des Idealgewichts, Hyper- und Polyphagie, bei Jugendlichen auch Wechsel zwischen Freß- und Hungerphasen, erhebliche Gewichtsschwankungen, auch vermehrter Durst und Tendenz zum Naschen. Auch Nacht-Esser-Syndrom (übermäßiges Essen am Abend) und Syndrom der Freßorgien (Verschlingung großer Nahrungsmengen). Begleitend häufig Depressionen, Angstzustände und Phobien, Sexual- und Zyklusstörungen und Herz-Kreislauf-Störungen.

Ätiopathogenese: *Konstitutionelle oder Erbfaktoren* und/oder Symptomtradition infolge familiärer Eßgewohnheiten und *psychische Einflüsse* in der Kindheit: Jedes Unbehagen des Kindes wird oft als Eßbedürfnis fehlgedeutet, was zur chronischen Überfütterung führt; Nahrung wird so zum Inbegriff mütterlicher Liebe. Eigenschaften der *Persönlichkeiten* sind meist depressive und narzißtische Züge, Passivität und Bequemlichkeit, Vermeidung von Auseinandersetzungen und unangemessener Geltungsanspruch. *Auslösende Stimmungen* sind Leeregefühl, Langeweile, Unruhe, Angst oder Depressivität oder Ereignisse wie Verlusterlebnisse oder Leistungsforderungen. Das Essen dient der Dämpfung dieser Verstimmungen oder zur Ersatzbefriedigung unerfüllbarer Sexual- und Geltungswünsche.

Differentialdiagnostisch ist zu unterscheiden: Entwicklungsfettsucht in Kindheit und Adoleszenz durch Konstitution und/oder Überfütterung; rein konstitutionelle Fettsucht mit nur mäßigem und ziemlich konstantem Übergewicht; bei reaktiver Fettsucht Persönlichkeitsfaktoren entscheidend. Psychogener Hunger auch bei Psychosen, Intelligenzmangel und Frontalhirnabbau.

Therapie: Aufbau einer *vertrauensvollen Arzt-Patient-Beziehung*, langandauernde psychologische Führung, zusätzliche Psychotherapie: Direktive symptomzentrierte Therapien, Verhaltenstherapien und Selbsthilfegruppen; analytische Psychotherapie nur bei quälenden neurotischen Symptomen und seelischem Leidensgefühl. Empfehlung von Diätplänen und Fastenkuren nur bei geduldiger ärztlicher Führung sinnvoll.

Verlauf und Prognose: Ungünstige Prognose: Auch nach angemessener Behandlung nur etwa 20 bis 40 % Langzeiterfolge. Besonders ungünstige Pro-

43.2 Spezielle psychosomatische Medizin

gnose bei familiär mehrfach belasteten Patienten, hohem Ausgangsgewicht, Ausbruch von Depressionen und Angstzuständen während der Gewichtsreduktion, Nacht-Esser-Syndrom und Freßorgien-Syndrom. Adipositas als Risikofaktor verschiedener Folgekrankheiten.

43.2.5 Allgemeines psychosomatisches Syndrom

Symptome: Oft wechselnde, überwiegend somatische Polysymptomatik wie Schlafstörungen, Kopfschmerzen, Mattigkeit, Herz- und Atembeschwerden, Magen-Darm-Beschwerden, Schwindel, auch Angstzustände und depressive Verstimmungen. Im Vordergrund stets körperliches Krankheitsangebot: Spontan werden beispielsweise Herzbeschwerden – und nicht Angst – vorgebracht.

Ätiopathogenese: Mögliche Teilursachen sind ein Anlagefaktor, psychische Einflüsse in der Kindheit und psychosoziale Belastungen in der Gegenwart: Die *Persönlichkeiten* neigen zur vegetativen oder emotionalen Labilität und reagieren unter Belastungen mit körperlichen Symptomen; zu *auslösenden Situationen* werden Konflikte im Berufsleben, in Ehe oder Familie.

Diagnose und Differentialdiagnose: Ausschluß von organischen Krankheiten und positive Diagnose durch psychosomatische Anamnese.

Therapie: Konfliktzentrierte Gespräche zur Klärung der belastenden Lebenssituation und der Persönlichkeit des Kranken, Empfehlung zum Körpertraining und Regelung der Arbeits- und Ruhephasen; oft Übergang zur analytischen Psychotherapie indiziert. Symptomzentrierte Pharmakotherapie kaschiert Konflikte und fördert Chronifizierung.

Verlauf und Prognose: Verlauf je nach belastenden Konfliktsituationen kontinuierlich, wellenförmig oder anfallsartig; meist chronischer Verlauf mit beschwerdefreien Intervallen und häufigem Symptomwandel.

43.2.6 Leitsymptom Muskel-Gelenk-Störungen

43.2.6.1 Fibromyalgie (Muskelrheumatismus, WS-Syndrom)

Symptome: Ubiquitäre oder mehr lokalisierte Schmerzen im Bewegungsapparat, im Bereich des Kreuzes (Lumbalgie), des Halses und Nackens (Zervikalgie), der Arme (Brachialgie) und des Rückens (Dorsalgie), oft verstärkt durch Kälte und seelische Belastung. Auffallende Diskrepanz zwischen subjektiven Klagen und objektivem Befund. Begleitend häufig Kopfschmerzen, depressive Verstimmungs- und Angstzustände, funktionelle Herz-, Magen- und Darmstörungen sowie Erschöpfungsgefühle.

Ätiopathogenese: Psychische Einflüsse in der Kindheit bedingen eine mangelnde Selbständigkeit und ein gestörtes Aggressionsstreben, wodurch die *Persönlichkeiten* für aggressiv getönte Ambivalenzkonflikte disponiert sind: Schwanken zwischen Standfestigkeit und Hingabe, Sanftmut und Aggressivität, Opfersinn und Egoismus. Hauptzüge sind weiterhin übertriebene Selbstkontrolle und damit mangelnde Gefühlsäußerung, Pflichtbewußtsein und Leistungsbereitschaft und übermäßige Helfereinstellung. Zur *auslösenden Situation* führt die Mobilisierung des aggressiven Ambivalenzkonflikts durch verschiedene Ereignisse wie Trennung oder Tod von Angehörigen, berufliche Überforderung, Verlust des Arbeitsplatzes oder Ehescheidung. Affekte wie Ärger, Wut, Angst und Groll gehen mit Übererregbarkeit und übermäßigen Kontraktionen der Muskulatur einher, was den Kern der Leitsymptomatik ausmacht. Bei erhöhter Muskelspannung können ungewohnte oder ungeschickte Körperbewegungen zur Auslösung der Beschwerden führen.

Allgemeines psychosomatisches Syndrom

Symptome
- oft wechselnde somatische Polysymptomatik
- auch psychische Symptome
- meist körperliches Krankheitsangebot

Ätiopathogenese
- Anlagefaktor
- psychische Einflüsse in der Kindheit
- labile Persönlichkeit
Auslösung durch Konflikte

Diagnose
psychosomatische Anamnese

Therapie
- konfliktzentrierte Gespräche
- Körpertraining
- Regelung der Arbeits- und Ruhephasen
- analytische Psychotherapie

Verlauf und Prognose
- meist chronischer wellenförmiger Verlauf
- häufig Symptomwandel

Leitsymptom Muskel-Gelenk-Störungen

Fibromyalgie (Muskelrheumatismus, WS-Syndrom)
Symptome
- Schmerzen im Bewegungsapparat: Lumbalgie, Zervikalgie Brachialgie, Dorsalgie
- Diskrepanz zwischen Klagen und Befunden
- andere psychosomatische und psychische Symptome

Ätiopathogenese
- mangelnde Selbständigkeit und Aggressivität in der Kindheit
- Persönlichkeit mit Neigung zu aggressivem Ambivalenzkonflikt

Auslösung durch soziale Konflikte oder Trennung

Affekte → Kontraktionen der Muskulatur

Diagnose und Differentialdiagnose: Ausschluß aller Krankheitsbilder mit ähnlicher Symptomatik und positive Diagnose einer funktionellen Störung durch psychosomatische Anamnese.

Therapie: Aufbau einer *vertrauensvollen Arzt-Patient-Beziehung*, stützende und zunehmend konfliktzentrierte Gespräche, symptomorientierte physikalische Maßnahmen, Schmerzbehandlung mit Analgetika und Lokalanästhetika und Entspannungsverfahren wie das Autogene Training. Allmählicher Übergang von konfliktzentrierten Gesprächen in analytische Psychotherapie bei einem Teil der Patienten angezeigt.

Verlauf und Prognose: Meist chronisch-rezidivierender Verlauf, abhängig von der Persönlichkeit des Patienten und damit der Arzt-Patient-Beziehung (Festhalten an Organogenese, Rententendenzen, vergebliche Therapieversuche, häufiger Arztwechsel, Suche nach alternativen Behandlungsformen), häufig spontane Besserung im Alter.

43.2.6.2 Lumbago-Ischialgie

Symptome: Akut einsetzende oder auch chronische Schmerzen in der Lendengegend mit Ausstrahlung in das betroffene Bein bis zum Fuß, Verstärkung beim Husten und Niesen, lokale Verspannung der Muskulatur.

Ätiopathogenese: Psychische Einflüsse in der Kindheit führen zu *Persönlichkeiten*, die bei innerer Unruhe und Angst vor Abhängigkeit große Aktivität, Arbeitseinsatz, Helfereinstellung und betonte Eigenständigkeit bis Pseudounabhängigkeit zeigen. *Auslösende Situationen* entstehen durch Ereignisse, die die angestrebte Anerkennung und Überlegenheit in Frage stellen, wie unerfüllbare Leistungsforderungen, Kritik durch Vorgesetzte oder Selbständigwerden von Nahestehenden. Reaktive Affekte führen zur Muskelverspannung, wodurch der Rücken steif gemacht und Rückgrat bewiesen wird. Bei einer kleineren Gruppe wirken auch ungewohnte Körperbewegungen auslösend.

Diagnose und Differentialdiagnose: Ausschluß organischer Erkrankungen der Wirbelsäule, Hüften, des Rückenmarks und kleinen Beckens. Positive Diagnose der funktionellen Störung durch psychosomatische Anamnese.

Therapie: Gleichzeitig psychotherapeutische Führung und physikalische und medikamentöse Behandlung, Krankengymnastik mit zunehmender Aktivierung und Belastung, auch funktionelle Entspannung oder progressive Relaxation. Die parallele psychotherapeutische Führung besteht in zunächst stützenden und allmählich zunehmend konfliktzentrierten Gesprächen.

Verlauf und Prognose: Meist rezidivierender und chronischer Verlauf. Die Hälfte der Patienten ist unabhängig von der Art der Behandlung nach 2 Monaten beschwerdefrei, aber die Gefahr von Rezidiven ist sehr hoch.

43.2.7 Leitsymptom urologische Störungen

43.2.7.1 Prostatopathie (chronische unspezifische Prostatitis)

Symptome: Druckgefühl im Dammbereich, Schmerzen in der Leistengegend, am Glied und in den Hoden, Harndrang und Jucken in der Harnröhre; auch funktionelle Sexualstörungen, Kreuz- und Rückenschmerzen sowie hypochondrische Tendenzen.

Ätiopathogenese: Meist in Folge einer nicht gelungenen Identifikation mit dem Vater zeigen diese *Persönlichkeiten* eine Unsicherheit in der männlichen

43.2 Spezielle psychosomatische Medizin

Identität, die zur überbetonten Männlichkeit und zu problematischen Partnerbeziehungen führen, weiterhin innere Unruhe, die durch Überaktivität und Leistungswille verdeckt wird, oft fehlende Gefühlsäußerungen und im Kontakt ein eher distanziertes, mißtrauisches bis paranoides Verhalten. *Auslösende Situationen* entwickeln sich durch Ereignisse, die den Geltungsanspruch in Frage stellen, wie unerfüllbare Forderungen, Auseinandersetzungen mit Vorgesetzten oder sexuelle Partnerkonflikte. Die mobilisierten Affekte bewirken wahrscheinlich durch Verspannung der Beckenbodenmuskulatur Myalgien.

Diagnose und Differentialdiagnose: Urologische Diagnostik und Erhebung einer psychosomatischen Anamnese. Bei über der Hälfte der Patienten mit sogenannter „Prostatitis" bestehen keine entzündlichen oder bakteriellen Einflüsse. Keine wesentlichen Unterschiede in den Persönlichkeiten der Patienten mit Prostatopathie oder Prostatitis.

Therapie: Aufbau einer *vertrauensvollen Arzt-Patient-Beziehung* und psychologische Führung, damit Vermeidung von unnützen Wiederholungen diagnostischer Maßnahmen und von häufigem Arztwechsel. Keine Verordnung von Antibiotika bei fehlendem Bakteriennachweis. Zur Lösung der Muskelverspannungen und Förderung der Durchblutung lokale Anwendung von Wärme und Ichthyol-Suppositorien. Bei Hinweisen auf aktuelle Konflikte bei einem Teil der Patienten Überleitung zur analytischen Psychotherapie indiziert.

Verlauf und Prognose: Oft chronischer Verlauf, teilweise iatrogen bedingt (unnötige Wiederholungsdiagnostik und Antibiotika-Verordnung, keine psychosomatische Anamnese).

43.2.7.2 Reizblase

Symptome: Ständiger Harndrang, Pollakisurie und auch Dysurie, begleitend oft migräneartige Kopfschmerzen und Verspannungen im Schulter-Nacken-Bereich.

Ätiopathogenese: Psychische Einflüsse in der Kindheit führen zu *Persönlichkeiten*, die Hingabe- und Sexualstörungen haben. *Auslösende Situationen* sind häufig Partnerkonflikte. Mobilisierte Affekte wie Angst oder Wut führen zur Dyssynergie im Beckenbereich, besonders im Blasensphinkter und M. detrusor.

Diagnose und Differentialdiagnose: Ausschluß von urologischen und gynäkologischen organischen Erkrankungen und psychosomatische Anamnese. Reizblase gelegentlich auch bei agitierter Depression.

Therapie: Konfliktzentrierte Gespräche zur Einleitung einer analytischen Psychotherapie und Entspannungsverfahren wie Autogenes Training oder progressive Relaxation.

Verlauf und Prognose: Abhängig von der Persönlichkeit der Kranken, der rechtzeitigen psychosomatischen Diagnostik und Einleitung einer Psychotherapie.

43.2.8 Leitsymptom Schmerz (Schmerzsyndrome)

43.2.8.1 Spannungskopfschmerz

Symptome: Diffuser, meist drückender Kopfschmerz, der über Stunden bis Wochen andauert; begleitend häufig muskuläre Verspannungen im Kopf-Hals-Nacken-Schulter-Bereich.

- Persönlichkeit mit unsicherer männlicher Identität

Auslösung durch Infragestellung des Geltungsanspruchs

Affekte → Verspannung der Beckenbodenmuskulatur

Diagnose
- urologische Diagnostik
- psychosomatische Anamnese

Therapie
- psychologische Führung
- Vermeidung unnötiger Wiederholungsdiagnostik
- lokale Anwendung von Wärme
- Ichthyol-Suppositorien
- auch analytische Psychotherapie

chronischer **Verlauf**

Reizblase

Symptome
- ständiger Harndrang
- Pollakisurie und Dysurie

Ätiopathogenese
- psychische Einflüsse in der Kindheit
- Persönlichkeit mit Sexualstörungen

Diagnose
- Ausschluß organischer Erkrankungen
- psychosomatische Anamnese

Therapie
- Konfliktzentrierte Gespräche
- analytische Psychotherapie
- Entspannungsverfahren

Verlauf und Prognose
abhängig von Diagnostik und Psychotherapie

Leitsymptom Schmerz (Schmerzsyndrome)

Spannungskopfschmerz

Symptome
Kopfschmerz über Stunden bis Wochen, häufig muskuläre Verspannungen

Ätiopathogenese
- psychische Einflüsse in der Kindheit
- ehrgeizige Persönlichkeit

Auslösung durch unerfüllbare Leistungsanforderungen

Affekte → Schmerzen und Verspannungen

Diagnose
psychosomatische Anamnese

Therapie
- Klärung der Lebensführung
- konfliktzentrierte Gespräche
- analytische Psychotherapie
- Entspannungsverfahren

meist chronisch-rezidivierender **Verlauf**

Psychogenes Schmerzsyndrom

Symptome
Schmerzen an beliebiger Körperregion verstärkt unter seelischer Belastung

Ätiopathogenese
- Aggressionen bis Mißhandlungen in der Kindheit
- pflichtbewußte, bescheidene Persönlichkeit

Auslösung

Affekte → vegetative Spannungen

Diagnose
- Ausschluß organischer Ursachen
- psychosomatische Anamnese
- Schmerzen nach intrapsychischen Vorstellungen

Therapie
Kombinationsbehandlung aus physikalischen Maßnahmen, medikamentöser Therapie, tiefenpsychologisch fundierter Psychotherapie, auch Verhaltenstherapie, Entspannungsverfahren

meist chronischer **Verlauf** und ungünstige **Prognose**

Ätiopathogenese: Psychische Einflüsse in der frühen Kindheit führen zu *Persönlichkeiten*, deren Hauptzüge Ehrgeiz, betontes Leistungsstreben, hoher Geltungsanspruch und eine Tendenz zur Anspannung sind. *Auslösende Situationen* entstehen durch Ereignisse, die dieses Streben in Frage stellen, wie unerfüllbare Leistungsforderungen, Ausbleiben von Anerkennung oder auch das Erreichen eines angestrebten Ziels. Ausgelöste Affekte wie Angst oder Wut führen zu Schmerzen und muskulären Verspannungen.

Diagnose und Differentialdiagnose: Ausschluß organischer Erkrankungen und psychosomatische Anamnese. *Differentialdiagnostisch* an Depression denken.

Therapie: Psychologische Führung mit zunächst stützenden Gesprächen, Klärung der Lebensführung, Übergang zu konfliktzentrierten Gesprächen zur Einleitung einer tiefenpsychologisch fundierten oder analytischen Psychotherapie in Einzel- oder Gruppenform; zusätzlich Entspannungsverfahren wie Autogenes Training oder progressive Relaxation.

Verlauf und Prognose: Meist chronisch-rezidivierender Verlauf, Besserung durch Psychotherapie.

43.2.8.2 Psychogenes Schmerzsyndrom

Symptome: Diffuse Schmerzen an jeder beliebigen Körperregion, die keinem bekannten Krankheitsbild zuzuordnen sind, verstärkt unter seelischen Belastungen.

Ätiopathogenese: Psychische Einflüsse in der frühen Kindheit wie mangelnde Zuwendung und Aggressionen bis Mißhandlungen führen zu *Persönlichkeiten*, die eine Neigung zur harten Arbeit und Pflichtausübung, ein Streben nach Unabhängigkeit, übermäßige Bescheidenheit und eine Klaglosigkeit auch in schwersten Lebenslagen zeigen. Zu *auslösenden Situationen* führen Ereignisse, die nicht wie früher durch tüchtiges Handeln gemeistert werden können, wie drohender oder realer Verlust von ambivalent geliebten Beziehungspersonen, auch Verlust einer hochgeschätzten Tätigkeit oder eines Besitzes oder andere familiäre oder berufliche Konflikte. Die mobilisierten Affekte bewirken wahrscheinlich durch vegetative Spannungen die geklagten Schmerzen.

Diagnose und Differentialdiagnose: Ausschluß organischer Ursachen und psychosomatische Anamnese. Schmerzen werden nach den intrapsychischen Vorstellungen des Patienten geschildert, können aber auch an einer Körperregion auftreten, an der früher organisch-bedingter Schmerz erlebt wurde. *Differentialdiagnostisch* an Psychosen denken.

Therapie: *Schwierige Arzt-Patient-Beziehung*, da Patienten auf eingreifende diagnostische und therapeutische Maßnahmen und stärkere Analgetika drängen. Kombinationsbehandlung aus physikalischen Maßnahmen in Form von Massagen, Wärmeanwendung sowie Krankengymnastik und tiefenpsychologisch fundierte Psychotherapie; auch Kombinationsbehandlung mit Entspannungsverfahren, Physiotherapie und verhaltenstherapeutische Methoden, auch stationär in Schmerzkliniken.

Verlauf und Prognose: Meist chronischer Verlauf und ungünstige Prognose insbesondere dann, wenn jahrelange Krankheitsdauer und Arbeitsunfähigkeit, große Anzahl von Operationen wegen Schmerzen, viele erfolglose Behandlungen und Medikamentenmißbrauch vorliegen.

44. Sexualstörungen
C. Buddeberg

44.1 Definition

Sexualstörungen lassen sich unterteilen in Störungen der sexuellen Funktionsfähigkeit (**funktionelle Sexualstörungen**) und der sexuellen Praxis bzw. Orientierung (**sexuelle Deviationen**). Patienten mit sexuellen Deviationen, wie z. B. Exhibitionismus, Pädophilie oder Fetischismus wenden sich nur vereinzelt an den Allgemeinarzt. In der Regel werden sie vom Psychiater oder Psychotherapeuten behandelt. Funktionelle Sexualstörungen kommen in der hausärztlichen Praxis jedoch häufig vor. In den letzten Jahren haben im Zusammenhang mit dem Auftreten der Immunschwächekrankheit AIDS Fragen des Sexualverhaltens und der Einstellung zur Sexualität in der Öffentlichkeit ein vermehrtes Interesse gefunden. Sowohl für die Aufklärung und Information von Patienten wie auch für die Beratung und Behandlung sexueller Störungen sollte der Arzt sowohl Kenntnisse über mögliche Ursachen sexueller Funktionsstörungen wie auch therapeutische Fähigkeiten in der Behandlung sexueller Probleme haben.

44.2 Häufigkeit und Symptomatik

Über die **Häufigkeit** funktioneller Sexualstörungen in der Durchschnittsbevölkerung liegen keine genauen Zahlen vor. Befragungen von Patienten in der Allgemeinpraxis deuten darauf hin, daß etwa ein Viertel aller Patienten, die wegen gesundheitlicher Probleme einen Allgemeinarzt aufsuchen, unter längerdauernden sexuellen Funktionsstörungen leiden. Männer klagen am häufigsten über eine *Ejaculatio praecox* oder *Erektionsprobleme*, Frauen über *Störungen der sexuellen Appetenz*, einen *Vaginismus* oder *Orgasmusschwierigkeiten*. Im Gespräch zwischen Arzt und Patient werden sexuelle Fragen jedoch nur selten angesprochen. Nicht nur bei den Patienten, auch von Seiten der Ärzte bestehen nach wie vor Hemmungen, sexuelle Fragen offen anzusprechen. Vor allem bei psychosomatischen Störungen, nach der Geburt von Kindern, bei längerdauernden Erkrankungen oder Operationen der Geschlechtsorgane sowie in den mittleren Lebensjahren sollte der Arzt bei *unklaren körperlichen Beschwerdeschilderungen* eines Patienten an die Möglichkeit einer sexuellen Störung oder eines unbefriedigenden Sexuallebens denken.

Sexuelle Funktionsstörungen sind in ihrer **Symptomatik**, ihrer Ausprägung und in ihren Ursachen sehr heterogen. Die physiologischen und psychologischen Abläufe im sexuellen Reaktionszyklus des Menschen lassen sich in drei Phasen unterteilen: *Lust-Appetenz-Phase*, *Erregungsphase* und *Orgasmusphase*. In jeder dieser Phasen können psychische und/oder körperliche Ursachen Störungen hervorrufen, welche in sexuellen Symptombildungen offenkundig werden (s. Tab. 44–1).

Hemmungen der *Lust-Appetenz-Phase* äußern sich bei beiden Geschlechtern in einem Libidomangel, d.h. einem verminderten oder fehlenden sexuellen Verlangen, oder in einer sog. sexuellen Aversion, von der man spricht, wenn

---

Sexualstörungen

Definition

Einteilung der Sexualstörungen:
- funktionelle Sexualstörungen (häufig in der hausärztlichen Praxis)
- sexuelle Deviationen (Behandlung meist durch Psychiater oder Psychotherapeuten)

Häufigkeit und Symptomatik

etwa ein Viertel aller Patienten in der Allgemeinpraxis haben längerdauernde sexuelle Funktionsstörungen

häufigste Störungen
- bei Männern:
  - Ejaculatio praecox
  - Erektionsstörungen
- bei Frauen:
  - Appetenzstörungen
  - Vaginismus
  - Orgasmusschwierigkeiten

Symptomatik

Phasen im sexuellen Reaktionszyklus:
- Appetenzphase
- Erregungsphase
- Orgasmusphase

Tab. 44-1: Diagnostische Einteilung der sexuellen Funktionsstörungen

Phase	Störungen beim Mann	Störungen bei der Frau
1. Lust-Appetenz-Phase	Libidomangel sexuelle Aversion	Libidomangel sexuelle Aversion
2. Erregungsphase	Erektionsstörungen (Impotenz) Dyspareunie	Erregungsstörungen (Frigidität) Vaginismus Dyspareunie
3. Orgasmusphase	Ejaculatio praecox retardata, deficiens	Orgasmusschwierigkeiten

gegenüber einem bestimmten Partner eine sexuelle Abneigung besteht, gegenüber einem anderen Partner aber sexuelle Bedürfnisse vorhanden sind.

Eine *Beeinträchtigung der Erregungsphase* führt beim Mann zu Erektionsstörungen, bei der Frau zu einer Hemmung der Schwellreaktion und der Lubrikation. Störungen, die beim Einführen des Gliedes oder beim Koitus selbst in Erscheinung treten, sind der *Vaginismus* der Frau und die *Dyspareunie*. Der Vaginismus wird durch die spastische reflektorische Verkrampfung der Muskeln des Scheideneingangs verursacht, welche das Einführen des Gliedes verhindert. In geringer Ausprägung können Verkrampfungen der Scheideneingangs-Muskulatur auch eine Dyspareunie verursachen, die subjektiv als Schmerzen beim Koitus wahrgenommen wird. *Störungen der Orgasmusphase* äußern sich beim Mann in einem vorzeitigen, verzögerten oder fehlenden Samenerguß, bei der Frau in Orgasmusschwierigkeiten, wobei der Orgasmus nie oder nur selten eintritt.

> Unterscheidung zwischen
> – sexueller Funktionsfähigkeit
> – sexueller Zufriedenheit

Sexuelle Funktionsfähigkeit darf nicht gleichgesetzt werden mit *sexueller Zufriedenheit*. In der Regel beeinträchtigt jedoch eine sexuelle Funktionsstörung, vor allem wenn sie über längere Zeit besteht, auch die sexuelle Zufriedenheit. Es gibt zahlreiche Menschen, die trotz Störungen ihrer sexuellen Funktionsfähigkeit mit ihrem Sexualleben zufrieden sind. Andererseits gibt es nicht wenige sexuell voll funktionsfähige Personen, die beim Geschlechtsverkehr kein Gefühl der sexuellen Zufriedenheit erreichen können. Das entscheidende Kriterium für die Behandlungsbedürftigkeit sexueller Schwierigkeiten ist nicht das mehr oder weniger perfekte Funktionieren der sexuellen Funktionsabläufe, sondern die sexuelle Unzufriedenheit eines Menschen. Nur Männer und Frauen, die mit ihrer Sexualität unzufrieden sind, stehen unter einem Leidensdruck, welcher eine unabdingbare Voraussetzung für eine Beratung und Behandlung ist.

> Kriterium für Behandlung:
> sexuelle Unzufriedenheit

44.3 Ätiologie

44.3.1 Somatische Ursachen

Die Mehrzahl der funktionellen Sexualstörungen ist zwar auf psychische Ursachen zurückzuführen. Trotzdem sollten vor Beginn einer Behandlung mögliche organische Ursachen durch die Erhebung einer eingehenden Sexualanamnese und eine körperliche Untersuchung ausgeschlossen werden.

Somatische Ursachen sexueller Funktionsstörungen:

> **somatische Ursachen sexueller Funktionsstörungen**
> ⇨

- **Allgemeinerkrankungen**: Malignome, chronische Krankheiten, Gefäßerkrankungen, endokrine Erkrankungen, Mißbildungen, Entzündungen, nervale Ursachen

44.3 Ätiologie

> • **Medikamente**: Antihypertensiva, Psychopharmaka, Tranquilizer, Antihistaminika; Drogen, Chemikalien

Vor allem bei Erektionsstörungen von Männern jenseits des 50. Lebensjahres und bei Diabetikern spielen *Durchblutungsstörungen* der Penisgefäße eine wichtige Rolle. Solche organisch bedingten Störungen können heute gut diagnostiziert und häufig auch behandelt werden. Nicht zu vergessen ist auch, daß zahlreiche häufig verordnete Medikamente eine hemmende Wirkung auf die sexuellen Funktionsabläufe haben. Antihypertensiva und Psychopharmaka spielen dabei in der Praxis die wichtigste Rolle. Nicht selten lassen sich medikamentös bedingte Störungen durch einen Wechsel des Medikaments beheben.

Unabhängig von der jeweiligen Ursache läßt sich für die somatisch bedingten Sexualstörungen sagen:

> • Das Maß der Beeinträchtigung der sexuellen Funktionsfähigkeit durch bestimmte somatische Faktoren ist individuell sehr verschieden.
> • Körperliche Faktoren wirken sich oft nur dann auf die sexuelle Funktion aus, wenn sie auf besondere psychische Bedingungen treffen.
> • Körperliche Krankheiten erhöhen die Disposition zu sexuellen Störungen.
> • In der Praxis kommen als Ursachen am häufigsten Durchblutungsstörungen, Entzündungen und schwerere Allgemeinerkrankungen vor.

44.3.2 Psychosoziale Ursachen

Ähnlich wie bei anderen psychosomatischen und neurotischen Symptombildungen gibt es auch für sexuelle Funktionsstörungen **keine Konfliktspezifität**. D. h., ähnliche Konfliktkonstellationen können zu unterschiedlichen sexuellen Funktionsstörungen führen. Die ursächlichen Faktoren bilden ein Kontinuum, das von oberflächlicher Erwartungs- und Versagensangst bis zu tiefgehender psychopathologischer Dynamik reicht. Entsprechend können auch die erforderlichen therapeutischen Interventionen als auf einem Kontinuum liegend beschrieben werden, das von Sexualerziehung und -beratung über Sexualtherapie bis zu ausgedehnter psychotherapeutischer Behandlung reicht. Sexuelle Störungen entstehen aus einer Kette unterschiedlicher Erfahrungen in verschiedenen Lebensabschnitten, von denen jede für sich nicht mehr als eine Disposition ist.

Unter praktisch therapeutischen Gesichtspunkten lassen sich bei den psychosozialen Ursachen sexueller Störungen **drei Bereiche** unterscheiden:

1. **Unmittelbare, relativ oberflächliche Gründe** sexueller Störungen, welche mit einem Defizit an Lernerfahrung, Fertigkeiten und irrationalen Vorstellungen in Zusammenhang stehen. Hierher gehören auch bewußtseinsnahe Leistungs-, Versagens- oder Verletzungsängste. Diese Gründe sind einer Sexualberatung meist gut zugänglich.
2. **Intrapsychische Ursachen**. Hier liegt der Hauptgrund für die sexuellen Störungen in tiefer liegenden unbewußten Ängsten und Konflikten eines Partners. Häufig finden sich dann neben den sexuellen Störungen auch andere neurotische oder psychosomatische Symptome, die am ehesten in einer Einzelpsychotherapie angegangen werden können.
3. **Partnerschaftsbezogene Gründe**. Die sexuellen Störungen eines Partners sind hier Ausdruck eines gemeinsamen Beziehungskonfliktes eines Paares. Vordergründig erscheint nur einer der beiden Partner sexuell gestört. Das Symptom hat hier jedoch die Funktion, gemeinsame Ängste und Konflikte zu neutralisieren. Zahlenmäßig spielen die dyadischen Gründe in der Praxis die

---

Marginalien:

wichtigste Ursachen:
• Durchblutungsstörungen
• Entzündungen
• schwere Allgemeinerkrankungen
• Medikamenten-Nebenwirkungen

im allgemeinen gilt für somatische Ursachen
⇐

Psychosoziale Ursachen

für die einzelnen Störungen besteht keine Konfliktspezifität

ursächliche Faktoren reichen von oberflächlichen Ängsten bis zu schwerer Psychopathologie

Bereiche möglicher psychosozialer Ursachen:
• oberflächliche Gründe

• intrapsychische Ursachen

• partnerschaftsbezogene Gründe

Motive für Libidoprobleme

– Gegenreaktion auf Leistungsdruck
– Konflikt Eheideal – Familienrealität
– ehelicher Machtkampf
– Sexualängste

Libidomangel ist nicht nur ein Symbol für einen Mangel, sondern auch ein Symbol für ein Zuviel des Guten

Sexualanamnese

Eröffnungsfrage
nach sexueller Zufriedenheit

Anbieten von Verbalisierungshilfen

Exploration von
• sexuellem Verhalten
• sexuellem Erleben

größte Rolle und sollten durch Paarberatung oder Paartherapie angegangen werden.

Mangelnde oder fehlende sexuelle Appetenz ist das häufigste Problem, über welches heute Frauen und zunehmend auch Männer klagen, wenn sie wegen sexueller Schwierigkeiten einen Arzt aufsuchen. In der Behandlung von Paaren mit Libidoproblemen begegnet man vor allem **vier Motiven**, welche auf einen gesellschaftlichen Bedeutungswandel der Sexualität und von ehelichen Zweierbeziehungen hinweisen: Lustverlust als *Gegenreaktion auf sexuellen Leistungsdruck*, als Symptom eines Konfliktes zwischen *Eheideal und Familienrealität*, als Symptom eines *ehelichen Machtkampfes* und als Reaktion auf alte bzw. neue *Sexualängste*.

Sexuelles Leistungsdenken, Macht- und Ohnmachtsphantasien spielen sowohl in der Beziehungsdynamik eines Paares als auch in gesellschaftlichen Vorstellungen über normale und deviante Sexualität eine wichtige Rolle. Libidomangel ist nicht nur ein „Symbol für einen Mangel" an sexueller Reaktionsfähigkeit und an Fähigkeiten, in einer Partnerbeziehung Frustrationen zu ertragen oder gegenüber dem Partner eigene Vorstellungen zu vertreten und durchzusetzen. Sexuelle Appetenzstörungen sind auch ein Symbol für ein „Zuviel des Guten", für ein Zuviel an sexuellem Leistungsstreben, zuviel an partnerschaftlichen Wunschvorstellungen und zuviel an sanfter oder offener Gewalt gegenüber einem Partner.

44.4 Sexualanamnese

Bei der Erhebung einer Sexualanamnese bewährt sich folgendes Vorgehen (ausführliche Darstellung der Methodik oder Gesprächsführung siehe Buddeberg 1987): Als **Eröffnungsfrage** sollte man eher nach der sexuellen Zufriedenheit (z.B. „Wie zufrieden sind Sie mit ihrem Sexualleben?") als nach der sexuellen Funktionsfähigkeit (z.B. „Welche sexuellen Probleme haben Sie?") fragen. Bei der Frage nach sexuellen Störungen weichen viele Patienten aus oder verheimlichen ihre Schwierigkeiten. Im Rahmen einer eingehenden ärztlichen Untersuchung stellt man Fragen nach der sexuellen Zufriedenheit am besten in der Mitte des Anamnesegespräches, bei Frauen thematisch am einfachsten bei der gynäkologischen, bei Männern bei der urologischen Anamnese. Auf diese Weise haben Arzt und Patient die Möglichkeit, falls erforderlich, ohne Zeitdruck ausführlicher auf sexuelle Fragen einzugehen.

Inhaltlich sollte die Sexualanamnese die sexuelle Beziehungsstörung aus der Sicht des Patienten zum Thema haben. Häufig muß der Arzt dabei Verbalisierungshilfen anbieten, da viele Patienten schon von der Sprache her Schwierigkeiten haben, ihre sexuellen Probleme zu schildern. Eine Bemerkung zu Beginn des Gesprächs wie z.B.: „Wissen Sie, den meisten Leuten fällt es nicht ganz leicht, über ihr Sexualleben zu sprechen, ich werde Ihnen helfen, die richtigen Worte zu finden..." kann Hemmungen und Widerstände des Patienten vermindern.

Wichtig ist, daß der Arzt genaue und detaillierte Fragen sowohl zum **sexuellen Verhalten** des Patienten wie zu seinem **Erleben** während des Austausches von Zärtlichkeiten und des eigentlichen Geschlechtsverkehrs stellt: „Wo haben sie angefangen, Ihre Frau zu streicheln? Wie haben Sie sich gegenseitig zu verstehen gegeben, daß Sie miteinander schlafen wollten? Was haben Sie empfunden, als Ihr Mann Sie am Scheideneingang gestreichelt hat? Woran denken Sie, wenn Ihr Partner das Glied einführt?" usw. Durch abwechselnde Fragen nach dem Verhalten und dem eigenen Erleben kann man dem Patienten deutlich machen, daß Sexualität nicht nur auf der Verhaltensebene, sondern auch im Bereich des Erlebens stattfindet. Der genaue Ablauf der sexuel-

44.5 Therapie

len Annäherung, des Austausches von Zärtlichkeiten und des Geschlechtsverkehrs läßt sich am einfachsten am Beispiel des letzten Geschlechtsverkehrs erfragen.

Das Gespräch darüber kann man z.B. mit folgendem Satz einleiten: „Für mich ist es wichtig zu sehen, wo Ihre sexuellen Schwierigkeiten liegen, ob gewisse Ängste eine Rolle spielen oder ob Sie mit ihrem Partner Verständigungsschwierigkeiten haben. Vielleicht können wir das anhand des letzten Geschlechtsverkehrs besprechen, den Sie mit Ihrem Partner gehabt haben. Wann haben Sie das letztemal miteinander geschlafen?" Im einzelnen sollten dann bei der **Exploration des letzten Geschlechtsverkehrs** u.a. folgende Punkte geklärt werden: Äußere Situation, vorausgegangene gemeinsame Aktivitäten, sexuelle Appetenz. Initiative zu Zärtlichkeiten, Art und Dauer des Vorspiels. Empfindungen, Gedanken und Phantasien dabei, Stellung beim Geschlechtsverkehr, Auftreten der Störung, Reaktion beider Partner auf die Störung und bisherige Versuche, mit der Störung umzugehen. Schließlich sollten die sexuellen Norm- und Idealvorstellungen des Patienten und seines Partners geklärt werden. Durch genaues Nachfragen erhält der Arzt wichtige Hinweise, ob sexuelle Fehlvorstellungen, Unerfahrenheit, Ängste oder ein umfassenderer Beziehungskonflikt die Ursachen für die sexuelle Funktionsstörung sind.

Eine gute Sexualanamnese hat nicht selten schon eine gewisse therapeutische Wirkung. Das offene Gespräch mit dem Arzt ist für den Patienten eine Art **Modell**, wie er auch mit seinem Partner über sexuelle Fragen und Probleme sprechen kann.

> Fragen zum Ablauf und Erleben des letzten Geschlechtsverkehrs:
> - Annäherung
> - Vorspiel
> - Empfindungen und Phantasien
> - konkretes Sexualverhalten
> - Norm- und Idealvorstellung

> Gesprächsstil des Arztes kann für den Patienten Modellcharakter haben

44.5 Therapie

44.5.1 Sexualberatung

Welche sexuellen Störungen können durch eine Sexualberatung, wie sie jeder Arzt in seiner Praxis durchführen kann, gebessert werden? An erster Stelle sind hier Störungen zu nennen, die in zeitlichem Zusammenhang mit einem wichtigen Lebensereignis wie Verlobung, Heirat, Schwangerschaft, Geburt, Krankheit oder Partnerverlust auftreten. Das sexuelle Symptom signalisiert dabei häufig Ängste, welche mit dem bevorstehenden Ereignis in Zusammenhang stehen oder deutet darauf hin, daß nach einer Veränderung in der Lebenssituation die Anpassung an die neue familiäre Konstellation noch nicht gelungen ist. Sexuelle Schwierigkeiten bei Jugendlichen sind ebenfalls einer Sexualberatung häufig gut zugänglich. Hier können Unerfahrenheit, sexueller Leistungsdruck und Straf- oder Gewissensängste zu Schwierigkeiten führen. **Ziele einer Sexualberatung** sind:

> **Therapie**
>
> **Sexualberatung**
>
> angebracht bei auftretenden Störungen in neuen Lebenssituationen:
> - Heirat
> - Geburt
> - Krankheit
> - Partnerverlust etc.

- Vermittlung von Information über die sexuelle Entwicklung und das Zusammenspiel körperlicher und seelischer Faktoren zur Erreichung eines befriedigenden Sexuallebens;
- Abbau einseitiger Vorstellungen und sprachlicher Hemmungen, mit dem Partner über sexuelle Probleme zu sprechen;
- Verdeutlichung der Tatsache, daß Sexualität ein im Biologischen verankerter Erlebnisbereich ist, gekennzeichnet durch ein Wechselspiel von Verhalten, emotionalem Erleben und kognitiven Einstellungen;
- Erarbeitung von Hinweisen für Verhaltensänderungen.

> **Ziele der Sexualberatung**
> ←

In der Beratung und Behandlung von Libidostörungen ist es wichtig, die symbolische Bedeutung des Mangels an sexueller Appetenz als kreative Weigerung gegen alle möglichen Formen von Druck und Unterdrückung deutlich zu machen. Eine Verbesserung der sexuellen Interaktion und Zufriedenheit tritt in der Regel dann ein, wenn beide Partner ihre sexuellen Beziehungen nicht mehr als eine mehr oder weniger zu praktizierende Leistung betrachten, sondern als Möglichkeit, sich gegenseitig in unterschiedlicher Weise emotional und körperlich zu erleben.

Eine medikamentöse Behandlung mit Hormonen, Roborantien oder Placebos ist nach meiner Erfahrung bei funktionellen Sexualstörungen nicht sinnvoll. Meistens ändern Medikamente an der Symptomatik nichts und bestärken den Patienten in seinen Vermutungen, die Störung sei organischer Natur. Bestehen neben der sexuellen Symptomatik noch weitere psychische und/oder psychosomatische Symptombildungen, so liegt der Störung meist ein tiefergehender intrapsychischer oder Beziehungskonflikt zugrunde. In diesen Fällen reicht eine Sexualberatung in der Regel nicht aus. Hier sollte die Indikation zu einer Sexual-, Paar- oder Einzeltherapie näher abgeklärt werden.

zur Behandlung funktioneller Sexualstörungen sind keine Medikamente indiziert

44.5.2 Sexualtherapie

Sexualtherapie

zeitlich befristete Form einer Kurzpsychotherapie

Motivation klären
Indikationsstellung

Eine Sexualtherapie hat nur dann Aussicht auf Erfolg, wenn der Symptomträger und sein Partner an einer Behandlung wirklich interessiert sind, wenn ihre Beziehung einigermaßen tragfähig ist und wenn zwischen ihnen keine feindseligen Gefühle vorhanden sind. Wenn neben der sexuellen Symptomatik noch andere neurotische oder psychosomatische Symptombildungen bestehen oder wenn zwischen beiden Partnern ein tiefgreifendes Mißtrauen herrscht, dann sollte eher an eine andere Form der Psychotherapie gedacht werden. Bei der Sexualtherapie handelt es sich um eine *zeitlich befristete Form der Kurzpsychotherapie.*

Der Therapieablauf läßt sich *in drei Phasen* unterteilen: Zunächst wird in einer **Abklärungsphase** versucht, die möglichen Ursachen der Störung zu ermitteln, eine Beziehung zwischen Therapeut und Patientenpaar aufzubauen und die Therapieziele festzulegen.

Therapiephasen:
- Abklärungsphase zur Ermittlung der Störung
- Verbesserung der Körperwahrnehmung und -erfahrungen

Die zweite Phase der Behandlung zielt vor allem auf eine Verbesserung der eigenen **Körperwahrnehmungen** und der verbalen und averbalen Verständigung zwischen den Partnern über ihre sexuellen Wünsche und Vorstellungen. In dieser Phase wird dem Paar ein Koitus-Verbot auferlegt mit dem Ziel, die bisherigen, überwiegend negativen sexuellen Erfahrungen zu verhindern und gleichzeitig schrittweise positive Körpererfahrungen zu ermöglichen. Menschen mit sexuellen Schwierigkeiten sind in der Regel in ihren Körperwahrnehmungen mehr oder weniger auf ihre Geschlechtsorgane fixiert. Ihre Vorstellungen kreisen um sexuelle Leistungen und Versagensängste. In dieser Phase der Behandlung geht es vor allem darum, beiden Partnern durch gemeinsame Übungen angenehme Körpererfahrungen zu ermöglichen. Die bei den zu Hause durchgeführten Übungen gemachten Erfahrungen werden dann mit dem Paar in den Therapiesitzungen besprochen. Anhand von Schwierigkeiten bei den Übungen können Ängste und Konflikte erfaßt und im Gespräch geklärt werden.

- Übungsphase zum Abbau von Sexualängsten

In einer dritten Phase der Behandlung wird dann versucht, durch **geeignete Übungen** die sexuellen Ängste schrittweise abzubauen. Die Übungen in dieser Behandlungsphase zielen auf das Kennenlernen der eigenen sexuellen Reaktionen und Erlebnisweisen sowie derjenigen des Partners. Durch die Besprechung wechselseitiger sexueller Wünsche und Erwartungen, welche die Partner aneinander haben, versucht der Therapeut, dem Paar dabei zu helfen, sexuelle Verhaltensweisen kennenzulernen, welche beiden Partnern ein Gefühl sexueller Zufriedenheit vermitteln können. In dieser Therapiephase zeigt sich nicht selten, daß nicht nur der Symptomträger, sondern auch sein „gesunder"

44.5 Therapie

Partner sexuelle Ängste und Befürchtungen hat, die er bisher auf seinen Partner delegiert hatte.

Sexualtherapeutische Konzepte erscheinen auf den ersten Blick einfach und von jedermann anwendbar, der sie gelesen hat. In Wirklichkeit ist der Therapieprozess jedoch sehr komplex und erfordert ein großes Maß psychotherapeutischer Erfahrungen und Fähigkeiten. Sexualtherapie im engeren Sinn sollte deshalb nur von psychotherapeutisch ausgebildeten Ärzten ausgeübt werden. Wären die Übungen alleine das Entscheidende, so könnte man diese auch in schriftlicher Form den Patienten mitgeben und ihnen die Behandlung ihrer sexuellen Störungen selbst überlassen.

> Sexualtherapie sollte nur von psychotherapeutisch ausgebildeten Ärzten ausgeübt werden

45. Hausärztliche Notfälle
U. Rendenbach

Immer häufiger wird der Arzt zu vermeintlichen oder echten Notfällen gerufen. Das hat unterschiedliche Gründe:

1. Die in lebensbedrohliche Notfälle mündende Dekompensation chronischer Erkrankungen hat zugenommen, weil die Lebenserwartung gestiegen ist. (Beispiele: Hypertensive Krise bei Hypertonus, hypoglykämischer Schock bei Diabetes, Asthma-Anfall beim Atopie-Syndrom, Herzinfarkt bei KHK.)
2. Die Patienten erwarten innerhalb von Minuten nach einem für sie bedrohlichen Ereignis einen kompetenten Arzt, der noch am Notfallort adäquate Hilfsmaßnahmen einleitet.
3. Durch spektakuläre Berichte über die Mißachtung von Erstsymptomen (Schmerz) in den Medien oder durch Laien werden einfache Erkrankungen zum Notfall.
4. Eine eigene Rettungsdienstgesetzgebung garantiert die schnelle Versorgung vom Notfallort bis zur kompetenten Fachklinik (präklinische Versorgung).

45.1 Notfälle aus der Sicht des niedergelassenen Arztes

Wünscht oder benötigt ein Kranker **sofort** ärztliche Hilfe, so liegt – zumindest aus seiner Sicht – ein Notfall vor.

> **Notfall** = Lebensgefahr oder schwere Schäden der Gesundheit, die sofort *medizinisches Handeln* erfordern.

45.1.1 Notarzt

Der **Notarzt** leistet am Notfallort im Rahmen des Rettungsdienstes ärztliche Hilfe (lebensrettende Sofortmaßnahmen und Transportüberwachung). Er hat eine besondere Qualifikation.

Alle anderen Rufe nach ärztlicher Hilfe erledigt der **niedergelassene Arzt** (Vertragsarzt) oder an sprechstundenfreien Tagen der **ärztliche Notfalldienst**. Überschneidungen sind möglich, oft auch nötig. So wird der Notarzt, der wegen einer akuten Querschnittslähmung gerufen wurde, dann den Hausarzt benachrichtigen, wenn der Patient nur eine Lumbago hat. Wesentlicher aber ist der umgekehrte Weg. Wird der Hausarzt (oder der Notfalldienst) zu einem Patienten gerufen, der akut erkrankt ist und von ihm hausärztlich nicht (mehr) behandelt werden kann, so kann er seinerseits den Kollegen Notarzt rufen.

45.1.2 Primärer Einsatz des Notarztes

Notfälle, bei denen die Sachkunde und die Ausrüstung des Notarztes benötigt werden, zeigt die folgende Übersicht, wobei typische Laienformulierungen auf einen primär bedrohlichen Zustand schließen lassen.

Störung der Atmung: „Atmet schwer", „Kriegt keine Luft", „Rasselnde Atmung", „Ist am Ersticken", „Atmet nicht mehr", „Ist ganz blau im Gesicht".

Störung des Kreislaufs, der Herzfunktion: „Herzanfall", „Engegefühl auf der Brust", „Herzstechen und Luftnot".

Lebensgefahr wahrscheinlich: „Plötzlich umgefallen", „Bewußtlos", „Krampft", „Tabletten genommen", „Gift geschluckt", „Will (wollte) sich umbringen", „Hat einen Zuckerschock".

Geburtshilfe: „Geburt geht los", „Sturzgeburt", „Blutet wie verrückt", „Spürt kein Leben mehr".

Unfälle: Straßenverkehr, Arbeitsunfälle, freizeit- und umweltbedingte Unfälle, (Beinahe-Ertrinken, Blitz-, Stromschlag), Massenunfall (Bus, Zug, Veranstaltungen).
Bei Unfällen wird nahezu immer der Rettungsdienst (Telefon 112) direkt angerufen und der Notarzt von der Rettungswache angefordert, beim Massenunfall der „Leitende Notarzt".
Dazu *Sefrin*: „Es wäre eine fatale Entwicklung, wenn wegen der Schnelligkeit und zuverlässigen Hilfe der Hausarzt bei der Behandlung auch akuter Erkrankungen ausgeschaltet würde".
Ob der Arzt des Rettungsdienstes oder der Hausarzt (Notfalldienst) ärztliche Hilfe leistet, hängt von sehr unterschiedlichen Faktoren ab:

- Der **Kranke** entscheidet selbst
- Der **Anrufer** entscheidet (Polizei bei Unfällen)
- Der **Zustand** des Kranken (Bewußtlosigkeit) oder
- derjenige, der an der **Zentrale** den Anruf entgegennimmt, entscheidet.

Neben diesem Sachverhalt ist jedoch das Verlangen des Anrufers wichtig. Er bestimmt im Vorfeld Art und Dringlichkeit ärztlicher Hilfe. Er bestimmt auch, ob ein Hausbesuch erforderlich ist.
Hält ein Anrufer einen Zustand für einen Notfall, so ist entsprechend zu handeln.

45.2 Der ärztliche Notfalldienst

45.2.1 Grundlagen

> Der ärztliche Notfalldienst ist organisierte Hilfe zur Sicherstellung der ambulanten ärztlichen Versorgung in dringenden Fällen außerhalb der üblichen Sprechstunde.

Vom Notfalldienst wird keine umfassende Versorgung erwartet, sondern ärztliche Versorgung mit den typischen Mitteln des niedergelassenen Arztes.
Die Terminologie ist nicht einheitlich. Es werden die Begriffe *Notdienst*, *Notfalldienst* und *Bereitschaftsdienst* nebeneinander gebraucht.

45. Hausärztliche Notfälle

45.2.2 Organisation

Organisation

Ärztekammern und **KVn** müssen Notfalldienste einrichten

Die Sorge für einen allgemeinen ärztlichen Notfalldienst ist eine öffentliche Aufgabe. Danach müssen **Ärztekammern** und **Kassenärztliche Vereinigungen** als Körperschaften öffentlichen Rechts im Rahmen ihrer gesetzlichen Mitwirkungspflicht bei der öffentlichen Gesundheitspflege einen Notfalldienst einrichten. Zuständig für die Organisation ist die Kassenärztliche Vereinigung (KV).

KVn sind für die Organisation zuständig

„Der ärztliche Notfalldienst ist eine von der gesamten Ärzteschaft zu erfüllende Gemeinschaftsaufgabe, die mit ihm verbundene Last ist daher möglichst gerecht und gleichmäßig auf die dafür in Betracht kommenden Ärzte zu verteilen." (BVerwG, NJW 1973, 576, 579).

Last ist gleichmäßig auf die Ärzte zu verteilen

Jeder approbierte Arzt ist Mitglied der Kammer und kann zum Notfalldienst verpflichtet werden. Im Rahmen eines Dienstplanes steht ein Arzt allen Bürgern (auch Nicht-Versicherten, z. B. Touristen) für Notfälle zur Verfügung. Benötigt ein Kranker sofort ärztliche Hilfe, so ist der Weg dieser Hilfe (noch) nicht einheitlich geregelt. An Werktagen versorgt jeder Vertragsarzt seine Patienten selbst (*Präsenzpflicht*). Ist ein Notfalldienst eingerichtet (an Feiertagen und Wochenenden Pflicht, an Werktagen freiwillig!), kann der dazu eingeteilte Arzt selbst telefonisch erreicht werden, oder er wird über eine Zentrale benachrichtigt.

Jeder Arzt kann zum Dienst verpflichtet werden!

ärztliche Hilfe bei Notrufen durch
– Vertragsarzt
– Notfalldienst

Der **ärztliche Notfalldienst** ist nicht die Fortsetzung der Vertragsarztpraxis am Wochenende. Er bietet die Möglichkeit ärztlicher Hilfe bei Unglücksfällen, akut auftretenden Krankheiten und bedrohlichen Schwächezuständen, auch bei sich verschlechternden Leiden. Es geht um dringliche Erstversorgung und gebotene Sofortmaßnahmen.

ärztlicher Notfalldienst ist keine Fortsetzung der Vertragsarztpraxis am Wochenende

Zusammengefaßt kann der ärztliche Notfalldienst vom Kranken bei *abwendbar gefährlichen Krankheitsverläufen* konsultiert werden, wenn der sonst behandelnde Arzt (Hausarzt) nicht zu erreichen ist. Der Patient kann deshalb keine reguläre, umfassende ärztliche Versorgung erwarten. Der Notfalldienstarzt muß jedoch in der Lage sein, die typischen Notfallsituationen des medizinischen Alltags zu erkennen und diese mit den üblichen Mitteln einer hausärztlichen Praxis zu behandeln. Dazu ist keine spezielle Ausbildung erforderlich (im Gegensatz zum Notarzt im Rettungsdienst).

- er bietet ärztliche Hilfe bei akuten Erkrankungen
- sichert eine dringliche Erstversorgung
- bietet keine umfassende Diagnostik und Therapie

45.2.3 Teilnahmeverpflichtung und Geltungsbereich

Teilnahmeverpflichtung und Geltungsbereich

alle approbierten Ärzte müssen am Notdienst teilnehmen

Alle approbierten Ärzte müssen am Notdienst teilnehmen, sofern sie nicht andere Aufgaben zu erfüllen haben. Nach der speziell für den Notdienst im § 20 BÄO festgelegten Fortbildungspflicht müssen alle Ärzte über die notwendigen Kenntnisse verfügen.

Die Grenzen des Notfallbereichs sind geographisch und werden von der KV im Einvernehmen mit der Ärzteschaft festgelegt. Sie dürfen vom Notfallarzt nicht verlassen werden.

Grenzen des Notfallbereichs sind geographisch festgelegt

45.2.4 Pflichten des Notfallarztes

Pflichten des Notfallarztes

allgemein

Er hat
- eine Garantenstellung gegenüber der Bevölkerung,
- die Pflicht zur Übernahme einer notwendigen Behandlung,
- die Pflicht, ständig erreichbar zu sein,
- die „Last der Erreichbarkeit" selbst zu tragen,
- auf Verlangen Hausbesuche durchzuführen,
- auf Verlangen die Leichenschau vorzunehmen,
- auch bei Notfällen in aller Regel die Straßenverkehrsordnung einzuhalten!

45.3 Der Rettungsdienst

Gegenüber dem Patienten muß der Arzt
- dessen Einwilligung haben,
- ihn gewissenhaft untersuchen,
- ihn aufklären,
- ihn sorgfältig behandeln,
- Befund und Therapie dokumentieren,
- auf sein Verlangen attestieren,
- ihn zu Hause besuchen.

Schon durch einen Anruf wird ein Dienstvertrag nach § 611 BGB geschlossen. Eine telefonische Beratung allein (*Distanzbehandlung*) ist nur dann keine Verletzung der Sorgfaltspflicht, wenn der Anrufer ausdrücklich keine weiteren Maßnahmen wünscht.

Ob der Arzt nun direkt vom Patienten oder über eine Vermittlung angesprochen wird – das Ziel bleibt die **diagnostische Zuordnung** einer akuten Erkrankung, einer Dekompensation bei chronischen Erkrankungen, eines abwendbar gefährlichen Krankheitsverlaufs und der Angst vor gefährlichen Krankheitsverläufen. Daraus folgt die notwendige **Therapie**. Dabei darf sich der Arzt nicht auf die Angaben Dritter verlassen. Er muß wichtige Befunde selbst erheben.

45.3 Der Rettungsdienst

Im Notfalldienst ist der Arzt häufiger auf die Hilfe des örtlichen Rettungsdienstes angewiesen. Stellt der Arzt bei der Anamnese oder Untersuchung fest, daß wegen eines Notfalls weitere Maßnahmen nötig sind, die er allein nicht durchführen kann, oder daß der Patient in ein Krankenhaus eingeliefert werden muß, wird der Rettungsdienst alarmiert. Erhobene Befunde und durchgeführte Therapien werden dem weiterbehandelnden Kollegen (schriftlich) mitgeteilt. Der Arzt muß sich über die Besonderheiten des Rettungsdienstes informieren und wissen, in welchen Krankenhäusern welche Fachabteilungen sind (HNO, Augen, Neurochirurgie, Gefäßchirurgie, Pädiatrie) und wohin er psychiatrische Notfälle einweisen kann. Meist wissen das die Rettungssanitäter auf der Wache. Auch wenn der Notfalldienst nur selten zu Verkehrsunfällen gerufen wird (Polizei oder Laien alamieren den Notarzt), erfordern häusliche Unfälle, Stromverletzungen, interne Krankheiten etc. die Zusammenarbeit mit den Rettungsdiensten.

Aufbau: Alle beweglichen Rettungsmittel (Krankentransport, Unfallrettung, Personal) sind in der Rettungswache stationiert. Die Rufnummer (erfragen!) wird bei Nicht-Notfall-Patienten benutzt.

Unter der Telefon-Nummer **112** erreicht man die übergeordnete **Rettungsleitstelle** mit besonderen Koordinationsaufgaben (leitender Notarzt).

> **Aufgabe des Rettungsdienstes** ist es, nach Erstmaßnahmen am Ort den Transport in ein geeignetes Krankenhaus durchzuführen.

Dabei kommt dem Arzt eine Schlüsselrolle zu, denn er muß entscheiden zwischen
- Taxi für einen einfachen Transport,
- KTW (Krankentransportwagen) für Liegendtransport,
- RTW (Rettungswagen) für ernsthaft Kranke (der Arzt kann den Transport überwachen),
- NAW (Notarztwagen) mit einer standardisierten Ausrüstung und einem speziell ausgebildeten Arzt,
- RTH (Rettungshubschrauber) in Ergänzung zum NAW bei großen Entfernungen.

---

gegenüber dem Patienten

Dienstvertrag wird durch einen Anruf geschlossen
Distanzbehandlung

diagnostische Zuordnung bestimmt die notwendige Therapie

Arzt muß sich vom Zustand des Patienten selbst überzeugen

Rettungsdienst

bei Bedarf wird der Rettungsdienst gerufen

Befunde und Therapie schriftlich weitergeben

über Besonderheiten des örtlichen Rettungsdienstes informieren

Aufbau des Rettungsdienstes

Telefon **112** = Rettungsleitstelle

Aufgabe des Rettungsdienstes
←

der Arzt bestimmt Art und Dringlichkeit des Transports
– Taxi, KTW

– RTW

– NAW

– RTH

45.4 Stationäre Einweisung

Überdurchschnittlich häufige teure Krankenhauseinweisungen im ärztlichen Notfalldienst werden in Zukunft einschneidende Veränderungen erfahren (bundeseinheitliches Notfalldienst-Gesetz? Zusätzliche Ausbildung? Regresse bei unnötigen Einweisungen? Aufnahmeverweigerung durch den Krankenhausarzt als Folge des Budgets?). Dennoch hat sich der Arzt zunächst an die Kriterien des BSG für die Krankenhausversorgung zu richten:

> **Krankenhausversorgung** ist erforderlich, wenn nur mit den personellen und materiellen Mitteln der Klinik die Krankheit zu erkennen, zu lindern, die Verschlimmerung aufzuhalten und das Leben zu verlängern ist.

Weist ein Arzt im Notfalldienst einen Patienten in ein Krankenhaus ein, so hat der Aufnahmearzt diesen zu untersuchen und nach dem Ergebnis weitere Maßnahmen zu treffen, zu organisieren und zu verantworten.

45.5 Diagnostik und Soforttherapie

45.5.1 Labor

Nur selten ist es notwendig, Laboranalysen durchzuführen (Blutzuckerspiegel, Harnanalyse beim Harnwegsinfekt, CK-MB bei Infarktverdacht, Kreatinin bei Nierenversagen).

45.5.2 Applikationsformen der Pharmaka

Bei hausärztlichen Notfällen wird vom Patienten eine *Soforthilfe* verlangt. Sehr häufig besteht diese in der Verabreichung oder Verordnung eines Arzneimittels.

Die **intravenöse** Gabe wird immer dann gewählt, wenn eine schnelle und noch durch den Arzt zu beurteilende Wirkung nötig ist, meistens bei Notfällen. Das Medikament wird eher langsam injiziert, bei Patienten im Schock wird $1/2$ Dosis gegeben und die Wirkung beurteilt.

Die **intramuskuläre** Applikation wird häufig gewählt. Sie ist risikoreicher, da Nebenwirkungen verzögert auftreten und Fehlinjektionen häufig sind. (Abb. 45–1). Keine intramuskuläre Injektion bei Verdacht auf Herzinfarkt und bei marcumarisierten Patienten!

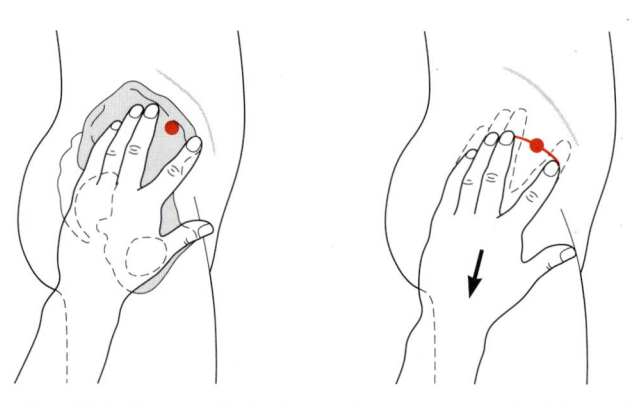

Abb. 45–1: Schematische Darstellung der intraglutäalen Injektionstechnik *(nach Hochstetter)*

Stationäre Einweisung

Perspektiven für die Zukunft

Kriterien für Krankenhauseinweisung
⇒

Pflichten des Aufnahmearztes im Krankenhaus

Diagnostik und Soforttherapie

Labor
– Blutzucker
– Urinkontrolle
– CK-MB

Applikationsformen der Pharmaka

- **intravenös**
  – für schnellen Wirkungseintritt
  – im Schock $1/2$ Dosis

- **intramuskulär**
  cave Fehlinjektion!

Bei weniger akuten Erkrankungen kann **subkutan** gespritzt werden. Das ist einfach durchzuführen und zeitsparend. Die der Technik eigene Wirkungsverzögerung ist oft erwünscht (Schmerzmittel wie Morphium, Tramal®).

Die **orale** (sublinguale) Gabe von Arzneimitteln ist immer das Mittel der ersten Wahl, wenn eine i.v.-Gabe nicht zwingend nötig ist. Es wurden Arzneimittel entwickelt, die, oral gegeben, ähnlich schnell und sicher wirken wie eine Injektion (Temgesic®, Nitrolingual Pumpspray®, Tavor expedit®). Dem Patienten ist ein genauer Dosis- und Zeitplan zu geben.

Die **rektale** Gabe bietet bei Kindern und Säuglingen Vorteile, wenn z.B. Säfte nicht gegeben werden können. Auch hier wurden überlegene rektale Zubereitungen entwickelt (Rectodelt®, Diazepam Desitin rectaltube®).

Applikationen **über die Haut** sind bei unsauberen Wunden nötig (Polyvidonjod), bei Ektoparasiten, Hauterkrankungen etc. Bei stumpfen Traumen sind Einreibungen („Sportsalben") beliebt, die Wirkung ist umstritten.

Inhalativ werden Dosieraerosole beim Asthma verordnet. Im Notfall (nach Inhalation von Noxen wie Reiz- und Brandgasen) läßt man so früh wie möglich inhalieren mit Auxiloson Dosier Aerosol®.

- **subkutan** zeitsparend und einfach

- **orale** Gabe immer Mittel der ersten Wahl
- **sublinguale** Gabe auch zur Notfalltherapie geeignet

- **rektale** Gabe bei Kindern

- **über die Haut** z.B. bei Wunden, Traumen

- **inhalativ** bei Asthma, Vergiftungen

45.6 Der Arzt im Einsatz

45.6.1 Anfordern ärztlicher Hilfe

Die Übersetzung der **Patientensprache** (Symptome, Ängste, soziale Probleme) am Telefon in die medizinische Fachsprache ist eine wichtige Quelle für Fehlurteile.

Bei Notfällen und im Wochenenddienst ist eine Sprache von Bedeutung, die in anderen Bereichen der Medizin vernachlässigt wird.

> Ein **Notruf** soll möglichst schnell ein Problem lösen, vom Arzt richtig verstanden werden, die Verantwortung verlagern (auf den Arzt).

Der Laie drückt dies mit speziellen Formulierungen aus:
Allgemeine Hilflosigkeit: (alles tut weh, gestürzt, fühlt sich so schlecht);
Bekannte Symptome: Herzschmerzen, Fieber, Luftnot.
Bekannte Diagnosen: Infarkt, Migräne, Asthma, Kolik, Bandscheibenvorfall;
Verstärkende Eigenschaftswörter: hoch (Fieber), schwer (Schmerzen), zunehmend (Beschwerden), unerträglich, stundenlang;
Fordernd: Krankenhauseinweisung, Wunschverordnung (Drogenabhängige).
Diese Mischung aus klinischem und psychosozialem Vokabular ist schwer in das analytisch-diagnostische Denken eines Arztes einzuordnen.

45.6.2 Gründe für eine Besuchsanforderung

Nach Häufigkeit:
Erkrankungen der Luftwege (20% aller Rufe): Grippe, Bronchitis, Angina, Pneumonie, Asthma. **Schmerzen**: Bewegungsapparat, (Rückenschmerzen, Lumbago, Ischialgie, Schulter-Arm-Syndrom, Tendinosen); Bauchschmerzen (Enteritis mit Durchfall, Gastritis mit Erbrechen, Koliken, Cystitis). Kopfschmerzen (Migräne). **Kranke Kinder**: Fieber, Infekte, Durchfall. **Herz-Kreislauf-Erkrankungen**: Stenokardien, Infarkt, Hypertonus. **Kleine Unfälle**: Schnittverletzungen, Verstauchungen, Prellungen. **Neuropsychiatrische Erkrankungen**: Depressionen, Hirnischämien, Neurosen, Alkoholismus, Psychosen, Suizide. **HNO-Krankheiten**: Angina, Otitis media, Nasenbluten. **Aller-

Der Arzt im Einsatz

Anfordern ärztlicher Hilfe

Patientensprache
Quelle für Fehlurteile

Ziel eines Notrufs

⇐

ausgedrückt werden
- allgemeine Hilflosigkeit
- bekannte Symptome
- bekannte Diagnosen
- verstärkende Eigenschaftsworte

- Forderungen

Gründe für einen Hausbesuch

- Erkrankungen der Luftwege
- Schmerzen

- kranke Kinder
- Herzkrankheiten
- Unfälle
- neuropsychiatrische Erkrankungen
- HNO-Krankheiten

gien und Hauterkrankungen. **Andere Gründe für Konsultationen**: Angst vor einer gefährlichen Erkrankung, vor einem Rückfall, vor der Nacht, dem Wochenende; Verschiebung der Verantwortung, Bequemlichkeit, das Urteil eines anderen Arztes wird gewünscht, Schlafprobleme, Medikamenten- oder Drogenabhängigkeit; Attestierung von Arbeitsunfähigkeit, Reiseunfähigkeit, Verletzungsfolgen (meist Schlägerei), Pflegeprobleme, der Wunsch nach einer Krankenhauseinweisung.

45.6.3 Konsultation in der Wohnung des Kranken

Anders als in der Praxis trifft der Arzt beim Besuch eines Notfallpatienten auf einen unbekannten, akut Kranken in dessen psychosozialem Umfeld. Die klassische Symptomatik seines Krankheitsbildes kann durch das persönliche Erleben des Kranken und seiner Angehörigen erheblich modifiziert werden. Die Nennung einer bekannten Diagnose (**angstbesetzte Laiendiagnose**) oder das Nachschlagen der Krankheitszeichen im Gesundheitsbuch kann die zunächst als harmlos erlebten Symptome in ihrer Wertigkeit erheblich verändern (Lymphknotenschwellung). Die Angst des Kranken kann zu mehr oder weniger starken **vegetativen Reaktionen** führen, deren Folgen (Herzrasen, Schweißausbruch) als Symptome eines somatischen Prozesses mißdeutet werden.

Der aus der klinischen Ausbildung und aus dem Vertragsarztrecht resultierende **Zwang zur Stellung einer (exakten) Diagnose** schafft mehr Verwirrung als Nutzen.

Die *scheinbare Sicherheit*, die eine exakte Diagnose vermittelt, kann sogar eine notwendige weiterführende Diagnostik verzögern. Die Diagnose „Hämorrhoidenblutung" des Patienten wird als scheinbar sicher vom Arzt übernommen, anstatt mit dem Symptom „Blut im Stuhl" ärztliches Handeln zu begründen.

Die Trennung in **echte** und **vermeintliche Notfälle** und das Erkennen von abwendbar gefährlichen Krankheitsverläufen einerseits und das „abwartende Offenlassen" andererseits bestimmen zunächst das ärztliche Handeln.

Anamnese, Untersuchung und soziales Umfeld ergeben **Symptome**, die zu einem wahrscheinlichen Krankheitsbild verdichtet werden können. So ergibt sich eine *Symptomdiagnose* (Rückenschmerzen) nach den Beschwerden, eine *Situationsdiagnose* (Rückenprellung) nach der Anamnese, eine *wahrscheinliche Diagnose* (Wirbelfraktur) nach der klinischen Untersuchung, eine *exakte Diagnose* (Kompressionsfraktur LWK 1) nach der Röntgenuntersuchung.

Zunächst darf mit einer *Symptomdiagnose* therapeutisches Handeln begründet werden. Denn nur selten ist es möglich, eine wissenschaftlich exakte Diagnose bei der ersten Konsultation zu stellen. Sie ist entbehrlich, wenn der Notfallarzt einen vermeidbar gefährlichen Krankheitsverlauf ausschließen kann. Kann er das nicht, sind weitere (diagnostische) Maßnahmen indiziert, sofern sie nicht ohne Schaden auf die nächste Sprechstunde verschoben werden können.

45.6.4 Ärztliche Hilfe

Die ärztliche Hilfe umfaßt:
- Beratung (Verhaltensregeln wie Bettruhe, Diät, Hausmittel);
- Therapie: Medikamente (als Rezept, als Soforthilfe Injektion), psychotherapeutisches Gespräch, Pflegeanweisung (Katheterwechsel), kleine Chirurgie;
- Stationäre Einweisung;
- Erhalten der Vitalfunktionen;
- Reanimationen.

45.7 Häufige hausärztliche Notfälle

Auch bei hausärztlichen Notfällen ist eine Reanimation eher selten, im Wochenenddienst nur einmal auf 2000 Notrufe.

Wird der Arzt zu einem Notfall gerufen, weiß er oft nur ungefähr, was ihn erwartet. Der Patient hat meistens Schmerzen und Angst. Diese Symptome müssen auch dann in ihrer Ursache abgeklärt und behandelt werden, wenn sie vom Arzt als eher harmlos erkannt werden; dies kann durch eine beruhigende Erklärung geschehen („Fieber allein ist nicht schlimm und noch keine Krankheit") oder durch eine gezielte medikamentöse Therapie.

45.7 Häufige hausärztliche Notfälle

Im folgenden wird auf häufige typisch allgemeinärztliche, vom Kranken als Notfall empfundene Krankheitsbilder eingegangen.

45.7.1 Leitsymptom Luftnot

Luftnot ist ein uncharakteristisches Symptom, das erst durch weitere Befunde zugeordnet werden kann (Luftnot bei Herzerkrankungen s. Kap. 19.1 Herzkrankheiten, Luftnot bei Asthma s. Kap. 20.6 u. 20.7 Lungenerkrankungen, Luftnot bei Erkrankungen oder Verletzungen des Bewegungsapparates s. Kap. 31.6 u. 31.17 Chirurgie, Luftnot bei Fremdkörperaspiration s. Kap. 38.5.2.2 Hals-Nasen-Ohren-Erkrankungen).

Luftnot durch Erkrankungen des Kehlkopfes: Stenosen der oberen Luftwege bei Kindern entstehen am häufigsten durch eine Virusinfektion, die zu einer subglottischen *Laryngitis* führt (auch stenosierende Laryngo-Tracheitis oder Pseudo-Krupp) oder durch eine bakterielle *Epiglottitis*; besonders gefährlich ist die *Epiglottitis acutissima*. Die gesamte Region um die Glottis und diese selbst sind massiv ödematös geschwollen und verlegen die Luftwege, beim Kind schneller als beim Erwachsenen. Auch andere Ursachen können zur Anschwellung der Schleimhäute führen.

45.7.1.1 Stenosierende Laryngotracheitis (Pseudo-Krupp)

1. **Stadium**: Heiserkeit, bellender Husten,
2. **Stadium**: Inspiratorischer Stridor,
3. **Stadium**: Atemnot, Unruhe, Tachykardie,
4. **Stadium**: Zyanose, Blässe, Erstickungsgefahr.

Eine **Kehlkopfuntersuchung** – bei Kindern schwierig – ist bis zum Stadium 2 noch ungefährlich. In fortgeschrittenen Stadien droht ein völliges Zuschwellen mit Atemstillstand durch mechanische Irritation oder reflektorisch. Eine **Racheninspektion** ohne Spatel ist immer möglich. Ein übler foetor ex ore gibt einen Hinweis auf eine bakterielle Entzündung. Kinder können nach Sicherung der Diagnose „Virusinfekt, Pseudo-Krupp" und nach Aufklärung der Eltern im Stadium 1 und 2 zu Hause behandelt werden. Ab Stadium 3 ist die klinische Symptomatik von derjenigen der akuten Epiglottitis kaum zu trennen.

45.7.1.2 Akute Epiglottitis

1. **Stadium**: Halsschmerzen, Schluckbeschwerden
2. **Stadium**: Nahrungsverweigerung, Speichelfluß (typisches Zeichen, erfragen!), hohes Fieber, schweres Krankheitsgefühl, kloßige Sprache
3. **Stadium**: Inspiratorischer Stridor, Atemnot

Häufigkeit von Reanimationen

Schmerzen und Angst sind quälend und müssen behandelt werden!

Häufige hausärztliche Notfälle

Leitsymptom Luftnot

Luftnot ist uncharakteristisches Symptom

Luftnot durch Erkrankungen des Kehlkopfes
Stenosen der oberen Luftwege bei Kindern durch
- Virusinfekt → Laryngo-Tracheitis
- bakterieller Infekt → Epiglottitis
- andere Ursachen

Stenosierende Laryngotracheitis

Stadien 1–4 der stenosierenden Laryngo-Tracheitis

Merke:
Kehlkopfuntersuchung schwierig und nur bis Stadium 2 ungefährlich!

Racheninspektion ohne Spatel ist immer möglich!
foetor ex ore → bakterieller Infekt

Akute Epiglottitis

Stadien 1–4 der akuten Epiglottitis

Je jünger das Kind, um so schneller die Atemwegsobstruktion!

Therapie
s. Tab. 45–1, 2

4. Stadium: Schwerste Atemnot, Zyanose, Bewußtseinstrübung, drohender Atemstillstand.

Bis zum Stadium 3 können einige Stunden vergehen, danach kommt es zu einer schnellen und dramatischen Verschlechterung. Je jünger das Kind, um so schneller die Atemwegsobstruktion! Wegen der verschiedenen Konsequenzen ist es wichtig, aus den häufigen Infekten der Luftwege bei Kindern die banalen von den gefährlichen zu trennen. Dazu müssen die Symptome bekannt sein.

Die Tabellen 45–1 und 45–2 zeigen die **typischen Unterschiede** und die jeweilige **Therapie** der stenosierenden (subglottischen) *Laryngo-Tracheo-Bronchitis* (Pseudokrupp) und der *akuten (supraglottischen) Epiglottitis* bei Kindern.

Tab. 45-1: Unterschiede zwischen der stenosierenden (subglottischen) Laryngo-Tracheo-Bronchitis (Pseudokrupp) und der akuten (supraglottischen) Epiglottitis bei Kindern

	Laryngo-Tracheo-Bronchitis	Epiglottitis
Gemeinsam	Atemnot	
Nach Virusinfekt	häufig	selten
Ursache	Virus	Bakterien (Haemoph. infl.)
Alter	unter 3 Jahren	älter und Erwachsene
Häufigkeit	hoch (90%)	selten (5%)
Beginn	langsam	schnell (Stunden)
Allgemeinzustand	befriedigend	schwer krank, Angst
Inspirator. Stridor	ja	nein
bellender Husten „Krupp-Husten"	ja	nein
Stimme	aphonisch, heiser	klar, kloßig
Schluckschmerz	nein	ja
Speichelfluß	nein	ja
Fieber	mäßig	hoch
Mortalität	niedrig (<1%)	hoch (um 50%)

Tab. 45-2: Therapie der Laryngo-Tracheo-Bronchitis und Epiglottitis

Laryngo-Tracheo-Bronchitis	Epiglottitis
beruhigen	
100 mg Cortison (Rectodelt®) rektal	
Mittel der 1. Wahl	nicht wirksam
	nicht schädlich
keine Spatel-Inspektion des Rachens	
nicht so gefährlich	Atemstillstand durch völliges Zuschwellen möglich
feuchte, kalte Luft	
sehr gut	nicht schädlich
Transport in die Klinik	
nicht immer notwendig	schnell in Reanimationsbereitschaft
Intubieren nur vom Erfahrenen!!	
Ampicillin	
nicht wirksam	Mittel der 1. Wahl

45.7 Häufige hausärztliche Notfälle

Im Notfall kann auch mit dem Adrenalin Medihaler® ein Abschwellen erreicht werden. Als **Faustregel** gilt bei diesen heimtückischen Krankheitsbildern, daß man sich auf eine Besserung nach Cortison (100 mg Rectodelt®) nicht verlassen darf. Eine Dauerüberwachung ist nötig, eine Vorstellung in einer pädiatrischen Klinik anzuraten, im Stadium 3 und 4 schnell und mit dem Notarztwagen.

45.7.2 Leitsymptom schreiender Säugling – ängstliche Eltern

Sie sind als „hausärztlicher Notfall" ein zeitaufwendiges Problem. Zunächst muß geklärt werden, ob eine Befindlichkeitsstörung oder eine Krankheit vorliegt.
Das Schreien eines Säuglings kann **Hunger**, **Kontaktbedürfnis**, **Schmerz** oder **Zorn** bedeuten.
Auch fiebernde Kinder können ohne Schaden in die Praxis gebracht werden, jedoch weigern sich viele Eltern und verlangen einen Hausbesuch, der dann ohne Verzug durchgeführt werden sollte.

Anamnese:
- Alter?
- Wie ist das Schreien, plötzlich einsetzend? Schon länger? Steigernd? Schrill? Sistieren bei Zuwendung?
- Fieber? Medikamente? Fieberzäpfchen?
- Kann sich das Kind an einer Kinderkrankheit angesteckt haben?
- Wann hat es zuletzt wieviel gegessen, getrunken? (Hunger, Durst, Trinkunlust, Nahrungsverweigerung). Ist die Nahrung umgestellt worden?
- Wann zuletzt Stuhlgang, war er anders als sonst in Farbe, Konsistenz und Häufigkeit?
- Wie ist der Urin in Farbe und Geruch (häufig einzige Auffälligkeit beim Harnwegsinfekt)?
- Erbrechen? Wenn ja, im Schwall? (Pylorusstenose, die überwiegend bei Jungen frühestens nach der 3. Lebenswoche auftritt). Wie oft (Gastroenteritis)?
- Ist es zu warm in der Wohnung (überbesorgte Eltern)? Ist das Kind zu warm angezogen? Ist es zu kalt? Ist das Kind müde? Kneift etwas, z.B. die Windel?
- Ist eine ungewohnte Aktivität vorhergegangen (Fest, Besuch, Änderung der gewohnten Tagesabläufe)?
- Unruhe und Unsicherheit der Eltern („Wir machen bestimmt etwas falsch").

Körperliche Untersuchung: Der Säugling wird in einer warmen Umgebung vollständig entkleidet. Dabei achtet der Arzt auf das *Aussehen* (rot vom Schreien, zyanotisch, blaß, grau); die *Bewußtseinslage*; auf *Infektzeichen* wie Husten, Schnupfen, „Nasenflügeln" beim Atmen; auf *Hernien, Ausschlag*, den *Turgor*, die *Fontanelle*; auf *Verletzungszeichen*, (Verbrennung, Hämatome, Kindesmißhandlung). Ein Hinweis ist, wenn ein Arm, ein Bein oder eine Hand nicht aktiv bewegt wird, sondern eine meist auffällige Schonhaltung imponiert. Bei passiver Bewegung durch den Arzt schreit das Kind. Äußere Symptome einer Erkrankung vermitteln häufig mehr Informationen als spezielle Untersuchungen.

Bei einer Pneumonie gibt das graublasse Aussehen, Einziehungen beim Atmen, „Nasenflügeln" und eine Tachypnoe bessere und frühere Hinweise auf die Krankheit als feinblasige Rasselgeräusche.

Das *Alter* des Kindes muß bedacht werden, denn als eine der häufigsten Ursachen für das Schreien wird im ersten Vierteljahr der *Meteorismus* angeschuldigt. Ursachen: unlustiges Trinken, ein zu großes Saugerloch, ungenügendes Aufstoßen. *Wachstumsschub* (im Alter von 3–6 Wochen), *Zahnungsbeschwerden* mit vermehrtem Speichelfluß und der Neigung, auf alles zu beißen.

---

im Notfall Adrenalin Medihaler®

Dauerüberwachung nötig
evtl. notfallmäßige Einweisung

Leitsymptom schreiender Säugling – ängstliche Eltern

allgemeine **Ursachen** für Schreien

im Zweifel Hausbesuch

Diagnostik
Fragen nach
- Alter
- Art des Schreiens
- Fieber
- Medikamente
- Kontakte mit kranken Kindern
- Nahrungsaufnahme
- Stuhlgang
- Urin
- Erbrechen
- störende Kleidung
- Veränderung in Umgebung oder Tagesablauf

körperliche Untersuchung
genaues Beobachten ist wichtig
auf äußere Symptome achten:
- Aussehen
- Bewußtseinslage
- Infektzeichen
- Hautausschläge
- Turgor
- Fontanelle
- Verletzungen

Alter des Kindes
Meteorismus

Wachstumsschub
Zahnungsbeschwerden

am häufigsten sind Infekte
- viral → Luftwege, Magen-Darm-Trakt
- bakteriell → Otitis media, eitrige Angina

Therapie
richtet sich nach dem Befund
Beispiel

oft ist keine genaue Diagnose zu stellen

im Zweifel Vorstellung in einer Kinderklinik

auch bei Bagatellerkrankungen ist eine Therapie sinnvoll

– Bauchschmerzen: Diät, Tee

– Fieber, Schmerz: Paracetamol
– Husten: Ambroxol, NeoTussan® u. a.

Leitsymptom Fieber

Einfache Maßnahmen im Notfalldienst

- Wadenwickel

- Antipyretika allein oder kombiniert mit Wadenwickeln

Anamnese und Untersuchung müssen zeigen, ob eine **Erkrankung** oder einer der **allgemeinen Gründe** für das Schreien vorliegt. Die häufigsten Erkrankungen sind virale Infekte (obere Luftwege, Magen-Darm-Trakt). Die häufigsten bakteriellen Infekte sind die *Otitis media* und die *eitrige Angina*. Weniger häufig sind *Pneumonien*, *Harnwegsinfekte* und *Meningitis*.
Die **Therapie** richtet sich nach den erhobenen Befunden.

Beispiel: Schreiender Säugling ohne pathologisches Untersuchungsergebnis bei emotionaler Überforderung der Familie. Procedere: Den Eltern muß überzeugend vermittelt werden, daß das Kind gesund ist, und es muß erklärt werden, aus welchen (harmlosen) Gründen es schreit. Das Ergebnis der Untersuchung und das gute Gedeihen des Kindes sind dafür wichtige Argumente. Genaue Verhaltensregeln sind hilfreich. Der Hinweis: „Wenn sie sich weitere Sorgen machen oder sich bei Ihrem Kind etwas ändert, rufen Sie mich wieder an", wird die Eltern beruhigen und damit auch das Kind. Dem Kind kann zur Beruhigung – falls nötig – ein Paracetamol-Zäpfchen 125 mg gegeben werden.

Es ist oft nicht möglich, eine genaue Diagnose zu stellen, bedingt durch das Krankheitsbild, aber auch durch unkooperatives Verhalten der Familie. Wenn nach dem klinischen Bild eine apparative Diagnostik erforderlich ist oder es an Erfahrung mangelt, ist es angezeigt, das Kind in einer Kinderklinik vorzustellen.

Vom Arzt muß Ruhe und Zuwendung ausgehen, eine psychagogische Führung der ratlosen Eltern ist sinnvoll. Evtl. ist auch bei Bagatellerkrankungen eine therapeutische Maßnahme angezeigt, um Eltern und Kind zu beruhigen. Bei einfachem Bauchschmerz verordne man Diät (je nach Alter „Heilnahrung", Zwieback, Kamillentee, Fencheltee ohne Zucker). Bei Erbrechen Flüssigkeits- und Elektrolytsubstitution (Oralpädon®). Bei Schmerzen oder Fieber kann Paracetamol (ben-u-ron® Supp.) rezeptiert werden. Ein beliebter „Hustensaft" ist Ambroxol. Nur bei quälendem Husten sind ab 12 Monaten Dextromethorphan (NeoTussan® Hustensaft) oder ab dem 4. Monat Pentoxyverin-Säuglingszäpfchen (Sedotussin®) zur rein symptomatischen Therapie möglich. Um Dosierungsfehler zu vermeiden, sollte der Arzt den Eltern schon bekannte Präparate verordnen und den Umgang mit den Medikamenten erklären.

45.7.3 Leitsymptom Fieber

Da Fieber allein schon für eine ernste Erkrankung gehalten wird, wird der Arzt gerufen. Ursachen, diagnostisches Vorgehen und Therapie s. Kap. **30.1. Kinderkrankheiten.**

45.7.3.1 Einfache Maßnahmen bei Fieber im Notfalldienst

Da Eltern von fiebernden Kindern besonders häufig außerhalb der Sprechstunden ärztlichen Rat suchen, können nach Ausschluß „abwendbar gefährlicher Krankheitsverläufe" einfache Maßnahmen verordnet werden, zum Beispiel **Wickel**. Die Leitfähigkeit des Wassers für Wärme ist über 20mal höher als die der Luft. Daher kann man mit einem kühl-feuchten (ca. 20° C) Wikkel, der bevorzugt um die Waden angelegt wird, hohes Fieber zuverlässig senken. Besonders einfach ist es, feuchte Baumwollstrümpfe anzuziehen. Werden die Beine dann nicht zugedeckt, wird durch Verdunstung weitere Wärme entzogen. **Antipyretika** (Paracetamol) hemmen die Prostaglandinsynthese im Wärmezentrum (Hypothalamus) und senken den Temperatur-Sollwert. Durch Schwitzen und Vasodilatation fällt die Körpertemperatur. Läßt die Medikamentenwirkung nach, muß der Organismus in Mehrarbeit die höhere Temperatur wieder aufbauen. Erreicht wird das u. a. durch Muskelzittern. Physikalischer Wärmeentzug allein ist nur dann sinnvoll, wenn das Fieber fällt (der Kranke schwitzt), nicht aber, wenn das Fieber steigt (den Kranken friert).

> Fiebersenkung bei starkem Krankheitsgefühl, Fieberkrämpfen, drohendem Kreislaufversagen.

Den Eltern fiebernder Kinder sollte der Arzt erklären:
- Beobachten der Spiellust und des Eßverhaltens sagt mehr über den Gesundheitszustand des Kindes aus als häufiges Fiebermessen.
- Zuwendung ist wichtiger als Fieberzäpfchen.

45.7.4 Leitsymptom Schmerzen

Schmerz ist die häufigste Ursache des hausärztlichen Notfalls, aber auch das wichtigste Leitsymptom bei der Untersuchung. Dem subjektiven Schmerzerlebnis folgt die Angst, die zusammen mit dem (unterbewußten) Fluchtreflex den Stoffwechsel aktiviert und eine Hormonsekretion auslöst. Daraus folgt eine vermehrte Herzarbeit, Hypertonie, gesteigerte kardiale Erregbarkeit, Vasokonstriktion, Zunahme des myokardialen Sauerstoffbedarfs etc. Diesen circulus vitiosus unterbricht eine angemessene Analgesie. Schmerztherapie ist somit nicht nur ein Gebot der Humanitas, sondern auch aus der Pathophysiologie zu begründen.

Diagnostik: *Anamnese* und *Untersuchung* geben Auskunft über Art und Ursache der Schmerzen, (Ischämie, Spasmus der glatten Muskulatur, Entzündung), die Gefährlichkeit der Krankheit und über die Therapiemöglichkeiten.

Akuter Schmerz ist Folge einer Krankheit, ist kurz und stark, hat Warnfunktion, verschwindet nach Heilung der Krankheit, löst Angst und Unruhe aus, er reagiert gut auf Analgetika.

Therapie: Die Analgesie soll ausreichend sein und nicht länger anhalten als die Krankheit selbst. Dauert der Schmerz länger als erwartet, oder läßt er sich nicht wie gewohnt beseitigen, sind Komplikationen eingetreten oder die vermutete Diagnose ist falsch. Allgemein wird durch Analgetika die Schmerzschwelle eines Patienten so verändert, daß nozizeptive Impulse nicht mehr oder wesentlich weniger wahrgenommen werden. Somit ist Analgetikatherapie keine *kausale*, sondern eine *palliative* Therapie. Je mehr der *Schmerzauslöser in der Peripherie* angenommen werden muß, desto eher werden peripher wirkende Schmerzmittel eingesetzt (Verbrennungen, Wunden, Zahnschmerzen, Knochenmetastasen). *Viszeraler Schmerz* ist dumpf, brennend, schlecht lokalisierbar (Kapselschmerz der Leber, Koliken, Herzinfarkt, innere Verletzungen, Tumorschmerz innerer Organe). Die Therapie erfolgt mit zentral wirkenden Analgetika. Diese sind auch angezeigt, wenn existenzielle Angst und Erregung mit dem Schmerz einhergehen.

> Die medikamentöse Schmerztherapie richtet sich an erster Stelle nach dem **Schmerztyp** und erst an zweiter Stelle nach der **Schmerzstärke**.

Die fünf häufigen Fehler der Analgetika-Therapie sind
- eine *zu niedrige Dosis*,
- ein *zu langes Intervall*,
- die *Angst vor Nebenwirkungen*,
- ein *falsches Analgetikum* und
- die *reaktive Schmerztherapie*.

Bei einer antizipatorischen Analgetikagabe verhindert man, daß Schmerz überhaupt erst auftritt; außerdem werden geringere Dosen gebraucht.

Zwischen starken und schwachen Analgetika zu unterscheiden, ist nicht günstig, da mit relativ geringen Mengen eines nichtsteroidalen Antirheumatikums (NSAR, Diclofenac) ein Entzündungsschmerz leichter beseitigt werden kann als mit relativ hohen Dosen eines stark (zentral) wirksamen Analgetikums. So bleiben auch bei stärkstem endzündlichen Schmerz die NSAR Mittel der ersten Wahl.

Kombinationspräparate sind Mittel der zweiten Wahl. Eine freie Kombination von peripher und zentral wirkenden Analgetika ist sinnvoll. Das sind auch die einzigen fixen Kombinationen, die empfohlen werden können. Beispiel:

Paracetamol + Codein (Nedolon P®, Talvosilen®, Paracetamol comp.); ASS + Codein (Praecineural®, bei Kindern nicht zu empfehlen).

Besonderheiten: Bei *Schwangeren und Stillenden* ist Paracetamol das Mittel der ersten Wahl, nur bei Koliken auch Metamizol, bei kurzzeitigem Gebrauch auch Morphium (nicht vor der Geburt).

Bei *sehr alten Patienten* ist auf eine veränderte Pharmakokinetik (u. a. Resorption und Wechselwirkungen) zu achten. Klagen *Kinder* über Schmerzen, sind ihre Mütter meist beunruhigt und ängstlich. Schmerzen sind besonders beim Kleinkind schlecht zu lokalisieren und in ihrer Intensität nicht abzuschätzen. In der Regel ist Paracetamol 10–15 mg/kg Körpergewicht 4 mal täglich ausreichend. Bei stärkeren Schmerzen empfiehlt sich klinische Abklärung und Behandlung.

Paracetamol ist das Analgetikum der ersten Wahl, seine analgetische Wirksamkeit ist bei den üblichen „kleinen" Schmerzen ausreichend.

Allgemeine Richtlinien der Schmerztherapie:
1. Schmerzursache eingrenzen: akut, chronisch, kanzerogen
2. Pathophysiologische Unterschiede der Schmerzgenese beachten: Entzündung, Muskelspasmen (Kolik), Angst, Organkapselspannung, arterielle Durchblutungsminderung, direkte Nervenläsion (Wurzelreiz)
3. Schmerztyp ist wichtiger als Schmerzstärke; vorbeugend therapieren; keine Plazebo-Therapie; sinnvolle ursächliche Therapie kombinieren; mit wenigen Pharmaka richtig umgehen
4. Anamnestische Daten: vorher eingenommene Medikamente, Alter, Schwangerschaft oder Stillzeit
5. Wechselwirkungen, Kontraindikationen beachten.

45.8 Spezielle Krankheitsbilder

45.8.1 Hyperventilationstetanie

Sie wirkt bedrohlich, der Kranke und seine Angehörigen sind deshalb ängstlich. Sie halten die körperlichen Symptome für die Krankheit selbst und rufen den Notdienst.

Klinik: Meist sind junge labile Frauen betroffen. Sie atmen schnell und tief. Dadurch geht Kohlendioxid verloren, es kommt zu einer neuromuskulären Übererregbarkeit mit *Pfötchenstellung* der Hände, die *Arme* sind *gebeugt*, die *Lippen gespitzt* (Karpfenmaul), die *Beine gestreckt*, es bestehen *Parästhesien*, das *Bewußtsein ist getrübt*, die *Zehen* nach plantar *gebeugt*. Die Angst verstärkt die körperlichen Symptome.

Therapie: Den Kranken und seine Angehörigen durch Zuwendung beruhigen („kleine Psychotherapie") und den circulus vitiosus zwischen Angst, Hyperventilation und Symptomen unterbrechen durch Gabe von 10 mg Diazepam

45.8 Spezielle Krankheitsbilder

i. v. Eine minutenlange Apnoe durch das Sedativum führt zur Kompensation der respiratorischen Alkalose und beseitigt somit die Symptome des Anfalls. Läßt man in eine Plastiktüte rückatmen, wird dadurch CO_2 angereichert. Die Methode stößt häufig auf Ablehnung, da der Patient ohnehin schon Angst hat.

- CO_2-Rückatmung

45.8.2 Sonnenbrand

> Der Sonnenbrand ist eine **Verbrennung** 1. Grades (Rötung) oder 2. Grades (Blasen).

Sonnenbrand

Definition

⇐

Der Arzt wird wegen der Schmerzen konsultiert. Die **Therapie** entspricht der einer Verbrennung. Die Blasen werden mit einer Kanüle punktiert, der Inhalt abgezogen und steril verbunden. Gegen die Schmerzen kann Paracetamol bis 1,5 g pro Tag, alternativ auch Ibuprofen 3 mal 600 mg pro Tag verordnet werden. In schweren Fällen kann zusätzlich ein Antihistaminikum (Tavegil® u. a.) oral oder i. v. gegeben werden. Sehr wirksam ist Cortison, es soll aber die Ausnahme bleiben (Ultralan® Milch einmalig äußerlich).

Therapie
wie Verbrennung behandeln
- Blasen steril eröffnen
- Analgetikum
- Antihistaminikum

Cortison nur in schweren Fällen

45.8.3 Insektenstiche

Insektenstiche

Wer nach einem Biß oder Stich eines Insektes oder eines Spinnentieres erkrankt, kann meist keine Angaben über das Tier machen. Von den **drei Gefahren**, reine *Giftfolge*, *allergische Reaktion* und *übertragbare Krankheiten* sind in Europa fast nur die Allergien von Bedeutung.

Gefahren sind
- Giftfolge
- übertragbare Krankheiten
- Allergien

Diagnostik: Schwierigkeiten gibt es bei Tropenreisenden, Zeckenborreliosen und in Südeuropa bei der FSME (Früh-Sommer-Meningo-Enzephalitis). Gefährliche Allergien gibt es nach Stichen von Bienen, Wespen und Hornissen. Im Kopfbereich sind Stiche ernster als an anderen Körperstellen. Auch bei Kindern ist die reine Giftwirkung erst nach 20 bis 50 Stichen bedenklich, bei entsprechenden Allergien genügt bereits ein Stich.

Diagnostik
- Anamnese
  (Aufenthalt in Risikogebieten)
- Inspektion

Stiche im Kopfbereich sind ernst zu nehmen

Therapie: Die Therapie richtet sich nach den erhobenen Befunden. Falls der Stachel noch sitzt (Bienenstich), muß er entfernt werden (mit einem Messer herausschieben). Sind nur an der Stichstelle eine Rötung und Schwellung aufgetreten, genügen einfache Maßnahmen (kühlen, Juckreiz stillen mit Thesit®, Antihistaminika).

Therapie
- sichtbaren Stachel entfernen

- kühlen, Juckreiz stillen

Die allergischen Reaktionen verlaufen in Stadien; werden diese schnell durchlaufen, besteht eine ernste Gefahr bis hin zum *anaphylaktischen Schock*. Ist der Zeitabstand zwischen Stich und Reaktion kurz, ist die Gefahr größer.
Treten *Allgemeinreaktionen* wie teigige Hautschwellungen entfernt von der Stichstelle, Übelkeit, Schwindel, Engegefühl über der Brust auf, wird mit einem Antihistaminikum (Tavegil® u. a.) allein oder mit Cortison (Prednisolon, Decortin® 50 mg Tabl.) behandelt.

bei Allergien ist **anaphylaktische Reaktion** möglich

- leicht-mittelschwer: Antihistaminika und/oder Cortison

Treten *schwere Allgemeinreaktionen* wie Luftnot, Sprachstörungen, Benommenheit und Schwäche hinzu, wird Tavegil® u. a. und 50 mg Solu-Decortin H® i. v. gegeben (Cortison auch in höherer Dosis). Bei einer *Schockreaktion* mit Zyanose, Blutdruckabfall, Kollaps und Bewußtlosigkeit gibt man zwei Sprühstöße aus dem Adrenalin Medihaler® (kann wiederholt werden), oder vorsichtig und verdünnt Adrenalin (Suprarenin®) i. v. oder s. c., Tavegil® i. v., 250 mg Solu-Decortin H® i. v. Eine bronchospasmolytische Therapie ist unter Adrenalin (Suprarenin®) nicht erforderlich. Nicht zuwarten, NAW anfordern. Zur Therapie der Anaphylaxie s. Kap. **28. Immunologische und allergische Erkrankungen**.

- schwer: Antihistaminika und Cortison i. v.

- anaphylaktischer Schock:
  - Adrenalin
  - Antihistaminika i. v.
  - Cortison i. v.
  - NAW anrufen!

45.8.4 Vergiftungen

> Gifte sind Stoffe, die mengenabhängig durch physikalische oder chemische Eigenschaften den Organismus schädigen.

Zunächst muß die **Gefährlichkeit der Vergiftung** festgestellt werden. Dazu gehören die Art, die eingenommene Menge und die mögliche Wirkdauer des Giftes. Deshalb müssen Giftreste, leere Packungen, Erbrochenes etc. sichergestellt werden. Bei Fragen eine **Vergiftungszentrale** anrufen!

Für Kinder:	Berlin 030–302 302 2
	Bonn 0228–260 621 1
Für Erwachsene:	Berlin 030–303 546 6
	Hamburg 040–638 534 5
	München 089–414 022 11

Danach muß entschieden werden, ob eine stationäre Behandlung notwendig ist (im Zweifelsfall immer!).

45.8.4.1 Sonderfall: Der tobende Alkoholiker

Ist jemand volltrunken, gilt er medizinisch zunächst als intoxikiert. Gefährdet er sich oder andere, muß interveniert werden, was ein zeitraubendes, großes Problem ist. Beruhigen, nicht widersprechen, nicht reizen, keine Gewalt anwenden. Nur im Notfall bei drohender Gefahr als einziges erlaubtes (!) Medikament Haloperidol 1 bis 2 Amp. i.v. (in Ausnahmefällen i.m. oder 20 Tropfen Haldol® forte). Nach Stürzen ist ein alkoholintoxikierter Patient oft schwerer verletzt!

45.8.5 Der psychisch Kranke als hausärztlicher Notfall

> **Psychiatrische Notfälle** sind gekennzeichnet durch unreflektiertes, unbeeinflußbares Handeln mit Gefahr für den Kranken selbst, für andere, für Eigentum.

Dazu zählen insbesondere Symptome wie (panische) *Angst*, (unkontrollierte) *Erregung, Psychose, Selbstmordgefährdung* und (schwere) *Aggression*. Psychische Störungen können auch durch internistische Erkrankungen, Vergiftungen oder Unfälle ausgelöst werden, die dann vordringlich zu behandeln sind. Allen gemeinsam ist aber, daß die Handlungen des Kranken sinnlos sind. Die notwendige **Therapie** besteht aus dem Gespräch („talk down") und einer Medikamentengabe. Nur unter besonderen Umständen zieht die Verweigerung der Therapie Zwangsmaßnahmen nach sich. Der Arzt spricht ruhig aus der Distanz mit dem Patienten und grenzt dabei die Psychopathologie ein (Panik, verwirrt, aggressiv, suizidal). Läßt sich der Kranke zu einer Therapie überreden, so gibt man bei Psychosen und Verwirrtheit Haloperidol 1 bis 2 Amp. = 5 bis 10 mg i.v., auch i.m. oder oral. Depressive, Agitierte, Angstbesessene erhalten als erste Maßnahme Diazepam 5 bis 10 mg i.v., auch i.m. oder oral. Die weiteren Maßnahmen richten sich nach der Gefährdung des Patienten.

Marginalien

Vergiftungen

Definition
⇒
- Gefährlichkeit der Vergiftung feststellen
- Giftreste und Erbrochenes sicherstellen

Vergiftungszentrale

für Kinder
Telefon ⇒

für Erwachsene
Telefon ⇒

im Zweifelsfall stationär!

Sonderfall: Der tobende Alkoholiker

Vollrausch gilt als Intoxikation

Verhalten des Arztes: ruhig, ohne Gewaltanwendung,
im Notfall Haloperidol i.v.

Der psychisch Kranke als hausärztlicher Notfall

Definition
⇒

Angst, Psychose, Suizid, Aggression

Ursachen psychischer Störungen sind vielfältig, gemeinsames Symptom: der Kranke handelt sinnlos

Therapie
- Gespräch (talk down)
- Medikamente
  - bei Psychosen Haldol®
  - bei Angst, Depression Sedativa

45.8 Spezielle Krankheitsbilder

45.8.5.1 Angststörung (Panikstörung)

> Merkmal dieser Störung ist **unrealistische** oder **übertriebene Angst** und Besorgnis, die zu motorischer Spannung (Zittern, Ruhelosigkeit), vegetativer Übererregbarkeit (Tachykardie, Tachypnoe, Schwitzen, Schwindel), zu Hypervigilanz und erhöhter Aufmerksamkeit (Schreckhaftigkeit, Reizbarkeit) führt bis hin zur Hyperventilationstetanie (s. 45.8.1).

Patient und Angehörige halten diese körperlichen Erscheinungen für die Krankheit selbst und rufen notfallmäßig den Arzt.

Therapie: Die psychosomatische Genese ist (mit Geduld!) zu klären, um entsprechend handeln zu können. Die aufgeregten Angehörigen und der Patient werden beruhigt. Die Anxiolyse erfolgt medikamentös durch Vigilanzdämpfung. Dadurch werden Sinneseindrücke aus der Umwelt entspannter verarbeitet, die Reaktionen werden ausgeglichener. So wird zwar das Symptom Angst behandelt, sie selbst und ihre Ursache wird jedoch nicht beeinflußt. Erkauft wird die Anxiolyse durch eine Bewußtseinsminderung, die auch (unerwünscht) logisches Denken und sensomotorische Funktionen beeinträchtigt. (*Horrortrip* s. Kap. **42.4 Suchterkrankungen**.)

45.8.5.2 Zwangseinweisung psychisch Kranker

Ist auch mit Geduld und größter Mühe der Kranke nicht zu einer notwendigen Therapie *freiwillig* zu bewegen, muß evtl. die (unangenehme) Zwangseinweisung erwogen werden. Die gesetzliche Handhabung ist in den einzelnen Ländern unterschiedlich.

> Zwangsmaßnahmen können notwendig werden bei
> - schwerer psychischer Erkrankung,
> - momentaner nicht anders abwendbarer großer Gefahr für den Patienten, für andere, für Sachwerte,
> - wenn keine Alternativen möglich sind.
>
> Solche Erkrankungen sind zum Beispiel **Selbstmorddrohungen** oder ein **akuter Schub einer Schizophrenie** mit Aggressionen und Erregung.

Sind die medizinischen Voraussetzungen erfüllt, wird ein kurzes Gutachten erstellt und das weitere Vorgehen mit der nächsten Nervenklinik (Landeskrankenhaus) abgesprochen und die Rettungsleitstelle informiert. Bei **Suizidalität** und **Depressionen** ist dafür zu sorgen, daß der Kranke in der Akutsituation nicht allein bleibt (Freunde/Angehörige). Zu Suizidalität s. Kap. **41. Psychiatrische Erkrankungen**.

Juristisch darf ein Gesunder sich selbst gefährden. Ein psychisch Kranker wird, wenn die Gefahr sich nicht anders abwenden läßt, zur Behandlung gezwungen. Das muß nach § 104 GrGes. ein Richter anordnen, ein Psychiater begutachten, und die Ordnungsbehörde (Polizei) muß die notwendige Gewalt anwenden.

45.8.6 Der Sterbende

Ergibt sich nach einer Konsultation, daß die Krankheit eines Patienten zu seinem Tode führen wird und keine Hoffnung auf eine Besserung besteht, werden keine Therapien mehr neu angesetzt.
Zum Beispiel wird ein Karzinompatient im Finalstadium nicht mehr stationär eingewiesen. Mit den Angehörigen wird offen gesprochen und ihnen die Ziele ärztlichen Handelns verdeutlicht, die dem Sterbenden einen würdigen Tod

---

Angststörung (Panikstörung)

Definition
←

Therapie

Anxiolyse durch medikamentöse Vigilanzdämpfung

Zwangseinweisung psychisch Kranker

immer erst freiwillige Mitarbeit anstreben

Zwangsmaßnahmen sind erforderlich bei
←

Vorgehen mit dem Landeskrankenhaus (Nervenklinik) und Rettungsleitstelle absprechen
Suizidgefährdete und Depressive sollen in Akutsituationen nicht allein bleiben

Gewaltenteilung der Zwangseinweisung

Der Sterbende

Verhalten bei infauster Prognose

Ziel ärztlichen Handelns ist der würdige Tod ohne Leid und Schmerz

ohne Leiden ermöglichen sollen. Dazu gehört insbesondere eine richtig dosierte Schmerztherapie (meist Opiate, s. BTM-Richtlinien – s. Kap. **9. Arzneimitteltherapie**). Eine drohende Atemdepression ist beim Sterbenden keine Kontraindikation.

45.8.7 Der verstorbene Patient

Ist der Patient verstorben, stellt der Arzt bei der **Leichenschau** den Tod, die Todesart und die Todesursache fest und spricht mit den Angehörigen. Die Todesbescheinigung ist ein amtliches Dokument und enthält die Personalien und die Todeszeit (Angaben der Angehörigen), die Todesart (natürlicher Tod oder nicht), die Todesursache und das Grundleiden (soweit bekannt).

Ein *natürlicher Tod* ist bei einer vorausgegangen Erkrankung anzunehmen. Ein *nicht natürlicher Tod* ist ein Unfall, Mord, Selbstmord, jegliche Form der Gewaltanwendung. Die Todesursache gilt als nicht aufgeklärt, wenn durch die Inspektion und Untersuchung der Leiche nicht zu sichern ist, ob ein natürlicher Tod eintrat (das ist bei unbekannten Patienten – Notfälle im Wochenenddienst – häufiger der Fall). Ein vorausgeganger Unfall, sei er auch zunächst unbedeutend, gibt immer einen Hinweis auf einen nicht natürlichen Tod. Bei jedem nicht natürlichen Tod und einem unbekannten Toten muß eine Anzeige bei der Polizei erstattet werden (Anruf).

Zur Untersuchung muß die Leiche unbekleidet sein, und es müssen **sichere Todeszeichen** vorliegen. Entweder *Totenflecke* (Beginn ca. 30 Minuten nach Todeseintritt in den abhängigen Körperpartien) oder *Totenstarre* (Beginn ca. 2 Stunden nach dem Tod). Eines der beiden Zeichen genügt.

Der verstorbene Patient

Leichenschau
- Tod
- Todesart
- Todesursache
- Todeszeit

natürlicher Tod als Krankheitsfolge
bei unnatürlichem Tod oder unbekanntem Patienten Anzeige bei der Polizei
unnatürlicher Tod bei Unfall, Gewaltanwendung, Mord u. a.

Untersuchung auf sichere Todeszeichen
- Totenflecke
- Totenstarre

Literatur

1. Entwicklung und Grundlagen

Braun, R. N.: Lehrbuch der Allgemeinmedizin. Theorie, Fachsprache und Praxis. Kirchheim, Mainz 1986.

Hamm, H.: Allgemeinmedizin und Familienmedizin. Thieme, Stuttgart 1986.

König, B.: Die Allgemeinmedizin, Bd. 1 u. 2. perimed Fachbuch-Verlag, Erlangen 1988.

2. Ärztliches Gespräch

Uexküll, Th. v.: Psychosomatische Medizin. Urban u. Schwarzenberg, München 1986.

Uexküll, Th. v.: Theorie der Humanmedizin. Urban u. Schwarzenberg, München 1988.

Weiterführende Literatur

Engelhardt, D. v.: Bewältigungsprozeß bei chronischem Kranksein. J. P. Bachem, Köln 1983.

Kübler-Ross, E.: Interviews mit Sterbenden. Kreuz-Verlag, Stuttgart – Berlin 1972.

3. Familienmedizin

Ewert, W.: Der Patient im Kontext der Familie. In: Allgemeinmedizin, M. M. Kochen. Hippokrates, Stuttgart 1992.

Daniel, Mc.S., Th.L. Campbell, D.B. Sealum: Family-Oriented Primary Care.

Doherty, W. J., Th.L. Campbell: Families and Health. Sage Publications, Newbury Park, USA 1988.

Helmich, P. et al: Psychosoziale Kompetenz in der ärztlichen Primärversorgung. Springer, Berlin 1991.

Huygen, F. J. A.: Familienmedizin – Aufgabe für den Hausarzt. Hippokrates, Stuttgart 1979.

Minuchin, S., B. L. Rosmann, L. Baker: Psychosomatische Krankheiten in der Familie. Klett-Cotta, Stuttgart 1981.

Uexküll, Th.v.: Psychosomatische Medizin. Urban & Schwarzenberg, München 1990.

4. Hausbesuch

Handkommentar BMÄ, E-GO, GOÄ, OFF-Kommentar der KV No 1.7.1992. Asgard-Verlag, St. Augustin.

Heisler, A.: Dennoch Landarzt. Hippokrates, Stuttgart 1984.

Krätzschmar, M.: Hausarzt auf dem Lande. Hippokrates, Stuttgart 1986.

Löhe, Buschmann, Wilken: Handbuch für Krankenkassen und Ärzte. Asgard-Verlag Dr. W. Hippe KG, St. Augustin 4. vollst. neubearb./1992.

Rendenbach, U.: Ärztlicher Notfalldienst. Ein praktischer Leitfaden. Springer, Berlin – Heidelberg – New York – London – Paris 1991.

Tönies, H.: Hausbesuch und Diagnostik im Notdienst. Springer, Heidelberg 1991.

Weisbach, W.-R.: Hausbesuch im Wandel. Deutscher Ärzteverlag, Köln 1991.

5. Prävention von Krankheiten

Bengel, J., U. Koch, C. Brühne-Scharlau: Gesundheitsberatung durch Ärzte – Ergebnisse eines Modellversuchs in Hamburg und in der Pfalz. Wissenschaftl. Reihe des Zentralinstituts, Bd. 32, Köln 1988.

Entschließungen des 91. Deutschen Ärztetages in Frankfurt/Main. Deutsches Ärzteblatt **85** (1988) 21, 1514.

Häfner, H.: Psychische Gesundheit im Alter. Stuttgart 1986.

Hildebrand, N., J. v. Troschke: Ärztliche Gesundheitsberatung in der Bundesrepublik Deutschland. In: Möglichkeiten und Grenzen ärztlicher Gesundheitsberatung, J. v. Troschke, U. Stößel (Hrsg.). Freiburg 1981.

Hildebrand, N., J. v. Troschke: Was kann der praktische Arzt zum Gesundheitsverhalten seiner Patienten beitragen? In: Arzt, Patient, Zusammenarbeit, C.F. Fassbender (Hrsg.). Mannheim 1981, 46–61.

Jork, K.: Gesundheitsberatung in der ambulanten Krankenversorgung. In: Gesundheitsberatung – Einführung und Leitfaden für Ärzte und Studierende der Medizin, K. Jork (Hrsg.). Berlin 1987.

6. Rehabilitation

Bundesarbeitsgemeinschaft für Rehabilitation (Hrsg.): Die Rehabilitation Behinderter – Wegweiser für Ärzte. Deutscher Ärzteverlag, Köln 1984.

Bundesarbeitsgemeinschaft für Rehabilitation (Hrsg.): Wegweiser – Eingliederung von Behinderten in Arbeit, Beruf und Gesellschaft, [6]/1990.

Bundesminister für Arbeit und Sozialordnung: Ratgeber für Behinderte. Bonn 1992.

Effer, E., A. Engels, M. Wenig (Hrsg.): Heilmittel und Hilfsmittel – Alphabetisches Verzeichnis, Begriffsbestimmungen, Kommentar, Richtlinien, Rechtsgrundlagen – ein ergänzendes Handbuch für Ärzte u.a. Heilberufe. Das Gesundheitshandwerk für Krankenkasse u.a. Kostenträger. Deutscher Ärzteverlag, Köln (Ergänzungslieferungen).

Paeslack, V.: Internistische Aspekte der Rehabilitation. Fortschritte der Medizin **82** (1964) 125.

Rehabilitation. In: Handbuch der Sozialmedizin, Bd. III Sozialmedizinische Praxis, M. Blohmke, Ch.v. Ferber, K.P. Kisker et al (Hrsg.). Enke, Stuttgart 1976.

7. Schutzimpfungen und passive Immunprophylaxe

Quast, U.: 100 und mehr knifflige Impffragen. Hippokrates, Stuttgart 1990.

Quast, U., W. Thilo, R. Fescharek: Impfreaktionen. Bewertung und Differentialdiagnose. Hippokrates, Stuttgart 1993.

Stickl, H.A.: Impfungen in der Praxis. Hans Marseille Verlag GmbH, München 1991.

8. Compliance in Diagnostik und Therapie

Belz, G.G., C. de Mey: Arzneimitteltherapie im Alter. Münch. med. Wschr. 134 (1992) 294–297.

Blécourt, J.J. de: Patient Compliance. Hans Huber Publishers, Bern – Stuttgart – Vienna 1980.

Fischer, B., U. Fischer, I. Kern et al: Einfluß von Interventionsmaßnahmen auf die Medikamenten-Compliance. Münch. med. Wschr. 125 (1983) 89–91.

Fischer, B., S. Lehrl: Patienten-Compliance. Boehringer Mannheim GmbH, Mannheim 1982.

Fischer, B., S. Lehrl, U. Fischer: Compliance in der Rehabilitation: Begriff, Erfassung Verbesserungsmöglichkeiten. Der prakt. Arzt 35 (1981) 1571–1592.

Haynes R.B., D.W. Taylor, D.L. Sackett: Compliance-Handbuch. R. Oldenbourg, München – Wien 1982.

9. Arzneimitteltherapie

Arzneimittelkommission der Deutschen Ärzteschaft: Arzneiverordnungen. Deutscher Ärzteverlag, Köln ^{17}/1992.

Bundesverband der Pharmazeutischen Industrie (Hrsg.): Rote Liste 1993. Editio Cantor, Aulendorf/Württ. 1993.

Dalicho, A.H.W.: Ars medicinas praescribendi. Ein allgemeinmedizinischer Rezeptierkurs (im Druck).

Dalicho, A.H.W.: Tips für die ärztliche Rezeptur. Wiss. Beibl. Mat. Med. Nordm. 64 (1970) 1–39.

Füllgraff, G., D. Palm: Pharmakotherapie, Klinische Pharmakologie. Gustav Fischer Verlag, Stuttgart – Jena – New York ^{8}/1992.

Harnack, G.A.v.: Pädiatrische Dosistabellen. WVG, Stuttgart ^{10}/1992.

10. Physikalische Therapie

Amelung, W., G. Hildebrandt (Hrsg.): Balneologie und medizinische Klimatologie, Bd. 1–3. Springer, Berlin – Heidelberg – New York – Tokyo 1985–1986.

Cordes, J.C., W. Arnold, B. Zeibig (Hrsg.): Physiotherapie. Grundlagen und Techniken der Bewegungstherapie. VEB Verlag Volk und Gesundheit, Berlin 1986.

Cordes, J.C., W. Arnold, B. Zeibig (Hrsg.): Physiotherapie. Grundlagen und Techniken der Hydro/Elektrotherapie und Massage. VEB Verlag Volk und Gesundheit, Berlin 1989.

Drexel, H.G. Hildebrandt, K.F. Schlegel et al (Hrsg.): Physikalische Medizin, Bd. 1–4. Hippokrates, Stuttgart 1988–1990.

Günther, R., H. Jantsch: Physikalische Medizin. Springer, Berlin – Heidelberg – New York – Tokyo ^{2}/1986.

Kohlrausch, A., G. Rompe, W. Rulffs et al: Indikations- und Verordnungshinweise für die Physikalische Therapie. Deutscher Ärzte Verlag, Köln ^{2}/1983.

Schmidt, K.L. (Hrsg.): Kompendium der Balneologie und Kurortmedizin. Steinkopff, Darmstadt 1989.

Senn, E.: Elektrotherapie. Thieme, Stuttgart – New York 1990.

Weimann, G.: Arbeitsbuch Physikalische Therapie. Hippokrates, Stuttgart 1993.

Wiedemann, E.: Physikalische Therapie. Walter de Gruyter, Berlin – New York 1987.

11. Naturheilverfahren

Bühringer, M., F.H. Kemper: Naturheilverfahren und unkonventionelle medizinische Richtungen. Springer, Berlin – Heidelberg, Loseblattsammlung 1992.

Gawlik, W.: Homöopathie und konventionelle Therapie – Anwendungsmöglichkeiten in der Allgemeinpraxis. Hippokrates, Stuttgart 1988.

Hentschel, H.D.: Naturheilverfahren in der ärztlichen Praxis, Deutscher Ärzte Verlag, Köln 1991.

Molsberger, A.: Was leistet die Akupunktur? Trias-Verlag 1989.

Schilcher, H.: Phytotherapie in der Kinderheilkunde. Wissenschaftliche Verlagsgesellschaft, Stuttgart 1992.

Schimmel, K.C.: Lehrbuch der Naturheilverfahren, Bd. 1–2. Hippokrates, Stuttgart 1990.

Seng, G.: Naturheilverfahren und Homöopathie – Methoden, Krankheiten und ihre Behandlung. Trias-Verlag 1989.

Stiftung Warentest: Die andere Medizin – Nutzen und Risiken sanfter Heilmethoden. Stiftung Warentest-Verlag, Berlin 1991.

Weiß, R.F.: Lehrbuch der Phytotherapie. Hippokrates, Stuttgart 1991.

Wiesenauer, M.: Homöopathische Heilmittel – Herkunft und Anwendung naturgemäßer Arzneien. Trias-Verlag 1993.

Wiesenauer, M.: Pädiatrische Praxis der Homöopathie. Hippokrates, Stuttgart 1993.

12. Gerontologie

Baltes, P.B., J. Mittelstraß (Hrsg.): Zukunft des Alterns und gesellschaftliche Perspektiven. Walter de Gruyter, Berlin – New York 1992.

Lehr, U.: Psychologie des Alterns. Quelle & Meyer, Heidelberg 1992.

Psychiatrie der Gegenwart, Bd. 8: Alterspsychiatrie. Springer, Heidelberg.

13. Geriatrie

Abrams, W. B., R. Berkow (Ed.): The Merck Manual of Geriatrics. MSD 1990.

Fischer, G. C. (Ed.): Geriatrie für die hausärztliche Praxis. Springer 1991.

Grimley Evans, J., T. F. Williams (Ed.): Oxford Textbook of Geriatric Medicine. Oxford University Press, Oxford 1992.

Kruse, W., T. Nikolaus: Geriatrie. Springer 1992.

Nikolaus, T., N. Specht-Leible: Das geriatrische Assessment. MMV Verlag, München 1992.

Oster, P., G. Schlierf, W. Kruse: Geriatrische Erkrankungen – Besonderheiten der inneren Medizin im Alter. In: Innere Medizin, Bd. II, G. Schettler, H. Greten (Hrsg.). Thieme, Stuttgart 1990, 538–554.

Taylor, R. B. (Ed.): Family Medicine. Springer 1988.

14. Onkologische Fragen

Brunner, K. W., G. A. Nagel: Internistische Tumortherapie. Springer 1976.

Hünemann, B.: Tumormarker in der ärztlichen Praxis. Therapiewoche **32** (1982).

Isele, H.: Betreuung von Tumorpatienten. Deutsches Ärzteblatt **84** (1987).

Schlag, P.: Nachsorge nach Operation eines Magenkarzinoms. ZfA **54** (1978) 129–132.

Senn, H. J.: Führung und Betreuung eines Krebskranken durch Hausarzt und Tumorzentrum. ZfA **54** (1978).

UICC: Klassifikation der malignen Tumoren. Springer 1979.

Ziegler, R.: Das hypercalcaemische Syndrom. D. inform. Arzt **10** (1982).

15. Sterbebegleitung

Albrecht, E.: Medizinische Sterbebegleitung in Hospizen. Deutsches Ärzteblatt **87** (1990) 44–56.

Atrott, H.-H., H. Pohlmeier: Sterbehilfe in der Gegenwart. Roderer, Regensburg 1990.

Becker, P., V. Ied (Hrsg.): Begleitung von Schwerkranken und Sterbenden. Praktische Erfahrung und wissenschaftliche Reflexion. Grünwald, Mainz 1984.

Rest, F.: Den Sterbenden beistehen. Quelle & Meyer, Heidelberg 1981.

Rest, F.: Sterbebeistand, Sterbebegleitung. Kohlhammer, Stuttgart – Berlin – Köln 1989.

Spiegel, Y.: Der Prozeß des Trauerns. Kaiser-Grünwald, München 1981.

16. Recht

Krauskopf: Soziale Krankenversicherung. Beck.

Löhe, I., W. Buschmann, H. Wilken: Handbuch für Krankenkassen und Ärzte. Asgard, St. Augustin.

Schiwy, P. (Hrsg.): Deutsches Arztrecht. Verlag R. S. Schulz, Percha/Kempfenhausen am Starnberger See 1987.

Wezel, H., Liebold: Handkommentar BMÄ, E-GO, GOÄ. Asgard, St. Augustin.

17. Arbeitsunfähigkeit

Liebold R. In: Die kassenärztliche Tätigkeit, S. Häußler, R. Liebold, H. Narr (Hrsg.). Springer 1984, 254ff.

Peters, H.: Die Geschichte der sozialen Versicherung. Asgard, St. Augustin [3]/1978.

Tennstedt, F.: Sozialgeschichte der Sozialversicherung. In: Handbuch der Sozialmedizin I-III, M. Blohmke, Ch. v. Ferber, K. P. Kisker et al (Hrsg.). Enke, Stuttgart 1976, Bd. III, 386.

18. EDV in der Allgemeinarztpraxis

Berresheim, K.: Organisation und Datenverarbeitung in der Arztpraxis. Verlag H. Stam GmbH, Köln-Porz.

Engelbrecht, R., H.-D. Hufnagel: Arzt-Rechner. Springer, Berlin.

Geiss, E.: Praxis Rechner, EDV-Organisation in der ambulanten Medizin, Medipress Deutscher-Ärzte-Verlag, Köln.

Köhler, C. O., O. P. Schaefer: Computer in der Arztpraxis. ecomed Verlag, Landsberg b. München.

Praxis Computer – Moderne Technologien für die Medizin. Deutscher Ärzte-Verlag, Köln.

Rösch, M., J. Trinemeier, M. Bartsch: Das EDV-Check-Buch für Ärzte. R. Oldenbourg, München.

19. Herzkrankheiten

Anschütz, F.: Endokarditis. Thieme, Stuttgart 1968.

Braunwald, E.: Heart Disease, A Textbook of Cardiovascular Medicine. Sounders, Philadelphia 1991.

Dietz, R.: Herzinsuffizienz. Springer, Berlin 1992.

Grossmann, W., D. S. Baim: Cardiac Catheterisation, Angiographie and Intervention. Lea Phebiger, Philadelphia 1991.

Isselbacher, K. J. (Hrsg.): Principals of Internal Medicine. McGraw-Hill, New York, 1991.

20. Lungenerkrankungen

Ferlinz, R.: Lungen- und Bronchialerkrankungen. Thieme, Stuttgart 1974.

Hierholzer, K., R. F. Schmidt (Hrsg.): Pathophysiologie des Menschen. VCH Verlagsgesellschaft, Weinheim 1991.

König, W., W. T. Ulmer: Atemwegsobstruktionen und Entzündung. Internist **31** (1990) 262–267.

Konietzko, Wendel, Wiesner (Hrsg.): Erkrankungen der Lunge. Walter de Gruyter, Berlin – New York 1994.

Matthys, H.: Pneumologie. Springer, Berlin – Heidelberg – New York – London – Paris – Tokio 1988.

Ulmer, W. T., G. Reichel, D. Nolte et al: Die Lungenfunktion. Thieme, Stuttgart – New York [5]/1991.

21. Gefäßkrankheiten

Heidrich, H. (Hrsg.): Raynaud's Phenomenon. TM-Verlag, Bad Oeynhausen 1979.

Heidrich, H. (Hrsg.).: Thrombangitis obliterans – Morbus Winiwarter Buerger. Thieme, Stuttgart – New York 1988.

Mörl, H.: Gefäßkrankheiten in der Praxis. VCH-Verlagsgesellschaft, Weinheim ⁵/1992.

Mörl, H., A. Dienerowitz, Ch. Heun-Leutsch: Fibel kardiovaskulärer Erkrankungen. perimed-spitta-Verlag, Nürnberg 1993.

Schley, G.: Therapie der Herz- und Gefäßkrankheiten. Thieme, Stuttgart – New York ³/1991.

22. Erkrankungen des Blutstillungssystems

Barthels, M., H. Poliwoda: Gerinnungsanalysen: Interpretation, Schnellorientierung, Therapiekontrollen. Thieme, Stuttgart – New York 1987.

Bloom, A. L., D. P. Thomas: Haemostasis and Thrombosis. Churchill, Livingstone ²/1987.

Matthias, F. R.: Blutgerinnungsstörungen – Hämorrhagische Diathese und thromboembolische Erkrankungen. Springer, Berlin – Heidelberg – New York – Tokio 1985.

Oehler, G.: Blutungen bei angeborenen Gerinnungsstörungen. Med. Welt **38** (1987) 418.

23. Hämatologische Erkrankungen

Büchner, T.: Akute myeloische Leukämie. Internist **34** (1993) 511–517.

Freund, M.: Therapie der chronisch myeloischen Leukämie. Internist **34** (1993) 542–549.

Giles, F. J., B. G. M. Durie: Multiples Myelom (Plasmozytom). In: Therapiekonzepte Onkologie, S. Seeber, J. Schütte (Hrsg.). Springer, Berlin – Heidelberg – New York 1993, 125–139.

Havemann, K., H. Köppler, G. Brittinger et al: Therapiestrategien für hochmaligne Non-Hodgkin-Lymphome. Internist **34** (1993) 139–145.

Heimpel, H., D. Hoelzer, H. P. Lohrmann et al (Hrsg): Hämatologie in der Praxis. VCH Verlagsgesellschaft, Weinheim 1988.

Hermann, R., P. Drings: Hämatologische Erkrankungen. In: Innere Medizin, Bd. II, G. Schettler, H. Greten (Hrsg.). Thieme, Stuttgart – New York 1990, 70–153.

Hiddemann, W.: Chronisch lymphatische Leukämie, aktueller Stand und Perspektiven. Internist **34** (1993) 534–541.

Hoelzer, D.: Akute lymphatische Leukämie, Risikofaktoren, Chemotherapie/Radiotherapie. Internist **34** (1993) 526–533.

Lathan, B., M. Pfreundschuh, V. Diehl: Therapiestrategien des Morbus Hodgkin. Internist **34** (1993) 146–154.

Wörmann, B., M. Unterhalt, W. Hiddemann: Therapiestrategien niedrig maligner Non-Hodgkin-Lymphome. Internist **34** (1993) 132–138.

24. Stoffwechselerkrankungen

Lipidsenker. Deutsches Ärzteblatt **90** Suppl. 36 (1993) 1–26.

Prävention der koronaren Herzkrankheit – Wissenschaftlicher Hintergrund und Empfehlungen. Empfehlungen der Europäischen Atherosklerose Gesellschaft (in englischer Sprache). Nutrition, Metabolism and Cardiovascular Diseases **2** (1992) 113–156.

Schettler, G.: Die Pathogenese der Arteriosklerose. Die Medizinische Welt **44** (1993) 326–330.

Schettler, G., C. Diehm: Herzinfarkt. Piper, München 1993.

Seidel, D.: Risikofaktoren der Atherogenese – Mechanismen ihrer Wirkung und klinische Bewertung. Deutsches Ärzteblatt **90** (1993) A 2307–2315.

Windler, E., F. U. Beil, H. Greten: Hyperlipidämien. Der Internist **5** (1991) 37–48.

25. Endokrinologische Erkrankungen

Deutsche Gesellschaft für Endokrinologie: Vorschläge zum diagnostischen Vorgehen bei endokrinen Erkrankungen. Endokrinologie-Informationen 11, Teil I: 112–126, Teil II: 151–159, 1987.

Hesch, R. D. (Hrsg.): Endokrinologie, Teil A Grundlagen, Teil B Krankheitsbilder. Urban & Schwarzenberg, München 1989.

Pfannenstiel, P.: Schilddrüsenkrankheiten – Diagnose und Therapie. Grosse, Berlin 1985.

Reinwein, D., G. Benker: Checkliste Endokrinologie und Stoffwechsel. Thieme, Stuttgart ²/1988.

Ziegler, R. (Hrsg.): Hormon- und stoffwechselbedingte Erkrankungen in der Praxis. VCH, Weinheim 1987.

26. Hypertonie, Hypotonie; Krankheiten der Niere; renale Elektrolytstörungen

Kaufmann, W., G. W. Löhr: Pathophysiologie. Thieme, Stuttgart – New York ⁴/1992.

Kaufmann, W.: Internistische Differentialdiagnostik. Entscheidungsprozesse in Flußdiagrammen. Schattauer, Stuttgart – New York 1992.

Krück, F., W. Kaufmann, H. Bünte, E. Gladtke et al: Therapie-Handbuch. Urban u. Schwarzenberg, München – Wien – Baltimore 1992.

27. Magen-Darm-Erkrankungen

Classen, M., J. B. Siewert: Gastroenterologische Diagnostik. Schattauer, Stuttgart – New York 1993

Hollinger, F. B., S. M. Lemon, H. S. Margolis: Viral Hepatitis and Liver Disease. Williams and Wilkins, Baltimore 1991.

Kommerell, B., A. Stiehl, P. Czygan: Gastroenterologie und Hepatologie. Kohlhammer, Stuttgart – Berlin 1987.

Meyer zum Büschenfelde, K. H.: Hepatologie in Klinik und Praxis. Thieme, Stuttgart 1989.

Sherlock, S., J. Dooley: Diseases of the Liver and Biliary System. Blackwell Scientific Publication, ^{9}/1993.

Sleisenger, M. H., J. S. Fordtran: Gastrointestinal Disease: Pathophysiology, Diagnosis, Management. Saunders Comp., Philadelphia – London ^{4}/1989.

Tytget, G. N. J., C. J. J. Mulder: Endoskopie bei Magen-, Darm- und Lebererkrankungen. Thieme, Stuttgart 1990.

28. Immunologische und allergische Erkrankungen

Keller, R.: Immunologie und Immunpathologie. Thieme, Stuttgart, ^{4}/1994.

Klein, J.: Immunologie. VCH, Weinheim 1991.

Gemsa, D., J. R. Kalden, K. Resch: Immunologie. Thieme, Stuttgart, ^{3}/1991.

Peter, H. H.: Klinische Immunologie. In: Innere Medizin der Gegenwart, Bd. 9. Urban u. Schwarzenberg, München 1991.

29. Infektionskrankheiten

Germer, W. D., H. Lode, H. Stickl: Infektions- und Tropenkrankheiten, AIDS, Schutzimpfungen. Springer, Berlin ^{3}/1987.

Gross, R., P. Schölmerich, W. Gerok (Hrsg): Lehrbuch der Inneren Medizin. Schattauer, Stuttgart ^{7}/1987 u. 1991.

Hahn, H., D. Falke, P. Klein (Hrsg.): Medizinische Mikrobiologie. Springer, Heidelberg 1991.

Halonen, P.: New methods for the diagnosis of respiratory virus. Abstr. VIIIth Intern. Congress of Virology, Berlin 1990.

Jäger, H. (Hrsg): Die HIV-Erkrankung. Medizinische und psychosoziale Aspekte zu Beginn der 90er Jahre. Ecomed-Verlagsgesellschaft, Landsberg/Lech 1991.

Mehlhorn, H., W. Peters: Diagnose der Parasiten des Menschen. Gustav Fischer, Stuttgart 1983.

Siegenthaler, W. (Hrsg.): Aktuelle Aspekte der Infektiologie. Thieme, Stuttgart 1987.

30. Kinderkrankheiten

Harnack, G. A. v., Heimann: Kinderheilkunde. Springer, Berlin – Heidelberg letzte Aufl. 1994.

Gahr, M. (Hrsg.): Pädiatrie. Walter de Gruyter, Berlin – New York 1994.

Sitzmann, F. C.: Kinderheilkunde. Hippokrates, Stuttgart.

Spranger, J., J. Schulte (Hrsg.): Lehrbuch der Kinderheilkunde. G. Fischer, Stuttgart.

31. Chirurgie

Engelhardt, E.: Unfallheilkunde für die Praxis. Walter de Gruyter, Berlin – New York 1984.

Häring, R., H. Zilch (Hrsg.): Chirurgie mit Repetitorium. Walter de Gruyter, Berlin – New York ^{3}/1992.

Häring, R., H. Zilch: Diagnose und Differentialdiagnose in der Chirurgie 2. Bd. Chapman u. Hall, Weinheim ^{2}/1994.

Mörl, H.: Gefäßkrankheiten in der Praxis. edition medizin, Weinheim – Deerfield Beach, Florida – Basel 1983.

Waldschmidt, J.: Das akute Abdomen im Kindesalter. edition medizin, Weinheim 1990.

32. Unfallchirurgie

Engelhardt, G. H.: Unfallheilkunde für die Praxis. Walter de Gruyter, Berlin – New York 1984.

Heim, U., K. M. Pfeiffer: Periphere Osteosynthesen. Springer, Berlin – Heidelberg – New York 1981.

Kleinfeld F., W. Erdweg: Der Unfallverletzte. Hippokrates, Stuttgart 1988.

Mittelbach, H. R., St. Nusselt: Die verletzte Hand. Springer, Berlin – Heidelberg – New York 1983.

Müller, M. E., M. Allgöwer, R. Schneider et al: Manual der Osteosynthese. Springer, Berlin – Heidelberg – New York 1977.

Müller, W.: Das Knie. Springer, Berlin – Heidelberg – New York 1982.

33. Orthopädische Erkrankungen

Buckup, K.: Kinderorthopädie. Thieme, Stuttgart – New York 1987.

Cotta, H., W. Puhl: Orthopädie – ein kurzgefaßtes Lehrbuch. Thieme, Stuttgart ^{5}/1993. Engl. Ausg. u.d.T.: Cotta, H.: Orthopaedics.

Debrunner, A. M.: Orthopädie – Orthopädische Chirurgie. Verlag Hans Huber GmbH ^{3}/1993.

Jäger, M., C. J. Wirth (Hrsg.), bearb. von R. Bauer: Praxis der Orthopädie. Thieme, Stuttgart – New York 1992.

Krämer, J., unter Mitarb. von R. Schleberger, A. Hedtmann.: Bandscheibenbedingte Erkrankungen: Ursachen, Diagnose, Behandlung, Vorbeugung, Begutachtung. Thieme, Stuttgart 2. überarb u. erw./1986. Engl. Ausg. u. d. T.: Krämer, J.: Intervertebral disk diseases.

Niethard, F. U., J. Pfeil: Orthopädie. Hippokrates, Stuttgart 1989.

34. Urologie

Altwein, J. E., H. Rübben: Urologie. Enke, Stuttgart 1991.

Gillenwater, J. Y., J. T. Grayhack, S. S. Howards et al: Adult and Pediatric Urology. Mosby, St. Louis 1991.

Tanagho, E. A., J. W. McAnich: Smith's General Urology. Appleton & Lange, Norwalk ^{13}/1993.

Wetterauer, U., G. Rutishauser, H. Sommerkamp (Hrsg.): Urologie mit Repetitorium. Walter de Gruyter, Berlin – New York 1994.

35. Gynäkologische Erkrankungen

Dudenhausen, J. W., H. P. G. Schneider (Hrsg.): Frauenheilkunde und Geburtshilfe. Walter de Gruyter, Berlin – New York 1994.

Pernoll, M. L.: Current Obstetric and Gynecologic Diagnosis and Treatment. Appleton & Lange, East Norwalk ^{7}/1991.

Schindler, A. E., E. M. Schindler: Gynäkologie und Geburtshilfe für die Praxis. Hippokrates, Stuttgart 1989.
Schmidt-Matthiesen, H.: Gynäkologie und Geburtshilfe. Schattauer, Stuttgart 7/1989.
Schmidt-Matthiesen, H., G. Bastert: Gynäkologische Onkologie. Schattauer, Stuttgart 4/1993.

36. Geburtshilfe, geburtshilfliche Erkrankungen

Briggs, G. G., R. K. Freeman, S. J. Yaffe: Drugs in Pregnancy and Lactation. Williams & Wilkins, 2/1986.
Cunningham, F. G., P. C. MacDonald, N. F. Gant: Williams Obstetrics. Appleton & Lange, 18/1989.
Knörr, K., H. Knörr-Gärtner, F. K. Beller, C. Lauritzen: Geburtshilfe und Gynäkologie. Springer, 3/1989.
Pschyrembel, W., J. W. Dudenhausen: Praktische Geburtshilfe. Walter de Gruyter, Berlin – New York 15/1988.

37. Augenerkrankungen

Francois, J., F. Hollwich (Hrsg.): Augenheilkunde in Klinik und Praxis, Bd. 1–4. Thieme, Stuttgart 1977–1986.
Pau, H.: Lehrbuch und Atlas der Augenheilkunde. G. Fischer, Stuttgart 1990.
Reim, M.: Augenheilkunde. Enke, Stuttgart 3/1990.
Velhagen, K. (Hrsg.): Der Augenarzt, Bd. 1–12. Thieme, Leipzig 1965–1990.

38. Hals-, Nasen-, Ohren-Erkrankungen

Literatur und Bildnachweis

Boenninghaus, H.-G.: Hals-Nasen-Ohrenheilkunde für den Allgemeinarzt. Springer, Heidelberg 3/1985. (Abb. 38-5, 38-6).
Boenninghaus, H.-G. In: Vom Symptom zur Diagnose, Zöllner, Hagedorn. Karger, Basel 8/1986. (Abb. 38-7).
Boenninghaus, H.-G.: Hals-Nasen-Ohrenheilkunde für Medizinstudenten. Springer, Heidelberg. (Abb. 38-8).

39. Hauterkrankungen

Braun-Falco, O., G. Plewig, H. H. Wolff: Dermatologie und Venerologie. Springer, Berlin – Heidelberg – New York – Tokyo 4/1993.
Czarnetzki, B., H. Kerl, W. Sterry: Dermatologie und Venerologie. Walter de Gruyter, Berlin – New York 1992.
Jung, E. G. (Hrsg.): Dermatologie. Hippokrates, Stuttgart 1989.

40. Neurologische Erkrankungen

Hopf, H.Ch., K. Poeck, H. Schliack (Hrsg.): Neurologie in Praxis und Klinik, I-III. Thieme, Stuttgart – New York, 2/1991/1992/1993.
Mumenthaler, M., H. Schliack (Hrsg.): Läsion peripherer Nerven. Thieme, Stuttgart – New York 5/1987.
Poeck, K.: Diagnostische Entscheidungen in der Neurologie. Springer, Berlin – Heidelberg – New York – London – Paris – Tokyo – Hong Kong 2/1991.
Poeck, K.: Neurologie. Springer, Berlin – Heidelberg – New York – London – Paris – Tokyo – Hong Kong 8/1991.
Schmidt, D., J.-P. Malin (Hrsg.): Erkrankungen der Hirnnerven. Thieme, Stuttgart – New York 1986.
Stöhr, M.: Iatrogene Nervenläsionen. Thieme, Stuttgart – New York 1980.

41. Psychiatrische Erkrankungen

Benkert, O., H. Hippius: Psychiatrische Pharmakotherapie. Springer, Berlin – Heidelberg – New York – Tokyo 1986. (liefert v. a. eine Übersicht über die einzelnen Psychopharmaka).
Kisker, K. P., H. Lauter, J. E. Meyer et al. (Hrsg.): Psychiatrie der Gegenwart, 9. Bde. Springer, Berlin – Heidelberg – New York – London – Paris – Tokyo 1987.
Rudolf, G. A. E.: Therapieschemata Psychiatrie. Urban & Schwarzenberg, München – Wien – Baltimore 2/1991.
Tölle, R.: Psychiatrie. Springer, Berlin – Heidelberg – New York – London – Paris – Tokyo 9/1991.

Schriften für Patienten und Angehörige

Arieti, S.: Schizophrenie. Ursachen – Verlauf – Therapie. Hilfen für Betroffene. Piper, München 2/1990.
Crome, A., R. Tölle: Wissenswertes über Psychosen und ihre Behandlung. Byk Gulden, Konstanz 5/1985.
Faust, V.: Depressionsfibel. Fischer, Stuttgart 2/1989.
Irle, G., A. Crome: Wohl oder übel? Medikamente in der Psychiatrie. Landschaftsverband Westfalen-Lippe, Münster 1987.

42. Suchterkrankungen

Feuerlein, W.: Alkoholismus – Mißbrauch und Abhängigkeit. Thieme, Stuttgart – New York 4. überarb./1989.
Poser, W.: Klinik der Medikamentenabhängigkeit. In: Psychiatrie der Gegenwart 3, Abhängigkeit und Sucht, K. P. Kisker, H. Lauter, J.-E. Meyer et al (Hrsg.). Springer, Berlin – Heidelberg – New York 1987, 401–424.
Täschner, K.-L.: Klinik der Rauschdrogen. In: Psychiatrie der Gegenwart 3, Abhängigkeit und Sucht, K. P. Kisker, H. Lauter, J.-E. Meyer et al (Hrsg.). Springer, Berlin – Heidelberg – New York 1987, 307–344.
Wanke, K.: Zur Psychologie der Sucht. In: Psychiatrie der Gegenwart 3, Abhängigkeit und Sucht, K. P. Kisker, H. Lauter, J.-E. Meyer et al (Hrsg.). Springer, Berlin – Heidelberg – New York 1987, 19–52.
Wanke, K., K.-L. Täschner: Rauschmittel: Drogen – Medikamente – Alkohol. Enke, Stuttgart 1985.

43. Psychosomatische Erkrankungen

Bräutigam, W., P. Christian, M. v. Rad: Psychosomatische Medizin. Thieme, Stuttgart – New York 5/1986.
Hahn, P. (Hrsg.): Die Psychologie des 20. Jahrhunderts, Bd. IX: Ergebnisse für die Medizin (1). Kindler, Zürich 1979.

Hoffmann, S. O., G. Hochapfel: Einführung in die Neurosenlehre und Psychosomatische Medizin. Schattauer, Stuttgart – New York 4/1991.

Jores, A. (Hrsg.): Praktische Psychosomatik. Huber, Bern – Stuttgart – Wien 2/1981.

Petzold, E., A. Reindell: Klinische Psychosomatik. Quelle & Meyer, Heidelberg 1980.

Studt, H. H. (Hrsg.): Psychosomatik in Forschung und Praxis. Urban & Schwarzenberg, München – Wien – Baltimore 1983.

Uexküll, Th. v. (Hrsg.): Psychosomatische Medizin. Urban & Schwarzenberg, München – Wien – Baltimore 4/1990.

44. Sexualstörungen

Amendt, G.: Das Sexbuch. Weltkreis Verlag, Dortmund 1979.

Arentewicz, G., G. Schmidt (Hrsg.): Sexuell gestörte Beziehungen. Enke, Stuttgart 3/1993.

Barbach, L.: For yourself – Die Erfüllung weiblicher Sexualität. Ullstein, Frankfurt 13/1992.

Buddeberg, C.: Sexualberatung. Enke, Stuttgart 2/1987.

Hanswille, R.: Liebe und Sexualität – Ein Buch für junge Menschen. Kösel, München 2/1992.

Hertoft, P.: Klinische Sexologie. Deutscher Ärzteverlag, Köln 1989.

Zilbergeld, B.: Männliche Sexualität. Forum für Verhaltenstherapie und psychosoziale Praxis, Bd. 5. Steinbauer u. Rau, München 25/1993.

45. Hausärztliche Notfälle

Albert, C.: Der Notfall-Fahrdienst in Hannover. Med. Dissertation, Medizinische Hochschule Hannover 1985.

Dick, W., H. P. Schuster (Hrsg.): Notfall- und Intensivmedizin mit Repetitorium. Walter de Gruyter, Berlin 1992.

Tönies, H.: Hausbesuch und Diagnostik im Notdienst. Springer, Heidelberg 1991.

Sachregister

ABCD-Schema 330
Abdomen, akutes **319**
–, Tumorfrüherkennungsuntersuchungen 103
Abführmittel 61
Abhängigkeit, WHO **510**
Abklopfen 162
Abort **405**
Abrechnung, kassenärztliche, EDV 133
– nach GOÄ 119
Abrechnungsmodi **22**
Absaugen 162
Abszeß **295**
–, parakolischer 317
–, perianaler 326
Abszesse, anorektale, Abb. 327
–, IR 79
Abwehrspannung 319
Acarbose 201
ACE-Hemmer, Schwangerschaft 64
ACE-Inhibitoren, Hypertonie 221
Acetylsalicylsäure, Fieber 278
–, Kindheit 65
–, Onkologie 107
–, Schwangerschaft 64
–, Stillen 65
Achalasie 306, 307
Achillodynie 363
Acne conglobata 475
– papulo-pustolosa, Abb. 475
– vulgaris **475**
Acrodermatitis chronica atrophicans 271
ACTH, Sekretion, ektope 215
–, –, M. Cushing 208
ACTH-Abfall 207
Adams-Stokes-Syndrom, AV-Block 157
Adaptation 69
Adaptationsmuster 69
Adaptogene 69
Adenokarzinom 14, 167
Adenom, Cushing-Syndrom 215
–, Magen 308
–, villöses 323
Adenome, Darm 323
–, neoplastische 323
Aderlaß 85, **85**
ADH, Sekretion 208, 230
Adhäsionen, Massage 74
Adipositas **536**
–, HPL 195
–, Hyperlipoproteinämie 195
Adoleszentkyphose, Abb. 353
Adoleszenz 18
Adrenalin 217
–, Reanimation 157
Adynamie, Hyperthyreose 210
Ähnlichkeitsprinzip 87
Ängste 83
Aerobilie 314
Aerosoltherapie 68
Ärztekammern, Aufgaben 124
Ärztezirkel 18
Affektkrämpfe 290
Affektpsychose 496
Aids **273**

Aktivitäten des täglichen Lebens, ADL , Ältere 96
Aktivitätsindex, Morbus Crohn 242
Akupunktur **89**
–, Komplikationen **90**
–, Kontraindikationen **90**
Akupunkturpunkte 89
Aldosteron 214
Aldosteronismus 228
–, primärer, Hypertonie 219
Algurie 374
Alkoholabhängigkeit 511
Alkoholabusus 233
–, HPL 198
–, Leberzirrhose 250
Alkoholentzugssyndrome **515**
Alkoholiker, tobender, Therapie 562
–, Typen **511**
Alkoholismus, HPL 197
–, Leitsymptom 511
–, Therapie 516
Alkoholkrankheit, Gynäkomastie 302
Alkoholrausch 513
Alkohol-und Drogenproblematik, Jugendalter 19
ALL, akute lymphatische Leukämie 188
Allergenkarenz 260
Allergie 253, 256
–, Akupunktur 89
Allergiediagnostik 164
Allgemeine Ortskrankenkassen AOK 122
Allgemeingymnastik 70
Allgemeinmedizin 5,6
Allparteilichkeit 19
Alltagssprache des Patienten 11
Alopezie, Zytostatika 109
Alpha-2-Interferon 263
Altenheim 94
Altenpflegeheim **99**
–, Betreuung **100**
–, Einweisung 99
Altenwohnheim 94
Altenwohnstift 94
Alter, Arzneimittel **65**
Altersbehinderungen, Reha 40
Altersdiät **99**
Alterskassen, landwirtschaftliche 39
Altersschwerhörigkeit **443**
Alterungsprozeß, physiologischer 31
Altinsulin 229
Alveolitis **169**
–, allergische 258
–, Sarkoidose 170
Alzheimer-Demenz 489, 508
–, Prävention 93
Alzheimer-Typ 32
Amantadin, Schwangerschaft 64
Amaurosis fugax **484**
Ambu-Beutel 26
Amenorrhoe 86
–, Leitsymptom **388**
Aminoglykoside, Kindheit 65
–, Schwangerschaft 64

–, Stillen 65
Aminosäure, Tumornachsorge 106
AMK, akuter Myokardinfarkt **148**
AML, akute myeloische Leukämie 188
Amnesie 506
Amöbenruhr **240**
Amphetamine 520, **523**
Ampicillinexanthem 255
Ampullenfeile 24
Amyloidose 262, **262**
Anämie, aplastische **187**
–, Definition 185
–, Endokarditis 147
–, sekundäre, aplastische, hämolytische 186
–, übersehene Diagnose 100
Analfissur 326
Analfistel 326
Analgesie, AMK 149
–, Kaltreize 75
Analgetika, Abhängigkeit **519**
Analgetikanephropathie, Niereninsuffizienz 227
Analkarzinom **328**
Analprolaps 328
Anamnese, erlebte 7
–, familienmedizinische **13**
–, gynäkologische 388
–, psychosomatische **527**
–, Status praesens,HNO 435
–, Tumorfrüherkennung 103
Anaphylatoxine 255
Anaphylaxie 254
–, Zytostatika 109
Androgene, Schwangerschaft 64
Aneurysma dissecans **153**
Anfall, epileptischer, erster **488**
Angehörige, pflegende, Hausarzt **94**
Angina abdominalis 177, **316**
– lacunaris 452
– pectoris 139, 141, 152
–, –, instabile 150
–, –, KHK , Definition **150**
–, –, vasospastische 178
– Plaut Vincenti 452
Angina-pectoris-Anfall, Schmerzen 62
Angiographie 167
Angst, Jugendalter 18
Angstneurose **504**
Angststörung, Notfall **563**
Angstzustände, Jugendalter 19
Angstzustände im Alter 93
Ankleiden, ADL 101
Annäherungsdiagnose, Krebs 104
Anorexia nervosa 228, **535**
–, –, HPL 198
Anpassung 37
Anschlußbehandlungen, Indikationen für **40**
Anspruch auf Besuchsbehandlung 24
Anstrengungsdyspnoe 139
Antiallergika, obstruktive Bronchitis 163
Antiarrhythmika, AMK 149

Antibiotika, obstruktive Bronchitis 163
Antibiotikaprophylaxe 50, 162
Antibiotikatherapie 162
Anti-Dekubitusmatratze 104
Antidemenzmittel 97
Antidepressiva 497
–, Zusatztherapie 108
Antidiabetika, orale **201**
Antigendosis 44
Antikoagulation 156
Antikörper, stimulierende 254
–, zytotoxische 254
Antikörpermangelsyndrom 254
–, CLL 189
Antikörpersubstitution 254
Antimalariamittel, Schwangerschaft 64
Antimykotika, Schwangerschaft 64
Antipyretika 558
Antirheumatika, UAW 99
Antiseren, heterologe 41, 49
–, homologe 41, 49, 51
Antithrombin III 184
Antitussiva, Bronchitis 160
Antriebsarmut, Alter 95
Anurie, DD 376
Anus praeter-Komplikationen 324
Anus praeter-Versorgung 105
Anziehen, ADL 96
Aortenaneurysma, KHK 140
Aorteninsuffizienz, akute 153
–, Definition 143
Aortenisthmusstenose, Hypertonie 219
Aortenklappe, Schließunfähigkeit 143
Aortenklappenersatz, prothetischer 143
Aortenstenose, Definition 142
–, kritische 143
Aphonie, funktionelle 455
Aplasie des Knochenmarks 187
Apnoe, Leitsymptom 281
Apotheker, Cotherapeut 59
Appendizitis 235, 284, **318**
–, rezidivierende, Formen 318
Appetitzügler 520
Arbeitsämter, örtliche 39
Arbeitserprobung, Reha 37
Arbeitsförderungsgesetz, AFG 122
Arbeitslosenversicherung 39
Arbeitsplatz, SchwbG 104
Arbeitsplatzerlangung, Reha 37
Arbeitsplatzwechsel 129
Arbeitssucht des Patienten 56
Arbeitstherapie 38
–, Reha 37
Arbeitsunfähigkeit, AU, Definition **127**
Arbeitszeit, verkürzte 129
Armbäder 74, 80
Arrhythmia absoluta 144
Artdiagnose 7
Arteria pulmonalis, Verschluß 168
Arteriae cerebri posteriores , Verschluß 483
Arteriitiden bei Kollagenosen **174**

Sachregister

Arteriitis cranialis **483**
– temporalis **177**
Arthritiden, Akupunktur 89
–, Kälte 76
Arthritis **346**
– psoriatrica **347**
– urica **205**
Arthritis-urica-Anfall, Schmerzen 62
Arthrosen, Akupunktur 89
Arthrosezeichen, Abb. 348
Arthroskopie 340
Arthus-Reaktion 258
Arzneibuch, homöopathisches 88
Arzneimittel, apothekenpflichtige 61
–, Erwartung des Arztes 61
– gegen Reisekrankheiten 61
–, Reha 37
–, verschreibungspflichtige 61
Arzneimittelallergie 257
Arzneimittelbilder 88
Arzneimittelbuch, deutsches, DAB 84
Arzneimitteldatei, Basisdaten 133
Arzneimittelinformationssystem AMIS 136
Arzneimittellehre 88
Arzneimittelprüfung am Gesunden 88
Arzneimittel-Richtlinien 119
Arzneimitteltherapie, allgemeinmedizinische **60**
– im Alter **98**
Arzneimittelwahl und Arzneimittelapplikationen 7
Arzneimittelwirkungen, unerwünschte, UAW, Alter **98**
Arzneitherapie, Besonderheiten der **64**
Arzneiverordnung, EDV 133
–, wirtschaftliche 117
Arzt, Informationsschrift 59
Arztbereich, Beobachten 55
–, Empathie 54
–, Freundlichkeit 54
–, Gespräch 54
–, Leitbildfunktion 55
–, Respekt 54
–, Wirksamkeit 55
–, Zuhören 55
Arztbereich, positive Gegenseitigkeit 55
Arzt-Ersatzkassen-Vertrag, Vorschrift 125
Arzt-Patienten-Beziehung 6, 17, 53, 531
Arzttasche 24
–, Medikamente 25
–, Wartung 26
Arzttaschen, Ausführungen, Ausstattung 24
Arzt-Wundarzt-Geburtshelfer 5
Asbestexposition, Bronchialkarzinom 167
Asbestose 163
–, Definition **170**
Asbeststaub, Asbestose 170
Aspekte, wirtschaftliche, Arzneimitteltherapie 61
Aspirationspneumonie 162
Aspirin, Gicht 204
Aspirin-Asthma 256
Asthma bronchiale, Akupunktur 89
–, –, 17, 86, 280, **530**
–, –, Allergie 255
–, –, allergisches 255
–, –, Definition **164**
–, –, Klimakur 81
–, –, Massage 74
Aszites, Leitsymptom **251**
Ataxie 289

Atemgeräusch, aufgehobenes, Lobärpneumonie 162
Atemgymnastik 162
–, Strahlentherapie 108
Ateminsuffizienz, KG 72
Atemlähmung, Tetanus 298
Atemnot, akute Perikarditis 154
–, –, Thoraxtrauma 305
–, Aorteninsuffizienz 143
–, DD 454
–, Leitsymptom Cor pulmonale 152
Atemstillstand 333
Atemstörung 333
Atemstörungen, Leitsymptom 530
Atemwegserkrankungen, chronische, Klimakur 81
Atemwegs-Lungenerkrankungen, Häufigkeit 172
Atemwegsobstruktion 163
–, anfallsartige 164
Aterienpalpation, AVK, Abb. 176
Athyreose 209
AT-III-Mangel 169
Atmosphäre für das Gespräch 9
Atmungsorgane, Reha 39
Atmungssyndrom, nervöses **530**
Atopie-Syndrom 465
AU-Bescheinigung, 3-teilige 25, 128
–, Betrug 128
Aufbewahrungsfristen, Datenschutz 134
Aufbewahrungsfristen 125
Aufklärungspflicht 124
Auflage 74
Aufschlag 74
Augenarzt, Hausbesuch 21
Augenmuskellähmung 492
Ausbildung 37
AU-Schreibung, stundenweise 128
Ausdauer, KG 71
Ausdauertraining 69
Außenseiterdiäten 85
Ausfluß, urethraler, Leitsymptom **375**
Ausführungsbehörde für Unfallversicherung 39
Ausländerfamilie **17**
Ausscheidungsvorgänge, Förderung 85
Autoaggression 253
Autoaggresssionserkrankungen 262
Autoimmunerkrankungen **261**
–, Beispiele **262**
Autonomie, funktionelle, Hyperthyreose 211
AV-Block 155, **157**
AV-Blockierung, Formen 157
AVK, Verschlußkrankheit, arterielle 175
Azidose, metabolische 226
Azoospermie 208

Badedauer 76
Baden, ADL 95, 101
Badeorte 80
Bäckerasthma 163
Bäder, medizinische 76
–, –, Anwendungen **76**
Bädereinteilung 74
Bäderzusätze 80
Bagatellarznei 61
Baker-Zyste 362
Bakteriämie 148
Balintgruppen 11, 18
Ballondilatation 144, 151
–, Aortenstenose 143
Balneotherapie 68
–, Definition **80**
Bandruptur 340
Bandscheibenvorfall, Abb. 352

Bandverletzung, Schultergelenk 341
Bandwürmer **274**
Bankgeschäfte erledigen, ADL 96
Barbiturate, Abhängigkeit **519**
Barotrauma 442
Barthel-Idex, ADL **101**
Basaliom, Abb. **476**
Basalnävussyndrom 14
Bauchkrämpfe, E. coli 240
Bauchschmerz, lokalisierter, Leitsymptom 232, 311
–, postprandialer, Leitsymptom **177**
Bauchschmerzen 83
–, diffuse 319
–, Leitsymptom, Kind 284
–, Ursachen **285**
– wechselnder Lokalisation **235**
Bauchschmerzen, Leitsymptom 274
Baunscheidtgerät 86
Baunscheidtieren **86**
BCG 47
–, Impfmindestabstände 44
–, i.c. 45
–, Lagerung 43
BCG-Lymphadenitis 47
Beatmung, Mund-zu-Mund, Abb. 330
–, Mund-zu-Nase, Abb. **330**
–, Reanimation 157, 332
Beckenfraktur **338**
Becker H. 5
Bedarfsplanungsrichtlinien 123
Bedeutung, diagnostische und therapeutische **9**
Beeinträchtigung, soziale 39
Befragungseifer 9
Befunddokumentation, EDV 133
Begleitpleuritiden 171
Begleitpneumonie 162
Behandlung im Ausland, Kassen 120
Behandlungsblöcke, physikalische Therapie 81
Behandlungsleitweg 8
Behandlungsoptimismus statt Resignation 31
Behandlungszeiten 78
Behinderte, Werkstatt 37
Behindertensport, Reha 36, 37
Behindertenverbände 40
Behinderung 15, 33, **35**
–, familiäre Folgen 35
–, gesellschaftliche Folgen 35
–, persönliche Folgen 35
–, Pflegebedarf 35
–, Produktivitätsverlust 35
–, Schaden 35
Behinderungsarten, Katalog der 39
Beinschmerz, chronischer, Leitsymptom 175
Beipackzettel 59, 63
Beitragsbemessungsgrenze 129
Belastbarkeit der Familie 16
Belastbarkeitssteigerung 69
Belastungen für die Familie **15**
Belastungsdyspnoe 139, 141
–, Leitsymptom 218
Belastungs-EKG 151
Belastungserprobung 38
Benzodiazepine, Abhängigkeit **519**
–, Schwangerschaft 64
Beobachten, Arztbereich 55
Beobachtungsgabe 2
Beobachtungskunst, ärztliche, Schwund 2
Beratung 38
– des Patienten 36
–, psychosomatische 152
Bereitschaftsdienst 549

Berentung, vorzeitige 105
Berufsaufgabe, Ältere 92
Berufsbezeichnung, geschützte 125
Berufsfindung, Reha 37
Berufsgenossenschaften 39, 122
Berufsgerichtsbarkeit 125
Berufskrankheit, Asbestose 170
Berufskrankheiten, obstruktive Bronchitis 163
Berufsordnung 125
– der deutschen Ärzte **124**
Berufspflichten 124
Berufsvorbereitung, Reha 37
Beschäftigungstherapie, Reha 36, 37
Beschlüsse, Hodenhagener 5
Beschwerdeausschuß 121
Beschwerden, vertebragene, KHK 140
Bestandsdiagnose 7
Besuchsanforderungen, dringende 22
Besuchsbehandlung 23
–, Anspruch 24
Beta-Blocker, Hypertonie 221
Betäubungsmittel, 1. Gruppe 66
–, 2. Gruppe 66
–, Onkologie 107
–, verschreibungsfähige **66**
Betäubungsmittelgesetz 61
–, BtMG **66**
Betäubungsmittelverschreibungsverordnung, BtMVV 66
Beta-Rezeptorenblocker, Stillen 65
Betreuung, psychosoziale **103**
Betreuungsform des Allgemeinarztes, spezifische 20
Betriebskrankenkasse 38
Betriebskrankenkassen, BKK 122
Betroffenheit des Arztes 55
Bettenabbau 20
Bettgeschirr 104
Bett-Transfer, ADL **101**
Beugesehnenverletzung 341
Beweglichkeit, KG 71
Bewegung, ADL **101**
Bewegungen, KG 70
Bewegungsbad, KG 72
Bewegungsbehinderung, KG 72
Bewegungsschmerzen, KG 72
Bewegungsfähigkeit 34
Bewegungsstörungen, KG 71
–, Leitsymptom, Geriatrie 96
–, Ursachen 96
Bewegungstherapie 82, 83
–, Definition **70**
–, Reha 37
Bewertungsmaßstab Ärzte BMÄ 118
– EBM **118**
Bewußtlosigkeit, Kammerflattern, Kammerflimmern 157
Bewußtseinsstörung, Leitsymptom 506
Beziehungsgefüge 13
Bezodiazepine, Stillen 65
BGA, BtM-Rezept 66
Biguanide 201
Bilharziose **241**
Billroth-II-Resektion 241
Bindegewebsmassage 73
Bindegewebsmassagen, Indikationen **74**
Bircher-Benner O. 83
Bißwunde 294
Bittersalz 86
Blässe, allgemeine Leistungsminderung, Leitsymptom **185**
Blastenkrise, CML 189
Blindheit, psychogene 484
Block, sinuatrialer 155, **158**

Sachregister

Blumberg 318
Blut im Stuhl 244, 324
Blutbild, peripheres, Anämie 185
Blutbildröhrchen 24
Blutdruckabfall, orthostatischer 222
–, ventrikuläre Tachykardie 156
Blutdruckmeßgerät 24
Blutdruckmessung 219
–, 24-Std. 139
–, Empfehlungen zur Blutdruckmessung 220
Blutegel 85
Blutegeltherapie **85**
–, Infektionen 87
Bluterbrechen, Ösophagusvarizen 251
Blutstillungssystem, Erkrankungen **182**
Blutung 333
– aus dem Ohr, DD 439, **445**
–, gastrointestinale, Leitsymptom **251**, 322
–, Schock, hypovolämischer **333**
–, vaginale, Frühschwangerschaft **405**
–, –, postmenopausale **391**
Blutung, vaginale abnorme, Leitsymptom **390**
Blutung, vaginale, Spätschwangerschaft **406**
Blutungen, gastrointestinale, Leitsymptom **322**
–, spontane flächenhafte, Leitsymptom **183**
Blutungsanämie, akute 185
Blutungsanomalien 394
Blutungsquelle im Dickdarm 323
– im Dünndarm 323
Blutungsursachen, gastrointestinale 322
Blutzuckerselbstkontrolle 202
Blutzuckerstreifen 24
BMÄ, Bewertungsmaßstab Ärzte 118
Bobath-Behandlung 71
Boerhaave-Syndrom 321
Borderline-Läsion, Magen 308
Borrelia burgdorferi 271
Borreliose **271**
Botulismus-Antitoxin **50**
Bougierung 306
Brachialgie 537
Brachyösophagus 305, 307
Bradykardie 281
–, ventrikuläre Tachykardie 156
Bradykardie, SA-Block 158
Brechdurchfall, E. coli 240
Brechverfahren 85
Breitbandantibiotika 162
Bronchialdilatatoren 163
Bronchialkarzinom, Bronchiektasie 166
–, Bronchitis 160
–, Definition **167**
–, großzelliges 167
–, Silikose 165
–, Tbc 168
Bronchialkarzinom, kleinzelliges 167
Bronchialkarzinome, Einflußstauung, obere 110
Bronchialtoilette 162
Bronchiektasie, Definition **166**
Bronchien, Aussackungen 166
Bronchiolitis 266, 280
Bronchitis, akute, Definition **160**
–, chronische, Massage 74
–, obstruktive, Definition **163**
–, subakute 160
–, Therapie 265
Bronchopneumonie **161**
Broteinheit 200
Brustenge, Leitsymptom **150**

Brustschmerz, vernichtender, AMK 148
Brustschwellung, Leitsymptom 302
Brustwandquetschung 303
Brustwirbelsäulenverletzung 338
BSG-Röhrchen 24
BtM-Rezept 63
–, Formblatt 66
– für Praxisbedarf 66
BTM-Verordnung, Onkologie 107
BtMVV, Ausnahmebestimmungen 66
Bürstenmassage 73
–, Indikationen 74
Bulimie 535
Bundesärzteordnung 125
Bundesanstalt für Arbeit 39
Bundesarbeitsgemeinschaft für Rehabilitation, BAR 40
Bundesausschuß, Ärzte **119**
–, Aufgabe **119**
– der Ärzte und Krankenkassen 29
–, Krankenkassen **119**
Bundesbahn 122
Bundesbahnversicherungsanstalt 38
Bundesgrenzschutz 122
Bundesknappschaft 38, 39, 122
Bundesmantelverträge, Vorschrift 125
Bundesmantelvertrag 23
–, BMV **118**
Bundespost 122
Bundesseuchengesetz 126
–, BseuchG 41
Bundessozialhilfegesetz, BSHG 40
Bundesversicherungsanstalt für Angestellte, BVA 39
Bundesversorgungsgesetz, BVG 40, 123
Bundeswehr 122
Buprenorphin, BtMVV 66
–, Onkologie 107
BVA, Bundesversicherungsanstalt für Angestellte 39
B-Zell-Funktion 253

Calcitonin 214
–, Hyperkalzämie 110
Calciumantagonisten, Hypertonie 221
Campylobacter jejuni-Enteritis **238**
Candida albicans 239
Candidaintertrigo 463
Candidamykosen 463
Candidosen 244, 463
Cannabis 523
Cantharidenpflaster **86**
CD-Rom 136
CEA, Tumormarker 167
Chemotherapie 167
–, Schmerztherapie 107
Chiragra 205
Chirurg, Hausbesuch 21
Chirurgie **294**
Chloroquin 269
Cholangiografie, perkutane transhepatische, Abb. 310
Cholangitis **245**, 315
–, primär sklerosierende 248
Choledocholithiasis 233, **315**
Choledochotomie, operative 315
Choledochusabriß 312
Choledochuskonkrement 316
Cholera **238**, 268
Choleraimpfung **49**
–, Nebenwirkungen 49
Cholesteatom 440
Cholesterin 193, 194
Cholesterinsenkung 198
Cholesterinsteine 233

Cholestyramin 248
Cholezystektomie 233, 313, 315
–, laparoskopische 314
Cholezystitis, akute **314**
–, chronische **315**
Cholezystolithiasis 233, **233**, 310, **313**
Cholezystopathie, Trinkkuren 81
Chordotomien, Schmerztherapie 107
Chronohygiene 83
Chvostek-Zeichen 213
Chylomikronen 193
Cirrhosis cardiaque 153
cito, c. 63
Claudicatio intermittens, KG 72
– venosa 175
Claudicatio-intermittens-Beschwerden 175
Claviculafraktur **338**
Clostridien **240**
Clostridium perfingens u.a. 298
Clyne 10
CML, chronische myeloische Leukämie 189
CO_2-Bäder 76, 80
Codein, Abhängigkeit 519
–, Onkologie 107
Coffein, Abhängigkeit 519
Colitis ulcerosa **242**, 324
–, –, Kind 285
–, –, Psychotherapie **533**
Colon irritabile, Massage 74
–, – Trinkkuren 81
Coma diabeticum 200, **202**
Compliance des Patienten 60
–, EDV 135
– in Diagnostik und Therapie 53
– versus Noncompliance 53
Compliancebereiche **54**
Compliance-Methoden **54**
Compliancerate **54**
Computer und Fragebögen 9
Condylomata acuminata 244
–, –, Abb. 468
Conn-Syndrom **215**, 228
–, Hypertonie 219
Cor pulmonale 164
–, –, Definition **152**
Cotherapeut, Apotheker 59
Cotrimoxazol, Stillen 65
Courvoisier-Zeichen 310
Coxarthrose **360**
Crepitatio indux, Lobärpneumonie 162
– redux, Lobärpneumonie 162
CRH-Abfall 207
CRH-Hypersekretion 209
Cumarinderivate, Schwangerschaft 64
Cushing-Syndrom **208**, **215**
–, ACTH-Abhängigkeit, Abb. 216
– ektopes, Abb. 216
–, Hypertonie 219
–, iatrogenes 209
–, NN-Adenom, Abb. 216
–, zentrales, Abb. 216

DAB, deutsches Arzneimittelbuch 84
Dämmerzustand **506**
Dampfbad 75
Dampfduschen 75
Darm, Keimbesiedlung **241**
Darmerkrankungen, entzündliche **241**
Darminfarkt, non-okklusiver 320
Darmparalyse, NEC 322
Darmspiegel 320
Datenaufbereitung 133
Datenaustausch, überbetrieblicher 132
Datenbank **132**
Datenbasis **133**

Datenschutz **134**
Datenverarbeitung, Kommunikation 132
Dauerblutung, vaginale 390
Daumensattelgelenkarthrose 356
Deadaptation 69
Decrescendo-Geräusch, diastolisches 143
Defibrillation 156
–, Kammerflattern, Kammerflimmern 157
Dehydratation, hypertone 231
Dekokte 83
Dekortikation des Herzens 146
Dekubitusprophylaxe, Massage 74
Delir **506**
Delirium tremens 515
Delta-Alkoholiker 511
Demenz 32, **507**
–, Alter 95
–, Arzneimittelverordnung 98
–, Geriatrie 97
– im Alter 93
–, Leitsymptom **488**, 507
–, übersehene Diagnose 100
–, vaskuläre 508
Demographie, Deutschland **91**
Depolarisation 77
Depression **494**, 563
–, chronische 489
–, endogene 495
–, Geriatrie 97
–, Jugendalter 19
–, larvierte 495
–, neurotische 495
–, Therapie, Abb. 496
–, therapieresistente 498
–, UAW 99
–, übersehene Diagnose 100
Depressionen bei Sterbenden 114
–, chronische, im Alter 93
– im Alter 93
De-Qi-Gefühl 89
Dermatomykosen 462
Dermatomyositis 174
Dermatosen, erythematosquamöse **460**
–, Klimakur 81
–, UV 79
Desinfizientien 24
Deutsche Arbeitsgemeinschaft der Selbsthilfegruppen 105
– Hochdruck-Liga, Hypertoniediagnostik, Abb. 220
– ILCA e.V. 105
Deutsches Arzneimittelbuch 84
Deutung von Krankheitszeichen 7
Deviation, sexuelle 541
Dexamethason, Funktionstest 209
Dextrapropoxyphen, Onkologie 107
Dezimalsystem 88
Dezimeterwelle 77
DHS-System 462
Diabetes insipidus centralis, **208**
– mellitus 31
–, –, chronische Pankreatitis 234
–, –, HPL 197, 198
–, –, Klinik **199**
–, –, Leitsymptom **198**
–, –, Leitsymptom **199**
–, –, Niereninsuffizienz 225, 227
–, –, sekundärer 199
–, –, Therapie **200**
–, –, Typ I **199**
–, –, Typ II **199**
–, –, Typ II, KG 72
–, –, Therapiekontrolle **202**
Diabetiker-Schulung 202
Diät, chronische Pankreatitis 234
Diagnosedokumentation, EDV 133

Diagnosen, häufig übersehene, im Alter **100**
Diagnostik, organische **15**
–, orthopädische **343**
–, urologische **376**
Dialog, persönlicher **9**
Dialyse **231**
Diaphorese **86**
Diarrhoe **83**
–, akute, Ursachen, Kind **287**
–, Leitsymptom **237**
–, Leitsymptom, Kind **287**
–, paradoxe, Stuhlinkontinenz **97**
Diarrhoen, **267**
DIC, disseminierte intravasale Gerinnung **184**
Dickdarmerkrankung, Colitis ulcerosa **242**
–, infektiöse **239**
Dickdarmkarzinom **324**
Dickdarmperforation **321**
Dickdarmstenosen **235**
Dicodid, BtMVV **66**
Dienst, medizinischer **130**
Dienste, pädagogische **34**
–, psychologische **34**
–, soziale **34**
–, technische **34**
Differentialdiagnose **7**
Differenzierungsgrad von Tumoren **111**
Digitalisintoxikation **51**
Digitoxin-Immunserum **51**
Digoxin, Alter **98**
Dilaudid, BtMVV **66**
DIN-Vorschrift **26**
Diphterie, toxische **50**
Diphterie-Antiserum, homologes **51**
Diphterie-Antitoxin **50**
Diphterie-Krupp **50**
Diphterieverdacht **50**
Diphtherie, Td, Impfung **42**
Diphtherieimpfung **44**
Diphtherie-Pertussis-Tetanus, DPT **42**
Dipidolor, BtMVV **66**
disability **35, 39**
Distanzierung von den Eltern, Jugendalter **18**
Diuretika, Schwangerschaft **64**
Diverticulitis coli **316**
Divertikel, Duodenum **309**
Divertikulose **317**
D-Kommission des Bundesgesundheitsamtes **88**
DNA-Viren **162**
Dokumentation, Onkologie **110**
Dokumentationspflicht **126**
Dokumentationsrahmen **133**
Dolor **179**
Doppeltsehen, Leitsymptom **492**
Dorsalgie **537**
Dosierung, einschleichende **58**
Dosierungsanweisung, schriftliche, Alter **66**
Dosierungsschema **57**
Dosisfehler **54**
DPT, Diphtherie-Pertussis-Tetanus **42**
Dranginkontinenz **375**
Drehschwindelanfall **444**
Dreiviertelbad **74**
Dressler-Syndrom **145**
Droge **511**
Drogen **521**
Drogenabhängigkeit, Leitsymptom **521**
Drogenberatungsstellen **524**
Druckluftmassage **73**
Drucksteigerung, intrakranielle **110**
Dünndarmerkrankungen, infektiöse **237**

Dünndarm-Kolon-Fisteln **241**
Dünndarmperforation **321**
Dünndarmruptur **321**
Dünndarmstenosen **235**
Duodenaldivertikel **309**
Duodenalperforation **321**
Durchblutung, Verwirrtheit **97**
Durchblutungsstörungen, Bäder **76**
–, Masssage **74**
–, NV-Ströme **78**
–, Wärme **76**
Durchfälle, chronische, Kind, s. Diarrhoe **287**
Durchfall, Akupunktur **89**
Durchfallerkrankungen **239, 267**
Durchuntersuchung **14**
Durst, Leitsymptom **229**
Durstempfinden, Alter **99**
Dysbakterie **87**
Dysphagie **453**
–, Leitsymptom **267, 307**
Dyspnoe **144**
–, Leitsymptom **303**
Dysproteinämien **193**

EBM, Bewertungsmaßstab **118**
Echinococcus granulosus **274**
– multilocularis **274**
Echokardiogramm **144**
Echokardiographie, transösophageale **153**
EDV in der Allgemeinpraxis **132**
EDV-Beratungsstellen **135**
Effloreszenzen, urtikarielle **259**
Eigenblutbehandlung **87**
Eigenidentität als Familiensystem **13**
Eigenmedikation **58**
Eigenmessung des Blutdrucks **219**
Eigenverantwortung **28**
Einachweis **275**
Einflußstauung, obere, Mediastinaltumoren **110**
Eingliederung, berufliche **33**
Einkaufen, ADL **96**
Einmalhandschuhe **24**
Einmalkatheterismus **379**
Einschränkungen, funktionelle **35**
Einstiegsdroge **524**
Einzelbehandlung, KG **71**
Einzelbehandlungen, physikalische Therapie **81**
Einzeldiagnose, zweihäufigste, Prävention **31**
Eis **74**
Eisauflagen **75**
Eisenmangel, Hypochromasie **186**
Eisenmangelanämie **185**
–, Therapie **186**
Eisenmenger-Reaktion **145**
Eisentherapie, Tumornachsorge **106**
Eiterentleerung **295**
Eiweißmangelzustände, Alter **99**
Ejakulation, retrograde **375**
EKG-Veränderungen, Hypokaliämie **228**
Ekzem, atopisches **464, 465**
–, seborrhoisches **461, 464**
Elektivoperation **314**
Elektrokonversion **156**
Elektrokrampftherapie **498**
Elektrolyse **78**
Elektrolytentgleisung **320**
Elektrolytstörungen, renale **218**
Elektrotherapie **68**
–, Definition **77**
–, Kontraindikationen **78**
Elephantiasis **180**
Eltern, ängstliche **557**
–, zurückbleibende **13**
Embolie **144**
–, aterielle, Endokarditis **147**

Embolus **173**
Emesis gravidarum **406**
Emmet-Plastik **297**
Empfängnisverhütung **401**
Empathie, Arztbereich **54**
Empyem **295**
Enchondrom **344**
Endokarditis, Definition **147**
– restrictiva **146**
–, VSD **146**
Endokarditis-Prophylaxe **148**
–, Aorteninsuffizienz **143**
Endometriose **325**
Endometriumkarzinom **396**
–, TNM-Klassifikation **397**
Entamoeba histolytica **240**
Enteritis, Akupunktur **89**
– regionalis Crohn, s. Morbus Crohn **534**
Enterokolitis, nekrotisierende, NEC **321**
Entlastungsphasen **69**
Entlastungspunktion, Aszites **252**
Entlastungstage **84**
Entmutigung, Jugendalter **18**
Entschädigung, soziale, Träger **39**
Entschädigungsrecht, soziales **39**
Entspannungstherapie **83**
Entzündung, phlegmonöse **295**
Entzündungszeichen, klassische **295**
–, lokale, Leitsymptom **295**
Entzugserscheinungen **510, 518**
Enuresis, Akupunktur **89**
Enzephalitis, FSME **271**
–, virale **291**
Enzephalopathie, hepatische **251**
Enzymsubstitution, chronische Pankreatitis **234**
Eosinopenie **209**
Eosinophilie **276**
Epicondylitis humeri radialis et ulnaris **355**
Epidemiologe **28**
Epididymitis **386**
Epiglottitis **454**
–, akute **555**
–, Stridor **280**
Epilepsie **289**
Epiphysiolysis capitis femoris **358**
Epistaxis **447**
–, Leitsymptom, Kind **282**
Epizootien **478**
Erbrechen, Art des , Kind **288, 289**
–, Leitsymptom **229**
–, –, Kind **288**
–, Schwangerschaft, Leitsymptom **406**
–, Ursache, Kind **288**
–, Zytostatika **109**
ERCP **313**
–, Pankreatitis **234**
Ergänzungstasche **24**
Ergotamin, Stillen **65**
Ergotherapie **34, 70**
–, Reha **36, 70**
Erkältungskrankheit **264**
Erkrankung, maligne lymphoretikuläre **253**
–, Meldepflicht **126**
–, meldepflichtige, Tbc **168**
Erkrankungen, akute, KG **72**
–, allergische **253**
–, –, Therapie **260**
–, chronisch-entzündliche, Wärme **76**
– der Niere **218**
– der Schilddrüse **209**
– des Blutstillungssystems **182**
– des Hals-, Nasen-, Ohrenbereichs **278**
– des Hypothalamus-Hypophysen-Systems **207**
– des leukozytären Systems **187**

– des Respirationstraktes **278**
–, endokrinologische **207**
–, familiär gehäuft auftretende **14**
–, gastrointestinale, Kind **284**
–, –, Trinkkuren **81**
–, geburtshilfliche **403**
–, gynäkologische **388**
–, hämatologische **185**
–, im Alter **93**
–, immunologische **253**
–, maligne, Akupunktur **90**
–, neurologische **480**
–, orthopädische **343**
–, psychiatrische **494**
–, psychische, Geriatrie **96**
–, psychosomatische **11, 526**
–, rheumatische, Massage **74**
–, urologische **369**
Erkrankungsbereich **58**
Ernährung **83**
– im Alter **99**
Ernährungsform, cholesterinreduzierende **85**
Ernährungstherapie **82, 84**
Erreger, attenuierte **41**
Erregerausscheidung, Meldepflicht **126**
Erregungsrückbildungsstörungen, EKG **139**
Ersatzkassen **38, 122**
Ersatzkassen-Gebührenordnung E-GO **118**
Ersatzkassen-Rezept **63**
Ersatz-Pflege **121**
Erschöpfungszustände, Bäder **76**
Erstbesuch **20**
Erstgespräch **10**
Erwerbsunfähigkeitsrente **130**
Erysipel **295**
–, Lymphangitis acuta **179**
Erythem **461**
Erythema chronicum migrans **271**
Erythemschwelle, UV **79**
Erythrasma **474**
Erythroplakie **103**
Erythrozyten **192**
Erythrozytenindizes, MCHC, MCV, MCH **192**
Erythrozytenkonzentrate, Tumornachsorge **106**
Erythrozytenzylinder **223**
Erytrozytensubstitution **187**
Esmarch-Handgriff, Abb. **330**
Essen, ADL **96, 101**
–, Grundregeln **84**
Eßstörungen, Jugendalter **19**
–, Leitsymptom **535**
Eßunlust **106**
ESWL **386**
Ethambutol, Gicht **204**
Eubakterie im Dickdarm **87**
Euthanasie **112**
EVaS-Daten **32**
Ewing-Sarkom **344**
Exanthem **257**
Exophthalmus, Hyperthyreose **210**
Expertensysteme **135**
Expositionstest **255**
Exsikkose **231**
Extensionen, KG **70**
Extrakte **83**
Extrasystolie **155**
Extrauteringravidität, EUG **405**
Extremität, gestaute, Leitsymptom **179**
Extremitätenschmerz, akuter **174**
E. coli, ETEC , EIEC, EPEC **240**

Fachdienste, nichtärztliche, medizinische **34**
Fadenwürmer **275**
Fädenziehen, Wunden **295**
Fälleverteilungsgesetz **7**

Sachregister

Faktoren, complianceförnde 54
–, compliancehemmende 58
Fallbeispiel, Pneumonie 23
Familie, alternde 13
–, Belastbarkeit 16
–, belastete **15**
–, häufige Probleme **15**
–, heranwachsende 12
–, hilflose **16**
– im Schulalter der Kinder 12
– mit Partnerproblemen **16**
–, unvollständige **16**
Familienarzt, Allgemeinmediziner 1
Familienmedizin 6, **12**, **17**
Familientherapie **17**
Fango 75
Farmerlunge 163, 258
–, Lungenfibrose 169
Faßthorax 165
Fazialislähmung, otogene, DD 439
–, –, Leitsymptom **445**
Fazialisparese **485**
feedback 57
Fehldiagnose 7
Fehlernährung, Wachstum 293
Fehlregulationen, orthostatische 158
Feigwarzen **468**
Feinnadelpunktion 167
Felsenbeinfrakturen **442**
Femoralhernie **330**
–, Abb. 329
Femurfraktur **339**
Fenetyllin, BtMVV 66
Fentanyl, BtMVV 66
Fersensporn 363
Festbeträge 61
–, Wirtschaftlichkeit 117
Fett, Tumornachsorge 106
Fette, MCT 197
Fettgewebe, Alter, Arzneiverordnung 98
Fettleber **237**
Fettleberhepatitis **237**
Fettstoffwechselstörungen **193**
Fettstühle, GdE 234
Fettsucht **536**
Feuerwehrunfallversicherungskassen 39
Fibromyalgie **537**
Fieber, akutes, rheumatisches 144
–, –, Perikarditis 154
–, Endokarditis 147
–, hohes, Viruspneumonie 162
– Kälte 76
–, Kinder, Leitsymptom 277
–, Leitsymptom 270, 558
–, –, chirurgische Erkrankungen 295
–, Notfalldienst **558**
–, Therapie 278
–, Ursache 277
Fieberkrämpfe 278, 289, **291**
Finger, schnellender 357
Fingerlingkanüle 171
Fistel, perianale **327**
–, anorektale, Abb. 327
Fleischprodukte 84
Flexibilität, KG 71
Flüssigkeitszufuhr, Alter 99
–, Niereninsuffizienz 227
Fluor, Leitsymptom **392**
Foetor ex ore 308
Follikulitis **296**, **473**
Folsäuremangel, Hyperchromasie 186
Formolallergie, Tetanus 42
Formulare der täglichen Praxis 25
Formularwesen, EDV 133
Fortbildung 37
Fortral, BtMVV 66

Fournier-Gangrän 297
Fraktur, Leitsymptom 336
Frakturen, pathologische 110
Frauenheilkunde, KG 72
Frauenhilfe nach Krebs e.V. 105
Fremdantigene 261
Fremdbeobachtung 54
Fremdkörper 280
–, Husten 279
Frequenzfehler 54
Freundlichkeit, Arztbereich 54
Friedewald-Formel 193
Friedrich-Wundexzision 294
Frisch 11
Frischkost 84
Fröstelln, Leitsymptom 264
Früherkennung von Krankheiten 27
– von Tumoren 103
Früherkennungsmaßnahmen bei Kindern 29
Frühinfiltrat, Tbc 168
Frühkarzinom, Magen 309
Frühsommer-Meningoenzephalitis, FSME 52, **271**
Frühsommer-Meningoenzephalitisimpfung **47**
FSME, Impfung 49
–, Komplikationen 47
–, Lagerung 43
FSME-Immunglobulin **52**
FT4 210
Fuchsbandwurm 274
Fürsorge, soziale 33
Fürsorgeanspruch 35
Fürsorgestellen 39
Funktion, haus- und familienärztliche 6
Funktionen der Familie **12**
– des Allgemeinarztes **6**
–, kognitive, Ältere 91
Funktionseinschränkungen 39
Funktionsmuster, Asthma bronchiale 164
Furosemid, Hyperkalzämie 110
Furunkel **296**
–, IR 79
–, Karbunkel **473**
Furunkulose 473
Fuß, diabetischer 203
Fußbad 74
Fußbäder 80

Gallenblasenhydrops 313, 315
Gallenblasenkarzinom **310**
Gallenblasenperforation 314
Gallengangskarzinom **310**
– Symptomtrias 319
Gallensteinileus 314
Gallensteinkolik 313
– Neuraltherapie 89
Gallenwegsdyskinesien, Massage 74
Galvanisation 77
Gamma-Alkoholiker 511
Gammopathie, HPL 198
Gangbild 96
Ganglion 356
Gangprüfung 480
Gangrän, periphere 297
Gasbäder 80
Gas-bloat-Syndrom 306
Gasbrand **298**
Gastrektomie, Ernährung nach 106
Gastritis, Akupunktur 89
–, chronisch-atrophische 308
–, chronische 267
–, –, Trinkkuren 81
– Typ A, B, C **236**
Gastroenteritis 267, 284
Gastrographineinlauf 321
Gastroskopie 236
Gaumenmandelhyperplasie **453**

GdE, Grad der Erwerbsminderung 234
Geborgenheitswünsche **495**
Gebührenordnung für Ärzte 119
Gebührenordnungen **118**
–, Basisdaten 133
Gebührenordnungsnummern 133
Geburt des ersten Kindes 12
Geburtshilfe **403**
Geburtsschmerz, Akupunktur 89
Gedächtnis, Ältere 91
Gefäßerkrankung, chronisch entzündliche 174
Gefäßkrankheiten **173**
Gefäßtöne 143
Gefäßverletzung **342**
Gefäßverschluß, arterieller, Lagerung 173
–, venöser, Lagerung 173
Gehaltsfortzahlung 128
Gehdistanz, ADL 96
Gehörgangsekzem **441**
Gehörgangsfurunkel **440**
Gelbfieber, Mindestabstände 44
Gelbfieberimpfung 48
Gelbknötchen, Abb. 194
Gelenkerkrankungen, entzündliche-rheumatische 346
–, Schmerztherapie 62
Gelenkschmerzen, Leitsymptom **204**
Gelenkverletzung, Leitsymptom 340
Gelenkverschleiß, Leitsymptom **348**
Gemeindeunfallversicherungsverbände 39
Generalist, Allgemeinmediziner 1
Genu valgum 364
– varum 364
Geriatrie 6, 31
–, allgemeine **95**
–, KG 72
–, spezielle **96**
Gerinnung, disseminierte intravasale DIC 184
Gerinnungsröhrchen 24
Gerinnungsstörungen, Akupunktur 90
Gerotologie, allgemeine **91**
Gerotopsychiatrie 97
Gesamtbevölkerung 91
Gesamtcholesterin 194
Gesamtdiagnostik, integrierende 17
Gesamtpunktzahl, ADL 101
Gesetz für Opfer von Gewalttaten 39
–, Strukturreform im Gesundheitswesen 135
Gesichtsödem 225
Gespräch, ärztliches 1, **9**
–, Arztbereich 54
–, Grundregeln **56**
–, letztes 11
–, rhetorische Fallen 56
–, Strategieanweisung 56
Gespräche 16
–, diagnostische 527
–, konfliktzentrierte 537, 540
Gesprächsführung 19, 103
Gesprächsregeln, informationspsychologische **56**
Gesundheit, familiärer Umgang 18
Gesundheitsaufklärung 27
Gesundheitsberatung 27
Gesundheitsbildungsfunktion 6
Gesundheitserziehung 27
Gesundheitsförderung, Krankenkasse 116
Gesundheitspflege, öffentliche 125
Gesundheitsreformgesetz, GRG 116

Gesundheitsuntersuchung **30**
Gewichtsverlust, Alter 95
–, chronische Pankreatitis 234
–, Hyperthyreose 210
–, Leitsymptom 274
Gicht 86, **204**
Gichtanfall, akuter **205**
Gichtnephropathie **206**
Giemen 280
Gilbenclamid, Alter 99
Gilchristverband 338
Gips 336
Glaubersalz 86
Gleichgewichtsprüfung, HNO 438
Gleichstrombehandlung 77
Gleithernie 305
Gliederschmerzen, Leitsymptom 269
Globus pharyngicus **452**
Glomerulonephritis, Hypertonie 219
–, Niereninsuffizienz 227
–, progrediente 225
Glossitis **45**
Glottisverschluß, reflektorischer 303
Glukokortikosteroide 163, 214
–, Kindheit 65
Glukose, Hyperkalzämie 110
Glukoseintoleranz, Cushing 215
–, Hyperlipoproteinämie 195
Glukose-Lösung 26
Glukosetoleranz, pathologische 199
Glukosetoleranztest, oraler 199
Gluten, Sprue 45
Grad der Erwerbsminderung, GdE 104, 234
Granulozytendepression, Zytostatika 109
Grenzwerthypertonie 218
Grenzzonenamputation 297
Grippe, echte 266
Grippemittel 61
Grippepneumonie 162
Grunddiäten 84
Grundimmunisierung, Diphtherie 44
–, Zeitabstand zwischen der 43
Grundlagen, gesetzliche 27
Gruppenbehandlung, KG 71
Gruppenberatung 32
Gruppentherapie 28
Guar 201
Guedel-Tubus 26
Güsse 75, 80
Guillain-Barré-Syndrom 291
Guß 74
Gynäkomastie **302**
–, Leberzirrhose 250
Gyrasehemmer, Kindheit 65
–, Schwangerschaft 64
–, Stillen 65

H 2-Rezeptorenblocker 306
Haarzellen-Leukämie, Interferon 263
Hackenfuß, Abb. 366
Häftlingshilfegesetz 39
Haehn 5
Hämatemesis 322
Hämatochezie 322
Hämatokrit 192
Hämaturie 223
–, Leitsymptom **223**, **369**
–, nephrologische 223
–, scheinbare 369
–, urologische 223
–, Ursache, Abb. 370
Hämobilie 322
Hämoglobingehalt, korpuskulärer MCH 186
Hämoglobinkonzentration 192

Sachregister

Hämoglubinurie, aplastische Anämie 187
Hämokkult-Test 30, 103
Hämolyse, Anämie 185
Hämophilie 291
– A,B **183**
Haemophilus influenzae, Typ B, HIB, Impfung 42
Hämoptoe, Viruspneumonie 162
Hämorrhoiden **325**
–, Blut im Stuhl 244
Hämospermie 375
Hämostasestörung 182
Händetremor 491
Häussler 5
Haftpflicht, Behandlungsvertrag 126
Halbseitenlähmung, akute, Leitsymptom 481
Hallux rigidus 364
– valgus, Abb. **367**
Halluzination 501
–, optische 506
Halluzinogene **524**
Hals-Nasen-Ohrenerkrankung, HNO **435**
Halsschmerz, Ursache **284**
Halsschmerzen, DD **449**
–, Leitsymptom 264
–, –, Kind 284
Halsumfangsmessung 212
Halswirbelverletzung 338
Haltungsmotorik 34
Haltungsstörungen, KG 71
Haltungstremor 491
Hammerzehe 368
Hand, Infektion der **297**
Handikap 35, 39
Handlungsanweisungen 57
Harnableitung, suprapubische 380
Harnblasenkarzinom 381
Harnblasenschmerzen **373**
Harninkontinenz **97**
–, Alter 95
–, Leitsymptom **393**
Harnleiterkarzinom 381
Harnleiterkolik **372**
Harnretention, Leitsymptom 225
Harnsäure 221
Harnsäureausscheidung 204
Harnstatus 227
Harnsteinleiden, Trinkkuren 81
Harntransport, Störungen **369**
Harnuntersuchung **376**
Harnwegsinfekte 284
–, Hämaturie 223
Harnwegsinfektionen **384**
Harnzuckerselbstkontrolle 202
Haschisch **523**
Hashimoto-Thyreoiditis 210
Hauptdiagnosen 31
Hauptfürsorgestellen 39
Hausarbeit, ADL 96
Hausarzt 5, 28
–, Kinderkrankheiten 277
Hausbesuch 17, **20**
–, Allgemeinarzt 20
–, andere Arztgruppen 20
–, bei Nacht 21
–, Bezugsperson 21,22
–, dringender **22**
–, Internist 20
–, Leistungshäufigkeit **20**, 21
–, Notfall 554
–, Verlaufsbeobachtung 21
Hausbesuchsformen **20**
Haushaltshilfe, Reha 37
Hauspflege, Krebs **104**
Haustier 16
Haut, Reha 40
Hautarzt, Hausbesuch 21
Hauterkrankungen **460**
–, Bäder 76
Hautfaltendicke 225

Haut-Muskelbiopsie 174, 178
Hautreizung 85
Hautrötungsmittel 85
HBs-Antigen 48
HDC-Impfstoff 46
HDL 193
HDL-Cholesterin 221
health beliefs 56
Hebammenhilfe 28
Heberden-Arthrose **357**
Hebe-Senk-Einlauf 86
Heilerde 75
Heilmittel 120
–, natürliche 58
–, Reha 37, 38
Heilmittelcharakter 1
Heilquelle 80
Heil-und Badekuren 33
Heilverfahren, Krebs 104
Heilwässer 80
Heiserkeit **453**
–, DD 454
Heißhunger, Leitsymptom 203
Heißluftbad 75
Helicobacter pylori 232, 267
–, –, Gastritis Typ B 346
Heliotherapie 79
Hepatitis A, B, C, D, E 245
– A,B 14
– A-Impfung 48
– A-Prophylaxe
– B, GdE 247
–, chronische **249**
– Non-A-non-B 245
Hepatitis-A-Impfung 246
Hepatitis-B-Impfstoff, Lagerung 43
Hepatitis-B-Impfung 41, 48, 246
Hepatomegalie 237
Hepatopathien, Neuraltherapie 89
Hepatosplenomegalie, CLL 189
Herd-Störfeld-Geschehen, Neuraltherapie 88
Hernia ischiadica 330
– obturatoria, Abb. 329
Hernie, epigastrische **312**
–, gemischte 305
–, paraösophageale 305
Heroin **522**
Herpangina 284
Herpes simplex genitalis, Abb. 470
Herpes-Manifestation 470
Herpesvirus-Infektion 244, **470**
Hersteller, Haftungsgrundlage 59
Herz, Reha 39
Herzbeschwerden 83
–, Endokarditis 147
–, funktionelle 152
–, –, KHK 140
Herzbeuteltamponade, akute Perikarditis 147
Herzdruckmassage, Reanimation 157, 332
Herzfrequenz, hohe, Leitsymptom Sinustachykardie 154
Herzinfarkt- EKG 149
Herzinsuffizienz **139**, 154
–, Bäder 76
–, diastolische 139
–, KG 72
–, KHK 140
–, nicht beherrschbare , AMK 148
Herzkatheteruntersuchung 146
Herzklappenfehler **142**
–, Endokarditis 147
Herzklopfen 152
Herzkrankheit, hypertensive 139
–, koronare 155
–, –, KG 72
–, –, KHK **150**
–, koronare, KHK, Definition **140**
Herz-Kreislauf-Stillstand 330
Herz-Kreislauf-Störungen, Leitsymptom 528

Herzmassage, Abb. 332
Herzneurose 152, **504**, **528**
Herzphobie **504**
Herzrhythmusstörungen 141, **154**
–, bradykarde 157
–, KHK 152
–, Leitsymptom 228
Herzschrittmacher, Elektrotherapie 78
Herzschrittmacherimplantation, 158
Herzsyndrom, hyperkinetisches 152, 154
Herztod, plötzlicher 149
Herztransplantation 141
Heufieber 255
Heuschnupfen 446
HF-Therapie 78
Hiatusgleithernie, axiale 305
Hiatushernie, Abb. 305
HIB, Haemophilus influenzae, Typ B , Impfung 42
Hilfe, ärztliche, Umfang **554**
Hilfeleistung, unterlassene 127
Hilfeleistungspflicht 24
Hilfen, soziale **104**
Hilfsdienste 100
Hilfsmittel 38, 120
–, diagnostische 24
–, Reha 37
–, therapeutische 24
Hirnnerven-Neuropathie **482**
Hirntumor, Krämpfe 289
Hirntumoren 110
Hirudin 85
Hirudo medicinales 85
His-Winkel 305
Hitzewallungen 394
HLO-Test 236
HMG-CoA-Reduktasehemmer 225
Hochdruckkrisen 217
Hochfrequenztherapie 78
HOCM 142
Hodenatrophie 207
Hodenhagener Beschlüsse 5
Hodenschmerzen, Abb. 373
Hodentumoren **383**
Hodenvergrößerung, Abb. 374
Hören, übersehene Diagnose 100
Hörfähigkeit 34
Hörgerät 443
Hörsturz **443**
Hörverlust, akuter **443**
Hörvermögen, Reha 40
Hohlkreuz 354
Hollywoodstardiät 85
Holzstauballergie 163
Homannzeichen 180
Homöopathie **82**, **87**
Honorarforderung 135
Hormon, antidiuretisches, ADH 208
HPL, Hyperlipoproteinämie 198
Hüftgelenk, künstliches 360
–, Stabilitätsprüfung, Abb. 359
Hüftgelenkluxation **359**
Hüftkopfnekrose 359
Hühnerbrust 213
Humerusfraktur 339
Hundebandwurm 274
Husten, akuter, Leitsymptom 160, 279
–, –, Viruspneumonie 162
–, Differentialdiagnose, Kind **279**
–, Fieber, Auswurf, Leitsymptom **161**
–, Leitsymptom, Kinder 278
–, produktiver 279
–, Rhythmus 279
–, trockener, obstruktive Bronchitis 163
–, Ursache 279

Hustenanfall, akuter 279
Hustenreflex 278
HVL-Insuffizienz 207
Hydratationszustand 288
Hydrocodon, BtMVV 66
Hydromorphon, BtMVV 66
Hydrotherapie 68, 82, 83
–, Definition **74**
–, Wirkungen **75**
Hygrom, zystisches 282
Hypalbuminämie 224
Hyperämie, Kaltreize 75
Hyperaldosteronismus **215**
–, Cushing 215
Hyperandrogenismus, Cushing 215
Hypercholesterinämie, familiäre **194**
–, Risikofaktoren KHK 150
Hyperinsulinämie 195
Hyperkaliämie **226**, **229**
Hyperkalzämie, Mammakarzinom 110
Hyperlipidämie 14, 224
–, KG 72
Hyperlipoproteinämien **193**
–, sekundäre **197**
Hypermenorrhoe 391
Hypernatriämie **231**
Hyperphosphatämie 226
Hyperpolarisation 77
Hypersalivation 298
Hypertension, portale, chronische Hepatitis 249
–, –, Leberzirrhose 250
Hypertherapie 75
Hyperthermie 75
–, Kontraindikationen 76
Hyperthyreose, primäre 210
–, sekundäre 210
Hyperkortisolismus 215
Hypertonie 31, 155
–, Akupunktur 89
–, arterielle 139, **218**
–, –, Niereninsuffizienz 223, 227
–, Bäder 76
–, endokrine 219
–, essentielle **218**, 529
–, hypertensive Krisen 218
–, KG 72
–, renale 219
–, Risikofaktoren KHK 150
–, Schwangerschaft, Leitsymptom 407
Hypertonie, Diagnostik, Abb. **220**
Hypertonus, muskulärer, Wärme 76
Hypertriglyzeridämie, familiäre **195**
Hypertrophie, exzentrische, EKG 145
Hyperurikämie 14, **204**, 226
–, CML 189
–, Hyperlipoproteinämie 195
–, Symptome 205
Hyperventilationstetanie **530**, **560**
Hypnotika, Abhängigkeit **519**
Hypoglykämie 200
–, Krämpfe 289
–, Leitsymptom **203**
–, Symptome **204**
Hypogonadismus, sekundärer, Leitsymptome 207
Hypokaliämie **228**
–, Cushing 215
Hypokalzämie 226
Hypolipoproteinämien **193**
Hyponatriämie **229**
Hypophysenhinterlappen, HHL, Insuffizienz **208**
Hypophysentumoren **209**
Hypophysenvorderlappen, HVL 207

Sachregister

Hypothyreose, bei Neugeborenen 209
–, HPL 197, 198
–, postnatale 209
–, primäre **209**
–, sekundäre 208, **209**
–, tertiäre 209
Hypotonie **218**
–, arterielle **222**
–, Kälte 76
–, sekundäre 222
Hypoxietoleranz 330

Ibuprofen, Fieber 278
Identitätskrisen, Jugendalter 18
IDL 193
IgA-Antikörper 255
IgA-Mangel 241
IgG-Präparate, homologe 50
Ikterus, Choledocholithiasis 315
–, chronische Pankreatitis 234
–, Leitsymptom 245, 310
Ileitis terminalis 241
Ileus, Einteilung, Ursachen **319**
–, Kind 284
–, paralytischer 321
Ileussymptomatik 314
ILO-Klassifikation 165
Immunantwort 41
Immundefekte **253**
–, Klinik 254
Immundefekt-Syndrom, erworbenes, Aids 273
Immunglobulinbestimmung 164
Immunglobuline 254
–, homologe, Mindestabstände 44
Immunhämolyse 257
Immunisierung 41
–, aktive 41, 51
–, passive **49**
Immunkomplexe 254
Immunkomplexkrankheiten **258**
Immunkomplexnephritis 44
Immunkrankheiten **253**
Immunprophylaxe, passive **41**
Immunserum, polyvalentes heterologes 50
Immuntherapie mit mikrobiellen Präparaten 87
–, Tumoren 263
Immunthyreopathie 210
impairment 35, 39
Impetigo contagiosa, Abb. **472**
Impfarten **41**
Impfdosis D 44
Impfempfehlungen der STIKO **42**
Impfkalender für Kinder, Jugendliche **42**
Impfpflicht 49
Impfplan 41
Impfreaktionen **41**
Impfschaden 41
Impfstoff, Transport, Lagerung **43**
Impfstoffkombinationen, multifaktorielle 52
Impfulkus 47
Impfung, Applikationsarten **45**
Impfviren, attenuierte 46
–, –, M 46
Implantate, Elektrotherapie 78
Impotenz 207
Impulsströme 78
In vitro-Tests **260**
Inappetenz, Leitsymptom 229
Indikation 88
Indikationsimpfungen 41, **47**
Indikationslehre **1**
Individualschutz, relativer 49
Infarktpneumonie 162
Infekt, grippaler 264
Infektanfälligkeit, Leitsymptom **253**

–, UV 79
Infektion, anorektale **244**
– der Hand **297**
– mit E. coli **240**
–, Verwirrtheit 97
Infektionen, bakterielle, Atemtrakt, Therapie **265**
–, obstruktive Bronchitis 163
–, Verdauungstrakt **267**
–, zentralnervöse **270**
Infektionskrankheiten **264**
–, akute, Akupunktur 90
–, Immunisierung 41
Infektresistenz, Klimakur 81
Infiltrate, eosinophile, Tbc 168
Influenza **266**
Influenzapneumonie 162
Infrarot, IR 79
Infrarotstrahlung 74
Infuse 83
Infusionsbesteck 26
Infusionsflüssigkeit, Zusammensetzung, Tumornachsorge 106
Inhalationen, Strahlentherapie 108
– von Mineralwasser 80
Inhalationstherapie 68
Inhibiting Hormon 207
Injektionen, intramuskuläre, AMK 149
Injektionsimpfung 41
Injektionstechnik, i.m., Abb. 552
Inkontinenz, Geriatrie 96
–, Leitsymptom **97**
–, UAW 99
Inkontinenz, übersehene Diagnose 100
Innenohrschwerhörigkeit 436
–, Leitsymptom **443**
Innervation, KG 70
Innungskrankenkasse 38
Insektenstich 255, **561**
Inspektion, HNO 435
Instruktion, leserliche 57
Insuffizienz, muskuläre **349**
–, respiratorische 164, **333**
–, –, Trauma 304
–, venöse, Kälte 76
–, –, KG 72
Insulin, Nebenwirkungen **201**
Insulinallergie 201
Insuline **200**
Insulinmangel 198
–, absoluter 198
Insulinom 204
Insulinpumpe 201
Insulintherapie, 201
Insult, apoplektischer 16
Integrationsfunktion, soziale 6
Intelligenz, Ältere 91
Interaktion Patient-Arzt 10
– von Mitteilung und Deutung 10
Interviewtechnik 54
–, Dosisfehler 54
–, Frequenzfehler 54
–, nichterlaubte Pausen 54
Intoxikationen, alkoholische **513**
Intrakutan-Test 259
Intubationsbesteck 24
Invagination 284, 288
Iontophorese 77
IR, Indikationen **79**
–, Kontraindikationen 80
–, Wärmeerzeugung 79
Ischialgie 352, **538**
–, Neuraltherapie 89

Jodid-Tabletten 212
Jodmangel, Struma 211
Jugendalter 18f

Kälteagglutinine, Anämie 186
Kälteanwendungen **75**
–, lokale 74

Kältebehandlung, Kontraindikationen 77
Kältetherapie, Indikationen **76**
Kältetoleranz, Klimakur 81
Kälteurtikaria 255
Kältewirkungen 74, 75
Käserlunge 258
Kaffeegenuß, exzessiver, Phobie 505
Kalium, Hyperkalzämie 110
Kaliummangelzustände 230
Kaliumsubstitution 228
Kallusbildung 338
Kalor 179
Kaltreize 75
Kalziumglukonat 229
Kamillenspülung, Strahlentherapie 108
Kammerflattern 155, **157**
Kammerflimmern 155, **157**, 229
–, AMK 148
Kammergesetze **124**
Kapillarwand, glomeruläre, Störungen der 224
Kaposi-Sarkom 273
–, Interferon 263
Kapselbandapparat, Knie, Verletzung 362
Karbunkel **296**
Kardiomyopathie, dilatative, Definition **141**
–, hypertrophische 141
Kardiotokographie 404
Karotissinusdruck 155
Karpaltunnelsyndrom **486**
Karsakow-Syndrom **516**
Karteikarte 132
Karzinom, periampulläres 311
Kassenärztliche Bundesvereinigung KBV 118
Kassenarten **122**
Kassenarztrecht **118**
Katheterismus 379
Kathetertypen, Abb. 380
Kaudasyndrom, akutes 487
Kausalbedürfnis, reales 55
KBV-Richtlinien 120
Kehlkopfkarzinom 453
Kehlkopfkrebs **455**
Kehlkopfspiegelbild, Abb. 454
Keimbesiedlung des Darmes **241**
Keloid 294
Keratosen, akinische **476**
Kielholz-Schema 108
Killerfragen 9
Kinderarzt, Hausbesuch 21
Kinderkrankheiten **277**
Kinderrichtlinien 29
Kinderuntersuchungen 117
Kindesmißhandlung 390
Kindheit, Arzneimittel **65**
–, Arzneimittelkontraindikationen **65**
Kirchensynkope, orthostatische Fehlregulation 158
Klappenprothesenträger 148
Klassifizierung, Schema zur, von Tumoren 110
Klatskin-Tumor 310
Klima, obstruktive Bronchitis 163
Klimakterium, Beschwerden, Leitsymptom **393**
Klimatherapie 68
–, Definition **80**
Klopfschall, hypersonorer 165
Klumpfuß, Abb. **366**
Klysmen, Colitis ulcerosa 243
Kneipptherapie 5, 75, 82
Knick-Plattfuß, Abb. 365
Kniebandverletzungen **340**
Kniegelenkerguß 361
Kniescheibenluxation 362
Knistern im Gewebe 298
Knisterrasseln 169

Knocheneiterung, chronische **440**
Knochenmarkdepression, Zytostatika 109
Knochenmarkkarzinose, aplastische Anämie 187
Knochenmarktransplantation, aplastische Anämie 188
Knochenmarkzytologie, Anämie 186
Knochenschmerzen, Leitsymptom 213
Knochenzyste **345**
Knöchelschwellungen 224
Knötchen, Schuppen, Leitsymptom **464**
Knoten 303
Koagulationsnekrose 306
Koagulopathie, Definition **183**
Kochen, ADL 96
Kochsalzrestriktion 231
Körperersatzstücke, Reha 37
Körperkerntemperatur 75
Körpersprache 9
Körpertemperatur, Kinder 277
Körpertraining 537
Kohlenbergarbeiter-Pneumonie 165
Kohlenhydrate, Tumornachsorge 106
Kohlenhydratstoffwechselerkrankungen **198**
Kokain **522**
Kokzygodynie **353**
Koliken 315
–, abdominelle 197
–, rezidivierende 313
Kollapsneigung, Leitsymptom 222
Kolliquationsnekrose 306
Kolon, irritables 235
Kolondivertikulitis 235
Kolonmassage 73
Kolonpolypen, Blut im Stuhl 244
Koloproktektomie 323
Koma, ketoazidotische, hyperosmolares 202
Kombinationsbehandlung, physikalische Therapie 81
Kommunikation, averbale 11
Komplexbewegungen nach Kabat 71
Komplikation, Tetanusimpfung 44
Kompressen 24, 74
Kompressionsstrümpfe 72
Kondomurinal 97
Konfabulation 516
Konfliktreaktion, depressive 494
Konglomerattumor 168
Konjunktivitis, Leitsymptom 264
Kontaktallergene **259**
Kontaktdermatitis, allergische **259**
Kontaktekzem **464**
–, akutes, Abb. 465
Kontext, biographischer 33
Kontinenztraining 97
Kontraindikationen, Massage 74
Kontrakturen, Massage 74
Kontrazeptiva, hormonale, Kontraindikationen **401**
–, Verordnung an Jugendliche **402**
Konversionsneurose 503
Konversionssymptome **501**
Konversionsversuch 156
Konzentrationsstörungen 83
–, Jugendalter 19
Kooperationsmodell 34
Koordination, KG 71
Koordinationsfunktion 7
Kopfschmerz, Kind, Ursache **289**
–, vaskulärer, Schmerztherapie 62
Kopfschmerzanfall, akuter, Leitsymptom **481**
Kopfschmerzen, Akupunktur 89
–, Kind, Leitsymptom **288**

–, Leitsymptom 218, 270, 271
–, nicht rhinogene 449
Koronarangioplastie, perkutane transluminale PTCA 151
Koronararterie, thrombotischer Verschluß, AMK 148
Koronararterienstenosen, exzentrische 151
–, KHK 150
Koronarreserve 152
Koronarsportgruppe 71
Korpuskarzinom 396
Kortisol 214
Kost, glutenfreie 243
–, ovolaktovegetabile 84
Kostendämpfung 117
Kostenexplosion 20
Krämpfe, Erbrechen 289
–, Kind, Ätiologie, Symptomatik 290
–, –, Ursachen 290
–, Leitsymptom, Pädiatrie 289
Kränkungen 15
Krafttraining, KG 70
Krallenzehen 367
Krampftypen, Kind 290
Krankengeld bei Betreuung eines kranken Kindes, SGB V 45 130
Krankengeldzahlung, Dauer, SGB 130
–, Definition 129
Krankengymnastik, KG, Definition 70
–, Reha 36, 37, 70
Krankenhauseinweisung, Kriterien 25, 552
Krankenkasse, landwirtschaftliche 38
Krankenkassen, Leistungsarten 116
–, medizinischer Dienst 120
–, Organisation 121
Krankenkassendateien, Basisdaten 133
Krankenordnung 24
Krankenpflege, häusliche 120
Krankentransportwagen, KTW 551
Krankenversichertenkarte, maschinenlesbare 135
Krankenversicherung 5
– der Landwirte KVLG 123
–, gesetzliche 38
–, –, Träger 38
Krankheit, Ältere 92
–, chronische 15
–, psychische 32
Krankheiten, Prävention 27
Krankheitsfrüherkennung 27, 117
Krankheitskarriere 31
Krankheitskonzept 55
Krankheitsmodell, subjektives, des Patienten 55
Krankheitstheorie, psychodynamische 55
Krankheitstheorien, magische 55
–, subjektive 55
Krankheitsverdacht, Meldepflicht 126
Krankheitsverhütung 116
Krankheitswochen 105
Krankheitszeichen im Alter 95
Krankheitszeichendeutung 7
Kreatinin 225, 226
Kreativtherapie 83
Krebs, Brustdrüse 29
–, Gebärmutterhals 29
–, Genitale 29
–, Haut 29
–, Mastdarm 29
–, Prostata 29
Krebsfrüherkennung 29
Krebskranke, Aufklärung 104

Krebsnachsorge 103
Krebsvorsorge 117
Kreislaufdekompensation, Lungenembolie 168
–, Pneumothorax 172
Kreislaufdepression 146
Kreislauffunktionsprüfung 223
Kreislaufkonditionierung 159
Kreislauforgane, Reha 39
Kreislaufstillstand, Kammerflattern, Kammerflimmern 157
Kreislaufstörungen 83
Kreislaufversagen, SA-Block 158
Kreuzungspunkte 89
Kriegsopferfürsorge 39
Kriegsopferversorgung 39
Krise, hypertensive 218
Krisensituationen 11
Kriterien ärztlicher Beobachtung 18
Krupp 266
–, Stridor 280
Kryogelbeutel 75
Kryotherapie 75
Kryptenabszesse, Colitis ulcerosa 242
Kündigungsschutz, SchwbG 104
Kugelzellenanämie 187
Kuration 25
Kurkrisen 69
Kurmaßnahmen 120
Kurorte 80
Kurzprophylaxe, sofortige 49
Kurzwelle 77

Labordatenverarbeitung, EDV 133
Laboruntersuchungen, Zytostatika 109
Labyrinthbeteiligung 438
Labyrinthschwindel, Leitsymptom 444
Lähmungen, Basisdiagnostik 291
–, KG 71
–, kindliche, Leitsymptome 291
–, lokalisierte 291
Lärmschwerhörigkeit 443
Lagerungen, KG 70
Laiendiagnose 554
Laktatbestimmung 316
Landesarbeitsämter 39
Landesversicherungsanstalt 38
Landesversorgungsämter 39
Landpraxen 22
Landwirtschaftliche Krankenkasse LKK 122
Langzeit- oder Betreuungsbesuch 21
Langzeitbeobachtung 7
Langzeit-Blutdruckmessung 219
Langzeitremission 188
Langzeitwirkung, Akupunktur 89
Lanz 318
Laparotomie, explorative 191
Laryngitis acuta 454
– chronica 454
Laryngotracheitis 266
–, stenosierende 555
Laryngo-Tracheo-Bronchitis 556
LAS, Aids 273
Lasègue-Zeichen 480
Laufen, ADL 96
Laxantien, Abusus 228
–, Obstipation 245
LDL 193
LDL-Cholesterin 211
LDL-Rezeptor-Defekt 194
Lebendimpfstoff 41
–, M 46
Lebendimpfstoff, attenuierter 46
Lebendimpfungen, Mindestabstände 44
Lebend-Virus-Impfstoffe, Mindestabstände 44
Lebensordnungstherapie 82

Lebensqualität, Tumornachsorge 106
Leberechinokokkose, zystische 275
Leberkarzinom, chronische Hepatitis 249
Leberkoma, Leberversagen 248
Leberkomastadium, Leberversagen 248
Leberversagen, akutes 247
Leberzirrhose 250
Lehrstuhl für Allgemeinmedizin, erster 5
Leichenschau 564
Leichtkettenkrankheit 262
Leistenhernie, Abb. 329
Leistenschmerz, Leitsymptom 329
Leistungen, ergänzende, Reha 37
Leistungsabfall, Leitsymptom 249
Leistungsbegrenzungen 117
Leistungsbeurteilung 54
Leistungsdokumentationen, EDV 133
Leistungsfähigkeit, körperlich, psychische 91
Leistungsstatistiken, EDV 133
Leitbildfunktion, Arztbereich 55
Leitsymptom abnorme vaginale Blutung 390
– akute Gesichtslähmung 485
– Halbseitenlähmung 481
– akuter Husten 160
– akuter Husten, Fieber, Auswurf 161
– akuter Kopfschmerzanfall 481
– akuter Visusverlust 483
– Alkoholismus 511
– Amenorrhoe 388
– Aortensuffizienz 143
– Apnoe 281
– Aszites 251
– Atemnot, HNO 456
– Atemstörungen 530
– Bauchschmerzen, Kind 284
– –, lokalisiert 311
– Beschwerden in der Mundhöhle 449
– Bewußtseinsstörung 506
– Blässe, allgemeine Leistungsminderung 185
– Blut im Stuhl 244, 323
– Blutung aus dem Ohr 445
– Brustenge 150
– chronische Obstipation 244
– chronischer Beinschmerz 175
– Demenz 488
–, – im Alter 507
– Diarrhoe 237
–, –, Kind 287
– diffuse Bauchschmerzen 319
– Doppeltsehen 492
– Drogenabhängigkeit 521
– Dysphagie 307
– Dyspnoe 139, 303
–, –, Stridor 211
– Eiterbläschen 472
– entzündliche Erkrankungen, Orthopädie 345
– entzündlich-rheumatische Gelenkerkrankungen 346
– Erbrechen, Kind 288
–, –, Schwangerschaft 406
– erster epileptischer Anfall 488
– Eßstörungen 535
– Fehlbildung der Hände 358
– Fieber 558
–, –, Kinder 277
–, –, lokale Entzündungszeichen 295
– Fluor 392
– Formfehler der Wirbelsäule 353
– Fraktur 336
– Frösteln, Schnupfen, Halsschmerzen u. a. 264

– gastrointestinale Blutung 251, 322
– Gefäßverletzung 342
– Gelenkschmerzen 204
– Gelenkverletzung 340
– Gelenkverschleiß 348
– gestaute Extremität 179
– Hämaturie 223, 369
– Hämoptoe 167
– Hals-, Lymphknotenschwellung, Kind 282
– Halsschmerzen, Kind 284
– Harninkontinenz 393
– Harnretention 225
– Heißhunger, Schweißausbruch, Hypoglykämie 203
–, Heiserkeit 453
– Herz-Kreislauf-Störung 528
– Husten, Kinder 278
– Hyper-, Hypotonie 214
– Hyperkortisolismus 215
– Hypertonie in der Schwangerschaft 407
– Ikterus 245, 310
– Infektanfälligkeit 253
– Inkontinenz 97
–, Innenohrschwerhörigkeit 443
– Juckreiz, Schwellung, allergische Erkrankungen 254
– klimakterische Beschwerden 393
– Knochenschmerzen 213
– Knötchen, Bläschen 467
–, –, Schuppen 464
– Kopfschmerzen, Kind 288
– Krämpfe 289
– Labyrinthschwindel 444
– Lähmungen, Kind 291
– Leistenschmerz 329
– Leistungsabfall 249
– lokaler Schmerz einer Extremität 179
– lokalisierter Bauchschmerz 232
– Luftnot 168, 555
– lumbale Schmerzen 351
– Magen-Darm-Störungen 531
– Medikamentenabhängigkeit 518
–, Miktionsstörungen 374
–, Mitralstenose 144
– Müdigkeit, Kollapsneigung 222
– Muskel-Gelenk-Störungen 537
– Nasenbluten 27
– Oberbauchbeschwerden, uncharakteristische 308
– Obstipation 285
– Obstruktion 163
–, Ödem 224
– Ohrenschmerzen 282
– Ohrgeräusch 445
– Ohrschmerz ohne Schwerhörigkeit 440
–, –, Schwerhörigkeit 438
– otogene Fazialislähmung 445
– perianale Schmerzen 326
– periphere Nervenverletzung 341
– Petechin 182
– Pharyngitis, Kind 284
– postbrandialer Bauchschmerz 177
– Quaddel 466
– Querschnittslähmung ... 487
– retrosternaler Schmerz 305
– Rhinorrhoe, Epistaxis 282
– Rötung, Schuppung 460
– Schizophrenie 500
– Schläfenschmerz 177
– Schluckstörungen 453
– Schmerzen 539, 559
–, –, abdominale, Schwangerschaft 406
–, – der Akren, bläuliche Hautverfärbung 178
–, – Hüfte 358

Sachregister

-, -, HNO 448
-, - im Ellenbogen 355
-, - im Handgelenk 356
-, - im Knie 360
-, - im Unterbauch 392
-, - im Unterschenkel 363
-, - in den Fingern 357
-, - in der ganzen Hand 357
-, - in Schulter, Arm 354
-, -, urologische 371
- schmerzlose Lymphknotenvergrößerung 190
- Schnupfen 446
- schreiender Säugling 557
- Schwellung der Brust 302
- schwere Verletzung 334
- Schwerhörigkeit mit Ohrschmerz 441
-, - ohne Ohrschmerz 442
- Schwindel 154, 490
-, - mit Schwerhörigkeit 444
- Sehnenverletzung 341
- spontane flächenhafte Blutungen 183
- Sterilität 389
- Störungen des Harntransportes 369
- Stridor 280
- Suizidgefahr 498
- Synkopen 154
-, Tachyarrhythmia absoluta 156
- Tagesschläfrigkeit 489
- tastbare Schwellungen ... 301
- Teleangiektasien 182
-, Temperaturen, Husten, Luftnot 168
- thorakale Schmerzen 351
- Thoraxschmerz 148
-, - mit Luftnot 171
- Tremor der Hände 491
- Tumor 476
- uncharakteristische Oberbauchbeschwerden 236
- urologische Störungen 538
- vaginale Blutung, Spätschwangerschaft 406
-, - Blutung, Frühschwangerschaft 405
- Verbrennung 299
- verstopfte Nase 447
- Verwirrtheitszustand, Geriatrie 97
- vorübergehende Sprachstörung 490
- Wachstumsstörungen 292
- wandernder Schmerz 178
- Wirbelsäulenschmerz 349
- Wunde 294
- zervikale Schmerzen 350
- Parästhesien 486
Leitsymptome Bauchschmerzen, Übelkeit, Gewichtsverlust 274
- Bewegungsstörungen, Geriatrie 96
- Durchfall, Hyperperistaltik, Krämpfe 267
- Dysphagie, substernaler Schmerz 267
- hypertensive Herzkrankheit 139
- Inappetenz, Erbrechen u.a.
- KHK 140
- Kopfschmerzen, Fieber, Nackensteifigkeit 270
-, -, Schwindel, Belastungsdyspnoe 218
- Lymphdrüsenschwellung, Myalgien u. a. 271
- M. Addison 214
- Muskelschwäche, Herzrhythmusstörungen 228
- Polyurie, Polydipsie, Diabetes mellitus 198

- Rhythmusfieber, Kopf-, Gliederschmerzen 269
- Tremor, Fahrigkeit, Tachykardie u. a. 210
- Xantome, Arcus liopides, Adipositas 194
Lendenwirbelsäulenverletzung 338
Leopold-Handgriff, Abb. 404
Lernen, Ältere 91
Lethargie, Leitsymptom 229
Leukämie 167
-, akute, aplastische Anämie 187
-, - lymphatische, ALL 188
-, chronisch myeloische, Interferon 263
-, chronische lymphatische CLL 189
-, - myeloische, CML 189
Leukämie, akute myeloische, AML 188
Leukämien, akute 188
Leukopenie, Zytostatika 109
Leukoplakie 103, 450
Leukozytose, CML 189
Levomethadon, BtMVV 66
Libidoverlust 207
Lichtscheu 298
Lichttherapie 68
-, Definition 79
Lidschwellung 225
Liebeszuwendungen, reduzierte 15
Life-events 11
Linksverschiebung, CML 189
Lipodystrophie 201
Lipödem 180
Lipoidnephrose 225
Lipoproteine, Klassifikation 193
Lipoproteinlipasemangel, familiärer 197
Lippenkarzinom 451
Liquidation, private 119
Liquorpunktion, Meningitis 270
Lithiumsalze, Schwangerschaft 64
Lobärpneumonie 161
Lösungsmittel, organische 524
Löwenberg-Zeichen 180
Logopädie 455
-, Reha 36
Lohnfortzahlung 128
-, Wegfall 129
Lohnfortzahlungsgesetz 128
low T3-Syndrom 210
LSD 524
L-Thyroxin 211
-, Stillen 65
Luftnot 144, 225
-, Leitsymptom 168, 555
-, Notfall 555
-, obstruktive Bronchitis 163
Luftwege, Infektion 264
Lumbago 538
-, akuter, Hexenschuß 352
Lumbalgie 537
Lumbalpunktion, Meningitis 270
Lungenabszeß 162
Lungenechinokokkose 275
Lungenechinokokkus, Tbc 168
Lungenembolie 225
-, Definition 168
-, Phlebothrombose 179
Lungenemphysem, Definition 165
Lungenerkrankungen 160
Lungenfibrose 169
-, Zytostatika 109
Lungenkontusion 304
Lungenödem, Mitralstenose 144
-, Trauma 304
Lungenstauung 139
Lungenzysten, Bronchiektasie 166
Lupus erythematodes 174
Lupus-Nephritis 224, 225
Lyell-Syndrom, staphylogenes 473

Lymphadenopathie 272
-, Aids 273
-, Monozytenangina 265
Lymphadenopathiesyndrom, Aids 273
Lymphadenosis benigna 271
Lymphangitis 296
- acuta 179
Lymphbahnen, Infektion der 296
-, Lymphangitis acuta 179
Lymphdrainage 73
-, Anwendung 73
-, Indikationen 74
Lymphdrainagen 180
Lymphdrüsen, Tumorfrüherkennung 103
Lymphdrüsenschwellung, Leitsymptom 229
Lymphknoten, druckdolente, vergrößerte 296
Lymphknotenneoplasien, Sarkoidose 167
Lymphknotenschwellung, Kind 282
Lymphknotenvergrößerung 190
-, CLL 189
-, schmerzlose, Leitsymptom 190
Lymphödem 180
-, Massage 74
Lymphogranulomatose 167, 190
Lymphozytose, CLL 189
Lysetherapie 169, 233
Lyssa-Virus 298

Madenwürmer 275
Magen-Darm-Erkrankungen 232
-, Kind 284
-, Leitsymptom 531
Magen-Darm-Kanal, Infektionen 267
Magenkarzinom 308
-, Frühsymptome 309
-, Metastasierung 309
Magenperforation 321
-, Antirheumatika 99
Magensekretionsstörungen, Trinkkuren 81
Mahlzeit, fettreiche 313
Mahnwesen, EDV 133
Makroangiopathie, diabetische 200, 202
Makrohämaturie 369
Makrokarzinom, Magen 309
Malaria 269
Malassimilationsstörungen, Wachstum 293
Maldescensus testis 208
Malignome, Blut im Stuhl 244
Mallory-Weiss-Syndrom 251
Malzarbeiterlunge 258
Mammae, Tumorfrüherkennung 103
Mammakarzinom 14, 302
-, Metastasierung 303
Mammographie 303
Manie 498
Masern, Impfmindestabstände 44
-, Mumps, Röteln , MMR, Impfung 42
Masernimpfstoff, Lagerung 43
Masernimpfung, M 46
Maske 26
Maßnahmen, abführende 85
-, diuresefördernde 85
-, laxierende 86
-, vertrauensbildende 57
Massage, Fernwirkung 73
-, klassische 74
-, manuelle 73
Massage 83
Massageindikationen 74
Massagekontraindikationen 74
Massagen 83
-, Definition 73
Massagesonderformen 73

Massagewirkungen 73
Mastektomie, subkutane 302
Mastoiditis 438
Mastopathia fibrosa cystica 302
Mastzellprotektion 261
Max-Planck-Diät 85
Mazerate 83
McBurney 318
MCT-Fette 197
Mechanotherapie 68
Meckel-Divertikel 316
Mediatoren, Lungenfibrose 169
Medien, Thermotherapie 74
Medikamente, Arzttasche 25
- einnehmen, ADL 96
-, lipidsenkende 197
-, Lungenfibrose 169
-, Nebenwirkungen, Geriatrie 96
-, rezeptfreie, UAW 100
Medikamentenabhängigkeit, Leitsymptom 518
Medikamentenauswahl 25
Medikamentenkontrolle, Altenpflegeheim 100
Medikamentennebenwirkungen, übersehene Diagnose 100
Medikation bei älteren Patienten 92
Medizin, kurative, physikalische Therapie 69
Medizingeräteverordnung, MedGV 78
Mehrfachbehinderungen, Reha 40
Mehrlappenpneumonie 161
Mehrzellbad 78
Melaena 322
Melancholie 495, 498
Melanom, malignes 14
-, -, Abb. 477
Meldepflicht 126
-, Hepatitis B 247
Menière-Erkrankung 491
Meningeosis leucaemica 188
Meningitis 438
-, eitrige, akute 270
-, FSME 271
-, nichteitrige, virale 270
Meningitisverdacht 270
Meningoenzephalitis, FSME 271
-, Borreliose 271
Meniskusläsion 362
Meridianpunkte 89
Mesenterialarterienverschluß 320
Mesenterialinfarkt 177, 320
Mesenterialvenenverschluß 320
Metamizol, Onkologie 107
Metaqualon, BtMVV 66
Metastasierung, Bronchialkarzinom 167
-, Mammakarzinom, 303
Meteorismus 83
Methylphenidat, BtMVV 66
Metoclopramid, Kindheit 65
-, Stillen 65
Metrorrhagie 391
Meyer-Druckpunkte 180
Migräne 83, 291, 482
- accompagnée 482
-, Morbus Raynaud 178
-, ophthalmische 482
-, Schmerztherapie 62
Migräneanfälle 291
Mikroangiopathie, diabetische 200, 202
Mikrohämaturie 369
Mikropenis 208
Mikrosphärozytose, Anämie 187
Mikrovibrationen 75
Mikrowelle 77
Miktionsstörungen, Leitsymptom 374
Miliartuberkulose, Tbc 168
Milieukenntnis 20
Milzexstirpation 182

Milztumor, Endokarditis 147
Minderperfusion, renale 225
Mindestabstände, Immunglobuline 44
–, Lebendimpfstoffe 44
Mineralbäder 80
Mineralokortikoide 223
Mineralwasserinhalation, Lungenerkrankungen 81
Mini Mental Status - Folstein et al. 102
Mirizzi-Syndrom 313
Mißbrauch 511
Mischhernie 305
Mischkost 84
Mitralfehler, Vorhofflattern 156
Mitralinsuffizienz, Definition 144
–, relative 139
Mitralklappenersatz, prothetischer 145
Mitralklappenöffnungsfläche 144
Mitralklappenprolaps 144
Mitralöffnungston, frühdiastolischer 144
Mitralsegel, bewegliche 144
Mitralstenose, Belastungsdyspnoe 144
–, Ruhedyspnoe 144
–, Ursache 144
Mittel, blasenerzeugende 85
–, pustelerzeugende 85
Mittelbauch, Schmerzen 316
Mittelmeerfieber 263
Mittelohrschwerhörigkeit 436
MMR, Masern, Mumps, Rötel, Impfung 42
Molluscum contagiosum 469
Mononucleosis infectiosa 265
Monozytenangina 265
Moor 75
Moorbäder 80
Morbus Addison 208, 214
– Basedow 210, 211
– Bechterew, Abb. 347
– Crohn 17, 241, 324
–, –, Kind 285
–, –, Psychotherapie 534
– Dupuytren 358
– Hodgkin 5, 190
– Menière 444
– Osgood-Schlatter 361
– Osler 182
– Perthes 358
– Raynaud 178
– Scheuermann, Abb. 353
– Werlhof 182
Morphin, BtMVV 66
–, Onkologie 107
Moskitonetz 269
Motilität, Untersuchung 480
Müdigkeit, Leitsymptom 222
Mukolyse, Strahlentherapie 108
Mullbinden 24
Multiinfarktdemenz 489
–, Prävention 93
Multimorbidität 7, 92
–, Arzneimittel 65
Mumifikation 297
Mumpsimpfstoff, Lagerung 43
Mumpsimpfung 46
–, Komplikationen 46
Mund, Infektion 264
Mundbodenkarzinom 451
Mundhöhle, Beschwerden, DD 449
Mundtherapeutika 61
Mund-zu-Mund-Beatmung, Abb. 330
Mund-zu-Nase-Beatmung, Abb. 330
Muskelanspannungen, 70
Muskelatrophien, Massage 74
Muskel-Gelenk-Störungen, Leitsymptom 537

Muskelhartspann, Massage 74
Muskelkontraktionen, isometrische 69
Muskelrheumatismus 537
Muskelschwäche, Leitsymptom 228
Muskelstarre, Tetanus 298
Muskeltonus, NF-Ströme 78
Muskelumfang 225
Muskulatur, KG 70
Musterberufsordnung 124
Mutterpaß 28, 403
Mutterschaftshilfe 28
Mutterschaftsrichtlinien 403
Mutterschaftsvorsorge 28, 117
Mutterschafts-Vorsorgeuntersuchung 28
Mutterschutzgesetz 403
Myalgien 86
–, Leitsymptom 271
Mycobacterium tuberculosis, Pleuritis 171
–, Tbc 168
Myektomie, HOCM 142
Myelom, multiples 192, 225
Myogelosen 86
–, Akupunktur 89
–, Massage 74
Myokardinfarkt, akuter, AMK 148
–, Definition 148
Myokarditis 155
–, Vorhofflattern 156
Myokardnekrose, AMK 148
Myokardszintigraphie 151
Myotomie, HOCM 142

N1, Packungsgröße 63
N2, Packungsgröße 63
N3, Packungsgröße 63
Nabelhernie 316
Nachbehandlung, stationäre, Krebs 104
Nachfolgebesuch 21
Nachhol-Impfung 42
Nachlastreduktion, KHK 140
Nachsorge, onkologische 103
Nachsorgepässe 105
Nachsorgeuntersuchungen 105
Nachtbesuch 20
Nacht-Esser-Syndrom 536
Nachtstuhl 104
Nachuntersuchungen 105
Nackensteifigkeit, Leitsymptom 270
Naevuszellnaevus 477
Nahrungsaufnahme, inadäquate 293
Nahrungsmittel, kaliumarme 227
Nahrungsmittelallergie 255, 446
Nahrungssupplemente, Alter 99
Nasenbeinfraktur 448
Nasenbluten 447
–, DD 445
Naseneingangsfurunkel 448
Nasenflügelatmen 280
Nasennebenhöhlenentzündungen, Akupunktur 89
–, Neuraltherapie 89
Nasennebenhöhlenverletzungen 448
Nasenrachentumoren 448
Natriumverlust, enteraler 229
Naturheilverfahren, Definition 82
–, Zentralverband der Ärzte 82
–, Zusatzausbildung 82
Nebennierenerkrankung 214
Nebennierenrindeninsuffizienz 208
Nebennierentumoren 217
Nebenwirkungen, HIB 46
Negativliste 61
Nekrobiosen, AVK 176
Nekrose, tubuläre 225
Nematoden 275

Neoplasien 14
Nephritis, immunogenetische 44
–, interstitielle 225
–, Niereninsuffizienz 227
Nephrolitholapaxie, perkutane 387
Nephropathie, diabetische 203
Nephrotoxine 226
Nervenschädigungen, Zytostatika 109
Nervensystem, Reha 39
Nervenverletzung, periphere, Leitsymptom 341
Neubildungen, bösartige, Reha 39
Neugeborenes, Krämpfe 289
–, Toxoplasmose 272
Neuner-Regel, Abb. 299
Neuralgien, Neuraltherapie 89
–, Schmerztherapie 62
Neuraltherapie n. Huneke 88
Neuritis, Diphtherieimpfung 44
–, Schmerztherapie 62
Neurodermitis, Abb. 466
Neuroleptika 501
–, Zusatztherapie 108
Neurologe, Hausbesuch 21
Neuronitis vestibularis 444
Neuropathie, diabetische 200, 203
–, Schmerztherapie 62
NF-Ströme 78
Nieder-Voltage 147
Niemandsland 341
Nierenarterienstenose 220
Nierenbeckenkarzinom 381
Nierenbeschwerden 224
Nierenbiopsie 224
Nierendurchblutung, prärenale, Einschränkung der 225
Nierenersatztherapie 228
Nierenfunktion, Alter 98
Nierenfunktionsstörung 225
Niereninsuffizienz 223
–, Arzneimittel 66
–, chronische 227
–, Trinkkuren 81
Nierenkelchstein, Abb. 378
Nierenkolik 372
– Neuraltherapie 89
Nierenschmerz 371
Nierensteine, Hämaturie 223
Nierensteinleiden 86
Nierentumoren 380
Nierenvenenthrombose 225
Nierenversagen, akutes 225
Nifedipin, Schwangerschaft 64
Nifedipin-Kapseln, Hypertonie 222
Nikotinsäure, Gicht 204
Nitrofurantoin, Stillen 65
Nitroglycerinkapseln, AMK 149
Nitrosamine 307
NNR, Adenom 209
–, Hyperplasie 209
–, Karzinom 209
–, mikronoduläre, Abb. 216
NNR-Insuffizienz 207
–, primär chronische 214
NNR-Zysten 217
Noncompliance 53
–, Auswirkungen 53
Non-Hodgkin-Lymphom, CLL 189
Non-Hodgkin-Syndrom 191
Noradrenalin 217
Normethodon, BtMVV 66
Normochromasie 186
Normotonie 218
Notarzt 548
–, Hausbesuch 21
–, primärer Einsatz 549
Notarztwagen
Notdienst 23

Notfälle, Diagnostik 552
–, häufige hausärztliche 555
–, hausärztliche 548
–, onkologische 110
–, psychiatrische 562
–, Soforttherapie erfordernd 330, 552
Notfall 548
Notfallarzt, Pflichten 550
Notfallarztkoffer für Erwachsene 26
Notfalldienst 549
–, ärztlicher 549
Notfallkoffer 24, 25
–, Mindestausstattung 25, 26
Notfallmedikamente 26
Notruf 553
Noxen, Ausschaltung von 68
NSAR, Schwangerschaft 64
–, Stillen 65
Nüchternblutzuckerwerte 199
Nüchternschmerz, Ulkuskrankheit 232
Nüchternserum, trübes 197
NYHA-Klassifikation 139
Nykturie 374
Nystagmusprüfung 438

Oberbauch, rechter, Schmerzen 313
–, Schmerzen im 312
Oberbauchbeschwerden, funktionelle 531
–, Leitsymptom 308
–, uncharakteristische, Leitsymptom 236
Oberbauchsonographie 227
Obstipation 83, 244
–, Akupunktur 89
–, Leitsymptom, Kind 285
–, Massage 74
–, Trinkkuren 81
–, Ursachen, Kind 285
Obstruktion, Abb. 170
–, Leitsymptom 163
–, postrenale 225
– und Restriktion, Abb. 170
Ödem, Leitsymptom 224
–, Massage 74
Ösophagitis 267
Ösophagogastroduodenoskopie, Ulkuskrankheit 232
Ösophagus, Fremkörper 307
Ösophagusdivertikel 308
Ösophagusexstirpation 306
Ösophaguskarzinom 307
–, Röntgen, Abb. 307
Ösophagusperforation 306
Ösophagusvarizen 251
Ösophagusvarizenblutung 251
Ösophagusverätzung 306
Östrogen-Gestagen-Präparate 214
Ohrenschmerzen, Leitsymptom, Kind 282
–, Ursache 282
Ohrgeräusch, DD 439
Ohrschmalzpfropf 442
Ohrschmerz, DD 439
– ohne Schwerhörigkeit, Leitsymptom 440
–, Schwerhörigkeit, Leitsymptom 438
Ohrspülung, Abb. 436, 442
Oligomenorrhoe 390
Oligurie 226
Onkologie, gynäkologische 394
– in der Allgemeinmedizin 103
Onychomykose 462
Open-end-Fragen 55
Opiate 522
–, Schwangerschaft 64
Opiatintoxikation 522
Opioide, Abhängigkeit 519
Opisthotonushaltung 282

Sachregister

Opium, BtMVV 66
Oralimpfstoffe, Applikationsart **45**
Ordnungsgesetze 9 83
Ordnungstherapie 82
Orthopäde, Hausbesuch 21
Ortskrankenkasse 38
Osteochondrosis dissecans 361
Osteomalazie **213**
Osteomyelitis **345**
Osteoporose **346**
–, Abb. **349**
–, idiopathische **213**
–, postmenopausale **213**
Osteoporoseaktivität **214**
Osteosarkom **344**
Osteosynthese **336**
Otalgie, DD **441**
Otitis
– circumscripta **440**
– diffusa **441**
–, –, maligne **441**
–, externa **438**
– media, akute **438**
–, –, chronische **439**
–, –, epitympanale **440**
–, –, mesotympanale **439**
–, –, Therapie **265**
Otosklerose **443**
Otoskop 24
Ovarialkarzinom **397**
–, TNM-Klassifikation **398**
overprotection 15
Oxyuriasis **275**

P pulmonale 153
Packungsbeilagenbereich **59**
Packungsgröße 61
– von Medikamenten **63**
Pain 173
Palor 173
Palpitationen 152, 225
Panaritium **297**
Panikstörung, Notfall **563**
Pankreaskarzinom **311**
Pankreaspseudozyste **311**
Pankreasverletzung **312**
Pankreaszyste **311**
Pankreatitis, akute **233**, 311
–, –, Trauma 312
–, Choledocholithiasis 315
–, chronische **234**, 311
Panzytopenie **188**
–, Zytostatika 109
Papaver somniferum, BtMVV 66
Papillarmuskeldysfunktion 144
Papillomviren, humane **468**
Papillomvirus-Infektion **467**
Papillotomie 316
Papula, Vesikula, Leitsymptom **467**
Paracetamol, Fieber **278**
–, Onkologie 107
Parästhesien 229, 501
–, Leitsymptom **486**
Parainfluenza-Virus-Infektion **266**
Paralysis 173
Parasiten, Durchfallerkrankungen **239**
Parasitosen, menschenpathogene **276**
Parathymie **500**
Paratyphus 14
Paresen, spastische, Massage 74
Parkinsonismus, UAW **99**
Parkinson-Syndrom, Bewegungsstörung **96**
Parkinson-Trias **492**
Parkplatzsuche **22**
Paronychie **297**
Pasten 83
Patient, Informationsschrift **59**
–, Problemlösungsmodell **55**

–, subjektives Krankheitsmodell **55**
–, verstorbener **564**
Patienten, ältere **91**
–, immundefiziente **48**
Patientenbereich **56**
Patientenregie **135**
Patientensprache, Notruf **553**
Patientenverwaltung, EDV 133
Payr-Zeichen 180
Pediculosis capitis **478**
Peitschenwurm **276**
Peloide 74
Penicillin, Überempfindlichkeit **255**
Pentazocin, BtMVV 66
–, Onkologie 107
Perfektionismus **15**
Perfusionsszintigraphie 167, 168
Perianalabszeß **326**
Periarteriitis nodosa **178**
Pericholezystitis **314**
Perikarddrainage 154
Perikarderguß, maligner **147**
Perikarditis, akute, Definition **154**
– constrictiva **146**
Perikardpunktion **147**
Perikardtamponade **153**
–, Definition **146**
Perimenopause **393**
Perimyokarditis, KHK 140
Periostmassage 73
Peritonsillarabszeß **452**
–, Husten 281
Perthes-Syndrom **303**
Perthes-Test **180**
Pertussis-Impfstoff, Lagerung 43
Petechien **284**
–, Leitsymptom **182**
Pethidin, BtMVV 66
–, Onkologie 107
Peutz-Jeghers-Polyp **323**
Pfeiffer-Drüsenfieber **265**
Pflegebedürftigkeit **92**
Pflegeeinsätze **121**
Pflegehilfe **121**
Pflichten des Kassenarztes, BMV **118**
Phäochromozytom **216**, 219
Pharmaka, Alter, Nebenwirkungen **98**
–, Applikationsformen **552**
–, lipidsenkende **197**
Pharyngitis chronica (sicca) **451**
–, exsudative **284**
–, Viren 264
Pharyngokonjunktivalfieber **265**
Phase, kurative **36**
–, vulnerable 31
Phasen erhöhter Labilität, Jugendalter **18**
Phenmetrazin, BtMVV 66
Phlebothrombose **179**
Phlegmone **296**
Phobie **504**
Phosphatbinder **227**
Physiotherapie **34**
–, Reha 36
Phytopharmakon 83
Phytotherapeutikum 83
Phytotherapie 82
–, Definition **83**
Pigmente, renal ausgeschiedene **226**
Pilzpneumonie **162**
Pinzette 24
Piritramid, BtMVV 66
Pityriasis versicolor **463**
Plasmaspiegel, Arzneimittel **66**
Plasmodium vivax u.a. 269
Plasmozytom **192**
Plattenelektroden 78
Plattenepithelkarzinom 167
Plattfuß **364**

Pleura visceralis, Einriß 171
Pleuraerguß, Abb. **167**
Pleuramesotheliom **167**
Pleuraplaques, Asbestose **170**
Pleuraverschwielungen, Asbestose **170**
Pleuritis **171**
Plummer-Vinson-Syndrom **307**
Pneumatosis cystoides intestinales **235**
Pneumektomie **167**
Pneumocystis carinii-Infektion **273**
Pneumokokken **161**
Pneumokoniosen, Silikose **165**
Pneumonie, Abb. **161**
–, atypische **162**
–, hypostatische **162**
–, Therapie **265**
–, Viren **266**
Pneumonien, Husten **280**
Pneumothorax, Abb. **335**
–, Definition **171**
PNF-Technik, KG 71
Pockenvirus-Infektion **469**
Podagra **205**
Polio, Impfmindestabstände **44**
–, Lagerung 43
Polioimpfung nach Salk **48**
Poliomyelitis, Polio oral, Impfung **42**
Polio-Schluckimpfung **49**
Politzer-Verfahren, Abb. **436**
Polizei 122
Pollakisurie **374**
Pollenallergie **256**
Pollinosis **255**
Polyarthralgien, Neuraltherapie **89**
Polyarthritis, chronische, CP **346**
– nodosa **224**
–, primär chronische **174**
Polychemotherapie **188**
Polydipsie, Leitsymptom **198**
Polyglobulie **152**
–, Anämie 185
Polymenorrhoe **390**
Polymyalgia rheumatica **177**
Polyneuropathie 291, **486**
–, diabetische **482**
Polyp, juveniler **323**
Polyposis coli 14
–, familiäre **323**
Polytoxikomanie **521**
Polytrauma **334**
Polyurie, Leitsymptom **198**, 208
Portioabstrich, Tumorfrüherkennung **103**
Postcholezystektomiesyndrom 89, 315
Postembolieprophylaxe **169**
Postkardiotomiesyndrom **147**
Postmyokardinfarkt **146**
Potenzierung **88**
Präexzitationssyndrom, WPV 157
Präkanzerose, Ösophaguskarzinom **307**
Prävention **5**
–, Alterserkrankungen **93**
–, Aufgaben **69**
–, Definition **27**
– im Alter **30**
– im Kindes- und Jugendalter **30**
– in der Jugend **30**
–, primäre **27**
–, sekundäre **27**
–, –, maligner Tumoren **29**
–, tertiäre **27**
– von Krankheiten **27**
Präventionspotentiale im ambulanten Sektor **31**
Präventionsprogramme **28**
Präventivmedizin **27**
Praxis, allgemeinärztliche **38**

Praxisbedarf 63
Praxisrechner, Programmfunktionen **133**
Praxisstammdaten **133**
Praxisverwaltung **132**
Prechtel, Mastopathie **302**
Preisvergleichslisten, Wirtschaftlichkeit **117**
Presbyakusis **443**
Preßversuch nach Valsava 155
Prick-Test **259**
Primäreffekt, Tbc 168
Primärkassen **122**
Primärprävention, Fettstoffwechselstörungen **194**
Privatliquidation, EDV 133
Privat-Rezept **63**
Probeexzision, Mastopathie **302**
Prognose, infauste **563**
Programme **133**
Pronatio dolorosa **355**
Prophyrie, HPL **198**
Prostataadenom, BPH **382**
Prostatahyperplasie, benigne, BPH **382**
Prostatakarzinom **382**
Prostataschmerz **373**
Prostatitis **386**, **538**
Prostatopathie **538**
Prostration 173
Proteasenüberschuß, relativer **165**
Proteinurie **223**
–, große **224**
Provokationstest **255**
Prozesse, adaptive 69
Prüfungsausschüsse **120**
Prüfungsfach **5**
Prüfwesen **120**
Pruritus **328**
Pseudo-Cushing **209**
Pseudodemenz, Geriatrie **97**
Pseudodemenzen im Alter **93**
Pseudohyperaldosteronismus **215**
Pseudokrupp **555**
Psoriasis **460**
– vulgaris, Abb. **461**
Psychodynamik, bestimmte **10**
Psychogeriatrie **31**
Psychopharmaka, Zusatztherapie **108**
Psychosen, affektive **498**
– organische **506**
Psychosyndrom, organisches 32, **508**
Psychotherapie **497**
–, analytische **528**
–, Definition **528**
–, Phobie **505**
–, Reha 36
–, rekonstruktive **528**
–, stützende **528**
–, suggestive **528**
–, symptomzentrierte **503**
Psychotherapie-Richtlinien **119**
PTC **313**
–, Abb. **310**
Pubertät **18**
Pubertätsprobleme **12**
Pulsionsdivertikel, **308**
Pulslessness 173
Pulver 83
Punkte, lokale, Akupunktur 89
Punktediät 85
Punktkombinationen, Akupunktur 89
Purgieren **86**
Purinstoffwechselerkrankungen **204**
Purpura Schönlein-Henoch **182**
P-Wellen, sägezahnartige im EKG **156**
Pyelonephritis, Hypertonie **219**
Pyelonephritis **384**

Pyodermie **472**
–, Haarfollikel **473**
–, Schweißdrüsen **474**

Quaddelschemata, Neuraltherapie 89
Qualitätszirkel, Ärztezirkel **18**
Quartalsabrechnung 135
Quarz-Staubbekämpfung, Silikose 165
Quecksilberallergie, Tetanus 42
Quellpunkte 89
Querschnittslähmung, subakut einsetzende **487**
–, Wirbeldestruktion 110
Quickwert 183
Quincke-Ödem 255, **466**
Q-Zacke, pathologische, Infarkt 140

Rachen, Infektion **264**
Rachenmandel, vergrößerte 447
Rachentherapeutika 61
Rachitis **213**
Rachitisprophylaxe, UV 79
Radiochemotherapie 167
Radiojodtherapie 211
Rasselgeräusche, grobblasige, Bronchitis 163
Rasseln 280
Raucherbein, AVK 175
Rausch, alkoholischer **513**
Raynaud-Syndrom, primäres 178
Reaktion, allergische, Typen I-IV **257**
–, anaphylaktische 255, **561**
–, anaphylaktoide 256
–, pseudoallergische 256
–, toxische 256
Reaktionen, allergische 87
–, psychische, Massage 73
Reaktionslagen, individuelle 69
Reanimation, Abb. 332, 335
Rechner **133**
Rechtsfragen **22**
Rechtsherzinsuffizienz 152
Rechtsherzversagen 153
Rechtsschenkelblock 145
Rechtsvorschriften für Ärzte 125
Reflexe, Untersuchung **480**
Reflexhammer 24
Reflexzonenmassage 73
–, Indikationen **74**
Refluxgastritis 308
Refluxkrankheit **305**
–, Schweregrade 305
Refluxösophagitis 305
Regulationsbehandlung 68
Regulationsverfahren 88
Reha-Angleichungsgesetz 40
Rehabilitation als Prinzip **33**
–, Alterserkrankungen **94**
–, Arbeitsgebiet **34**
–, Behinderung 35
–, Entstellung 35
–, geriatrische 96
–, Leistungen **37**
–, Lernfähigkeit 35
–, Mißbildung 35
–, Nachbehandlung 33
–, physikalische Therapie **70**
–, Sozialverhalten 35
–, Unfallchirurgie 334
–, Wiedereingliederung 33
Rehabilitationsangleichungsgesetz 39
Rehabilitationsmaßnahmen **36, 39**
–, Gliederung **36**
–, Indikation für **34**
–, schulisch-pädagogische 38
–, Voraussetzungen 35
Rehabilitationspotentiale im ambulanten Sektor **31**
Rehamaßnahmen, Einleitung **36**

Reib-Test 259
Reichsversicherungsordnung 28
–, RVO 40, 117, 123
Reiseberatung 268
Reisediarrhoe 239, 268
Reiseimpfungen 42, **48, 49**
Reisekosten, Reha 37
Reisekrankheit 61, **444**
Reisen, Regeln **268**
Reizblase **539**
Reize, natürliche 82
–, serielle 69
Reizklima 80
Reizkolon **532**
Reizmagen **531**
Reiz-Reaktionsprinzip 82
Reiz-Reaktionstherapie **68**
Reiz-Regulationsprinzip 88
Reizstärke 69
Reizströme 78
Reiztherapie, Akupunktur 89
Rekonvaleszenz, UV 79
Rektumkarzinom 324
Rektumprolaps 244, **329**
Rekurrensparese, Ösophaguskarzinom 307
Releasing Hormon 207
Remission, komplette 188
Renin-Angiotensin-Aldosteron-System, RAAS 219
Rente **105**
Rentenversicherung, gesetzliche 38
Resektion, transurethrale, TUR 379
Respekt, Arztbereich 54
Respirationserkrankung, akute **265**
Respirationstrakt, Erkrankungen des **278**
Restriktion, Abb. 170
Retikulozyten 192
Retikulozytenkrise, Anämie 186
Retinopathie, diabetische **202**
Rettungsdienst 22, 23, 549, **551**
Rettungshubschrauber, RTH 551
Rettungswagen 26
–, RTW 551
Revaskularisation 151
Rezept **61**
–, Gültigkeit 63
Rezeptformulare 25
Rezeptur, physikalische Therapie 81
Rheuma 86
–, Bäder 76
–, KG 71
–, Neuraltherapie 89
Rheumaserologie 346
Rhinitis acuta 446
–, allergische 255
Rhinopathie, allergische 446
–, vasomotorische 447
Rhinophym 464
Rhinorrhoe, Leitsymptom **282**
Rhinoviren, Infekt 264
Rhythmik, reaktive 69
Rhythmusfieber, Leitsymptom **269**
Rhythmusstörungen, s. Herzrhythmusstörungen **154**
Richtlinien der Ärztekammern 120
– der KBV 120
–, Herzinsuffizienz 141
–, vertragsähnliche Versorgung **119**
Rinderbandwurm 274
Ringer-Lösung 26
Rinne-Versuch 436, Abb. 437
Rippenfraktur **304**
Rippenserienfraktur 304
Risikofaktorenmodell 31

Risikofamilien, Tumorfrüherkennung 103
Risikopatienten 30
RNA-Viren 162
Röntgenkontrastmittelunverträglichkeit 256
Rötelnimpfstoff, Lagerung 43
Rötelnimpfung 42, **46**
–, Komplikation, Rheumatoid 46
Rötung, Schuppung, Leitsymptom **460**
Rohkostsalat 268
Rolle, heiße 74
Rollenverlust, Ältere 92
Romberg-Test 480
Romberg-Versuch, HNO 438
Rosacea 464
Rotaviren 268
Rovsing 318
Rubor 179
Rucksackverband 338
Rückenmarktumoren, Querschnitt 110
Rückenschmerzen 83
–, Neuraltherapie 89
R-Verlust, Infarkt 140
RVO, Reichsversicherungsordnung 117
RVO-Rezept 63

SA-Block 158
Säugling, Fieber 278
–, schreiender, Notfall **557**
Säuglingsdyspepsie, E. coli 240
Salben 83
Salmonellenenteritis 238
Salmonellose 14, **237**
Saluretika, Gicht 204
Salzreduktion 224
Sarkoidose, Definition **169**
Sauna 75
Scabies **478**
Scapulafraktur **338**
Schadensbild 39
Schäden, geistige 35
–, körperliche 35
–, seelische 35
Scharlach, Therapie 265
Schaufensterkrankheit, AVK 175
Scheidung 16
Schellong-Test 223
Schenkelhernie **330**
Schere 24
Schiefhals **354**
Schilddrüse, Erkrankungen der **209**
Schilddrüsenhormonwirkung 209
Schilddrüsenkarzinom 14
Schilddrüsentumoren 212
Schimmel 83
Schistosomiasis 241
Schizophrenie, Leitsymptom **500**
Schläfenkopfschmerz, Leitsymptom **177**
Schlafapnoesyndrom **489**
Schlafentzug 498
Schlafmittelmißbrauch 520
Schlafstörungen 83
Schlaganfall 481
Schlaganfallpatienten, Reha 94
Schlamm 75
Schlammbäder 80
Schlangengift-Immunserum 51
Schleimhautinvasion, Keime, pathogene 268
Schleimhauttest, allergischer 260
Schlingkrämpfe 298
Schluckimpfung 41
Schluckstörungen, DD **449**
Schmerz, gürtelförmiger im Oberbauch 233
–, Konversionssymptom **501**
–, lokaler einer Extremität, Leitsymptom 179

–, pektanginöser, KHK 150
–, retrosternaler, Leitsymptom 305
–, Schwellung, Leitsymptom 344
–, starker thorakaler, Leitsymptom 153
–, substernaler 267
–, wandernder, Leitsymptom **178**
Schmerzambulanzen 108
Schmerzausstrahlung, Niere, Harnleiter 372
Schmerzbehandlung, onkologische **106**
–, Stufenschema 108
Schmerzcharakter 62
Schmerzdruckpunkte, Appendizitis, Abb. 318
Schmerzen, atemabhängige, Rippenfraktur 304
–, chronische 62
– der Akren, Leitsymptom **178**
– der Hüfte 358
–, gürtelförmige im Oberbauch 311
–, iatrogene 107
– im Ellenbogen 355
– im Fuß 363
– im Handgelenk 356
– im Knie, Leitsymptom 360
– im Knöchel 363
– im Mittel- und Unterbauch **235**
– im Oberbauch 232, 312
– im rechten Oberbauch 233
– im rechten Oberbauch 313
– im Unterbauch **235**
– im Unterbauch, Leitsymptom **392**
– im Unterschenkel 363
– im Zehenbereich 363
– in den Fingern, Leitsymptom 357
– in der ganzen Hand 357
– in Schulter, Arm, Leitsymptom 354
–, Leitsymptom, Notfall 559
–, lumbale, Leitsymptom 351
–, Mittelbauch 316
–, nicht spastische 62
–, perianale, Leitsymptom 326
–, postoperative 62
–, posttraumatische 62
–, retrosternale, akute Perikarditis 154
–, retrosternale, Cor pulmonale 152
–, retrosternale, Fremdkörper 307
–, spastische 62
–, thorakale, Leitsymptom 351
–, urologische, Leitsymptom 371
–, zervikale, Leitsymptom 350
Schmerzen, HNO, DD 445
Schmerzintensität 62
Schmerzlokalisation, KHK 150
Schmerzmittel, BTM-frei, Onkologie 107
–, BTM-pflichtig, Onkologie 107
–, rechtzeitige Anwendung 107
Schmerzmittelkombinationen, Onkologie 107
Schmerzmittelwirkung, Potenzierung der 108
Schmerzprüfung, Verbrennung 299
Schmerzsyndrom, femoropatellares, FPS 361
–, Leitsymptom **539**
–, psychogenes **540**
Schmerzsyndrome, KG 71
Schmerztherapie 62, **559**
–, Akupunktur 89
–, kausale **107**
–, spezielle, onkologische **107**
–, UAW 108
Schmerzursachen 106

Sachregister

Schmerzzusatztherapie, Onkologie 108
Schmerzzustände, Kälte 76
–, NF-Ströme 78
–, unklare 107
–, Wärme 76
Schnappatmung 333
Schnarchen, Adenoide 447
Schnüffelstoffe 524
Schnupfen, DD 445
–, Leitsymptom 264, 446
Schock, anaphylaktischer 49, 261
–, –, Allergie 255
–, hypoglykämischer 204
–, hypovolämischer 333
–, toxischer 322
Schockindex 322
Schonklima 80
Schonung, körperliche, Herzinsuffizienz 141
Schonwirkung, Klimatherapie 80
Schröpfen 85, 86
Schrumpfgallenblase 315
Schüttelfrost, Zytostatika 109
Schulängste 19
Schulschwierigkeiten 12
Schulter-Arm-Syndrom 355
Schultergelenk, Bandverletzung 341
Schultersteife, schmerzhafte 355
Schußwunde 294
Schutzdauer 49
Schutzimpfungen 41
–, Zukunft 52
Schwangerschaft, Arzneitherapie 64
–, Schmerzen, Therapie 560
–, Toxoplasmose 272
Schwangerschaftsabbrüche, Berufspflicht 124
Schwangerschaftsbetreuung, ärztliche 28
Schwangerschaftsdiabetes 199
Schwangerschaftsüberwachung 28
Schweigepflicht 124, 126, 134
Schweinebandwurm 274
Schweißabsonderung 86
Schweißausbruch, Leitsymptom 203
Schweißneigung, akute Perikarditis 154
Schwellungen, tastbare, Leitsymptom 301
Schwerbedürftigenpflege, Krankenkasse 116
Schwerbehindertenausweis 104
Schwerbehindertengesetz, SchwbG 40, 104
Schwerbehinderung 104
Schweregrad nach Prechtel 302
Schwerhörigkeit, DD 439
– mit Ohrschmerz, Leitsymptom 441
– ohne Ohrschmerz, Leitsymptom 442
Schwerkettenkrankheit 263
Schwerpflegebedürftigkeit 121
–, Dauerzustand 121
–, Geldleistungen 121
–, Leistungsumfang 121
Schwiele, silikotische, Abb. 166
–, –, Tbc 168
Schwielennekrose, Abb. 166
Schwindel 98
–, Alter 95
–, DD 439
–, Kind 288
–, kranker Sinusknoten 158
–, Leitsymptom 154, 218, 490
– mit Schwerhörigkeit, Leitsymptom 444
–, Vorhofflattern 156
Schwindelerscheinungen 98
Schwindelzustände 83

Schwitzen 83, 85
–, profuses 229
Scratch-Test 259
Screening 29
Secobarbital, BtMVV 66
Sedierung, AMK 149
Seekasse 38, 122
Seekrankenkasse 38
Seekrankheit 444
Segmentmassage 73
Segmenttherapie 86
Sehen, übersehene Diagnose 100
Sehfähigkeit 34
Sehnenscheidenentzündung 356
Sehnenverletzung, Leitsymptom 341
Sehvermögen, Reha 40
Seitenstranghypertrophie 453
Sekretolytika 164
–, Bronchitis 160
Sekundärinfektionen, bakterielle 264
Sekundärnaht 294
Sekundärprävention 36
–, Fettstoffwechselstörungen 194
–, HPL 197
Sekunden-Herztod, Kammerflattern, Kammerflimmern 157
Selbständigkeit, ADL 96
Selbstbeurteilung 54
Selbsthilfegruppen 40, 105
– für Anghörige, Verwirrtheit 97
Selbstmedikation 63
Selbstmorddrohung 563
Selbsttoleranz 261
Selbstübungen, KG 71
Selbstuntersuchung 30
Selbstverpflichtung 57
Senfmehlpackungen 86
Senfteilbäder 86
Senkfuß 364
Sensibilitätsstörungen, Elektrotherapie 79
Serumkrankheit 258
Serumröhrchen 24
Serum-T4 210
Sexualängste 546
Sexualanamnese 544
Sexualberatung 545
Sexualleben 544
Sexualstörungen 376, 538, 541
–, funktionelle, Einteilung 541
Sexualtherapie 546
Shigellen 14
Shigellosen 239, 268
SIADH 230
Sichelfuß, Abb. 365
Sicherstellungsauftrag 118
Sicherungsmaßnahmen, Datenschutz 134
Sigmadivertikulose 317
Signa, bezeichne, 63
Signale, verbale und nonverbale 9
Silikose 163, 165, 167
Simulation 501
Simultanprophylaxe 51
Sinusbradykardie 158
Sinusitis 446
–, IR 79
–, Therapie 265
Sinusknoten, kranker 158
Sinustachykardie 154
Sinusthrombose 438
Situation, berufliche und soziale 13
Situations- oder Blickdiagnose 7
Sitzbad 74
Sitzbäder 80
Sklerodermie 307
–, progressive 174
Skoliose 354
Skotom 288
Slips, hochsaugfähige 97
Sodbrennen 83

Sofortschutz nach Exposition 48
–, passiver 48
Somatisierung 10
Somatotherapie 497
Sonderdiäten, spezielle 84
Sondergesetze, Vorschrift 125
Sonderimpfungen 41, 47
Sonnenbrand 561
Sonnenexposition 79
Sonographie, Cholelithiasis, Abb. 313
–, Niere, Abb. 378
Soor 356
Sozialämter 39, 122
Sozialgesetzbuch, SGB 40, 135
– I 116
– V 116
– V 27
Sozialgesetze 122
Sozialgesetzgebung 5
Sozialhilfe, Träger 39
Sozialleistungsträger 121
–, sonstige 122
Sozialmediziner 28
Sozialsituation 12
Sozialstatus 55
Sozialversicherung Behinderter, SVBG 40
Sozialversicherungsrecht und Rechtsvorschriften für den Arzt 116
Spätkomplikationen, diabetische 202
Spannungskopfschmerz 539
Spannungspneumothorax 171
–, Abb. 335
Spasmen, Wärme 76
Spatel 24
Speichel, künstlicher, Strahlentherapie 108
Spider naevi, Leberzirrhose 250
Spiegelfunktion 10
Spinaliom 477
Spirochäten 271
Spitzfuß 365
Splenomegalie 265
–, Anämie 185
–, Leberzirrhose 250
Spondylitis tuberculosa 350
–, unspezifische 350
Spondylolisthesis 352
Sport, KG 70
Sporttherapie 34
–, Reha 36
Sprachprobleme 17
Sprachstörung 490
Sprachtherapie 34
–, Reha 37
Sprachvermögen, Reha 40
Sprechfähigkeit 34
Sprechvermögen, Reha 40
Spreizfuß, Abb. 365, 367
Spreizhose, Abb. 360
Spritzen 24
Sprue 243
Sprunggelenk, Außenbandverletzung 340
Sputumuntersuchung 280
Stadieneinteilung, AVK 175
–, EKG, AMK 149
Stadium nach Fontaine, AVK 176
Stadtpraxen 22
Stakkatohusten 279
Stammfettsucht 215
Stammzelle, pluripotente 187
Standardimpfungen 41, 42
– im Kindesalter 41
Standesrecht, einheitliches 124
Stangerbad 78
Stapesplastik 443
Statistiken, medizinische, EDV 133
Status asthmaticus 164
Stauriemen 24

Stauungen, venöse, Massage 74
Stauungsbronchitis 160
Stauungspapille, Erbrechen 289
Steatorrhoe 234
Steinextraktion, endoskopische 315
Steinkolik, DD 376
Steintherapie 386
Sterbebegleitung 112
–, Gespräche 114
–, Mangel an Erfolgserlebnissen 114
Sterben, Institutionalisierung 112
Sterbende 11, 563
–, Abwehrmechanismen 113
–, Alter 114
Sterbeprozeß 113
Sterilität, Leitsymptom 389
Sterilitätstherapie 390
Steristrips 24
Sternumfraktur 304
Stethoskop 24
Stichverletzung 294
Stigmata, frühtoxische, Zytostatika 109
Stillzeit, Arzneitherapie 64
–, Vorsicht bei der Verschreibung 65
Stimmgabelprüfung 436
Stimmstörungen, berufsbedingte 455
Stimmungsschwankung, Jugendalter 18
Stimmvermögen, Reha 40
Störfelder 88
Störungen, neurologische 288
–, physische und somatische 15
–, psychische, Reha 40
–, psychosoziale 14
–, somato-psychische 526
–, vegetative 526
–, –, Wärme 76
Stoffwechselerkrankungen 193
Stoffwechselstörungen 14
Stomatitis aphthosa 450
– ulcerosa 450
Stoßwellenlithotripsie, extrakorporale ESWL 233
Strahlenkolitis 235
Strahlentherapie 108
Strahlenthyreoiditis 210
Strahler, künstliche 79
Strecksehnenverletzung 341
Streptokinasetherapie 169
Streßinkontinenz 375, 393
Stressoren 69
Stridor, Leitsymptom 280
–, Ursachen 280
Strikturen, Ösophagus 307
Ströme 74
Strom, NF 77
Stromstärke, konstante 77
Strukturreform im Gesundheitswesen, Gesetz 135
Struma, blande 210
–, Dyspnoe 211, 212
–, dystope 211
–, entope 211
–, Leitsymptome 211
–, Stridor 211, 212
Strumaresektion 212
ST-Streckenhebungen 154
Stühle, acholische 313
Stürze 98
–, Alter 95
–, Geriatrie 96
–, UAW 99
–, übersehene Diagnose 100
Stütz- und Bewegungsapparat, Reha 39
Stufen des Lebenszyklus 12, 13
Stufenschema der Schmerzbehandlung 108

Stuhlinkontinenz 97
Stuhlkontrolle, ADL 101
Stuhl-Transfer, ADL 101
Subarachnoidalblutung, akute **481**
Subjekt-Subjekt-Beziehung 53
Subsidiarität 116
Suche nach neuen Leitbildern, Jugendalter 18
Sucht **510**
Suchterkrankungen **510**
Suchtkranke 499
Süßwasserbäder 80
Suizid 499
Suizidalität **499**, 563
Suizidgefahr, Leitsymptom **498**
–, Sucht 520
Suizidneigung 113
Suizidtote 498
Suizidversuch, Therapie 500
Sulcus-ulnaris-Syndrom 486
Sulfonamide, Schwangerschaft 64
Sulfonamidlangzeittherapie 162
Sulfonylharnstoffe 201
–, Schwangerschaft 64
Supervisor 18
Suppressor-Zellen 261
Sympathektomie 178
Sympathikomimetika 223
Sympathikusstimulation 216
Symptomdiagnose 7
Symptomenkomplexe in der Geriatrie **96**
Symptomwandel 17
Syndrom, amotivationales 523
–, depressives 32
– der inadäquaten ADH-Sekretion 230
–, klimakterisches 393
–, nephritisches **223**
–, nephrotisches **224**
–, präfinales 113
–, präsuizidales 499
–, psychoorganisches 32
–, Wolff-Parkinson-White, WPW **157**
Syndrome, depressive **494**
–, funktionelle, KG 72
–, hypochondrische 503
–, myeloproliferative, CML 189
Syndromshift 17
Synkope, Stürze, Schwindel, Leitsymptome **98**
Synkopen **98**
–, Geriatrie 96
–, kranker Sinusknoten 158
–, Leitsymptom **154**
–, Vorhofflattern 156

T3, freies 210
T4 210
–, gesamtes 210
Tabakrauchen 160
–, Bronchialkarzinom 167
Tablettenakzeptanz 57
Tablettenbereich 57
Tachyarrhythmia absoluta 144, **156**
Tachykardie, Hyperthyreose 210
–, paroxysmale 152
–, ventrikuläre 156
Tachykardie, **155**
–, Vorhofflattern 156
–, WPW 157
Taenia saginata 274
– solium 274
Taschenlampe 24
Taubenzüchterlunge 258
Tbc-Bronchitis, 168
Tbc-Laryngitis, 168
Tbc-Pleuritiden 168
Tbc-Schutzimpfung, Komplikationen 47
Td, Diphtherie, Impfung 42

–, Tetanus-Diphtherie, Impfung 42
Tee **86**
Teerstühle, Ösophagusvarizen 251
Teerstuhl 322
Teilbäder 74, 80
Teilmassage 73
Teleangiektasien, Leitsymptom **182**
Telefonieren, ADL 96
Teleskop-Phänomen 306
Temgesic, BtMVV 66
Temperatur, Messung 277
–, rektale 277
Testdaten 134
Tetanus **298**
–, Grundimmunisierung **42**
Tetanus, Auffrischung 42
Tetanus-Antitoxinbestimmung 43
Tetanus-Diphtherie, Td, Impfung 42
Tetanusimmunisierung, **51**
Tetanus-Immunserum **51**
Tetanusimpfstoff, Lagerung 43
Tetanus-Impfungen **42**
Tetanusprophylaxe 294
Tetrazykline, Kindheit 65
–, Schwangerschaft 64
–, Stillen 65
Textverarbeitung 133
Thanatologie 112
Theophyllin, Stillen 65
Therapeut 28
Therapie, allgemeinärztliche 7
–, kausale 60
–, medikamentöse im Alter 98
–, mikrobiologische **87**
– ohne Erreichen der Diagnoseebene 7
–, orthopädische 343
–, physikalische 82, **343**
–, –, Aufgaben 69
–, –, Behandlungsweisen **68**
–, –, Definition **68**
Therapieansätze 83
Therapiebeobachtung 54
Therapieentscheidung 60
Therapieformen nach Diagnosefindung 7
Therapiekontrolle, EDV 135
Therapiemöglichkeiten **60**
Therapieresistenz, Status asthmaticus 164
Therapieverzicht 8
Thermometer 24
Thermotherapie 68
–, Anwendungen **75**
–, Definition **74**
Thiazidkombinationen, Hypertonie 221
Thorakalsyndrom **351**
Thoraxkompressionsschmerz 304
Thoraxprellung **303**
Thoraxschmerz, Leitsymptom **148**
–, Luftnot, Leitsymptom 171
Thoraxschmerzen links, KHK 140
Thrombendangiitis obliterans **174**
Thrombolyse, AVK 176
Thrombopenie, Zytostatika 109
Thrombophlebitis superficiales **179**
Thrombose 173
–, perianale **326**
Thromboseprophylaxe 169
Thrombozytenkonzentrate 182
Thrombozythämie, essentielle, Interferon 189, 263
Thrombozytopathie 182
Thrombozytopenie 183
Thromozythämie, CML 189
Thyreoiditis de Quervain 210
Thyreostatika 211
–, Stillen 65

Tierhaarallergie 446
Tilidin, BtMVV 66
– N, Onkologie 107
Tinea unguis 462
Tinkturen 83
Tinnitus 445
T-Lymphozyten 254, 256
TNM-Klassifikation, Dickdarmtumor 324
Tod, Einstellung 113
–, Meldepflicht 126
–, plötzlicher 114
–, sozialer 114
–, würdiger 563
Todesangst, AMK 148
Todesbescheinigungen 25
Toilette, ADL 101
Toilettenbenutzung, ADL 96
Toilettentraining, gezieltes 97
Tollwut **298**
– Immunglobulin 51
Tollwutimmunserum, homologes 47
Tollwutimpfstoff, Lagerung 43
Tollwutimpfung 41, **47**
–, HDC 298
–, Nebenreaktion 47
Tonsillektomie 453
Tonsillitis, bakterielle, Therapie 265
–, chronische **453**
–, Viren 264
Tophi, Gicht 205
Totenflecken 564
Totenstarre 564
Totimpfstoff 48
–, Formoltoxoid, Tetanus 42
Toxoide 41
Toxoplasma gondii 272
Toxoplasmose 191, **272**
Tracheitis 280
Träger der sozialen Entschädigung 39
Trainingseffekt 69
Traktionsdivertikel, thorakale 308
Tramadol, Onkologie 107
Traningsbehandlung 70
Tranquilizer 497, 505
–, Abhängigkeit 520
Transparenzlisten 117
Transportscheine 25
Traubenzuckertabletten 204
Trauerreaktion, depressive 494
Trauerreaktionen 93
Trauma, akustisches **443**
–, Verwirrtheit 97
Trematoden 241
Tremor 210
Trendelenburg-Test **180**
Trennung 16
Treppensteigen, ADL 101
TRH, Stimulation 209
TRH-Test 210
Trichine 276
Trichinella spiralis 276
Trichomonas-Infektion 244
Trichuris trichiura 276
Triglyzeride 193
Trinkkuren 80
–, Indikationen **81**
Trockenbäder 80
Trommelfelldefekte, Abb. 440
Trommelfellperforation 441
TSH 210
–, Sekretion, Ausfall der 209
TSH-Rezeptor-Antikörper 210
Tubargravidität 405
Tubendurchblasung 436
Tubenmittelohrkatarrh **442**
Tuberkulose 14, 160, 167
–, Definition **168**
– s. Tbc 47

Tuberkulosebakterien, attenuierte bovine 47
Tumor, Leitsymptom **476**
–, tastbarer, Leitsymptom 301
–, Verwirrtheit 97
Tumoren des Dünndarms 235
–, gynäkologische, Übersicht **395**
–, kolorektale, bösartige **324**
–, –, gutartige **323**
–, maligne, Hämaturie 223
–, –, HNO **448**
–, neoplastische 323
–, Schmerztherapie 62
Tumoren, nichtneoplastische 323
Tumorimmunologie 263
Tumorklassifizierung, histologische **111**
Tumormarker **109**, 303
– CEA 167
–, Mastopathie 302
–, Prostata 383
Tumornachsorge **106**
–, gynäkologische 401
Tumornachsorgeuntersuchung, Dickdarmkarzinom 325
Tupfer 24
T-Welle, spitze 229
Typhoral L, Lagerung 43
Typhus 14
–, Impfmindestabstände 44
Typ-I-Diabetes **198**
Typ-II-Diabetes **199**
T-Zell-Funktion 253
T-Zellstörung 254

Übelkeit, Leitsymptom 274
–, Zytostatika 109
Übergangsgeld 37
Übergewicht 83
–, HPL 197
Überlaufblase 393
Übungen, dynamische, KG 71
UICC 110
Ulcus duodeni 232
–, –, Akupunktur 89
– pepticum **532**
– simplex coli et recti **244**
– ventriculi 232
Ulkuskrankheit **232**
Ultraschall, Thermotherapie 74
Ultraschallwirkung 75
ultraviolett, UV 79
Umfeld, soziales 33
Umschlag 74
Umschulung 37, 38
Umsetzung 38
Umstimmung, vegetative, UV 79
–, –, Massage 73
Unfallchirurgie **334**
Unfallfolgen, KG 71
Unfallversicherung 123
–, Ausführungsbehörde 39
–, gesetzliche, Träger 39
Unparteilichkeit des Arztes 19
Unterarmfraktur **339**
Unterbauch, Schmerzen **317**
Unterbauchbeschwerden, funktionelle **532**
Unterernährung, Geriatrie 96
–, übersehene Diagnose 100
Unterforderung 15
Untergewicht 83
Unterschenkelfraktur **339**
Untersuchung, bimanuelle 103
–, HNO 435
–, neurologische **480**
–, rektale, Stuhlinkontinenz 97
Untersuchungen, biochemische 54
–, laborärztliche 28
–, somatische 7
Untersuchungsheft, gelbes 29
Untersuchungsstufen, Säuglings- und Kleinkindalter, 29

Sachregister

Unterwasserdruckstrahlmassage 73
upside-down-stomach, Abb. 305
Urämie 147, 228
Urethritis **385**
Urgeinkontinenz 375, 393
Urikult 227
Urin, Erythrozyten 223
Uringefäß aus Plastik 24
Urinkontrolle, ADL 101
Urinkultur 377
Urinstreifen 24
Urogenitaltrakt, Reha 39
Urolithiasis **386**
Urologe, Hausbesuch 21
Urotheltumoren **381**
Urozystitis **385**
Ursodesoxycholsäure 248
Urteil der Rechtssprechung 23
Urtikaria 255, **466**
Uterus myomatosus 391
UV, Hautwirkung 79
–, Indiaktionen 79
–, Kontraindikationen 80
UVA 79
UVB 79
UV-Licht 79

Vaginalkarzinom, TNM-Klassifikation **399**
Vagusreizung 155
Valsalva-Manöver 158
Valvuloplastie 144
Variabilität, zunehmende im Alter 95
Varikosis **180**
Varizellen 471
Varizellenimpfung **48**
Varizellen-Zoster-Virus 471
Vaskulitis, nekrotisierende 178
Vasodilatatoren, Hypertonie 221
Venenschmerz, Zytostatika 109
Venenthrombosen 225
Venentonisierung 159
Ventilationsstörung, restriktive 169
Ventilkanüle 171
Ventrikelseptumdefekt VSD, Definition 146
Verätzungen, HNO 451
Verätzungsgefahr 78
Verbände, karitative, Krebsnachbehandlung 104
Verband der Angestelltenkrankenkassen VdAK 126
– der Deutschen Rentenversicherungsträger 40
–, steriler 294
Verbandmittel, Reha 37
Verbandsmaterial, Auswahl 24
Verbandwechsel, Wunden 295
Verbrauchskoagulopathie **184**
Verbrennung **561**
–, Leitsymptom 299
Verbrennungsfläche 299
Verbrennungskrankheit 299
Verbrennungsschock 299
Verbrühungen 300
–, HNO 451
Verdachtsdiagnose 7
Verdauungsstörungen 83
Verdauungstrakt, Infektionen 267
Vereinseitigung 19
Verfahren, ableitende, Bernhard Aschner **85**
–, ausleitende, Bernhard Aschner **85**
– nach Baunscheidt **86**

–, neurophysiologische, KG 71
–, umstimmende **85**
Verfalldatum 26
Vergiftungen **562**
Vergiftungszentrale 562
Verhalten, gesundes 31
Verhaltensauffälligkeiten, Jugendalter 19
Verletztengeld 37
Verletzung, schwere, Leitsymptom 334
Verordnungsbereich **57**
Verordnungshinweise, physikalische Therapie 68
Verpackungen, schadhafte 26
Verpflichtung zur kollegialen Zusammenarbeit 124
Verrucae vulgares u.a., Abb. **467**
Verschluß, akuter arterieller, Definition **173**
Verschlußkrankheit, arterielle **175**
–, –, AVK, KG 72
Versorgung, vertragsähnliche, Richtlinien 119
Versorgungsämter 122
–, örtliche 39
Versorgungskrankengeld 37
Verspannungen, Massage 74
Verstimmung, depressive 496
Vertragsärzte 119
Vertreterringe 23
Vervollständigkeitsprüfungen, EDV 133
Verweilgebühr 22
Verwirrtheit, UAW 99
Verwirrtheitszustände 32
– im Alter 93
Verwirrtheitszustand **506**
–, akuter, chronischer **97**
Vibrio cholerae 238
Virchow, Rudolf 2
Virchow-Drüse 309
Viren, Durchfallerkrankungen 239
Virusgrippe **266**
Virushepatitis, A, B, C, D, E, akute **245**
Virusinfekte, Kind 285
Virusinfektion, akute Perikarditis 154
Viruspneumonie, Definition **162**
Virus-Totimpfstoff 47
Visitentasche **24**
–, Formulare 24
–, Inhalt 24
–, Medikamente 24
Visusstörungen, Erbrechen 289
Visusverlust, akuter, Leitsymptom 483
Vitamin A, Schwangerschaft 64
– B 12-Substitution 309
– B12-Malabsorption, Gastritis Typ A 236
– B12-Mangel, Anämie 185
–, –, Hyperchromasie 186
– D 227
–, –, Verlust 225
– K-Mangel **183**
Vitaminmangelzustände, Alter 99
VLDL 193
Vogelhalterlunge, Lungenfibrose 169
Vojta-Behandlung 71
Vollbad 74
Vollbäder 75
–, Kontraindikationen 76
Vollrausch, alkoholischer 562
Vollwertkost 84

von Willebrand-Jürgens-Syndrom **183**
Vordruckvereinbarung, BMV 118
Vorhofflattern 155, **156**
Vorhofflimmern 155
–, kranker Sinusknoten 158
Vorhofseptumdefekt, ASD 145
Vorhofstillstand, SA-Block 158
Vorlastreduktion, KHK 140
Vormedikation 58
Vorsorgeleistung, Krankenkasse 116
Vorsorgeuntersuchung, Prostata 382
Vorsorgeuntersuchungen 28
–, gesetzliche **103**
–, onkologische **103**
Vorwegnahme negativer Argumente 54
Vorwürfe 15
V-Phlegmone 296
Vulvakarzinom, TNM-Klassifikation **400**

Wachstum, Richtgrößen 292
Wachstumsstörungen, Leitsymptom **292**
Wadenwickel 278, 558
Wärmeanwendung, lokale 74
Wärmeautoantikörper, Anämie 186
Wärmebehandlungen **74**
– Kontraindikationen 76
Wärmetherapie, Indikationen **76**
Wärmeurtikaria 255
Wärmewirkungen 75
Wärmezufuhr, lokale 75
Wahn, melancholischer 496
Waschen, ADL 101
Wasser, freies 231
Wasserbehandlung, venöse Insuffizienz 72
Wasserdampf 74, 75
Wassertemperaturen 75
Watschelgang 213
Weber-Versuch, Abb. 437
Wechseljahre **393**
Wegegeld 22
Wegegeldberechnung 22
Wegener-Granulomatose 178
Wegepauschale 22
Wegezeiten 22
Weichteiltumor, **301**
Wellen, elektromagnetische 79
Werkstatt für Behinderte 37
Wernicke-Enzephalopathie 516
Whipple, M., Sprue 243
WHO 35
WHO-Empfehlung 49
Wickel 74
Wiedereingliederung, stufenweise 128
Wiederholungsimpfungen 41
Wiederimpfung, Tetanus 42
Windpockenvirus, attenuierter 48
Winiwarter-Buerger-Krankheit **174**
Wirbelsäule, Formfehler, Leitsymptom 353
Wirbelsäulenerkrankungen, KG 71
Wirbelsäulenfraktur 337
Wirbelsäulenschmerzen **351**
–, Leitsymptom 349
Wirkspiegelbestimmungen, Alter 66
Wirkungsweisen, physikalische Therapie 68

Wohnen, betreutes 100
WPW, Wolff-Parkinson-White-Syndrom **157**
WPW-Syndrom 155
WS-Syndrom **537**
Wundarten 294
Wundarznei 5
Wunde, Leitsymptom 294
Wundverschluß, primärer 294
Wurmbefall **274**
Wurmnachweis 275

Xanthelasmen, Abb. 195
Xanthome 194, Abb. 195
–, eruptive 197

Yersiniainfektionen **238**

Zähne, schlechte, übersehene Diagnose 100
Zahl der Ärzte 20
Zahnschmerzen, Akupunktur 89
Zangenmeister-Handgriff, Abb. 404
Zecken, Borreliose 271
Zeckenbiß 291
Zeckenenzephalitis 52
–, CEE 47
Zeckenstich 52
Zeitaufwand **22**
Zenker-Divertikel 308
Zentesimalsystem 88
Zentrale, Notdienst 23
Zentraleuropäische Enzephalitis, FSME 47
Zentralinstitut für kassenärztliche Versorgung 30
Zerumen 442
Zervikalgie 537
Zervikalsyndrom **351**
Zervixkarzinom **394**
–, TNM-Klassifizierung 395
Zestoden **274**
Zeugnisse, unrichtige ärztliche 128
Zielkrebs 29
Zigarettenrauchen, Risikofaktoren KHK 150
Zirrhose, primär biliäre 245, **248**
Zivilisationskost 84
Zoster **471**
Zubereitungsformen, typische 83
Zugang, venöser 26
Zuhören, Arztbereich 55
–, aufmerksames 9
– können **10**
Zulassungsbeschränkungen 123
Zulassungsverordnung ZV 123
Zungengrundstruma 209
Zungenkarzinom 451
Zuschlag bei erschwerten Bedingungen 22
ZVD 322
Zwangseinweisung **563**
Zyanose 279
–, Apnoe 281
–, Endokarditis 147
Zystadenokarzinom, Pankreas 311
Zystennieren, Hypertonie 219
–, Niereninsuffizienz 227
Zystitis, rezidivierende 385
Zytomegalievirus-Infektion **266**
–, Aids 273
Zytostatika **108**
–, Schwangerschaft 64
–, UAW **109**
Zytostatikum, paravenöse Injektion **109**